KENDALL

MÚSCULOS
FUNCIÓN Y PRUEBAS MEDIANTE POSTURAS Y DOLOR

6.ª EDICIÓN

KENDALL

MÚSCULOS
FUNCIÓN Y PRUEBAS MEDIANTE POSTURAS Y DOLOR

6.ª EDICIÓN

Vincent M. Conroy, PT, DScPT

Brian N. Murray, Jr., PT, DPT, OCS

Quinn T. Alexopulos, MSN, RN, CNL

Jordan McCreary, MD, BS (Biology)

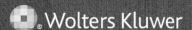
. Wolters Kluwer

Philadelphia · Baltimore · New York · London
Buenos Aires · Hong Kong · Sydney · Tokyo

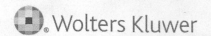

Av. Carrilet, 3, 9.ª planta, Edificio D - Ciutat de la Justícia
08902 L'Hospitalet de Llobregat, Barcelona (España)
Tel.: 93 344 47 18   Fax: 93 344 47 16   e-mail: consultas@wolterskluwer.com

Revisión científica
Jaime Rebollo Vázquez
Doctor en Ciencias. Coordinador de la Licenciatura en Fisioterapia, Facultad de Medicina, Benemérita Universidad Autónoma de Puebla, México

Traducción
Pedro Sánchez Rojas
Médico Cirujano por la Universidad Nacional Autónoma de México, especialista en Medicina de Rehabilitación, México

Dirección editorial: Carlos Mendoza
Editora de desarrollo: María Teresa Zapata
Gerente de mercadotecnia: Pamela González
Cuidado de la edición: Doctores de Palabras
Adaptación de portada: Alberto Sandoval / Zasa Design
Impresión: Mercury Print / Impreso en Estados Unidos

Se han adoptado las medidas oportunas para confirmar la exactitud de la información presentada y describir la práctica más aceptada. No obstante, los autores, los redactores y el editor no son responsables de los errores u omisiones del texto ni de las consecuencias que se deriven de la aplicación de la información que incluye, y no dan ninguna garantía, explícita o implícita, sobre la actualidad, integridad o exactitud del contenido de la publicación. Esta publicación contiene información general relacionada con tratamientos y asistencia médica que no debería utilizarse en pacientes individuales sin antes contar con el consejo de un profesional médico, ya que los tratamientos clínicos que se describen no pueden considerarse recomendaciones absolutas y universales.

El editor ha hecho todo lo posible para confirmar y respetar la procedencia del material que se reproduce en este libro y su copyright. En caso de error u omisión, se enmendará en cuanto sea posible. Algunos fármacos y productos sanitarios que se presentan en esta publicación solo tienen la aprobación de la Food and Drug Administration (FDA) para uso limitado al ámbito experimental. Compete al profesional sanitario averiguar la situación de cada fármaco o producto sanitario que pretenda utilizar en su práctica clínica, por lo que aconsejamos consultar con las autoridades sanitarias competentes.

Dedicado a Florence y Henry Kendall, a nuestras familias, estudiantes y mentores que han contribuido al «proceso» de adquirir conocimientos y a todos los que han colaborado con o se beneficiarán de esta publicación.

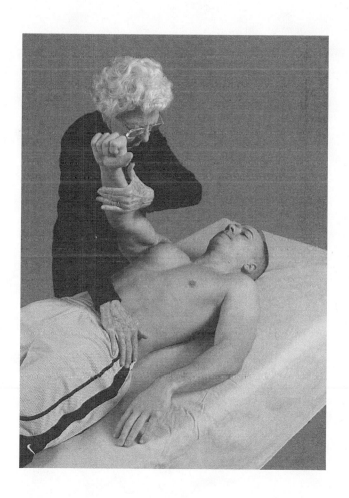 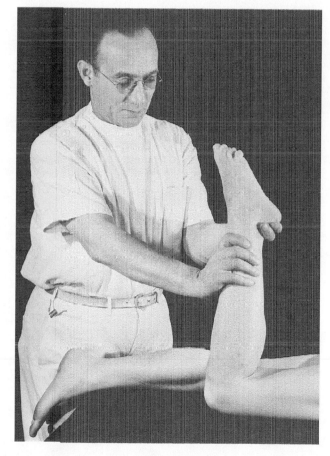

PRÓLOGO A LA 6.ª EDICIÓN

Es un honor que me hayan pedido que escriba este prólogo para la 6.ª edición de *Kendall. Músculos: función y pruebas mediante posturas y dolor.* Mis vínculos con esta obra y con Florence P. Kendall son numerosos.

Florence y su marido, Henry O. Kendall, PT, fueron miembros fundadores de la sección de Maryland de la American Physical Therapy Association (APTA) en 1939 y Florence fue su primera presidenta. Publicaron la 1.ª edición de este libro en 1949, estableciendo el estándar para las pruebas musculares de fisioterapia. En 1956 ayudaron a poner en marcha el programa de fisioterapia de la Universidad de Maryland. Ese programa se convirtió en el Departamento de Fisioterapia y Ciencias de la Rehabilitación y fue el hogar académico de Florence desde su creación.

Uno de los aspectos más destacados a lo largo de mis 15 años como directora de ese departamento fue trabajar con Florence en la 5.ª edición de este libro de texto. A menudo trabajaba en el libro con Florence en casa de su hija Susie, en Severna Park, Maryland, donde vivía Florence. Florence empezaba nuestra sesión de trabajo sirviendo galletas y té, o una comida seguida de helado, pero luego se ponía manos a la obra. Me hizo sentir parte de su familia y me encantó trabajar con ella.

Habiendo colaborado estrechamente con Florence Kendall en su última publicación, sé que estaría muy contenta de que los nuevos coautores (uno de los cuales enseña en nuestro programa) hayan seguido mejorando el trabajo que tanto le apasionaba. Esta nueva edición conserva la filosofía original de Kendall de utilizar lo básico, mientras que introduce varias mejorías nuevas. La estructura del libro se ha reorganizado para ofrecer mayor continuidad y fluidez, conservando al mismo tiempo el abordaje lúcido y de fácil acceso de las ediciones anteriores. El contenido se ha modificado para eliminar redundancias en las ilustraciones y descripciones. Se han añadido nuevos gráficos, tablas, fotografías a todo color, figuras y ejemplos basados en la evidencia de diagnósticos clínicos e intervenciones.

Me siento privilegiada de escribir este prólogo en honor a Florence y en reconocimiento a las excelentes contribuciones de los nuevos coautores. Esta última edición seguirá siendo el texto integral sobre exploración, evaluación y procesos diagnósticos del sistema musculoesquelético para estudiantes, médicos y profesores.

Mary M. Rodgers, PT, PhD, FAPTA, FASB, FISB
Profesora emérita
Departamento de Fisioterapia y
Ciencias de la Rehabilitación
Facultad de Medicina de la Universidad de Maryland

Kendall. Músculos: función y pruebas mediante posturas y dolor es más que un libro de texto. Es la culminación de toda una vida de investigación práctica y marcó la pauta en el incipiente campo de la fisioterapia. Esta es la primera edición publicada en 17 años, y la primera sin Florence P. Kendall como autora. Su carrera duró más de 75 años. Ha sido aclamada como la madre de la fisioterapia.

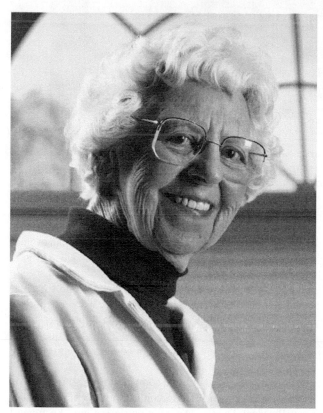

Florence P. Kendall

Nacida como Della May Anna Florence Peterson, hija de inmigrantes suecos, en una granja de Warman, Minnesota, el 5 de mayo de 1910, fue una de los 11 hijos sobrevivientes. Florence se licenció en Educación Física por la Universidad de Minnesota en 1930. Tras graduarse, enseñó educación física en un instituto de Minnesota durante un año. Al año siguiente, aceptó un puesto en el Walter Reed Army Medical Center en 1931 para estudiar fisioterapia. Cuando se eliminó su puesto, fue contratada en el Hospital Infantil de Baltimore (Maryland).

El 5 de mayo de 1933, Florence asistió a una conferencia presentada por Henry Otis Kendall, fisioterapeuta del Hospital Infantil. Ese fue el día en que se conocieron. Contó a su familia que ese día encontró un trébol de cuatro hojas y supo que ese momento era especial. Ella creía que todo sucedía por una razón. Florence empezó a trabajar para Kendall ese mismo año y, en 1935, Florence y Henry se casaron.

La serie de acontecimientos que llevaron a Henry O. Kendall a la fisioterapia comenzó con su servicio en la Primera Guerra Mundial. Como joven soldado, le enviaron a correr por los campos de batalla y activar minas terrestres por delante de la tropa que avanzaba. No se apartó a tiempo y quedó cegado por la metralla. Perdió un ojo y le iban a extirpar el otro cuando una enfermera del hospital de combate de Francia pidió que le dejaran el otro. Con el tiempo, recuperó el 20% de visión en el ojo que le quedaba, pero era legalmente ciego.

Kendall fue uno de los muchos soldados que quedaron ciegos en la guerra. Se desarrollaron programas en toda Europa y, finalmente, en los Estados Unidos para formar a estos hombres en habilidades que pudieran realizar sin la vista. Kendall fue enviado a Evergreen, Hospital General del Ejército número 7 de los Estados Unidos, en Baltimore, Maryland. Evergreen, que más tarde se convirtió en el Instituto de la Cruz Roja para Ciegos, fue el primer centro de rehabilitación de veteranos ciegos del país. Allí le enseñaron anatomía y masaje, lo que le preparó para el campo en evolución de la fisioterapia (*véase* la página siguiente).

En las décadas de 1930 y 1940, Florence y Henry escribieron y elaboraron material sobre el cuidado de pacientes con poliomielitis. Contribuyeron decisivamente al establecimiento de la fisioterapia como profesión autorizada en el estado de Maryland y a la fundación de la American Physical Therapy Association. Florence fue la primera presidenta de la sección de Maryland.

En 1949, los Kendall publicaron la 1.ª edición de *Músculos: función y pruebas*. En 1952 se publicó *Postura y dolor*, el mismo año que los Kendall abrieron uno de los primeros consultorios privados de fisioterapia del país. Sus libros marcaron la pauta para la evaluación y el tratamiento de las afecciones dolorosas causadas por enfermedad y alineación deficiente. Durante este tiempo, formaron parte del profesorado de la Universidad Johns Hopkins y de la Universidad de Maryland para educar a los estudiantes sobre anatomía y mecánica corporal adecuadas.

En 1971, tras la publicación de la 2.ª edición de su *Músculos: función y pruebas*, que incluía el material

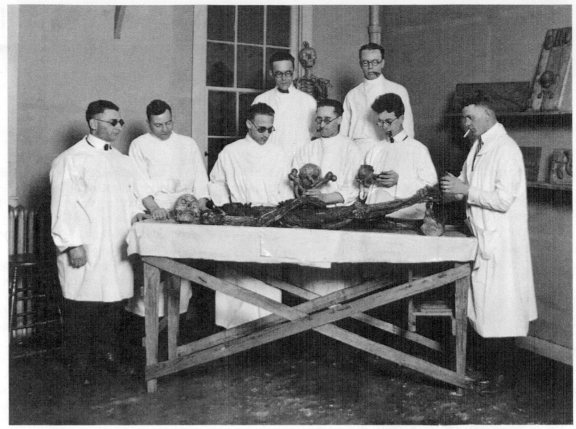

Henry O. Kendall es el tercer estudiante desde la izquierda. Clase de anatomía en Evergreen, Hospital General del Ejército de los EE.UU. (más tarde conocido como Instituto de la Cruz Roja para Ciegos), aproximadamente en 1918. Con autorización de Florence Kendall.

de *Postura y dolor*, Henry se jubiló. Murió en 1979. Florence continuó su labor viajando por todo el país para impartir talleres en los que se enseñaban los fundamentos de la fisioterapia.

Florence es autora de tres ediciones más de *Músculos: función y pruebas* en vida. Estaba muy orgullosa de la 5.ª edición, publicada en el 2005, el mismo año en el que celebró su cumpleaños 95. Todo el mundo de la fisioterapia apareció para celebrar este hito con ella. Siendo perfeccionista por naturaleza, antes de que la última edición llegara a las estanterías ya estaba revisándola.

Florence Kendall era mi abuela. En nuestra familia, la llaman Amma. *Músculos: función y pruebas* hasta el día de hoy se conoce como «El libro». Las páginas de *El libro* son como un álbum familiar, ya que la mayoría de los modelos son sus hijos y nietos. Algunos de sus modelos, en particular los ejemplos de afecciones dolorosas y alineación deficientes, no estaban emparentados. En más de una ocasión, se acercó a completos desconocidos en la playa para preguntarles si accederían a ser fotografiados para *El libro*. Sus hijas se mortificaban. Incluso en vacaciones, Florence no podía dejar de ver el mundo como lo haría un fisioterapeuta.

Enseñaba con un abordaje práctico, que había sido fundamental para la formación inicial de Henry, quien aprendió a evaluar sin la vista. Como los requisitos para obtener la licencia de fisioterapeuta exigían mayores niveles de forma-

ción, Florence hizo hincapié en la necesidad de «volver a lo básico»: para tratar eficazmente a alguien, siempre hay que empezar por el paciente. Uno debe realizar su propia evaluación para determinar la mejor atención personalizada para el paciente.

Incluso en sus últimos días, siguió atendiendo a pacientes necesitados. Una de sus enfermeras le contó que su marido tenía problemas graves de espalda. Vino a ver si ella podía ayudar. Desde su cama, pudo determinar que necesitaba elevación en un zapato para corregir su alineación y disminuir el dolor.

Florence P. Kendall sabía cómo retirarse. Murió el 28 de enero del 2006, coincidiendo con la convención de la American Physical Therapy Association de ese año. Su funeral se retrasó para que la comunidad de fisioterapeutas pudieran ofrecer sus respetos. Planificó todo su funeral y pidió que se expusiera una foto de Henry O. Kendall para honrar su papel en su notable carrera.

Si por casualidad se ha tomado el tiempo de leer esta pequeña sección de *El libro*, nuestra familia se lo agradece. Lo que para usted es un libro de texto es el legado dejado por dos personas que se unieron para mejorar la calidad de vida de los pacientes y en el camino crearon las normas de una profesión.

Quinn Tyler Alexopulos, MSN, RN, CNL

Músculos: Función y pruebas mediante posturas y dolor ha servido a los dominios académico y clínico del ámbito sanitario desde las publicaciones iniciales de *Músculos: función y pruebas* (1949) y *Postura y dolor* (1952). La evaluación del rendimiento muscular y su relación con la postura, el dolor, el deterioro y el movimiento funcional siguen conformando el proceso de resolución de problemas de los médicos cuando interactúan con personas que necesitan ayuda. La sencillez de la narración y el abordaje práctico siguen haciendo de este texto la referencia en el campo. Gran parte de la narrativa y las imágenes permanecen intactas en la 6.ª edición, reflejo de la calidad perdurable del trabajo pionero al que han contribuido los Kendall y otros autores. La nueva edición sigue manteniendo este propósito.

ESTRUCTURA Y ORGANIZACIÓN

Aunque mantiene el objetivo original de las ediciones anteriores, esta edición presenta modificaciones en el formato básico para ofrecer al lector mejor continuidad y fluidez de los contenidos tratados. Cada capítulo se divide en cinco o seis secciones, y los capítulos 1 y 2 ofrecen títulos de secciones específicas sobre conceptos fundamentales y postura. Los capítulos 3, 6 y 7 están organizados de forma coherente por los siguientes títulos de sección: «Inervación», dos secciones regionales que describen los músculos y las pruebas musculares, «Hallazgos clínicos» e «Intervención». El capítulo 4 está organizado con los siguientes encabezados de sección: «Inervación», «Articulaciones y movimientos intervertebrales», «Músculos y pruebas musculares», «Hallazgos clínicos» e «Intervención». El capítulo 5 sigue una estructura similar a la de los capítulos 3, 6 y 7 e incluye una sección adicional dedicada a la pelvis.

Por último, fundamental para la claridad y la accesibilidad de ediciones anteriores y que se mantiene en esta, el contenido sobre músculos y pruebas musculares se presenta cuidadosamente donde las imágenes lo ilustran con mayor facilidad; no se deja nada al azar en cuanto a la disposición y el equilibrio de toda la información y de las ilustraciones y las fotografías que la reflejan.

NOVEDADES DE ESTA EDICIÓN

Mantuvimos el contenido cuando era necesario hacer hincapié y eliminamos las redundancias cuando era oportuno. Más allá de la estructura general, las modificaciones específicas de los capítulos son las siguientes:

- **Gráficos y tablas:** *nuevos gráficos, esquemas y tablas.*
- **Figuras a todo color:** nuevas fotografías y figuras a todo color.
- **Práctica basada en la evidencia:** ejemplos específicos basados en evidencias de diagnósticos e intervenciones clínicas.
- **Referencias:** distintas referencias nuevas y actualizadas que enfatizan las mejores prácticas basadas en la evidencia.
- **«Kendall clásico»** y **«Nota histórica»:** hemos añadido más de estos componentes descriptivos, que seguirán esclareciendo y permitirán al lector beneficiarse de los conocimientos y la experiencia pionera de Henry y Florence Kendall.

Los cambios específicos de los capítulos son los siguientes:

- El **capítulo 1**, al que trasladamos información pertinente y fundacional que antes estaba en el capítulo 2, sigue abordando conceptos fundamentales que se amplían en los capítulos siguientes. Se ofrecen más contenidos, nuevas fotografías a color, tablas y referencias actualizadas basadas en la evidencia cuando y donde se indica.
- El contenido del **capítulo 2** que se centra en la postura de los adultos, ejemplos de diagnósticos e intervenciones, así como la sección sobre la postura de los menores, se encuentra ahora en el apéndice A.
- El **capítulo 3** contiene nuevas fotografías a color para complementar la narración.
- El **capítulo 4** trata las regiones del cuello y la espalda e incluye contenidos del capítulo 5 de la edición anterior para ajustarse a la organización anatómica y clínica.
- El contenido del capítulo 4 de la edición anterior se encuentra ahora en el **capítulo 5**. Se añaden contenidos para ofrecer más detalles sobre el piso pélvico y los músculos que actúan sobre él.

- En los **capítulos 6** y **7** se han seleccionado fotografías nuevas y actualizadas a todo color. Las secciones «Hallazgos clínicos» e «Intervención» se han ampliado con ejemplos pertinentes.

Los apéndices son los siguientes:

- **Apéndice A**, un planteamiento actualizado sobre la evaluación y la intervención en la postura de los menores.
- **Apéndice B**, información actualizada sobre diagnósticos clásicos que fueron destacados en ediciones previas.

- El **Apéndice C** constituye una tabla nueva que proporciona a sus lectores ejemplos de técnicas de evaluación normalizadas que pueden resultar de utilidad en el consultorio.

- El **Apéndice D**, que incluye las tablas de distribución de los segmentos espinales a los nervios y los músculos, proporciona información y orientación sobre cómo se atribuyen las distribuciones de los niveles vertebrales a los músculos a lo largo del texto.

AGRADECIMIENTOS

Este libro de texto y la instrucción recibida por Florence Kendall han formado parte de mi práctica como médico durante más de 30 años. A la familia Kendall, ¡gracias por su confianza! La invitación a ser coautor de esta edición es un honor del que estaré orgulloso toda la vida, y estoy agradecido de formar parte de este proyecto. Cada proyecto se lleva a cabo solo gracias a la dedicación y el compromiso de un equipo talentoso. Sería negligente de mi parte si no diera las gracias de todo corazón a varias personas. Quinn y Jordan, sus siempre presentes recordatorios ayudaron a mantener arraigada la filosofía de Kendall en esta edición. Brian, tu atención al detalle fue y sigue siendo inquebrantable y siempre apreciaré tu capacidad para reunirnos de improviso. Espero con interés futuras colaboraciones. Meg, BJ, Mackenzie, Maddie y Mia, gracias por compartir conmigo al tan inteligente e ingenioso Brian durante todo este proyecto. A la gente de Wolters Kluwer (Matt, Robin, Amy, Sean, Fred, Julie y otros), gracias por su orientación y paciencia. A los autores anteriores, gracias por iniciar y fomentar la continuación de esta publicación. A mi esposa Susan, a mi hija Julia, a mi familia ampliada y no tan ampliada, gracias por su amor, apoyo y comprensión durante todo este proyecto.

—*Vinnie*

No tenía ni idea de dónde me estaba metiendo cuando este equipo se reunió por primera vez hace años. Y eso fue antes de que tuviéramos que adaptarnos al desarrollo de una pandemia que afectaría drásticamente nuestras vidas y el trabajo que habíamos estado haciendo hasta entonces. Sin embargo, ninguno de estos años de trabajo habría sido posible sin el apoyo y el aliento de mi esposa, Meg.

Me gustaría agradecerle a ella y a nuestros hijos su apoyo y paciencia durante muchas reuniones a primera y última hora del día, permitiéndome asumir este reto. A Vinnie Conroy, gracias por compartir su tiempo, experiencia y conocimientos conmigo. A la familia Conroy, ¡gracias por compartir a Vinnie! A mi madre y mis hermanas, gracias por ser ese oído necesario durante este proceso. Al equipo de Wolters Kluwer y a Robin Richman, gracias por su orientación y su voluntad de instruirme en tiempo real sobre las mejores prácticas. Un agradecimiento especial a Laura Schmitt por brindarme esta oportunidad única. Y gracias, especialmente, a Florence Kendall, Quinn Alexopulos, Jordan McCreary y a toda la familia Kendall por aceptarme como parte de esta tarea tan especial.

-*Brian*

Ante todo, este libro está dedicado a Florence Peterson Kendall (Amma). Quisiera agradecer a Vinnie y Brian (y a Robin) su respeto por la obra original y su reorganización cuidadosa del texto, que lo convierte en un recurso aún más poderoso para el campo de la fisioterapia. También quiero dar las gracias al equipo de Wolters Kluwer, especialmente a Matt, por su persistencia y fe en que aún había público para este libro. Creo que Amma diría que le «hizo gracia» ver la nueva edición. Por último, quiero dedicar este libro a mi increíble familia por mantener y honrar el legado de los Kendall. Trabajar en *El libro* ha sido el sueño de mi vida. Estoy agradecido de que Jordan y yo hayamos tenido la oportunidad. Espero que mis hijas, Daphne y Freya, puedan ver este libro impreso durante muchos años.

-*Quinn*

CONTENIDO EN BREVE

CONTENIDO DETALLADO

CAPÍTULO 5: MÚSCULOS DEL TRONCO Y RESPIRATORIOS 149

CAPÍTULO 6: MIEMBROS SUPERIORES 201

CAPÍTULO 7: MIEMBROS INFERIORES 313

APÉNDICES 419

APÉNDICE A: POSTURA EN LOS MENORES 419

CONCEPTOS FUNDAMENTALES 1

PRESENTACIÓN

INTRODUCCIÓN

La filosofía subyacente de este libro es que existe la necesidad continua de «volver a lo básico». Esto es especialmente pertinente en esta época de tratamientos limitados por el tiempo, avances tecnológicos y necesidad de justificar el inicio o la continuación de los cuidados por parte de los profesionales.

La función muscular, la mecánica corporal y los procedimientos básicos para el tratamiento no cambian. Con respecto a los problemas musculoesqueléticos, los objetivos subyacentes del tratamiento han sido, y siguen siendo, restablecer y mantener la flexibilidad, la extensibilidad, la amplitud de movimiento, la buena alineación postural y el equilibrio muscular adecuados.

Es esencial que los profesionales elijan y realicen eficazmente pruebas que ayuden a resolver problemas, ya sea para ofrecer un diagnóstico diferencial, establecer o cambiar procedimientos de tratamiento, mejorar la función o aliviar el dolor. Para los estudiantes y los médicos es de vital importancia la capacidad para pensar de forma crítica, aplicar la objetividad y tener la precaución y el cuidado necesarios para realizar pruebas y mediciones objetivas adecuadas, de modo que el razonamiento clínico pueda ser preciso y significativo.

El papel de la prevención de los problemas musculoesqueléticos, como se predijo en ediciones anteriores de este texto, se ha convertido en una cuestión cada vez más importante. Los profesionales de la salud desempeñan un papel eficaz en la promoción del bienestar si son conscientes de los efectos adversos del desequilibrio muscular, la alineación defectuosa y el ejercicio inadecuado.

El conocimiento profundo de la evaluación musculoesquelética y de las afecciones musculares dolorosas asociadas a la mala postura permite a los profesionales desarrollar programas domiciliarios seguros y eficaces para sus pacientes. Los costos que supone para la sociedad el tratamiento de problemas frecuentes, como la lumbalgia, han alcanzado un punto crítico. Muchos casos de dolor lumbar están relacionados con posturas que pueden abordarse, corregirse y aliviarse.

Examen manual de los músculos

Las pruebas musculares forman parte integral de la exploración física. Proporcionan información, no obtenida por otros procedimientos, que resulta útil para el diagnóstico diferencial, el pronóstico y el tratamiento de los trastornos neuromusculares y musculoesqueléticos.

Las *pruebas de longitud* muscular se utilizan para determinar si la longitud del músculo es limitada o excesiva. Un músculo demasiado corto limitará la amplitud de movimiento normal y un músculo alargado puede permitir una amplitud de movimiento excesiva que cause inestabilidad de las articulaciones y los tejidos adyacentes. Cuando estén indicados los estiramientos, los músculos tensos deben estirarse de forma que no dañen las estructuras ni el cuerpo en su conjunto. La amplitud de movimiento debe aumentarse para permitir el funcionamiento normal de las articulaciones, a menos que la restricción del movimiento sea un resultado deseado en aras de la estabilidad (1, 2).

Las *pruebas de fuerza* muscular se utilizan para determinar la fortaleza de los músculos o grupos musculares para realizar un movimiento, ya que esto repercute en su capacidad para proporcionar estabilidad y apoyo (3).

Debilidad y desequilibrio musculares

Debilidad muscular. Muchas afecciones se caracterizan por la **debilidad muscular**. Algunas muestran patrones definidos de afectación muscular; otras muestran debilidad intermitente sin ningún patrón evidente. En algunos casos, la debilidad es simétrica; en otros, asimétrica. El lugar o grado de la lesión periférica puede determinarse gracias a que los músculos distales al lugar de la lesión mostrarán debilidad o parálisis. Las pruebas cuidadosas y el registro preciso de los resultados revelarán los hallazgos característicos y ayudarán al diagnóstico.

Hay muchos factores que influyen en la debilidad y la recuperación de la fuerza muscular. La debilidad puede deberse a afectación nerviosa, atrofia por desuso, debilidad por estiramiento, dolor o fatiga. El regreso de la fuerza muscular puede deberse a la mejoría tras un proceso patológico, al retorno del impulso nervioso tras un traumatismo y su reparación, a la hipertrofia de fibras musculares no afectadas, al desarrollo muscular resultante de ejercicios para superar la atrofia por desuso o al regreso de la fuerza tras aliviar el estiramiento y la tensión.

La debilidad muscular debe tratarse de acuerdo con la causa básica que la origina. Si se debe a falta de uso, entonces con ejercicio; si se debe a exceso de trabajo y fatiga, entonces con descanso; si se debe a estiramiento y tensión, entonces se alivian antes de que la tensión del ejercicio adicional se imponga sobre el músculo débil.

Desequilibrio muscular. Las afecciones con frecuencia muestran patrones de desequilibrio muscular. Algunos están asociados a la lateralidad, mientras que otros a la mala postura habitual. El desequilibrio muscular también puede ser consecuencia de actividades laborales o recreativas en las que se hace uso persistente de determinados músculos sin ejercitar adecuadamente los músculos opuestos. El desequilibrio que afecta la alineación postural es un factor importante en muchas afecciones dolorosas (4-6).

El desequilibrio muscular puede distorsionar la alineación postural y preparar el terreno para una tensión indebida en articulaciones, ligamentos y músculos. Las pruebas manuales musculares son la herramienta de elección para determinar el grado de desequilibrio.

Funciones musculares

Cada músculo es el motor principal de una acción específica. Cuando se paraliza un músculo, la estabilidad de las articulaciones y las estructuras adyacentes se ve afectada y se pierde el movimiento normal. Algunos de los hallazgos más aparatosos de la función muscular proceden de la observación de los efectos de la pérdida de la capacidad de contracción, como se observa en los músculos paralizados, o del efecto del acortamiento excesivo, como se puede ver en una contractura muscular y la deformidad resultante.

Las pruebas musculares que se describen en este libro están orientadas a explorar músculos por separado de forma práctica. La sustitución de acciones musculares, así como la interdependencia de los músculos durante el movimiento, es bien reconocido por aquellos involucrados en las pruebas musculares. Debido a esta estrecha relación en las funciones, la realización de pruebas precisas en músculos específicos requiere que se cumplan estrictamente los principios fundamentales de las pruebas musculares y de las normas de procedimiento.

Los componentes fundamentales de las pruebas musculares manuales son la ejecución de la prueba y la evaluación de la fuerza y longitud musculares. Para dominar estos procedimientos, se requiere conocimiento exhaustivo y detallado de la anatomía humana y la función muscular. Este debe incluir la comprensión del movimiento articular, ya que las pruebas de longitud y fuerza se describen en términos de movimientos y posiciones articulares. También debe incluir el conocimiento de las inervaciones musculares, las acciones agonistas y antagonistas de los músculos y su papel en la fijación y la compensación. Además, requiere la capacidad para palpar el músculo y su tendón, distinguir entre el contorno normal y el atrofiado, y reconocer anomalías de posición o movimiento.

Objetividad y fiabilidad basadas en la evidencia en las pruebas musculares

Las mediciones de las pruebas musculares deben ser objetivas. Con el costo elevado de la atención médica, la economía del reembolso requiere documentación que demuestre que el tratamiento es necesario y que se ha producido una mejoría como resultado de este. Cuanto más gradual sea la mejoría, más importantes serán las cifras para poder documentar incluso los cambios mínimos.

Muchos abogan por el uso de instrumental para eliminar el componente subjetivo de las pruebas musculares manuales (7). ¿Cómo afectan los nuevos problemas y las variables introducidos por los instrumentos la precisión, la fiabilidad y la validez de las pruebas musculares? Hasta la fecha, las investigaciones son contradictorias.

Instrumental, aparatos y dispositivos

El valor de las mediciones objetivas obtenidas mediante instrumental moderno debe sopesarse frente a su utilidad limitada, su costo y su complejidad. Las pruebas de longitud, si se hacen con precisión, pueden ofrecer datos objetivos mediante dispositivos sencillos como goniómetros para medir ángulos y reglas o cintas métricas para determinar distancias. Las pruebas de fuerza no deben basarse en estos dispositivos. La objetividad se basa en la capacidad del examinador para palpar y observar la respuesta del tendón o

músculo en músculos muy débiles. Además, un evaluador puede ver un tendón que se vuelve activo (es decir, vestigios de actividad muscular), el movimiento de un segmento en el plano horizontal sin gravedad (en grado deficiente) y un segmento que se mantiene en posición antigravitatoria (en un grado aceptable). Incluso el grado «aceptable (+)», que se basa en mantener la posición antigravitatoria frente a una ligera presión del evaluador, es fácil de identificar. Para estos grados de fuerza, los dispositivos mecánicos no son aplicables ni necesarios para garantizar la objetividad; sin embargo, el instrumental puede desempeñar un papel en la evaluación de los grados musculares bueno y normal, así como de la fuerza por encima de lo normal.

Aparatos isocinéticos y electromiografía. En condiciones de investigación controladas, los aparatos isocinéticos pueden ayudar a obtener información valiosa. En la actualidad, sin embargo, su utilidad en el consultorio es limitada. Se producen dificultades tanto al comprobar la fuerza muscular como en el ejercicio. Uno de los problemas de los aparatos es proporcionar una estabilización adecuada para controlar las variables y garantizar la uniformidad de las técnicas de prueba. Las pruebas realizadas por aparatos carecen de especificidad y se producen compensaciones. Además del costo elevado de los aparatos, la preparación de los pacientes requiere mucho tiempo; ambos son factores importantes al comparar la rentabilidad de los procedimientos de valoración con la de las pruebas musculares manuales realizadas por expertos.

La electromiografía es otra herramienta de investigación importante, pero su utilidad en las pruebas de fuerza muscular es cuestionable. Según Gregory Rash, «los datos de la electromiografía no pueden decirnos lo fuerte que es el músculo, si un músculo es más fuerte que otro, si la contracción es concéntrica o excéntrica, o si la actividad está bajo control voluntario del individuo» (8).

Dispositivos manuales. Los dispositivos manuales (DM), como los dinamómetros, miden la cantidad de fuerza ejercida por el evaluador y contrarrestada por el paciente. Los DM están disponibles con mayor facilidad en las clínicas actuales y proporcionan datos objetivos sobre la fuerza que se emplea durante las pruebas manuales de fuerza muscular. El problema de los DM es que se interponen entre el evaluador y el segmento objeto de la prueba. También interfiere con el uso de la mano del examinador. La mano del evaluador no debe entorpecerse al colocar el segmento, controlar la dirección específica de la presión o aplicar presión con los dedos, la palma o toda la mano según sea necesario.

Una revisión de la bibliografía relativa a los dinamómetros revela algunos de los problemas asociados al uso de estos dispositivos. Se ha comprobado que la confiabilidad entre distintos evaluadores, la fuerza del examinador y las diferencias de género limitan la fiabilidad entre los evaluadores cuando se usa la dinamometría manual. Un estudio sobre la confiabilidad entre evaluadores concluyó que «el dinamómetro portátil muestra una fiabilidad limitada cuando lo utilizan dos o más examinadores» (9). Dos estudios han demostrado una buena fiabilidad con el mismo examinador utilizando dinamómetros manuales (10, 11); sin embargo, «los dinamómetros manuales... pueden subestimar la verdadera fuerza isométrica máxima del paciente, debido a las dificultades para estabilizar el dispositivo» (12). Bohannon apunta que, aunque no se ha descrito ninguna resolución formal de la diferencia mínima clínicamente importante en la dinamometría de tipo manual, el informe proporcionaba datos relevantes.

La fuerza del evaluador presenta otra variable en cuanto a qué tan fidedigno es el dinamómetro de mano. El trabajo de Marino y cols. identificó la fuerza del examinador como la razón de la discrepancia entre dos profesionales que evaluaban la fuerza de los músculos abductores de la cadera (13). La fuerza del evaluador afecta la estabilidad del dinamómetro manual cuando se utiliza con personas más fuertes (11). Mulroy y cols. también relacionaron este problema con las diferencias por sexo. La fuerza máxima de extensión de la rodilla, medida con un dinamómetro manual, solo fue exacta con el examinador masculino que examinó a pacientes femeninas (14). La validez de los valores obtenidos por DM, al igual que la fiabilidad de las mediciones, depende de que el examinador tenga la fuerza adecuada para mantenerse estable frente al esfuerzo de la persona siendo analizada. Sin esa fuerza, la fuerza máxima que puede medir el evaluador está limitada por su propia fuerza.

Manos: las herramientas de medición preferidas

Tras una década de revisión científica, Newton y Waddell concluyeron que el «criterio del médico parece ser más preciso para determinar el esfuerzo del paciente que la evaluación de los resultados de las máquinas» (15).

Como herramientas, nuestras manos son instrumentos muy sensibles y afinados. Una mano del evaluador coloca y estabiliza el segmento adyacente al que se está analizando. La otra mano determina la amplitud de movimiento sin dolor, guía el segmento examinado hasta la posición precisa de la prueba y ejerce la presión adecuada para determinar la fuerza. Mientras tanto, este instrumento que llamamos *mano* está conectado al ordenador más maravilloso jamás creado, la mente humana, que puede almacenar información valiosa y útil a partir de la cual es posible emitir juicios acerca de la evaluación y el tratamiento. Dicha información contiene datos objetivos que se obtienen sin sacrificar el arte y la ciencia de las pruebas musculares manuales ante la exigencia de objetividad.

NOTA HISTÓRICA

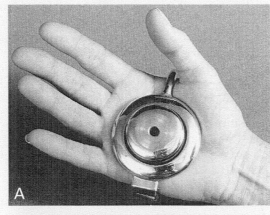

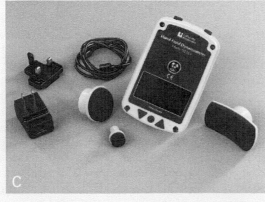

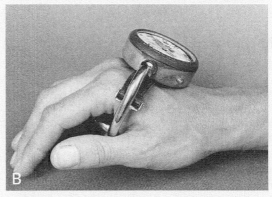

En 1941, mientras realizaba un estudio de investigación para la Foundation for Infantile Paralysis, Florence Kendall diseñó un DM para medir la fuerza aplicada por el examinador durante la prueba muscular manual. La fundación encargó el diseño al Dr. W. Beasley en Washington, D.C., que fabricó un prototipo. Un año más tarde, este dispositivo se presentó en un simposio sobre la polio. La imagen *A* muestra la plataforma sensible a la presión en la palma de la mano desde la cual se transmitió la fuerza al calibrador en el dorso de la mano, que se muestra en la imagen *B* (Lippincott, Williams, & Wilkins, © Copyright 2005). Este puede haber sido uno de los primeros dinamómetros de mano. *C.* Dispositivo moderno de evaluación muscular manual (C/O Lafayette Instrument Company, Inc.).

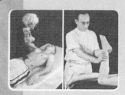

KENDALL CLÁSICO

Una de las características únicas de este texto es la conservación de más de medio siglo de análisis posturales y evaluaciones cuidadosas del equilibrio muscular en relación con la función y el dolor. Muchas de las fotografías ofrecen excelentes ejemplos históricos de defectos posturales que son auténticos y no posados.

Es esencial que todos los profesionales desarrollen habilidades eficaces de resolución de problemas que les permitan elegir y realizar pruebas adecuadas y precisas que proporcionen datos importantes para establecer un plan de tratamiento satisfactorio. La anatomía no ha cambiado, pero las limitaciones de tiempo en algunos entornos de práctica clínica actuales han dado lugar a «atajos» en las pruebas que pueden conducir a un diagnóstico incorrecto.

Los integrantes de la familia Kendall fueron pioneros de las investigaciones clínicas como parte de su búsqueda continua de conocimientos sobre la relación entre la longitud y la debilidad muscular y las afecciones dolorosas. Un estudio realizado a principios de la década de 1950 comparó a cientos de participantes sin anomalías (cadetes, médicos, fisioterapeutas y estudiantes de enfermería [intervalo de edad: 18-40 años]) con pacientes que presentaban dolor lumbar. Este estudio permitió comprender mejor los desequilibrios musculares comunes en la población general en comparación con los de aquellos con dolor lumbar (DL). Además, ayudó a definir las diferencias de estos desequilibrios entre hombres y mujeres. Los datos de este estudio clínico se incluyen en la siguiente tabla.

Hombres (%[n])				Mujeres (%[n])		
100 pacientes con DL	36 médicos	275 cadetes	Hallazgos del caso	307 estudiantes de enfermería	50 fisioterapeutas	100 pacientes con DL
58% (58)	25% (9)	5% (14)	Músculos abdominales anteriores «superiores» débiles	44% (135)	52% (26)	81% (81)
69% (69)	31% (11)	33% (91)	Músculos abdominales anteriores «inferiores» débiles	79% (243)	72% (36)	96% (96)
71% (71)	45% (16)	10% (28)	Flexión hacia delante limitada	5% (15)	10% (5)	48% (48)
71% (71)	77% (28)	26% (72)	Músculo glúteo medio derecho débil	40% (123)	76% (38)	90% (90)
15% (15)	3% (1)	5% (14)	Músculo glúteo medio izquierdo débil	5.5% (17)	10% (5)	6% (6)
0% (0)	0% (0)	0.3% (1)	Músculo glúteo medio débil bilateralmente	5.5% (17)	0% (0)	12% (12)

SECCIÓN I
SISTEMAS Y APARATOS DEL CUERPO

REFERENCIA POSICIONAL

Segmentos corporales

La *postura* es un compuesto de las posiciones de todas las articulaciones del cuerpo en un momento dado, y la *alineación postural* estática se describe mejor en términos de las posiciones de las distintas articulaciones y segmentos corporales. Este capítulo proporciona información básica sobre las posiciones anatómicas, los ejes, los planos y los movimien-

tos de las articulaciones. Esta información es esencial al momento de analizar la alineación postural (fig. 1-1).

Posición anatómica

La *posición anatómica* del cuerpo es una postura erguida con la cara hacia delante, los brazos a los lados, las palmas hacia delante y los dedos y el pulgar en extensión. Esta es la posición de referencia para las definiciones y descripciones de los planos y ejes corporales (fig. 1-2).

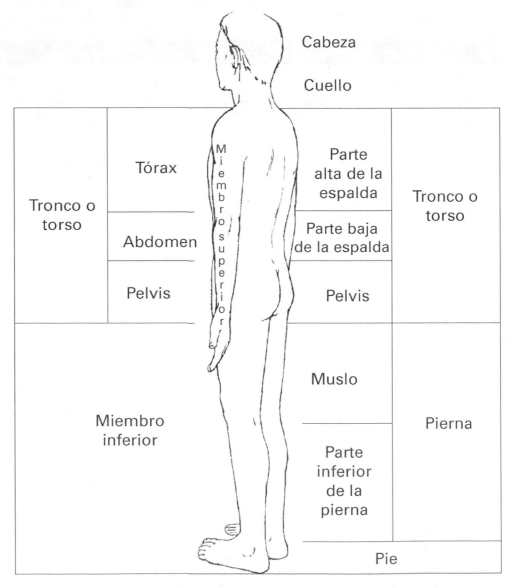

Cabeza

Cuello

Tórax

Tronco o torso

Abdomen

Pelvis

Miembro superior

Parte alta de la espalda

Parte baja de la espalda

Pelvis

Tronco o torso

Miembro inferior

Muslo

Parte inferior de la pierna

Pierna

Pie

FIGURA 1-1. Terminología habitual para describir posiciones anatómicas, ejes, planos y movimientos de las articulaciones.

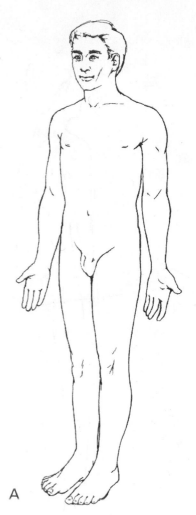

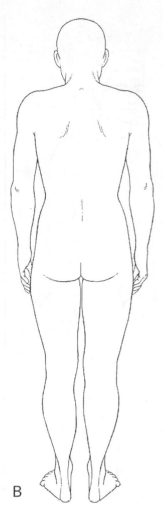

A   B

FIGURA 1-2. Posición anatómica de referencia para definir y describir los planos y los ejes corporales: **A.** Frente. **B.** Posición cero (espalda).

Ejes

Los ejes son líneas, reales o imaginarias, en torno a las cuales se produce el movimiento. En relación con los planos de referencia vistos en el texto siguiente, existen tres tipos básicos de ejes perpendiculares entre sí (16):

1. El *eje sagital (anteroposterior)* se encuentra en el plano sagital y se extiende horizontalmente en sentido de adelante hacia atrás. Los movimientos de abducción y aducción tienen lugar alrededor de este eje en un plano coronal.
2. El *eje coronal (medial-lateral)* se sitúa en el plano coronal y se extiende horizontalmente de lado a lado. Los movimientos de flexión y extensión tienen lugar en torno a este eje en un plano sagital.
3. El *eje longitudinal (vertical o superior-inferior)* se extiende en dirección craneocaudal. Los movimientos de rotación medial y lateral tienen lugar alrededor de este eje en un plano transversal.

Las excepciones a estas definiciones generales se producen con respecto a los movimientos de las escápulas, las clavículas y los pulgares.

Planos

Los tres planos básicos de referencia se derivan de las dimensiones espaciales y son perpendiculares entre sí (fig. 1-3) (16):

1. El *plano sagital* es vertical y se extiende de delante hacia atrás; su nombre se deriva de la dirección de la sutura sagital del cráneo. También puede llamarse plano anteroposterior. El *plano sagital medio*, o *mediosagital*, divide el cuerpo en porciones derecha e izquierda.
2. El *plano coronal* es vertical y se extiende de lado a lado, derivando su nombre de la dirección de la sutura coronal del cráneo. También se denomina *plano frontal* o *lateral*, y divide el cuerpo en una porción anterior y otra posterior.
3. El *plano transversal* es horizontal y divide el cuerpo en porciones superior (craneal) e inferior (caudal).

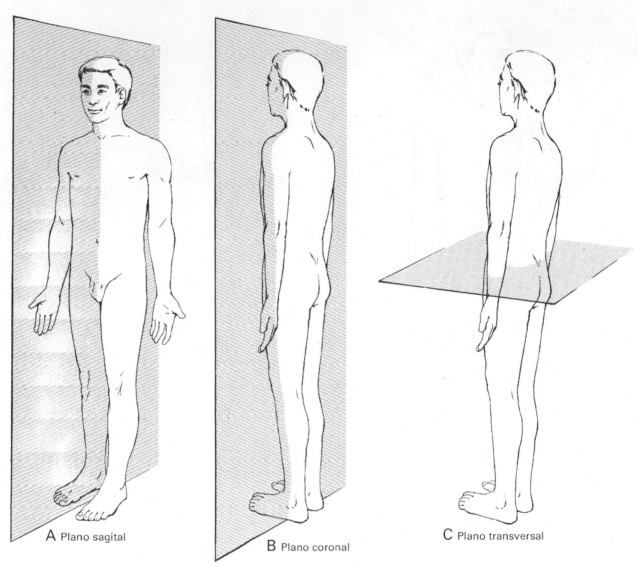

A Plano sagital

B Plano coronal

C Plano transversal

FIGURA 1-3. Tres planos básicos de referencia.

Movimientos

Movimientos en el plano coronal

Los movimientos de abducción, aducción y flexión lateral se producen en el plano coronal alrededor de un eje sagital. El eje sagital se sitúa en ángulo recto con respecto al plano coronal.

Abducción y aducción. La *abducción* es el movimiento de alejamiento y la *aducción* es el movimiento de acercamiento al plano medio sagital del cuerpo para todas las articulaciones de las extremidades excepto los pulgares, los dedos de las manos y los dedos de los pies (figs. 1-4 y 1-5) (16). Los movimientos de los pulgares se remiten al plano de la palma de la mano. La abducción y la aducción de los dedos 2 a 5 son movimientos de alejamiento y acercamiento a la línea axial que se extiende a través del tercer dedo. Para los dedos de los pies, la línea axial se extiende a través del segundo dedo.

Flexión lateral. La flexión lateral denota movimientos de abducción y aducción dedicados a la columna vertebral, lo que da lugar a cambios posicionales de la cabeza, el cuello y el tronco.

Movimientos en el plano sagital

Los movimientos de flexión y extensión se producen en el plano sagital alrededor de un eje coronal. El eje coronal se sitúa en ángulo recto con respecto al plano sagital.

Flexión y extensión. En una fase temprana, las extremidades del embrión se orientan ventralmente, las superficies flexoras medialmente, y los dedos gordos de los pies y los pulgares cranealmente. Con el desarrollo posterior, las extremidades giran 90° en su articulación de la cintura, de modo que los pulgares giran lateralmente y las superficies flexoras de los miembros superiores ventralmente, mientras que los dedos gordos de los pies rotan medialmente y las superficies flexoras de los miembros inferiores dorsalmente. Como resultado de esta rotación de 90° de las extremidades en direcciones opuestas, el movimiento que aproxima la mano y la superficie anterior del antebrazo se denomina *flexión* porque lo realizan los músculos flexores. El movimiento que aproxima el pie y la superficie anterior de la pierna se llama *extensión*, ya que lo llevan a cabo los músculos extensores (figs. 1-6 y 1-7).

La *flexión* es el movimiento de inclinarse hacia delante (es decir, en dirección anterior) en cuanto a las articulaciones de la columna vertebral, los miembros superiores y la cadera, y el movimiento en dirección posterior de la rodilla, el tobillo y las articulaciones de los dedos de los pies.

La *extensión* es el movimiento en dirección opuesta a la flexión (es decir, en dirección posterior) de las articulaciones de la columna vertebral, los miembros superiores y la cadera, y los movimientos en dirección anterior de la rodilla, el tobillo y las articulaciones de los dedos de los pies, lo que devuelve el cuerpo a la posición anatómica. La diferencia se debe a que el patrón de desarrollo de los miembros inferiores difiere del de los miembros superiores.

Hiperextensión es el término utilizado para describir el movimiento excesivo en la dirección de la extensión, como en la hiperextensión de las rodillas. También se utiliza en referencia a la curvatura lumbar aumentada, como en la hiperlordosis con inclinación pélvica anterior, o la curvatura cervical aumentada en caso de una posición de cabeza hacia adelante. En estos casos, la amplitud de movimiento de la columna lumbar o cervical no es excesiva, pero la posición de extensión es mayor de lo ideal desde el punto de vista postural.

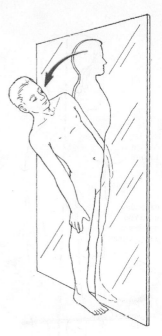

FIGURA 1-4. Flexión del cuerpo dentro del plano coronal.

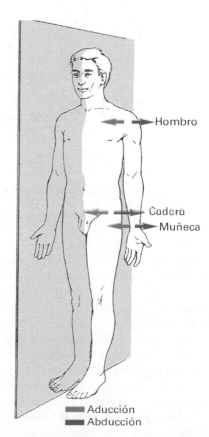

Hombro

Cadera

Muñeca

Aducción
Abducción

FIGURA 1-5. Puntos de abducción y aducción del cuerpo dentro del plano sagital.

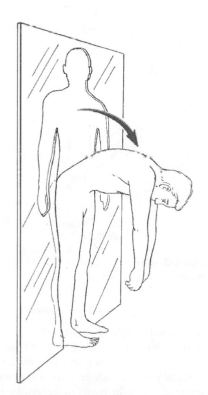

FIGURA 1-6. Flexión del cuerpo en el plano sagital.

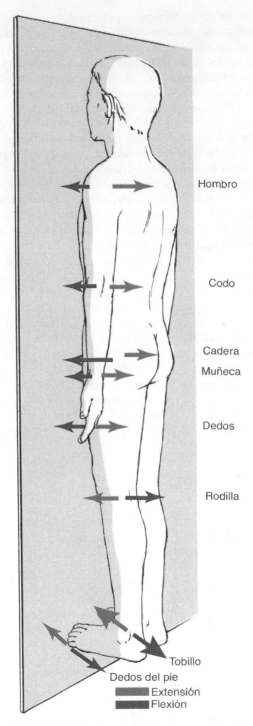

FIGURA 1-7. Puntos de flexión y extensión del cuerpo en el plano coronal.

Movimientos en el plano transversal

Rotación. La *rotación* se refiere al movimiento alrededor de un eje longitudinal, en un plano transversal, de todas las zonas del cuerpo excepto las escápulas y las clavículas. El eje *longitudinal* es vertical y se extiende en dirección craneocaudal.

En las extremidades, la rotación se produce sobre el eje anatómico, concepto en el caso de los fémures, que giran sobre un eje mecánico. En las extremidades, la superficie

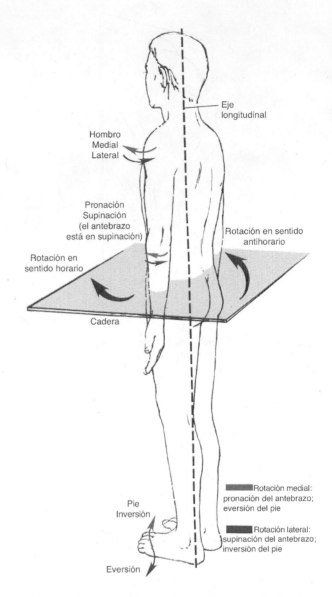

FIGURA 1-8. Puntos de rotación en torno a un eje longitudinal dentro de un plano transversal.

anterior del miembro se utiliza como zona de referencia. La rotación de la superficie anterior hacia el plano mediosagital del cuerpo es la rotación *medial*, y la que se aleja del plano medio sagital es la rotación *lateral* (fig. 1-8).

Dado que la cabeza, el cuello, el tórax y la pelvis giran alrededor de ejes longitudinales en el área mediosagital, la rotación no puede nombrarse en referencia al plano mediosagital. La rotación de la cabeza y el tórax se describe como rotación derecha o izquierda. La rotación de la pelvis también puede describirse como en sentido horario o antihorario. Con el plano transversal como referencia y las 12 horas en el punto medio de forma anterior, la rotación en *sentido horario* se produce cuando el lado izquierdo del tórax o de la pelvis está más hacia adelante que el derecho, y la rotación *en sentido antihorario* ocurre cuando el lado derecho está más hacia adelante.

Inclinación. La inclinación describe ciertos movimientos de las escápulas y la pelvis. La pelvis puede inclinarse en dirección anterior o posterior sobre un eje coronal. La inclinación anterior de la pelvis causa la extensión de la columna lumbar y la inclinación posterior produce la flexión (aplanamiento) de la columna lumbar.

La pelvis también puede inclinarse lateralmente, moviéndose en torno a un eje sagital. La inclinación lateral de la pelvis se designa *alta* en un lado o *baja* en el otro e irá acompañada de flexión lateral de la columna lumbar hacia el lado ipsilateral o contralateral.

Dado que la pelvis en ocasiones se mueve como una unidad, la inclinación puede considerarse anterior, posterior o lateral. La inclinación anterior o posterior se produciría en el plano sagital, y la inclinación lateral, en el plano coronal. La rotación de la pelvis se llevaría a cabo en el plano transversal, como se ve en la figura 1-8.

Con la escápula en posición neutra, puede haber inclinación anterior pero no posterior, salvo que el retorno de la inclinación anterior pueda denominarse como tal.

Movimientos combinados

Circunducción. La *circunducción* es un movimiento que combina sucesivamente flexión, abducción, extensión y aducción en el que el segmento que se desplaza traza un cono. El extremo proximal de la extremidad forma el vértice del cono, que sirve de pivote, y el extremo distal circunscribe un círculo. Estos movimientos solo son posibles en las articulaciones esféricas, condiloides y «en silla de montar».

APARATO LOCOMOTOR

El aparato locomotor está compuesto por **músculos** estriados, diversos tipos de **tejidos conjuntivos** y el **esqueleto**. Este sistema proporciona los componentes esenciales para la fuerza, la flexibilidad y la estabilidad para sostener peso.

Los huesos del esqueleto están unidos entre sí por **ligamentos**, que son bandas fibrosas (láminas) fuertes de tejido conjuntivo. Son flexibles pero no extensibles. Algunos ligamentos limitan el movimiento hasta tal punto que la articulación es inamovible; otros permiten libertad de movimiento. Los ligamentos se clasifican en **capsulares, extracapsulares** e **intracapsulares**. Contienen terminaciones nerviosas que son importantes para los mecanismos reflejos y la percepción del movimiento y la posición. Los ligamentos pueden diferir desde el punto de vista de la función mecánica. Por ejemplo, un ligamento colateral es de tipo extracapsular y permanece tenso durante toda la amplitud del movimiento articular, mientras que un ligamento cruzado (como el de la articulación de la rodilla) se afloja durante algunos movimientos y se tensa durante otros.

Las **fibras musculares** se clasifican principalmente en dos tipos: tipo I (rojas de contracción lenta) y tipo II (blancas de contracción rápida). Los dos tipos de fibras se entremezclan en la mayoría de los músculos; sin embargo, suele predominar un tipo, que depende de las propiedades contráctiles del músculo en su conjunto. Las fibras de tipo I parecen predominar en algunos músculos posturales, como el erector de la columna y el sóleo. Las fibras de tipo II suelen abundar mayoritariamente en los músculos de las extremidades, donde se necesitan fuerzas rápidas y potentes. Sin embargo, estas proporciones varían en la población, sobre todo en función del desarrollo y el envejecimiento. Los músculos esqueléticos constituyen aproximadamente el 40% del peso corporal y están unidos al esqueleto por aponeurosis, fascias o tendones.

Las **aponeurosis** son láminas de tejido conjuntivo denso de color blanco brillante. Proporcionan los orígenes amplios de los músculos dorsales anchos. Los músculos oblicuos externo e interno están unidos a la línea alba por medio de aponeurosis. El músculo palmar largo se inserta en la aponeurosis palmar y la tensa.

La **fascia** es de dos tipos: **superficial**, que se encuentra bajo la piel y permite el libre movimiento de esta, y **profunda**, que envuelve, reviste y separa los músculos. Algunas fascias profundas sirven de anclaje a los músculos. Por ejemplo, la cintilla iliotibial es una fuerte banda de fascias profundas que proporciona uniones del músculo tensor a la fascia lata en la tibia y del glúteo mayor al fémur y la tibia. La fascia toracolumbar brinda sujeción al transverso abdominal.

Los **tendones** son bandas blancas y fibrosas que unen los músculos a los huesos. Tienen una gran resistencia a la tracción, pero son prácticamente inelásticos y resistentes al estiramiento. Los tendones tienen pocos vasos sanguíneos, pero están provistos de fibras nerviosas sensitivas que terminan en órganos de Golgi cerca de la unión musculotendinosa. En las lesiones que implican estiramiento grave, lo más probable es que se vea afectado el músculo y, a veces, la fijación tendinosa al hueso. Por ejemplo, la fijación del músculo peroneo corto en la base del quinto metatarsiano puede verse alterada mediante una lesión por inversión del pie. Los tendones también pueden romperse. Cuando el tendón calcáneo (de Aquiles) se desgarra, se produce retracción de los músculos gastrocnemio y sóleo con espasmo y dolor agudo.

Articulaciones: definiciones y clasificación

Una **articulación** se define como la unión o intersección entre dos o más huesos y puede clasificarse en tres tipos morfológicos generales: sinartrosis (articulaciones fibrosas), anfiartrosis (articulaciones cartilaginosas) y diartrosis (articulaciones sinoviales) (17, 18). Las articulaciones están sostenidas por tejido fibroso, cartilaginoso o sinovial y suelen denominarse según los huesos que las componen.

En algunas articulaciones, los huesos están tan cerca que no se produce ningún movimiento apreciable. Proporcionan una gran estabilidad. Algunas articulaciones ofrecen estabilidad en una dirección y libertad de movimiento en el sentido opuesto; otras proporcionan libertad de movimiento en todas las direcciones.

Las articulaciones que permiten poco o nada de movimiento son las que mantienen unidos los dos lados del cuerpo. La sutura sagital del cráneo se considera una articulación inamovible unida por una firme membrana fibrosa. La sínfisis del pubis se considera ligeramente móvil y la sostienen fuertes membranas **fibrocartilaginosas**.

TABLA 1-1 Clasificación de las articulaciones

Tejido		Articulación	Movimiento	Ejemplo
Fibroso	Sinartrosis	Sindesmosis	Inmóvil	Tibioperonea (distal)
		Sutura	Inmóvil	Sutura del cráneo
		Gonfosis	Inmóvil	Diente en su alvéolo
Cartilaginoso	Anfiartrosis	Sincondrosis	Ligeramente móvil	Primera esternocostal
		Sínfisis	Ligeramente móvil	Sínfisis púbica
Sinovial	Diartrosis	Enartrosis	Todos los movimientos articulares	Hombro (2) y cadera
		Tróclea	Flexión y extensión	Codo
		Tróclea modificada	Flexión, extensión y ligera rotación	Rodilla y tobillo
		Elipsoidal o condiloide	Todos excepto rotación y oposición	Metacarpofalángica y metatarsofalángica
		Trocoide	Supinación, pronación y rotación	Atlantoaxial y radiocubital
		Por recepción recíproca o «en silla de montar»	Todos excepto rotación	Calcaneocuboidea y carpometacarpiana
		Artrodia	Deslizamiento	Cabeza del peroné con el cóndilo lateral de la tibia
		Combinación de tróclea y artrodia	Flexión, extensión y deslizamiento	Temporomandibular

La mayoría de las articulaciones pertenecen a la categoría de articulaciones de movimiento libre unidas por membranas sinoviales. Las articulaciones del codo y la rodilla son esencialmente trócleas. La estructura de las superficies articulares y los fuertes ligamentos laterales y mediales limitan los movimientos laterales, y los ligamentos y los músculos anteriores (codo) y posteriores (rodilla) limitan la extensión. Por lo tanto, hay estabilidad y fuerza en la posición extendida. Por el contrario, las articulaciones del hombro son móviles en todas las direcciones y tienen menos estabilidad (tabla 1-1).

Estructura macroscópica del músculo

La estructura macroscópica del músculo ayuda a determinar la acción muscular y afecta la forma en la que un músculo responde al estiramiento. Las fibras musculares se disponen en haces denominados **fascículos**. La disposición de los fascículos y sus uniones a los tendones varía de manera estructural. La conformación macroscópica presenta dos divisiones principales: la fusiforme y la peniforme. Una tercera distribución, «en abanico», probablemente represente una modificación de las otras dos, pero tiene un significado clínico distinto (fig. 1-9A-C).

Las fibras **fusiformes** se disponen en esencia paralelas a la línea que va del origen a la inserción y los fascículos terminan en ambos extremos del músculo en tendones planos. Las fibras **peniformes** se insertan oblicuamente en el tendón o los tendones que se extienden a lo largo del músculo por un lado (unipeniformes) o por el vientre del músculo (bipeniformes).

Otros ejemplos estructurales son la composición plana (p. ej., oblicuo abdominal externo), la circular (p. ej., orbicular de los párpados), la cuadrada (p. ej., cuadrado femoral) y la de varias cabezas o vientres (bíceps braquial).

Probablemente, el músculo fusiforme largo es el más vulnerable al estiramiento. El movimiento de la articulación se produce en la misma dirección que la longitud de la fibra y cada componente longitudinal depende de los demás. Los músculos peniformes probablemente sean los menos vulnerables al estiramiento, tanto porque la fibra muscular es oblicua a la dirección del movimiento articular como porque las fibras y los fascículos son cortos y paralelos y, por lo tanto, no dependen de otros segmentos para la continuidad de la acción.

Los músculos en forma de abanico presentan ventajas y desventajas respecto a los músculos fusiformes y peniformes. Se podría considerar como un grupo de músculos dispuestos uno al lado del otro para formar una unidad en forma de abanico. Cada segmento es independiente en el sentido de que tiene su propio origen con una inserción en común. Por ejemplo, en el pectoral mayor «en abanico», la parte clavicular puede no estar afectada mientras la esternal está paralizada en caso de una lesión medular.

Según la *Anatomía de Gray,* la «disposición de los fascículos está correlacionada con la potencia de los músculos». Los que, en comparación, tienen pocos fascículos a lo largo del músculo presentan una mayor amplitud de movimiento pero no tanta potencia. Los músculos peniformes, con un gran número de fascículos distribuidos a lo largo de sus tendones, tienen mayor potencia pero menor amplitud de movimiento» (17).

Tipos de contracción muscular

Se utilizarán todos los tipos de contracciones durante los procedimientos de las pruebas musculares manuales. Comprender la fase tónica normal de los músculos y los grupos musculares será útil durante el cribado y la evaluación posturales. La fase *tónica* del músculo se refiere a su estado de reposo. Durante esta fase se afirma que el músculo descansa en un ligero estado de contracción.

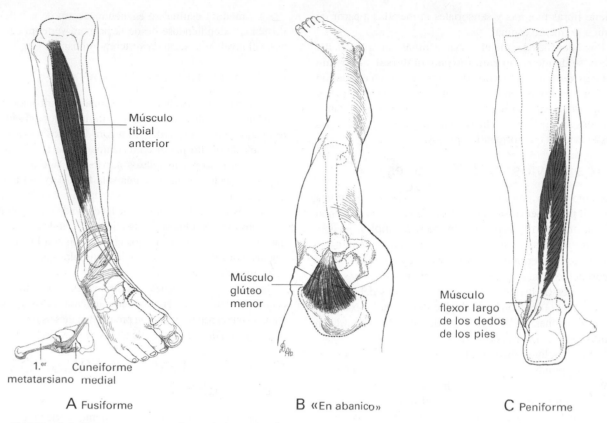

Músculo
tibial
anterior

1.er
metatarsiano
Cuneiforme
medial

A Fusiforme

Músculo
glúteo
menor

B «En abanico»

Músculo
flexor largo
de los dedos
de los pies

C Peniforme

FIGURA 1-9. Estructura macroscópica de los músculos.

Las contracciones fásicas del músculo incluyen las *isotónicas* y las *isométricas*. Las contracciones musculares **isotónicas** implican un cambio en la longitud del músculo que da lugar a una acción sobre una articulación determinada, produciendo así el movimiento. La contracción de tipo **isométrico** implica poco o ningún cambio en la longitud del músculo que normalmente no genera una acción sobre una articulación específica; por lo tanto, no produce movimiento. Durante las tareas funcionales, las acciones musculares producirán movimiento mediante la transición a través de estas fases empleando cada tipo de contracción de forma organizada para completar un fin determinado.

SISTEMA NERVIOSO

El funcionamiento del sistema nervioso es imprescindible para el control y la activación de los músculos, lo que permite llevar a cabo tareas de forma independiente. El sistema nervioso detecta los cambios ambientales internos y externos que afectan el organismo y trabaja en conjunto con otros sistemas para responder de forma acorde (18, 19).

El sistema nervioso consta de dos divisiones principales: el sistema nervioso central (SNC) y el sistema nervioso periférico (SNP). Las subdivisiones del SNP incluyen los sistemas somático, autónomo y entérico. Los dos primeros se analizarán brevemente a continuación.

El sistema nervioso somático se considera un sistema voluntario que permite el control consciente del movimiento. Las motoneuronas inervan los músculos esqueléticos, y las

neuronas sensitivas proporcionan información del entorno a través de receptores situados en la piel, los tendones y las articulaciones mediante mecanismos de retroalimentación y prealimentación.

El sistema nervioso motor autónomo es un sistema involuntario que mitiga la función visceral. Las motoneuronas inervan los músculos cardíacos y los músculos lisos de las glándulas, los vasos sanguíneos y otros órganos del cuerpo. El sistema autónomo se divide a su vez en parasimpático y simpático. El sistema parasimpático es responsable del mantenimiento o el regreso a un grado de homeostasis del organismo, mientras que el sistema simpático se activa como respuesta al estrés.

Este texto se centrará en la transición del SNC al SNP y su integración con la función muscular. Los tipos de nervios periféricos incluyen los espinales y los craneales.

Nervios espinales

Hay 31 pares de **nervios espinales**. Los nervios espinales son nervios mixtos que se originan en la médula espinal. Cada uno de los 31 pares de nervios espinales nace de la médula espinal mediante dos **raíces nerviosas** espinales. La **raíz ventral** está compuesta por motoneuronas y la **raíz dorsal** por neuronas sensitivas. Estas raíces nerviosas se unen al acercarse al agujero de conjunción para formar el nervio espinal. El **segmento espinal** es el componente de la médula espinal que origina cada par de nervios espinales. Cada nervio espinal contiene fibras motoras y sensoriales numeradas a partir de un único segmento espinal.

Poco después de que el nervio espinal sale a través del agujero, se divide en un **ramo primario dorsal** y un **ramo primario ventral.** Los ramos dorsales se dirigen en sentido posterior; las fibras sensoriales y motoras inervan la piel y los músculos extensores del cuello y el tronco. Los ramos ventrales, excepto los de la región torácica, contienen las fibras nerviosas que forman los plexos.

Plexos nerviosos: definiciones

El término **plexo** proviene del latín *plectere*, que significa trenza. El **plexo nervioso** es resultado de la división, reunión y entrelazamiento de los nervios en una red compleja. Al describir los orígenes, los componentes y los ramos terminales de un plexo, los términos **nervios**, **raíces** y **cordón** se utilizan con doble sentido. Hay nervios espinales y nervios periféricos, raíces de los nervios espinales y raíces del plexo, y médula espinal («cordón espinal») y cordones del plexo. Para evitar confusiones, en las siguientes descripciones se utilizan palabras modificadoras adecuadas.

Se han incluido ilustraciones de los plexos en los capítulos correspondientes: cervical en el cuello, braquial en los miembros superiores, y tanto lumbar como sacro en los miembros inferiores. Los músculos del tronco reciben inervación directamente de los nervios torácicos, además de un ramo del plexo lumbar.

Los nervios periféricos emergen de los plexos en varias regiones de este último con ramos terminales que se extienden desde los cordones medial, lateral y posterior. Como resultado del intercambio de fibras dentro del plexo, los nervios periféricos contienen fibras de al menos dos y, en algunos casos, hasta cinco segmentos espinales.

La **médula espinal** se encuentra dentro de la columna vertebral, extendiéndose desde la primera vértebra cervical hasta el nivel de la segunda vértebra lumbar.

Distribuciones por segmentos

Para los anatomistas y clínicos, determinar la distribución de los segmentos espinales a los nervios periféricos y los músculos ha resultado ser una tarea ardua. El recorrido de los nervios espinales queda oculto por el entrelazamiento de las fibras nerviosas a su paso por los plexos nerviosos. Dado que es casi imposible seguir el curso de una sola fibra nerviosa a través del laberinto de su plexo, la información sobre la distribución de los segmentos espinales se ha derivado principalmente de la observación clínica. El uso de este método empírico ha dado lugar a diversos hallazgos en relación con los orígenes segmentarios de estos nervios y los músculos que inervan. El conocimiento de las posibles variaciones es importante para el diagnóstico y la localización de una lesión nerviosa. Para centrar la atención en la gama de variaciones existentes, los Kendall tabularon información procedente de seis fuentes bien conocidas (*véanse* las series de tablas en el Apéndice D).

OTROS SISTEMAS Y APARATOS DEL CUERPO

Aunque el aparato locomotor y el sistema nervioso son el centro de atención principal de las pruebas musculares manuales y las evaluaciones posturales, un médico astuto reconoce que otros sistemas y aparatos desempeñan un papel en la función muscular normal. Estos incluyen el circulatorio, el respiratorio, el tegumentario, el digestivo, el linfático, el endocrino y el renal. En la tabla 1-2 se proporcionan ejemplos limitados de cómo estos pueden afectar la función muscular.

TABLA 1-2 Sistemas y aparatos del cuerpo y su papel en la función muscular

Sistema o aparato	Componentes	Posible papel en la función muscular	Presentación
Circulatorio	Corazón, grandes vasos, arterias, venas, capilares	Disminución de la nutrición, de la evacuación de metabolitos y del suministro de O_2, estado de contracción que disminuye el flujo sanguíneo	Disminución de la fuerza, atrofia, dolor
Respiratorio	Pulmones, vías respiratorias, vasos pulmonares	Disminución del aporte de O_2, límite de evacuación de CO_2	Disminución de la fuerza, atrofia, dolor
Tegumentario	Piel, cabello	Cicatrización	Restricción de la amplitud de movimiento disponible
Digestivo	Tubo digestivo	Deterioro de la nutrición, alteración del almacenamiento de glucógeno en los músculos	Disminución de la fuerza, cansancio
Renal	Riñones, vejiga, uréteres, uretra	Edema, aumento de peso de las extremidades	Edema
Linfático	Vasos linfáticos, glándulas, bazo	Edema, aumento de peso de las extremidades	Edema
Endocrino	Páncreas, tiroides, glándulas suprarrenales	Alteración de la glucemia, disminución del almacenamiento de glucógeno en los músculos, miopatías hipo- o hipertiroideas, debilidad o atrofia muscular proximal en caso de síndrome de Cushing, etc.	Disminución de la fuerza muscular, atrofia, reducción de la coordinación

SECCIÓN II
PRUEBAS MANUALES (PROCEDIMIENTO, OBJETIVIDAD, CLASIFICACIÓN)

PRUEBAS DE FUERZA MUSCULAR

Clasificación de los músculos de Kendall

Prueba de fuerza

Clase I. Músculos monoarticulares que se acortan activamente (es decir, contracción concéntrica) a lo largo de la amplitud hasta completar el movimiento de la articulación y que muestran fuerza máxima al completar la amplitud (es decir, cortos y fuertes).

> **Ejemplos:** tríceps, cabezas medial y lateral; deltoides; pectoral mayor; tres músculos monoarticulares del pulgar; glúteo mayor; iliopsoas, y sóleo.

Clase II. Músculos biarticulares y multiarticulares que actúan como músculos monoarticulares al acortarse activamente sobre ambas o todas las articulaciones simultáneamente y al mostrar fuerza máxima al finalizar la amplitud (es decir, cortos y fuertes).

> **Ejemplos:** sartorio, tibial anterior y posterior, y peroneos largo, corto y tercero.

Clase III. Músculos biarticulares que se acortan sobre una articulación y se alargan sobre la otra para proporcionar un intervalo medio de la longitud total del músculo para la contracción y fuerza máximas (como lo representa la curva longitud-tensión).

> **Ejemplos:** recto femoral, isquiotibiales y gastrocnemio.

Clase IV. Músculos biarticulares o multiarticulares que fisiológicamente actúan en una dirección pero a los que la acción coordinada de los músculos sinérgicos impide el acortamiento excesivo.

> **Ejemplos de músculos biarticulares:** los bíceps actúan para flexionar la articulación del hombro y el codo. Si se actúa para flexionar ambas articulaciones simultáneamente, el músculo se acortaría en exceso. Para evitarlo, los extensores del hombro, como sinergistas, extienden la articulación del hombro, alargando así el bíceps sobre la articulación del hombro cuando el codo está flexionado al máximo por el bíceps.

> **Ejemplos de músculos multiarticulares:** si se actúa en una dirección al flexionar las muñecas y los dedos simultáneamente, los flexores y los extensores de los dedos se acortarían en exceso y se volverían activamente insuficientes; sin embargo, la naturaleza impide que esto ocurra. Para la flexión enérgica de los dedos, como al cerrar el puño, los flexores se acortan sobre las articulaciones de los dedos, pero se impide que se acorten en toda su longitud por la acción sinérgica de los extensores de la muñeca, que la mantienen en extensión moderada, alargando así los flexores sobre la articulación de la muñeca para que se acorten vigorosamente sobre las articulaciones de los dedos.

Insuficiencia pasiva

Según la definición de O'Connell y Gardner:

> La insuficiencia pasiva de un músculo está indicada siempre que la amplitud de movimiento completo de la articulación o articulaciones que atraviesa el músculo esté limitada por la longitud de ese músculo y no por la disposición de los ligamentos o las estructuras de la propia articulación (20).

Según la definición de Kendall:

> Insuficiencia pasiva. Acortamiento de un músculo biarticular (o multiarticular); la longitud del músculo no es suficiente para permitir una *elongación normal* sobre ambas articulaciones simultáneamente, por ejemplo, isquiotibiales cortos.

> **NOTA.** *En ambas definiciones, el término* **insuficiencia pasiva** *se refiere a la falta de longitud muscular. Por el contrario, el término* **insuficiencia activa** *se refiere a la falta de fuerza muscular.*

Insuficiencia activa

Según la definición de O'Connell y Gardner:

> Si un músculo que atraviesa dos o más articulaciones produce movimiento simultáneo en todas las articulaciones que atraviesa, pronto alcanza una longitud en la que ya no puede generar una cantidad útil de fuerza. En estas condiciones, se dice que el músculo tiene *insuficiencia activa*. Un ejemplo de esta insuficiencia se produce cuando se intenta alcanzar la extensión completa de la cadera con la flexión máxima de la rodilla. Los isquiotibiales, que son biarticulares, son incapaces de acortarse lo suficiente como para producir la amplitud de movimiento completa de ambas articulaciones al mismo tiempo (20).

Según la definición de Kendall:

> Insuficiencia activa. Incapacidad de un músculo biarticular (o multiarticular) de clase III o IV para generar fuerza eficaz cuando se coloca en posición totalmente acortada. El mismo significado lo implica la expresión «el músculo se ha puesto laxo».

Las dos definiciones anteriores solo se aplican a los músculos biarticulares o multiarticulares. No obstante, la afirmación de que los músculos de una articulación muestran su mayor fuerza al completar la amplitud de movimiento ha aparecido en las cinco ediciones de *Kendall. Músculos: pruebas y función.* Saber dónde es que el músculo exhibe su mayor fuerza en relación con la amplitud de movimiento es de suma importancia para determinar la posición de la prueba. Tras un análisis minucioso, es evidente que hay cuatro clasificaciones.

Procedimientos de pruebas de fuerza

El orden en el que se examinan los músculos es en gran medida una cuestión de elección, pero por lo general se organiza para evitar cambios de posición frecuentes e innecesarios de la persona (cuadro 1-1). Los músculos que están estrechamente relacionados por posición o acción tienden a aparecer en un orden de prueba en secuencia con el fin de distinguir las diferencias de cada prueba. *Por regla general, las pruebas de longitud preceden a las de fuerza.* Cuando el orden específico de las pruebas es importante, se indica en el texto.

Términos utilizados para describir las pruebas de fuerza muscular

Las descripciones de las pruebas musculares de los capítulos 4 a 7 se presentan bajo los títulos «Paciente», «Fijación», «Prueba» y «Presión». En este capítulo se aborda en detalle cada uno de estos temas para señalar su especial importancia en relación con las pruebas musculares específicas.

Paciente

En la descripción de cada prueba muscular, el título va seguido de la posición en la que se coloca al paciente para realizar la prueba deseada. La posición es importante en relación con el análisis en dos aspectos. En primer lugar, en la medida que resulte práctico, la posición del cuerpo debe permitir la función contra la gravedad de todos los músculos en los que la gravedad es un factor de clasificación. En segundo lugar, el cuerpo debe colocarse en una posición tal que los segmentos que no se sometan a prueba permanezcan lo más estables posible (este punto se trata más adelante en «Fijación»).

En todas las pruebas musculares, la comodidad del paciente y la manipulación inteligente de los músculos afectados son factores relevantes. En algunos casos, la comodidad de la persona o el estado de los músculos afectados harán necesario modificar la posición de la prueba. Por ejemplo, insistir en una posición antigravitatoria puede dar lugar a una colocación absurda del paciente. El decúbito lateral, que ofrece la mejor posición para examinar varios músculos, puede resultar incómodo y causar la tensión de otros músculos.

Fijación

Este título hace referencia a la estabilidad del cuerpo o de una parte de él, la cual es necesaria para garantizar una prueba precisa de un músculo o grupo muscular. En la fijación se incluyen la estabilización (es decir, mantener firme o sujetar), el apoyo (es decir, sostener) y la contrapresión (es decir, presión igual y opuesta). En la fijación influirán la firmeza de la mesa, el peso corporal del paciente, la colocación, la técnica y la competencia del médico y, en algunas pruebas, los músculos que proporcionan la fijación.

La fijación adecuada depende en gran medida de la colocación del paciente y de la firmeza de la mesa de exploración, que ofrece gran parte del apoyo necesario. Las pruebas y la clasificación de la fuerza no serán precisas si la camilla en la que se acuesta el paciente tiene una almohadilla gruesa y blanda o un colchón suave que «cede» cuando el examinador aplica presión.

El peso corporal puede proporcionar la fijación necesaria. Dado que el peso del cuerpo es un factor importante

---

CUADRO 1-1

Reglas básicas de procedimiento aplicables a las pruebas de fuerza muscular

1. Coloque al paciente en una posición que ofrezca la mayor estabilidad del cuerpo en su conjunto (por lo general, decúbito supino, decúbito prono o decúbito lateral).

2. Estabilice el segmento proximal al segmento a examinar o, como en el caso de la mano, adyacente al segmento que se está analizando. La estabilización es necesaria para mejorar la especificidad de las pruebas.

3. Coloque el segmento que se examinará en posición para la prueba antigravitatoria específica, siempre que sea adecuado, para ayudar a causar la acción muscular deseada y ayudar a la clasificación.

4. Use movimientos de prueba en el plano horizontal (eliminando la acción de la gravedad) al examinar músculos demasiado débiles para funcionar contra la gravedad. Emplee movimientos de prueba en posiciones antigravitatorias para la mayoría de los análisis musculares del tronco en los que el peso corporal ofrece suficiente resistencia.

5. Aplique presión directamente opuesta a la línea de tracción del músculo o del segmento muscular que se está examinando. Al igual que en la posición antigravitatoria, la dirección de la presión ayuda a causar la acción muscular deseada.

6. Aplique presión gradualmente pero no demasiado despacio, permitiendo que el paciente se «prepare y sostenga». Aplique presión uniforme; evite la presión localizada que puede causar molestias.

7. Utilice una palanca larga siempre que sea posible, a menos que esté contraindicada. La longitud de la palanca está determinada por la ubicación de la presión a lo largo del brazo de palanca. Se obtiene una mejor discriminación de la fuerza para efectos de clasificación mediante el uso de una palanca larga.

8. Emplee una palanca corta si los músculos que intervienen no proporcionan fijación suficiente para el uso de una palanca larga.

para ofrecer estabilidad, la posición horizontal, ya sea decúbito supino, prono o lateral, permite la mejor fijación para la mayoría de las pruebas. En las extremidades, la porción corporal proximal a la sección examinada debe estar estable.

El evaluador puede estabilizar los segmentos proximales en las pruebas de los músculos de los dedos, las muñecas, los dedos de los pies y los pies, pero en otros estudios el peso del cuerpo debe ayudar a estabilizar la sección proximal. En algunos casos, el examinador puede ofrecer fijación además del peso de la porción proximal. Puede ser necesario sujetar firmemente un segmento sobre la mesa para que la presión aplicada sobre la sección distal (más el peso de dicha sección) no desplace el peso de la porción proximal. En las pruebas de rotación, es necesario que el evaluador aplique contrapresión para garantizar resultados exactos de la prueba.

En algunas pruebas, los músculos proveen fijación. Los músculos que proporcionan fijación no cruzan la misma articulación o articulaciones que el músculo que se somete a la prueba. Los músculos que estabilizan la escápula durante los movimientos del brazo y la pelvis con los movimientos de la pierna se denominan **músculos de fijación**. No entran directamente en el movimiento a prueba, pero estabilizan la escápula móvil al tronco o la pelvis al tórax y, de este modo, hacen posible que el músculo examinado tenga un origen firme del cual tirar. Asimismo, los músculos anteriores del abdomen fijan el tórax a la pelvis, al igual que los flexores anteriores del cuello actúan para levantar la cabeza hacia adelante en flexión desde una posición supina.

Los músculos que ejercen una acción antagonista proporcionan fijación al impedir el movimiento excesivo de la articulación. Este principio se esclarece por la fijación que proporcionan los lumbricales y los interóseos al restringir la hiperextensión en la articulación metacarpofalángica durante la extensión de los dedos. En presencia de lumbricales e interóseos débiles, la tracción fuerte de un extensor de los dedos causa la hiperextensión de estas articulaciones y la flexión pasiva de las articulaciones interfalángicas. Sin embargo, esta hiperextensión no se producirá y los dedos podrán extenderse con normalidad si el evaluador evita la hiperextensión de las articulaciones metacarpofalángicas mediante una fijación equivalente a la de los lumbricales e interóseos.

Cuando los músculos de fijación son demasiado débiles o demasiado fuertes, el examinador puede simular la estabilización normal al asistir o restringir el movimiento del segmento en cuestión. El evaluador debe ser capaz de diferenciar entre la acción normal de estos músculos en estado de fijación y las acciones anómalas que se producen cuando hay compensación o desequilibrio muscular.

Pruebas

En las pruebas musculares, la debilidad debe distinguirse de la restricción de la amplitud de movimiento. Con frecuencia, un músculo no puede completar la amplitud normal de movimiento de la articulación. Puede ser que el músculo sea demasiado débil para completar el movimiento o que la amplitud de movimiento esté restringida debido al acortamiento de los músculos, la cápsula o las estructuras ligamentosas. El examinador deberá llevar pasivamente el segmento a través de la amplitud de movimiento para determinar si existe alguna restricción. Si no hay ninguna, el hecho de que el paciente no pueda mantener la posición de la prueba puede interpretarse como debilidad, a menos que haya laxitud articular o tendinosa.

Cuando se examinan músculos de una articulación en los que se espera la capacidad para sostener el segmento al completar la amplitud de movimiento, el examinador debe distinguir entre debilidad muscular e insuficiencia tendinosa. Por ejemplo, el cuádriceps puede ser fuerte pero incapaz de extender completamente la rodilla porque el tendón rotuliano o el tendón del cuádriceps se han estirado.

En los exámenes musculares se deben considerar factores superpuestos, como las articulaciones relajadas e inestables. El grado de debilidad muscular real es difícil de juzgar en estos casos. Desde el punto de vista de la función, el músculo es débil y así debe clasificarse; sin embargo, cuando el músculo muestra contracción fuerte, es importante reconocerlo como con potencial de mejoría. En un músculo que no funciona debido a la inestabilidad de la articulación y no a la debilidad del propio músculo, el tratamiento debe dirigirse a corregir el problema de la articulación y aliviar la tensión del músculo. Por ejemplo, no es infrecuente que el músculo deltoides muestre «plenitud» de contracción en todo el vientre muscular pero no consiga levantar el peso del brazo. Dicho músculo debe protegerse de la tensión mediante la aplicación de un apoyo adecuado con el objetivo manifiesto de permitir que las estructuras articulares se acorten hasta su posición normal. No distinguir entre la debilidad muscular verdadera y la presunta derivada de la inestabilidad articular puede privar al paciente de un tratamiento de seguimiento adecuado.

Posición para la prueba. La posición para la prueba es aquella en la que el examinador coloca el segmento y el paciente lo sujeta (si es posible). Es la posición que se utiliza para evaluar la fuerza de la mayoría de los músculos, ya que la sección y la musculatura correspondiente se alinean de tal manera que se pueda evaluar con precisión la fuerza de ese músculo.

La **posición de prueba óptima** es al final de la amplitud de los músculos monoarticulares y de los multiarticulares que actúan como músculos de una sola articulación. La posición óptima de la prueba en el caso de otros músculos bi- o multiarticulares es en la mitad de la longitud total, de acuerdo con el principio de longitud-tensión.

El uso de la posición para la prueba también permite al examinador detectar movimientos compensatorios. Cuando hay debilidad muscular, otros músculos actúan inmediatamente para intentar mantener una posición parecida a la de la prueba. El desplazamiento visible desde la posición para la prueba indica un movimiento compensatorio.

La colocación del segmento en la posición de examinación agiliza la clasificación de la fuerza muscular. A medida que se realiza el esfuerzo para mantener la posición para la prueba, se establece de inmediato la capacidad o incapacidad para mantener la posición contra la gravedad. Si no se mantiene, el examinador prueba la fuerza por debajo de la clase aceptable. Si se mantiene la posición, el evaluador entonces aplica presión para asignar una categoría por encima de la aceptable (tabla 1-3).

TABLA 1-3 Clave para la clasificación muscular

	Función del músculo	Categorías musculares y símbolos				
Sin movimiento	Sin contracción visible o palpable en el músculo	Cero	0	0	0	0
	El tendón se vuelve prominente o se siente contracción débil en el músculo sin movimiento visible	Residual (*Trace*)	T	1	T	
Apoyado en el plano horizontal*	Movimiento parcial a través de la amplitud de movimiento	Deficiente (−)	P−	2−	1	+
	Movimiento a lo largo de toda la amplitud de movimiento del músculo que se está examinando	Deficiente (*Poor*)	P	2	2	
	Resiste presión leve en la posición para la prueba**	Deficiente (+)	P+	2+	3	
Pruebas en posición antigravitatoria	Se mueve parcialmente a través de la amplitud de movimiento contra la gravedad	Deficiente (+)	P+	2+	3	
	Se produce liberación gradual de la posición para la prueba	Aceptable (−)	F−	3−	4	
	Mantiene la posición para la prueba (sin presión añadida)	Aceptable (*Fair*)	F	3	5	++
	Mantiene la posición para la prueba frente a una presión leve	Aceptable (+)	F+	3+	6	
	Mantiene la posición para la prueba frente a una presión de leve a moderada	Favorable (−)	G−	4−	7	
	Mantiene la posición para la prueba frente a una presión moderada	Favorable (*Good*)	G	4	8	+++
	Mantiene la posición para la prueba frente a una presión de moderada a fuerte	Favorable (+)	G+	4+	9	
	Mantiene la posición para la prueba frente a una presión fuerte	Normal	N	5	10	++++

*Lo ideal es que el segmento a prueba esté sobre una superficie firme y lisa, que disminuya la resistencia al movimiento en el plano horizontal, como una mesa para fisioterapia.

**Las pruebas para comprobar la categoría deficiente (+) en el plano horizontal requieren que el músculo examinado *1)* sea capaz de mover la sección a través de la amplitud de movimiento del músculo sin resistencia (grado deficiente) y luego *2)* sea capaz de mantenerse contra una presión leve en la posición para la prueba en la que exhibe mayor fuerza (p. ej., los músculos de clase I y II deben probarse al final de la amplitud, mientras que los de clase III y IV deben examinarse a la mitad de la longitud total del músculo).

Según la clave, la categoría de movimiento de prueba más alta en posición antigravitatoria es 3 o deficiente (+). Los movimientos de prueba para los flexores laterales del tronco, los músculos abdominales superiores e inferiores y los extensores de la espalda son excepciones. Consulte las pruebas individuales para la clasificación de estos músculos.

Las pruebas para los músculos de los dedos de las manos y los pies no dependen de la gravedad. *Véase* el capítulo 6.

Movimiento de prueba. Es el movimiento de un segmento en una dirección determinada y a través de un arco de movimiento específico. Para las pruebas de fuerza de los músculos de los miembros que son demasiado débiles para actuar contra la gravedad (es decir, los músculos que se clasifican en el intervalo deficiente), las pruebas se hacen en el plano horizontal. El movimiento de prueba también se utiliza cuando se prueban los flexores laterales del tronco, los flexores superiores del abdomen, los extensores de la espalda, el cuadrado lumbar, el serrato anterior (en bipedestación) y el gastrocnemio.

El movimiento bajo prueba puede utilizarse para determinados músculos, como los que atraviesan las trócleas, pero no resulta práctico cuando una prueba requiere una combinación de dos o más posiciones o movimientos articulares. Es difícil que un paciente adopte la posición exacta mediante instrucciones verbales o imitando un movimiento demostrado por el examinador. Para que la prueba sea precisa, el examinador debe colocar el segmento exactamente en la posición para la prueba deseada.

Presión

El término **presión** se utiliza a lo largo de este texto para referirse a la fuerza externa que aplica el examinador para determinar la fuerza del músculo que se mantiene en la *posición* de prueba (es decir, para las categorías F+ o superior).

El término **resistencia** se refiere a la fuerza externa que se opone al *movimiento* de prueba. La resistencia puede ser la fuerza de la gravedad o una fuerza suministrada por el examinador. La resistencia puede variar en función del peso corporal (p. ej., prueba de los extensores de la espalda), la posición de los brazos (p. ej., prueba de los abdominales superiores) o la posición de las piernas (p. ej., prueba de los abdominales inferiores). En ocasiones, el examinador puede ofrecer resistencia. Un ejemplo de ello es la tracción que ejerce el evaluador en la prueba del cuadrado lumbar.

La colocación, la dirección y la cantidad de presión o resistencia son factores importantes al comprobar la fuerza por encima de la categoría aceptable. En las descripciones de las pruebas musculares, la presión se especifica «en contra» o «en la dirección de». *En contra* se refiere a la posición de la mano del evaluador en relación con el paciente; *en la dirección de* describe el sentido de la fuerza que se aplica directamente en oposición a la línea de tracción del músculo o su tendón.

En algunas de las ilustraciones de las pruebas musculares, la mano del examinador se ha mantenido extendida con el fin de indicar, fotográficamente, que la dirección de la presión es perpendicular a la superficie palmar de la mano. La presión solo debe aplicarse en la dirección indicada (no es necesario que se imite la posición extendida de la mano durante las pruebas musculares rutinarias). La mano extendida no es adecuada cuando se administra presión en una prueba que incluye un componente de rotación.

Del mismo modo que la dirección de la presión es parte importante de la precisión de la prueba, la *cantidad* de presión es determinante para calificar la fuerza por encima de lo aceptable (*véanse* los distintos apartados sobre clasificación).

El *lugar* en el que se aplica la presión depende de las inserciones musculares, la fuerza de los músculos que intervienen y la palanca. Por regla general, la presión se administra cerca del extremo distal del segmento en el que se inserta el músculo. Por ejemplo, se aplica presión cerca del extremo distal del antebrazo durante la prueba del bíceps. Las excepciones a esta regla se producen cuando la presión en el hueso de inserción no ofrece el efecto de palanca adecuado para discriminar para la clasificación o cuando un paciente no puede tolerar que se aplique presión en ese sitio por alguna razón.

Tanto la longitud de la palanca como la cantidad de presión se relacionan de cerca en cuanto a la clasificación «más allá de aceptable». El uso de una palanca larga da al examinador una ventaja mecánica y permite una clasificación más sensible de la fuerza muscular. Los resultados de las pruebas podrían ser más indicativos de la falta de fuerza del evaluador que del paciente si no se tuviera la ventaja de la palanca.

Cuando se examinan músculos fuertes como los abductores de la cadera, es necesario utilizar una palanca larga (es decir, colocar la presión justo proximal al tobillo). No obstante, cuando se analizan los aductores de la cadera, es necesario emplear una palanca más corta, con presión justo por encima de la articulación de la rodilla, para evitar tensar la zona anteromedial de dicha articulación.

La presión debe aplicarse *gradualmente* para determinar el grado de fuerza más allá de lo aceptable en los músculos. Debe permitirse que el paciente se *prepare y mantenga* la posición de prueba contra la presión del examinador. El evaluador no puede calibrar el grado de fuerza a menos que la presión se suministre gradualmente, ya que la presión leve aplicada de manera repentina puede romper la tracción de un músculo fuerte. La clasificación de la fuerza implica una evaluación subjetiva basada en la cantidad de presión aplicada. Sin embargo, las diferencias de fuerza son tan evidentes que un observador que entienda la clasificación puede estimar la fuerza con un alto grado de precisión mientras observa al evaluador aplicar presión.

Acciones compensatorias

La compensación se produce cuando uno o más músculos intentan contrarrestar la falta de fuerza de otro músculo o grupo muscular. La compensación es un buen indicio de que el músculo sometido a la prueba es débil, que no se ha aplicado una fijación adecuada o que el paciente no ha recibido instrucciones adecuadas sobre cómo realizar la prueba. Los músculos que suelen actuar juntos en los movimientos pueden hacerlo en caso de compensación. Esto incluye a los músculos de fijación, los agonistas y los antagonistas.

La compensación por parte de los músculos de fijación se produce específicamente en relación con los movimientos de la articulación del hombro y la articulación de la cadera. Los músculos que mueven la escápula pueden producir un movimiento secundario del brazo; los músculos que mueven la pelvis pueden causar un movimiento secundario del muslo. Estos movimientos compensatorios parecen similares (aunque no lo son) a los movimientos de la articulación del hombro o de la cadera.

La estrecha relación entre los músculos determina su acción compensatoria, asistencia y estabilización durante las pruebas de cada músculo. La agrupación de los músculos en función de la acción articular, como se ve en las figuras de los capítulos 6 y 7, se ha hecho para ayudar al examinador a comprender la acción aliada de los músculos.

La verdadera abducción de la articulación de la cadera la realizan los abductores de la cadera con una fijación normal por parte de los músculos laterales del tronco. Cuando los abductores de la cadera son débiles, puede producirse una supuesta abducción por la acción compensatoria de los músculos laterales del tronco. La pelvis se eleva lateralmente, la pierna se levanta de la mesa, pero no se produce una verdadera abducción de la articulación de la cadera.

Los **músculos antagonistas** pueden causar movimientos similares a los de prueba. Si los flexores de los dedos son débiles, la acción de los extensores de la muñeca puede producir una flexión pasiva de los dedos por la tensión ejercida sobre los tendones flexores.

La compensación por parte de otros **músculos agonistas** se traduce en un movimiento del segmento en la dirección del agonista más fuerte o en un desplazamiento del cuerpo de forma que favorezca la tracción de ese agonista. Por ejemplo, durante la prueba del glúteo medio en decúbito lateral, el muslo tenderá a flexionarse si el tensor de la fascia lata intenta compensar la debilidad del glúteo medio, o el tronco puede rotar hacia atrás para que el tensor de la fascia lata pueda mantener una posición que parezca la deseada para la prueba.

Para realizar exámenes musculares precisos, no deben permitirse compensaciones. La posición o el movimiento descritos como prueba deben realizarse sin desplazar el cuerpo ni girar el segmento. Estos movimientos secundarios permiten que otros músculos sustituyan al músculo débil o paralizado.

El examinador experimentado que conoce la facilidad con la que los músculos normales realizan las pruebas detectará fácilmente las compensaciones. Cuando se emplea la posición de prueba en lugar del movimiento de prueba, incluso un evaluador inexperto puede detectar el desplazamiento repentino del cuerpo o del segmento que resulta de un esfuerzo por compensar la debilidad muscular.

Acciones musculares con debilidad, acortamiento y contractura

Junto con las descripciones de los músculos, en este texto se incluyen argumentos sobre la pérdida de movimiento o la posición de deformidad a causa de debilidad o acortamiento.

Debilidad se usa como término general que abarca un intervalo de fuerza de cero a aceptable en los músculos que no cargan peso, pero también incluye aceptable (+) en los que sí cargan peso. La debilidad causa pérdida de movimiento si el músculo no puede contraerse lo suficiente para mover la parte a través de una amplitud de movimiento parcial o completa.

La contractura o el acortamiento causarán pérdida de movimiento si el músculo no puede alargarse en toda su amplitud de movimiento. **Contractura** se refiere a un grado de acortamiento (temporal o transitorio) que produce una marcada pérdida de amplitud de movimiento. **Acortamiento** se refiere a un grado de reducción del tejido muscular o tendinoso que da lugar a una pérdida leve o moderada de la amplitud de movimiento.

Generalmente no hay una deformidad fija como resultado de la debilidad, a menos que se desarrollen contracturas en los oponentes más fuertes. En la muñeca, por ejemplo, no se producirá una deformidad fija como resultado de la debilidad de los extensores de la muñeca a menos que los flexores opuestos mantengan la posición de flexión de la muñeca.

Hay un estado de **desequilibrio muscular** cuando un músculo es débil y su antagonista es fuerte. El más fuerte de los dos oponentes tiende a acortarse; el más débil tiende a alargarse. Tanto la debilidad como el acortamiento pueden causar una alineación defectuosa. La debilidad hace posible una posición de deformidad, pero el acortamiento la origina.

En algunas regiones del cuerpo, pueden desarrollarse posiciones de deformidad como resultado de la debilidad, aunque los músculos opuestos no se contraigan. La posición hipercifótica de la parte superior de la espalda puede deberse a debilidad de los músculos de esa región, independientemente de que los músculos anteriores del tronco estén contraídos. Puede haber una posición de pronación del pie si los inversores son débiles porque el peso del cuerpo en bipedestación distorsionará la alineación ósea. Si los músculos peroneos opuestos se contraen, se producirá una deformidad fija.

La palabra **contraído** tiene dos significados. Puede utilizarse indistintamente con el término **corto**, o con el significado de **estirado**, en cuyo caso puede aplicarse tanto a un músculo corto como a uno estirado. A la palpación, los isquiotibiales cortos y tensos se notarán contraídos. Los isquiotibiales estirados y tensos también se notarán contraídos. Desde el punto de vista de establecer el tratamiento, es muy importante reconocer la diferencia entre los músculos estirados y los acortados. Además, algunos músculos son cortos y permanecen en lo que parece ser un estado de semicontracción. A la palpación, se notan firmes o incluso rígidos sin estar tensos. Por ejemplo, los músculos posteriores del cuello y los trapecios superiores suelen estar tensos en personas con una mala postura de la parte superior de la espalda, la cabeza y los hombros.

PRUEBAS DE AMPLITUD DE MOVIMIENTO ARTICULAR Y LONGITUD MUSCULAR

Las frases *amplitud de movimiento articular* (amplitud de movimiento [AdM]) y *rango de longitud muscular* (extensibilidad) tienen significados específicos. La **amplitud de movimiento articular** se refiere al número de grados de movimiento que presenta una articulación. Las descripciones de las articulaciones y las tablas de medidas articulares incluyen referencias de los intervalos normales de movimiento articular. El **intervalo de longitud muscular**, también expresado en términos de grados de movimiento articular, se refiere a la longitud del músculo.

En los músculos que pasan por una sola articulación, la amplitud de movimiento articular y la longitud muscular medirán lo mismo. Ambas pueden ser normales, limitadas o excesivas. En algunos casos, al medir la amplitud de movimiento articular, es necesario dejar que el músculo esté flojo sobre una articulación para determinar la amplitud completa de movimiento articular en la otra. Por ejemplo, cuando se mide la amplitud de flexión de la articulación de la rodilla, la cadera se flexiona para permitir que el recto femoral esté laxo sobre la articulación de la cadera y permitir la amplitud completa de movimiento de la articulación en la rodilla. Cuando se mide la amplitud de flexión de la articulación de la cadera, la rodilla se flexiona para permitir que los músculos isquiotibiales queden flojos sobre la articulación de la rodilla y permitan la amplitud completa de movimiento articular en la cadera.

Medición del movimiento articular y la longitud muscular

Es más fácil y preciso utilizar un dispositivo de medición que permita que el brazo fijo del goniómetro descanse sobre la mesa y que el examinador coloque el brazo móvil alineado o paralelo en relación con el eje del húmero o del fémur, según el caso. El fulcro se desplazará para permitir este cambio, pero el ángulo seguirá siendo el mismo, como si el brazo inmóvil se mantuviera paralelo a la mesa a lo largo del tronco alineado con la articulación del hombro o de la cadera.

Correlación entre la amplitud articular y la longitud muscular

Hay una correlación interesante entre la amplitud total del movimiento articular y la longitud muscular elegida como referencia para las pruebas de longitud de los músculos isquiotibiales y flexores de la cadera. En cada caso, la longitud muscular adoptada como modelo es aproximadamente el 81% de la amplitud total de movimiento articular de las dos articulaciones sobre las que pasan los músculos. A continuación se indican las amplitudes articulares consideradas normales:

Cadera: 30° de extensión, 125° de flexión, para un total de 155°.

Rodilla: 0° (10°) de extensión, 135° de flexión, para un total de 135° (145°).

Total de ambas articulaciones: 290°.

Prueba de longitud de los flexores de la cadera utilizada como referencia: en decúbito supino, con la región lumbar y el sacro planos sobre la mesa, la articulación de la cadera extendida y los flexores de la cadera alargados 155° sobre la articulación de la cadera. Con la rodilla flexionada sobre el extremo de la mesa en un ángulo de 80°, los flexores biarticulares de la cadera se alargan 80° sobre la articulación de la rodilla, para un total de 215°. Así, 215° divididos entre 290° es el 78.18%, y el rango de longitud muscular es el 81% de la amplitud total de la articulación.

Prueba de longitud de los isquiotibiales utilizada como referencia: en decúbito supino, con la región lumbar y el sacro planos sobre la mesa de exploración y elevación de la pierna recta hasta un ángulo de 80° con la mesa. Los isquiotibiales se alargan 155° sobre la rodilla con la extensión completa y 80° sobre la articulación de la cadera al elevar la pierna recta, para un total de 235°. Por lo tanto, 235° divididos entre 290° es igual al 81%, y la longitud muscular es el 81% de la amplitud total de la articulación.

Pruebas de longitud muscular

Las pruebas de longitud muscular se hacen para determinar si la amplitud de la longitud muscular es normal, limitada o excesiva. Los músculos con longitud excesiva suelen ser débiles y pueden permitir el acortamiento adaptativo de los músculos opuestos; los músculos demasiado cortos suelen ser fuertes y mantienen los músculos opuestos en una posición alargada.

Las pruebas de longitud muscular se basan en movimientos que aumentan la distancia entre el origen y la inserción, alargando así los músculos en direcciones opuestas a las de las acciones musculares.

Las pruebas de longitud muscular precisas suelen requerir que el hueso de origen esté en una posición fija mientras que el hueso de inserción se mueve en el sentido del alargamiento del músculo. Las pruebas de longitud utilizan movimientos pasivos o activos asistidos para determinar el grado de elongación de un músculo.

Clasificación de la fuerza muscular

Las calificaciones representan la valoración que hace un examinador de la fuerza o la debilidad de un músculo o un grupo muscular. En las pruebas musculares manuales, la clasificación se basa en un sistema en el que la capacidad para mantener el segmento examinado en una posición determinada contra la gravedad establece una categoría «aceptable» o su equivalente numérico (en función de los símbolos de clasificación utilizados). El grado aceptable es el más objetivo porque la atracción de la gravedad es un factor constante.

Para las categorías más allá de aceptable, se aplica presión además de la resistencia que ofrece la gravedad. La **prueba de rotura** es un análisis de fuerza muscular para determinar el esfuerzo máximo ejercido por alguien que realiza una contracción isométrica a medida que el examinador aumenta gradualmente la presión hasta el punto en que se supera el esfuerzo realizado por el paciente. Se utiliza para determinar las categorías de aceptable (+) a favorable (+).

No se hace ningún esfuerzo para romper la sujeción del paciente si el evaluador ha determinado que la fuerza es normal. Seguir ejerciendo fuerza para que el músculo ceda al hacer una prueba de rotura es innecesario e incluso perjudicial.

Los símbolos utilizados en la clasificación varían e incluyen palabras, letras, números u otros símbolos. Para evitar enumerar los equivalentes cada vez que este texto hace referencia a una clase, los símbolos se emplean en las descripciones de las categorías que figuran a continuación.

La **gravedad** es una forma de resistencia básica para las pruebas musculares manuales. Se utiliza en los análisis de los músculos del tronco, el cuello y las extremidades. Sin embargo, solo es un factor en aproximadamente el 60% de los músculos de las extremidades. No es necesaria en las pruebas de los músculos de los dedos de las manos y los pies porque la masa del segmento es tan pequeña en comparación con la fuerza del músculo que el efecto de la gravedad sobre él es insignificante. Otro ejemplo es la supinación y pronación del antebrazo. Se trata de movimientos de rotación en los que el efecto de la gravedad tampoco es un factor significativo.

El análisis de los músculos muy débiles implica movimientos en el plano horizontal sobre una superficie de apoyo donde disminuye la resistencia de la gravedad. Para evitar usar frases como «gravedad disminuida», «gravedad reducida» o «gravedad mínima», el texto y la *Clave para la clasificación muscular* describirán movimientos en el plano horizontal.

La clasificación detallada de la fuerza muscular es más importante en relación con el pronóstico que con el diagnóstico. El grado de afectación puede determinarse mediante clasificaciones sencillas como cero, débil y normal. Por otra parte, una clasificación más precisa ayuda a establecer el ritmo y el grado de recuperación de la fuerza muscular y también sirve para determinar el pronóstico. Un músculo puede parecer débil durante meses, aunque el historial muestre que ha pasado de deficiente a aceptable en ese mismo período.

La precisión en la clasificación depende de muchos factores: la posición estable del paciente, la fijación de la porción proximal al segmento examinado, la precisión de la posición de prueba, y la dirección y la cantidad de presión. La cantidad de presión varía en función de la edad y el tamaño del paciente, el segmento sometido a prueba y la palanca. Si una extremidad no está afectada, el examinador puede utilizar la fuerza en la extremidad no afectada como índice de la fuerza normal del paciente al evaluar la extremidad afectada.

El examinador debe sentar una base para comparar los resultados de las pruebas a través de la experiencia en pruebas musculares. Esta experiencia es necesaria cuando se realizan pruebas tanto en pacientes con parálisis como personas sin parálisis. Para muchos, sin embargo, la experiencia en pruebas musculares es insuficiente o se ha limitado a la exploración de pacientes con enfermedades o lesiones. Como resultado, la idea que estos examinadores tienen de la fuerza normal tiende a ser una medida de lo que parece ser una buena recuperación funcional tras un caso de debilidad o lesión.

Para adquirir experiencia, según los Kendall, el evaluador debe esforzarse por realizar pruebas a personas de todas las edades y tipos de cuerpo, así como con posturas favorables y defectuosas. Si no es posible examinar a un gran número de individuos sin anomalías, debe hacerse un esfuerzo por explorar el tronco y las extremidades no afectadas en los casos con solo uno o dos miembros dañados.

Los métodos de exploración y clasificación se modifican para lactantes y niños hasta la edad de 5 o 6 años. La capacidad para determinar la fuerza muscular de un menor hasta la categoría aceptable no suele ser difícil, pero clasificar la fuerza por encima de este grado depende de la comprensión y la cooperación del niño al vencer resistencia o resistir presión. Los niños pequeños rara vez cooperan en movimientos de prueba fuertes. Muy a menudo, las pruebas deben registrarse como «en apariencia normales», que indica que, aunque la fuerza puede ser en efecto normal, no se puede estar seguro.

Símbolos de clasificación

El Dr. Robert W. Lovett introdujo un método para evaluar y clasificar la fuerza muscular utilizando la gravedad como resistencia (21). En 1932 se publicó una descripción del sistema Lovett con las siguientes definiciones:

Ausente: sin contracción palpable.
Residual: se puede sentir que el músculo se tensa pero no puede producir movimiento.
Deficiente: produce movimiento con la gravedad eliminada pero no puede funcionar contra la gravedad.
Aceptable: puede elevar el segmento contra la gravedad.
Favorable: puede elevar el segmento contra resistencia exterior, así como contra la gravedad.
Normal: puede vencer una mayor cantidad de resistencia que un músculo con fuerza favorable.

1

CONCEPTOS FUNDAMENTALES

Los símbolos utilizados pueden variar, pero los factores de movimiento y peso establecidos por Lovett constituyen la base de la mayoría de las pruebas musculares actuales. Los Kendall introdujeron el uso de números para calcular la cantidad de cambio en la fuerza muscular al realizar investigaciones con pacientes que se recuperaban de la poliomielitis. Antes habían utilizado los símbolos de palabras y letras y, en su mayor parte, era posible traducir las categorías de una escala a otra.

Los Kendall creían que lo mejor para quienes realizan pruebas musculares manuales era que se hiciera un esfuerzo por unificar (en la medida de lo posible) las descripciones de las pruebas y los símbolos utilizados. Los números se emplean habitualmente y su uso es necesario para las investigaciones que implican categorías de pruebas musculares.

La tabla 1-3 es casi igual que el sistema Lovett, pero con definiciones añadidas para las categorías menos (−) y más (+). El grado deficiente (+) prevé el movimiento en el plano horizontal y el arco parcial contra la gravedad.

En este texto se ha eliminado la categoría «normal menos» (N−) y se ha cambiado la escala de 0 a 10. Dejando «cero» como 0 y «residual» como T, los símbolos de palabra y letra se traducen directamente como se indica en la tabla 1-3. Las clases 0 y T no implican ningún movimiento, y los números del 1 al 10 se refieren a las categorías de movimiento y posición para la prueba.

Categorías más allá de aceptable

La homogeneización de las técnicas de pruebas musculares relacionadas con la clasificación de la fuerza por encima de lo aceptable hace necesario un lugar específico en el arco de movimiento en el que el segmento es sostenido por el paciente mientras se aplica presión manual.

La fuerza muscular no es constante en toda la amplitud de movimiento y, en las pruebas musculares manuales, no resulta práctico intentar clasificar la fuerza en distintos puntos del arco de movimiento (*véanse* los distintos apartados sobre clasificación para conocer el lugar del arco utilizado como posición para asignar una categoría).

Si se utiliza la posición de prueba, el examinador coloca el segmento en la ubicación específica y después se aplica presión. Para que exista estandarización de las técnicas de prueba y de la clasificación cuando se utilizan movimientos de prueba, el movimiento debe dirigirse al mismo lugar del arco de movimiento que se ha establecido como posición para la prueba. Por este motivo, el factor de movimiento se omite en la tabla 1-3 al definir las categorías más allá de aceptable.

Categoría normal

La categoría **normal** significa que el músculo puede mantener la posición para la prueba contra la gravedad y presión fuerte. No se pretende que este grado indique la fuerza máxima del paciente, sino la presión máxima que el examinador aplica para determinar lo que podría denominarse *fuerza máxima del músculo*. En términos de juicios de valor, podría describirse como la fuerza adecuada para las actividades funcionales ordinarias. Para ser competente al juzgar esta fuerza máxima, el examinador debe realizar pruebas a personas sin anomalías de distintas edades, tallas y géneros.

Cabe señalar que el término «normal» tiene varias acepciones. Puede significar promedio, típico, natural o habitual. Si uno se atiene a la definición utilizada en la clasificación muscular, un niño pequeño que no pueda levantar la cabeza en flexión desde una posición supina recibirá una categoría deficiente. Sabiendo que es natural que los niños pequeños muestren debilidad de los músculos anteriores del cuello, el examinador podría decir que el cuello de este paciente pediátrico es *normal*, utilizando el término en el sentido de que es natural. Si se realiza una prueba de fuerza abdominal en un grupo numeroso de adolescentes y se comprueba que la fuerza promedio del grupo es aceptable (+) o favorable, puede decirse que ese grado de fuerza es *normal* para esa edad. Así, tenemos tres usos diferentes de «normal» aplicados con bastante libertad en las pruebas musculares: habitual, natural y promedio.

Dado que «normal» se define como un modelo cuando se utiliza en la escala de clasificación, los grados de fuerza deben relacionarse con ese modelo y deben emplearse términos adecuados además de *normal* al interpretar los resultados. Una de las ventajas de emplear categorías numéricas es que deja el término «normal» libre para su uso en la interpretación de dichos valores. En el siguiente planteamiento, dicho término se empleará de esta manera.

La mayoría de las categorías se basan en los criterios para adultos, por lo que es necesario reconocer lo que es normal para menores de una edad determinada. Esto es especialmente cierto en lo que respecta a la fuerza de los músculos anteriores del cuello y los anteriores del abdomen. El tamaño de la cabeza y el tronco en relación con los miembros inferiores, así como la gran envergadura y la protrusión normal de la pared abdominal afectan la fuerza relativa de estos músculos. La musculatura anterior del cuello puede tener un grado aproximado deficiente (+) en un niño de 3 años, aceptable en uno de 5 años, y aumentar gradualmente hasta alcanzar la norma de rendimiento para adultos a los 10 o 12 años de edad. Muchos adultos no mostrarán más que una fuerza aceptable (+); sin embargo, esto no tiene por qué interpretarse como neurógeno, ya que suele estar asociado a una postura defectuosa de la cabeza y la parte superior de la espalda.

El principal ejemplo de un criterio que es un logro infantil pero no adulto es el de la fuerza flexora de los dedos de los pies. En general, los pacientes pediátricos tienen más fuerza en los flexores de los dedos de los pies que muchos adultos. No es infrecuente encontrar que mujeres que han llevado tacones altos y zapatos de punta algo estrecha presentan debilidad de los flexores de los dedos del pie en la que el grado no pasa de aceptable (−). Dado que el estándar es la capacidad para flexionar los dedos de los pies y mantenerlos flexionados contra resistencia o presión fuerte, los adultos deben calificarse según ese criterio; sin embargo, la debilidad de los flexores de los dedos de los pies no debe interpretarse como normal para la edad. Uno se acostumbra tanto a la debilidad de estos flexores entre los adultos que un grado de debilidad podría asumirse como normal en el sentido de que «normal» es «promedio». La debilidad marcada de dichos músculos se asocia casi invariablemente a cierto grado de discapacidad del pie. No obstante, el término «normal» no debería aplicarse a esa debilidad a menos que se esté dispuesto a aceptar la discapacidad en sí como algo normal.

Esta debilidad de los flexores de los dedos del pie constituye una pérdida de fuerza desde la infancia hasta la edad adulta y debe considerarse una debilidad adquirida antinatural. Este tipo de debilidad puede estar presente en otros músculos como resultado del estiramiento y la tensión asociados a actividades laborales o recreativas o a una postura incorrecta. La debilidad adquirida no suele descender por debajo de la categoría de aceptable, pero los grados de fuerza aceptable y aceptable (+) podrían interpretarse como neurógenos si no se fuera consciente de que tales valores de debilidad pueden ser resultado del estiramiento y la tensión musculares.

Categoría favorable

La categoría **favorable** significa que el músculo puede mantener la posición de prueba frente a una presión moderada.

Categoría aceptable

La categoría **aceptable** indica que un músculo puede mantener el segmento en la posición de prueba contra la resistencia de la gravedad, pero no puede hacerlo si se añade presión incluso leve. En pruebas como las del tríceps y el cuádriceps, el examinador debe evitar una posición bloqueada (cerrada) de la articulación que pudiera dar una ventaja indebida a un músculo cuya fuerza es ligeramente inferior a lo aceptable.

Al considerar conceder la categoría aceptable, se plantea la cuestión de si la fuerza para mantener la posición de prueba es equivalente a la fuerza necesaria para desplazarse a través de la amplitud de movimiento hasta la posición de prueba. Con algunas excepciones, la regla general es que el movimiento de prueba puede realizarse si la posición de prueba puede mantenerse.

En algunas pruebas musculares, el hueso en el que se inserta el músculo se mueve desde una posición de suspensión en el plano vertical hacia el plano horizontal. Este grupo está formado por el cuádriceps, el deltoides y los rotadores de la cadera en posición sentada, y por el tríceps y los rotadores del hombro en decúbito prono. La palanca ejercida por el peso de la sección aumenta a medida que el segmento se desplaza hacia el final del arco, y la fuerza muscular necesaria para mantener la posición de prueba contra la gravedad suele ser suficiente para hacer el movimiento de prueba contra la gravedad.

En algunas pruebas, el hueso en el que se inserta el músculo se traslada desde una posición horizontal hacia una vertical, y se requiere menos fuerza para mantener la posición de prueba que la fuerza necesaria para realizar el movimiento de prueba. Esto ocurre durante los análisis de los isquiotibiales cuando se examinan mediante flexión de la rodilla en decúbito prono y las pruebas de los flexores del codo cuando se exploran en decúbito supino.

Categoría deficiente

La capacidad para moverse por un arco parcial de movimiento en el plano horizontal se clasifica como **deficiente**.

La categoría **deficiente** significa que el músculo es capaz de completar la amplitud de movimiento en el plano horizontal. El grado de **bajo** (+) denota la capacidad para desplazarse en el plano horizontal hasta completar la amplitud del movimiento contra resistencia o para mantener la posición finalizada contra presión. También indica que el músculo es capaz de desplazarse a través de un arco parcial de movimiento en la posición antigravitatoria.

Los intervalos de fuerza dentro del grado deficiente son lo suficientemente significativos como para ser dignos de estas subclasificaciones con el fin de tener una clasificación más definitiva. La capacidad para realizar toda la amplitud de movimiento en el plano horizontal no se acerca a la aptitud para llevar a cabo la prueba contra la gravedad en el caso de la mayoría de los músculos. Añadir presión o resistencia al elemento de movimiento en el plano horizontal proporciona la fuerza añadida que se aproxima a la de la gravedad en la posición antigravitatoria.

Las pruebas en busca de las distintas categorías deficientes están justificadas y tienen sentido cuando se emplean adecuadamente. En la rehabilitación de personas con afectación neuromuscular y musculoesquelética grave, los cambios diminutos pero visibles que muestran la mejoría son muy importantes. Mantener un registro de estos cambios significativos, por leves que sean, es importante para la moral y la motivación continuas del paciente y es necesario para determinar su evolución y si está justificado continuar los cuidados. Estos pequeños cambios pueden ser tan importantes para el paciente como los logros conseguidos por un atleta en recuperación en las últimas fases de la rehabilitación.

La clasificación *deficiente* en general puede asignarse sin los cambios de posición innecesarios que se requieren para la prueba en el plano horizontal. Si se ha determinado que el músculo no alcanza la categoría de *aceptable menos* (F−) en la prueba en posición antigravitatoria, pero sí es mayor al grado residual (que puede establecerse en casi cualquier posición), puede asignarse la clasificación *deficiente* en general sin la necesidad de realizar más pruebas.

En la práctica, los médicos deben ser conscientes de que los cambios frecuentes de posición y la repetición de una prueba en varias posiciones pueden resultar agotadores para el paciente y llevar mucho tiempo al examinador. No se deben administrar procedimientos innecesarios a los pacientes durante la exploración si los resultados obtenidos no son de importancia.

Las pruebas en el plano horizontal incluyen distintas variables. La amplitud parcial de movimiento para la categoría deficiente (−) no es específica, porque no se indica en qué parte del arco de movimiento debe estar la amplitud parcial. Puede estar al principio de la amplitud de movimiento, en la zona media o cerca del final.

Con respecto al arco parcial de movimiento en la posición antigravitatoria para el grado deficiente (+), puede significar partir de la posición suspendida (es decir, vertical) para los cuádriceps. En el caso de los isquiotibiales, puede implicar que, en decúbito prono, el paciente puede flexionar los últimos grados necesarios para llevar la pierna a la posición vertical.

Cuando se examinan los extensores o los flexores de la cadera en decúbito lateral, el movimiento horizontal por la amplitud de movimiento permite obtener objetivamente la categoría deficiente. La superficie de la mesa, lisa o rugosa, modifica la magnitud de fricción y resistencia. La fuerza de los aductores de la cadera (si se está probando la parte inferior de la pierna) puede suponer una diferencia sustancial en los resultados de los análisis de flexores y extensores. Si los aductores están paralizados, todo el peso de la extremidad yacerá sobre la mesa y dificultará la flexión y la extensión. Si los aductores son fuertes, tenderán a elevar la extremidad para que todo el peso no descanse sobre la mesa (reduciendo así la fricción) y los movimientos de flexión y extensión se verán facilitados.

Categoría residual

La categoría **residual** significa que se puede apreciar contracción por palpación u observación en un músculo o tendón, ya que se vuelve ligeramente prominente; sin embargo, no se ve ningún movimiento del segmento. Los grados residuales pueden determinarse en casi cualquier posición.

Cuando se examinan músculos muy débiles, el evaluador suele mover el segmento hasta la posición para la prueba e intentar ayudar al paciente a sentir el movimiento y a suscitar una respuesta muscular. El examinador debe asegurarse de que el movimiento parte de una posición relajada. Si la sección se lleva hasta el principio de la amplitud de movimiento y se ejerce tensión leve en el músculo, puede producirse un rebote o un salto hacia atrás, que puede confundirse con un movimiento activo.

Categoría cero

La categoría **cero** se asigna cuando no hay evidencia de ninguna contracción muscular visible o palpable.

Clave para la clasificación muscular

De acuerdo con la tabla 1-3, el valor más alto para el movimiento de prueba en la posición antigravitatoria es un 3, o deficiente (+). Los movimientos de prueba para los flexores laterales del tronco, los músculos abdominales superiores e inferiores y los extensores de la espalda son excepciones. Consulte las pruebas específicas para conocer la clasificación de estos músculos. Los análisis de los músculos de los dedos de las manos y los pies no dependen de la gravedad.

SECCIÓN III
TABLAS DE NERVIOS Y MÚSCULOS

TABLAS DE INSERCIONES MUSCULARES E INERVACIONES DE NERVIOS ESPINALES

El registro de los resultados de las pruebas es una parte importante de los exámenes musculares. Los registros son valiosos desde el punto de vista del diagnóstico, el tratamiento, el pronóstico y la evolución. La exploración realizada sin apuntar los detalles puede tener valor en el momento, pero se tiene la obligación ante el paciente, la institución (si está implicada) y ante uno mismo de asentar los hallazgos.

Las tablas empleadas para registrar los descubrimientos de los exámenes musculares deben permitir la tabulación completa de los resultados de las pruebas. Además, la disposición de la información debe facilitar su interpretación. Hay dos tablas en esta categoría proporcionadas por Florence Kendall: una para el cuello, el diafragma y los miembros superiores y otra para el tronco y los miembros inferiores. Estas tablas se han diseñado especialmente para emplearlas como ayuda para el diagnóstico diferencial de lesiones de los nervios espinales (cuadro 1-2). La afectación motora, determinada mediante pruebas musculares manuales, puede ayudar a determinar si hay una lesión del nervio a nivel de la raíz, el plexo o la periferia. Las tablas también pueden ser útiles para determinar el nivel de una lesión medular.

El uso de las *Tablas de nervios y músculos espinales* se ilustra mediante los casos prácticos que se encuentran en los capítulos 6 y 7.

En las tablas de los miembros superiores e inferiores, los nombres de los músculos aparecen en la columna de la izquierda y se agrupan, como indican las líneas negras gruesas, según sus inervaciones, que se enumeran a la izquierda de como se llaman los músculos. El espacio entre la columna de los nombres de los músculos y los nervios se utiliza para registrar el grado de fuerza muscular. A continuación se describen brevemente algunas secciones de estas tablas de las extremidades.

Nervios periféricos

Los nervios periféricos y sus orígenes segmentarios se enumeran en la parte superior del centro de la tabla y siguen el orden de ramificación proximal-distal en la medida de lo posible. En el caso de los nervios periféricos que nacen de cordones del plexo braquial, se indica el cordón adecuado. La clave que está en la parte superior de la tabla explica las abreviaturas utilizadas.

Más adelante en esta sección, en el cuerpo de la tabla, los puntos indican la inervación periférica de cada músculo (*véanse* las fuentes del material para esta sección en el Apéndice D).

CUADRO 1-2

Uso de tablas para el diagnóstico diferencial

- Los grados de fuerza muscular se registran en la columna situada a la izquierda de los nombres de los músculos. Los símbolos de las categorías pueden ser números o letras. Las clasificaciones pueden traducirse como se indica en la *Clave para los símbolos de clasificación*.

- Una vez registrados los grados, se traza la afectación nerviosa, si procede, rodeando con un círculo los puntos con inervación periférica o esbozando los números bajo el segmento de la médula espinal correspondiente a cada músculo afectado (*véanse* caps. 6 y 7).

- La afectación de nervios periféricos o partes del plexo se determina a partir de los puntos rodeados al seguir las líneas verticales hacia arriba hasta la parte superior de la tabla o las horizontales hasta el margen izquierdo. Cuando hay indicios de afectación a nivel del segmento espinal, el nivel de la lesión puede indicarse mediante una línea negra gruesa trazada verticalmente para separar las secciones espinales afectadas de las no afectadas.

- Por regla general, se puede considerar que los músculos clasificados como favorables (es decir, 8) o superiores no están implicados desde el punto de vista neurológico. Este grado de debilidad puede ser resultado de factores como la inactividad, la debilidad por estiramiento o la falta de fijación por parte de otros músculos. No obstante, hay que tener en cuenta que una categoría favorable puede indicar deficiencia de un segmento medular que inerva de forma mínima el músculo.

- La debilidad con categorías aceptables o inferiores puede ser consecuencia de inactividad, atrofia por desuso, inmovilización o problemas neurológicos. La postura incorrecta de la parte superior de la espalda y los hombros puede causar debilidad del trapecio medio e inferior. No es infrecuente encontrar debilidad bilateral de estos músculos con grados tan bajos como aceptable (−). Un problema neurológico con afectación del nervio espinal accesorio es poco probable en casos de debilidad aislada de estos músculos, a menos que también haya implicación del trapecio superior.

Segmento espinal

En esta sección, un número denota el origen en el segmento espinal de las fibras nerviosas que inervan cada uno de los músculos enumerados en la columna de la izquierda (*véanse* las fuentes del material para esta sección en el Apéndice D).

En las tablas de nervios espinales y músculos que se adjuntan y en el texto a continuación, la distribución se indica mediante números. La distribución mayor se señala con un número en **negritas**, la distribución menor con un número con una fuente normal y la distribución posible o infrecuente con un número entre paréntesis.

Sensibilidad

En la parte derecha de las tablas hay diagramas que muestran los dermatomas y la distribución de los nervios cutáneos en el caso del miembro superior en una y del tronco y el miembro inferior en la otra (17, 22).

Es posible emplear las ilustraciones para trazar las zonas de afectación sensitiva sombreando o utilizando un lápiz de color para delinear las zonas de afectación de un paciente en particular. En las tablas de las extremidades solo se usan dibujos del miembro derecho, pero el etiquetado puede indicar, cuando sea necesario, que la información registrada corresponde al lado izquierdo.

Cuello, diafragma y miembros superiores

En la figura 1-10 se encuentra la clasificación de la fuerza muscular del cuello, el diafragma y el miembro superior.

Tronco y miembros inferiores

En la figura 1-11 está la clasificación de la fuerza muscular del tronco y el miembro inferior.

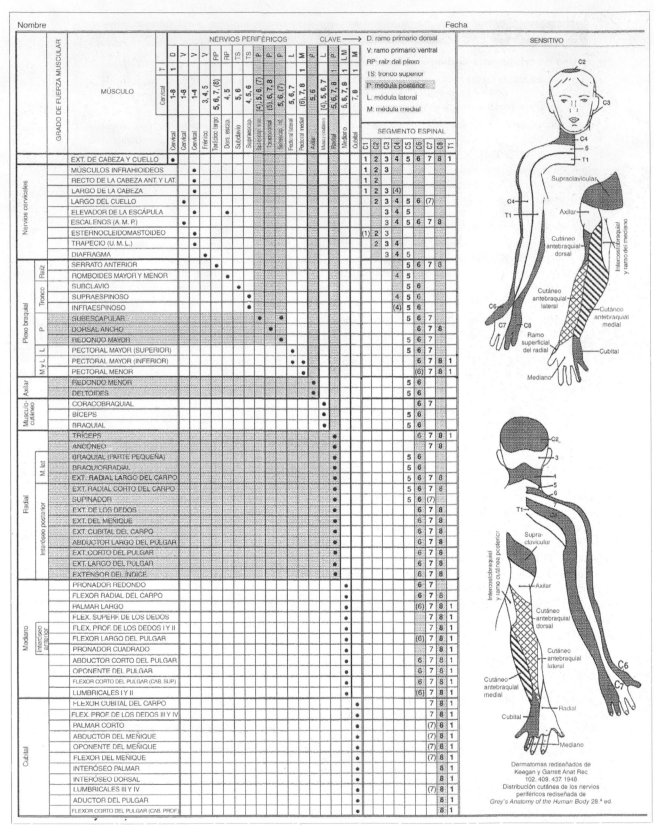

FIGURA 1-10. Clasificación de la fuerza muscular: cuello, diafragma y miembros superiores. 1993 Florence P. Kendall.

1 | CONCEPTOS FUNDAMENTALES

Nombre _____   Fecha _____

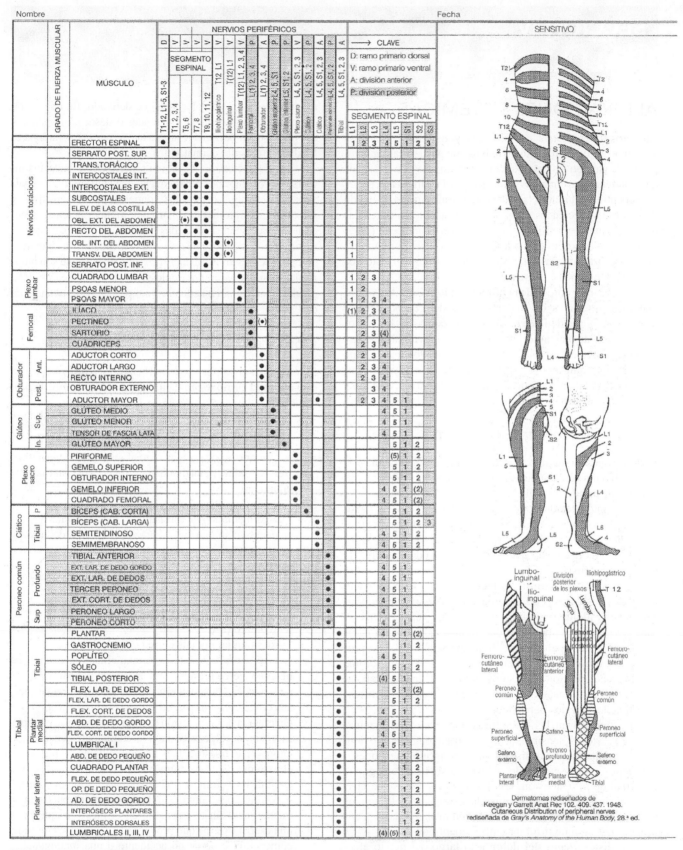

CLAVE
- D: ramo primario dorsal
- V: ramo primario ventral
- A: división anterior
- P: división posterior

Grupo	Músculo	Segmento espinal (L1 L2 L3 L4 L5 S1 S2 S3 → 1 2 3 4 5 1 2 3)
	ERECTOR ESPINAL	1 2 3 4 5 1 2 3
Nervios torácicos	SERRATO POST. SUP.	
	TRANS. TORÁCICO	
	INTERCOSTALES INT.	
	INTERCOSTALES EXT.	
	SUBCOSTALES	
	ELEV. DE LAS COSTILLAS	
	OBL. EXT. DEL ABDOMEN	
	RECTO DEL ABDOMEN	
	OBL. INT. DEL ABDOMEN	1
	TRANSV. DEL ABDOMEN	1
	SERRATO POST. INF.	
Plexo lumbar	CUADRADO LUMBAR	1 2 3
	PSOAS MENOR	1 2
	PSOAS MAYOR	1 2 3 4
Femoral	ILÍACO	(1) 2 3 4
	PECTÍNEO	2 3 4
	SARTORIO	2 3 (4)
	CUÁDRICEPS	2 3 4
Obturador (Ant.)	ADUCTOR CORTO	2 3 4
	ADUCTOR LARGO	2 3 4
	RECTO INTERNO	2 3 4
(Post.)	OBTURADOR EXTERNO	3 4
	ADUCTOR MAYOR	2 3 4 5 1
Glúteo (Sup.)	GLÚTEO MEDIO	4 5 1
	GLÚTEO MENOR	4 5 1
	TENSOR DE FASCIA LATA	4 5 1
(In.)	GLÚTEO MAYOR	5 1 2
Plexo sacro	PIRIFORME	(5) 1 2
	GEMELO SUPERIOR	5 1 2
	OBTURADOR INTERNO	5 1 2
	GEMELO INFERIOR	4 5 1 (2)
	CUADRADO FEMORAL	4 5 1 (2)
Ciático (P.)	BÍCEPS (CAB. CORTA)	5 1 2
(Tibial)	BÍCEPS (CAB. LARGA)	5 1 2 3
	SEMITENDINOSO	4 5 1 2
	SEMIMEMBRANOSO	4 5 1 2
Peroneo común (Profundo)	TIBIAL ANTERIOR	4 5 1
	EXT. LAR. DE DEDO GORDO	4 5 1
	EXT. LAR. DE DEDOS	4 5 1
	TERCER PERONEO	4 5 1
	EXT. CORT. DE DEDOS	4 5 1
(Sup.)	PERONEO LARGO	4 5 1
	PERONEO CORTO	4 5 1
Tibial (Tibial)	PLANTAR	4 5 1 (2)
	GASTROCNEMIO	1 2
	POPLÍTEO	4 5 1
	SÓLEO	5 1 2
	TIBIAL POSTERIOR	(4) 5 1
	FLEX. LAR. DE DEDOS	5 1 (2)
	FLEX. LAR. DE DEDO GORDO	5 1 2
Plantar medial	FLEX. CORT. DE DEDOS	4 5 1
	ABD. DE DEDO GORDO	4 5 1
	FLEX. CORT. DE DEDO GORDO	4 5 1
	LUMBRICAL I	4 5 1
Plantar lateral	ABD. DE DEDO PEQUEÑO	1 2
	CUADRADO PLANTAR	1 2
	FLEX. DE DEDO PEQUEÑO	1 2
	OP. DE DEDO PEQUEÑO	1 2
	AD. DE DEDO GORDO	1 2
	INTERÓSEOS PLANTARES	1 2
	INTERÓSEOS DORSALES	1 2
	LUMBRICALES II, III, IV	(4)(5) 1 2

SENSITIVO

Dermatomas rediseñados de Keegan y Garrett Anat Rec 102. 409. 437. 1948. Cutaneous Distribution of peripheral nerves rediseñada de *Gray's Anatomy of the Human Body*, 28.ª ed.

FIGURA 1-11. Clasificación de la fuerza muscular: tronco y miembros inferiores. 1993 Florence P. Kendall.

SECCIÓN IV
HALLAZGOS CLÍNICOS

ALTERACIONES SISTÉMICAS

Numerosas afecciones neurológicas y musculoesqueléticas surgen de traumatismos **no invasivos** que pueden causar compresión o tensión (es decir, tracción) en un nervio o en tejidos que contienen terminaciones nerviosas. El traumatismo puede ser repentino o gradual, siendo este último tipo el resultado de barreras mecánicas intrínsecas, posiciones mantenidas o movimientos repetitivos. La afectación puede ser generalizada en una extremidad o localizada en un solo ramo nervioso. Los traumatismos no invasivos pueden ser transitorios o causar deficiencias permanentes.

Los tejidos corporales también están sometidos a traumatismos **invasivos** en muchas zonas del cuerpo. Dichos traumatismos pueden ser accidentales, como las laceraciones, las heridas punzantes, las inyecciones de medicamentos o cuando los nervios son cortados o lesionados durante una intervención quirúrgica. Los traumatismos invasivos también pueden deberse a procedimientos necesarios, como una resección nerviosa o una rizotomía.

Causas mecánicas del dolor

El **dolor** (ya sea que se perciba en el músculo, la articulación o el propio nervio) es una respuesta del nervio. Independientemente de dónde surja el estímulo, este es conducido por los nervios e interpretado por el cerebro. Por lo tanto, los factores mecánicos que dan lugar al dolor deben afectar directamente las fibras nerviosas. En los problemas de mecánica corporal defectuosa hay que tener en cuenta dos factores: la presión y la tensión.

La **presión** o la **compresión** en la raíz nerviosa, el tronco, los ramos nerviosos o las terminaciones nerviosas puede ser causada por alguna estructura firme adyacente, como hueso, cartílago, fascia, tejido cicatricial o músculo tenso. El dolor resultante de la hipertrofia del ligamento amarillo o un prolapso discal indica presión en la raíz nerviosa. El síndrome del escaleno anterior, en caso de dolor en el brazo, y el síndrome del piriforme, en caso de ciática, son ejemplos de irritación de los nervios periféricos.

La **tensión** en las estructuras que contienen terminaciones nerviosas sensibles a la deformación, como ocurre en el estiramiento o la distensión de músculos, tendones o ligamentos, puede causar dolor leve o insoportable, según la gravedad de la distensión. Las fuerzas corporales que ejercen tensión perjudicial que causa la distensión de los tejidos blandos suelen deberse a una distorsión prolongada de la alineación ósea o a un tirón muscular repentino.

La **distribución del dolor** a lo largo del nervio afectado y las zonas de alteración sensitivas cutáneas ayudan a determinar el lugar de la lesión. El dolor puede estar localizado por debajo del nivel de afectación directa o ser generalizado debido a un dolor reflejo o derivado. En una lesión radicular, el dolor tiende a extenderse desde el origen del nervio hasta su periferia y la afectación sensitiva cutánea es fundamentalmente dermatómica.

La afectación de los nervios periféricos suele distinguirse por el dolor por debajo del nivel de la lesión. La mayoría de los nervios periféricos contienen fibras sensitivas y motoras. Los síntomas de dolor u hormigueo suelen aparecer en las zonas cutáneas irrigadas por el nervio antes de que se manifieste el entumecimiento o la debilidad. Sin embargo, numerosos músculos son inervados por nervios que son puramente motores para el músculo y los síntomas de debilidad pueden aparecer sin manifestaciones previas o simultáneas de dolor u hormigueo.

Compresión y tensión nerviosa

El traumatismo también puede deberse a una **fuerza externa que causa la compresión** de un nervio. *La compresión producida por una fuerza externa se ilustra mediante:*

- Nervio radial, mediano o cubital (o alguna combinación de ellos), como en la «parálisis de sábado por la noche» por un brazo que cuelga sobre el respaldo de una silla.
- Nervio radial o mediano (o ambos) por parálisis de la muleta.
- Nervios radial, mediano y cubital por un torniquete.
- Nervio mediano por varias posiciones al dormir (p. ej., en decúbito supino, con el brazo por encima de la cabeza; de lado sobre el brazo en aducción) (23).
- Nervio cubital por traumatismo en el codo.
- Nervio cubital o mediano por traumatismo súbito o repetido de la eminencia hipotenar o tenar.
- Nervio interóseo anterior por un cabestrillo de brazo (antebrazo) (24).
- Plexo braquial por una correa sobre el hombro.
- Nervio peroneo por un yeso, una cinta adhesiva o una liga que ejerce presión sobre la cabeza del peroné o por permanecer sentado durante mucho tiempo con las piernas cruzadas y una rodilla apoyada sobre la otra.
- Una fuerza de compresión externa transitoria se ejemplifica con un golpe en el codo (comúnmente denominado «golpe en el hueso de la risa», que se llama así porque es el extremo distal del húmero), que comprime el nervio cubital. La equimosis duele y causa hormigueo en los dedos cuarto y quinto, pero los síntomas no persisten.
- Puede haber un traumatismo en el plexo braquial por una fuerza externa que produzca *tensión* en los nervios, como en el caso de un accidente o una manipulación que ejerza tracción excesiva en el plexo. El nervio torácico largo es susceptible de estiramiento por llevar una bolsa pesada con una correa sobre el hombro.

Las fuerzas internas creadas en zonas del cuerpo donde hay una estrecha asociación entre nervios y estructuras óseas firmes pueden causar compresión o tensión neural. En condiciones normales, un surco o un túnel puede proteger los nervios a lo largo de su recorrido, pero en casos de lesión o inflamación con hinchazón o tejido cicatricial, la zona confinada se convierte en una fuente de compresión.

La compresión interna se ilustra con la presión en:

- Raíz nerviosa espinal por depósitos de calcio en el agujero vertebral.
- Nervio supraescapular a su paso por debajo del ligamento y a través de la escotadura escapular (25-28).
- Plexo braquial de una costilla cervical (consulte la postura en relación con la costilla cervical).
- Plexo braquial de la apófisis coracoides y pectoral menor tenso (23, 29).
- Nervio axilar en el espacio cuadrilátero (27, 30).
- Nervio mediano, como en el síndrome del túnel carpiano.
- Nervio del (por lo general) cuarto dedo del pie, como en el neuroma de Morton.

La tensión interna en un nervio se ilustra mediante:

- Nervio supraescapular a su paso por la escotadura escapular, sometido a estiramiento con el desplazamiento del hombro y la escápula (31).
- Nervio peroneo, secundario a un espasmo del tensor de la fascia lata, con la consiguiente tracción de la cintilla iliotibial hasta su inserción.
- Nervio peroneo, secundario a la tracción sobre la pierna, por inversión del pie (23, 28).

Compresión nerviosa

En este texto, el término **compresión** se utiliza en referencia a la irritación nerviosa asociada a los músculos.

Durante la década de 1930, había una gran reticencia a hablar de la posibilidad de que, además del hueso y otras estructuras firmes, los músculos pudieran desempeñar un papel en la irritación de los nervios. En un artículo de 1934 sobre el músculo piriforme, Albert H. Freiberg afirmaba que «la presión del vientre de un músculo sobre el tronco del nervio ciático puede producir dolor y sensibilidad [pero] por el momento no se ha demostrado» (32). Freiberg se mostró cauto y casi se disculpó por sugerir que el músculo pudiera desempeñar ese tipo de papel.

En esa misma época, uno de los autores originales de *Muscles: Testing and Function*, Henry O. Kendall, propuso con bastante valentía tales explicaciones para varias entidades clínicas. La mayoría de los casos estaban relacionados con músculos atravesados por un nervio periférico y en los que el movimiento y la alteración de la longitud del músculo eran factores que causaban irritación de tipo fricción en el nervio. Los síntomas de dolor o malestar pueden producirse al estirar el músculo, al contraerlo activamente o al hacer movimientos repetitivos.

Explicar el dolor de los nervios periféricos sobre la base de la presión o la fricción de los músculos sigue siendo una cuestión controvertida con respecto a determinados síndromes, en particular el del piriforme (27, 33). Sin embargo, el concepto está bien reconocido en lo que respecta a la afectación nerviosa de numerosos músculos.

En condiciones normales y con una amplitud de movimiento sin anomalías, cabe suponer que un músculo no causará irritación a un nervio que se encuentre cerca de él o que lo perfore. Sin embargo, un músculo tenso se vuelve firme y puede ejercer fuerza de compresión o de fricción. El músculo que ha desarrollado acortamiento adaptativo se desplaza por una amplitud menor y se tensa antes de alcanzar la longitud normal; un músculo estirado se mueve a través de una amplitud mayor de lo normal antes de tensarse. El músculo tenso, especialmente si carga peso, puede causar fricción en un nervio durante movimientos repetitivos.

En los casos leves, los síntomas pueden ser molestias y dolor sordo en lugar de agudo cuando los músculos se contraen o se estiran. El dolor agudo puede ser causado por movimientos enérgicos, pero tiende a ser intermitente ya que el paciente encuentra formas de evitar los movimientos dolorosos.

Reconocer este fenómeno en las primeras fases puede hacer más probable que se contrarresten o prevengan los problemas más dolorosos o incapacitantes que se desarrollan después. Los fisioterapeutas que se ocupan de los ejercicios de estiramiento y fortalecimiento tienen la oportunidad de observar los primeros signos de pinzamiento entre sus pacientes.

El nervio axilar emerge con la arteria circunfleja humeral posterior a través del espacio cuadrangular (cuadrilátero) que está delimitado posteriormente por el redondo mayor, el dorsal ancho, la cabeza larga del tríceps y el húmero. Al estirar el redondo mayor tenso, el paciente puede referir dolor punzante en la zona de distribución sensitiva cutánea del nervio axilar (nervio cutáneo lateral superior del brazo). Se supone que el nervio axilar está siendo comprimido o estirado contra el redondo mayor tenso. El dolor que resulta de la irritación directa del nervio contrasta con las molestias que suelen asociarse al estiramiento habitual de los músculos tensos (*véanse* distribución nerviosa cutánea y síndrome del redondo).

El nervio femoral atraviesa el músculo psoas mayor. Durante los ejercicios de estiramiento asistido, el paciente con músculos iliopsoas tensos puede referir dolor a lo largo de la cara anteromedial de la pierna en la zona de distribución sensitiva cutánea del nervio safeno (*véase* el apartado sobre distribución nerviosa cutánea).

El nervio occipital mayor emerge del triángulo suboccipital y perfora superficialmente el músculo trapecio y la fascia. Los movimientos de la cabeza y el cuello en el sentido de contracción o estiramiento del trapecio pueden causar dolor en la zona de la nuca y la región cervical (*véase* la sección sobre cefalea occipital). Otros ejemplos son:

- Supinador con el nervio radial (27, 34).
- Pronador con el nervio mediano (27, 31, 34).
- Flexor cubital del carpo con el nervio cubital (23).
- Cabeza lateral del tríceps con el nervio radial (27, 34).
- Trapecio con el nervio occipital mayor (23).

- Escaleno medio con las raíces C5 y C6 del plexo y el nervio torácico largo (23).
- Coracobraquial con el nervio musculocutáneo (27, 31).

Espasmo muscular

El **espasmo** es una contracción involuntaria de un músculo o un segmento muscular que puede ser consecuencia de una estimulación nerviosa dolorosa. La irritación a nivel de la raíz, el plexo o los ramos nerviosos periféricos puede causar espasmo de varios músculos, mientras que el espasmo debido a la irritación de las terminaciones nerviosas dentro de un músculo puede limitarse al músculo implicado o ser generalizado debido a mecanismos de dolor reflejo (35).

El tratamiento del espasmo muscular depende del tipo de espasmo. El alivio del espasmo resultante de la irritación nerviosa inicial de la raíz, el tronco o el ramo periférico debe depender del remedio de dicha irritación nerviosa. El tratamiento enérgico del músculo o los músculos con espasmo tenderá a agravar los síntomas. Por ejemplo, se debe evitar usar calor, masaje y estiramiento de los músculos isquiotibiales en caso de ciática aguda. La inmovilización rígida de la extremidad también está contraindicada.

El **espasmo protector** puede ser secundario a una lesión de las estructuras subyacentes, como un ligamento o un hueso. Esta protección, como la que suele producirse tras una lesión de la espalda, impide el movimiento y una mayor irritación de la estructura lesionada. El espasmo protector debe tratarse mediante la aplicación de un apoyo de protección para aliviar los músculos de esta función extraordinaria. El espasmo muscular tiende a remitir rápidamente y el dolor disminuye cuando se aplica un sostén. A medida que los músculos se relajan, el apoyo mantiene la función de protección para permitir la curación de cualquier lesión subyacente que haya dado lugar a la respuesta muscular protectora (36).

Además del alivio de la restricción de movimiento, el apoyo proporciona un remedio añadido al ejercer presión sobre los músculos con espasmo. La respuesta positiva a la presión directa sobre el músculo distingue este tipo de espasmo del causado por la irritación inicial del nervio. En la región lumbar, donde frecuentemente se producen espasmos musculares protectores, puede utilizarse un corsé con almohadilla lumbar o con varillas posteriores flexibles que se adapten al contorno de la parte inferior de la espalda, tanto para inmovilizar como para ejercer presión.

En la mayoría de los casos, cabe suponer que la alteración subyacente es lo suficientemente grave como para requerir el uso de un apoyo durante al menos unos días para permitir la curación. Sin embargo, no es raro encontrar, cuando la aparición aguda del dolor es causada por una exageración repentina del movimiento, que persiste una postura rígida debido al miedo del paciente al movimiento más que a la necesidad persistente de una reacción protectora. Debido a esta posibilidad, a menudo resulta útil aplicar calor y masajes suaves como ayuda diagnóstica para determinar el alcance de la reacción protectora.

El **espasmo muscular segmentario** es una contracción involuntaria del segmento no lesionado de un músculo como consecuencia de una lesión muscular. La contracción de esta parte ejerce tensión sobre la porción lesionada y se produce un estado de distensión. El dolor asociado a tensión dentro del músculo puede estar delimitado por los márgenes musculares o ser generalizado debido a mecanismos de dolor reflejo o derivado. El tratamiento requiere la inmovilización en una posición que alivie la tensión en el músculo afectado. También puede obtenerse una respuesta positiva mediante masaje suave y localizado en la zona del espasmo.

El espasmo muscular asociado a una lesión tendinosa difiere del anterior en que la tensión se ejerce sobre el tendón y no sobre una parte del músculo. Los tendones contienen muchas terminaciones nerviosas sensibles al estiramiento, y el dolor relacionado con lesiones tendinosas suele ser intenso.

Acortamiento adaptativo

El **acortamiento adaptativo** es la tirantez que resulta de la permanencia del músculo en una posición acortada. A menos que el músculo opuesto sea capaz de tirar del segmento de vuelta a la posición neutra o se ejerza alguna fuerza externa para alargar el músculo corto, el músculo en cuestión permanecerá en una condición acortada.

El acortamiento constituye una disminución de leve a moderada de la longitud del músculo y da lugar a la correspondiente restricción de la amplitud de movimiento. Se considera reversible, pero los movimientos de estiramiento deben hacerse gradualmente para evitar dañar las estructuras tisulares. Suele ser necesario un período de varias semanas para restablecer la movilidad de los músculos que presentan tensión moderada.

Los usuarios de sillas de ruedas y quienes mantienen con frecuencia una posición sentada sedentaria pueden desarrollar un acortamiento adaptativo en los flexores monoarticulares de la cadera (iliopsoas). La sedestación prolongada con las rodillas parcialmente extendidas coloca el pie en una posición de flexión plantar y puede causar acortamiento adaptativo del sóleo. Las mujeres que llevan zapatos de tacón alto la mayor parte del tiempo también pueden presentar un acortamiento adaptativo del sóleo. Dicha cortedad puede afectar tanto el equilibrio como la alineación en bipedestación.

Debilidad por estiramiento

La **debilidad por estiramiento** se define como la flaqueza que resulta de la permanencia de los músculos en una condición de elongación, por leve que sea, más allá de la posición fisiológica neutra de reposo, pero no más allá de la longitud muscular normal. El concepto se refiere a la duración más que a la gravedad de la alineación defectuosa (no se refiere al sobreestiramiento, que significa sobrepasar la amplitud de longitud muscular normal).

Muchos pacientes con debilidad por estiramiento han respondido al tratamiento que mantiene los músculos en una posición funcional, aunque los músculos habían estado débiles o parcialmente paralizados durante mucho tiempo, incluso varios años después de la aparición del problema inicial. La recuperación de la fuerza en estos casos indica que el daño muscular no era irreparable.

Un ejemplo familiar de debilidad por estiramiento superpuesta a un músculo normal es el pie caído que puede desarrollarse en un paciente encamado como resultado de la ropa de cama que sujeta el pie en flexión plantar. La debilidad de los dorsiflexores se debe al estiramiento continuo de estos músculos, aunque no haya afectación neurológica.

La debilidad por estiramiento superpuesta a los músculos afectados por la implicación de células del asta anterior se ha observado en numerosas ocasiones en personas con poliomielitis (*véase* el ejemplo del Apéndice B).

Se ha observado debilidad por estiramiento superpuesta a una lesión del SNC en pacientes con esclerosis múltiple, especialmente en lo que respecta a los extensores de la muñeca y los dorsiflexores del tobillo. El estiramiento de los músculos opuestos que se han acortado y la aplicación de apoyo mediante una férula en dorsiflexión para la muñeca o una ortesis para el tobillo han permitido mejorar la fuerza y la capacidad funcional.

La debilidad por estiramiento menos drástica se observa con frecuencia en casos de tensión ocupacional y postural. Los músculos que se ven afectados con mayor frecuencia son monoarticulares: glúteo medio y menor, iliopsoas, rotadores externos de la cadera, músculos abdominales y trapecios medio e inferior.

Los músculos que presenten debilidad por estiramiento no deben tratarse mediante estiramientos o desplazamientos en toda la amplitud de movimiento articular con el fin de alargar los músculos débiles. La afección es resultado del estiramiento continuo y responde a la inmovilización en la posición de reposo fisiológico durante un período suficiente para permitir la recuperación. La realineación del segmento, llevándolo a una posición neutra, y el uso de medidas de apoyo para ayudar a restaurar y mantener dicha alineación hasta que los músculos débiles recuperen fuerza son factores importantes para el tratamiento. Cualquier tensión opuesta que tienda a mantener el segmento desalineado debe repararse para aliviar la tensión de los músculos débiles. También deben ajustarse o corregirse las posturas ocupacionales incorrectas que imponen una tensión continua a determinados músculos. Hay que tener cuidado de no sobrecargar de trabajo un músculo sometido a esfuerzo tensional prolongado. A medida que los músculos mejoran en cuanto a fuerza y se vuelven capaces de mantener lo ganado, se espera que el paciente utilice los músculos al trabajar para mantener un equilibrio muscular adecuado y una buena alineación.

SECCIÓN V
TRATAMIENTOS FUNDAMENTALES

Véase el cuadro 1-3 para conocer recomendaciones para los profesionales clínicos.

ESTABILIDAD O MOVILIDAD

En el tratamiento de las afecciones que afectan las articulaciones y los músculos, hay que determinar los objetivos generales del tratamiento en función de si el resultado deseado para una función óptima es la **estabilidad** o la **movilidad**. Las estructuras articulares están diseñadas de modo que a mayor movilidad menor estabilidad, y a mayor estabilidad menor movilidad.

Por lo general, se acepta que, con el crecimiento de la infancia a la edad adulta, hay endurecimiento de las estructuras ligamentosas, junto con la correspondiente disminución de la flexibilidad de los músculos. Este cambio proporciona mayor estabilidad y fuerza a los adultos que a los niños.

Los individuos con laxitud ligamentosa pueden exhibir menos estabilidad que alguien con menos flexibilidad. La rodilla que entra en hiperextensión, por ejemplo, no es mecánicamente tan estable para aguantar peso como una que se mantiene en extensión neutra.

La falta de estabilidad de la columna vertebral en una persona flexible puede acarrear problemas cuando el trabajo requiere estar sentado o de pie durante mucho tiempo o se necesita levantar y transportar objetos pesados. Los músculos no consiguen funcionar tanto para el *movimiento* como para el *apoyo* que normalmente ofrecen los ligamentos. Cuando aparecen los síntomas, se manifiestan primero como fatiga y después como dolor. Un adulto joven con excelente fuerza pero

flexibilidad excesiva de la columna vertebral puede necesitar un apoyo lumbar para aliviar los síntomas dolorosos.

Desde el punto de vista mecánico, hay dos tipos de fallos relacionados con la *alineación* y la *movilidad*: compresión abundante en las superficies articulares de los huesos y tensión indebida en huesos, ligamentos o músculos. Con el tiempo, pueden producirse dos tipos de cambios óseos: la compresión excesiva produce un efecto erosivo en la superficie articular, mientras que la tensión puede dar lugar a hipertrofia ósea en el punto de inserción del tejido conjuntivo o muscular.

La falta de movilidad está estrechamente asociada a una alineación defectuosa persistente como factor causante de la compresión excesiva. Cuando se pierde movilidad, se produce rigidez y cierta alineación permanece constante. Esto puede deberse a la restricción del movimiento por músculos tensos o a la incapacidad de los músculos débiles para desplazar el segmento por el arco de movimiento. La tensión muscular es un elemento constante que tiende a mantener la sección en una alineación defectuosa independientemente de la posición del cuerpo. La debilidad muscular es un factor menos sostenido porque el cambio de posición del cuerpo puede causar cambios en la alineación del segmento. Con el desplazamiento normal de las articulaciones, el desgaste de las superficies articulares tiende a distribuirse; sin embargo, en caso de limitación de la amplitud, el desgaste tendrá lugar solo en las superficies articulares que constituyan el arco de uso. Si el segmento que está restringido por la tensión muscular está protegido contra cualquier movimiento que pueda causar tensión, las otras partes que deben compensar dicha restricción pueden volverse susceptibles a la tensión.

CUADRO 1-3

Recomendaciones para el profesional clínico

- Guíese por el antiguo adagio: «no causar daño».
- Obtenga la confianza y la cooperación del paciente.
- Escuche atentamente al paciente.
- Observe la postura, el lenguaje corporal y los movimientos espontáneos que proporcionan pistas útiles para el diagnóstico.
- Aplique los conocimientos básicos de anatomía, fisiología y mecánica corporal en las evaluaciones y los tratamientos musculoesqueléticos de los pacientes.
- Considere si las actividades ocupacionales o recreativas del paciente alivian o agravan las afecciones existentes.
- Instruya a sus pacientes; ayúdelos a comprender la naturaleza de sus problemas.
- Guíese por la reacción del paciente a los tratamientos anteriores.
- Tenga paciencia con sus pacientes. A menudo se necesita más de una sesión para superar la ansiedad y la defensa contra el dolor.
- Inicie los tratamientos de forma delicada.
- Recuerde que es esencial conseguir que el paciente se relaje antes de intentar estirar los músculos tensos. Los estiramientos demasiado enérgicos retrasarán la recuperación en lugar de acelerarla.
- Comprenda que los músculos debilitados a causa de una lesión o una enfermedad deben tratarse con más cuidado que un músculo con función normal.
- Al aplicar tracción, use sujeción firme pero suave. Evite pellizcar, retorcer o tirar de la piel del segmento que se está sujetando.
- Cabe esperar que las respuestas favorables al tratamiento progresen gradualmente, en función de la tolerancia del paciente al dolor o las molestias.
- Evite la actitud de «más es mejor». Las reacciones al tratamiento suelen ser retardadas, por lo que uno puede no saber hasta el día siguiente que el tratamiento anterior fue «demasiado».
- Evite aplicar calor en las zonas con problemas de sensibilidad o circulación y en los músculos que presenten debilidad por estiramiento.
- Tome en cuenta que la continuación del tratamiento está contraindicada en caso de alguno de los siguientes síntomas: hinchazón, enrojecimiento, temperatura anómala en la zona, hipersensibilidad notoria, pérdida de la amplitud de movimiento o dolor persistente.
- Implique al paciente en el establecimiento de los objetivos del tratamiento y en la planificación de un programa de tratamiento en casa.
- Sea responsable. Documente su valoración, evaluación, plan de tratamiento y cuidados de seguimiento.

La movilidad articular excesiva causa tensión en los ligamentos, la cual normalmente limita la amplitud de movimiento y puede dar lugar a una compresión desmesurada en los bordes de las superficies articulares cuando la amplitud excesiva es prolongada o frecuente.

PAPEL DE LOS MÚSCULOS EN EL SOSTÉN DEL ESQUELETO

Además de su papel en el movimiento, los músculos desempeñan una importante función de sostén de las estructuras esqueléticas. El músculo debe ser lo suficientemente largo para permitir la movilidad normal de las articulaciones, pero lo bastante corto para contribuir eficazmente a la estabilidad articular.

Cuando la amplitud de movimiento está limitada debido a la tensión muscular, el tratamiento consiste en usar diversas modalidades y procedimientos para promover la relajación y la longitud muscular óptimas. Los ejercicios de estiramiento deben ser graduales y, aunque pueden causar molestias leves, no deben producir dolor.

Cuando la amplitud de movimiento es excesiva, es necesario tener cuidado para evitar el estiramiento sobreabundante. Si el paciente tiene movilidad desmesurada, con o sin dolor, en muchos casos resulta prudente proporcionar apoyo que permita tensar las estructuras afectadas. Puede ser necesario añadir ejercicios específicos, porque muchos músculos que se debilitan con los estiramientos se recuperan con la actividad normal cuando se evita el estiramiento excesivo.

OPCIONES DE TRATAMIENTO

A continuación se indican las opciones de tratamiento que pueden emplearse para atender a los pacientes que presentan alteraciones de la postura y dolor (tabla 1-4). No se trata de una lista exhaustiva. En capítulos posteriores se ofrecerán más detalles, según proceda.

TABLA 1-4 Opciones de tratamiento usadas en caso de alteraciones posturales y dolor

Tratamiento	Definición	Efectos
Tracción	• Fuerza utilizada terapéuticamente para producir elongación o estiramiento de estructuras articulares o musculares. Cuando se aplica correctamente, la fuerza tira en dirección perpendicular a las superficies articulares de una articulación. Se puede aplicar tracción: • Manualmente, utilizando un dispositivo de tracción mecánica, con pesos estáticos o distracción postural.	• Alivio del dolor y el espasmo • Reducción o prevención de adherencias • Estiramiento de la musculatura tensa • Mejoría de la circulación
Masaje	Las técnicas de **terapia manual** son movimientos diestros de la mano y desplazamientos pasivos diestros de las articulaciones y los tejidos blandos. Las técnicas pueden incluir: • Drenaje linfático manual • Tracción manual • Masaje • Movilización o manipulación • Amplitud de movimiento pasiva	• Mejoría de la circulación • Estimulación de la relajación muscular • Relajación del tejido cicatricial • Estiramiento de los músculos o fascias tensos • Alivio del edema o hinchazón • Mejoría de la extensibilidad de los tejidos • Aumento de la amplitud de movimiento • Movilización o manipulación de tejidos blandos y articulaciones • Modulación del dolor • Disminución de la restricción
Ejercicio (19, 31)	El *ejercicio terapéutico* es la realización o ejecución sistemática de movimientos o actividades físicas planificadas con el fin de permitir al paciente o cliente corregir o prevenir deficiencias de las funciones y estructuras corporales, mejorar las actividades y la participación, reducir los riesgos, optimizar la salud general y mejorar la forma física y el bienestar. El ejercicio terapéutico puede incluir acondicionamiento y reacondicionamiento aeróbico y de resistencia; entrenamiento de agilidad; entrenamiento de mecánica corporal; ejercicios de respiración; ejercicios de coordinación; entrenamiento de actividades de desarrollo; alargamiento muscular; entrenamiento de patrones de movimiento; entrenamiento de actividades de desarrollo neuromotor; educación o reeducación neuromuscular; entrenamiento perceptivo; ejercicios de amplitud de movimiento y de estiramiento de tejidos blandos; ejercicios de relajación, y ejercicios de fuerza, potencia y resistencia.	• Mejoría de la densidad ósea • Mejoría de la respiración • Mejoría o conservación del rendimiento físico • Mejoría de la seguridad • Aumento de la capacidad o resistencia aeróbica • Aumento de la fuerza muscular, la potencia y la resistencia • Mejoría del control postural y la relajación • Aumento de la consciencia sensorial • Aumento de la tolerancia a la actividad • Prevención o corrección de deficiencias en las funciones y estructuras corporales, limitaciones en la actividad y restricciones en la participación para mejorar la función física • Mejoría de la salud, el bienestar y la forma física • Reducción de complicaciones, dolor, restricciones e hinchazón • Reducción de riesgos y mayor seguridad al realizar actividades • Fortalecimiento de los músculos débiles • Alargamiento de los músculos cortos con el fin de restaurar la elasticidad de la que depende la función muscular normal • Aumento de la resistencia • Mejoría de la coordinación • Restauración de la función • Estimulación de la circulación
Apoyos	• La corrección de los defectos de alineación asociados a la debilidad suele requerir medidas de apoyo. • Incluye las tecnologías de colocación de ortesis o prótesis destinadas a mejorar el posicionamiento y la postura.	• Inmovilización • Reducción al mínimo del dolor • Corrección de la alineación defectuosa • Alivio de la tensión de los músculos débiles • Favorecimiento de la función • Restricción del movimiento
Modalidades		
Estimulación eléctrica	• Técnica utilizada para producir contracción muscular mediante impulsos eléctricos.	• Modulación del dolor • Reeducación del músculo • Control del edema • Disminución de la inflamación
Calor (32)	• Forma de transferencia de energía térmica de un agente calefactor a un segmento corporal.	• Alivio del dolor y los espasmos musculares • Disminución de la rigidez articular • Aumento de la extensibilidad del tejido colagenoso • Aumento del flujo sanguíneo • Resolución de los infiltrados inflamatorios (32) • Favorecimiento del estiramiento
Frío (32)	• Una forma de transferencia de energía térmica de un segmento corporal a un agente hipotérmico.	• Reducción del dolor y la hinchazón o el edema • Inhibición de la espasticidad • Favorecimiento de la contracción muscular en diversas formas de debilidad neurógena • Reeducación muscular

REFERENCIAS

1. Page P. Current concepts in muscle stretching for exercise and rehabilitation. Int J Sports Phys Ther. 2012;7(1):109–119.

2. Weppler, CH, Magnusson, SP. Increasing muscle extensibility: A matter of increasing length or modifying sensation? Phys Ther. 2010;90(3):438–449, doi: 10.2522/ptj.20090012.

3. Henricson EK, Abresch RT, Cnaan A, et al. The cooperative international neuromuscular research group Duchenne natural history study: glucocorticoid treatment preserves clinically meaningful functional milestones and reduces rate of disease progression as measured by manual muscle testing and other commonly used clinical trial outcome measures. Muscle Nerve. 2013;48(1):55–67. doi: 10.1002/mus.23808.

4. Morton DP, Callister R. Influence of posture and body type on the experience of exercise-related transient abdominal pain. J Sci Med Sport. 2010;13(5):485–488. doi: 10.1016/j.jsams.2009.10.487. PMID: 20022301.

5. Alizadehkhaiyat O, Roebuck MM, Makki AT, Frostick SP. Postural alternations in patients with subacromial impingement syndrome. Int J Sports Phys Ther. 2017;12(7):1111–1120. doi: 10.26603/ijspt20171111.

6. Lee SP, Souza RB, Powers CM. The influence of hip abductor muscle performance on dynamic postural stability in females with patellofemoral pain. Gait Posture. 2012;36(3):425–429. doi: 10.1016/j.gaitpost.2012.03.024. Epub 2012 May 16. PMID: 22607792.

7. Dunn JC, Iversen MD. Interrater reliability of knee muscle forces obtained by hand-held dynamometer from elderly subjects with degenerative back pain. J Geriatr Phys Ther. 2003;26(3):23–29. Accessed September 17, 2021. https://search-ebscohost-com.proxy-hs.researchport.umd.edu/login.aspx?direct=true&db=rzh&AN=106734482&site=eds-live

8. Rash G. Electromyography Fundamentals. http://www.gcmas.org. Accessed 8/03, 2003.

9. Rheault W, Beal J, Kubick K, Novack T, Shepley J. Intertester reliability of the hand-held dynamometer for wrist flexion and extension. Arch Phys Med Rehabil. 1989;70:909.

10. Surburg P, Suomi R, Poppy W. Validity and reliability of a hand-held dynamometer applied to adults with mental retardation. Arch Phys Med Rehabil. 1992;73(6):535–539.

11. Wadsworth C R K, Sear M, Harrold J, Nielsen D. Intrarater reliability of manual muscle testing and hand-held dynametric muscle testing. Phys Ther. 1987;67(9):1342–1347.

12. Brinkman JR. Comparison of a hand-held to a fixed dynamometer in tracking strength change. [Abstract R226] In: Abstracts of papers accepted for presentation at 67th Annual Conference of American Physical Therapy Association, June 14–16, 1992. Phys Ther. 1992;72(6) Suppl.

13. Marino M, Nicholas J, Gleim G, Rosenthal P, Nicholas J. The efficacy of manual assessment of muscle strength using a new device. Am J Sports Med. 1982;10(6):360–364.

14. Mulroy SJ, Lassen KD, Chambers SH, Perry J. The ability of male and female clinicians to effectively test knee extension strength using manual muscle testing. Orthop Sports Phys Ther. 1997;26(4):192–199.

15. Newton M, Waddell G. Trunk strength testing with iso-machine. Part 1: Review of a decade of scientific evidence. Spine. 1993;18(7):801–811.

16. Norkin C, Levangie P. Joint Structure and Function. Philadelphia: F.A. Davis, 1992.

17. Goss CM, ed. Gray's Anatomy of the Human Body, 28th ed. Philadelphia: Lea & Febiger; 1966: 380–381.

18. Moore KL, Agur AMR, Dalley AF II. Clinically Oriented Anatomy, 8th ed. Wolters Kluwer; 2018. Accessed February 19, 2021. http://search.ebscohost.com/login.aspx?direct=true&db=cat01362a&AN=hshs.004959764&site=eds-live.

19. Huang, J. Dynamic activity of human brain task-specific networks. Sci Rep. 2020;10:7851. doi: 10.1038/s41598-020-64897-2.

20. O'Connell A, Gardner E. Understanding the scientific basis of human motion. Baltimore: Williams & Wilkins; 1972.

21. Legg AT. Physical therapy in infantile paralysis. In: Mock, ed. Principles and practice of physical therapy. Vol II. Hagerstown, MD: WF Prior; 1932:45.

22. Keegan J, Garrett F. The segmental distribution of the cutaneous nerves in the limbs of man. Anat Rec. 1948;102:409–437.

23. Sunderland S. Nerve and Nerve Injuries, 2nd ed. New York: Churchill Livingstone; 1978.

24. O'Neill DB, Zarins B, Gelberman RH, Keating TM, Louis D. Compression of the anterior interosseous nerve after use of a sling for dislocation of the acromioclavicular joint. J Bone Joint Surg [AM]. 1990;72-A(7):1100.

25. Post M, Mayer JM. Suprascapular nerve entrapment. Clin Orthop Relat Res. 1987;223:126–135.

26. Hadley MN, Sonntag VKH, Pittman HW. Suprascapular nerve entrapment. J Neurosurg. 1986;64:843–848.

27. Dawson DM, Hallett M, Millender LH. Entrapment Neuropathies, 2nd ed. Boston: Little, Brown; 1990.

28. Conway S, Jones H. Entrapment and compression neuropathies. In: Tollison C, ed. Handbook of chronic pain management. Baltimore: Williams & Wilkins; 1989; 433, 437, 438.

29. Kendall HO, Kendall FP, Boynton DA. Posture and Pain. Baltimore: Williams & Wilkins; 1952.

30. Cahill BR. Quadrilateral space syndrome. In: Omer GE, Spinner M. Management of peripheral nerve problems. Philadelphia: WB Saunders; 1980: 602–606.

31. Sunderland S. Nerve Injuries and Their Repair: A Critical Appraisal. London: Churchill Livingstone; 1991: 161.

32. Freiberg AH, Vinke TH. Sciatica and sacro-iliac joint. J Bone Joint Surg [AM]. 1934;16:126–136.

33. Jankiewicz JJ, Henrikus WL, Houkom JA. The appearance of the prirformis muscle syndrome in computed tomography and magnetic resonance imaging. Clin Orthop Relat Res. 1991;262:207.

34. Spinner M. Management of nerve compression lesions of the upper extremity. In: Omer G, Spinner M, eds. Management of peripheral nerve problems. Philadelphia: WB Sanders; 1980.

35. Hirayama J, Yamagata M, Ogata S, Shimizu K, Ikeda Y, Takahashi K. Relationship between low-back pain, muscle spasm and pressure pain thresholds in patients with lumbar disc herniation. Eur Spine J. 2006;15(1):41–47. doi: 10.1007/s00586-004-0813-2.

36. Jeon ET, Jung JH, Moon JH, et al. The effects of spinal support device on pain and extensibility of the hamstrings in patients with non-specific low back pain. J Phys Ther Sci. 2017;29(8):1301–1304. doi: 10.1589/jpts.29.1301.

POSTURA

2

PRESENTACIÓN

INTRODUCCIÓN

Tener la postura ideal es un buen hábito que contribuye al bienestar de la persona. La estructura y la función del cuerpo ofrecen la posibilidad de alcanzar y mantener una postura ideal. Por el contrario, una postura incorrecta es otro hábito que, por desgracia, es demasiado frecuente (1). Los defectos posturales tienen su origen en la disminución o el uso incorrecto de las capacidades que ofrece el cuerpo, no en la estructura y la función del cuerpo sin anomalías. Si la postura defectuosa fuera un problema meramente estético, las preocupaciones al respecto podrían limitarse a las relativas a la apariencia; sin embargo, las imperfecciones posturales que persisten pueden dar lugar a molestias, dolor, deterioro de la función o discapacidad (1-5). La gama de efectos, desde el malestar hasta la discapacidad, suele estar relacionada con la gravedad y la persistencia de los defectos.

El debate sobre la importancia de la postura ideal surge de reconocer la prevalencia de los problemas posturales y las afecciones dolorosas asociadas. Este texto intenta definir los conceptos de postura ideal, analizar los fallos posturales, presentar opciones de tratamiento y discutir algunos de los factores de desarrollo e influencias ambientales que afectan la postura. El objetivo es ayudar a disminuir la incidencia de los fallos posturales que dan lugar a afecciones dolorosas.

Los patrones culturales de la civilización moderna aumentan las tensiones sobre las estructuras básicas del cuerpo humano al imponer actividades cada vez más especializadas. Es necesario reconocer las estrategias compensatorias habituales empleadas en la vida cotidiana para lograr un funcionamiento óptimo. La alta incidencia de defectos posturales en los adultos está relacionada con el proceso de envejecimiento y con patrones de actividad altamente especializados o repetitivos (1, 3, 6). La corrección de las alteraciones existentes depende de la comprensión de las influencias subyacentes y de la aplicación de un programa de medidas educativas positivas y preventivas. Ambas requieren una comprensión de la mecánica del cuerpo y de su respuesta a los esfuerzos y tensiones que se le imponen.

Inherentes al concepto de buena mecánica corporal, están las cualidades inseparables de la alineación y el equilibrio muscular. Los procedimientos de exploración y tratamiento están dirigidos a restaurar y preservar la mecánica corporal ideal en la postura y el movimiento. La instrucción y los ejercicios terapéuticos para fortalecer los músculos débiles y estirar los músculos tensos son los principales medios para restablecer el equilibrio muscular. La mecánica corporal ideal requiere que la amplitud de movimiento articular sea adecuada pero no excesiva. La flexibilidad normal es un atributo; la flexibilidad excesiva, no. Un principio básico relativo a los movimientos articulares puede resumirse así: a mayor flexibilidad, menor estabilidad; a mayor estabilidad, menor flexibilidad. No obstante, surge un problema, ya que el rendimiento experto en diversas actividades deportivas, de danza y acrobáticas requiere una flexibilidad y una longitud muscular excesivas. *Aunque «cuanto más, mejor» puede aplicarse a la mejoría del rendimiento, puede afectar negativamente el bienestar de quien lo lleva a cabo.*

La siguiente definición de postura se incluyó en un informe del Comité de postura de la American Academy of Orthopedic Surgeons (7). Está tan bien afirmado que vale la pena repetirlo:

La postura suele definirse como la disposición relativa de las partes del cuerpo. Una buena postura es el estado de equilibrio muscular y óseo que protege las estructuras de apoyo del cuerpo frente a lesiones o deformidades progresivas, independientemente de la posición (erguido, decúbito, en cuclillas o encorvado) en la que estas estructuras trabajen o descansen. En tales condiciones, los músculos funcionarán con la máxima eficacia y los órganos torácicos y abdominales adoptarán las posiciones óptimas. La mala postura es una relación defectuosa entre las distintas partes del cuerpo donde se produce un aumento de la tensión en las estructuras de apoyo y hay un equilibrio menos eficaz del cuerpo sobre su base de apoyo.

POSTURA Y DOLOR

Las consultas por dolor relacionadas con una mecánica corporal defectuosa son tan comunes que la mayoría de los adultos tienen ejemplos propios que repercuten en su vida diaria. El dolor lumbar ha sido la dolencia más frecuente, aunque cada vez son más frecuentes los casos de dolor de cuello, hombros, brazos, pies y rodillas (1, 3, 5, 8, 9).

Cuando se habla del dolor en relación con defectos posturales, a menudo se plantean preguntas sobre por qué hay muchos casos de postura defectuosa sin síntomas de dolor, y por qué imperfecciones posturales en apariencia leves dan lugar a síntomas de tensión mecánica y muscular. La respuesta a ambas depende de la constancia del defecto y de la persona a la que afecta.

La postura puede parecer muy defectuosa, pero el paciente puede ser flexible y la posición del cuerpo puede cambiar fácilmente, limitando así la cantidad de tiempo que pasa en esa postura. Por otro lado, la postura puede parecer favorable, pero la rigidez o la tensión muscular pueden limitar tanto la movilidad que la posición del cuerpo no puede cambiar fácilmente. La falta de movilidad, que no se manifiesta como un defecto de alineación pero que se detecta en las pruebas de flexibilidad y longitud muscular, puede ser el factor más significativo.

Para entender el dolor en relación con la postura, es básico el concepto de que los efectos acumulativos de pequeñas tensiones constantes o repetidas durante largos períodos pueden dar lugar al mismo tipo de dificultades que se producen con tensión repentina y grave. Los casos de dolor postural son sumamente variables en la forma de aparición y la gravedad de los síntomas. En algunos casos, solo habrá síntomas agudos, por lo general como consecuencia de estrés o lesión inusuales. Otros casos tienen un inicio agudo y se desarrollan síntomas dolorosos crónicos. Otros presentan síntomas crónicos que más tarde se agudizan.

Los síntomas asociados a un inicio agudo pueden ser focales o generalizados. Las medidas para aliviar el dolor están indicadas para estos pacientes. Solo después de que los síntomas agudos hayan remitido, se podrán realizar pruebas para detectar fallos subyacentes en la alineación y el equilibrio muscular e instaurarse medidas terapéuticas específicas.

Hay diferencias importantes entre el tratamiento de una afección dolorosa aguda y el de una crónica. Un determinado procedimiento puede ser reconocido y aceptado como terapéutico si se aplica en el momento adecuado. Suministrado en el momento equivocado, este mismo método puede resultar ineficaz o incluso perjudicial.

Al igual que el cuello, el hombro o el tobillo lesionados, la espalda lastimada puede necesitar apoyo. La forma que tiene la naturaleza para proporcionar protección es mediante el espasmo muscular protector o la defensa muscular, en la que los músculos de la espalda la mantienen rígida para evitar movimientos dolorosos. Sin embargo, los músculos pueden verse afectados de forma secundaria cuando se ven sobrecargados por el trabajo de proteger la espalda. El uso de un apoyo adecuado para inmovilizar la espalda puede liberar temporalmente a los músculos de esta función, permitir la curación de la lesión subyacente y disminuir el dolor.

La inmovilización suele ser un recurso necesario para aliviar el dolor, pero cuando es prolongada puede producir acortamiento adaptativo de los tejidos blandos circundantes. La rigidez de la parte del cuerpo no es un resultado deseable. El paciente debe comprender que la transición de la fase aguda a la fase de recuperación requiere pasar de la inmovilización al restablecimiento del movimiento normal. Seguir utilizando un apoyo que debería haberse desechado puede perpetuar un problema que de otro modo podría resolverse. *Véase* el cuadro 2-1 para consultar los principios de la alineación, las articulaciones y los músculos.

POSTURA MODELO

La **postura** es una combinación de las posiciones de todas las articulaciones del cuerpo en un momento dado, y la **alineación postural estática** se describe mejor en términos de las posiciones de las distintas articulaciones y segmentos corporales. Este capítulo provee información básica pero esencial para analizar la alineación postural. Se debe tener una comprensión clara de la posición anatómica, descrita en el capítulo 1. La postura también puede caracterizarse en términos de equilibrio muscular. Este capítulo describe el equilibrio o desequilibrio muscular asociado a las posturas estáticas.

Como ocurre en todas las pruebas, debe haber un criterio al evaluar la alineación postural. Es esencial que se cumpla la norma para que todo el sistema de entrenamiento postural que se construye en torno a ella sea sólido. Basmajian y DeLuca afirman que «entre los mamíferos, el humano dispone de los mecanismos antigravitatorios más económicos una vez alcanzada la postura erguida. El gasto de energía muscular para lo que parece ser una posición muy incómoda es en realidad extremadamente económico» (10).

En la *posición modelo*, la columna vertebral presenta las curvas normales y los huesos de los miembros inferiores están en la alineación ideal para sostener peso. La posición neutra de la pelvis favorece una buena alineación del abdomen y del tronco, así como de los miembros inferiores. El tórax y la columna torácica están en una posición que fomenta el funcionamiento óptimo de los órganos respiratorios. La cabeza está erguida y en una posición equilibrada que reduce la tensión en la musculatura del cuello (fig. 2-1).

El contorno corporal en las ilustraciones de la postura modelo muestra la relación del esqueleto con el contorno de la superficie en una alineación ideal. Las variaciones del tipo y tamaño corporal, así como la forma y las proporciones del cuerpo, son factores que influyen en la distribución del peso. Las variaciones del contorno se correlacionan con las diferencias en la alineación esquelética (11, 12). Esto es cierto sin importar la complexión corporal. El observador experimentado debe poder estimar la posición de las estructuras esqueléticas al observar los contornos del cuerpo (13, 14).

2 | POSTURA

CUADRO 2-1

Principios de la alineación, las articulaciones y los músculos

La evaluación y el tratamiento de los problemas posturales requieren que se comprendan los principios básicos relativos a la alineación, las articulaciones y los músculos:

- La alineación incorrecta produce tensiones excesivas en huesos, articulaciones, ligamentos y músculos.
- Las posiciones de las articulaciones indican qué músculos parecen estar alargados y cuáles acortados.
- Hay una relación entre la alineación y los resultados de las pruebas musculares si la postura es habitual.
- El acortamiento muscular acerca el origen y la inserción del músculo.
- El acortamiento adaptativo puede desarrollarse en los músculos que permanecen acortados.
- La debilidad muscular permite que se separen el origen y la inserción del músculo.
- La debilidad por estiramiento puede producirse en los músculos de una sola articulación que permanecen alargados.

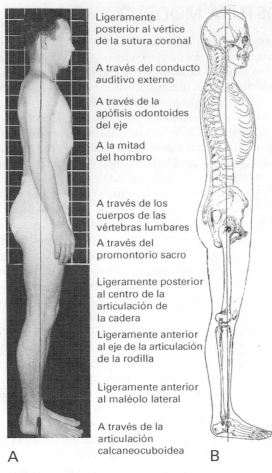

Ligeramente posterior al vértice de la sutura coronal

A través del conducto auditivo externo

A través de la apófisis odontoides del eje

A la mitad del hombro

A través de los cuerpos de las vértebras lumbares

A través del promontorio sacro

Ligeramente posterior al centro de la articulación de la cadera

Ligeramente anterior al eje de la articulación de la rodilla

Ligeramente anterior al maléolo lateral

A través de la articulación calcaneocuboidea

A   B

FIGURA 2-1. Alineación de los puntos de referencia durante el examen postural.

La intersección de los planos sagital medio y coronal del cuerpo forma una línea análoga a la *línea de gravedad* (15). Alrededor de esta línea, el cuerpo se encuentra hipotéticamente en una posición de equilibrio. Tal colocación implica una distribución equilibrada del peso y una posición estable de cada articulación.

Hay varios aparatos para evaluar la alineación postural. Estos complicados mecanismos, cuyo costo puede resultar prohibitivo para la mayoría de las clínicas, suelen introducir variables difíciles de controlar. Whitmore y Berman (1996) señalaron que «los sistemas de evaluación del movimiento y la postura disponibles en el mercado requieren amplios procedimientos de recolección de datos, calibraciones rígidas de las cámaras y puntos de referencia» (16). Afortunadamente, es posible llevar a cabo exploraciones posturales precisas con equipo sencillo y a un costo mínimo. Consulte la tabla 2-1 para conocer las regiones corporales, las vistas posturales y las líneas de referencia.

Cabeza y cuello

La alineación ideal de la cabeza y el cuello es aquella en la que la cabeza se encuentra en una posición bien equilibrada que se mantiene con un esfuerzo muscular mínimo. La cabeza no está inclinada hacia arriba ni hacia abajo y no está inclinada lateralmente ni girada. El mentón no está retraído.

Una buena alineación de la columna torácica es esencial para una alineación favorable de la cabeza y el cuello y, por consiguiente, una alineación defectuosa de la columna torácica afecta negativamente la alineación de la cabeza y el cuello. Si la columna torácica se inclina hacia una posición cifótica o encorvada en sedestación o bipedestación, habrá un cambio compensatorio en la posición de la cabeza y el cuello.

Si la ubicación de la cabeza se mantuviera fija con el cuello en lordosis normal mientras la columna torácica se flexiona hacia la hipercifosis, la cabeza se inclinaría hacia adelante y hacia abajo. Sin embargo, «los ojos buscan el nivel de los ojos», y la cabeza debe levantarse de esa posición extendiendo la columna cervical. En la prolongación normal de la columna cervical, hay una aproximación del occipucio y la séptima vértebra cervical. Al elevar la cabeza para buscar el nivel de los ojos, la distancia entre el occipucio y la séptima vértebra cervical se reduce notablemente. En comparación con la separación entre los dos puntos en una alineación ideal, puede haber hasta 5 o 7.5 cm de diferencia entre ambas posiciones.

La posición de la cabeza hacia delante es una ubicación en la que los músculos extensores del cuello están acortados y son fuertes, y existe la posibilidad de que se desarrolle un acortamiento adaptativo en estos músculos. Los músculos flexores anteriores del cuello están en posición alargada y dan muestras de debilidad cuando se evalúa su fuerza (figs. 2-2 a 2-7).

TABLA 2-1 Regiones corporales, vistas posturales y líneas de referencia

Regiones corporales	Vista sagital	Vista posterior
	Línea de referencia	*Línea de referencia*
Cabeza y cuello	• Lóbulo de la oreja (a través del conducto auditivo externo)	• Línea media de la cabeza, apófisis espinosas cervicales
Columna torácica		• Apófisis espinosas torácicas
Miembros superiores	• A la mitad de la articulación glenohumeral	
Pelvis y columna lumbar	• Posterior al eje de la articulación de la cadera	• Cresta sacra, apófisis espinosas lumbares
Caderas y rodillas	• Anterior al eje de la articulación de la rodilla	

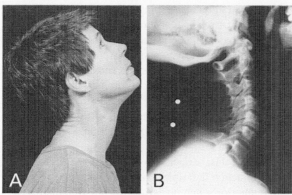

FIGURA 2-2. Persona con flexibilidad normal a quien se le tomaron fotografías y radiografías en cinco posiciones del cuello. Se pusieron marcadores en la línea de nacimiento del cabello y en la vértebra C7. La fotografía muestra la extensión de la columna cervical al inclinar la cabeza en dirección posterior. Observe la aproximación de los marcadores en la radiografía.

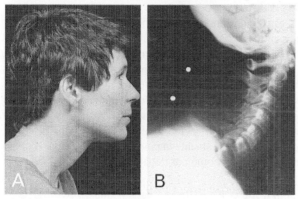

FIGURA 2-3. Extensión de la columna cervical en una postura típica con la cabeza hacia delante. Obsérvese la similitud de la curva y las posiciones de los marcadores con las de la figura 2-2. A menudo, esta postura encorvada se denomina erróneamente «flexión de la columna cervical inferior y extensión de la columna cervical superior». Sin embargo, la extensión es más pronunciada en la región cervical inferior que en la superior.

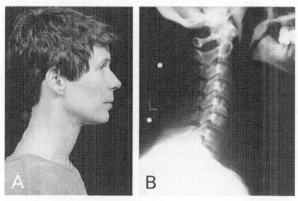

FIGURA 2-4. Alineación favorable de la columna cervical.

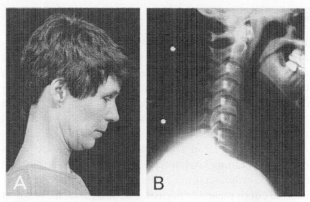

FIGURA 2-5. Flexión (aplanamiento) de la columna cervical mediante la inclinación de la cabeza en dirección anterior.

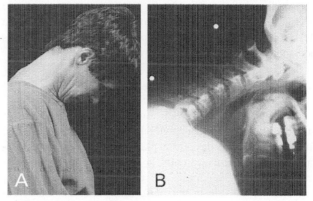

FIGURA 2-6. La flexión tanto de la columna cervical como de la columna torácica superior se produce cuando se lleva la barbilla hacia el tórax.

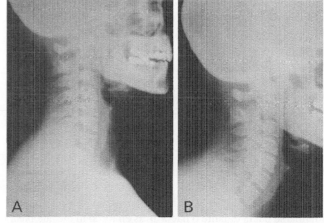

FIGURA 2-7. Columna cervical en posición favorable y defectuosa. Para la radiografía **A**, la persona se sentó erguida, con la cabeza y el tronco superior bien alineados. Para la radiografía **B**, el mismo paciente se sentó en una posición típica con proyección del cuello, con la parte superior de la espalda redondeada y la cabeza hacia delante. Como se ilustra, la columna cervical está en extensión.

2 | POSTURA

Columna torácica

En una alineación ideal, la columna torácica se curva ligeramente en dirección posterior (cifosis). Al igual que las posiciones de la cabeza y el cuello se ven afectadas por la ubicación de la columna torácica, esta se ve influida por las posiciones de la columna lumbar y la pelvis. Con la pelvis y la columna lumbar en la alineación ideal, la columna torácica puede adoptar la posición ideal. Si una persona normalmente flexible adopta una posición de aumento de la lordosis de la columna lumbar (es decir, incremento de la curva anterior), la columna torácica tiende a enderezarse, disminuyendo la curva posterior normal. Por otra parte, las posturas habituales y las actividades repetitivas pueden dar lugar al desarrollo de una postura lordótica-cifótica, en la que una tiende a compensar a la otra. Por ejemplo, en una postura con inclinación hacia atrás, la posición con aumento de la curvatura posterior de la columna torácica compensa una desviación hacia delante de la pelvis (*véase* fig. 2-17 más adelante en este capítulo).

Miembros superiores

La posición del brazo y del hombro depende de la ubicación de las escápulas y la columna torácica. En una alineación ideal, las escápulas descansan planas contra la columna torácica, aproximadamente entre la segunda y la séptima vértebra torácica, y separadas por unos 10 cm (más o menos según el tamaño de la persona). Las posiciones defectuosas de las escápulas afectan negativamente la ubicación de los hombros, y la mala alineación de la articulación glenohumeral puede predisponer a lesiones y dolor crónico. El codo suele descansar en flexión leve, la articulación radiocubital en pronación ligera, la muñeca en posición neutra y los dedos (articulaciones metacarpofalángicas e interfalángicas) en flexión relajada leve.

Pelvis y columna lumbar

La relación de la pelvis con la línea de referencia está determinada en gran medida por la relación de la pelvis con las articulaciones de la cadera. Dado que la línea de referencia de la vista sagital constituye el plano que pasa ligeramente por detrás del eje de la articulación de la cadera del lado observado, la pelvis será intersectada en el acetábulo. Sin embargo, estos puntos de referencia no son suficientes para establecer la posición de la pelvis, ya que puede inclinarse hacia delante o hacia atrás en torno al eje que pasa por la articulación de la cadera.

Por lo tanto, es necesario definir la **posición neutra de la pelvis** en la postura modelo. La posición neutra utilizada como referencia en este texto es aquella en la que la espina ilíaca anterosuperior se encuentra en el mismo plano horizontal y en la que las espinas ilíacas anterosuperiores y la sínfisis púbica se encuentran en el mismo plano vertical. Desde el punto de vista de la acción de los músculos unidos a la espina ilíaca anterior y la sínfisis púbica, los grupos de músculos opuestos tienen la misma ventaja mecánica en una línea recta de tracción. El recto abdominal, con su inserción en el pubis, se extiende hacia arriba hasta el esternón; el recto femoral, el sartorio y el tensor de la fascia lata, con sus inserciones en las espinas ilíacas anteriores, se prolongan hacia abajo hasta los muslos.

Debido a las variaciones estructurales de la pelvis, no resulta práctico describir una posición neutra con base en un punto anterior y uno posterior específicos situados en el mismo plano horizontal. Sin embargo, las espinas ilíacas anterosuperiores y las espinas ilíacas posterosuperiores se encuentran aproximadamente en el mismo plano. En la posición neutra de la pelvis, hay una curva anterior normal (lordosis) en la parte baja de la espalda. En la inclinación anterior de la pelvis, se percibe hiperlordosis. En la inclinación posterior de la pelvis, se puede observar que la espalda está plana.

Sin restar importancia a la posición correcta de los pies, que establecen la base de apoyo, puede decirse que la ubicación de la pelvis es la clave de una buena o mala alineación postural. Los músculos que mantienen una alineación favorable de la pelvis en sentido anterior, posterior y lateral son de suma importancia para mantener una alineación general correcta. El desequilibrio entre los músculos que se oponen entre ellos en bipedestación modifica la alineación de la pelvis y afecta negativamente la postura de las partes del cuerpo tanto por encima como por debajo.

Caderas y rodillas

La línea de referencia habitual en la vista sagital a través de los miembros inferiores pasa ligeramente posterior al centro de la articulación de la cadera y levemente anterior al eje de la articulación de la rodilla y constituye una posición estable de las articulaciones de la cadera y la rodilla.

Si el centro de las articulaciones de la cadera y de la rodilla coincide con la línea de gravedad, hay una tendencia igual a la flexión o a la extensión de dichas articulaciones. Sin embargo, esta posición centrada de la articulación no es estable para aguantar peso. La menor fuerza ejercida en cualquier dirección hará que se desplace del centro a menos que se estabilice mediante un esfuerzo muscular constante. Si el cuerpo debe recurrir al trabajo de los músculos para mantener una posición estable, se gasta energía de forma innecesaria.

Si la articulación de la cadera y la de la rodilla se movieran libremente tanto en extensión como en flexión, no habría estabilidad y se requeriría un esfuerzo constante para resistir el movimiento en ambas direcciones. Una posición descentrada estable para una articulación depende de la limitación del movimiento articular en una dirección. Para la cadera y la rodilla, la extensión es limitada. Las estructuras ligamentosas, los músculos fuertes y los tendones son las fuerzas de contención que impiden la hiperextensión. La estabilidad en bipedestación se obtiene mediante esta limitación normal del movimiento articular.

Los ejercicios o manipulaciones que tienden a hiperextender la articulación de la rodilla o la de la cadera o que estiran excesivamente músculos como los isquiotibiales deben analizarse con detenimiento. La influencia normal de contención de los ligamentos y los músculos ayuda a mantener una buena alineación postural con un esfuerzo muscular mínimo. Cuando los músculos y los ligamentos no ofrecen el apoyo adecuado, las articulaciones sobrepasan su amplitud de movimiento normal, y la postura puede volverse defectuosa con respecto a las posiciones de hiperextensión de la rodilla y la cadera.

Tobillos

La línea de referencia habitual pasa ligeramente por delante del maléolo lateral y aproximadamente a través del vértice del arco, designado lateralmente por la articulación calcaneocuboidea. En la posición neutra, la dorsiflexión del tobillo con la rodilla extendida es de aproximadamente 10°. Esto significa que, de pie, descalzo, con los pies ligeramente hacia fuera y las rodillas rectas, la parte inferior de la pierna no puede inclinarse hacia delante sobre el pie más de unos 10°. La desviación del cuerpo hacia delante (dorsiflexión del tobillo) se controla mediante la tensión de contención de los fuertes músculos y ligamentos posteriores. Sin embargo, este elemento de contención se altera sustancialmente con los cambios de altura del talón que colocan el tobillo en diversos grados de flexión plantar, y se altera de forma notable si se flexionan las rodillas.

Pies

En la postura modelo, la posición de los pies es aquella en la que los talones están separados unos 7.6 cm y la parte delantera de los pies está separada de modo que el ángulo de los dedos hacia afuera es de aproximadamente 8° a 10° de la línea media a cada lado, lo que suma un total de 20° o menos. Esta ubicación de los pies se refiere únicamente a la posición estática y descalza. Tanto la elevación de los talones como el movimiento afectan la posición de los pies.

Para establecer una posición modelo de los pies (y determinar dónde deben colocarse los dedos apuntando hacia afuera, si es que debe suceder), es necesario considerar el pie en relación con el resto del miembro inferior. La posición hacia afuera de los dedos no puede producirse en la rodilla, porque no hay rotación en la extensión. En la alineación ideal, el eje de la articulación de la rodilla extendida se encuentra en el plano frontal. Con la articulación de la rodilla en este plano, los dedos hacia afuera no pueden producirse desde el nivel de la articulación de la rodilla. Puede haber una posición hacia afuera como resultado de la rotación externa de la cadera. En este caso, sin embargo, toda la extremidad estaría rotada externamente y el grado de la posición hacia afuera de los dedos sería exagerado. Esto hace que la cuestión de si debe haber rotación del pie hacia afuera dependa de la relación del pie con la articulación del tobillo. La articulación del tobillo permite principalmente la dorsiflexión y la plantiflexión; no permite rotación apreciable. La articulación del tobillo no se sitúa totalmente en el plano frontal. Según los anatomistas, se encuentra en un plano ligeramente oblicuo. La línea de oblicuidad es tal que se extiende desde levemente anterior en el maléolo medial hasta ligeramente posterior en el maléolo lateral. El ángulo en el que el eje de la articulación del tobillo se desvía del plano frontal sugiere que el pie por lo general se encuentra en una posición con los dedos ligeramente hacia afuera en relación con la parte inferior de la pierna.

El pie no es una estructura rígida. Los movimientos de las articulaciones subastragalina y transversa del tarso permiten la pronación y supinación del pie, así como la abducción y aducción del antepié. La combinación de pronación y abducción del antepié se considera eversión del pie y la combinación de supinación y aducción del antepié, inversión. Los movimientos pasivos o activos del pie y el tobillo revelan que el pie tiende a moverse en sentido exterior cuando se desplaza hacia arriba y a desplazarse en dirección interior cuando se desplaza hacia abajo.

En bipedestación, el pie no está completamente dorsiflexionado sobre la pierna, ni en eversión total. Sin embargo, la persona que permanece de pie con las rodillas flexionadas y con la punta de los pies hacia fuera de forma marcada estará en dorsiflexión y eversión, una posición que causa estrés y tensión en el pie y la pierna. Cuando influyen los zapatos con tacón, la posición de pie muestra diversos grados de flexión plantar del pie, en función de la altura del tacón. A medida que aumenta la altura del talón, también se incrementa la tendencia a adoptar una posición paralela de los pies o con los dedos hacia adentro.

La relación entre la altura del talón y la punta del pie hacia afuera o hacia adentro es análoga a la posición del pie en bipedestación, al caminar y al correr. Cuando la persona está descalza, es natural que los pies queden ligeramente hacia el exterior. De pie con los talones levantados o caminando rápido, los pies tienden a ponerse paralelos. A medida que la velocidad aumenta de caminata a esprint, los talones no entran en contacto con el suelo y el peso recae por completo en la parte anterior del pie. Hay entonces una tendencia a que la huella del antepié muestre los dedos hacia adentro.

SECCIÓN II
ALINEACIÓN

En el estudio de la mecánica corporal, las **líneas de plomada** son los planos verticales. Partiendo de la posición anatómica del cuerpo, se definen ubicaciones y movimientos en relación con estos planos. La **mecánica corporal** analiza las fuerzas estáticas y dinámicas que actúan sobre el cuerpo. No es una ciencia exacta, pero en la medida en la que sea posible y tenga sentido, deben incorporarse normas y precisión en su estudio. La alineación ideal del cuerpo es la norma.

Cuando se observa una postura en bipedestación, se utiliza una línea de plomada como referencia. La *línea de plomada* es una cuerda con una pesa de plomo unida para proporcionar una línea vertical absoluta. El punto alineado con el que se suspende una línea de plomada debe ser un punto fijo estándar. Dado que el único punto fijo en bipedestación está en la base, donde los pies tocan el suelo, el punto de referencia debe estar ahí. Un punto móvil no es aceptable como norma. La posición de la cabeza no es estacionaria; por lo tanto, usar el lóbulo de la oreja como punto en línea con el cual suspender una línea de plomada no es adecuado.

La prueba de la línea de plomada se utiliza para determinar si los puntos de referencia del paciente examinado están en la misma alineación que los puntos correspondientes de la postura modelo. Las desviaciones de los distintos puntos de referencia con respecto a la línea de la plomada revelan hasta qué grado se considera defectuosa la alineación de la persona.

Para la prueba, los sujetos se colocan cerca de una línea de plomada suspendida. En la vista posterior, se ubican con los pies equidistantes de la línea. En la vista lateral, un punto situado justo delante del maléolo lateral está alineado con la línea de plomada.

Las desviaciones de la alineación con la línea de plomada se describen como leves, moderadas o marcadas en lugar de en términos de centímetros o grados. Durante la exploración sistemática, no es práctico determinar exactamente cuánto se desvía cada punto de referencia de la línea de plomada.

La bipedestación puede considerarse como la alineación de una persona compuesta por cuatro puntos de vista: anterior, posterior, sagital derecho y sagital izquierdo.

Tomando como referencia la alineación ideal, a continuación se describen y se ilustran las posiciones de la cabeza, el cuello, los miembros superiores, la columna torácica, la columna lumbar, la pelvis y los miembros inferiores.

ALINEACIÓN IDEAL: VISTA ANTERIOR

En la figura 2-8 se muestra la vista anterior de la alineación ideal.

Cabeza: posición neutra, ni inclinada ni girada.

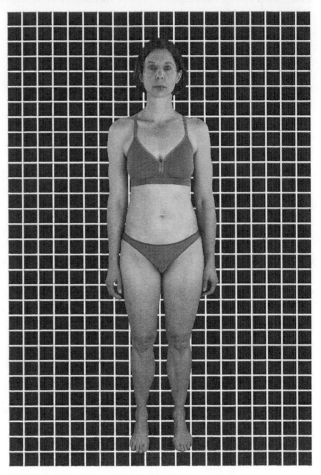

FIGURA 2-8. Alineación ideal, vista anterior.

Columna cervical: recta, sin flexión ni rotación lateral.

Hombros: nivelados, no elevados ni descendidos.

Codos: leve ángulo de flexión.

Columna torácica: recta, sin flexión lateral ni rotación.

Columna lumbar: recta, sin flexión lateral ni rotación.

Pelvis: nivelada, con ambas espinas ilíacas anterosuperiores en el mismo plano transversal.

Articulaciones de la cadera: posición neutra, sin aducción, abducción ni rotación.

Articulaciones de las rodillas: posición neutra, sin rodillas valgas ni varas.

Articulaciones de los tobillos: neutras, sin inversión ni eversión excesivas.

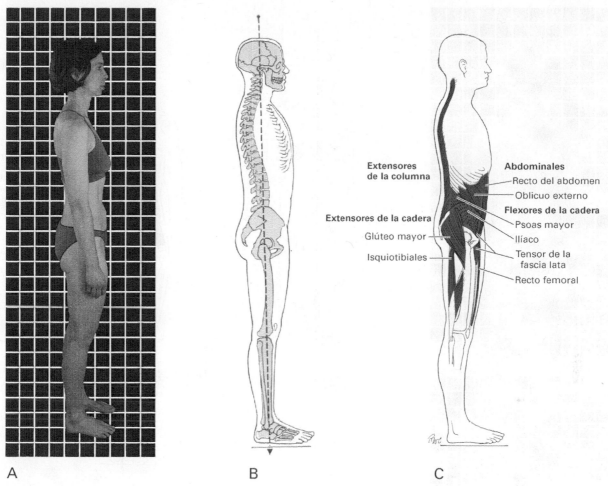

A   B   C

FIGURA 2-9. A-C. Alineación ideal, vista sagital.

Dentro de la figura C:

Extensores
de la columna

Extensores de la cadera

Glúteo mayor

Isquiotibiales

Abdominales
Recto del abdomen
Oblicuo externo
Flexores de la cadera
Psoas mayor
Ilíaco
Tensor de la
fascia lata
Recto femoral

ALINEACIÓN IDEAL: VISTA SAGITAL

En vista sagital (fig. 2-9), la línea de referencia habitual en las ilustraciones y la línea de plomada en las fotografías representan una proyección de la línea de gravedad en el plano coronal. Este plano divide hipotéticamente el cuerpo en secciones anterior y posterior de igual peso. Estas secciones no son simétricas, y ninguna línea de división resulta evidente con base en las estructuras anatómicas.

Cabeza: posición neutra, sin inclinación hacia delante ni hacia atrás.

Columna cervical: curva normal, ligeramente convexa en sentido anterior.

Escápulas: planas contra la parte posterior del tórax.

Columna torácica: curva normal, ligeramente convexa en sentido posterior.

Columna lumbar: curva normal, ligeramente convexa en sentido anterior.

Pelvis: posición neutra, con las espinas anterosuperiores en el mismo plano vertical que la sínfisis púbica.

Articulaciones de la cadera: posición neutra, ni flexionada ni extendida.

Articulaciones de las rodillas: posición neutra, ni flexionada ni hiperextendida.

Articulaciones de los tobillos: posición neutra, pierna vertical y en ángulo recto con la planta del pie.

En vista sagital, los músculos anteriores y los posteriores unidos a la pelvis la mantienen en una alineación ideal. En sentido anterior, los músculos abdominales generan tracción hacia arriba y los flexores de la cadera lo hacen en dirección hacia abajo. En orientación posterior, los músculos de la espalda tiran hacia arriba y los extensores de la cadera lo hacen hacia abajo. En consecuencia, los músculos abdominales anteriores y los extensores de la cadera trabajan juntos para inclinar la pelvis hacia atrás; los músculos lumbares y los flexores de la cadera actúan juntos para inclinar la pelvis hacia delante.

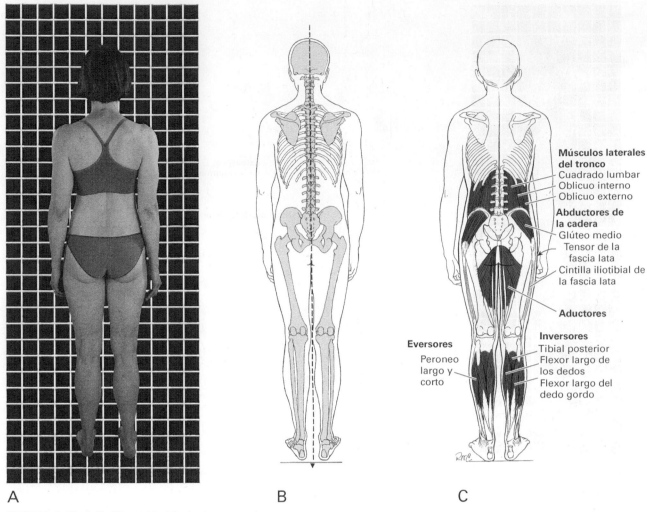

**Músculos laterales
del tronco**
Cuadrado lumbar
Oblicuo interno
Oblicuo externo

**Abductores de
la cadera**
Glúteo medio
Tensor de la
fascia lata
Cintilla iliotibial de
la fascia lata

Aductores

Inversores
Tibial posterior
Flexor largo de
los dedos
Flexor largo del
dedo gordo

Eversores
Peroneo
largo y
corto

A   B   C

FIGURA 2-10. A-C. Alineación ideal, vista posterior.

ALINEACIÓN IDEAL: VISTA POSTERIOR

Como se muestra en la figura 2-10, en una vista posterior, la línea de referencia habitual en las ilustraciones y la línea de plomada en las fotografías constituyen una proyección de la línea de gravedad en el plano sagital medio. Comienza a la mitad entre los talones y se extiende hacia arriba a medio camino entre los miembros inferiores, a través de la cresta sacra media, la columna vertebral, el esternón y el cráneo. Las mitades derecha e izquierda de las estructuras esqueléticas son esencialmente simétricas y, en teoría, las dos mitades del cuerpo se contrapesan de forma exacta (17).

Cabeza: posición neutra, ni inclinada ni girada.

Columna cervical: recta.

Hombros: nivelados, ni elevados ni hundidos.

Escápulas: posición neutra, bordes mediales esencialmente paralelos y separados aproximadamente por 7.5 a 10 cm.

Columna torácica y lumbar: recta.

Pelvis: nivelada, con ambas espinas ilíacas posterosuperiores en el mismo plano transversal.

Articulaciones de la cadera: posición neutra, sin aducción ni abducción.

Miembros inferiores: rectos, sin rodillas valgas o varas.

Pies: paralelos o ligeramente hacia fuera (con el maléolo externo y el borde exterior de la planta del pie en el mismo plano vertical para que el pie no esté en pronación ni en supinación; el tendón calcáneo [tendón de Aquiles] debe estar vertical cuando se observa desde una vista posterior).

Hombros y escápulas

Hombros y escápulas, posición favorable. La persona mostrada en la figura 2-11 ilustra una buena posición de los hombros y las escápulas. Las escápulas se apoyan quedando planas contra el tórax y ningún ángulo o borde es excesivamente prominente. Su posición no está distorsionada por un desarrollo muscular inusual o esfuerzos mal dirigidos hacia una corrección postural.

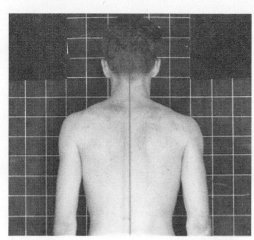

FIGURA 2-11. Hombros y escápulas, buena posición.

POSTURA EN SEDESTACIÓN

Mantener una alineación ideal del cuerpo en posición sentada puede reducir o incluso prevenir el dolor asociado a problemas posturales (fig. 2-12). La imagen Λ muestra una alineación ideal, que requiere menor gasto de energía muscular. La B presenta la región lumbar en lordosis. Esta postura se considera erróneamente una posición correcta debido a que los músculos de la espalda se fatigan por el esfuerzo constante para mantener esta posición. La imagen C es una posición reclinada hacia atrás que causa tensión por falta de apoyo para la zona lumbar y da lugar a posiciones muy defectuosas de la parte superior de la espalda, el cuello y la cabeza.

Por lo general se aconseja sentarse con los pies apoyados en el piso. Si las rodillas están cruzadas, deben alternarse para que no estén siempre cruzadas dc la misma manera. Algunas personas, sobre todo quienes tienen mala circulación en las piernas, deben evitar sentarse con las rodillas cruzadas.

Algunos pueden sentirse cómodos en una silla con una almohadilla en la zona lumbar. Otros pueden tener molestias e incluso dolor con apoyo lumbar de este tipo. Algunas personas encuentran que con el uso de una almohadilla colocada en la zona sacroilíaca, o una silla acojinada en esa área, les permitirá sentarse cómodamente.

No hay una sola silla estándar. La altura y la profundidad de la silla deben ser adecuadas para el individuo. La silla debe tener una altura que permita apoyar cómodamente los pies en el suelo para evitar la presión en la parte posterior de los muslos. En una silla demasiado profunda de adelante hacia atrás, la espalda de la persona no tendrá apoyo o se ejercerá presión indebida sobre la parte inferior de la pierna. Las caderas y las rodillas deben estar aproximadamente en un ángulo de 90° y el respaldo de la silla debe inclinarse aproximadamente 10°.

No todas las sillas favorecen una postura ideal al sentarse. Las llamadas «sillas posturales», que apoyan la espalda solo en la región lumbar, tienden a aumentar la curva lumbar y suelen ser indeseables. Sentarse durante largos períodos en una silla giratoria que se inclina hacia atrás en un ángulo demasiado amplio puede contribuir a una posición muy defectuosa de la parte superior de la espalda y la cabeza.

Si la silla tiene reposabrazos demasiado altos, los hombros quedarán elevados. Si los reposabrazos están demasiado bajos, los miembros superiores no tendrán apoyo adecuado. Los reposabrazos adecuados permiten acercar la silla al escritorio. Siempre que sea posible, el equipo y el material de escritorio deben colocarse al alcance de la mano para evitar estiramientos o torsiones indebidos.

Cuando se permanece sentado durante horas, es necesario cambiar de postura, ya que la sedestación mantiene en flexión las caderas, las rodillas y, por lo general, la espalda. Unos simples movimientos de extensión y ponerse de pie ocasionalmente pueden aliviar el estrés y la tensión asociados a las posturas en sedestación prolongadas (18).

En un automóvil, es importante que el asiento sea cómodo. El dolor y la fatiga en la región del cuello y los hombros a menudo pueden atribuirse a que la cabeza se mantiene en una posición inclinada hacia delante o flexionada lateralmente mientras se conduce.

2 | POSTURA

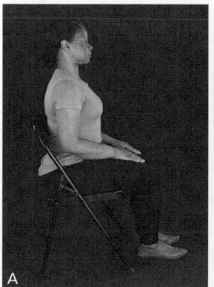
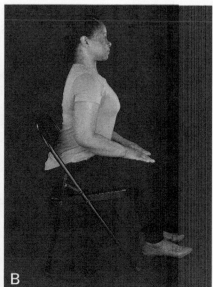
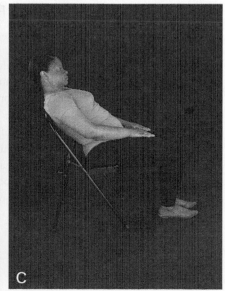

FIGURA 2-12. Postura y alineación en sedestación. **A.** Buena alineación. **B.** Región lumbar en lordosis. **C.** Posición desplomada.

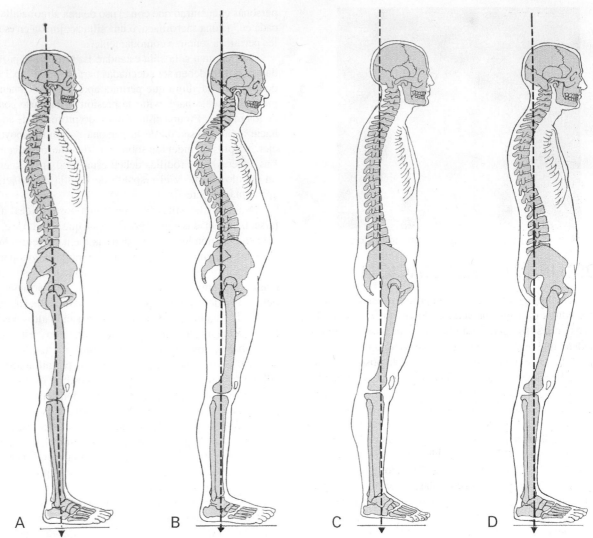

FIGURA 2-13. Cuatro tipos de alineación postural. **A.** Alineación ideal. **B.** Postura cifótica-lordótica. **C.** Postura con la espalda plana. **D.** Postura con inclinación hacia atrás.

TIPOS DE ALINEACIÓN POSTURAL VARIABLE

Véase la figura 2-13. Las curvas normales de la columna vertebral consisten en una curva convexa anterior en la región cervical (lordosis), una convexa posterior en la zona torácica (cifosis) y una convexa anterior en la región lumbar (lordosis). Esto describe la posición neutra de la columna vertebral. Cuando se tiene una curvatura normal de la columna lumbar, la pelvis puede alcanzar más fácilmente una posición neutra. En la imagen A, las prominencias óseas de la parte anterior de la pelvis están en posición neutra,

como lo indican las espinas ilíacas anterosuperiores y la sínfisis púbica que se encuentran en el mismo plano vertical.

En una posición postural incorrecta, la pelvis puede presentar inclinación anterior, posterior o lateral. Cualquier inclinación de la pelvis implica movimientos simultáneos de las articulaciones lumbares y de la cadera. En la **inclinación pélvica anterior**, como se muestra en la imagen B, la pelvis se inclina hacia delante, disminuyendo el ángulo entre la pelvis y el muslo en sentido anterior, lo que causa la flexión de la articulación de la cadera; la región lumbar se arquea hacia delante, aumentando la curva anterior (hiperlordosis) en la columna lumbar. En la **inclinación pélvica posterior**, como se muestra en las imágenes C y D, la pelvis se inclina

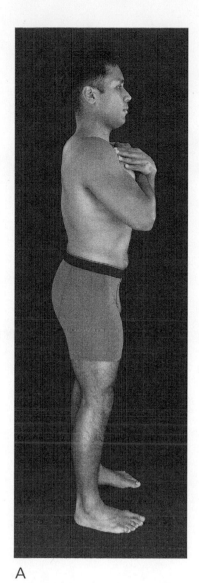

A

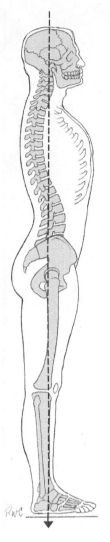

B

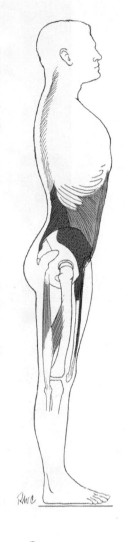

C

FIGURA 2-14. A-C. Postura lordótica.

hacia atrás, las articulaciones de la cadera se extienden y la columna lumbar se aplana. En la **inclinación pélvica lateral**, una parte de la cadera está más elevada que la otra y la columna se curva de forma convexa hacia el lado inferior.

Postura lordótica

En la figura 2-14 se puede observar la postura lordótica.

Cabeza: posición neutra.

Columna cervical: curva normal (lordosis).

Columna torácica: curva normal (cifosis).

Columna lumbar: hiperextensión (hiperlordosis).

Pelvis: inclinación en sentido anterior.

Articulaciones de las rodillas: levemente hiperextendidas.

Articulaciones de los tobillos: con flexión plantar leve.

Alargados y débiles: los músculos abdominales anteriores están alargados y débiles. Los músculos isquiotibiales están algo alargados, pero puede que no presenten debilidad.

Cortos y fuertes: los músculos lumbares y los músculos flexores de la cadera son cortos y fuertes.

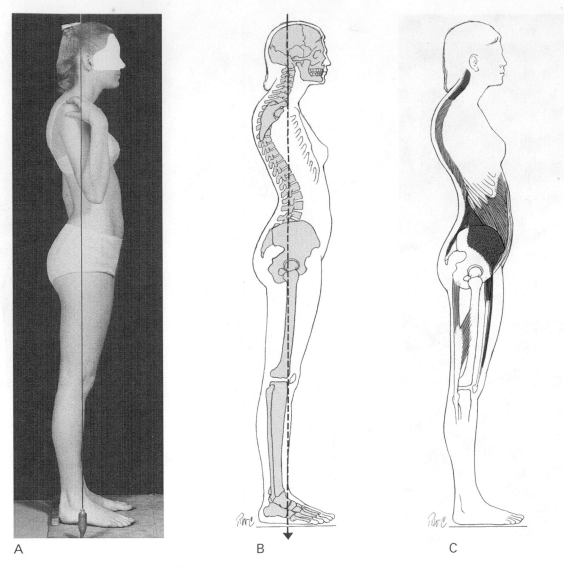

A   B   C

FIGURA 2-15. A-C. Postura cifótica-lordótica.

Postura cifótica-lordótica

En la figura 2-15 se muestra la postura cifótica-lordótica.

Cabeza: hacia adelante.

Columna cervical: hiperlordosis.

Escápulas: abducidas.

Columna torácica: con aumento de la flexión (hipercifosis).

Columna lumbar: hiperextensión (hiperlordosis).

Pelvis: inclinada en sentido anterior.

Articulaciones de la cadera: flexionadas.

Articulaciones de las rodillas: levemente hiperextendidas.

Articulaciones de los tobillos: con flexión plantar leve debido a la inclinación de las piernas hacia atrás.

Alargados y débiles: los flexores del cuello y erectores de la columna torácica están alargados y débiles. Los isquiotibiales están ligeramente alargados, pero pueden no estar débiles.

El músculo recto abdominal no necesariamente está alargado porque la posición hundida del tórax (debida a la hipercifosis torácica) compensa el efecto de la inclinación anterior de la pelvis.

Los flexores de la cadera están en una posición acortada tanto en sedestación como en la postura lordótica en bipedestación (como se ilustra más arriba). Sin embargo, los músculos lumbares pueden no estar tensos. Al sentarse, la espalda puede estar plana. Esta combinación de circunstancias puede explicar por qué la atrofia de los músculos

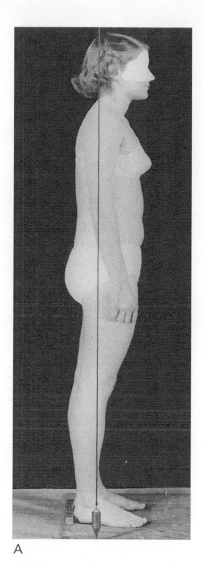
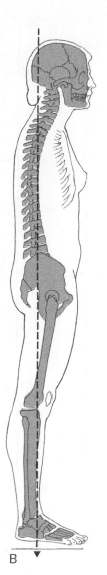
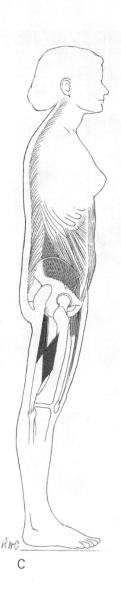

A   B   C

FIGURA 2-16. A-C. Postura con la espalda plana.

lumbares es menos frecuente que la de los flexores de la cadera en este tipo de postura.

Cortos y fuertes: los músculos extensores del cuello y flexores de la cadera están cortos y fuertes. La región lumbar es fuerte y puede no desarrollar acortamiento.

Postura con la espalda plana

La postura con la espalda plana se ilustra en la figura 2-16.

Cabeza: hacia adelante.

Columna cervical: extensión cervical superior, flexión cervical inferior.

Columna torácica: parte superior con flexión aumentada; parte inferior recta.

Columna lumbar: flexionada (recta).

Pelvis: inclinada en sentido posterior.

Articulaciones de la cadera: extendidas.

Articulaciones de las rodillas: extendidas.

Articulaciones de los tobillos: con flexión plantar leve.

Alargados y débiles: flexores monoarticulares de la cadera.

Cortos y fuertes: isquiotibiales.

Con frecuencia, los músculos abdominales son fuertes. Aunque los músculos de la espalda están ligeramente alargados cuando se elimina la curva anterior normal, no son débiles. En ocasiones, las rodillas están ligeramente flexionadas en lugar de hiperextendidas junto con la postura con la espalda plana.

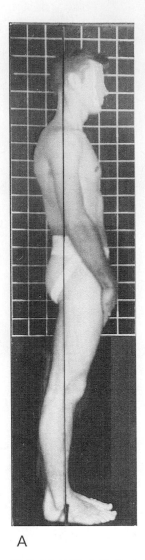
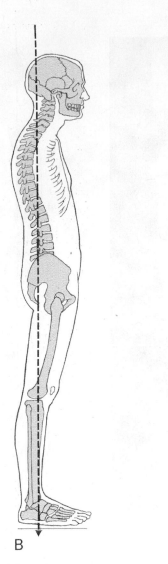
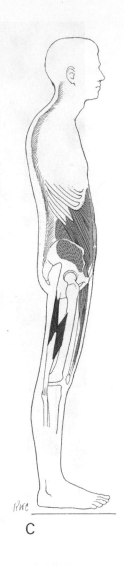

A   B   C

FIGURA 2-17. A-C. Postura con inclinación hacia atrás.

Postura con inclinación hacia atrás

Cabeza: hacia adelante.

Columna cervical: ligeramente extendida.

Columna torácica: aumento de la flexión (cifosis larga) con desplazamiento posterior del tronco superior.

Columna lumbar: con flexión (aplanamiento) de la región lumbar.

Pelvis: inclinada en sentido posterior.

Articulaciones de la cadera: hiperextendidas con desplazamiento anterior de la pelvis.

Articulaciones de las rodillas: hiperextendidas.

Articulaciones de los tobillos: neutras (la hiperextensión de la articulación de la rodilla suele causar la flexión plantar de la articulación del tobillo, pero eso no sucede en este caso debido a la desviación anterior de la pelvis y los muslos).

Alargados y débiles: flexores monoarticulares de la cadera, oblicuo externo, extensores de la región lumbar, flexores del cuello.

Cortos y fuertes: isquiotibiales, fibras superiores del oblicuo interno.

Fuertes pero no cortos: músculos lumbares.

En la figura 2-17, la pelvis presenta inclinación posterior y se balancea hacia delante en relación con los pies inmóviles, lo que causa la extensión de la articulación de la cadera. El efecto es equivalente a extender la pierna hacia atrás con la pelvis inmóvil. Con la inclinación pélvica posterior, la columna lumbar se aplana. Por lo tanto, no hay lordosis, aunque a veces se denomina erróneamente «lordosis» a la curva larga de la región toracolumbar (causada por la desviación hacia atrás de la parte superior del tronco). El término **postura con inclinación hacia atrás** es una etiqueta adecuada y requiere que la frase *con inclinación hacia atrás* no se utilice como sinónimo de *lordosis*.

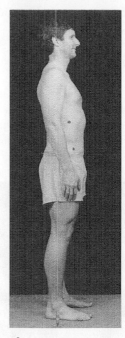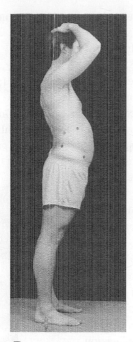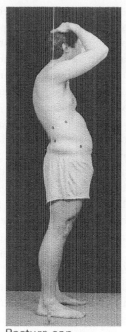

A Buena postura   B Postura lordótica   C Postura con inclinación hacia atrás

FIGURA 2-18. Mediciones de la alineación postural. **A.** Los puntos que representan el oblicuo externo están a una distancia de 15 cm con el paciente bien alineado. **B.** Los puntos que constituyen el oblicuo externo están a 17 cm uno de otro con la persona en postura lordótica. **C.** Los puntos que forman el oblicuo externo están separados por 18 cm con el paciente en postura con inclinación hacia atrás.

MÚSCULOS ABDOMINALES EN RELACIÓN CON LA POSTURA

Músculo transverso abdominal en relación con la postura

A pesar de su papel limitado en la producción de movimientos articulares aislados, el transverso abdominal desempeña un papel fundamental en el apoyo de la columna lumbar al realizar tareas como sentarse, levantar peso y ponerse de pie. Su origen en la fascia toracolumbar permite dicha estabilización. Se ha comprobado que la longitud y el tono normales de este músculo, junto con los de los erectores de la columna, el diafragma y los músculos del piso pélvico, disminuyen la carga aislada de los segmentos espinales, controlan la flexión postural en sedestación y favorecen la estabilización del núcleo durante el movimiento del tronco y las extremidades (19).

Las posturas incorrectas que pueden producirse como resultado de una menor activación del transverso abdominal incluyen el aumento de la cifosis torácica, la disminución de la lordosis lumbar o una combinación de estas dos posturas mientras la persona está en bipedestación o sedestación. La evaluación y el entrenamiento de la activación del transverso abdominal se tratarán con más detalle en el capítulo 5.

Músculo oblicuo externo en relación con la postura

Los músculos que mantienen la pelvis inclinada posteriormente durante el descenso de las piernas son principalmente el recto abdominal y el oblicuo externo. En muchos casos, la fuerza abdominal es normal en la prueba de elevación del tronco, pero los músculos se muestran muy débiles en la prueba de descenso de las piernas. Dado que el músculo recto debe ser fuerte para realizar la flexión del tronco, la incapacidad para mantener la zona lumbar plana durante el descenso de las piernas no puede atribuirse a ese músculo. Es lógico imputar la falta de fuerza al oblicuo externo, no al recto. Además, las desviaciones posturales que hay en las personas que muestran debilidad en la prueba de descenso de las piernas están asociadas al alargamiento del oblicuo externo.

Dos tipos de postura muestran esta debilidad: la inclinación anterior (postura lordótica) y el desplazamiento anterior de la pelvis con movimiento posterior del tórax (postura con inclinación hacia atrás). Las fibras laterales del oblicuo externo se extienden en diagonal desde la caja torácica posterolateral hasta la parte anterolateral de la pelvis. Mediante esta línea de tracción, están en condiciones de ayudar a mantener una buena alineación del tórax en relación con la pelvis o de restablecer la alineación cuando se produce un desplazamiento (fig. 2-18A-C).

La diferencia de grados entre la prueba de elevación del tronco y la prueba de descenso de las piernas suele ser muy marcada. La exploración frecuentemente revela categorías de descenso de las piernas de solo aceptable (5) a aceptable (+) (6) en quienes pueden realizar muchas sentadillas con el tronco curvado. En estas situaciones queda muy claro que el ejercicio de elevación del tronco no mejora la capacidad para mantener la zona lumbar plana durante el descenso de las piernas. De hecho, parece que los ejercicios repetidos y persistentes de flexión del tronco pueden contribuir a la debilidad continua de las fibras laterales del oblicuo externo.

El tipo de desviación postural que se produce depende en gran medida de la debilidad muscular asociada. En la inclinación anterior, o *postura lordótica*, suele haber *tensión de los flexores de la cadera* junto con debilidad abdominal; en la *postura con inclinación hacia atrás*, hay *debilidad de los flexores de la cadera*, concretamente del iliopsoas.

Véase la figura 2-18A-C. Observe la similitud entre las curvas lordótica y la inclinada hacia atrás. Sin un análisis cuidadoso de las diferencias en la alineación con la línea de plomada y la inclinación pélvica, la curva con inclinación hacia atrás podría denominarse «lordosis», cuando no lo es.

Buena alineación postural: la pelvis está en posición neutra.

Postura lordótica: la pelvis está inclinada anteriormente.

Postura con inclinación hacia atrás: la pelvis se encuentra inclinada de forma posterior.

POSTURA IDEAL DE PIES, RODILLAS Y PIERNAS

Postura ideal de los pies y las rodillas

Alineación ideal de los pies y las rodillas. Las rótulas poseen una orientación directamente hacia adelante y los pies no se encuentran ni en pronación ni en supinación (fig. 2-19).

Postura habitual de las rodillas y las piernas

Alineación ideal de las rodillas. En una buena alineación de las rodillas, como en esta vista lateral (fig. 2-20), la línea de plomada pasa ligeramente por delante del eje de la articulación de la rodilla.

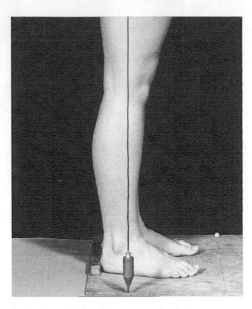

FIGURA 2-20. Alineación ideal de las rodillas.

Alineación ideal de las piernas y los pies. Altura del arco normal, posición subastragalina y tarsiana transversal neutra, leve orientación de los dedos hacia afuera (normal = aproximadamente 4°-7°) (fig. 2-21).

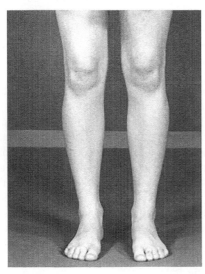

FIGURA 2-19. Alineación ideal de los pies y las rodillas.

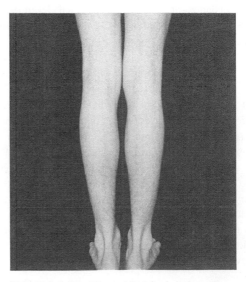

FIGURA 2-21. Alineación ideal de las piernas y los pies.

SECCIÓN III
EXPLORACIÓN DE LA POSTURA

La exploración postural consiste en evaluar la alineación en bipedestación o sedestación. Con base en esta evaluación inicial, pueden estar indicadas pruebas de flexibilidad, así como de longitud o fuerza muscular.

PROCEDIMIENTO PARA LA EXPLORACIÓN DE LA POSTURA

Equipo

El equipo necesario para realizar una exploración postural incluye un espacio y una iluminación adecuados, marcos de referencia y ejemplos de colocación habitual. Las personas evaluadas deben ir vestidas con ropa cómoda que permita tener un equilibrio entre conservar el pudor y dejar al descubierto los puntos de referencia anatómicos necesarios para alinearse con los puntos de referencia.

Referencia vertical

Los elementos utilizados como referencia vertical en el consultorio incluyen la parte vertical del marco de una puerta, la esquina de una sala de tratamiento, un cartel cuadriculado, un nivelador láser y la línea de plomada.

Referencia horizontal

Los elementos utilizados como referencia horizontal en el consultorio incluyen la parte horizontal del marco de una ventana, una mesa para tratamiento nivelada y cuya altura se pueda ajustar, un cartel cuadriculado y un nivelador láser.

Posición modelo del pie

La estandarización de la posición del pie en el entorno de la exploración es fundamental para reducir al mínimo los errores de fiabilidad entre sesiones. Las líneas de lechada del suelo o cinta alineada perpendicularmente a la referencia vertical es un método útil y de bajo costo para la posición normalizada del pie durante la exploración postural.

Otros equipos

Las reglas, los marcadores lavables, los goniómetros y los inclinómetros dependientes de la gravedad son herramientas útiles para cuantificar las posiciones normales y sus variantes entre los puntos de referencia anatómicos. Los espejos, las fotografías fijas, las videograbaciones y el uso de aplicaciones de captura del movimiento en teléfonos móviles pueden proporcionar información en tiempo real a las personas durante la exploración postural y las sesiones de entrenamiento posteriores.

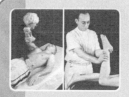

KENDALL CLÁSICO
Equipo utilizado por los Kendall

El equipo empleado por los Kendall consistía en tablones para corregir la postura, líneas de plomada, reglas plegables con nivel de burbuja, juegos de seis bloques, lápices para marcar y ropa adecuada.

Tablón para corregir la postura

Es un tablón en el que se han dibujado huellas del pie. Las huellas pueden pintarse en el suelo de la sala de reconocimiento, pero los tablones posturales tienen la ventaja de ser portátiles.

Línea de plomada

Esta línea se suspende de una barra superior y la plomada se cuelga alineada con el punto del tablero postural que indica el punto base estándar (es decir, anterior al maléolo lateral en la vista sagital, a la mitad entre los talones en la vista dorsal).

Regla plegable con nivel de burbuja

Se utiliza para medir la diferencia de nivel de las espinas ilíacas posteriores. También puede emplearse para detectar cualquier diferencia en el nivel de los hombros. Un fondo con cuadrados (como el que aparece en muchas de las fotografías) es un artículo de ayuda más práctico para detectar diferencias en el nivel de los hombros.

Juego de seis bloques

Estos bloques miden 10 cm por 25 cm y tienen los siguientes grosores: 0.3 cm, 0.6 cm, 0.9 cm, 1.2 cm, 1.9 cm y 2.5 cm. Se utilizan para determinar la cantidad de elevación necesaria para nivelar lateralmente la pelvis.

(continúa)

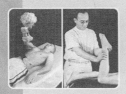

KENDALL CLÁSICO (*continuación*)

Lápiz para marcar

Sirve para señalar las apófisis espinosas con el fin de observar la posición de la columna vertebral en casos de desviación lateral.

Ropa adecuada

Los pacientes deben llevar ropa para la exploración postural, como un bañador de dos piezas para las niñas o un bañador de estilo pantalón corto para los niños. Tal exploración de los menores en edad escolar es insatisfactoria cuando van vestidos con trajes de gimnasia ordinarios. En las clínicas hospitalarias, deben proporcionarse batas u otras prendas adecuadas.

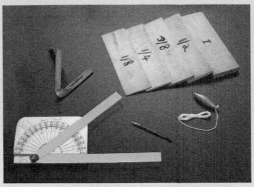
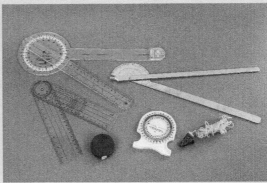

A   B

FIGURA 2-22. Equipo para la exploración postural. **A.** Kendall clásico. **B.** Moderno.

El equipo de la figura 2-22A consta de (de izquierda a derecha) transportador y calibrador, regla plegable con nivel de burbuja, juego de bloques, línea de plomada y lápiz para marcar. La figura 2-22B muestra el equipo moderno utilizado actualmente. Fila superior de izquierda a derecha: goniómetro grande, goniómetro grande metálico. Fila inferior de izquierda a derecha: goniómetro pequeño, cinta métrica, inclinómetro de burbuja, línea de plomada (peso con cuerda amarilla).

La figura 2-23 muestra tablones para corregir la postura con las huellas sobre las que se coloca el paciente para las pruebas de alineación.

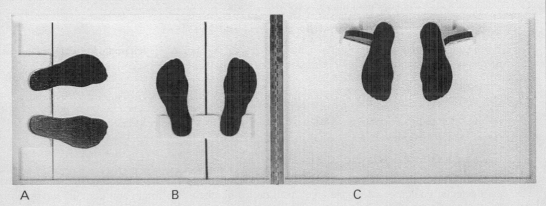

A   B   C

FIGURA 2-23. Tablones para corregir la postura con huellas sobre las que la persona se coloca para las pruebas de alineación. **A.** Vista sagital. **B.** Vista posterior. **C.** Vista anterior.

Abordaje de la exploración postural

Los pacientes se colocan sobre los tablones para corregir la postura con los pies en el lugar indicado por las huellas. Si no se dispone de tablones para corregir la postura, la posición de los pies debe normalizarse en el consultorio para que la evaluación sucesiva sea concordante.

Vista anterior

Observe la posición de los pies, las rodillas y las piernas. Deben anotarse las posiciones de los dedos, el aspecto del arco longitudinal, la alineación con respecto a la pronación o supinación del pie, la rotación del fémur indicada por la posición de la rótula y las rodillas valgas o varas. También debe tomarse nota de cualquier rotación de la cabeza o aspecto anómalo de las costillas. Los resultados se registran en la historia clínica.

Vista sagital

Con la línea de plomada colgada y alineada con un punto justo anterior al maléolo lateral, se anota la relación del cuerpo en su conjunto con la línea de plomada y se registra bajo un título como «Alineación con la línea de plomada». Debe observarse tanto desde el lado derecho como desde el izquierdo para detectar fallos de rotación. Para registrar los hallazgos pueden utilizarse descripciones como las siguientes: «cuerpo anterior desde los tobillos hacia arriba», «pelvis y cabeza anteriores», «bien excepto la lordosis» o «tronco superior y cabeza posteriores».

Los defectos de alineación segmentarios pueden observarse con o sin la línea de plomada. Observe si las rodillas están bien alineadas, hiperextendidas o flexionadas. Tome nota de si la posición de la pelvis desde la vista sagital y las curvas anteroposteriores de la columna vertebral son normales o exageradas. Apunte también la posición de la cabeza (hacia delante o inclinada hacia arriba o hacia abajo), la posición del tórax (si es normal, hundido o elevado) y el contorno de la pared abdominal. Los resultados se registran en la tabla bajo un título como «Alineación segmentaria».

Vista posterior

Con la línea de plomada colgada y alineada con un punto a la mitad entre los talones, la relación del cuerpo o partes del cuerpo con la línea de plomada se expresa como favorable o como con desviaciones hacia la derecha o la izquierda. Estos hallazgos se registran en la tabla (fig. 2-24) bajo el título «Notas».

Desde el punto de vista de la alineación segmentaria, hay que anotar la alineación del tendón calcáneo, la aducción o abducción postural de las caderas, la altura relativa de las espinas ilíacas posteriores, la inclinación lateral de la pelvis, las desviaciones laterales de la columna vertebral y las posiciones de los hombros y las escápulas. Por ejemplo, una inclinación pélvica lateral puede deberse a que un pie está en pronación o una rodilla está flexionada de forma habitual, lo que permite que la pelvis descienda de ese lado al estar en bipedestación.

PRUEBAS E INTERPRETACIONES

Prueba de flexibilidad y longitud muscular

Los resultados relativos a la flexibilidad y longitud muscular se registran en la tabla en el espacio indicado. La flexión hacia delante se designa como normal, limitada o normal (+), registrándose también el número de centímetros desde o más allá de los dedos de los pies (*véanse* las tablas que señalan lo normal para distintas edades). En la figura 2-24, el formulario para la exploración de la postura tiene siglas que indican espalda (Es), isquiotibiales (It) y gastrocnemio-sóleo (GS).

La flexión hacia delante puede revisarse en sedestación o bipedestación, pero los autores consideran que la prueba en sedestación es más indicativa de la flexibilidad. Si la flexibilidad es normal cuando se está sentado y limitada cuando se está de pie, suele haber cierta rotación o inclinación lateral de la pelvis, lo que causa que la columna lumbar gire, lo cual a su vez restringe la flexión en la posición de pie.

Los resultados de las pruebas de elevación de los brazos por encima de la cabeza pueden registrarse como normales o limitados. Si son limitados, los hallazgos pueden anotarse además como leves, moderados o marcados.

La **extensión del tronco** es el movimiento de flexión hacia atrás y puede realizarse en bipedestación para ayudar a diferenciar la flexibilidad de la espalda de la fuerza de los músculos de la espalda como se hace en la posición prona. Por lo general, la espalda debe arquearse en la región lumbar. Si la hiperextensión es limitada, el paciente puede intentar simular el arqueamiento hacia atrás flexionando las rodillas e inclinándose hacia atrás. Las rodillas deben mantenerse rectas durante esta prueba.

Los movimientos de flexión lateral se utilizan para comprobar la flexibilidad lateral del tronco. La longitud de los músculos laterales izquierdos del tronco permite una amplitud de movimiento para la flexión del tronco hacia la derecha y viceversa. En otras palabras, si la flexibilidad del tronco hacia la derecha es limitada, debe interpretarse como una cierta tensión de los músculos laterales izquierdos del tronco, a menos, por supuesto, que haya un elemento de movimiento limitado de la columna vertebral debido a tensión ligamentosa o articular.

Entre otras cosas, las variaciones entre las personas en cuanto a la longitud del torso y el espacio entre las costillas y la cresta ilíaca producen diferencias en la flexibilidad. No es práctico intentar medir el grado de flexión lateral. La amplitud de movimiento se considera normal cuando la caja torácica y la cresta ilíaca se aproximan estrechamente en la flexión lateral. La mayoría de las personas pueden llevar la punta de los dedos de la mano a la altura de la rodilla cuando se inclinan directamente hacia un lado.

Nombre .... Médico ....

Diagnóstico .... Fecha de 1.ª exploración ....

Inicio .... Fecha de 2.ª exploración ....

Ocupación .... Estatura .... Peso ....
                                                                     Longitud
Dominancia de la mano .... Edad .... Sexo .... de pierna: Izquierda .... Derecha ....

ALINEACIÓN CON LA LÍNEA DE PLOMADA

Vista lateral   Izquierda .... Derecha ....

Vista posterior Desviación izquierda .... Desviación derecha ....

ALINEACIÓN SEGMENTARIA

		Dedos en martillo	Juanete	Arco ant. descendido	Antepié varo
	Pies	Pronados	Supinados	Planos	Metatarso varo
		Rotación medial	Rotación lateral	Rodillas valgas	
	Rodillas	Hiperextensión	Flexionadas	Rodillas varas	Torsión tibial
	Pelvis	Pierna en aducción postural	Rotación	Inclinación	Desviación
	Espalda baja	Lordosis	Plana	Cifosis	Operación
	Espalda alta	Cifosis	Plana	Escápulas abducidas	Escápulas elevadas
	Tórax	Tórax hundido	Tórax elevado	Rotación	Desviación
	Colum vert	Curva total	Lumbar	Torácica	Cervical
	Abdomen	Protruido	Cicatrices		
	Hombro	Descendido	Elevado	Hacia adelante	Rotación medial
	Cabeza	Hacia adelante	Tortícolis	Inclinación lateral	Rotación ....

PRUEBAS DE FLEXIBILIDAD Y LONGITUD MUSCULAR

Inclinación hacia adelante .... Es .... It .... GS ....

Elevación del brazo sobre la cabeza: izq .... der ....

Flexores de la cadera: izq .... der ....

Tensor de la fascia lata: izq .... der ....

Extensión del tronco ....

Flexión lateral del tronco: izq .... der ....

TRATAMIENTO

....
....
....
....
....
....

Izq   PRUEBAS DE FUERZA MUSCULAR   Der   D   I

Izq		Der
	Trapecio medio	
	Trapecio inferior	
	Extensores de la columna	
	Glúteo medio	
	Glúteo mayor	
	Isquiotibiales	
	Flexores de la cadera	
	Tibial posterior	
	Flexor del dedo gordo	

ELEVACIÓN DEL TRONCO

DESCENSO DE LAS PIERNAS

Ejercicios

Decúbito supino   Inclinación pélvica y respiración ....
Inclinación pélvica y elevación de pierna .
Elevación de cabeza y hombros ....
Estiramiento de los aductores del hombro
Elevación de la pierna extendida ....
Estiramiento de los flexores de la cadera .

Decúbito lateral   Estiramiento tensor ....

Sedestación

Inclinación hacia adelante ....
Para estirar zona lumbar ....
Para estirar isquiotibiales ....
Sentado apoyado en la pared ....
Trapecio medio ....
Trapecio inferior ....

Bipedestación

Extensión de rodilla y pie ....
Apoyo sobre la pared ....

Izquierdo	CORRECCIÓN AL CALZADO	Derecho
	(Tacón ancho) Cuña interna (Tacón estrecho)	
	Aumento a nivel del talón	
	Apoyo metatarsiano	
	Apoyo al arco longitudinal	

Otros ejercicios: ....

NOTAS: ....
....
....
....
....
....

Apoyo: ....
....

FIGURA 2-24. Formulario para la exploración de la postura.

Pruebas de fuerza muscular

Las pruebas musculares esenciales durante las exploraciones posturales se describen en los capítulos 5 a 7. Incluyen pruebas de los abdominales superiores, inferiores y oblicuos, así como de los flexores laterales del tronco, los extensores de la espalda, los trapecios medio e inferior, el serrato anterior, el glúteo medio, el glúteo mayor, los isquiotibiales, los flexores de la cadera, el sóleo y los flexores de los dedos de los pies.

En el caso de los problemas de desviaciones anteroposteriores en la alineación postural, es especialmente importante examinar los músculos abdominales, los músculos de la espalda, los flexores y los extensores de la cadera y el sóleo. Con los problemas de desviación lateral de la columna o inclinación lateral de la pelvis, es particularmente importante analizar los músculos abdominales oblicuos, los flexores laterales del tronco y el glúteo medio.

Interpretación de los hallazgos

En el caso habitual de postura defectuosa, el patrón de mecánica corporal defectuosa determinado por la prueba de alineación se confirmará mediante pruebas musculares si ambos procedimientos han sido precisos. A veces, sin embargo, puede haber una supuesta discrepancia en los resultados de las pruebas. Esta incongruencia puede deberse a:

- Los efectos de una lesión o una enfermedad antigua que altere el patrón de alineación, especialmente en lo que se refiere a los patrones de dominancia de la mano.
- Los efectos de una enfermedad o una lesión reciente superpuestos a un patrón establecido de desequilibrio.
- Un menor con una curvatura lateral de la columna vertebral en una fase de transición entre una curva en «C» y una curva en «S».

Excepto en los menores flexibles, los defectos posturales observados en el momento del examen por lo general corresponderán con los defectos habituales del individuo. Con los pacientes pediátricos, es necesario y aconsejable hacer pruebas repetidas de alineación y obtener información sobre su postura habitual a partir de los padres y los profesores que los ven con frecuencia. También es conveniente mantener registros fotográficos de la postura para obtener una evaluación valiosa de los cambios posturales en los niños que siguen creciendo (*véase* fig. 2-24).

2 | POSTURA

SECCIÓN IV
HALLAZGOS CLÍNICOS

DOMINANCIA DE LA MANO: EFECTO SOBRE LA POSTURA

En la figura 2-25A-B se ilustran patrones posturales típicos relacionados con la dominancia de la mano. La imagen A muestra el patrón típico de los diestros. El hombro derecho está más abajo que el izquierdo, la pelvis está ligeramente desviada hacia la derecha y la parte derecha de la cadera parece estar ligeramente más elevada que la izquierda. Suele haber una ligera desviación de la columna hacia la izquierda y el pie izquierdo está más en pronación que el derecho. El glúteo medio derecho suele ser más débil que el izquierdo.

Los patrones de lateralidad relacionados con la postura pueden comenzar a una edad temprana. La ligera desviación de la columna vertebral hacia el lado opuesto al lado de la cadera más elevado puede aparecer ya a los 8 o 10 años de edad. Tiende a haber un hombro bajo compensatorio en el lado de la cadera más alto. En la mayoría de los casos, el hombro bajo es menos significativo que la cadera alta. Por lo general, la corrección del hombro tiende a seguir a la resolución de la inclinación lateral de la pelvis, pero no necesariamente ocurre lo contrario.

La imagen B muestra el patrón opuesto, típico de los zurdos; sin embargo, usualmente el hombro deprimido no es tan marcado como en los diestros. *Véase* también la sección «Debilidad postural adquirida» para conocer los patrones de debilidad postural adquirida.

VISTAS SAGITAL Y POSTERIOR

La figura 2-26A es un ejemplo de postura que parece favorable en la vista posterior pero es muy defectuosa en la vista sagital. La postura en vista sagital muestra defectos segmentarios marcados, pero las desviaciones anterior y posterior se compensan entre sí, de modo que la alineación con la línea de plomada es bastante buena. El contorno de la pared abdominal casi duplica la curva de la región lumbar.

La figura 2-26B muestra una postura defectuosa tanto en la vista lateral como en la posterior. La vista posterior exhibe una marcada desviación del cuerpo hacia la derecha de la línea de plomada, una parte derecha de la cadera elevada y un hombro derecho bajo. La vista sagital muestra que la alineación con la línea de plomada es peor que la alineación segmentaria. Las rodillas son posteriores y la pelvis, el tronco y la cabeza son marcadamente anteriores. Desde el punto de vista segmentario, las curvas anterior y posterior de la columna vertebral son solo ligeramente exageradas. Las rodillas, sin embargo, están bastante hiperextendidas.

El resultado en este paciente es que hay tanta desviación del tronco y la cabeza hacia adelante que la postura es de lo más inestable y requiere un buen esfuerzo muscular para mantener el equilibrio. La parte anterior del pie exhibe signos de distensión. Una persona con este tipo de defecto puede parecer alguien con buena postura cuando está completamente vestido.

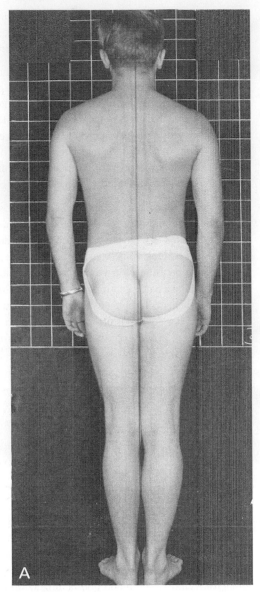

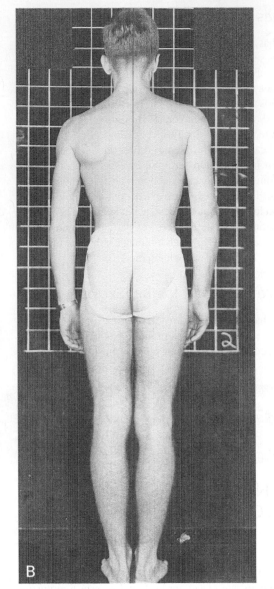

A Persona diestra

B Persona zurda

FIGURA 2-25. Patrón de dominancia de la mano.

Hombros y escápulas

Escápulas abducidas y ligeramente elevadas. En el caso de la figura 2-27, ambas escápulas están abducidas, la izquierda más que la derecha. Ambas están también ligeramente elevadas. La abducción y elevación se acompañan de hombros hacia adelante y la parte superior de la espalda redondeada.

Hombros elevados y escápulas en aducción. En el paciente que se presenta en la figura 2-28, ambos hombros se encuentran elevados, con el hombro derecho ligeramente más arriba que el izquierdo. Las escápulas están en aducción. El músculo trapecio superior y otros elevadores del hombro están tensos.

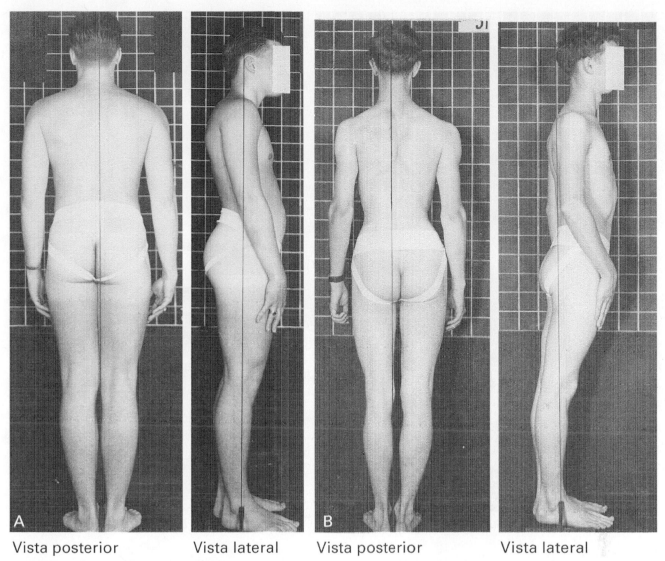

Vista posterior   Vista lateral   Vista posterior   Vista lateral

FIGURA 2-26. Postura defectuosa (vistas lateral y posterior). **A.** La postura parece favorable en la vista posterior, pero es defectuosa en la vista lateral. **B.** La postura es defectuosa tanto en la vista posterior como en la lateral.

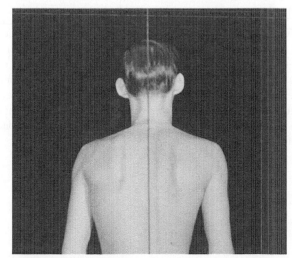

FIGURA 2-27. Escápulas en abducción y ligeramente elevadas.

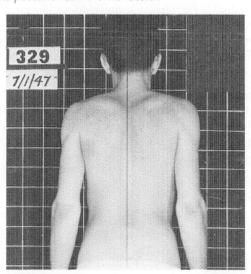

FIGURA 2-28. Hombro elevado, escápulas en aducción.

2 | POSTURA

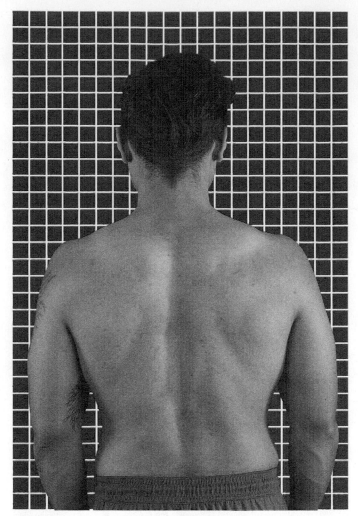

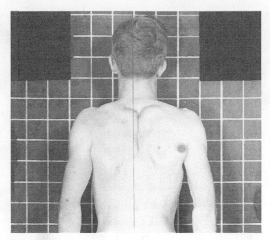

FIGURA 2-30. Escápulas aducidas y elevadas.

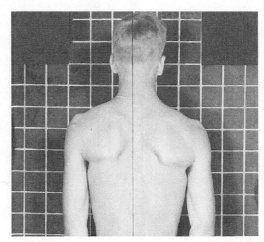

FIGURA 2-31. Escápulas con aspecto anómalo.

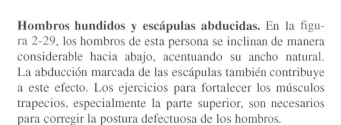

FIGURA 2-29. Hombro hundido y escápula abducida.

Hombros hundidos y escápulas abducidas. En la figura 2-29, los hombros de esta persona se inclinan de manera considerable hacia abajo, acentuando su ancho natural. La abducción marcada de las escápulas también contribuye a este efecto. Los ejercicios para fortalecer los músculos trapecios, especialmente la parte superior, son necesarios para corregir la postura defectuosa de los hombros.

Escápulas aducidas y elevadas. En la figura 2-30, las escápulas de la persona están completamente en aducción y considerablemente elevadas. La posición ilustrada parece mantenerse mediante esfuerzo voluntario, pero si este hábito persiste, las escápulas no regresarán a la posición normal cuando el paciente intente relajarse. Esta posición es el posible resultado de adoptar la postura militar en firmes, que requiere permanecer de pie con la barbilla hacia arriba, el pecho hacia fuera y los hombros hacia atrás.

Escápulas con aspecto anómalo. El paciente mostrado en la figura 2-31 presenta hipertrofia anómala de algunos de los músculos escapulares con una posición defectuosa de las escápulas. El redondo mayor y los romboides son claramente visibles y están en «V» en el ángulo inferior. La escápula está girada de modo que el borde axilar es más horizontal de lo normal. Esta apariencia sugiere debilidad del serrato anterior, del trapecio o de ambos.

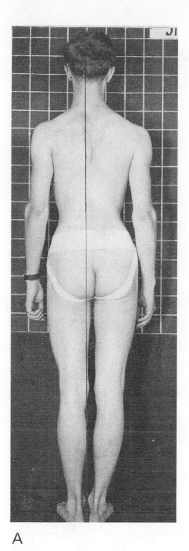

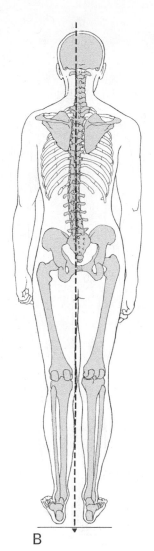

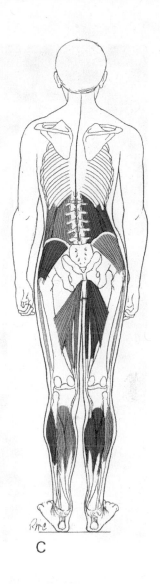

A   B   C

FIGURA 2-32. A-C. Alineación defectuosa, vista posterior.

Alineación defectuosa: vista posterior

Cabeza: erguida, no exhibe ni inclinación ni rotación (en la figura 2-32 se ve ligeramente ladeada y girada hacia la derecha debido a las desviaciones de la columna torácica).

Columna cervical: recta.

Hombros: derecho hundido.

Escápulas: aducidas, la derecha ligeramente hundida.

Columna torácica y lumbar: curva toracolumbar convexa hacia la izquierda.

Pelvis: inclinada lateralmente, elevada a la derecha.

Articulaciones de la cadera: derecha en aducción y rotación medial leve, izquierda en abducción.

Miembros inferiores: rectos, sin rodillas valgas ni vagas.

Pies: en la imagen A, la fotografía, el pie derecho está ligeramente en pronación, como se ve en la alineación del tendón calcáneo (el izquierdo se encuentra en una posición de pronación postural leve en virtud de la desviación del cuerpo hacia la derecha).

Alargados y débiles: músculos laterales izquierdos del tronco, abductores derechos de la cadera (especialmente el glúteo medio posterior), aductores izquierdos de la cadera, peroneos largo y corto derechos, tibial posterior izquierdo, flexor largo del dedo gordo del pie izquierdo, flexor largo de los dedos izquierdo. El tensor de la fascia lata derecho puede no estar débil.

Acortados y fuertes: músculos laterales derechos del tronco, abductores izquierdos de la cadera, aductores derechos de la cadera, peroneos largo y corto izquierdos, tibial posterior derecho, flexor largo del dedo gordo del pie derecho, flexor largo de los dedos derecho. El tensor de la fascia lata izquierdo suele ser fuerte y puede haber tensión en la cintilla iliotibial. La pierna derecha está en aducción postural y la posición de la cadera da la apariencia de tener una pierna derecha más larga. Esta postura es típica de las personas diestras.

2 POSTURA

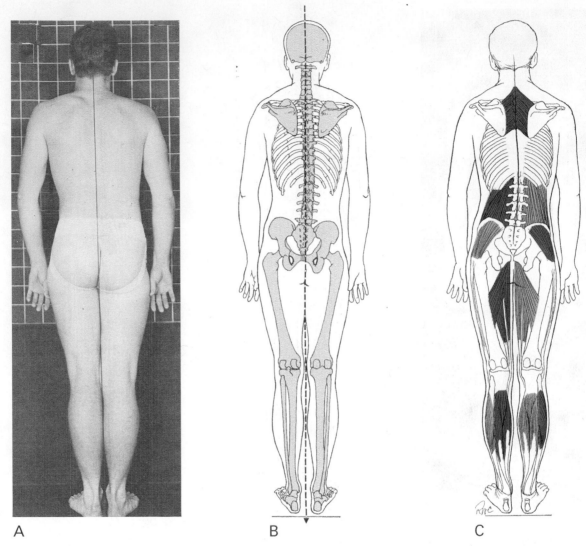

A   B   C

FIGURA 2-33. A-C. Alineación defectuosa, vista posterior que muestra la pronación de los pies y la rotación medial del fémur.

La figura 2-33 muestra la pronación de los pies y la rotación medial del fémur.

Cabeza: erguida, sin inclinación ni rotación.

Columna cervical: recta.

Hombros: elevados y en aducción.

Articulaciones de los hombros: rotación medial, como lo indica la posición de las manos con las palmas hacia atrás.

Escápulas: aducidas y elevadas.

Columna torácica y lumbar: curva toracolumbar leve convexa hacia la derecha.

Pelvis: inclinada lateralmente, más arriba a la izquierda.

Articulaciones de la cadera: izquierda en aducción y rotación medial leve, derecha en abducción.

Miembros inferiores: rectos, rodillas que no están valgas ni vagas.

Pies: ligeramente pronados.

Alargados y débiles: músculos laterales del tronco derechos, abductores del lado izquierdo de la cadera (especialmente el glúteo medio posterior), aductores de la región derecha de la cadera, tibial posterior derecho, flexor largo del dedo gordo del pie derecho, flexor largo de los dedos derecho, peroneos largo y corto izquierdos.

Cortos y fuertes: músculos laterales del tronco izquierdos, abductores de la parte de la derecha de la cadera, aductores de la zona izquierda de la cadera, tibial posterior izquierdo, flexor largo del dedo gordo del pie izquierdo, flexor largo de los dedos izquierdo, peroneos largo y corto derechos. Con la elevación y aducción de las escápulas, los romboides se encuentran en posición acortada.

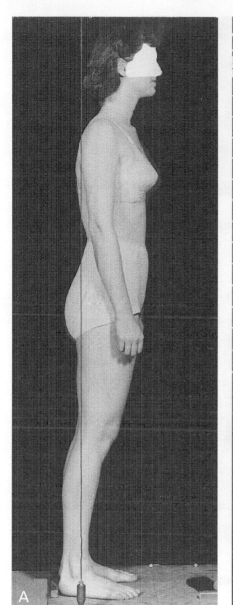
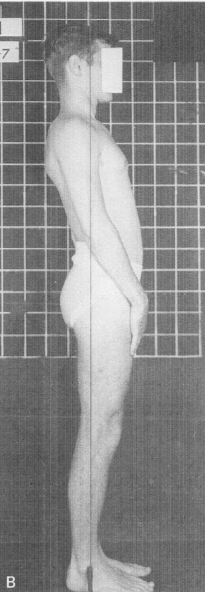
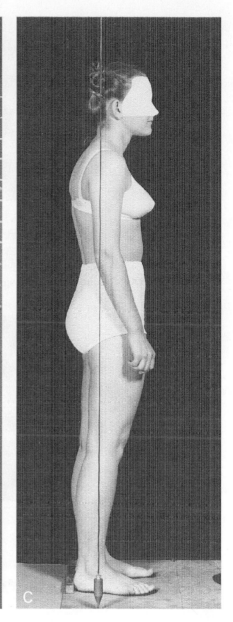

FIGURA 2-34. A-C. Alineación con la línea de plomada defectuosa, vista lateral.

Alineación con la línea de plomada defectuosa: vista sagital

La figura 2-34A muestra una desviación anterior marcada del cuerpo en relación con la línea de plomada, con el peso corporal llevado hacia adelante sobre las regiones metatarsianas. Es más frecuente en personas altas y delgadas. Quienes permanecen habitualmente de pie de esta forma pueden mostrar tensión en la parte anterior del pie, con callosidades bajo la región metatarsiana e incluso bajo el dedo gordo. Pueden estar indicados los apoyos para el arco metatarsiano junto con la corrección de la alineación general. La articulación del tobillo está en dorsiflexión leve debido a la inclinación hacia delante de la pierna y a la flexión ligera de la rodilla. Los músculos posteriores del tronco y los miembros

inferiores tienden a permanecer en un estado de contracción constante, por lo que debe corregirse la alineación para lograr una relajación eficaz de estos músculos.

La figura 2-34B exhibe una desviación posterior notoria de la parte superior del tronco y de la cabeza. Las rodillas y la pelvis se desplazan hacia adelante para contrarrestar el empuje posterior de la parte superior del cuerpo.

La figura 2-34C permite ver una rotación hacia la izquierda (en sentido antihorario) del cuerpo desde los tobillos hasta la región cervical. La desviación del cuerpo respecto a la línea de plomada parece ser diferente cuando se mira desde el lado derecho y el izquierdo en personas que presentan dicha rotación. El cuerpo es anterior a la línea de plomada observado desde la derecha, pero parece estar bastante bien alineado desde la izquierda. Sin embargo, desde ambos lados, la cabeza parece estar hacia adelante.

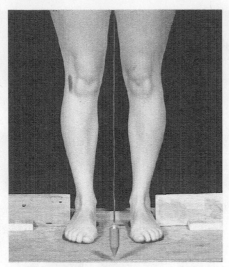

FIGURA 2-35. Pronación de los pies y rotación medial del fémur.

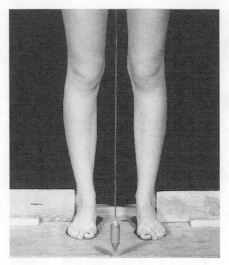

FIGURA 2-37. Alineación favorable de los pies y defectuosa de las rodillas.

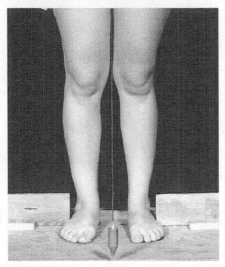

FIGURA 2-36. Pronación de los pies y rodillas valgas.

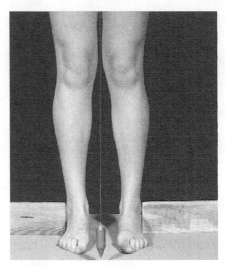

FIGURA 2-38. Pies supinados.

POSTURA DEFECTUOSA DE PIES, RODILLAS Y PIERNAS

Postura defectuosa de los pies y las rodillas

Pronación de los pies y rotación medial de las caderas. La distancia entre el maléolo lateral y el tablón (situado al lado de cada maléolo lateral) indica pronación moderada de los pies; la posición de las rótulas hacia dentro indica un grado moderado de rotación medial de las caderas (fig. 2-35).

Pronación de los pies y rodillas valgas. Los pies están moderadamente pronados; se tienen rodillas valgas leves pero no hay rotación medial ni lateral de las caderas (fig. 2-36).

Pies favorables, rodillas defectuosas. La alineación de los pies es muy buena, pero la rotación medial de las caderas está señalada por la posición de las rótulas (apuntando hacia adentro). Este defecto es más difícil de corregir mediante el uso de correcciones en el calzado que aquel en el que la pronación acompaña a la rotación medial (fig. 2-37).

Pies supinados. El peso recae en los bordes laterales de los pies y los arcos largos se encuentran mas elevados de lo normal. El tablón perpendicular al pie toca el maléolo lateral pero no está en contacto con el borde lateral de la planta del pie. Parece como si se hiciera un esfuerzo para invertir los pies porque los músculos tibiales anteriores son muy prominentes. Sin embargo, la posición mostrada es la postura natural de los pies de esta persona (fig. 2-38).

Postura defectuosa de las rodillas y las piernas

Rotación lateral de las piernas. La rotación lateral de las piernas, como se ve en la figura 2-39, es resultado del giro lateral en la articulación de la cadera. Esta posición es más típica en los niños que las niñas. Puede no tener efectos graves, aunque la persistencia de este patrón tanto al caminar

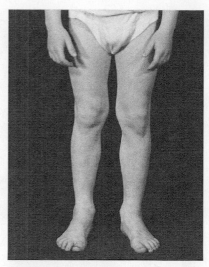

FIGURA 2-39. Rotación lateral de las piernas.

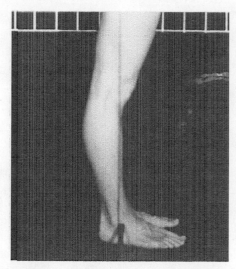

FIGURA 2-41. Hiperextensión de la rodilla.

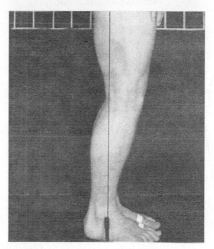

FIGURA 2-40. Flexión moderada de la rodilla.

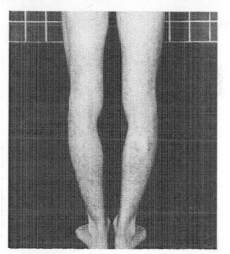

FIGURA 2-42. Rodillas varas.

2 | POSTURA

como al estar de pie ejerce tensión excesiva en los arcos longitudinales.

Flexión moderada de la rodilla. La flexión de las rodillas se observa con menos frecuencia que la hiperextensión en los casos de postura defectuosa (fig. 2-40). La posición flexionada requiere un esfuerzo muscular constante del cuádriceps. La flexión de la rodilla en bipedestación puede deberse a la tensión de los flexores de la cadera. Cuando los flexores de la cadera están tensos, debe haber defectos de alineación compensatorios de las rodillas, de la región lumbar o de ambos. Intentar reducir la lordosis flexionando las rodillas en bipedestación no es una solución adecuada cuando es necesario estirar los flexores de la cadera.

Hiperextensión de la rodilla. Con la hiperextensión de la rodilla, la articulación del tobillo se encuentra en flexión plantar (fig. 2-41). Puede notarse una inclinación compensatoria del tronco hacia delante para disminuir las fuerzas de reacción del suelo que se experimentan en la rodilla.

Rodillas varas. En la figura 2-42 se muestra un grado leve de rodillas varas (piernas en «O» estructurales). Clínicamente, estaría indicado el diagnóstico por técnicas de imagen para distinguir entre las rodillas varas estructurales y las posturales.

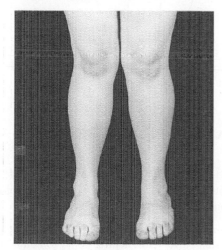

FIGURA 2-43. Rodillas valgas.

Rodillas valgas. La figura 2-43 muestra un grado moderado de rodillas valgas (piernas en «X» estructurales). Clínicamente, estaría indicado el diagnóstico por imagen para distinguir entre las rodillas valgas estructurales y las posturales.

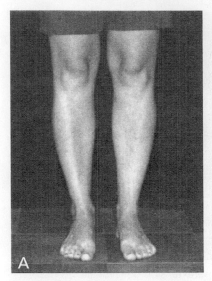
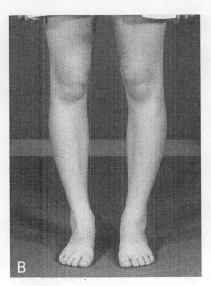
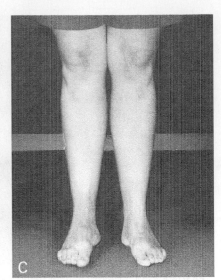

Alineación ideal
Rodillas varas posturales
Rodillas valgas posturales

FIGURA 2-44. Fotografías de rodillas varas y valgas posturales.

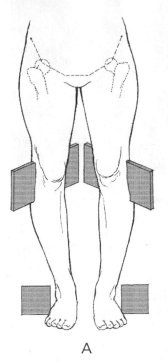
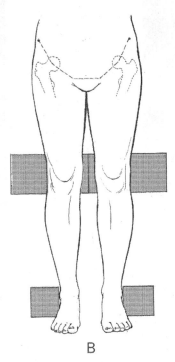
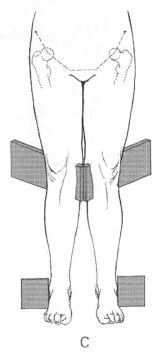

A

B

C

FIGURA 2-45. Ilustraciones de rodillas varas y valgas posturales (*véase* fig. 2-44).

Rodillas varas y valgas posturales

Véanse las figuras 2-44 y 2-45 para consultar fotografías e ilustraciones de rodillas varas y valgas posturales.

Alineación ideal. En la alineación ideal (imagen B), las caderas están en rotación neutra, como lo demuestra la posición de las rótulas hacia delante. Los ejes de las articulaciones de las rodillas están en el plano coronal; la flexión

y la extensión suceden en el plano sagital. Los pies están bien alineados.

Rodillas varas posturales. Las rodillas varas posturales (imagen A) son resultado de una combinación de rotación medial de las caderas, pronación de los pies e hiperextensión de las rodillas. Cuando las caderas giran medialmente, el eje de movimiento para la flexión y la extensión de las

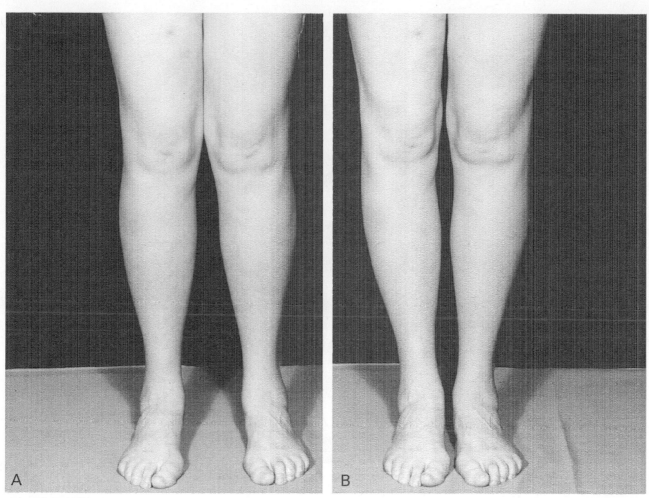

FIGURA 2-46. Mecanismo de arqueamiento postural para compensar las rodillas valgas.

rodillas es oblicuo al plano coronal. A partir de este eje, la hiperextensión se produce en dirección posterolateral, lo que causa la separación de las rodillas y la inclinación evidente de las piernas.

Rodillas valgas posturales. Las rodillas valgas posturales (imagen C) son consecuencia de una combinación de rotación lateral de las caderas, supinación de los pies e hiperextensión de las rodillas. Con la rotación lateral, los ejes de las articulaciones de las rodillas son oblicuos al plano coronal, y la hiperextensión da lugar a la aducción de las rodillas.

Arqueamiento postural para compensar las rodillas valgas

Mecanismo de arqueamiento postural para compensar las rodillas valgas. En la figura 2-46A se muestra la posición de las rodillas valgas que el paciente presenta cuando las rodillas están en buena alineación anteroposterior. La figura 2-46B exhibe que, al hiperextender las rodillas, la persona es capaz de producir suficiente arqueamiento postural

para alojar la separación de 10 cm de los pies que se aprecia en la figura 2-46A.

Véase la figura 2-46B para observar el grado de arqueamiento postural que la hiperextensión puede producir en alguien sin rodillas valgas.

Es frecuente encontrar compensaciones cuando persisten las rodillas valgas. En ocasiones, las personas ocultan la posición valga flexionando una rodilla e hiperextendiendo la otra para que las rodillas queden juntas. Pueden producirse defectos de rotación si la misma rodilla está flexionada habitualmente mientras la otra está hiperextendida.

La aparición de rodillas varas o valgas posturales también puede ser resultado de la combinación de flexión con rotación de la rodilla (no mostrada). Con rotación lateral y flexión leve, las piernas parecerán estar ligeramente varas; con rotación medial y flexión ligera, parecerá que hay una posición de rodillas valgas. Estas variaciones asociadas a la flexión son menos preocupantes que las relacionadas con la hiperextensión porque la flexión es un movimiento normal, pero la hiperextensión es un movimiento anómalo.

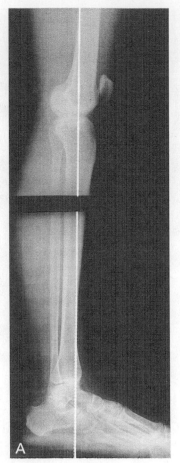 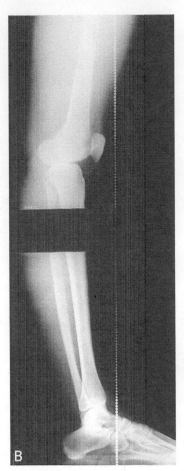 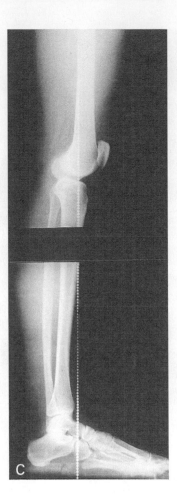

FIGURA 2-47. Radiografías de piernas con alineación favorable y defectuosa.

Radiografías de piernas con alineación favorable y defectuosa

Para las radiografías de la figura 2-47, se suspendió una línea de plomada metálica de cuentas junto a la persona cuando se tomó la radiografía. Se pusieron dos placas radiográficas para la exposición única. La imagen A muestra la relación de la línea de plomada con los huesos del pie y la parte inferior de la pierna, con el paciente de pie en una posición de alineación favorable.

La radiografía B muestra a alguien que tenía el hábito de ponerse de pie en hiperextensión. La línea de plomada se suspendió alineada con el punto base estándar mientras se obtenía la radiografía. Obsérvese el cambio de posición de la rótula y la compresión anterior de la articulación de la rodilla.

La radiografía C presenta a la misma paciente de la B. De adulta, intentó corregir su defecto de hiperextensión. La alineación a través de la articulación de la rodilla y la cadera son muy buenas, pero la tibia y el peroné tienen indicios de arqueamiento posterior (compárese con la buena alineación de estos huesos que se observa en la radiografía A).

Véase en la tabla 2-2 un resumen de las posturas favorables y las defectuosas.

TABLA 2-2 Resumen de las posturas favorables y defectuosas

Postura favorable	Segmento	Postura defectuosa
De pie, el arco longitudinal tiene forma de media cúpula. Descalzo o con zapatos sin tacón, los pies están ligeramente hacia fuera. Con zapatos de tacón, los pies están paralelos. Al caminar con o sin tacones, los pies están paralelos y el peso se transfiere desde el talón a lo largo del borde exterior hasta la región metatarsiana. Al esprintar, los pies están paralelos o ligeramente hacia adentro. El peso recae en las plantas de los pies y los dedos, ya que los talones no entran en contacto con el suelo.	Pies	Arco longitudinal bajo o pie plano. Arco metatarsiano bajo, generalmente indicado por callosidades bajo la región metatarsiana. Peso apoyado en el lado interno del pie (pronación). El tobillo «se dobla hacia adentro». Peso apoyado en el lado externo del pie (supinación). El tobillo «se dobla hacia afuera». Dedos del pie hacia afuera al caminar o al estar de pie con zapatos de tacón. Dedos de los pies hacia adentro al caminar o al estar de pie.
Los dedos de los pies deben estar rectos (es decir, sin flexión plantar ni en extensión dorsal). Deben extenderse hacia adelante alineados con el pie y no estar apretados entre sí ni superpuestos.	Dedos de los pies	Dedos de los pies extendidos en la articulación metatarsofalángica y flexionados en las articulaciones interfalángicas de forma que el peso descansa sobre las puntas de los dedos (dedos «en martillo»). Este defecto suele asociarse al uso de zapatos demasiado pequeños. El dedo gordo se aduce hacia la línea media del pie (*hallux valgus* o «juanete»). Este defecto suele asociarse al uso de zapatos demasiado estrechos y de punta fina.
Las piernas están rectas en relación con el fémur y la tibia. Las rótulas miran al frente cuando los pies están en una buena posición. En la vista sagital, las rodillas están rectas (es decir, sin flexión ni hiperextensión de la rodilla).	Rodillas y piernas	Las rodillas se tocan cuando los pies están separados (rodillas valgas). Las rodillas están separadas cuando los pies se tocan (rodillas varas). La rodilla se curva ligeramente hacia atrás (hiperextensión). La rodilla se dobla de forma leve hacia adelante, es decir, no está tan recta como debería (rodilla flexionada). Las rótulas están ligeramente enfrentadas (caderas giradas medialmente).
Lo ideal es que el peso del cuerpo recaiga uniformemente en ambos pies y que las caderas estén niveladas. Un lado no es más prominente que el otro visto de frente o de espaldas, ni un lado de la cadera está más adelante o atrás que el otro si se ve de perfil. La columna vertebral no se curva hacia la izquierda ni la derecha (no es raro ver una ligera desviación hacia la izquierda en los diestros y hacia la derecha en los zurdos; además, en los diestros es frecuente la tendencia a tener el hombro derecho ligeramente bajo y la cadera derecha alta de forma leve, y viceversa en los zurdos).	Cadera, pelvis y columna vertebral (vista posterior)	Un lado de la cadera está más arriba que el otro (inclinación pélvica lateral). A veces, la desviación no es significativa, pero un balanceo lateral del cuerpo la ha hecho más prominente (los sastres y los modistas suelen notar una inclinación lateral, ya que hay que ajustar el dobladillo de las faldas o el largo de los pantalones según la diferencia). Las caderas se giran de forma que una está más hacia adelante que la otra (rotación anterior o posterior).
La parte delantera de la pelvis y los muslos están en línea recta. Las nalgas no son prominentes en la espalda, sino que se inclinan ligeramente hacia abajo. La columna vertebral tiene cuatro curvas naturales. En el cuello y la región lumbar, las curvas son lordóticas; en la parte superior de la espalda y la porción más baja de la columna vertebral (región sacra), hay cifosis. La curva sacra es fija, mientras que las otras tres curvas son flexibles.	Columna vertebral y pelvis (vista sagital)	La zona lumbar se arquea demasiado hacia adelante (hiperlordosis). La pelvis se inclina demasiado hacia el frente. La parte anterior del muslo forma un ángulo con la pelvis cuando existe tal inclinación. La lordosis normal de la zona lumbar se ha enderezado. La pelvis se desnivela hacia atrás, como en las posturas con inclinación hacia atrás y con la espalda plana. Aumento de la cifosis en la parte superior de la espalda (porción superior de la espalda redondeada). Hiperlordosis en el cuello. Casi siempre viene acompañada de la parte superior de la espalda redondeada y se manifiesta como la cabeza en posición hacia adelante. Curvatura lateral de la columna vertebral (escoliosis) hacia un lado (curva en «C») o hacia ambos lados (curva en «S»).
En los niños de hasta aproximadamente 10 años de edad, el abdomen suele ser algo prominente. En los niños de mayor edad y los adultos, el abdomen debe estar plano.	Abdomen	Todo el abdomen sobresale. La parte inferior del abdomen sobresale; la parte superior está retraída.
Una buena posición del tórax es aquella en la que está ligeramente levantado y hacia adelante de forma leve (con la espalda bien alineada). El tórax parece estar en una posición aproximadamente intermedia entre la de una inspiración completa y la de una espiración forzada.	Tórax	Posición hundida («pecho hueco»). Levantado y sostenido demasiado alto, causado por el arqueo de la espalda. Costillas más prominentes en un lado que en el otro. Costillas inferiores ensanchadas o salientes.

2 | POSTURA

(continúa)

TABLA 2-2 Resumen de las posturas favorables y defectuosas *(continuación)*

Postura favorable	Segmento	Postura defectuosa
Los brazos cuelgan relajados a los lados con las palmas hacia el cuerpo. Los codos se encuentran ligeramente flexionados, de modo que los antebrazos cuelgan de forma leve hacia delante. Los hombros están nivelados y ninguno es más anterior o posterior que el otro si se ven de perfil. Las escápulas se apoyan en la caja torácica. No están ni demasiado juntas ni demasiado separadas. En los adultos, la separación promedio es de unos 10 cm.	Brazos y hombros	Los brazos se mantienen rígidos en cualquier posición anterior, posterior o hacia fuera del cuerpo. Los hombros están en rotación interna, de modo que las palmas miran hacia atrás. Un hombro más alto que el otro. Ambos hombros levantados. Uno o ambos hombros caídos hacia delante o desplomados. Los hombros están girados a la derecha o la izquierda. Aducción de las escápulas demasiado fuerte. Escápulas demasiado separadas. Escápulas demasiado prominentes, sobresaliendo de la caja torácica (escápulas aladas).
La cabeza se mantiene erguida, en una posición de buen equilibrio.	Cabeza	Barbilla demasiado hacia arriba. Cabeza que sobresale hacia adelante. Cabeza flexionada lateralmente o girada a un lado.

SECCIÓN V
INTERVENCIÓN

POSTURA DEFECTUOSA: ANÁLISIS Y TRATAMIENTO

Véase la tabla 2-3 para conocer sobre el análisis y el tratamiento de las posturas defectuosas.

TABLA 2-3 Análisis y tratamiento de la postura defectuosa

Defecto postural	Posición anatómica de las articulaciones	Músculos en posición acortada	Músculos en posición alargada	Procedimientos de tratamiento
Cabeza hacia adelante	Hiperextensión de la columna cervical	Extensores de la columna cervical Trapecio superior y elevador	Flexores de la columna cervical	Estire los extensores de la columna cervical, si son cortos, intentando aplanar la columna cervical. Fortalezca los flexores de la columna cervical, si son débiles. Una posición con la cabeza hacia adelante suele ser resultado de una postura incorrecta de la parte superior de la espalda. Si los músculos del cuello no están tensos en la parte posterior, la posición de la cabeza suele corregirse a medida que se corrige la parte superior de la espalda. Fortalezca los extensores de la columna torácica. Realice ejercicios de respiración profunda para ayudar a estirar los intercostales y las partes superiores de los músculos abdominales. Estire el pectoral menor. Estire los aductores del hombro y los rotadores internos, si son cortos. Fortalezca el trapecio medio e inferior. Utilice apoyos para los hombros cuando esté indicado para ayudar a estirar el pectoral menor y aliviar la tensión de los trapecios medio e inferior (*véanse* los apartados sobre ejercicios y apoyos, págs. 74, 143, 306). Estire los músculos lumbares, si están tensos. Fortalezca los abdominales mediante ejercicios de inclinación pélvica posterior y, si está indicado, mediante flexiones del tronco. Evite hacer abdominales, porque acortan los flexores de la cadera. Estire los flexores de la cadera cuando estén cortos. Fortalezca los extensores de la cadera si son débiles. Imparta instrucciones sobre la alineación correcta del cuerpo. Según el grado de lordosis y del alcance de la debilidad y el dolor musculares, utilice un apoyo (corsé) para aliviar la tensión en los abdominales y ayudar a corregir la lordosis.
Cifosis y tórax hundido	Flexión de la columna torácica Espacios intercostales disminuidos	Fibras superiores y laterales del oblicuo interno Aductores del hombro Pectoral menor Intercostales	Extensores de la columna torácica Trapecio medio Trapecio inferior	
Hombros hacia adelante	Escápulas abducidas y (por lo general) elevadas	Serrato anterior Pectoral menor Trapecio superior	Trapecio medio Trapecio inferior	
Postura lordótica	Hiperextensión de la columna lumbar Pelvis con inclinación anterior Flexión de la articulación de la cadera	Erectores de la columna lumbar Oblicuo interno (superior) Flexores de la cadera	Abdominales, especialmente el oblicuo externo (lateral) Extensores de la cadera	

(continúa)

TABLA 2-3 Análisis y tratamiento de la postura defectuosa (continuación)

Defecto postural	Posición anatómica de las articulaciones	Músculos en posición acortada	Músculos en posición alargada	Procedimientos de tratamiento
Postura con la espalda plana	Flexión de la columna lumbar	Abdominales anteriores	Erectores de la columna lumbar	Los músculos lumbares rara vez son débiles, pero si lo están, realice ejercicios para fortalecerlos y restablecer la curva anterior normal. Incline la pelvis hacia delante, llevando la parte baja de la espalda a una curva anterior.
	Pelvis con inclinación posterior			Evita la hiperextensión en decúbito prono, porque aumenta la inclinación posterior de la pelvis y estira los flexores de la cadera (véase pág. 49).
				Instruir acerca de la alineación corporal correcta. Si la espalda duele y necesita apoyo, use un corsé que mantenga la espalda en una curva lumbar anterior normal.
	Extensión de la articulación de la cadera	Extensores de la cadera	Flexores de la cadera (monoarticulares)	Fortalezca los flexores de la cadera para ayudar a producir una curva lumbar anterior normal.
				Estire los isquiotibiales, si están tensos.
Postura con inclinación hacia atrás (pelvis desplazada hacia delante, parte superior del tronco hacia atrás)	La posición de la columna lumbar depende del nivel de desplazamiento posterior de la parte superior del tronco	Abdominales anteriores superiores, especialmente el recto superior y el oblicuo interno	Abdominales anteriores inferiores, especialmente el oblicuo externo	Fortalezca los abdominales inferiores (con hincapié en el oblicuo externo). Estire los brazos por encima de la cabeza y respire profundamente para estirar los intercostales y los abdominales superiores tensos.
	Pelvis con inclinación posterior	Extensores de la cadera	Flexores de la cadera (monoarticulares)	Instruya sobre la alineación corporal correcta. El ejercicio de pie contra una pared es especialmente útil.
	Extensión de la articulación de la cadera			Estire los isquiotibiales si están tensos. Fortalezca los flexores de la cadera, si están débiles, mediante la flexión alterna de la cadera en posición sentada o la elevación alterna de las piernas desde la posición supina.
				Evite los ejercicios de elevación de las dos piernas al mismo tiempo, ya que sobrecargan los abdominales.
Escoliosis toracolumbar leve con curva en «C» hacia la izquierda	Columna toracolumbar con flexión lateral, convexa hacia la izquierda	Músculos laterales derechos del tronco	Músculos laterales izquierdos del tronco	Si está presente sin inclinación lateral de la pelvis, estire los músculos laterales derechos del tronco, si son cortos, y fortalezca los músculos laterales izquierdos del tronco, si son débiles.
				Si se presenta con inclinación lateral de la pelvis, consulte a continuación otros procedimientos terapéuticos.
	Viceversa para la curva en «C» hacia la derecha			Corrija los hábitos defectuosos que tienden a aumentar la curva lateral:
				• Evite sentarse sobre el pie izquierdo de forma que la columna se incline hacia la izquierda.
				• Evite recostarse en el lado izquierdo, apoyado en un codo, para leer o escribir.
		Psoas mayor izquierdo	Psoas mayor derecho	En caso de debilidad, ejercite el iliopsoas derecho en sedestación (véase pág. 438).
Lado derecho de la cadera prominente o elevada	Pelvis con inclinación lateral, elevada en el lado derecho	Músculos laterales derechos del tronco	Músculos laterales izquierdos del tronco	Estire los músculos laterales del tronco derechos si son cortos. Fortalezca los músculos laterales del tronco izquierdos si están débiles.
	Articulación del lado derecho de la cadera en aducción	Abductores del lado izquierdo de la cadera y la fascia lata	Abductores del lado derecho de la cadera, especialmente el glúteo medio	Estire los músculos izquierdos laterales del muslo y la fascia si son cortos. No es necesario realizar ejercicios específicos para fortalecer el glúteo medio derecho con el fin de corregir la debilidad postural leve; la actividad funcional será suficiente si se corrige y se mantiene la alineación. El paciente debe:
	Articulación del lado izquierdo de la cadera en abducción	Aductores de la cadera derecha	Aductores del lado izquierdo de la cadera	• Colocarse en bipedestación con el peso distribuido uniformemente sobre ambos pies, con la pelvis nivelada.
				• Evitar estar de pie con el peso en la pierna derecha, causando que el lado derecho de la cadera esté en aducción postural.
	Viceversa para la postura con curva en «C» hacia la derecha y lado izquierdo de la cadera elevado			• Utilizar temporalmente un elevador recto (por lo general, de 0.5 cm) en el talón del zapato izquierdo o una almohadilla en la parte interior del talón del zapato y en las zapatillas de dormitorio.

POSICIONES DEFECTUOSAS DE PIERNAS, RODILLAS Y PIES: ANÁLISIS Y TRATAMIENTO

Véase la tabla 2-4 para consultar el análisis y el tratamiento de las posiciones defectuosas de las piernas, las rodillas y los pies.

TABLA 2-4 Análisis y tratamiento de las posiciones defectuosas de las piernas, las rodillas y los pies

Defecto postural	Posición anatómica de las articulaciones	Músculos en posición acortada	Músculos en posición alargada	Procedimientos de tratamiento
Rodilla hiperextendida	Hiperextensión de la rodilla Flexión plantar del tobillo	Cuádriceps Sóleo	Poplíteo Cabeza corta de los isquiotibiales en la rodilla	Instruya sobre la corrección postural general, haciendo hincapié en evitar la hiperextensión de la rodilla. En las personas con hemiplejía, utilice una ortesis de pierna corta con un tope en ángulo recto.
Rodilla flexionada	Flexión de la rodilla Dorsiflexión del tobillo	Poplíteo Isquiotibiales en la rodilla	Cuádriceps Sóleo	Estire los flexores de la rodilla si están tensos. Realice una corrección postural general. La flexión de la rodilla puede ser secundaria al acortamiento de los flexores de la cadera. Compruebe la longitud de los flexores de la cadera; estírelos si son cortos.
Fémur rotado medialmente (a menudo asociado a la pronación del pie, *véase* más adelante)	Rotación medial de la articulación de la cadera	Rotadores mediales de la cadera	Rotadores laterales de la cadera	Estire los rotadores mediales de la cadera si están tensos. Fortalezca los rotadores laterales de la cadera si son débiles. Los niños pequeños deben evitar sentarse en «W» (*véase* la corrección de cualquier pronación concomitante más adelante).
Rodillas valgas (piernas en «X»)	Aducción de la articulación de la cadera Abducción de la articulación de la rodilla	Fascia lata Estructuras laterales de la articulación de la rodilla	Estructuras mediales de la articulación de la rodilla	Utilice una cuña interna en los talones si los pies están pronados. Estire la fascia lata si está indicado.
Rodillas varas posturales (piernas en «O»)	Rotación medial de la articulación de la cadera Hiperextensión de la articulación de la rodilla Pronación del pie	Rotadores mediales de la cadera Cuádriceps Eversores del pie	Rotadores laterales de la cadera Poplíteo Tibial posterior y flexores del dedo gordo	Realice ejercicios para la corrección general de las posiciones del pie, la rodilla y la cadera. Evite la hiperextensión de la rodilla. Fortalezca los rotadores laterales de la cadera. Utilice cuñas interiores en los talones para corregir la pronación del pie.
		Colóquese de pie con los pies rectos y separados a unos 5 cm. Relaje las rodillas en una posición «tranquila» (es decir, ni rígidas ni flexionadas). Contraiga los músculos que elevan los arcos de los pies, haciendo rodar el peso ligeramente hacia los bordes exteriores de los pies. Contraiga los músculos de los glúteos para girar las piernas ligeramente hacia afuera (hasta que las rótulas miren directamente hacia delante).		
Pronación	Eversión del pie	Peroneos y extensores de los dedos	Tibial posterior y flexores del dedo gordo	Utilice cuñas internas en los talones (usualmente de 0.3 cm en los tacones anchos y de 0.15 cm en los medianos). Realice una corrección general de la postura de los pies y las rodillas. Haga ejercicios para fortalecer los inversores. Instruya sobre cómo estar de pie y caminar correctamente.
Supinación	Inversión del pie	Tibial	Peroneos	Utilice una cuña externa en los talones. Realice ejercicio para los peroneos.
Dedos en «martillo» y arco metatarsiano bajo	Hiperextensión de la articulación metatarsofalángica Flexión de la articulación interfalángica proximal	Extensores de los dedos	Lumbricales	Estire las articulaciones metatarsofalángicas por flexión; estire las articulaciones interfalángicas por extensión. Fortalezca los lumbricales mediante flexión de la articulación metatarsofalángica. Utilice una almohadilla o barra metatarsiana.

DEBILIDAD POSTURAL ADQUIRIDA

Véase el cuadro 2-2 para obtener información sobre cómo los músculos muestran indicios de debilidad postural adquirida.

CUADRO 2-2

Indicios de debilidad postural adquirida en los músculos

Los siguientes músculos tienden a mostrar indicios de debilidad postural adquirida:

- Flexores de los dedos de los pies (cortos y lumbricales)
- Trapecio medio e inferior
- Extensores de la parte superior de la espalda
- Músculos anteriores del abdomen (según la prueba de descenso de piernas)
- Músculos anteriores del cuello

En personas diestras:

- Músculos laterales izquierdos del tronco
- Abductores de la cadera derecha
- Rotadores laterales de la cadera derecha
- Peroneo largo y corto derechos
- Tibial posterior izquierdo
- Flexor largo del dedo gordo izquierdo
- Flexor largo de los dedos izquierdo

En pacientes zurdos (aunque el patrón no es tan frecuente como el que se produce en personas diestras):

- Músculos laterales derechos del tronco
- Abductores de la cadera izquierda
- Rotadores laterales de la cadera izquierda
- Peroneo largo y corto izquierdos
- Tibial posterior derecho
- Flexor largo del dedo gordo derecho
- Flexor largo de los dedos derecho

EJERCICIOS CORRECTIVOS

Los siguientes ejercicios están diseñados para ayudar a corregir algunos defectos posturales frecuentes. Al final de los capítulos siguientes se encuentran más ejercicios correctivos. Se realizan ejercicios específicos para mejorar el equilibrio muscular y restablecer una buena postura. Para que sean eficaces, puede recetarse que se lleven a cabo diariamente durante varias semanas, además de practicar diariamente asumir y mantener una buena postura (fig. 2-48) hasta que se convierta en un hábito (fig. 2-49A-E).

Mientras se trabaja para corregir el desequilibrio muscular, puede ser aconsejable evitar los siguientes ejercicios:

- Elevación bilateral de la pierna recta en decúbito supino.
- Sentadillas hasta una posición en sedestación larga (sentado en el piso con las piernas estiradas hacia adelante) con los pies firmemente apoyados en el suelo.
- Bicicleta en decúbito supino con la mayor parte del peso corporal a través de la parte superior de la espalda.
- Estiramientos hacia adelante para tocarse los dedos de los pies estando de pie o sentado con las rodillas en extensión completa.
- Flexiones de codos en decúbito prono (para las personas con hiperlordosis lumbar).

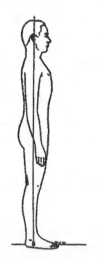

FIGURA 2-48. Postura ideal (objetivo de los ejercicios de corrección).

Estiramiento posterior del cuello

En decúbito dorsal, doble las rodillas y apoye los pies en el suelo. Con los codos doblados y las manos al lado de la cabeza, incline la pelvis para aplanar la parte baja de la espalda. Presione la cabeza hacia atrás, con la barbilla hacia abajo y hacia dentro, intentando aplanar el cuello.

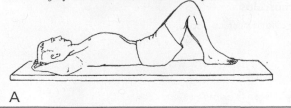

A

Estiramiento de los aductores del hombro

Con las rodillas flexionadas y los pies apoyados en el suelo, incline la pelvis para aplanar la parte baja de la espalda. Mantenga la espalda plana, coloque ambos brazos por encima de la cabeza y trate de llevar los brazos a la mesa con los codos rectos. Acerque la parte superior de los brazos a los lados de la cabeza tanto como sea posible (NO permita que la espalda se arquee).

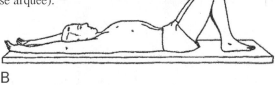

B

Ejercicios posturales en bipedestación contra la pared

Colóquese de pie, con la espalda contra la pared y los talones a unos 7 cm de la pared. Ponga las manos junto a la cabeza con los codos tocando la pared. Si es necesario, corrija los pies y las rodillas como en el ejercicio anterior. A continuación, inclínese para aplanar la parte inferior de la espalda contra la pared *tirando hacia arriba y hacia adentro con los músculos abdominales inferiores*. Mantenga los brazos en contacto con la pared y muévalos lentamente hasta una posición diagonal por encima de la cabeza.

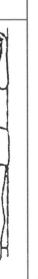

C

Ejercicios posturales en sedestación contra la pared

Siéntese en un taburete con la espalda contra la pared. Coloque las manos junto a la cabeza. Enderece la parte superior de la espalda y presione la cabeza hacia atrás con la barbilla hacia abajo y hacia adentro y tire de los codos hacia atrás contra la pared. Apoye la parte baja de la espalda contra la pared *tirando hacia arriba y contrayendo los músculos abdominales inferiores*. Mantenga los brazos en contacto con la pared y mueva lentamente los brazos hacia una posición diagonal sobre la cabeza.

D

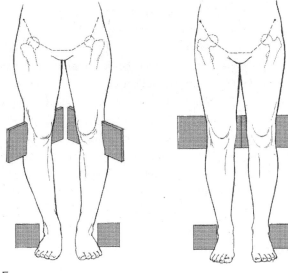

E

Corrección de pronación, hiperextensión y rotación interna

Colóquese en bipedestación con los pies separados a unos 10 cm y con los dedos apuntando ligeramente hacia afuera. Relaje las rodillas en una posición «de reposo», es decir, ni rígidas ni flexionadas. Contraiga los músculos de los glúteos para girar las piernas ligeramente hacia fuera (hasta que las rótulas estén directamente hacia adelante). Contraiga los músculos que elevan los arcos de los pies, haciendo rodar el peso ligeramente hacia los bordes exteriores de los pies.

FIGURA 2-49. A-E. Ejercicios para corregir algunos defectos posturales comunes. © 2006 por Florence P. Kendall y Patricia G. Provance.

Intervenciones en caso de debilidad abdominal

El tipo de ejercicio indicado para fortalecer los oblicuos depende de qué otros músculos estén implicados y de qué problemas posturales estén asociados a la debilidad. La forma en la que se combinan los movimientos en los ejercicios determina si serán terapéuticos para el individuo. Por ejemplo, la elevación alterna de las piernas junto con ejercicios de inclinación pélvica estarían contraindicados en caso de acortamiento de los flexores de la cadera, pero estarían indicados si hay debilidad de los flexores de la cadera.

Para corregir el desvío anterior de la pelvis, están indicados los ejercicios de inclinación pélvica posterior. El movimiento debe ser realizado por el oblicuo externo, no por el recto ni por los extensores de la cadera. Hay que hacer esfuerzo para tirar hacia arriba y adentro con los músculos abdominales, causando que estén muy firmes, sobre todo en la zona de las fibras oblicuas externas laterales.

Para ejercitar el oblicuo externo en casos de postura con inclinación hacia atrás, se debe realizar el mismo esfuerzo de tracción hacia arriba y hacia adentro con los músculos abdominales inferiores, pero no se hace hincapié en la inclinación de la pelvis. Este tipo de postura defectuosa ya presenta una inclinación pélvica posterior junto con la debilidad de los flexores de la cadera. La contracción de las fibras laterales del oblicuo externo en bipedestación debe venir acompañada de *enderezamiento, no flexión*, de la parte superior de la espalda, ya que estos músculos actúan desplazando el tórax hacia adelante y la pelvis hacia atrás mediante la línea diagonal de tracción. Si se realiza correctamente, este movimiento eleva y adelanta el pecho y restablece la curvatura anterior normal de la parte baja de la espalda. En el capítulo 5 hay más ejemplos de ejercicios de fortalecimiento abdominal.

Cuando se hacen correctamente, los ejercicios en sedestación o bipedestación apoyándose en la pared hacen énfasis en el uso de los músculos de la parte inferior del abdomen y las fibras laterales del oblicuo externo. Expresiones como «haz que el bajo vientre se hunda», «hunda la barriga bajo el pecho» o, en la jerga militar, «meta la panza» se utilizan para alentar a la persona a realizar un gran esfuerzo en el ejercicio.

El ejercicio adecuado de los músculos abdominales debe formar parte de la medicina preventiva y de los programas de acondicionamiento físico. Tener una fuerza favorable en estos músculos es esencial para mantener una buena postura, pero hay que evitar excederse tanto en los ejercicios de curvatura del tronco (es decir, abdominales en fase inicial) como los de inclinación de la pelvis. La curva anterior normal de la región lumbar no debe quedar obliterada con la bipedestación.

REFERENCIAS

1. Karahan A, Bayraktar N. Determination of the usage of body mechanics in clinical settings and the occurrence of low back pain in nurses. Int J Nurs Stud 2004; 41:67–75.
2. Sharma L, Song J, Felson D, Cahue S, Shamiyeh E, Dunlop D. The role of knee alignment in disease progression and functional decline in knee osteoarthritis. J Am Med Assoc 2001; 286(2): 188–195.
3. Hales T, Sauter S, Peterson M, et al. Musculoskeletal disorder among visual display terminal users in a telecommunication company. Ergonomics 1994; 37(10): 1603–1621.
4. Elahi S, Cahue S, Felson D, Engelman L, Sharma L. The association between varus-valgus alignment and patellofemoral osteoarthritis. Arthritis Rheum 2000; 43(8): 1874–1880.
5. Marcus M, Gerr F, Monteilh C, et al. A prospective study of computer users: II. Postural risk factors for musculoskeletal symptoms and disorders. Am J Ind Med 2002; 41: 236–249.
6. Zhang Y, Brenner E, Duysens J, Verschueren S, Smeets JBJ. Effects of aging on postural responses to visual perturbations during fast pointing. Front Aging Neurosci 2018; 10: 401. Published 2018 Dec 4. doi:10.3389/fnagi.2018.00401.
7. American Academy of Orthopaedic Surgeons. Posture and its relationship to orthopaedic disabilities. A report of the Posture Committee of the American Academy of Orthopaedic Surgeons 1947.
8. Matheson G, Clement D, McKenzie D, Taunton J, Lloyd-Smith D, Macintyre J. Stress fractures in athletes: A study of 320 cases. Am J Sports Med 1987; 15(1): 46–58.
9. Macintyre J, Taunton J, Clement D, Lloyd-Smith D, McKenzie D, Morrell R. Running injuries: A clinical study of 4173 cases. Clin J Sport Med 1991; 1(2): 81–87.
10. Basmajian J, DeLuca D. Muscles Alive. 5th Ed. Baltimore: Williams & Wilkins, 1985, pp. 255, 414.
11. Levine D, Whittle MW. The effects of pelvic movement on lumbar lordosis in the standing position. J Orthop Sports Phys Ther 1996; 24(3): 130–135.
12. McLean I, Gillan G, Ross J, Aspden R, Porter R. A comparison of methods for measuring trunk list. Spine 1996; 21(14): 1667–1670.
13. Fedorak C, Nigel A, Marshall J, Paull H. Reliability of the visual assessment of cervical and lumbar lordosis: How good are we? Spine 2003; 28(16): 1857–1859.
14. Griegel-Morris P, Larson K, Mueller-Klaus K, Oatis C. Incidence of common postural abnormalities in the cervical, shoulder, and thoracic regions and their association with pain in two age groups of healthy subjects. Phys Ther 1992; 72(6): 425–431.
15. Soderberg G. Kinesiology: Application to Pathological Motion. Baltimore: Lippincott Williams & Wilkins, 1997.
16. Whitmore M, Berman A. The Evaluation of the Posture Video Analysis Tool (PVAT). NASA Technical Paper 3659. Lockheed Martin Engineering & Science Services, Houston Texas. 1996.
17. Norkin C, Levangie P. 1992; Philadelphia. Posture. Joint Structure & Function. Baltimore: Williams and Wilkins; 1992: 428–432.
18. Tsuboi Y, Oka T, Nakatsuka K, Isa T, Ono R. Effectiveness of workplace active rest programme on low back pain in office workers: a stepped-wedge cluster randomised controlled trial. BMJ Open 2021; 11(6): e040101. Published 2021 Jun 25. doi:10.1136/bmjopen-2020-04010119.
19. Gaudreault N, Benoît-Piau J, van Wingerden JP, Stecco C, Daigle F, Léonard G. An investigation of the association between transversus abdominis myofascial structure and activation with age in healthy adults using ultrasound imaging. Int J Sports Phys Ther 2021; 16(4): 1093–1103. Published 2021 Aug 1. doi:10.26603/001c.25168.

2 | POSTURA

CABEZA Y CARA

3

PRESENTACIÓN

INTRODUCCIÓN

La figura 3-1 muestra una sección sagital del cráneo aproximadamente en el centro de la órbita izquierda, excepto que se muestra el globo ocular completo. Los músculos ilustrados son los faciales profundos y los de la cabeza, principalmente los de la lengua, la zona faríngea y el globo ocular.

El hemisferio izquierdo del cerebro se ha reflejado hacia arriba para mostrar su superficie inferior y las raíces de los nervios craneales. Unas líneas, numeradas según los respectivos nervios craneales, conectan las raíces nerviosas con los troncos nerviosos correspondientes en la parte inferior del dibujo. Las raíces nerviosas I, II y VIII son sensoriales y se muestran en blanco. Los nervios motores y mixtos se muestran en amarillo con una excepción: como la parte motora del par craneal V es un ramo tan pequeño, se muestra en amarillo; el resto de este par se muestra en blanco.

En la figura 3-2 se observa una vista lateral de los músculos superficiales de la cabeza y el cuello; debajo de la ilustración se enumeran los nervios craneales y los músculos que inervan. Los músculos faciales se denominan *músculos de la expresión*. El nervio facial, a través de sus numerosos ramos, inerva la mayoría de los músculos faciales.

Distintos músculos pueden actuar conjuntamente para crear movimiento (p. ej., en una mueca) o el movimiento puede producirse en una sola zona (p. ej., al levantar una ceja). La pérdida de función de los músculos faciales interfiere en la capacidad para comunicar sentimientos mediante expresiones faciales y para hablar con claridad.

La sonrisa, el ceño fruncido, la mirada de sorpresa... expresiones como estas son creadas por la acción de músculos que se insertan directamente en la piel. Debido a las inserciones únicas de los músculos faciales, los análisis de estos músculos difieren de otras pruebas musculares manuales que requieren la posición y la fijación del paciente para el examen y presión o resistencia por parte del examinador. En su lugar, se pide a la persona que imite expresiones faciales mientras mira fotografías de alguien que realiza los movimientos de la prueba o mientras ve al examinador realizarlos. La calificación de la fuerza de los músculos es esencialmente una estimación subjetiva por parte del médico de lo bien que funciona el músculo en una escala de cero, residual, deficiente, aceptable, favorable y normal. La práctica habitual es clasificar la fuerza de estos músculos simplemente como ausente, deteriorada o intacta. Las pruebas de los músculos faciales y oculares se ilustran y se nombran en las siguientes páginas.

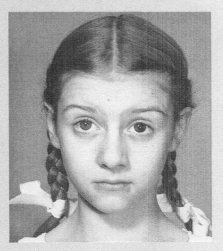
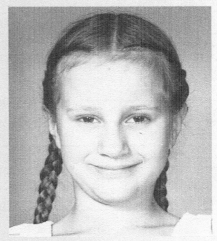
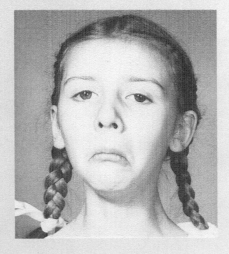

NERVIOS CRANEALES Y MÚSCULOS FACIALES PROFUNDOS

Los nervios craneales y los músculos faciales profundos se muestran en la figura 3-1.

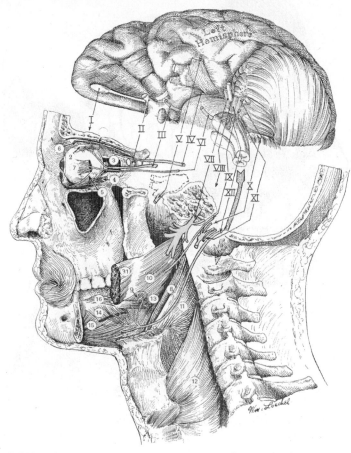

FIGURA 3-1. Nervios craneales y músculos faciales profundos.

I Nervio olfativo (sensorial)		
II Nervio óptico (sensorial)		
III Nervio oculomotor		
Elevador del párpado superior	(1)	
Recto superior	(2)	
Recto medial	(3)	
Recto inferior	(4)	
Oblicuo inferior	(5)	
IV Nervio troclear		
Oblicuo superior	(6)	
V Nervio trigémino, ramo mandibular		
Masetero	(17)	
Temporal	(18)	
Digástrico anterior	(19)	
VI Nervio motor ocular externo (*abducens*)		
Recto lateral	(7)	

VII Nervio facial	
Occipital	(20)
Auricular posterior	(21)
Digástrico posterior	(22)
Estilohioideo	(23)
Auricular superior	(24)
Auricular anterior	(25)
Frontal	(26)
Corrugador superciliar	(27)
Orbicular de los ojos	(28)
Elevador del labio superior	(29)
Cigomático mayor y menor	(30)
Buccinador	(31)
Risorio	(32)
Orbicular de los labios	(33)

3

CABEZA Y CARA

NERVIOS CERVICALES Y MÚSCULOS FACIALES Y CERVICALES SUPERFICIALES

En la figura 3-2 se presentan los nervios cervicales y los músculos superficiales faciales y cervicales.

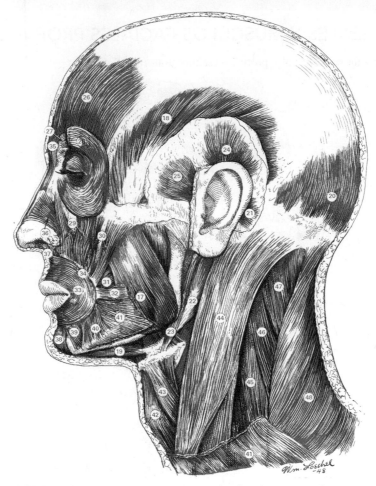

FIGURA 3-2. Nervios cervicales y músculos faciales y cervicales superficiales.

Elevador del ángulo de la boca (canino)	(34)
Prócer	(35)
Nasal	(36)
Depresor del tabique nasal (mirtiforme)	(37)
Mentoniano	(38)
Depresor del labio inferior	(39)
Depresor del ángulo de la boca	(40)
Platisma (cutáneo del cuello)	(41)

VIII **Nervio vestibulococlear** (sensorial)

IX **Nervio glosofaríngeo**

Estilofaríngeo ... (8)

X **Nervio vago**

XI **Nervio accesorio** (porción espinal)

Esternocleidomastoideo ... (44)

Trapecio ... (48)

XII **IX, X y XI Plexo faríngeo**

Palatogloso ... (9)

Constrictor superior de la faringe ... (10)

Constrictor medio de la faringe ... (11)

Constrictor inferior de la faringe ... (12)

XIII **Nervio hipogloso**

Estilogloso ... (13)

Hiogloso ... (14)

Geniogloso ... (15)

Intrínsecos de la lengua ... (16)

Diversos nervios cervicales

Esternohioideo ... (42)

Omohioideo ... (43)

Escaleno medio ... (45)

Elevador de la escápula ... (46)

Esplenio de la cabeza ... (47)

NERVIOS Y MÚSCULOS CRANEALES

En la figura 3-3 se enumeran todos los nervios craneales y los músculos específicos que inervan. Se proporciona una columna en la cual registrar la fuerza de los músculos que se pueden analizar. En la parte derecha de la página hay ilustraciones de la cabeza que muestran las áreas de distribución de los nervios cutáneos.

Esta tabla se diseñó como hoja de referencia y, en segundo lugar, como formulario para registrar los resultados de los exámenes de los músculos faciales. Debido a esta doble finalidad, el gráfico tiene material que no se incluiría en un formulario destinado solo a los resultados de las pruebas. Se enumeran todos los nervios craneales (sensoriales, motores o mixtos) y se incluyen algunos músculos que no pueden valorarse (individualmente o en grupos) con movimientos voluntarios.

TABLA DE MÚSCULOS Y NERVIOS CRANEALES

Nombre _____ Fecha _____

#	Región	Grado de fuerza muscular	SENSORIAL O MOTOR A:	I Olfatorio (S)	II Óptico (S)	III Oculomotor (M)	IV Troclear (M)	V Trigémino (S&M)	VI Abductor (M)	VII Facial (S&M)	VIII Vestibulococlear (S)	IX Glosofaríngeo (S&M)	X Vago (S&M)	XI Accesorio (M)	XII Hipogloso (M)
I	NARIZ	S	SENSORIAL: OLFATO	•											
II	OJO	S	SENSORIAL: VISTA		•										
III	PÁRPADO		ELEVADOR DEL PÁRPADO SUPERIOR			•									
III	OJO		RECTO SUPERIOR			•									
			OBLICUO INFERIOR			•									
			RECTO MEDIAL			•									
			RECTO INFERIOR			•									
IV	OJO		OBLICUO SUPERIOR				•								
V	→	S	SENSORIAL: CARA Y ESTRUCTURAS INT. DE LA CABEZA					•							
	OÍDO		TENSOR DEL TÍMPANO					•							
	PALADAR		TENSOR DEL VELO DEL PALADAR					•							
	MASTICACIÓN		MASETERO					•							
			TEMPORAL					•							
			PTERIGOIDEO MEDIAL					•							
			PTERIGOIDEO LATERAL					•							
	HIOIDEO		MILOHIOIDEO					•							
			DIGÁSTRICO ANTERIOR					•							
VI	OJO		RECTO LATERAL						•						
VII	LENGUA	S	SENSORIAL: GUSTO, 2/3 ANTERIORES DE LA LENGUA							•					
	→	S	SENSORIAL: OÍDO EXTERNO							•					
	OÍDO		ESTAPEDIO							•					
	HIOIDEO		DIGÁSTRICO POSTERIOR							•					
			ESTILOHIOIDEO							•					
	CUERO CABELLUDO		OCCIPITAL							•					
			M. INTRÍNSECOS DE LA OREJA — RAMO AURICULAR POSTERIOR							•					
	OÍDO		AURICULAR POSTERIOR							•					
			AURICULAR ANTERIOR							•					
			AURICULAR SUPERIOR — RAMO TEMPORAL							•					
	CUERO CABELLUDO		FRONTAL							•					
	CEJA		CORRUGADOR SUPERCILIAR — RAMO TEMPORAL Y CIGOMÁTICO							•					
	PÁRPADO		ORBICULAR DE LOS PÁRPADOS							•					
	NARIZ		PRÓCER							•					
			DEPRESOR DEL TABIQUE							•					
			NASAL TRANSVERSO Y ALAR							•					
			CIGOMÁTICO MAYOR Y MENOR							•					
			ELEVADOR LABIO SUPERIOR — RAMO BUCAL							•					
			BUCCINADOR							•					
	BOCA		ORBICULAR DE LA BOCA							•					
			ELEVADOR ÁNGULO DE LA BOCA							•					
			RISORIO							•					
			DEPRESOR ÁNGULO DE LA BOCA							•					
			DEPRESOR DEL LABIO INFERIOR — RAMO MANDIBULAR							•					
	MENTÓN		MENTONIANO							•					
	CUELLO		PLATISMA — RAMO CERVICAL							•					
VIII	OREJA	S	SENSORIAL: AUDICIÓN Y EQUILIBRIO								•				
IX	LENGUA	S	SENSORIAL: 1/3 POSTERIOR DE LA LENGUA									•			
		S	SENSORIAL: FARINGE, FAUCES, VELO DEL PALADAR									•			
	FARINGE		ESTILOFARÍNGEO									•			
		—	MÚSCULOS ESTRIADOS: FARINGE									•			
X	→	—	MÚSC. ESTRIADOS: VELO PALADAR, FARINGE Y LARINGE										•		
	→	—	MÚSCULOS INVOLUNTARIOS: TUBO DIGESTIVO										•		
	→	—	MÚSCULOS INVOLUNTARIOS: VÍAS RESPIRATORIAS										•		
	→	—	MÚSCULO CARDÍACO INVOLUNTARIO										•		
	→	S	SENSORIAL: AURICULAR										•		
	→	S	SENSORIAL: TUBO DIGESTIVO										•		
	→	S	SENSORIAL: VÍAS RESPIRATORIAS										•		
	→	S	SENSORIAL: VÍSCERAS ABDOMINALES Y CORAZÓN										•		
XI	CUELLO		TRAPECIO Y ESTERNOCLEIDOMASTOIDEO											•	
	PALADAR		ELEVADOR DEL VELO DEL PALADAR											•	
	→	—	MÚSC. ESTRIADOS: VELO PALADAR, FARINGE Y LARINGE											•	
XII	LENGUA		ESTILOGLOSO												•
			HIOGLOSO												•
			GENIOGLOSO												•
			INTRÍNSECOS DE LA LENGUA												•

© HENRY O. & FLORENCE P. KENDALL   Revised 1970   HENRY O. & FLORENCE P. KENDALL & GLADYS E. WADSWORTH

SENSITIVO

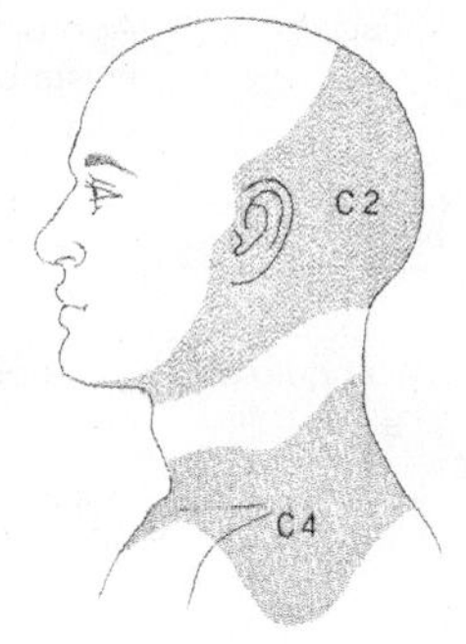

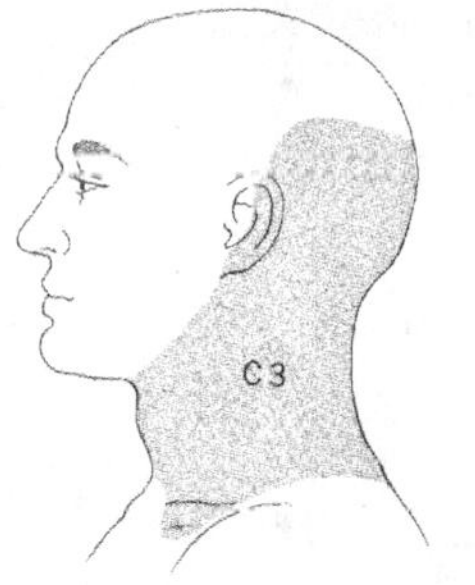

DERMATOMAS

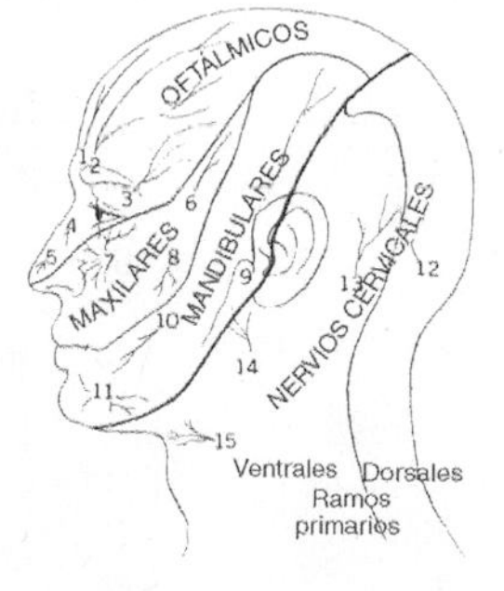

DISTRIBUCIÓN CUTÁNEA DE LOS NERVIOS CRANEALES

Oftálmicos
1. N. supratroclear
2. N. supraorbitario
3. N. lagrimal
4. N. infratroclear
5. N. nasal

Maxilares
6. N. cigomático-temporal
7. N. infraorbitario
8. N. cigomático-facial

Mandibulares
9. N. auriculotemporal
10. N. bucal
11. N. mentoniano

Nervios cervicales
12. N. occipital mayor
13. N. occipital menor
14. N. auricular mayor

Rediseñada de Gray's Anatomy of the Human Body, 28.ª ed.

3 | CABEZA Y CARA

FIGURA 3-3. Tabla de nervios craneales y músculos. © 1993 Florence P. Kendall.

MÚSCULOS FACIALES Y OCULARES

Los músculos faciales y oculares se exponen en la tabla 3-1.

TABLA 3-1 Músculos faciales y oculares

Músculos/*Nervios*	Origen	Inserción	Acción y referencia de página
Buccinador/*Facial*	Apófisis alveolares del maxilar, cresta buccinadora de la mandíbula y ligamento pterigomandibular	Orbicular de la boca en el ángulo de la boca	Comprime las mejillas
Corrugador superciliar/ *Facial*	Extremo medial del arco superciliar	Superficie profunda de la piel por encima de la mitad del arco orbitario	Arrastra la ceja hacia abajo y dentro, con arrugas verticales en la frente; «músculo del ceño fruncido»
Depresor del ángulo de la boca/*Facial*	Línea oblicua de la mandíbula	Ángulo de la boca, mezclándose con el músculo adyacente	Deprime el ángulo de la boca
Depresor del labio inferior/*Facial*	Línea oblicua de la mandíbula	Integumento del labio inferior, que se funde con el orbicular de la boca	Arrastra el labio inferior hacia abajo y ligeramente hacia los lados, como en las expresiones de ironía
Depresor del tabique nasal (mirtiforme)/*Facial*	Fosa incisiva del maxilar superior	Ala y tabique nasal	Lleva el ala de la nariz hacia abajo para cerrar la nariz
Frontal/*Facial*	Galea aponeurótica	Músculos y piel de la ceja y raíz de la nariz	Levanta las cejas y arruga la frente, como en las expresiones de sorpresa o miedo
Elevador del ángulo de la boca (canino)/*Facial*	Fosa canina del maxilar	Ángulo de la boca, que se mezcla con el orbicular de la boca	Deprime el surco nasolabial, como en las expresiones de desprecio o desdén
Elevador del labio superior/*Facial*	Borde inferior de la órbita	Orbicular del labio superior	Desplaza el labio superior hacia arriba y hacia adelante
Elevador del labio superior y del ala de la nariz/*Oculomotor*	Raíz de la apófisis nasal del maxilar superior	Cartílago alar mayor, piel de la nariz y parte lateral del labio superior	Eleva y hace que sobresalga el labio superior
Elevador del párpado superior/*Oculomotor*	Superficie inferior del ala menor del esfenoides	Piel del párpado, placa tarsal del párpado superior, pared orbitaria y expansión medial y lateral de la aponeurosis de inserción	Eleva los párpados superiores
Masetero/*Trigémino*	Parte superficial: apófisis cigomática del maxilar y borde inferior del arco cigomático	Ángulo y rama de la mandíbula	Elevación de la articulación temporomandibular (ATM)
	Porción profunda: ⅓ posterior del borde inferior y superficie medial del arco cigomático	½ superior de la rama y la superficie lateral de la apófisis coronoides de la mandíbula	
Mentoniano/*Facial*	Fosa incisiva de la mandíbula	Piel de la barbilla	Eleva y hace sobresalir el labio inferior y arruga la piel de la barbilla, como en los pucheros
Nasal, porción alar/ *Facial*	Maxilar	Ala de la nariz	Agranda las fosas nasales

(continúa)

TABLA 3-1 Músculos faciales y oculares (*continuación*)

Músculos/*Nervios*	Origen	Inserción	Acción y referencia de página
Nasal, porción transversal/*Facial*	Por encima y lateral a la fosa incisiva del maxilar	Por aponeurosis con el nasal en el lado opuesto	Deprime la parte cartilaginosa de la nariz
Oblicuo inferior del ojo/ *Oculomotor*	Placa orbitaria del maxilar	Parte externa de la esclerótica, entre el recto superior y el recto lateral y posterior al ecuador del globo ocular	Dirige la córnea hacia arriba y hacia afuera
Oblicuo superior del ojo/*Troclear*	Por encima del borde medial del agujero óptico	Hacia adentro de la esclerótica entre el recto superior y el recto lateral y posterior al ecuador del globo ocular	Dirige la córnea hacia abajo y hacia afuera
Orbicular de los ojos/ *Facial*	Parte nasal del hueso frontal, apófisis frontal del maxilar y superficie anterior del ligamento palpebral medial	Las fibras musculares rodean la circunferencia de la órbita, se extienden hacia abajo en la mejilla y se mezclan con las estructuras musculares o ligamentosas adyacentes	*Parte palpebral*: cierra los ojos suavemente *Parte orbitaria*: cierre más fuerte
Orbicular de la boca (de los labios)/*Facial*	Numerosos estratos de fibras musculares que rodean la boca; derivados en parte de otros músculos faciales	Dentro de la piel y la mucosa de los labios, mezclándose con otros músculos	Cierra los labios y los proyecta hacia adelante
Platisma (cutáneo del cuello)/*Facial*	Fascia que recubre la porción superior del pectoral mayor y del deltoides	Borde inferior de la mandíbula, las fibras posteriores se mezclan con los músculos sobre el ángulo y la parte inferior de la boca	Retrae y deprime el ángulo de la boca
Prócer (piramidal de la nariz)/*Facial*	Fascia que recubre la parte inferior del hueso nasal y la parte superior del cartílago nasal lateral	Hacia adentro de la piel sobre la parte inferior de la frente, entre las cejas	Tira del ángulo interno de las cejas hacia abajo y produce arrugas transversales sobre el puente de la nariz
Pterigoideo lateral/ *Trigémino*	Cabeza superior: superficie lateral del ala mayor del esfenoides y de la cresta infratemporal Cabeza inferior: superficie lateral del pterigoideo lateral	Depresión, parte anterior del cóndilo de la mandíbula y borde anterior del disco articular de la ATM	Abre la depresión, la desviación lateral y la protuberancia de la ATM
Pterigoideo medial/ *Trigémino*	Superficie medial de la placa pterigoidea lateral, apófisis piramidal del hueso palatino y tuberosidad del maxilar	Interior y parte posterior de la superficie medial de la rama y el ángulo del agujero mandibular	Cierra la elevación de la ATM
Rectos superior, inferior y medial/*Oculomotor* *Recto lateral (abducens)*	Anillo fibroso que rodea los bordes superior, medial e inferior del agujero óptico	Hacia adentro de la esclerótica, anterior al ecuador del globo ocular, en el lugar indicado por cada nombre	Movimiento del ojo en la dirección indicada por el nombre del músculo
Risorio/*Facial*	Fascia sobre el masetero	En la piel del ángulo de la boca	Retrae el ángulo de la boca
Temporal/*Trigémino*	Fosa y fascia temporales	Apófisis coronoides y borde anterior de la rama de la mandíbula	Cierra la elevación de la ATM
Cigomático mayor/ *Facial*	Hueso cigomático delante de la apófisis temporal	Ángulo de la boca, mezclándose con los músculos adyacentes	Lleva el ángulo de la boca hacia arriba y hacia afuera, como en una sonrisa
Cigomático menor/ *Facial*	Hueso cigomático, superficie malar	Orbicular del labio superior	Profundiza el surco nasolabial, como sucede en las expresiones de tristeza

PRUEBAS DE LOS MÚSCULOS FACIALES Y OCULARES

Las pruebas se muestran en las figuras 3-4 a 3-24.

Frontal

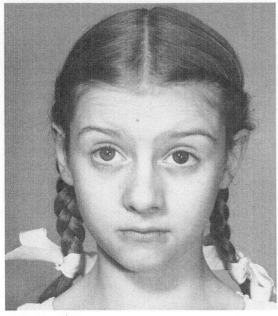

FIGURA 3-4

Prueba: levantar las cejas, arrugando la frente, como en una expresión de sorpresa o susto.

Nasal, porción alar

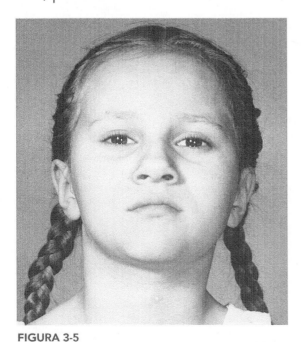

FIGURA 3-5

Prueba: ensanchar las aberturas de las fosas nasales, como en la respiración forzada o difícil.

Corrugador superciliar

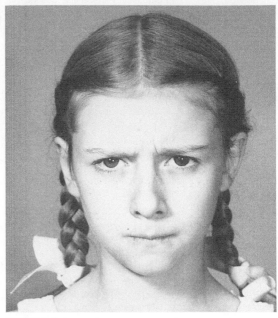

FIGURA 3-6

Prueba: juntar las cejas, como al fruncir el ceño.

Depresor del tabique y porción transversa del nasal

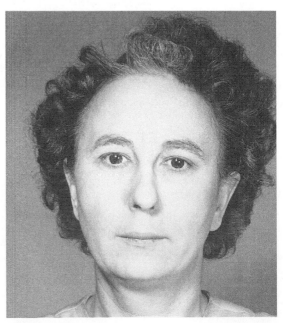

FIGURA 3-7

Prueba: llevar la punta de la nariz hacia abajo, estrechando las fosas nasales.

Prócer (piramidal de la nariz)

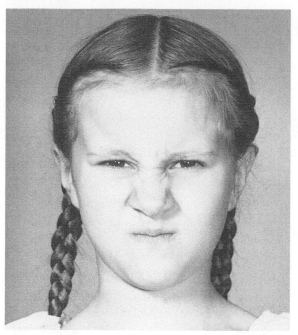

FIGURA 3-8

Prueba: tirar de la piel de la nariz hacia arriba, formando arrugas transversales sobre el puente de la nariz.

Elevador del ángulo de la boca (canino)

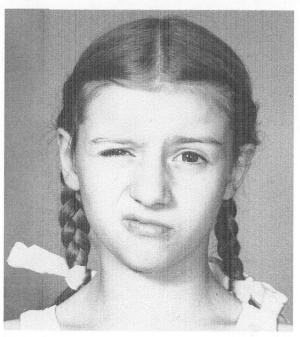

FIGURA 3-10

Prueba: llevar el ángulo de la boca de forma recta hacia arriba, profundizando el surco desde el lado de la nariz hasta el lado de la boca, como en una mueca de desprecio. Sugiera al paciente que intente mostrar un canino, primero de un lado y luego del otro.

Risorio

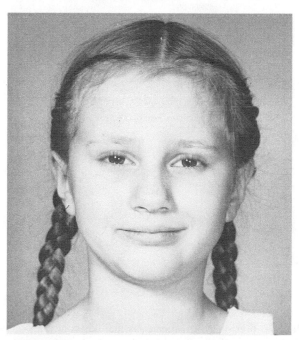

FIGURA 3-9

Prueba: llevar el ángulo de la boca hacia atrás.

Cigomático mayor

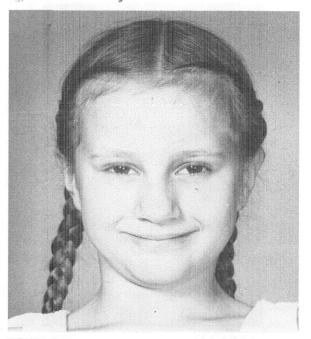

FIGURA 3-11

Prueba: llevar el ángulo de la boca hacia arriba y hacia afuera, como al sonreír.

3 | CABEZA Y CARA

Elevador del labio superior

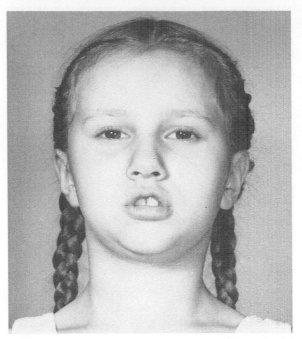

FIGURA 3-12

Prueba: levantar y hacer sobresalir el labio superior, como para mostrar las encías superiores.

Orbicular de la boca

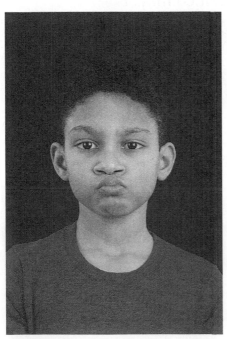

FIGURA 3-13

Prueba: cerrar y hacer sobresalir los labios, como al silbar.

Depresor del labio inferior y platisma

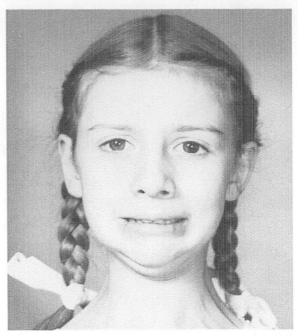

FIGURA 3-14

Prueba: llevar el labio inferior y el ángulo de la boca hacia abajo y hacia fuera, tensando la piel del cuello.

Buccinador

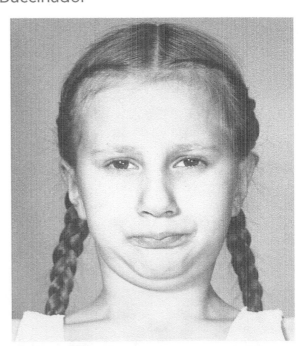

FIGURA 3-15

Prueba: presionar firmemente las mejillas contra los dientes laterales y hacer retroceder el ángulo de la boca, como al tocar una trompeta (llevar el mentón hacia atrás, como en la ilustración, no forma parte de la acción del buccinador).

Mentoniano

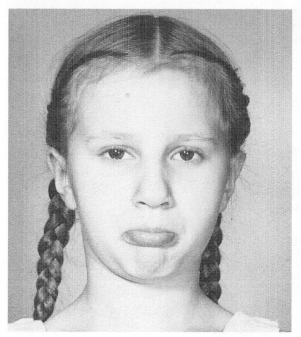

FIGURA 3-16

Prueba: levantar la piel de la barbilla. Como resultado, el labio inferior sobresaldrá un poco, como en los pucheros.

Pterigoideo lateral

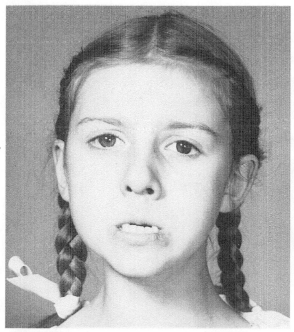

FIGURA 3-17

Prueba: abrir ligeramente la boca (el pterigoideo lateral contribuye a la depresión de la articulación temporomandibular [ATM]). Hace sobresalir y desvía lateralmente la ATM.

Depresor del ángulo de la boca

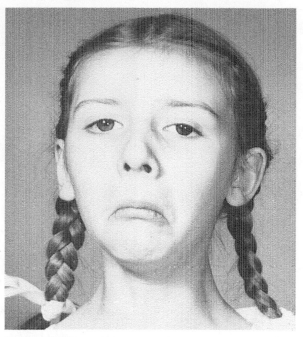

FIGURA 3-18

Prueba: llevar los ángulos de la boca hacia abajo.

Temporal, masetero y pterigoideo medial

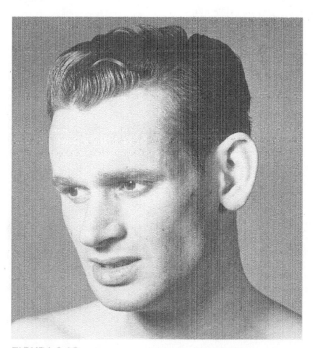

FIGURA 3-19

Prueba: elevar la mandíbula y morder firmemente con la boca ligeramente abierta para mostrar que se están apretando los dientes.

3

CABEZA Y CARA

Músculos suprahioideos

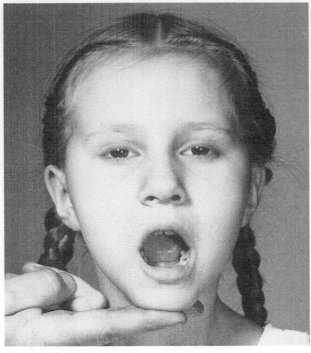

FIGURA 3-20

Prueba: presionar la mandíbula contra la resistencia ofrecida por el examinador. Durante la acción de los músculos suprahioideos, los músculos infrahioideos proporcionan la fijación del hueso hioides (para consultar los orígenes, las inserciones, las acciones y las inervaciones, así como una ilustración, *véase* cap. 4).

Músculos infrahioideos

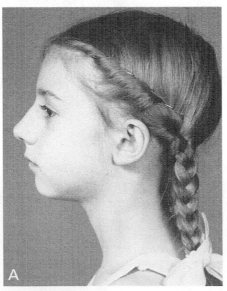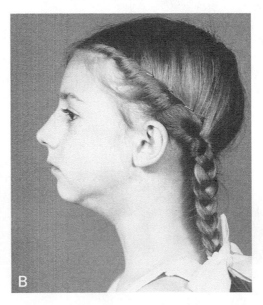

FIGURA 3-21

Prueba: comenzar con una posición inicial relajada, como se muestra a la izquierda. A continuación, presionar el hueso hioides, como se ilustra en la imagen derecha (para consultar los orígenes, las inserciones, las acciones y las inervaciones de los músculos infrahioideos y para observar una ilustración, *véase* cap. 4).

Orbicular de los ojos

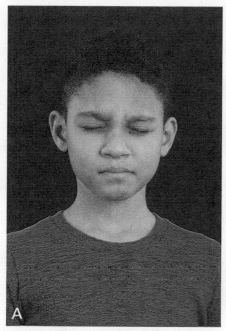

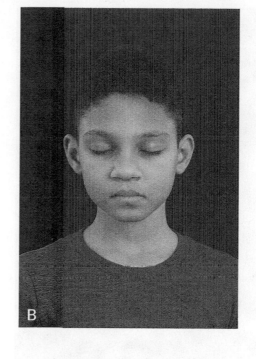

FIGURA 3-22

Prueba, parte orbitaria: cerrar el párpado con firmeza, formando arrugas que se irradian desde el ángulo externo.

Prueba, parte palpebral: cerrar suavemente el párpado.

Recto medial del ojo y recto lateral del ojo

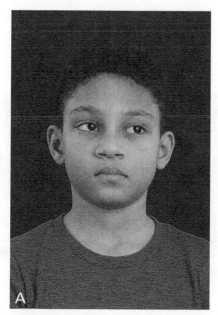

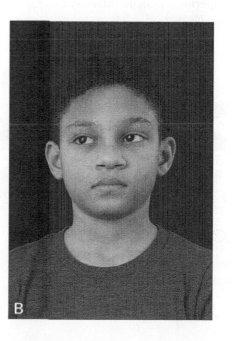

FIGURA 3-23

Prueba, recto medial derecho y recto lateral izquierdo: mirar horizontalmente hacia la izquierda (como en la ilustración).

Prueba, recto medial izquierdo y recto lateral derecho: mirar horizontalmente hacia la derecha.

Elevador del párpado superior y otros

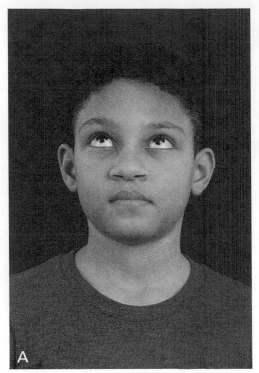

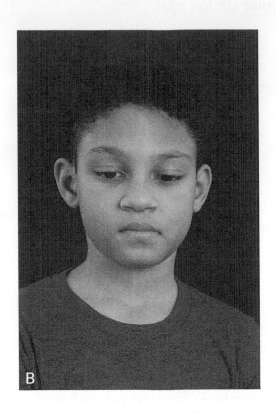

FIGURA 3-24

Prueba, elevador del párpado superior: levantar el párpado superior.

Prueba, recto superior y oblicuo inferior: mirar directamente hacia arriba, hacia la ceja.

Prueba, recto inferior y oblicuo superior: mirar directamente hacia abajo, hacia la boca.

SECCIÓN III
MÚSCULOS DE LA MASTICACIÓN, LENGUA Y FARINGE

MÚSCULOS DE LA DEGLUCIÓN

Entre los músculos de la deglución se pueden incluir la lengua, el velo del paladar, las fauces, el suprahioideo, el infrahioideo, la laringe y la faringe. En la tabla 3-2 se puede encontrar información acerca de los orígenes, inserciones, acciones, inervaciones (motoras y sensoriales) y funciones de estos músculos.

TABLA 3-2 Músculos de la deglución

Músculo	Origen	Inserción	Acción	Inervación Motora	Inervación Sensorial	Papel en la deglución
LENGUA						
Longitudinal superior	Intrínseco	Intrínseca	Acorta la lengua; Eleva los lados y a punta de la lengua	Hipogloso XII	Sensibilidad general: ⅔ anteriores: trigémino V; ⅓ posterior: glosofaríngeo IX; Base: vago X; Sensibilidad especial (gusto): ⅔ anteriores: facial VII; ⅓ posterior: glosofaríngeo IX; Base: vago X	**Preparación del bolo** Durante esta fase, la lengua y los músculos buccinadores mantienen el alimento entre los molares, donde es triturado y molido por los músculos de acción de la masticación. Los movimientos alternos de lado a lado y la torsión de la lengua, realizados principalmente por los músculos intrínsecos y por los estiloglosos actuando unilateralmente, ayudan a mezclar el alimento con la saliva y a separar las partículas más grandes de la porción suficientemente molida que está lista para ser enrollada en un bolo y tragada.
Transversal	Intrínseco	Intrínseca	Alarga y estrecha la lengua			
Vertical	Intrínseco	Intrínseca	Aplana y ensancha la lengua			
Inferior longitudinal	Intrínseco	Intrínseca	Acorta la lengua; Gira la punta de la lengua hacia abajo			
Geniogloso	Espina mentoniana	Lengua y cuerpo del hioides	Deprime la lengua; protruye y retrae la lengua; eleva el hioides	Hipogloso XII		
Hiogloso	Cuerno mayor del hioides	Lengua	Deprime y tira de la lengua en sentido posterior			
Estilogloso	Proceso estiloides	Lengua	Eleva y tira de la lengua hacia atrás			
Palatogloso	Aponeurosis del velo del paladar	Lengua	Eleva y tira de la lengua hacia atrás, estrecha las fauces	Plexo faríngeo IX, X, XI		
VELO DEL PALADAR						
Tensor del velo del paladar	Fosa escafoidea, espina del esfenoides, trompa auditiva lateral	Aponeurosis de velo del paladar	Tensa el velo del paladar	Trigémino V	Trigémino V / Glosofaríngeo IX	**Fase voluntaria** Los músculos depresores de la lengua se contraen y forman un surco en la porción posterior del dorso de la lengua que acuna el bolo. Un movimiento iniciado por los músculos intrínsecos eleva la porción anterior y luego la posterior de la lengua hacia la bóveda del paladar. Este movimiento secuencial desaloja el bolo y lo empuja hacia las fauces. A su vez, la base de la lengua se eleva y se tira de ella hacia atrás, principalmente por la acción de los músculos estiloglosos, forzando el bolo a través de las fauces hasta la faringe. Simultáneamente a esta elevación de la base de la lengua se produce una elevación moderada del hueso hioides y de la laringe.
Elevador del velo del paladar (periestafilino interno)	Porción petrosa, hueso temporal: trompa auditiva media	Velo del paladar	Eleva el velo del paladar	Plexo faríngeo IX, X, XI		
Úvula	Espina nasal posterior: aponeurosis del paladar	Úvula	Acorta el velo del paladar	Plexo faríngeo IX, X, XI		
FAUCES						
Palatogloso		Véase más arriba				
Palatofaríngeo	Aponeurosis del velo del paladar	Cartílago tiroides posterior: Faringe posterolateral	Estrecha las fauces: Eleva la laringe y la faringe	Plexo faríngeo IX, X, XI	Glosofaríngeo IX	
SUPRAHIOIDEOS						
Vientre anterior del digástrico	Borde inferior de la mandíbula cerca de la sínfisis	Tendón intermedio al cuerpo y cuernos del hioides	Eleva y tira del hioides anteriormente; Ayuda a deprimir la mandíbula	Trigémino V		**Fase involuntaria (refleja)** A medida que el bolo atraviesa las fauces hasta la faringe, se estimulan los ramos de los nervios craneales V, IX y X produciendo impulsos en el ramo aferente del reflejo de deglución. Al llegar al tronco encefálico, estos impulsos se transmiten a través de sinapsis a las fibras eferentes de los nervios craneales IX, X y XI, completando el arco reflejo y produciendo los siguientes acontecimientos automáticos.
Vientre posterior	Apófisis mastoides		Eleva y tira del hioides posteriormente	Facial VII		
Milohioideo	Línea milohioidea de la mandíbula	Cuerpo del hioides y rafe medio	Eleva el hioides y la lengua: deprime la mandíbula	Trigémino V		
Geniohioideo	Cresta mediana de la mandíbula	Cuerpo del hioides	Eleva el hioides y la lengua: deprime la mandíbula	Asa cervical (del hipogloso) C1, 2		
Estilohioideo	Apófisis estiloides del hueso temporal	Cuerpo del hioides	Eleva y tira del hioides posteriormente	Facial VII		

(continúa)

3 | CABEZA Y CARA

TABLA 3-2 Músculos de la deglución (continuación)

Músculo	Origen	Inserción	Acción	Inervación Motora	Inervación Sensorial	Papel en la deglución
INFRAHIOIDEOS						
Tirohioideo	Línea oblicua del cartílago tiroides	Cuerpo mayor del hioides	Eleva el cartílago tiroides; deprime el hioides	Asa cervical (del hipogloso) C1, C2		El velo del paladar se eleva y se pone en contacto con la pared posterior de la faringe mediante la contracción de los músculos tensor y elevador del velo del paladar (periestafilino interno). Esta acción cierra la nasofaringe asegurando el paso del bolo a la luz de la laringofaringe. Este paso se facilita cuando la luz se expande por la elevación de la pared faríngea y el movimiento craneal y anterior del hueso hioides y la laringe. Cuando la última parte del bolo sale de la cavidad bucal, la abertura de la bucofaringe se cierra mediante la contracción de los músculos palatofaríngeos y el descenso del paladar blando.
Esternohioideo	Manubrio del esternón; extremo medial de clavicular	Cuerpo del hioides, borde inferior	Deprime el hioides	Asa cervical (del hipogloso) C1, C2, C3		
Esternotiroideo	Manubrio del esternón; cartílago costal de la 1.ª costilla	Línea oblicua del cartílago tiroides	Deprime el cartílago tiroides			
Omohioideo: Vientre superior	Borde superior de la escápula cerca de la escotadura escapular	Tendón intermedio por la fascia a la clavícula	Deprime el hioides			
Vientre inferior	Tendón intermedio por la fascia a la clavícula	Cuerpo del hioides, borde inferior				
LARÍNGEOS						
Ariepiglótico	Vértice del cartílago aritenoides	Margen lateral de la epiglotis	Ayuda a cerrar la abertura de la laringe	Vago X Principalmente accesorio XI, Raíz craneal	Vago X	El movimiento craneal del cartílago tiroides hacia el hueso hioides y de estas dos estructuras, a su vez, hacia la base de la lengua causa la inclinación posterior de la epiglotis. El peso del bolo al entrar en contacto con la superficie anterior de la epiglotis ayuda a aumentar esta inclinación posterior. El cambio de posición de la epiglotis ayuda a dirigir el material del bolo alrededor de los lados de la laringe a través de los senos piriformes y sobre la punta de la epiglotis hacia la hipofaringe. También ayuda a evitar que los alimentos penetren en la laringe. Sin embargo, el principal mecanismo de protección de la laringe es el cierre esfinteriano simultáneo de la entrada laríngea al vestíbulo y el cierre de los pliegues vestibulares y vocales de la glotis.
Tiroepiglótico	Superficie medial del cartílago tiroides	Margen lateral de la epiglotis	Ayuda a cerrar la abertura de la laringe			
Tiroaritenoideo	Superficie medial del cartílago tiroides	Prolongación muscular del cartílago aritenoides	Ayuda a cerrar la glotis; acorta las cuerdas vocales			
Aritenoides: oblicuo	Base de un cartílago aritenoides	Vértice del cartílago aritenoides opuesto	Ayudan a cerrar la glotis mediante la aducción de los cartílagos aritenoides			
Transversal	Superficie posterior y borde lateral de un cartílago aritenoides	Superficie posterior y borde lateral del cartílago aritenoides opuesto				
Cricoaritenoideo lateral	Borde superior del arco del cartílago cricoides	Prolongación muscular del cartílago aritenoides	Aduce y rota medialmente el cartílago aritenoides ayudando a cerrar la glotis			
Vocal	Superficie medial del cartílago tiroides	Apófisis vocal del cartílago aritenoides	Regula la tensión de las cuerdas vocales			
Cricoaritenoideo posterior	Superficie posterior de la lámina del cartílago cricoides	Prolongación muscular del cartílago aritenoides	Abduce el cartílago aritenoides ensanchando la glotis			
Cricotiroideo: recto oblicuo	Parte anterior y lateral del arco del cartílago cricoides	Borde anterior, cuerno inferior del cartílago tiroides / Borde inferior de la lámina del cartílago tiroides	Eleva el arco cricoides y alarga las cuerdas vocales			
FARÍNGEOS						
Salpingofaríngeo	Trompa auditiva	Pared faríngea	Eleva la faringe	Plexo faríngeo IX, X, XI	Plexo faríngeo IX y X	Simultáneamente con las acciones anteriores, se produce una contracción secuencial de los constrictores superior, medio e inferior que vacía la faringe forzando el bolo hacia el esófago. Las fibras orientadas horizontalmente que se encuentran entre el constrictor inferior y el esófago se han denominado músculo cricofaríngeo. Este músculo actúa como esfínter y funcionalmente está más relacionado con el esófago que con la faringe. Se relaja cuando el bolo alcanza el extremo caudal de la hipofaringe, permitiendo que el alimento entre en el esófago.
Palatofaríngeo	Véase más arriba					
Estilofaríngeo	Apófisis estiloides	Borde posterior del cartílago tiroides; pared posterolateral de la faringe	Eleva la faringe y la laringe	Glosofaríngeo IX		
Constrictor superior	Placa pterigoidea medial; rafe pterigomandibular; mandíbula	Tubérculo faríngeo / Rafe faríngeo	Constriñen, secuencialmente, la nasofaringe, la bucofaringe, la	Plexo faríngeo IX, X, XI		
Constrictor medio	Cuernos del hioides	Rafe faríngeo	laringofaringe			
Constrictor inferior	Cartílagos tiroides y cricoides	Rafe faríngeo				
Cricofaríngeo	Arco del cartílago cricoides	Arco del cartílago cricoides	Actúa como esfínter para impedir la entrada de aire en el esófago; se relaja durante la deglución			

MOVIMIENTOS DE LA ARTICULACIÓN TEMPOROMANDIBULAR

Los movimientos de la ATM incluyen la rotación y la traslación. Los movimientos de rotación comprenden la **depresión** y la **elevación** de la mandíbula (es decir, abrir y cerrar la boca) y la excursión **lateral** (desviación) de la mandíbula (es decir, movimientos de lado a lado). Los movimientos de traslación incluyen la **protrusión** (es decir, el movimiento en dirección anterior) y la **retrusión** de la mandíbula (es decir, el movimiento en dirección posterior) (1). Según Bourban, los dos movimientos principales de la ATM son la rotación sobre un eje mediolateral y la traslación a lo largo de los ejes anteroposterior y superoinferior (2). Primero se produce la rotación y después la traslación, a medida que el cóndilo mandibular se desplaza anterior e inferiormente sobre el hueso temporal.

El cierre de la boca se inicia con la traslación posterior de la mandíbula hasta aproximadamente dos tercios de la apertura máxima. Los movimientos combinados de traslación y rotación que se producen durante la apertura de la boca se invierten para el cierre a la posición de reposo (3).

En la apertura y el cierre normales, los movimientos de cada ATM son sincrónicos, de modo que la mandíbula no se desvía hacia ningún lado. La excursión lateral asimétrica consiste en deslizar la mandíbula hacia un lado (4). Sin embargo, la masticación natural requiere una desviación asimétrica para completar el acto de masticar.

CRIBADO Y PRUEBAS DE LOS NERVIOS CRANEALES

Véase la tabla 3-3 para consultar una descripción del cribado y las pruebas de los nervios craneales.

TABLA 3-3 Cribado y pruebas de los nervios craneales

Nervio craneal	Función	Procedimiento de la prueba
I: Olfatorio	Olfato	Identificar diferentes olores
II: Óptico	Agudeza visual	Exploración del campo visual
III: Oculomotor	Movimiento ocular; reflejo pupilar	Movimiento ocular superior, inferior y medial: reacción de la pupila a la luz
IV: Troclear	Movimiento ocular	Movimiento oculares medial inferior/superior/oblicuo
V: Trigémino	Sensorial de regiones de la cara; masticación	Exploración sensorial de regiones de la cara (V1, V2, V3); movimiento y fuerza de la ATM (V3); reflejo corneal (V1)
VI: Motor ocular externo (*abducens*)	Movimiento ocular	Movimiento lateral del ojo
VII: Facial	Músculos de la expresión facial	Abrir los ojos, sonreír, abrir y cerrar la boca
VIII: Vestibulococlear	Equilibrio y audición	Examen del equilibrio; examen auditivo
IX: Glosofaríngeo	Gusto y deglución	Reflejo nauseoso; capacidad para deglutir
X: Vago	Control del gusto, la faringe y la laringe	Reflejo nauseoso; capacidad para deglutir; decir «ahh»
XI: Espinal accesorio	Acciones del ECM y del trapecio	Acciones contra la resistencia del ECM y el trapecio
XII: Hipogloso	Acciones de la lengua	Sacar la lengua de forma recta y moverla a la derecha y a la izquierda

ECM: esternocleidomastoideo.

SECCIÓN IV
HALLAZGOS CLÍNICOS

CASOS PRÁCTICOS

A continuación se incluyen dos tablas con registros de los hallazgos de pruebas musculares en dos casos de parálisis de Bell (es decir, parálisis facial).

Caso 1: parálisis de Bell

En este caso, el inicio de la parálisis se produjo una semana antes de la primera exploración. Como se observa en la figura 3-25, 3 músculos obtuvieron una calificación de cero,

10 músculos alcanzaron un grado de residual y 2 músculos obtuvieron un nivel deficiente. En una segunda exploración, 3 semanas después, todos los músculos fueron calificados como favorables. Aproximadamente 3 semanas después de esta segunda exploración, todos los músculos eran normales, excepto tres que seguían siendo favorables.

Este caso es un ejemplo de aquellos pacientes con parálisis facial que experimentan una recuperación bastante rápida. A veces la mejoría se produce en unos días o una semana; en otros casos, como este, la recuperación sucede en un período de 2 meses (5).

3 | CABEZA Y CARA

En la primera exploración, el orbicular de los ojos, que cierra el párpado y lo aprieta, se calificó como deficiente, y el frontal, que levanta la ceja y arruga la frente, se clasificó como residual. Sin embargo, en algunos casos de parálisis facial, el orbicular de los párpados puede responder más lentamente que el frontal. En estas situaciones, se desaconseja ejercitar el frontal, ya que actúa en oposición al orbicular de los ojos. La razón de ello puede ilustrarse del siguiente modo: elevar la ceja contrayendo el frontal. A continuación, con las yemas de los dedos colocadas sobre la ceja o justo por encima, mantenga la ceja hacia arriba. Ahora, intente cerrar el párpado suavemente y, a continuación, intente apretarlo con fuerza. La dificultad para hacer ambas cosas (y especialmente esto último) se demuestra fácilmente.

TABLA DE MÚSCULOS Y NERVIOS CRANEALES

Nombre: **Caso # 1** Fecha: 1 semana tras el inicio

#	Región	Grado de fuerza muscular	Sensorial o motor a (Izquierdo)	Nervio craneal marcado
I	NARIZ	S	SENSORIAL: OLFATO	I Olfatorio
II	OJO	S	SENSORIAL: VISTA	II Óptico
III	PÁRPADO		ELEVADOR DEL PÁRPADO SUPERIOR	III Oculomotor
III	OJO		RECTO SUPERIOR	III Oculomotor
			OBLICUO INFERIOR	III Oculomotor
			RECTO MEDIAL	III Oculomotor
			RECTO INFERIOR	III Oculomotor
IV	OJO		OBLICUO SUPERIOR	IV Troclear
V	→	S	SENSORIAL: CARA Y ESTRUCTURAS INT. DE LA CABEZA	V Trigémino
	OÍDO		TENSOR DEL TÍMPANO	V Trigémino
	PALADAR		TENSOR DEL VELO DEL PALADAR	V Trigémino
	MASTICA-CIÓN		MASETERO	V Trigémino
			TEMPORAL	V Trigémino
			PTERIGOIDEO MEDIAL	V Trigémino
			PTERIGOIDEO LATERAL	V Trigémino
	HIOIDEO		MILOHIOIDEO	V Trigémino
			DIGÁSTRICO ANTERIOR	V Trigémino
VI	OJO		RECTO LATERAL	VI Abductor
	LENGUA	S	SENSORIAL: GUSTO, 2/3 ANTERIORES DE LA LENGUA	VII Facial
	→	S	SENSORIAL: OÍDO EXTERNO	VII Facial
	OÍDO		ESTAPEDIO	VII Facial
	HIOIDEO		DIGÁSTRICO POSTERIOR	VII Facial
			ESTILOHIOIDEO	VII Facial
	CUERO CABELLUDO		OCCIPITAL — RAMO AURICULAR POSTERIOR	VII Facial
		Feb. 27	M. INTRÍNSECOS DE LA OREJA — RAMO AURICULAR POSTERIOR	VII Facial
			AURICULAR POSTERIOR	VII Facial
	OÍDO		AURICULAR ANTERIOR — RAMO TEMPORAL	VII Facial
			AURICULAR SUPERIOR	VII Facial
	CUERO CABELLUDO	T / Mar.20 G / Abr.13 N	FRONTAL	VII Facial
	CEJA	T / G / N	CORRUGADOR SUPERCILIAR — RAMO TEMPORAL Y CIGOMÁTICO	VII Facial
VII	PÁRPADO	P / G / N	ORBICULAR DE LOS PÁRPADOS	VII Facial
		P / G / N	PRÓCER	VII Facial
	NARIZ	– / – / –	DEPRESOR DEL TABIQUE	VII Facial
		T / G / N	NASAL TRANSVERSO Y ALAR	VII Facial
		T / G / N	CIGOMÁTICO MAYOR Y MENOR	VII Facial
		T / G / N	ELEV. DEL LABIO SUPERIOR — RAMO BUCAL	VII Facial
	BOCA	T / G / N	BUCCINADOR	VII Facial
		T / G / G	ORBICULAR DE LOS LABIOS	VII Facial
		T / G / G	ELEV. DEL ÁNGULO DE LA BOCA	VII Facial
		T / G / N	RISORIO	VII Facial
		T / G / N	DEP. DEL ÁNGULO DE LA BOCA	VII Facial
		O / G / N	DEPRESOR DE LABIO INFERIOR — RAMO MANDIBULAR	VII Facial
	MENTÓN	T / G / G	MENTONIANO	VII Facial
	CUELLO	O / G / N	PLATISMA — RAMO CERVICAL	VII Facial
VIII	OÍDO	S	SENSORIAL: AUDICIÓN Y EQUILIBRIO	VIII Vestibulococlear
	LENGUA	S	SENSORIAL: 1/3 POSTERIOR DE LA LENGUA	IX Glosofaríngeo
IX		S	SENSORIAL: FARINGE, FAUCES, VELO DEL PALADAR	IX Glosofaríngeo
	FARINGE		ESTILOFARÍNGEO	IX Glosofaríngeo
			MÚSCULOS ESTRIADOS, FARINGE	IX Glosofaríngeo
	→		MÚSC. ESTRIADOS: VELO PALADAR, FARINGE Y LARINGE	X Vago
	→		MÚSCULOS INVOLUNTARIOS: TUBO DIGESTIVO	X Vago
	→		MÚSCULOS INVOLUNTARIOS: VÍAS RESPIRATORIAS	X Vago
X	→		MÚSCULO CARDÍACO INVOLUNTARIO	X Vago
	→	S	SENSORIAL: AURICULAR	X Vago
	→	S	SENSORIAL: TUBO DIGESTIVO	X Vago
	→	S	SENSORIAL: VÍAS RESPIRATORIAS	X Vago
	→	S	SENSORIAL: VÍSCERAS ABDOMINALES Y CORAZÓN	X Vago
	CUELLO		TRAPECIO Y ESTERNOCLEIDOMASTOIDEO	XI Accesorio
XI	PALADAR		ELEVADOR DEL VELO DEL PALADAR	XI Accesorio
	→		MÚSC. ESTRIADOS: VELO PALADAR, FARINGE Y LARINGE	XI Accesorio
			ESTILOGLOSO	XII Hipogloso
			HIOGLOSO	XII Hipogloso
XII	LENGUA		GENIOGLOSO	XII Hipogloso
			INTRÍNSECOS DE LA LENGUA	XII Hipogloso

SENSITIVO

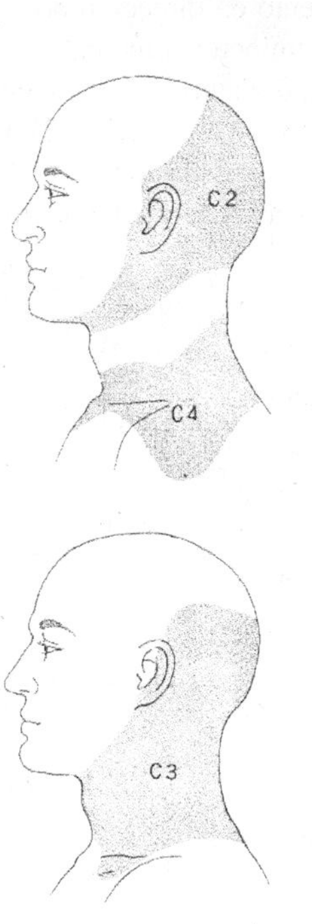

DERMATOMAS

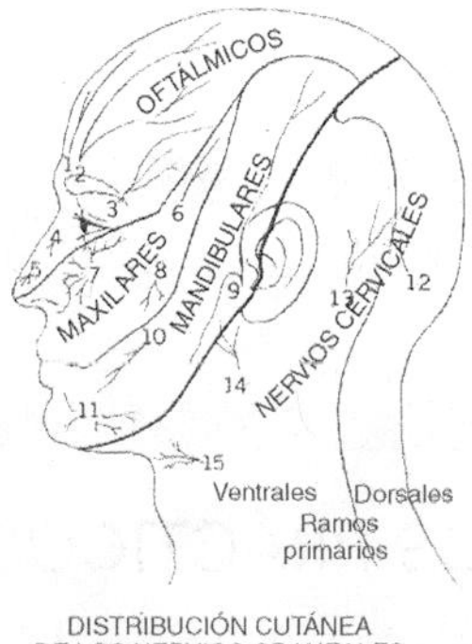

DISTRIBUCIÓN CUTÁNEA DE LOS NERVIOS CRANEALES

Oftálmico
1. N. supratroclear
2. N. supraorbitario
3. N. lagrimal
4. N. infratroclear
5. N. nasal

Maxilar
6. N. cigomático-temporal
7. N. infraorbitario
8. N. cigomático-facial

Mandibular
9. N. auriculotemporal
10. N. bucal
11. N. mentoniano

Nervios cervicales
12. N. occipital mayor
13. N. occipital menor
14. N. auricular mayor

Rediseñada de Gray's Anatomy of the Human Body, 28.ª ed.

FIGURA 3-25. Caso 1: parálisis de Bell, 1. © 2005 Florence P. Kendall.

Caso 2: parálisis de Bell

En este caso de parálisis facial, que se exploró por primera vez 3 semanas después del inicio, no se observó ningún indicio de función muscular, excepto acción leve en el corrugador (figura 3-26). Este paciente mostró muy pocos cambios durante los primeros 3.5 meses. Sin embargo, al cabo de 6 meses, la mayoría de los músculos tenían una calificación aceptable o mejor. Al cabo de 8 meses, se observaron nuevas mejorías. Al cabo de 9.5 meses, aproximadamente un tercio de los músculos estaban en estado aceptable y todos los demás en estado favorable o normal. Este caso muestra la mejoría lenta pero gradual que se produce en algunas ocasiones (5).

   A esta paciente se le colocó un gancho de plástico muy pequeño que se adaptaba a la comisura de los labios y se sujetaba con una goma elástica a las patillas de sus gafas (la patilla, o sien, es la parte de la montura que se extiende desde el cristal hasta la oreja y por encima de ella). Se le indicó cómo darse un ligero masaje hacia arriba en el lado afectado y hacia abajo y hacia la boca en el lado no afectado. A veces se utilizaba cinta adhesiva transparente para sujetar el lado de la boca y la mejilla. Cuando la paciente no utilizaba el gancho o la cinta, se le aconsejaba que, al sentarse, tomara la costumbre de apoyar el codo derecho en una mesa o en el brazo de una silla y colocar la mano derecha con la palma bajo la parte derecha de la barbilla y los dedos a lo largo de la mejilla para mantener el lado derecho de la cara hacia arriba. Además, cuando hablaba, sonreía o reía, debía utilizar la mano para empujar el lado afectado hacia la derecha y hacia arriba para compensar la debilidad, así como para evitar que el lado no afectado distorsionara la boca en esa dirección. Asimismo, se le enseñó a ejercitar los músculos faciales ayudando al lado débil y conteniendo el lado más fuerte.

TRASTORNOS TEMPOROMANDIBULARES

Los trastornos de la ATM pueden causar cefaleas, dolor facial y limitaciones de la depresión de la ATM. Los músculos que suelen estar implicados en estos trastornos son los pterigoideos, los maseteros y los temporales (6). También es necesario evaluar la integridad y la función de los músculos digástrico, infra- y suprahioideo, junto con el tejido no contráctil, incluidos los ligamentos asociados y los discos articulares. El tratamiento conservador con fisioterapia puede ser suficiente para aliviar el dolor (7-12). Se pueden utilizar diversos dispositivos dentales para ayudar a realinear o ejercitar estos músculos (13).

3 | CABEZA Y CARA

Nombre: **Caso # 2** Fecha: 3 semanas tras el inicio

Nervio	Región	Grado	SENSORIAL O MOTOR A: Derecha	11-3-61	12-11-61	2-28-62	4-17-62	6-6-62	Nervio craneal
I	NARIZ	S	SENSORIAL: OLFATO						I Olfatorio •
II	OJO	S	SENSORIAL: VISTA						II Óptico •
III	OJO		ELEVADOR DEL PÁRPADO SUPERIOR (PÁRPADO)						III Oculomotor •
III	OJO		RECTO SUPERIOR						III Oculomotor •
III	OJO		OBLICUO INFERIOR						III Oculomotor •
III	OJO		RECTO MEDIAL						III Oculomotor •
III	OJO		RECTO INFERIOR						III Oculomotor •
IV	OJO		OBLICUO SUPERIOR						IV Troclear •
V	→	S	SENSORIAL: CARA Y ESTRUCTURAS INT. DE LA CABEZA						V Trigémino •
V	OÍDO		TENSOR DEL TÍMPANO						V Trigémino •
V	PALADAR		TENSOR DEL VELO DEL PALADAR						V Trigémino •
V	MASTICACIÓN		MASETERO						V Trigémino •
V	MASTICACIÓN		TEMPORAL						V Trigémino •
V	MASTICACIÓN		PTERIGOIDEO MEDIAL						V Trigémino •
V	MASTICACIÓN		PTERIGOIDEO LATERAL						V Trigémino •
V	HIOIDEO		MILOHIOIDEO						V Trigémino •
V	HIOIDEO		DIGÁSTRICO ANTERIOR						V Trigémino •
VI	OJO		RECTO LATERAL						VI Abductor •
VII	LENGUA	S	SENSORIAL: GUSTO, 2/3 ANTERIORES DE LA LENGUA						VII Facial •
VII	→	S	SENSORIAL: OÍDO EXTERNO						VII Facial •
VII	OÍDO		ESTAPEDIO						VII Facial •
VII	HIOIDEO		DIGÁSTRICO POSTERIOR						VII Facial •
VII	HIOIDEO		ESTILOHIOIDEO						VII Facial •
VII	CUERO CABELLUDO		OCCIPITAL						VII Facial •
VII			M. INTRÍNSECOS DE LA OREJA (RAMO AURICULAR POSTERIOR)						VII Facial •
VII			AURICULAR POSTERIOR						VII Facial •
VII	OÍDO		AURICULAR ANTERIOR						VII Facial •
VII	OÍDO		AURICULAR SUPERIOR (RAMO TEMPORAL)						VII Facial •
VII	CUERO CABELLUDO	O	FRONTAL	T	T	P+	F	F	VII Facial •
VII	CEJA	P	CORRUGADOR SUPERCILIAR (RAMO TEMPORAL Y CIGOMÁTICO)	P	–	G-	G	G	VII Facial •
VII	PÁRPADO	O	ORBICULAR DE LOS PÁRPADOS						VII Facial •
VII	NARIZ	O	PRÓCER	O	P	G-	F	G	VII Facial •
VII	NARIZ	O	DEPRESOR DEL TABIQUE	–	–	–	–	–	VII Facial •
VII	NARIZ	O	NASAL TRANSVERSO Y ALAR	O	?	F	F	F	VII Facial •
VII	BOCA	O	CIGOMÁTICO MAYOR Y MENOR	P–	P	G-	G	G	VII Facial •
VII	BOCA	O	ELEV. DEL LABIO SUPERIOR (RAMO BUCAL)	?	?	F	F	G	VII Facial •
VII	BOCA	O	BUCCINADOR	–	–	F–	F	F	VII Facial •
VII	BOCA	O	ORBICULAR DE LOS LABIOS	–	T	F	F–	F	VII Facial •
VII	BOCA	O	ELEV. DEL ÁNGULO DE LA BOCA	T	?	G-	G	G	VII Facial •
VII	BOCA	O	RISORIO	P–	P	F+	G	G	VII Facial •
VII	BOCA	O	DEP. DEL ÁNGULO DE LA BOCA	?	–	F	F–	F	VII Facial •
VII	BOCA	O	DEP. DEL LABIO INFERIOR (RAMO MANDIBULAR)	?	–	P+	F–	G	VII Facial •
VII	MENTÓN	O	MENTONIANO	O	?	F+	G	N	VII Facial •
VII	CUELLO	O	PLATISMA (RAMO CERVICAL)	T	–	F+	G	G	VII Facial •
VIII	OÍDO	S	SENSORIAL: AUDICIÓN Y EQUILIBRIO						VIII Vestibulococlear •
IX	LENGUA	S	SENSORIAL: 1/3 POSTERIOR DE LA LENGUA						IX Glosofaríngeo •
IX		S	SENSORIAL: FARINGE, FAUCES, VELO DEL PALADAR						IX Glosofaríngeo •
IX	FARINGE		ESTILOFARÍNGEO						IX Glosofaríngeo •
IX		—	MÚSCULOS ESTRIADOS: FARINGE						IX Glosofaríngeo •
X	→	—	MÚSC. ESTRIADOS: VELO PALADAR, FARINGE Y LARINGE						X Vago •
X	→	—	MÚSCULOS INVOLUNTARIOS: TUBO DIGESTIVO						X Vago •
X	→	—	MÚSCULOS INVOLUNTARIOS: VÍAS RESPIRATORIAS						X Vago •
X	→	—	MÚSCULO CARDÍACO INVOLUNTARIO						X Vago •
X	→	S	SENSORIAL: AURICULAR						X Vago •
X	→	S	SENSORIAL: TUBO DIGESTIVO						X Vago •
X	→	S	SENSORIAL: VÍAS RESPIRATORIAS						X Vago •
X	→	S	SENSORIAL: VÍSCERAS ABDOMINALES Y CORAZÓN						X Vago •
XI	CUELLO		TRAPECIO Y ESTERNOCLEIDOMASTOIDEO						XI Accesorio •
XI	PALADAR		ELEVADOR DEL VELO DEL PALADAR						XI Accesorio •
XI	→		M. ESTRIADOS: VELO PALADAR, FARINGE Y LARINGE						XI Accesorio •
XII	LENGUA		ESTILOGLOSO						XII Hipogloso •
XII	LENGUA		HIOGLOSO						XII Hipogloso •
XII	LENGUA		GENIOGLOSO						XII Hipogloso •
XII	LENGUA		INTRÍNSECOS DE LA LENGUA						XII Hipogloso •

SENSITIVO

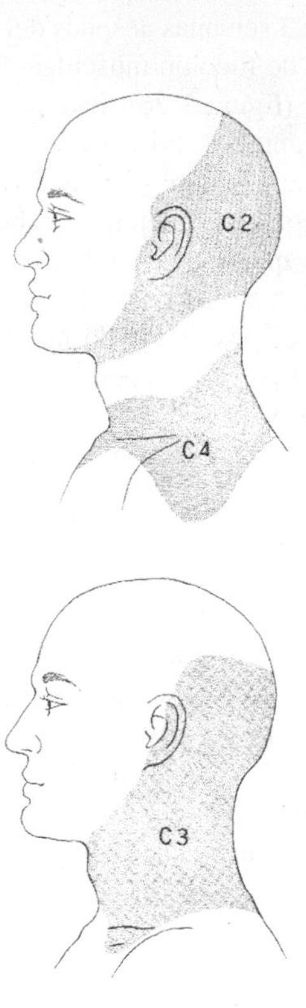

DERMATOMAS

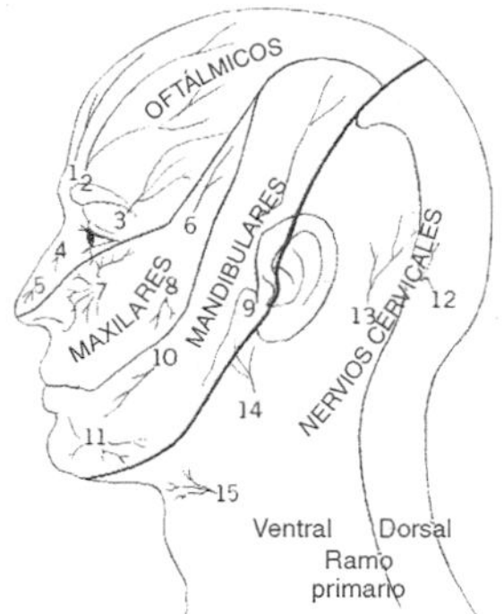

DISTRIBUCIÓN CUTÁNEA DE LOS NERVIOS CRANEALES

Ventral | Dorsal — Ramo primario

Oftálmico
1. N. supratroclear
2. N. supraorbitario
3. N. lagrimal
4. N. infratroclear
5. N. nasal

Maxilar
6. N. cigomático-temporal
7. N. infraorbitario
8. N. cigomático-facial

Mandibular
9. N. auriculotemporal
10. N. bucal
11. N. mentoniano

Nervios cervicales
12. N. occipital mayor
13. N. occipital menor
14. N. auricular mayor

Rediseñada de *Gray's Anatomy of the Human Body*, 28.ª ed.

FIGURA 3-26. Caso 2: parálisis de Bell, 2. © 2005 Florence P. Kendall.

SECCIÓN V
INTERVENCIÓN

PARÁLISIS DE BELL

Está bien documentado que la mayoría de las personas con un diagnóstico de parálisis de Bell recuperarán la función normal sin intervención (14, 15). Para el resto, se dispone de diversas opciones de tratamiento, como la medicación con antiinflamatorios no esteroideos o corticoides, el ejercicio terapéutico, el masaje, la acupuntura, la terapia con láser, la estimulación eléctrica y el cuidado ocular para prevenir complicaciones corneales (14). Hay pruebas mínimas que apoyan la eficacia de estas intervenciones para restaurar la función de los músculos afectados por este diagnóstico (16).

TRASTORNOS TEMPOROMANDIBULARES

Las intervenciones terapéuticas en caso de trastorno de la ATM dependen de los síntomas que se presenten y de la presunta causa (17). Las intervenciones pueden ser proporcionadas por una variedad de profesiones dentro del ámbito sanitario de forma independiente o a través de la colaboración interprofesional. Los trastornos de la ATM pueden tratarse por medios conservadores, no conservadores o combinados. Aunque algunos casos justifican una intervención no conservadora, como la cirugía, hay pruebas que apoyan que la mayoría de los pacientes lograrán resultados satisfactorios mediante procedimientos conservadores (18, 19). Ejemplos de estos son el reentrenamiento postural, la terapia manual, la amplitud de movimiento activa y pasiva y los aparatos dentales (17-19).

REFERENCIAS

1. Neumann DA. Kinesiology of the Musculoskeletal System: Foundations for Physical Rehabilitation. St. Louis: Mosby, 3rd edition; 2017. pp. 443–449.
2. Bourban B. Musculoskeletal analysis: The temporomandibular joint and cervical spine. In: Scully R, Barnes M, eds. Physical Therapy. Philadelphia: JB Lippincott; 1989.
3. Rocabado M. Arthrokinematics of the temporomandibular joint. Dent Clin North Am. 1983; 27: 573–594.
4. Yustin D, Rieger M, McGuckin R. Determination of the existence of hinge movements of the temporomandibular joint during normal opening by cine-MRI and computer digital addition. J Prosthodont. 1993; 2: 190–195.
5. Baugh RF, Basura GJ, Ishii LE, Schwartz SR, Drumheller CM, Burkholder R, Deckard NA, Dawson C, Driscoll C, Gillespie MB, Gurgel RK, Halperin J, Khalid AN, Kumar KA, Micco A, Munsell D, Rosenbaum S, Vaughan W. Clinical practice guideline: Bell's palsy. Otolaryngol Head Neck Surg. 2013; 149(3 Suppl): S1–S27.

6. doi:10.1177/0194599813505967. PMID: 24189771.
6. Travell J. Temporomandibular joint pain referred from muscles of the head and neck. J Prosthet Dent. 1960; 10(4): 745–763.
7. Urbański P, Trybulec B, Pihut M. The application of manual techniques in masticatory muscles relaxation as adjunctive therapy in the treatment of temporomandibular joint disorders. Int J Environ Res Public Health. 2021; 18(24): 12970. doi:10.3390/ijerpH182412970. PMID: 34948580; PMCID: PMC8700844.
8. De Resende CMBM, de Oliveira Medeiros FGL, de Figueiredo Rêgo CR, Bispo ASL, Barbosa GAS, de Almeida EO. Short-term effectiveness of conservative therapies in pain, quality of life, and sleep in patients with temporomandibular disorders: A randomized clinical trial. Cranio. 2019; 15: 1–9.
9. Pessoa DR, Costa DR, Prianti BDM, Delpasso CA, Arisawa ELS, Nicolau RA. Association of facial massage, dry needling, and laser therapy in temporomandibular disorder: Case report. Codas. 2018; 30: e20170265.
10. De la Serna PD, Plaza-Manzano GP, Cleland J, Fernández-De-Las-Peñas C, Martín-Casas P, Díaz-Arribas MJ. Effects of cervico-mandibular manual therapy in patients with temporomandibular pain disorders and associated somatic tinnitus: A randomized clinical trial. Pain Med. 2019; 21: 613–624.
11. Tuncer A, Ergun N, Tuncer AH, Karahan S. Effectiveness of manual therapy and home physical therapy in patients with temporomandibular disorders: A randomized controlled trial. J Bodyw Mov Ther. 2013; 17: 302–308.
12. Wieckiewicz M, Boening K, Wiland P, Shiau Y-Y, Paradowska-Stolarz A. Reported concepts for the treatment modalities and pain management of temporomandibular disorders. J Headache Pain. 2015; 16: 106.
13. Grace E, Sarlani E, Reid B, Read B. The use of an oral exercise device in the treatment of muscular TMD. J Craniomandib Pract. 2002; 20(3): 204–208.
14. Marson AG, Salinas R. Bell's palsy. West J Med. 2000; 173(4): 266–268. doi:10.1136/ewjm.173.4.266.
15. Holland NJ, Bernstein JM. Bell's palsy. BMJ Clin Evid. 2014; 2014: 1204. Published 2014 Apr 9.
16. Burelo-Peregrino EG, Salas-Magaña M, Arias-Vázquez PI, Tovilla-Zarate CA, Bermudez-Ocaña DY, López-Narváez ML, Guzmán-Priego CG, González-Castro TB, Juárez-Rojop IE. Efficacy of electrotherapy in Bell's palsy treatment: A systematic review. J Back Musculoskelet Rehabil. 2020; 33(5): 865–874. doi:10.3233/BMR-171031. PMID: 32144972.
17. Wright EF, North SL. Management and treatment of temporomandibular disorders: A clinical perspective. J Man Manip Ther. 2009; 17(4): 247–254. doi:10.1179/106698109791352184.
18. Butts R, Dunning J, Pavkovich R, Mettille J, Mourad F. Conservative management of temporomandibular dysfunction: A literature review with implications for clinical practice guidelines (Narrative review part 2). J Bodyw Mov Ther. 2017; 21(3): 541–548. doi:10.1016/j.jbmt.2017.05.021.
19. Shaffer SM, Brismée JM, Sizer PS, Courtney CA. Temporomandibular disorders. Part 2: Conservative management. J Man Manip Ther. 2014; 22(1): 13–23. doi:10.1179/2042618613Y.0000000061.

3 | CABEZA Y CARA

CUELLO Y ESPALDA

4

CONTENIDO

INTRODUCCIÓN

La columna cervical y los músculos del cuello forman una estructura extraordinaria que permite el movimiento de la cabeza en todas direcciones y la estabilidad en varias posiciones. El cuello soporta el peso de la cabeza en posición erguida.

La posición convencional (también denominada «normal») de la cabeza es aquella en la que esta se encuentra nivelada en todos los planos mientras los ojos buscan la altura ocular. La columna cervical está en posición de lordosis y la columna torácica en cifosis.

Con las posturas atípicas comunes, la alineación de la cabeza no cambia, pero la del cuello se adapta en respuesta a las posiciones alteradas de la columna torácica. Si la columna torácica está recta, la columna cervical puede estar recta. Si la columna torácica se vuelve hipercifótica, la extensión de la columna cervical aumenta hasta el punto en el que una cifosis marcada puede dar lugar a una posición de extensión completa del cuello con la cabeza manteniendo una postura nivelada (*véanse* figs. 4-25B y D más adelante en este capítulo). Los problemas crónicos del cuello pueden deberse a una postura incorrecta de la columna torácica. Como se observa en las radiografías de la figura 4-25, la extensión se produce en la zona cervical inferior, con las vértebras superiores manteniendo una posición nivelada para el apoyo de la cabeza.

Junto con otros muchos atributos, el cuello y la espalda son vulnerables al estrés y a las lesiones graves. Las actividades ocupacionales o recreativas pueden exigir posiciones de la cabeza y la columna vertebral que pueden causar una mala alineación y desequilibrios musculares. El estrés emocional también puede producir una aparición aguda de dolor con espasmo de los músculos del cuello y la espalda (*véanse* ejemplos de posturas incorrectas y corregidas en una situación laboral, figura 4-68, más adelante en el capítulo).

El capítulo 4 presenta procedimientos básicos de evaluación y tratamiento de posturas incorrectas, desequilibrios musculares y afecciones dolorosas del cuello y la espalda. Además, se examina el papel que desempeñan los músculos en el movimiento y el apoyo del cuello y la espalda. Se explorarán los músculos que actúan en sinergia para producir movimientos funcionales y coordinados en la cadera, la pelvis, la espalda y el cuello. El tronco puede definirse en dos partes: la columna torácica y la caja torácica constituyen la parte superior; la columna lumbar y la pelvis conforman la porción inferior (la pelvis se tratará con más detalle en los caps. 5 y 7).

Es interesante observar que los músculos que actúan al unísono para determinados movimientos se oponen entre sí para favorecer una buena alineación. Por ejemplo, en decúbito prono, durante el movimiento de extensión de la columna, los extensores de la cadera ayudan al estabilizar la pelvis al fémur. En posición supina, durante el movimiento de flexión de la columna vertebral, los flexores de la cadera actúan para estabilizar la pelvis. Por otra parte, en apoyo de una buena alineación postural en bipedestación, los extensores de la cadera actúan con los músculos abdominales, y los flexores de la cadera actúan con los extensores de la espalda.

Las fotografías y los dibujos sencillos ilustrarán claramente las diferencias entre los movimientos normales que se producen durante las pruebas y los cambios que suceden cuando hay desequilibrio entre músculos que normalmente actúan al unísono. En muchos casos, debido a la interacción de algunos músculos del tronco, las pruebas de grupo son más útiles que las pruebas de músculos por separado.

En relación con el tronco, una de las mayores preocupaciones es el dolor lumbar. Un alto porcentaje de la población adulta padecerá lumbalgia en un momento u otro. Para muchos, el tratamiento de elección es restablecer una buena alineación postural y el equilibrio muscular (*véase* la sección «El enigma lumbar»).

SECCIÓN I
INERVACIÓN

CUELLO

Médula espinal y raíces nerviosas

La figura 4-1 muestra la médula espinal y las raíces nerviosas.

Nervios espinales y músculos del cuello y el diafragma

En la figura 4-2 se indican los nervios espinales y los músculos del cuello y el diafragma.

Plexo cervical

El **plexo cervical** (fig. 4-3) está conformado por los ramos primarios ventrales de los nervios espinales a nivel de C1 a C4, con una pequeña contribución de C5. Los nervios periféricos que se originan del plexo cervical inervan la mayor parte de los músculos anteriores y laterales del cuello. También proporcionan inervación sensitiva a determinadas partes de la cabeza, así como a la gran mayoría del cuello.

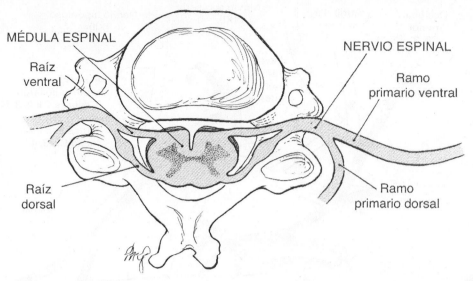

FIGURA 4-1. Médula espinal y raíces nerviosas.

Nombre   Fecha

CLAVE:
- D: ramo primario dorsal
- V: ramo primario ventral
- RP: raíz del plexo
- TS: tronco superior
- P: médula posterior
- L: médula lateral
- M: médula medial

MÚSCULO	Nervios periféricos (dot)	SEGMENTO ESPINAL
EXT. DE CABEZA Y CUELLO	Cervical D (1-8) ●	C1:1 C2:2 C3:3 C4:4 C5:5 C6:6 C7:7 C8:8 T1:1
MÚSCULOS INFRAHIOIDEOS	Cervical V (1-8) ●	C1:1 C2:2 C3:3
RECTO DE LA CABEZA ANT. Y LAT.	Cervical V ●	C1:1 C2:2
LARGO DE LA CABEZA	Cervical V ●	C1:1 C2:2 C3:3 C4:(4)
LARGO DEL CUELLO	Cervical V ●	C2:2 C3:3 C4:4 C5:5 C6:6 C7:(7)
ELEVADOR DE LA ESCÁPULA	Cervical V ● ; Dors. escap. ●	C3:3 C4:4 C5:5
ESCALENOS (A. M. P.)	Cervical V ●	C3:3 C4:4 C5:5 C6:6 C7:7 C8:8
ESTERNOCLEIDOMASTOIDEO	Cervical V ●	C1:(1) C2:2 C3:3
TRAPECIO (U. M. L.)	Cervical V ●	C2:2 C3:3 C4:4
DIAFRAGMA	Frénico ●	C3:3 C4:4 C5:5

Encabezados de nervios periféricos: Cervical (1-8, D), Cervical (1-8, V), Cervical (1-4, V), Frénico (3, 4, 5 — RP), Torácico largo (5, 6, 7, (8) — RP), Dors. escap. (4, 5 — TS), Subclavio (5, 6 — TS), Supraescap. (4, 5, 6 — TS), Subescap. sup. ((4), 5, 6, (7) — P), Toracodorsal ((5), 6, 7, 8 — P), Subescap. int. (5, 6, (7) — P), Pectoral lateral (5, 6, 7 — L), Pectoral medial ((6), 7, 8 — M), Axilar (5, 6 — P), Musculocutáneo ((4), 5, 6, 7 — L), Radial (5, 6, 7, 8 — P), Mediano (5, 6, 7, 8 — LM), Cubital (7, 8 — M).

Columna izquierda: GRADO DE FUERZA MUSCULAR; Nervios cervicales.

FIGURA 4-2. Nervios y músculos espinales: cuello y diafragma. © 2005 Florence P. Kendall.

Inervación de los músculos de la espalda

La inervación de los músculos del tronco no incluye un plexo intermedio entre la médula espinal y los nervios periféricos como el plexo cervical, braquial, lumbar y sacro. La inervación de los músculos profundos de la espalda procede de los correspondientes dorsales primarios dentro de la amplitud segmentaria del origen y la inserción de un músculo determinado. Los músculos de la pared abdominal anterior, la espalda superficial y el tórax son suministrados principalmente por ramos primarios ventrales y se tratarán con mayor detalle en los capítulos 5 y 6, respectivamente.

Nervios espinales y músculos del tronco

En la figura 4-4 se muestran los nervios espinales y los músculos del tronco.

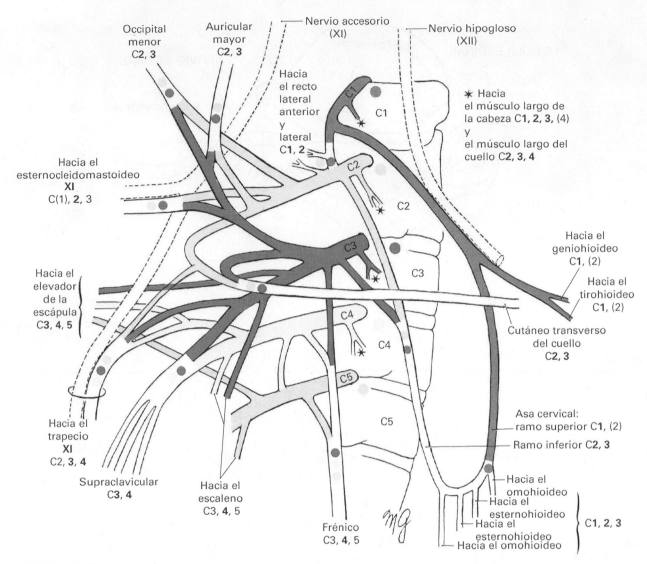

Occipital menor C**2**, **3**

Auricular mayor C**2**, **3**

Nervio accesorio (XI)

Nervio hipogloso (XII)

Hacia el recto lateral anterior y lateral C**1**, **2**

C1

C1

✱ Hacia el músculo largo de la cabeza C**1**, **2**, **3**, (4) y el músculo largo del cuello C**2**, **3**, **4**

Hacia el esternocleidomastoideo **XI** C(1), **2**, **3**

✱ C2

C2

Hacia el geniohioideo C**1**, (2)

C3

C3

Hacia el tirohioideo C**1**, (2)

Hacia el elevador de la escápula C**3**, **4**, **5**

C4

✱ C4

Cutáneo transverso del cuello C**2**, **3**

C5

C5

Asa cervical: ramo superior C**1**, (2)

Hacia el trapecio **XI** C**2**, **3**, **4**

Ramo inferior C**2**, **3**

Supraclavicular C**3**, **4**

Hacia el escaleno C**3**, **4**, **5**

Frénico C**3**, **4**, **5**

Hacia el omohioideo
Hacia el esternohioideo
Hacia el esternohioideo
Hacia el omohioideo

} C**1**, **2**, **3**

FIGURA 4-3. Plexo cervical.

Nombre   Fecha

	GRADO DE FUERZA MUSCULAR	MÚSCULO	NERVIOS PERIFÉRICOS																	CLAVE
			D	V	V	V	V	V	V	ilioinguinal	Plexo lumb.	Femoral	Obturador	Glúteo sup.	Glúteo inf.	Plexo sacro	Ciático	Ciático	Peroneo com.	Tibial	→ ramo primario dorsal

			T1-12, L1-5, S1-3	T1, 2, 3, 4	T5, 6	T7, 8	T9, 10, 11, 12	Iliohipogástrico T12 L1	T(12) L1	L(1) 1, 2, 3, 4	T(12) L1, 2, 3, 4	L(1) 2, 3, 4	L(1) 2, 3, 4	L4, 5, S1	L5, S1, 2	L4, 5, S1, 2, 3	L4, 5, S1, 2	L4, 5, S1, 2	L4, 5, S1, 2, 3		

| | | | | | | | | | | | | | | | | SEGMENTO ESPINAL | | | | | | |
Nervios torácicos		MÚSCULO											L1	L2	L3	L4	L5	S1	S2	S3	
		ERECTOR ESPINAL	●										1	2	3	4	5	1	2	3	
		SERRATO POST. SUP.		●																	
		TRANS. TORÁCICO		●	●	●															
		INTERCOSTAL INT.		●	●	●	●														
		INTERCOSTAL EXT.		●	●	●	●														
		SUBCOSTALES		●	●	●															
		ELEV. DE LAS COSTILLAS		●	●	●															
		OBL. EXT. DEL ABDOMEN		(●)	●	●															
		RECTO DEL ABDOMEN		●	●	●															
		OBL. INT. DEL ABDOMEN			●	●	●	(●)						1								
		TRANSV. DEL ABDOMEN			●	●	●	(●)						1								
		SERRATO POST. INF.				●																
Plexo lumbar		CUADRADO LUMBAR								●				1	2	3					
		PSOAS MENOR								●				1	2						
		PSOAS MAYOR								●				1	2	3	4				

D: ramo primario dorsal
V: ramo primario ventral
A: división anterior
P: división posterior

SENSITIVOS

FIGURA 4-4. Nervios espinales y músculos del tronco y los miembros inferiores. © 2005 Florence P. Kendall.

SECCIÓN II
ARTICULACIONES Y MOVIMIENTOS INTERVERTEBRALES

DEFINICIONES

Las siguientes definiciones son esenciales para comprender las funciones de los músculos del tronco.

El **tronco** está formado por el **tórax** y el **abdomen**, además de la **pelvis**. La columna torácica y la columna lumbar están localizadas en la región torácica y abdominal, respectivamente. El término **elevación del tronco** puede emplearse para describir el ascenso del torso contra la gravedad desde varias posiciones: desde decúbito prono, el levantamiento del tronco hacia atrás; desde decúbito lateral, la elevación del torso hacia los lados; y desde decúbito supino, el ascenso del tronco hacia adelante. El término también puede aplicarse, en bipedestación, a la elevación de esta estructura desde posiciones de flexión hacia adelante, flexión lateral o flexión hacia atrás hasta la posición erecta.

El tórax se **eleva** (el pecho se levanta hacia arriba y hacia delante) mediante la extensión de la columna torácica, sacando la caja torácica de su posición caída. El tórax se **deprime** cuando se está sentado o de pie en una posición desplomada, o puede ser tirado hacia abajo por la acción de ciertos músculos abdominales.

El tronco se une a los muslos por las articulaciones de la cadera. El movimiento de flexión de la cadera puede conseguirse moviendo la parte anterior del muslo hacia la pelvis, como en la elevación de la pierna hacia delante, o inclinando la pelvis hacia delante, hacia el muslo, como en el movimiento de sentadilla.

ARTICULACIONES DE LA COLUMNA VERTEBRAL

Las articulaciones intervertebrales incluyen las articulaciones sinoviales bilaterales de los arcos vertebrales, donde las facetas inferiores de una vértebra se unen con las carillas superiores de la vértebra adyacente, y las articulaciones fibrosas entre cuerpos vertebrales sucesivos unidos por discos fibrocartilaginosos intervertebrales.

Las articulaciones entre las dos primeras vértebras de la columna son excepciones a la clasificación general. La **articulación atlantooccipital**, que se encuentra entre los cóndilos del hueso occipital y las carillas superiores del atlas, se clasifica como **articulación condiloidea**. Los movimientos permitidos son la flexión y la extensión con un movimiento lateral muy ligero. La **articulación atlantoaxoidea** se compone de tres articulaciones. Las dos laterales se ajustan a la descripción general de las articulaciones de la columna vertebral. La tercera, una articulación mediana, está formada por la articulación entre la apófisis odontoides

(diente) del eje y la fóvea del diente del atlas. Esta articulación se clasifica como **articulación trocoidea** y permite la rotación.

El movimiento entre dos vértebras adyacentes es ligero y está determinado por la inclinación de las carillas y por la flexibilidad de los discos intervertebrales. Sin embargo, la amplitud de movimiento (AdM) de la columna en su conjunto es considerable e incluye flexión, extensión, flexión lateral y rotación.

MOVIMIENTOS DE LA COLUMNA VERTEBRAL

La lordosis normal de la columna vertebral en la región cervical forma una posición ligeramente extendida.

Flexión

La flexión de la columna cervical es el movimiento de la cabeza en sentido anterior hacia el tórax, disminuyendo la curva lordótica normal. El desplazamiento puede continuar hasta el punto de enderezar la columna cervical (es decir, el rango final de flexión normal) y, en algunos casos, el movimiento puede progresar hasta el punto que la columna se curva convexamente hacia atrás (es decir, una posición de cifosis). Gore y cols., mediante radiografías cervicales, informaron que la cifosis cervical puede ser una variante normal en individuos asintomáticos (1). Harrison y cols. utilizaron radiografías para observar las tensiones producidas por diferentes posturas cervicales y descubrieron que las tensiones en la región de la cifosis cervical eran de 6 a 10 veces mayores que las de las regiones de la lordosis cervical (2).

En la **región torácica**, la flexión de la columna vertebral es un movimiento en la dirección de *aumento de la cifosis normal*. En flexión normal, la columna se curva de forma convexa hacia atrás, produciendo un contorno continuo y suavemente redondeado en toda la zona torácica.

En la **región lumbar**, la flexión de la columna vertebral es un movimiento en el sentido de *disminución de la lordosis normal*. Progresa hasta el punto de enderezar o aplanar la parte baja de la espalda. En condiciones normales, la columna lumbar no debe curvarse convexamente hacia atrás, pero flexión excesiva de la parte baja de la espalda no es infrecuente. Determinados tipos de actividades o ejercicios (p. ej., abdominales con las rodillas flexionadas) pueden causar una flexión más allá de la amplitud normal de movimiento y hacer que la espalda sea vulnerable a la tensión producida por movimientos de levantamiento de cargas pesadas.

En decúbito supino, la flexión normal permitirá una curvatura del tronco suficiente para levantar las escápulas de la superficie de apoyo. La zona de la séptima vértebra cervical se levantará hacia arriba aproximadamente de 20 a 25 cm (fig. 4-5).

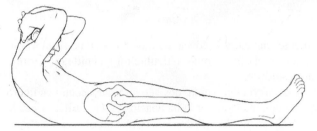

FIGURA 4-5. Flexión normal desde decúbito supino.

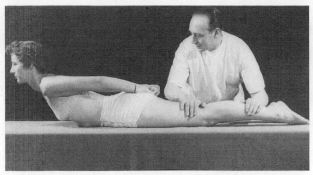

FIGURA 4-7. Amplitud de movimiento de extensión de la espalda menor del promedio, pero fuerza muscular normal.

Extensión

La **extensión de la columna vertebral** es el movimiento de la cabeza y el tronco hacia atrás, mientras que la columna vertebral se mueve en la dirección de curvarse de manera convexa hacia delante. La **extensión de la columna cervical** es el regreso de la cabeza y la columna cervical a la ubicación anatómica desde una posición flexionada.

En la **región torácica**, la **extensión** es el movimiento de la columna vertebral en dirección de *disminución de la curva normal hacia atrás* al enderezar la parte superior de la espalda. El movimiento puede progresar hasta la posición recta (o plana), pero generalmente no más allá.

En la **región lumbar**, la **extensión** es el movimiento en el sentido de *aumento de la lordosis normal* (fig. 4-6). Se produce al doblar el tronco hacia atrás o al inclinar la pelvis hacia adelante. Como indican las fotografías de las figuras 4-7 a 4-9, la amplitud de extensión es muy variable, lo que dificulta establecer una norma a efectos de medición. Además, estas variaciones pueden existir sin síntomas de dolor o discapacidad, lo que dificulta determinar hasta qué punto el movimiento limitado o excesivo constituye una discapacidad. Con demasiada frecuencia, la evaluación de la extensión de la espalda es inexacta o arbitraria.

En decúbito prono, la extensión normal permitirá elevar la cabeza y el tórax lo suficiente como para levantar la apófisis xifoides del esternón aproximadamente de 5 a 10 cm de la mesa (*véase* fig. 4-8).

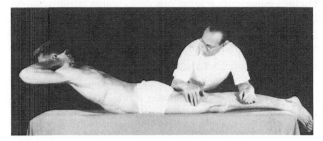

FIGURA 4-8. Amplitud de movimiento de extensión promedio de la espalda, con las espinas ilíacas anterosuperiores en contacto con la mesa.

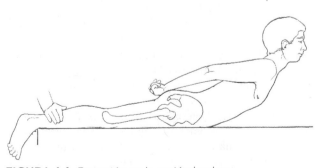

FIGURA 4-6. Extensión en la región lumbar.

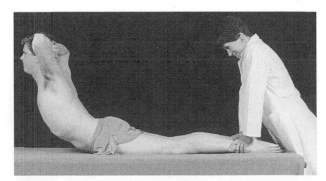

FIGURA 4-9. Amplitud de movimiento excesiva en la extensión de la espalda más la extensión de la articulación de la cadera que eleva las espinas ilíacas anterosuperiores de la mesa. Esta persona es buzo y también tiene una flexión excesiva de la espalda.

Hiperextensión

La **hiperextensión** de la columna cervical es un movimiento en el sentido de aumento de la lordosis normal. Puede producirse al inclinar la cabeza hacia atrás, llevando el occipucio hacia la séptima vértebra cervical. También puede suceder en posición sentada o de pie al desplomarse, haciendo que la columna torácica quede redondeada y adoptar una posición con la cabeza hacia delante, llevando la séptima vértebra cervical hacia el occipucio.

La hiperextensión de la columna vertebral (*véase* fig. 4-9) es un movimiento que sobrepasa la amplitud normal de movimiento en extensión; también puede referirse a una posición mayor a la curva anterior normal. La hiperextensión puede variar de leve a extrema. La extensión excesiva en bipedestación se obtiene mediante la inclinación anterior de la pelvis y es una posición de lordosis. Es importante tener en cuenta que la extensión de la espalda que se observa en las pruebas no se traduce automáticamente en el mismo grado de lordosis en bipedestación. Otros factores, como la longitud de los flexores de la cadera y la fuerza de los músculos abdominales, también afectan la posición de la columna lumbar.

Flexión lateral

La flexión y la rotación laterales se describen por separado, aunque se producen en combinación y no se consideran movimientos puros.

La **flexión lateral** de la columna vertebral se produce en el plano coronal y se observa como un movimiento en el que la cabeza y el tronco se inclinan hacia un lado mientras la columna se curva de forma convexa hacia la dirección opuesta. Una curva convexa hacia la derecha equivale a una flexión lateral hacia la izquierda. Desde una posición de pie, con los pies separados unos 10 cm, el cuerpo erguido y los brazos a los lados, una flexión lateral normal (es decir, flexión directamente hacia los lados) permitirá que las puntas de los dedos lleguen aproximadamente al nivel de la rodilla.

En consonancia con la geometría de las carillas cervicales, la flexión lateral se produce principalmente entre el occipucio y C1, y entre C1 y C2 (3). Al observar la flexión lateral, es importante estabilizar la columna torácica y lumbar y asegurarse de que el movimiento observado es la flexión lateral de la columna cervical y no la elevación del hombro (4).

La flexión lateral varía según la región de la columna vertebral. Es más libre en las partes cervical y lumbar y está restringida en la zona torácica por la caja torácica.

Rotación

La **rotación** es un movimiento en un plano transversal. Es más libre en la región torácica y es leve en la zona lumbar. La rotación cervical se produce alrededor de un eje vertical entre C2 y C7 (5). Debido a la orientación coronal y oblicua de las articulaciones cigapofisarias cervicales, la rotación cervical se combina con la flexión lateral. La rotación en la región cervical permite una AdM de la cabeza de aproxi-

madamente 90° y se denomina **rotación de la cara hacia la derecha o hacia la izquierda**. La rotación del tórax y de la columna lumbar sigue la misma convención.

AMPLITUD DE MOVIMIENTO DEL CUELLO

Es importante mantener una buena AdM del cuello. Por lo tanto, es aconsejable establecer y justificar un medio que permita realizar mediciones para determinar la AdM del cuello en relación con las normas establecidas.

Se han empleado diversos métodos para medir la AdM de la columna cervical: radiografías, goniómetros, electrogoniómetros, inclinómetros, cintas métricas, dispositivos de AdM cervical, ecografía e instrumentos optoelectrónicos digitales, así como simples estimaciones del movimiento observable (6). La amplia variedad de instrumentos y la falta de procedimientos uniformes tanto en los estudios de fiabilidad como en los descriptivos han contribuido a la gran diversidad de normas publicadas en cuanto a AdM activa y pasiva del cuello. Sin embargo, la tabla 4-1 ofrece ejemplos de tres fuentes que sí se sustentan mutuamente.

TABLA 4-1 Amplitud de movimiento cervical: comparación de «normas»

Movimientos cervicales	Palmer y Eppler 2.ª ed. (1998) (8)	Clarkson 2.ª ed. (2000) (9)	Reese y Bandy (2002) (10)
Flexión	Cervical 0° a 45°	0° a 45°	0° a 45°-50°
Extensión	Cervical 0° a 45°	0° a 45°	0° a 45°-75°
Flexión lateral	0° a 45°-60°	0° a 45°	0° a 45°
Rotación	0° a 60° 75°	0° a 60°	0° a 80°

Tomar mediciones de un gran número de personas no es la respuesta porque hay demasiadas variables. Dvorak y cols. hallaron «diferencias significativas tanto entre sexos como entre décadas de edad» (7). Además, existen variaciones entre personas de distintos tipos morfológicos.

Es esencial que el paciente se coloque lo más cerca posible de la alineación postural ideal de las columnas torácica y cervical antes de realizar las mediciones de la AdM. Empezar con la cabeza hacia adelante limitará el desplazamiento en todos los planos.

Si la columna torácica está rígida en posición de cifosis, la movilización de los tejidos blandos y el estiramiento suave de los extensores del cuello tensos solo pueden ser paliativos, aunque siguen valiendo la pena. Si la postura de la columna torácica habitualmente es defectuosa pero la persona es capaz de adoptar una alineación normal, los esfuerzos deben dirigirse a mantener la alineación óptima. El uso temporal de un apoyo para ayudar a corregir las desviaciones posturales del hombro y la columna torácica puede ser beneficioso.

AMPLITUD DE MOVIMIENTO DEL TRONCO
Flexión y extensión

La flexión hacia adelante y hacia atrás sirve para evaluar la AdM en flexión y extensión de la columna vertebral. Hay diversas variantes de estas pruebas.

AdM del tronco en flexión

La posición inclinada hacia adelante y *sentada larga* (con las piernas extendidas) implica la flexión de la articulación de la cadera junto con la flexión de la espalda. Hay que intentar no tener en cuenta el movimiento de la articulación de la cadera al observar el contorno de la espalda (*véase* más adelante la sección sobre AdM normal).

La AdM y el contorno de la espalda también pueden observarse si la persona se inclina hacia adelante desde la posición *de pie*. Como postura de prueba, sin embargo, tiene ciertas desventajas. Si la pelvis no está nivelada o está rotada, el plano de flexión hacia adelante se verá alterado y la prueba no será tan satisfactoria como una en posición sentada larga en la que la pelvis está nivelada y la rotación está mejor controlada.

Para evaluar la flexión de la espalda sin flexión asociada de la articulación de la cadera, coloque a la persona en decúbito supino, apoyada sobre los antebrazos con los codos doblados en ángulo recto y los brazos pegados al cuerpo (fig. 4-10). Si puede flexionar la columna vertebral en esta posición con la pelvis plana sobre la mesa (sin flexión de la cadera), se considera que la AdM es favorable.

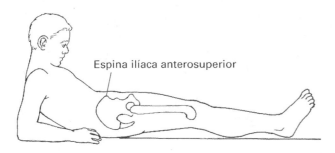

FIGURA 4-10. Evaluación de la flexión de la espalda sin flexión asociada de la articulación de la cadera.

A veces es necesario determinar la amplitud de flexión de la espalda de forma pasiva. Con la persona en decúbito supino, el examinador eleva el tronco superior en flexión hasta completar la amplitud de movimiento. El paciente debe relajarse para que el médico obtenga una flexión completa.

AdM del tronco en extensión

Dado que los músculos lumbares rara vez son débiles, la amplitud de extensión de la espalda puede determinarse mediante la prueba de fuerza activa en decúbito prono. Ya sea que la AdM sea normal, limitada o excesiva, la persona es capaz de moverse a través de la amplitud existente. Las espinas ilíacas anterosuperiores no deben levantarse de la mesa durante la extensión de la espalda, porque al hacerlo se

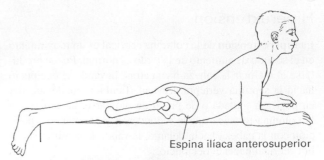

Espina ilíaca anterosuperior

FIGURA 4-11. Evaluación de la amplitud de extensión de la espalda con la prueba de fuerza activa en decúbito prono.

añade la extensión de la cadera a la amplitud de movimiento de extensión de la espalda (fig. 4-11).

La extensión de la espalda suele comprobarse en *posición de pie*. La prueba es útil como medio de evaluación general, pero no es muy específica. Balancearse hacia adelante a nivel de la cadera es casi una necesidad para el equilibrio al doblarse hacia atrás, pero hacerlo añade el elemento de extensión de la cadera a la prueba, o las rodillas deben doblarse un poco si la cadera no se extiende.

De forma similar a la prueba para determinar la amplitud de movimiento en flexión de la columna vertebral, se puede realizar una prueba para determinar la amplitud en extensión de la columna vertebral. El paciente se recuesta en decúbito prono sobre una mesa, apoyado sobre los antebrazos, con los codos doblados en ángulo recto y los brazos pegados al cuerpo. Si puede extender la columna vertebral lo suficiente como para apoyarse en los antebrazos con la pelvis plana sobre la mesa (es decir, las espinas ilíacas anterosuperiores sobre la mesa), se considera que la amplitud de movimiento en extensión es favorable.

A veces es necesario determinar la cantidad de extensión pasiva de la espalda con la persona en decúbito prono sobre la mesa, que se hace levantando a la persona en extensión a través de la amplitud de movimiento disponible.

La inestabilidad escapular y, en concreto, la debilidad del serrato anterior pueden interferir con la prueba de extensión de la espalda, como se ve en la figura 4-12.

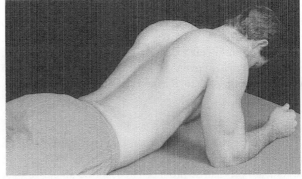

FIGURA 4-12. La inestabilidad escapular y, específicamente, la debilidad del serrato anterior pueden interferir con la prueba de extensión de la espalda.

NOTA: *Las personas que presentan este tipo de debilidad no deben realizar flexiones de brazos.*

MOVIMIENTOS DE LA COLUMNA VERTEBRAL Y LA PELVIS

La flexión hacia atrás en posición de pie (fig. 4-13) requiere que la pelvis y los muslos se desplacen hacia adelante para mantener el equilibrio. La extensión de la columna vertebral debe distinguirse de la flexión hacia atrás. El grado de flexión de la columna vertebral hacia atrás depende de la amplitud de movimiento disponible en la columna vertebral y de la longitud de los músculos abdominales. El grado de flexión del cuerpo hacia atrás depende, además de lo anterior, de la longitud de los flexores de la cadera.

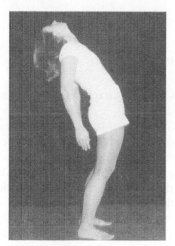

FIGURA 4-13. Flexión hacia atrás en posición de pie.

La persona de la figura 4-14 no está intentando tocar el suelo con la punta de los dedos, lo que requeriría una mayor flexión de la articulación de la cadera, sino que ha flexionado completamente la columna vertebral. La flexión es normal, como lo denota la columna lumbar recta, y en la región torácica se observa una curva suave y continua (*véase* flexión excesiva y flexión lumbar limitada).

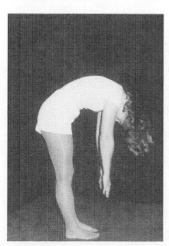

FIGURA 4-14. Flexión completa de la columna vertebral sin tocar el suelo.

La flexión lateral de la columna depende de la amplitud de movimiento disponible en la columna y de la longitud de los flexores laterales opuestos del tronco (fig. 4-15). El grado de flexión lateral del cuerpo depende, además de lo anterior, de la longitud de los abductores de la cadera del otro lado. Para emplear la inclinación lateral para medir la flexión lateral, la pelvis debe estar nivelada y los pies a una distancia normalizada.

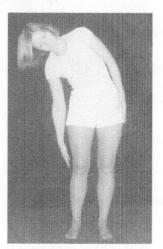

FIGURA 4-15. Flexión lateral de la columna vertebral.

La paciente de la figura 4-16 tiene la cadera elevada a la derecha. Si esta persona realizara una flexión lateral midiendo la distancia de la punta de los dedos al suelo, la medida sería menor a la derecha que a la izquierda. Si estas mediciones se leyeran como flexión lateral de la columna vertebral, se registraría (incorrectamente) como una flexión lateral más limitada hacia la derecha que hacia la izquierda. En virtud de la elevación de la cadera en el lado derecho, la columna ya está en flexión lateral, por lo que el hombro y el brazo no se moverán hacia abajo tanto como ocurriría si la pelvis estuviera nivelada.

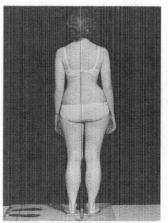

FIGURA 4-16. Con la cadera elevada a la derecha, la columna ya está en flexión lateral.

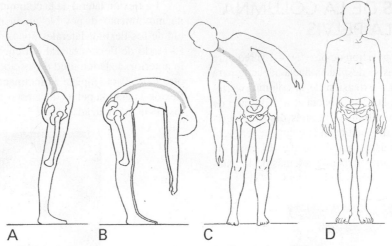

FIGURA 4-17. A. Extensión. **B.** Flexión. **C.** Flexión lateral. **D.** Rotación.

Las mediciones precisas de la extensión y la flexión de la columna vertebral, así como de la flexión lateral, no deben incluir los desplazamientos de las articulaciones de la cadera, que sí se producen en los movimientos de flexión ilustrados en la figura 4-17. Se han desarrollado varios dispositivos con la esperanza de poder obtener mediciones objetivas significativas. Se han empleado goniómetros, inclinómetros, reglas flexibles, cintas métricas y radiografías para intentar establecer un método de medición adecuado. Sin embargo, sin definir primero la flexión normal de la columna lumbar, las mediciones pueden no ser de gran utilidad.

Pelvis

La posición neutra de la pelvis es aquella en la que las espinas ilíacas anterosuperiores están en el mismo plano transversal y las espinas y la sínfisis púbica están en el mismo plano vertical. La **inclinación pélvica anterior** es una posición de la pelvis en la que el plano vertical a través de las espinas ilíacas anterosuperiores es anterior a un plano vertical a tra-

vés de la sínfisis púbica. La **inclinación pélvica posterior** es una posición de la pelvis en la que el plano vertical a través de las espinas ilíacas anterosuperiores es posterior a un plano vertical a través de la sínfisis púbica. En bipedestación, la inclinación anterior de la pelvis se asocia a hiperextensión de la columna lumbar y a flexión de las articulaciones de la cadera, mientras que la inclinación posterior de la pelvis se asocia a flexión de la columna lumbar y a extensión de las articulaciones de la cadera.

En la **inclinación pélvica lateral**, la pelvis no está nivelada de lado a lado, sino que una espina anterosuperior está más arriba que la otra. En bipedestación, la inclinación lateral está asociada a la flexión lateral de la columna lumbar y a la aducción y abducción de las articulaciones de la cadera. Por ejemplo, en una inclinación lateral de la pelvis en la que el lado derecho está más elevado que el izquierdo, la columna lumbar se flexiona lateralmente dando lugar a una curva convexa hacia la izquierda. La articulación de la cadera derecha está en aducción y la izquierda en abducción (fig. 4-18).

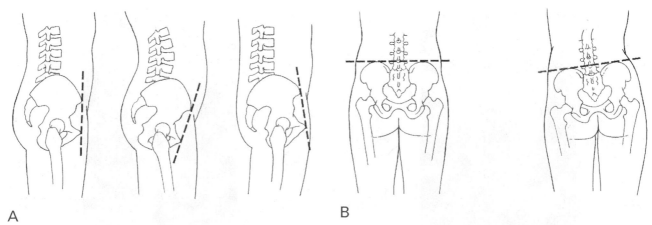

FIGURA 4-18. A. Posición neutra, inclinación anterior y posterior. **B.** Posición neutra e inclinación lateral.

La pelvis está en posición neutra y la columna lumbar presenta una curvatura anterior normal (fig. 4-19).

La pelvis tiene una inclinación posterior de 10° y la región lumbar está plana, esto es, en flexión normal (fig. 4-20).

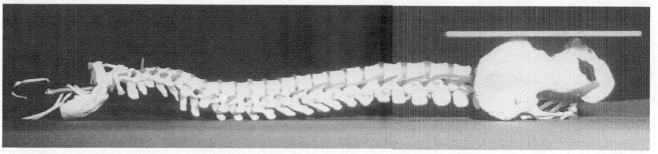

FIGURA 4-19. La pelvis está en posición neutra y la columna lumbar presenta una curvatura anterior normal.

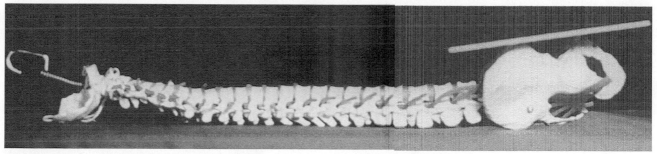

FIGURA 4-20. La pelvis tiene una inclinación posterior de 10° y la parte inferior de la espalda está plana (es decir, flexión normal).

MÚSCULOS Y PRUEBAS MUSCULARES

MÚSCULOS DEL CUELLO
Orígenes e inserciones

En la tabla 4-2 se muestran los orígenes y las inserciones de los músculos específicos ilustrados en las figuras 4-21 y 4-22.

Acciones y nervios

En la tabla 4-3 se enumeran las acciones específicas de los músculos, además de que se incluyen sus respectivas inervaciones.

TABLA 4-2 Origen e inserción de los músculos cervicales

Músculo	Origen	Inserción
Recto posterior menor de la cabeza	Tubérculo del arco posterior del atlas	Parte medial de la línea nucal inferior del hueso occipital
Recto posterior mayor de la cabeza	Apófisis espinosa del eje	Parte lateral de la línea nucal inferior del hueso occipital
Oblicuo menor (superior) de la cabeza	Superficie superior de la apófisis transversa del atlas	Entre las líneas nucales superior e inferior del hueso occipital
Oblicuo mayor (inferior) de la cabeza	Vértice de la apófisis espinosa del axis	Parte inferoposterior de la apófisis transversa del atlas
Largo de la cabeza	Tubérculos anteriores de las apófisis transversas de las vértebras cervicales tercera a sexta	Superficie interior de la parte basilar del hueso occipital
Largo del cuello	Porción oblicua superior: tubérculos anteriores de las apófisis transversas de las vértebras cervicales tercera a quinta	Tubérculo del arco anterior del atlas
	Parte oblicua interior: superficie anterior de los cuerpos de las dos o tres primeras vértebras torácicas	Tubérculos anteriores de las apófisis transversas de las vértebras cervicales quinta y sexta
	Parte vertical: superficie anterior de los cuerpos de las tres primeras vértebras torácicas y de las tres últimas vértebras cervicales	Superficie anterior de los cuerpos de las vértebras cervicales segunda a cuarta
Recto anterior de la cabeza	Raíz de la apófisis transversa; superficie anterior del atlas	Superficie interior de la parte basilar del hueso occipital
Recto lateral de la cabeza	Superficie superior de la apófisis transversa del atlas	Superficie inferior de la apófisis yugular del hueso occipital
Platisma (cutáneo del cuello)	Fascia que recubre las partes superiores del pectoral mayor y del deltoides	Borde inferior de la mandíbula; piel de la parte inferior de la cara y las comisuras de los labios
Esternocleidomastoideo	Cabeza medial o esternal: parte craneal del manubrio esternal Cabeza lateral o clavicular: $^1/_3$ medial de la clavícula	Superficie lateral de la apófisis mastoides; ½ lateral de la línea nucal superior del hueso occipital
Escaleno anterior	Tubérculos anteriores de las apófisis transversas de las vértebras cervicales tercera a sexta	Tubérculo escaleno y cresta craneal de la primera costilla
Escaleno medio	Tubérculos posteriores de las apófisis transversas de la segunda a la séptima vértebras cervicales	Primera costilla, superficie craneal entre el tubérculo y el surco subclavio
Escaleno posterior	Por dos o tres tendones de los tubérculos posteriores de las apófisis transversas de las dos o tres últimas vértebras cervicales	Superficie exterior de la segunda costilla
Trapecio superior	Protuberancia occipital externa, $^1/_3$ medial de la línea nucal superior, ligamento nucal y apófisis espinosa de la séptima vértebra cervical	$^1/_3$ lateral de la clavícula; apófisis acromial de la escápula

TABLA 4-3 Acciones e inervaciones de los músculos cervicales

Músculo	Acción bilateral			Acción unilateral		Nervios
				Rotación hacia		
	Extensión	Flexión	Flexión lateral	Mismo lado	Lado opuesto	
Recto posterior menor de la cabeza	X					Suboccipital
Recto posterior mayor de la cabeza	X			X		Suboccipital
Oblicuo menor (superior) de la cabeza	X		X			Suboccipital
Oblicuo mayor (inferior) de la cabeza				X		Suboccipital
Largo de la cabeza		X		X		Cervical, 1-3
Largo del cuello		X	X	X		Cervical, 2-7
Recto anterior de la cabeza		X		X		Cervical, 1, 2
Recto lateral de la cabeza			X			Cervical, 1, 2
Platisma (cutáneo del cuello)		X				Facial
Esternocleidomastoideo	X	X	X		X	Accesorio y cervical, 1, 2
Escaleno anterior		X	X		X	Cervical, inferior
Escaleno medio			X		X	Cervical, inferior
Escaleno posterior			X		X	Cervical, 6-8
Trapecio superior	X		X		X	Craneal, 1 Cervical, 3, 4

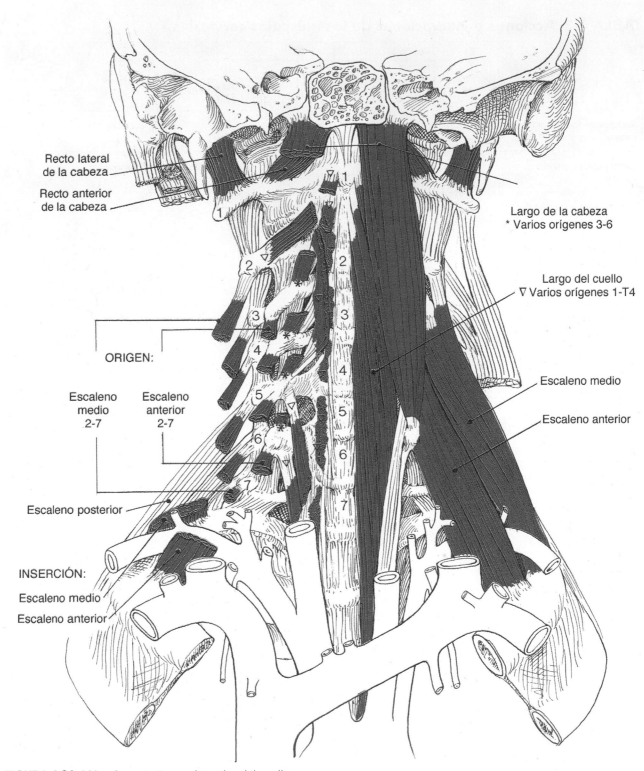

Recto lateral de la cabeza

Recto anterior de la cabeza

Largo de la cabeza
* Varios orígenes 3-6

Largo del cuello
∇ Varios orígenes 1-T4

Escaleno medio

Escaleno anterior

ORIGEN:

Escaleno medio 2-7   Escaleno anterior 2-7

Escaleno posterior

INSERCIÓN:

Escaleno medio

Escaleno anterior

FIGURA 4-21. Músculos anteriores y laterales del cuello.

Músculos anteriores y laterales del cuello

Véanse las tablas 4-2 y 4-3 para conocer los orígenes, las inserciones, las acciones y los nervios de los músculos que se muestran en la figura 4-21 (11).

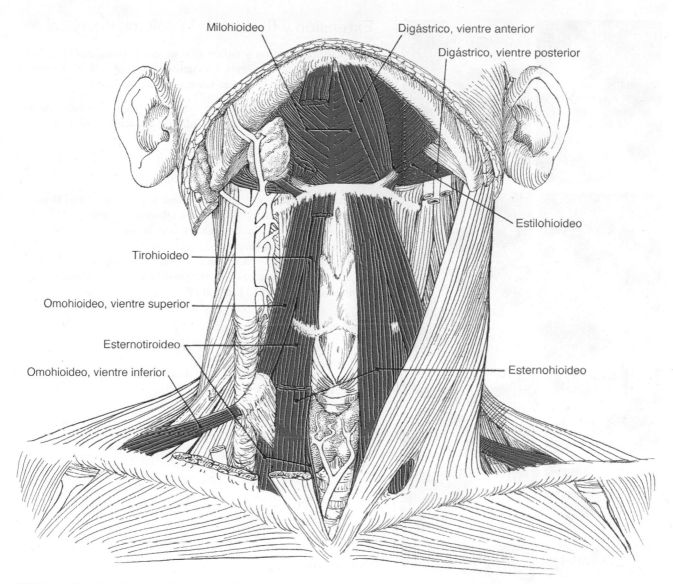

FIGURA 4-22. Músculos suprahioideos e infrahioideos.

Extensores del cuello

Músculos suprahioideos e infrahioideos

En la figura 4-22 se ilustran los músculos suprahioideos e infrahioideos. *Véase* también la tabla 3-2 del capítulo 3 para conocer los orígenes, las inserciones, las acciones, los nervios y las funciones de estos músculos para la deglución (11).

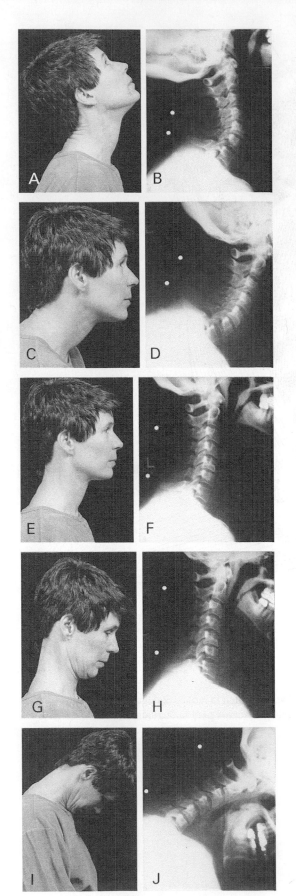

Extensión y flexión de la columna cervical

Se tomaron fotografías y radiografías de una persona con flexibilidad normal en cinco posiciones del cuello (fig. 4-23A-J). Se colocaron marcadores en la línea del nacimiento del cabello y sobre C7.

Extensión de la columna cervical al inclinar la cabeza en dirección posterior (*véase* fig. 4-23A). Obsérvese la aproximación de los marcadores en la figura 4-23B.

Extensión de la columna cervical en una postura típica con la cabeza hacia adelante (*véase* fig. 4-23C y D). Observe la similitud de la curva y las posiciones de los marcadores con las de la figura 4-23A. A menudo, esta postura desplomada se denomina erróneamente «flexión de la parte inferior de la columna cervical y extensión de la porción superior de la columna cervical». Sin embargo, la extensión es más pronunciada en la región cervical inferior que en la superior.

Se ilustra una alineación favorable de la columna cervical en las figuras 4-23E y F.

Flexión (aplanamiento) de la columna cervical al inclinar la cabeza en dirección anterior (*véase* fig. 4-23G y H).

La flexión tanto de la columna cervical como de la parte superior de la columna torácica se produce cuando la barbilla se lleva hacia el pecho (*véase* fig. 4-23I y J).

FIGURA 4-23. Extensión y flexión de la columna cervical.

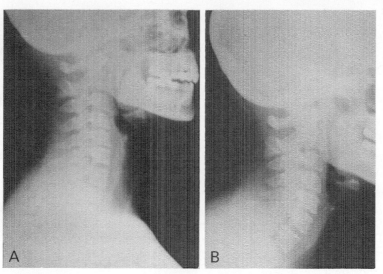

FIGURA 4-24. Columna cervical: posición favorable y defectuosa.

Posiciones defectuosas: cabeza y cuello

Columna cervical, posición favorable y defectuosa: para la figura 4-24A, el paciente se sentó erguido, con la cabeza y la parte superior del tronco bien alineados. Para la figura 4-24B, la misma persona se sentó en una posición típicamente desplomada, con la parte superior de la espalda redondeada y la cabeza hacia delante. Como se ilustra, la columna cervical está en extensión.

Columna cervical, extensión: en la figura 4-25, imagen A, la cabeza se inclina hacia atrás, la columna cervical está hiperextendida y el tórax y los hombros están elevados.

Columna cervical, recta (flexionada): en la figura 4-25, imagen B, la cabeza está en ligera inclinación anterior, las escápulas son prominentes y la parte superior de la espalda está recta.

Cabeza hacia adelante con intento de corrección: en la figura 4-25, imagen C, el paciente aparentemente está intentando corregir lo que es básicamente una posición hacia adelante. La curvatura del cuello comienza de forma típica en la región cervical inferior, pero se produce una angulación brusca aproximadamente en la sexta vértebra cervical. Por encima de este nivel, la curva parece muy disminuida. La barbilla se presiona contra la parte delantera de la garganta. Esta posición distorsionada del cuello, en lugar de corregida, es resultado de no haber corregido la posición defectuosa de la parte superior del tronco.

Cabeza hacia adelante, notoria: en la figura 4-25, imagen D, se muestra una alineación sumamente defectuosa del cuello y la columna torácica. El grado de deformidad de la columna torácica sugiere epifisitis. Este paciente fue tratado por dolor en la región posterior del cuello y la occipital.

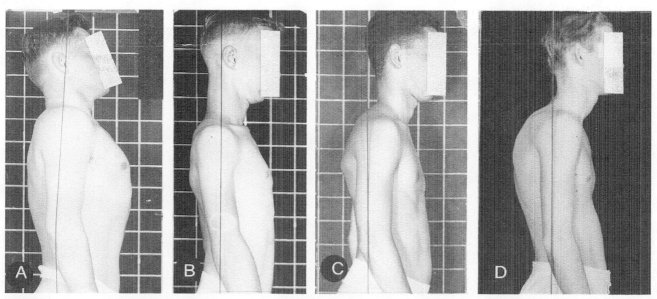

FIGURA 4-25. Posiciones defectuosas de la cabeza y el cuello.

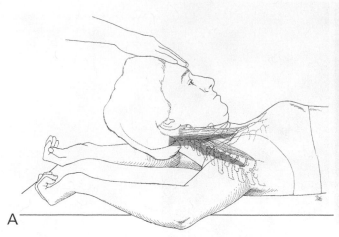

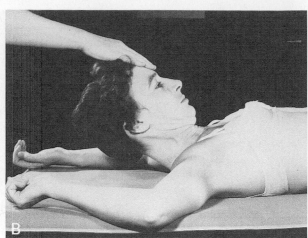

FIGURA 4-26. A y **B.** Flexores anteriores del cuello.

PRUEBAS MUSCULARES DEL CUELLO

Flexores anteriores del cuello

Paciente: en decúbito supino, con los codos flexionados y las manos por encima de la cabeza, apoyadas en la mesa (fig. 4-26).

Fijación: los músculos abdominales anteriores deben ser lo suficientemente fuertes como para proporcionar fijación anterior del tórax a la pelvis antes de que los flexores del cuello puedan elevar la cabeza. Si los músculos abdominales son débiles, el examinador puede proporcionar fijación ejerciendo presión firme y hacia abajo sobre el tórax. El examinador debe fijar el tórax de los niños de 5 años o menos.

Prueba: flexión de la columna cervical al levantar la cabeza de la mesa, con el mentón deprimido y aproximado hacia el esternón.

Presión: sobre la frente en dirección posterior (*véase* la sección «Clasificación» más adelante).

Prueba modificada: en casos donde hay debilidad marcada, haga que el paciente realice un esfuerzo por aplanar la columna cervical sobre la mesa, aproximando el mentón hacia el esternón.

Presión: sobre la barbilla en dirección a la extensión del cuello.

> **NOTA:** *Los flexores vertebrales anteriores del cuello son el largo de la cabeza, el largo del cuello y el recto anterior de la cabeza. En este movimiento, cuentan con la ayuda del esternocleidomastoideo, el escaleno anterior, el suprahioideo y el infrahioideo. El platisma también intentará ayudar cuando los flexores estén muy débiles.*

Debilidad: hiperextensión de la columna cervical, que produce una posición de la cabeza hacia adelante.

Contractura: de forma infrecuente se observan contracturas en flexión del cuello, excepto unilateralmente, como en el caso de la **tortícolis**.

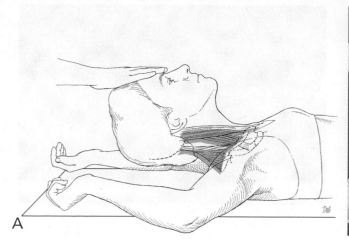
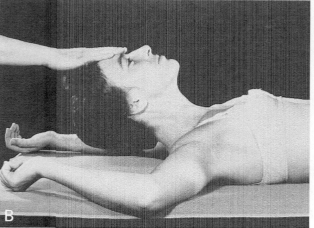

FIGURA 4-27. Error en la prueba de los flexores del cuello.

Error en las pruebas de los flexores del cuello

Si los flexores vertebrales anteriores del cuello son débiles y los músculos esternocleidomastoideos son fuertes, el paciente puede levantar la cabeza de la mesa (como se ilustra en la fig. 4-27A y B), así como mantenerla contra la presión. Sin embargo, no es una prueba precisa en el caso de los flexores del cuello, ya que la acción la llevan a cabo principalmente los esternocleidomastoideos, ayudados por los escalenos anteriores y las porciones claviculares del trapecio superior.

Clasificación: dado que la mayoría de las categorías de 10 se basan en normas para adultos, se debe reconocer cuándo un grado inferior a 10 es normal para los niños de cierta edad. Esto es cierto en lo que respecta a la fuerza de los músculos anteriores del cuello y los abdominales. El tamaño de la cabeza y el tronco en relación con los miembros inferiores, así como la gran envergadura y la prominencia normal de la pared abdominal, afectan la fuerza relativa de estos músculos.

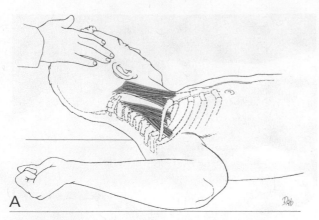

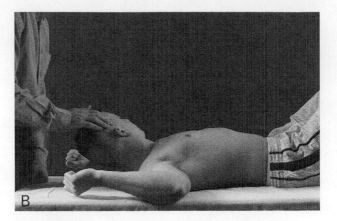

FIGURA 4-28. Flexores anterolaterales del cuello.

Flexores anterolaterales del cuello

Los músculos que actúan en esta prueba son principalmente el esternocleidomastoideo y el escaleno.

Paciente: en decúbito supino, con los codos flexionados y las manos colocadas junto a la cabeza, apoyadas sobre la mesa (fig. 4-28A y B).

Fijación: si los músculos abdominales anteriores son débiles, el examinador puede proporcionar fijación ejerciendo presión firme y hacia abajo sobre el tórax.

Prueba: flexión anterolateral del cuello.

Presión: sobre la región temporal de la cabeza en dirección oblicuamente posterior.

> **NOTA:** *Con los músculos del cuello lo suficientemente fuertes como para sujetar pero no lo suficiente como para flexionarse por completo, el paciente puede levantar la*

cabeza de la camilla al elevar los hombros. Lo hará especialmente durante las pruebas de los flexores derecho e izquierdo del cuello, recargando algo de peso sobre el codo o la mano para empujar el hombro de la mesa. Para evitarlo, mantenga el hombro del paciente plano contra la mesa.

Contractura y debilidad: la contractura del esternocleidomastoideo derecho produce tortícolis del lado derecho. La cara se gira hacia la izquierda y la cabeza se inclina hacia la derecha. Así, la tortícolis del lado derecho produce escoliosis cervical convexa hacia la izquierda con el esternocleidomastoideo izquierdo alargado y débil.

La contractura del esternocleidomastoideo izquierdo, con debilidad del derecho, produce tortícolis del lado izquierdo con escoliosis cervical convexa hacia la derecha.

En alguien con una postura habitualmente defectuosa y la cabeza hacia adelante, los músculos esternocleidomastoideos permanecen en una posición acortada y tienden a desarrollar acortamiento.

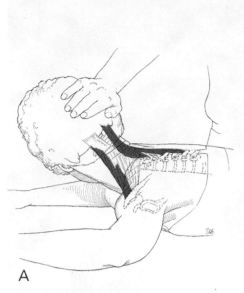

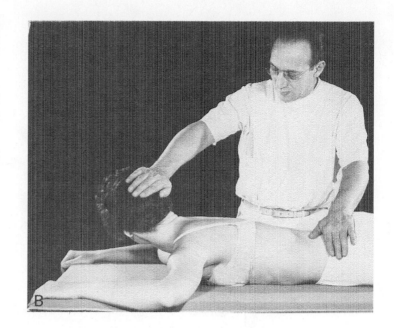

4

CUELLO Y ESPALDA

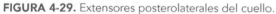

A

B

FIGURA 4-29. Extensores posterolaterales del cuello.

Extensores posterolaterales del cuello

Los músculos que actúan en esta prueba (figura 4-29A y B) son principalmente el esplenio de la cabeza y el cuello, el semiespinoso de la cabeza y el cuello, y el erector de la columna cervical.

Paciente: en decúbito prono, con los codos flexionados y las manos por encima de la cabeza, apoyadas en la mesa.

Fijación: no es necesaria.

Prueba: extensión posterolateral del cuello, con la cara vuelta hacia el lado explorado (*véase* la sección «Nota»).

Presión: sobre la superficie posterolateral de la cabeza en dirección anterolateral.

Acortamiento: el esplenio de la cabeza derecho y el trapecio superior izquierdo suelen ser cortos, junto con el esternocleidomastoideo, en caso de tortícolis del lado izquierdo. Los músculos opuestos son cortos si hay tortícolis del lado derecho.

> NOTA: *El trapecio superior, que también es un extensor posterolateral del cuello, se prueba con la cara girada hacia el lado que se está probando.*

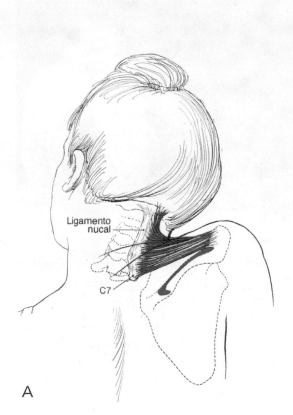

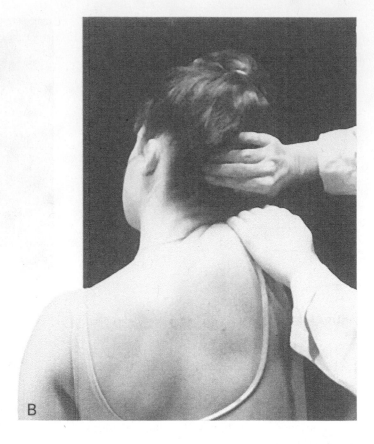

FIGURA 4-30. A y **B.** Trapecio superior.

Trapecio superior

Paciente: sentado.

Fijación: no es necesaria.

Prueba: elevación del extremo acromial de la clavícula y la escápula y extensión posterolateral del cuello, llevando el occipucio hacia el hombro elevado con la cara girada en sentido contrario.

El trapecio superior puede diferenciarse de los demás elevadores de la escápula porque es el único que hace subir el extremo acromial de la clavícula y la escápula. También hace rotar hacia arriba la escápula al elevarse, en contraste con la elevación recta que se produce cuando se contraen todos los elevadores, como sucede al encoger los hombros (fig. 4-30).

Presión: sobre el hombro en sentido de la depresión, y contra la cabeza en dirección de la flexión anterolateral.

Debilidad: unilateralmente, la debilidad disminuye la capacidad para aproximar el acromion y el occipucio. Bilateralmente, la debilidad disminuye la capacidad para extender la columna cervical (p. ej., para levantar la cabeza desde una posición en decúbito prono).

Acortamiento: produce elevación de la cintura escapular (frecuente en boxeadores y nadadores). En caso de una postura defectuosa con la cabeza adelantada e hipercifosis, la columna cervical está en extensión y los músculos trapecios superiores están en posición acortada.

Contractura: la contractura unilateral se observa con frecuencia en los casos de tortícolis. Por ejemplo, el trapecio superior derecho suele estar contraído junto con el esternocleidomastoideo y el escaleno derechos.

MÚSCULOS DEL TRONCO

Los músculos del tronco constan de extensores de la espalda que alargan la columna torácica y lumbar, flexores laterales que se doblan hacia la derecha o la izquierda, abdominales anteriores que lo flexionan hacia adelante o inclinan la pelvis hacia atrás, y combinaciones de estos músculos que rotan el tronco en el sentido de las agujas del reloj o en dirección contraria. Todos estos músculos desempeñan un papel en la estabilización del tronco, pero los extensores de la espalda resultan los más importantes en este sentido. La pérdida de estabilidad que acompaña a la parálisis o a la debilidad marcada de los músculos de·la espalda proporciona una prueba dramática de su importancia. Por suerte, rara vez se produce una debilidad notable de estos músculos.

La «espalda débil», como se utiliza frecuentemente en relación con el dolor lumbar, sugiere erróneamente debilidad de los músculos lumbares. La sensación de debilidad que se produce con una espalda adolorida está asociada a la postura defectuosa que adopta el cuerpo y suele ser causada por la debilidad de los músculos abdominales. Las personas que tienen una postura defectuosa con redondez de la columna torácica pueden mostrar debilidad en los extensores de la parte superior de la espalda, pero tienen una fuerza normal en los de la parte baja.

Valorar los músculos de la espalda es menos complicado que evaluar los músculos abdominales y, en el campo del ejercicio, se producen pocos errores en relación con los ejercicios de espalda. La figura 4-31, la tabla 4-4 y el texto siguiente proporcionan información detallada sobre los orígenes, las inserciones y las acciones de estos músculos. Esta información es esencial para comprender las funciones de estos importantes músculos del tronco.

Anteroposterior: los músculos lumbares se oponen a los abdominales anteriores.

Lateral: los músculos laterales del tronco se oponen entre sí.

Rotador: los músculos que producen la rotación se oponen a los que causan la rotación contralateral (es decir, los rotadores izquierdos se oponen a los rotadores derechos).

Músculos del tronco conectados a la pelvis

Con la pelvis oscilando sobre los fémures, los grupos musculares opuestos actúan no solo en oposición anteroposterior recta, sino que también combinan sus tirones para inclinar la pelvis anterior o posteriormente, así como lateralmente.

Hay cuatro grupos principales de músculos en **oposición anteroposterior:**

1. Los erectores de la columna, el cuadrado lumbar y otros músculos de la espalda unidos a la parte posterosuperior de la pelvis ejercen tracción posterior hacia arriba.
2. Los abdominales anteriores, especialmente el recto abdominal con su inserción en la sínfisis púbica y el oblicuo externo con su fijación en la cresta ilíaca anterior, ejercen tracción anterior hacia arriba.
3. El glúteo mayor y los isquiotibiales, con anclajes en el ilion posterior, el sacro y el isquion, ejercen tracción posterior hacia abajo.
4. Los flexores de la cadera, incluidos el recto femoral, el tensor de la fascia lata y el sartorio, con anclajes en las espinas anterior, superior e inferior del ilion, y el iliopsoas, con anclaje en la espina lumbar y la superficie interna del ilion, ejercen tracción anterior hacia abajo.

Los músculos lumbares actúan con los flexores de la cadera (especialmente el psoas, con su tracción directa desde la columna lumbar hasta el fémur) para inclinar la pelvis hacia adelante. A ellos se oponen en acción la tracción combinada de los abdominales anteriores, que tiran hacia arriba en sentido anterior, y los isquiotibiales y el glúteo mayor, que tiran hacia abajo en dirección posterior, para nivelar la pelvis desde una posición de inclinación anterior.

Hay dos grupos principales de músculos pélvicos en **oposición lateral:**

1. Los abductores de la cadera (principalmente los glúteos menor y medio), que nacen de la superficie lateral de la pelvis, tiran hacia abajo de la pelvis cuando la extremidad inferior está fija, como en la bipedestación.
2. Los músculos laterales del tronco, que se insertan en la cresta lateral del ilion, tiran lateralmente hacia arriba de la pelvis.

Los abductores de la cadera de un lado y los músculos laterales del tronco del lado contralateral se combinan en acción para inclinar la pelvis lateralmente: los abductores derechos tiran hacia abajo del lado derecho de la pelvis, mientras que los músculos laterales izquierdos del tronco lo hacen hacia arriba del lado izquierdo, y viceversa. Estas acciones están asistidas por los aductores de la cadera del mismo lado que los músculos laterales del tronco. En combinación, los abductores del lado derecho de la cadera, los aductores de la izquierda de la cadera y los músculos laterales izquierdos del tronco se oponen a los abductores del lado izquierdo de la cadera, los aductores de la parte derecha de la cadera y los músculos laterales derechos del tronco.

Extensores del cuello y la espalda

En la figura 4-31 se ilustran los músculos extensores del cuello y la espalda. En la tabla 4-4 se enumeran el origen, la inserción y la inervación de músculos extensores específicos.

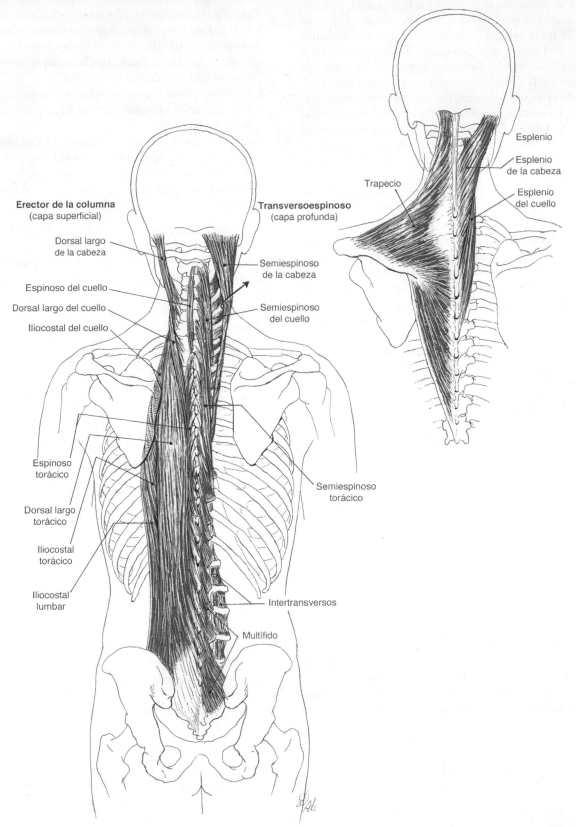

Erector de la columna
(capa superficial)

Dorsal largo
de la cabeza

Espinoso del cuello

Dorsal largo del cuello

Iliocostal del cuello

Espinoso
torácico

Dorsal largo
torácico

Iliocostal
torácico

Iliocostal
lumbar

Transversoespinoso
(capa profunda)

Semiespinoso
de la cabeza

Semiespinoso
del cuello

Semiespinoso
torácico

Intertransversos

Multífido

Trapecio

Esplenio

Esplenio
de la cabeza

Esplenio
del cuello

FIGURA 4-31. Extensores del cuello y la espalda.

TABLA 4-4 Origen, inserción y acción de los músculos profundos de la espalda

Músculos/*Nervios*	Origen	Inserción	Acción
Erector de la columna (superficial) iliocostal lumbar/*Espinales*	Origen común en la cara anterior del tendón ancho unido a la cresta medial del sacro, las apófisis espinosas de las vértebras lumbares y las torácicas 11.ª y 12.ª, la parte posterior del labio medial de la cresta ilíaca, el ligamento supraespinoso y las crestas laterales del sacro	Por los tendones hacia los bordes inferiores de los ángulos de las seis o siete costillas inferiores	Extensión de la columna vertebral en la zona torácica inferior; tira de las costillas hacia abajo
Iliocostal torácico/ *Espinales*	Por los tendones de los bordes superiores de los ángulos de las seis costillas inferiores	Bordes craneales de los ángulos de las seis costillas superiores y dorso de la apófisis transversa de la 7.ª vértebra cervical	Extensión y flexión lateral de la columna vertebral en la zona torácica superior; tira de las costillas hacia abajo
Iliocostal del cuello/ *Espinales*	Ángulos de las costillas 3.ª a 6.ª	Tubérculos posteriores de las apófisis transversas de las vértebras cervicales 4.ª a 6.ª	Extensión de la columna vertebral en las zonas torácica superior y cervical inferior
Dorsal largo torácico (dorsal largo del tórax)/ *Espinales*	En la región lumbar, se mezcla con el iliocostal lumbar, las superficies posteriores de las apófisis transversas y accesorias de las vértebras lumbares y la capa anterior de la fascia toracolumbar	Por tendones en las puntas de las apófisis transversas de todas las vértebras torácicas y por digitaciones carnosas hacia las 9 o 10 costillas inferiores entre los tubérculos y los ángulos	Extensión y flexión lateral de la columna vertebral en la zona torácica; tira de las costillas hacia abajo
Dorsal largo del cuello (cervical transverso)/ *Espinales*	Por los tendones desde las apófisis transversas de las cuatro o cinco vértebras torácicas superiores	Por tendones en los tubérculos posteriores de las apófisis transversas de las vértebras cervicales 2.ª a 6.ª	Extensión y flexión lateral de la columna vertebral en la zona cervical; tira de las costillas hacia abajo
Dorsal largo de la cabeza (complejo menor)/ *Cervicales*	Por los tendones de las apófisis transversas de las cuatro o cinco vértebras torácicas superiores y de las apófisis articulares de las tres o cuatro vértebras cervicales inferiores	Borde posterior de la apófisis mastoides profundo al esplenio de la cabeza y al esternocleidomastoideo	Extensión, flexión lateral y rotación de la columna cervical; giro de la cabeza para mirar hacia el mismo lado
Espinoso torácico/ *Espinales*	Por los tendones de las apófisis espinosas de las dos primeras vértebras lumbares y de las dos últimas vértebras torácicas	Apófisis espinosas de las cuatro a ocho vértebras torácicas superiores (variable)	Extensión de la columna vertebral en la zona torácica
Espinoso del cuello/ *Espinales*	Ligamento nucal, parte inferior; apófisis espinosa de la 7.ª vértebra cervical y, a veces, de las apófisis espinosas de las vértebras torácicas 1.ª y 2.ª	Apófisis espinosa del axis y, ocasionalmente, en las apófisis espinosas de C3 y C4	Extensión de la columna vertebral en la zona cervical superior
Espinoso de la cabeza/ *Espinales*	Inseparablemente conectado con el semiespinoso de la cabeza (digástrico de la nuca)	Igual que el semiespinoso de la cabeza (digástrico de la nuca)	Igual que el semiespinoso de la cabeza (digástrico de la nuca)
Transversoespinoso (profundo) Primera capa semiespinoso torácico/ *Espinales*	Apófisis transversas de las 6 a 10 vértebras torácicas inferiores	Por tendones en las apófisis espinosas de las cuatro primeras vértebras torácicas y las dos últimas cervicales	Extensión de la columna vertebral y rotación hacia el lado opuesto en la zona torácica
Semiespinoso del cuello/ *Espinales*	Apófisis transversas de las cinco o seis vértebras torácicas superiores	Apófisis espinosas cervicales de las vértebras cervicales 2.ª a 5.ª	Extensión de la columna vertebral y rotación hacia el lado opuesto en las zonas torácica superior y cervical
Semiespinoso de la cabeza (digástrico de la nuca)/ *Cervicales*	Puntas de las apófisis transversas de las seis o siete vértebras torácicas superiores y de la 7.ª vértebra cervical y apófisis articulares de las vértebras cervicales 4.ª a 6.ª	Entre las líneas nucales superior e inferior del hueso occipital	Extensión del cuello y rotación de la cabeza hacia el lado opuesto

(continúa)

TABLA 4-4 Origen, inserción y acción de los músculos profundos de la espalda (*continuación*)

Músculos/*Nervios*	Origen	Inserción	Acción
Segunda capa multífido/ *Espinales*	Región sacra: superficie posterior del sacro, superficie medial de la espina ilíaca posterior y ligamentos posterosacroilíacos; regiones lumbar, torácica y cervical: apófisis transversas de L5 a C4	Abarca de dos a cuatro vértebras, se inserta en la apófisis espinosa de una de las vértebras superiores desde la última lumbar hasta el axis (segunda vértebra cervical)	Extensión de la columna vertebral y rotación hacia el lado opuesto
Tercera capa rotadores/ *Espinales*	Apófisis transversas de las vértebras	Base de la apófisis espinosa de la vértebra superior	Extensión de la columna vertebral y rotación hacia el lado opuesto
Interespinosos/*Espinales*	Colocados en pares entre las apófisis espinosas de vértebras contiguas; *cervicales:* seis pares; *torácicos:* dos o tres pares; entre la 1.ª y la 2.ª (2.ª y 3.ª) y las vértebras 11.ª y 12.ª; *lumbares:* cuatro pares		Extensión de la columna vertebral
Intertransversos anterior y posterior/*Espinales*	Pequeños músculos situados entre las apófisis transversas de las vértebras contiguas en las regiones cervical, torácica y lumbar		Flexión lateral de la columna vertebral
Esplenio del cuello/ *Cervicales*	Apófisis espinosas de las vértebras torácicas 3.ª a 6.ª	Tubérculos posteriores de las apófisis transversas de las dos o tres primeras vértebras cervicales	Extensión, flexión lateral y rotación del cuello, girando la cara hacia el mismo lado; cuando ambos lados actúan juntos, extensión del cuello
Esplenio de la cabeza/ *Cervicales*	Medio caudal del ligamento nucal, apófisis espinosa de la 7.ª vértebra cervical y apófisis espinosa de las tres o cuatro primeras vértebras torácicas	Hueso occipital inferior al tercio lateral de la línea nucal superior; apófisis mastoides del hueso temporal	Extensión, flexión lateral y rotación del cuello, girando la cara hacia el mismo lado; cuando ambos lados actúan juntos, extensión del cuello

Extensores de la espalda y de la cadera

Para que los extensores de la espalda eleven el tronco desde la posición en decúbito prono, los extensores de la cadera deben fijar la pelvis en extensión sobre el muslo. Por lo general, la extensión de las articulaciones de la cadera y la de la columna lumbar se inician simultáneamente, no como dos movimientos separados. Las ilustraciones de la página siguiente muestran las variaciones que se producen en función de la fuerza de los dos grupos musculares primarios.

Si hay tensión leve en los flexores de la cadera, no hay amplitud de extensión en la articulación de la cadera y todo el movimiento en la dirección de elevación de la pierna hacia atrás se realiza mediante la hiperextensión de la columna lumbar y la inclinación de la pelvis.

Para que los extensores de la cadera eleven la extremidad hacia atrás desde una posición en decúbito supino a través de los pocos grados de extensión verdadera de la articulación de la cadera (≈10°), los extensores de la espalda deben estabilizar la pelvis al tronco (fig. 4-32).

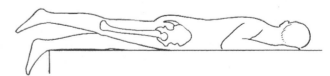

FIGURA 4-32. Extensión de la cadera, decúbito prono.

Una persona con músculos extensores de la espalda fuertes y extensores de la cadera con fuerza puede elevar el tronco en extensión (fig. 4-33).

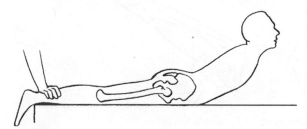

FIGURA 4-33. Músculos extensores de la espalda y la cadera fuertes.

La elevación de la extremidad se consigue mediante la hiperextensión de la columna lumbar y la inclinación anterior de la pelvis (fig. 4-34). En este último movimiento, los extensores de la espalda se ven ayudados por los flexores de la cadera del lado opuesto que ayudan a inclinar la pelvis hacia adelante.

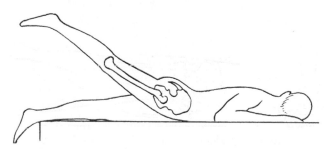

FIGURA 4-34. Elevación más pronunciada de la extremidad.

Alguien con músculos extensores de la espalda fuertes y músculos extensores de la cadera marcadamente débiles o paralizados puede hiperextender la columna lumbar (fig. 4-35). Sin embargo, el tronco no puede levantarse de la mesa.

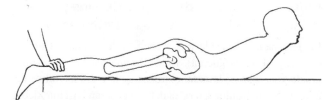

FIGURA 4-35. Extensores de la espalda fuertes y extensores de la cadera débiles o paralizados.

En un esfuerzo por levantar la extremidad, los músculos de la espalda se contraen para fijar la pelvis en el tronco, pero con poca o ninguna fuerza en los extensores de la cadera, el muslo no puede extenderse sobre la pelvis (fig. 4-36). La tracción sin oposición de los músculos de la espalda produce la hiperextensión de la espalda; la articulación de la cadera es arrastrada pasivamente hacia la flexión a pesar del esfuerzo por extenderla.

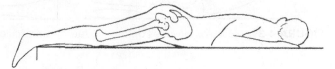

FIGURA 4-36. Fuerza mínima en los extensores de la cadera al intentar levantar la extremidad.

Un paciente con músculos extensores de la espalda débiles o paralizados y músculos extensores de la cadera fuertes no puede elevar el tronco en extensión (fig. 4-37). Los extensores de la cadera, en su acción de fijar la pelvis, no tienen oposición: la pelvis se inclina hacia atrás y la columna lumbar se flexiona.

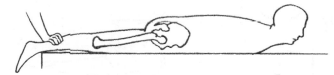

FIGURA 4-37. Extensores de la espalda débiles o paralizados y extensores de la cadera fuertes.

En un esfuerzo por levantar la extremidad, los extensores de la cadera se contraen (fig. 4-38). Sin embargo, la extremidad no puede levantarse porque los músculos de la espalda son incapaces de estabilizar la pelvis. La pelvis se inclina hacia atrás debido a la tracción de los extensores de la cadera y al peso de la extremidad, en lugar de inclinarse hacia adelante como lo haría si los extensores de la espalda se encontraran normales.

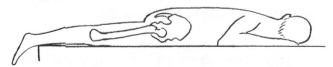

FIGURA 4-38. Los extensores de la cadera se contraen en un esfuerzo por levantar la extremidad.

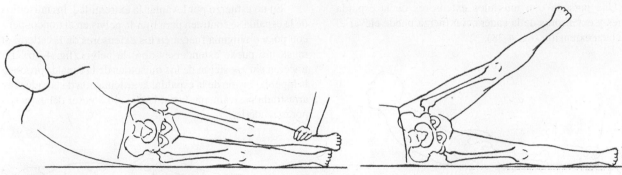

FIGURA 4-39. Músculos laterales del tronco fuertes y músculos abductores de la cadera fuertes.

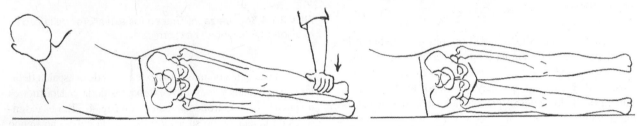

FIGURA 4-40. Músculos laterales del tronco fuertes y músculos abductores de la cadera paralizados.

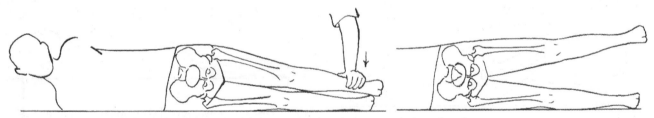

FIGURA 4-41. Músculos laterales del tronco débiles y músculos abductores de la cadera fuertes.

Flexores laterales del tronco y abductores de la cadera

Músculos laterales del tronco fuertes y músculos abductores de la cadera fuertes

Flexión lateral del tronco a través de toda la AdM del paciente (fig. 4-39, izquierda).

Abducción de la cadera en toda la amplitud de movimiento de la persona (fig. 4-39, derecha).

Músculos laterales del tronco fuertes y músculos abductores de la cadera paralizados

El paciente puede flexionar lateralmente el tronco (fig. 4-40, izquierda), pero el hombro por debajo apenas se levantará de la mesa. La pelvis se dirigirá hacia arriba a medida que la cabeza se eleva lateralmente, y se aproximarán la cresta ilíaca y el borde costal.

Al intentar elevar la extremidad en abducción, el movimiento que se produce es la elevación de la pelvis por los músculos laterales del tronco (fig. 4-40, derecha). La extre-midad puede elevarse hasta la posición ilustrada, pero la articulación de la cadera no está en abducción. De hecho, el muslo ha descendido a una posición de aducción y se mantiene ahí por la estructura de la articulación más que por la acción de los músculos de la cadera.

Músculos laterales del tronco débiles y músculos abductores de la cadera fuertes

La persona no puede elevar el tronco en flexión lateral verdadera (fig. 4-41, izquierda). En determinadas circunstancias, puede ser capaz de levantar el tronco de la mesa lateralmente aunque los músculos laterales del tronco sean bastante débiles. Si el tronco puede mantenerse rígido, los músculos abductores de la cadera pueden elevar el tronco en abducción sobre el muslo. La caja torácica y la cresta ilíaca no se aproximarán lateralmente como cuando los músculos laterales del tronco son fuertes. Al disminuir la presión que proporciona fijación a los abductores de la cadera, el examinador puede hacer necesario que los abdominales laterales intenten iniciar el movimiento.

La extremidad puede levantarse en abducción de la cadera pero, sin fijación por los músculos abdominales laterales, no puede elevarse mucho de la mesa. Debido a la debilidad de los músculos laterales del tronco, el peso de la extremidad inclina la pelvis hacia abajo (fig. 4-41, derecha).

PRUEBAS MUSCULARES DE LA ESPALDA

Prueba de flexión hacia adelante para medir la longitud de los músculos posteriores

Equipo: lo mismo que para la prueba de longitud de los isquiotibiales, más una regla. La regla se usa para medir la distancia de las puntas de los dedos desde o más allá de la base del dedo gordo. Esta medición se emplea únicamente como registro para mostrar la flexión general hacia adelante; no indica en modo alguno dónde se ha producido limitación o movimiento excesivo.

Posición inicial: sentado con las piernas extendidas y los pies en ángulo recto o ligeramente menor.

Razón: normalizar la posición de los pies y las rodillas.

Movimiento de prueba: se extiende la mano hacia adelante, con las rodillas rectas, y se intenta tocar con la punta de los dedos la base del dedo gordo del pie o más allá, llegando tan lejos como lo permita la amplitud de la longitud muscular.

Razón: tanto la espalda como los isquiotibiales se alargarán al máximo.

Longitud normal de los músculos de la espalda, isquiotibiales y gastrocnemios-sóleos (fig. 4-42).

La capacidad para tocar con las puntas de los dedos de las manos los dedos de los pies es un logro deseable para la mayoría de los adultos (fig. 4-43). Esta persona muestra una longitud de los isquiotibiales y una flexibilidad de la espalda dentro de los límites normales.

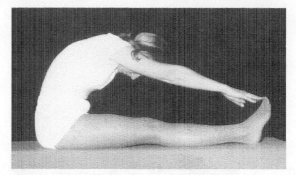

FIGURA 4-43. Contacto entre los dedos de los pies y la punta de los dedos.

AdM normal en la flexión hacia adelante: la longitud normal de los isquiotibiales permite que la pelvis se flexione hacia el muslo hasta el punto de que el ángulo entre el sacro y la mesa sea de aproximadamente 80°. La flexión normal de la columna lumbar hace posible que la columna se aplane. La flexión convencional de la columna torácica permite un aumento de la convexidad posterior, que se observa como una curva suave y continua en esta zona. El adulto promedio podrá tocar con los dedos de las manos los dedos de los pies en flexión hacia adelante con las rodillas extendidas si la flexibilidad de la espalda y la longitud de los isquiotibiales son normales (*véase* fig. 4-42).

Variaciones de la flexión hacia adelante:

Isquiotibiales y espalda, ambos normales.
Isquiotibiales y espalda, ambos excesivamente flexibles.
Isquiotibiales tensos, parte inferior de la espalda excesivamente flexible.
Isquiotibiales normales, parte superior de la espalda excesivamente flexible.
Isquiotibiales y espalda, ambos tensos.
Isquiotibiales excesivamente largos, parte inferior de la espalda tensa.

En la flexión hacia adelante, una longitud excesiva de los isquiotibiales permite la flexión excesiva de la pelvis hacia el muslo (flexión de la articulación de la cadera). Esta persona también presenta flexión excesiva en la zona media de la espalda (es decir, toracolumbar) (fig. 4-44).

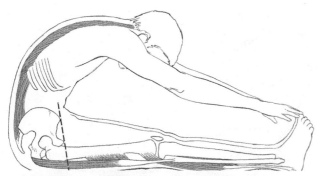

FIGURA 4-42. Longitud normal de los músculos de la espalda, isquiotibiales y gastrocnemios-sóleos.

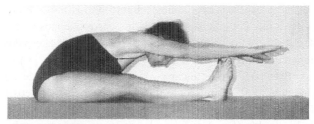

FIGURA 4-44. Longitud excesiva de los isquiotibiales y flexión excesiva de la zona toracolumbar (parte media de la espalda).

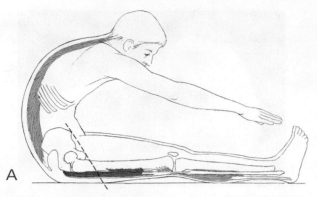
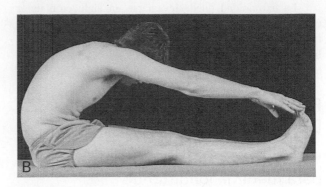

FIGURA 4-45. Isquiotibiales cortos, músculos de la espalda excesivamente largos.

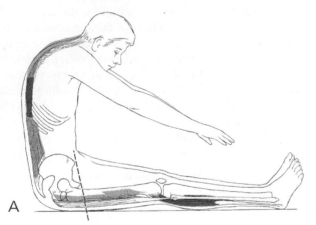
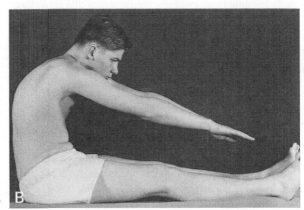

FIGURA 4-46. Músculos gastrocnemios-sóleos cortos y flexibilidad limitada en la parte media de la espalda.

Variaciones en la longitud de los músculos posteriores

Longitud excesiva de los músculos de la espalda, isquiotibiales cortos y longitud normal de los gastrocnemios-sóleos (fig. 4-45A).

La flexibilidad excesiva de la espalda sobrecompensa el acortamiento de los isquiotibiales (fig. 4-45B).

Longitud excesiva de los músculos de la parte superior de la espalda, acortamiento ligero de los músculos de la parte media de la espalda y de los gastrocnemios-sóleos (fig. 4-46A). Los isquiotibiales y la parte baja de la espalda tienen una longitud normal.

Este paciente es incapaz de tocarse los dedos de los pies debido al acortamiento de los gastrocnemios-sóleos y a una ligera limitación de la flexibilidad en la zona media de la espalda (fig. 4-46B). La parte superior de la espalda muestra flexión excesiva.

Longitud normal de los músculos superiores de la espalda y acortamiento de los músculos inferiores de la espalda, isquiotibiales y gastrocnemios-sóleos (fig. 4-47).

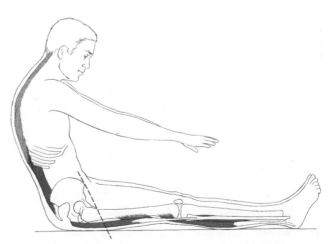

FIGURA 4-47. Longitud normal de los músculos de la parte superior de la espalda, acortamiento de la parte inferior de la espalda, isquiotibiales y gastrocnemios-sóleos.

Longitud normal de los músculos de la parte superior de la espalda y contractura de los músculos de la porción inferior con parálisis y longitud excesiva de los músculos de las extremidades (fig. 4-48).

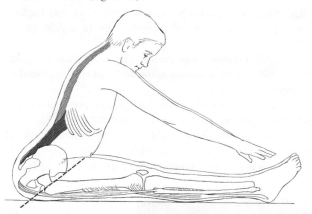

FIGURA 4-48. Longitud normal de los músculos de la parte superior de la espalda y contractura de los músculos de la zona inferior con parálisis, además de longitud excesiva, de los músculos de las extremidades.

Extensores de la espalda: pruebas y clasificación

En la prueba de extensión del tronco para los extensores de la espalda, los músculos erectores de la columna son ayudados por el dorsal ancho, el cuadrado lumbar y el trapecio (fig. 4-49). En decúbito prono, la zona lumbar adoptará una curvatura anterior normal.

Para evitar falsas interpretaciones de los resultados de las pruebas, puede ser necesario realizar algunas valoraciones preliminares. Sin embargo, no es necesario hacerlo de forma sistemática, ya que la observación minuciosa del paciente en decúbito prono y de los movimientos que se producen durante la extensión del tronco indicará si es necesario llevar a cabo pruebas preliminares de longitud de los flexores de la cadera y de fuerza de los extensores de la cadera.

Paciente: en decúbito prono, con las manos entrelazadas detrás de las nalgas (o detrás de la cabeza).

Fijación: los extensores de la cadera deben fijar la pelvis a los muslos. El examinador estabiliza las piernas firmemente a la mesa.

Movimiento de prueba: extensión del tronco hasta la AdM completa del paciente.

Resistencia: gravedad. Manos detrás de la cabeza, o manos detrás de la parte inferior de la espalda.

Clasificación: la capacidad para completar el movimiento y mantener la posición con las manos detrás de la cabeza o detrás de la espalda puede considerarse como fuerza normal. Los músculos lumbares rara vez son débiles, pero si parece que hay debilidad, hay que descartar primero la tensión de los flexores de la cadera o la debilidad de los extensores de la cadera. La debilidad real generalmente puede determinarse haciendo que el examinador eleve el tronco de la persona en extensión (hasta el alcance máximo) y pidiendo al paciente a continuación que mantenga la posición de prueba completada. La incapacidad para mantener esta posición indicará debilidad. La debilidad se describe mejor como leve, moderada o marcada según el criterio del examinador.

Si la AdM parece limitada, una segunda persona debe sujetar las piernas (o estas deben sujetarse con correas) mientras el examinador eleva pasivamente el tronco del paciente en extensión hasta completar la extensión de la columna vertebral.

Si los extensores de la cadera son débiles, es posible que el examinador pueda estabilizar la pelvis firmemente en la dirección de la inclinación posterior hacia los muslos, siempre que las piernas también estén firmemente sujetas por otra persona o por correas. Por otro lado, puede colocarse al paciente en el extremo de la mesa, con el tronco en decúbito prono y las piernas colgando con las rodillas flexionadas según la necesidad. A continuación, el examinador estabiliza la pelvis y pide a la persona que levante el tronco en extensión y lo mantenga contra la presión. Si los flexores de la cadera están tensos, la espalda adoptará un grado de extensión (lordosis) proporcional a la tensión de los flexores de la cadera. En otras palabras, la parte baja de la espalda estará en extensión antes de comenzar el movimiento de extensión del tronco. En tal caso, el paciente verá limitada la altura a la que puede elevar el tronco; la interpretación errónea puede ser que los músculos de la espalda son débiles.

Puede producirse una situación similar si los músculos extensores de la cadera son débiles. Para una extensión fuerte de la espalda, los extensores de la cadera deben estabilizar la pelvis hacia los muslos. Si los extensores de la cadera no

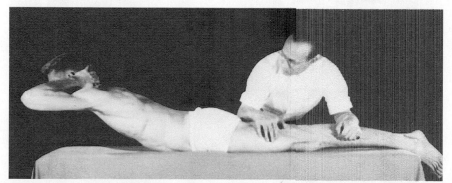

FIGURA 4-49. Pruebas y calificación de los extensores de la espalda.

pueden proporcionar esta estabilización, los extensores de la espalda tirarán de la pelvis hacia arriba hasta una posición de extensión de la espalda. De nuevo, como en el caso de la tensión de los flexores de la cadera, si la espalda ya está en cierta extensión antes de iniciar el movimiento de elevación del tronco, este no se elevará tanto de la mesa como lo haría si la pelvis estuviera fija en extensión sobre los muslos.

Debilidad: la debilidad bilateral de los músculos extensores de la espalda puede causar cifosis lumbar y aumento de la cifosis torácica. La debilidad unilateral da lugar a una curvatura lateral con convexidad hacia el lado débil.

Contractura: la contractura bilateral de los músculos lumbares ocasiona hiperlordosis. La contractura unilateral produce escoliosis con convexidad hacia el lado opuesto.

Extensores de la espalda fuertes mal diagnosticados
Debilidad del glúteo mayor

Recostado en decúbito prono sobre una mesa, este paciente muestra una curva anterior normal en la región lumbar (fig. 4-50).

En el momento en que se inicia la extensión de la espalda, la curva de la región lumbar aumenta debido a la debilidad del glúteo mayor (fig. 4-51).

Cuando se continúa con la extensión, puede elevar más el tronco, pero no hasta completar la AdM (fig. 4-52).

Mantener la pelvis en la dirección de la inclinación pélvica posterior, de la forma que ofrece un glúteo mayor fuerte, permite a la persona completar toda la AdM (fig. 4-53).

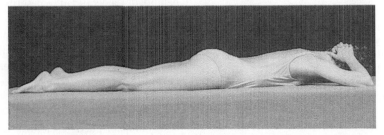

FIGURA 4-50. Curva anterior normal en la zona lumbar.

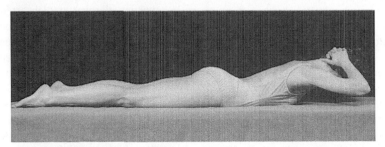

FIGURA 4-51. Debilidad del glúteo mayor.

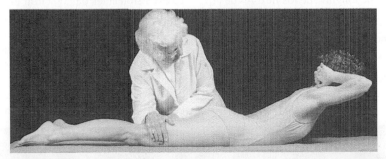

FIGURA 4-52. Extensión de la espalda sin completar la amplitud de movimiento.

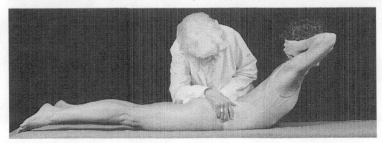

FIGURA 4-53. Glúteo mayor fuerte.

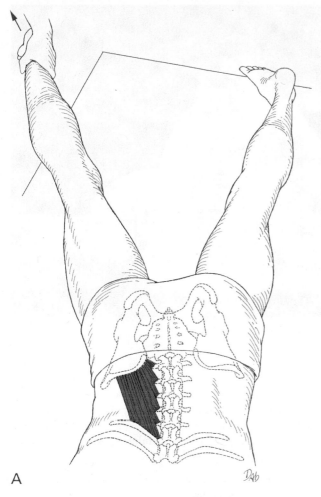

A

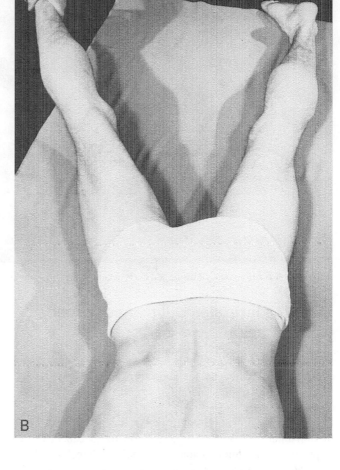

B

FIGURA 4-54. A y **B.** Cuadrado lumbar.

Cuadrado lumbar

En la figura 4-54 se observa la prueba del cuadrado lumbar.

Origen: ligamento iliolumbar, cresta ilíaca. En ocasiones desde los bordes superiores de las apófisis transversas de las tres o cuatro vértebras lumbares inferiores.

Inserción: borde inferior de la última costilla y apófisis transversas de las cuatro vértebras lumbares superiores.

Acción: ayuda en la extensión, flexiona lateralmente la columna vertebral lumbar y deprime la última costilla. Bilateralmente, actuando junto con el diafragma, fija las dos últimas costillas durante la respiración.

Nervio: plexo lumbar, T12, **L1**, **2**, **3**.

Paciente: en decúbito prono.

Fijación: por los músculos que sujetan firmemente el fémur en el acetábulo.

Movimiento de prueba: elevación lateral de la pelvis. La extremidad se coloca en extensión leve y en el grado de abducción que corresponda con la línea de fibras del cuadrado lumbar.

Resistencia: se proporciona en forma de tracción sobre la extremidad, directamente opuesta a la línea de arrastre del cuadrado lumbar. Si los músculos de la cadera son débiles, se puede ejercer presión contra la cresta ilíaca posterolateral opuesta a la línea de tracción del músculo.

El cuadrado lumbar actúa con otros músculos en la flexión lateral del tronco. Es difícil palpar este músculo porque se encuentra muy por debajo de los erectores de la columna. Aunque el cuadrado lumbar interviene en el movimiento de elevación de la pelvis en bipedestación o al caminar, la bipedestación no ofrece una posición satisfactoria para la prueba. La elevación del lado derecho de la pelvis en bipedestación, por ejemplo, depende tanto (si no más) de la tracción hacia abajo de los abductores de la articulación de la cadera izquierda como de la tracción hacia arriba de los abdominales laterales derechos.

No debe considerarse que la prueba se limita a la acción del cuadrado lumbar, sino que ofrece la diferenciación más satisfactoria que puede obtenerse.

Clasificación: no se recomienda calificar numéricamente la fuerza de este músculo. Hacer un registro de si parece débil o fuerte es suficiente.

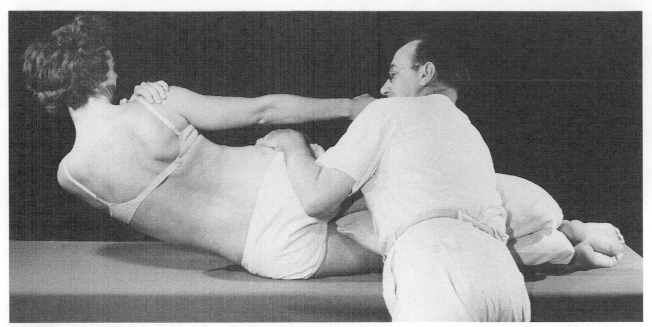

FIGURA 4-55. Prueba y clasificación de los flexores laterales del tronco.

Flexores laterales del tronco: pruebas y clasificación

Antes de probar los músculos laterales del tronco, se debe comprobar la fuerza de los abductores y aductores de la cadera y de los flexores laterales del cuello, así como la AdM en flexión lateral.

La elevación lateral del tronco es una combinación de flexión lateral del tronco y abducción de la cadera (esta se produce por la inclinación hacia abajo de la pelvis sobre el muslo). Los músculos laterales del tronco que intervienen en el movimiento son las fibras laterales de los oblicuos externos e internos, el cuadrado lumbar, el dorsal ancho, el recto abdominal y los erectores de la columna del lado que se está evaluando.

Paciente: colocado en decúbito lateral, con una almohada entre los muslos y las piernas y con la cabeza, la parte superior del tronco, la pelvis y los miembros inferiores en línea recta (fig. 4-55). La parte de arriba del brazo se extiende hacia abajo a lo largo del costado y los dedos se cierran para que el paciente no se sujete al muslo e intente ayudarse con la mano. La axila se encuentra hacia adelante cruzando el pecho, con la mano sujetando la porción superior del hombro para descartar que se ayude al empujar hacia arriba con el codo.

Fijación: los abductores de la cadera deben fijar la pelvis al muslo. Los aductores opuestos también ayudan a dar estabilidad a la pelvis. Los miembros inferiores deben ser sujetadas por el examinador para contrarrestar el peso del tronco,

pero no deben inmovilizarse tan firmemente que impidan que la parte superior del miembro inferior se desplace ligeramente hacia abajo para acomodar el movimiento hacia abajo de la pelvis de ese lado. Si se empuja la pelvis hacia arriba o no se permite que se incline hacia abajo, el paciente será incapaz de elevar el tronco lateralmente aunque los músculos abdominales laterales sean fuertes.

Movimiento de prueba: elevación del tronco directamente hacia los lados sin rotación.

Resistencia: el peso corporal ofrece suficiente resistencia.

Categoría normal (10)[1]**:** capacidad para elevar lateralmente el tronco desde una posición en decúbito lateral hasta un punto de flexión lateral máxima.

Categoría favorable (8): igual que el anterior, excepto que la parte inferior del hombro está aproximadamente a 10 cm de la mesa.

Categoría aceptable (5): igual que el anterior, excepto que la parte inferior del hombro está aproximadamente a 5 cm de la mesa (*véanse* pruebas y clasificaciones en casos de debilidad marcada de los músculos laterales del tronco).

> **NOTA:** *Las pruebas de los músculos laterales del tronco pueden revelar desequilibrio en los músculos oblicuos. En la elevación lateral del tronco, si las piernas y la pelvis se mantienen firmes (es decir, no se permite que giren hacia adelante o atrás desde la posición de decúbito lateral directo), el tórax puede girar hacia adelante o hacia atrás a medida que el tronco se flexiona lateralmente. El*

---

[1] *Véanse* los equivalentes numéricos de los símbolos denominativos utilizados en «Clave para la clasificación muscular», capítulo 1.

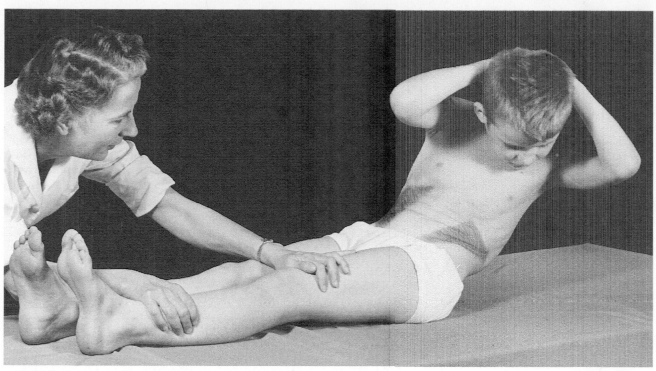

FIGURA 4-56. Pruebas y clasificación de los flexores oblicuos del tronco.

giro del tórax hacia el frente denota tracción más fuerte por parte del oblicuo externo; un giro hacia atrás indica tracción más fuerte por parte del oblicuo interno. Si la espalda se hiperextiende cuando el paciente eleva el tronco, el cuadrado lumbar y el dorsal ancho muestran tracción más fuerte, lo que indica que los músculos abdominales anteriores no pueden contrarrestar esta tracción para mantener el tronco en línea recta con la pelvis.

La prueba de fuerza de los flexores laterales del tronco es importante en casos de escoliosis.

Flexores oblicuos del tronco: pruebas y clasificación

Elevar el tronco oblicuamente hacia el frente combina la flexión y la rotación del tronco. Se realiza por acción del recto abdominal y por el oblicuo externo de un lado combinado con el oblicuo interno del lado opuesto (fig. 4-56).

Paciente: en decúbito supino (para consultar la posición de las extremidades superiores, *véase* la sección sobre análisis de las categorías más adelante).

Fijación: un ayudante estabiliza los miembros inferiores mientras el examinador coloca al paciente en la posición de prueba (el evaluador no aparece en esta fotografía).

Prueba: el paciente junta las manos detrás de la cabeza. El examinador lo coloca en la posición de prueba precisa de

flexión y rotación del tronco y, a continuación, le pide que mantenga esa posición. Si los músculos son débiles, el tronco perderá la rotación y se extenderá. Puede haber un aumento de la flexión de la pelvis sobre los muslos en un esfuerzo por mantener el tronco extendido levantado de la mesa.

Resistencia: ninguna además del peso del tronco. La resistencia varía con la posición de los brazos.

Categoría normal (10)[2]: capacidad para mantener la posición de la prueba con las manos entrelazadas detrás de la cabeza.

Categoría favorable (8): igual que el anterior, pero con los brazos cruzados sobre el pecho.

Categoría aceptable (+) (6): igual que el anterior, pero con los brazos extendidos hacia adelante (*véase* la ilustración de las posiciones de los brazos).

Categoría aceptable (5): capacidad para mantener el tronco en flexión y rotación suficientes para levantar ambas regiones escapulares de la mesa (*véanse* las pruebas y las categorías en caso de debilidad marcada de los músculos oblicuos del tronco).

> **NOTA:** *La prueba de fuerza muscular de los abdominales oblicuos es importante en los casos de escoliosis.*

---

[2] *Véanse* los equivalentes numéricos de los símbolos denominativos utilizados en «Clave para la clasificación muscular», capítulo 1.

CUELLO

Las disfunciones musculares asociadas al dolor en la parte posterior del cuello son esencialmente de dos tipos: una asociada a la tensión muscular y otra a la distensión muscular. Ambos tipos son bastante frecuentes. Los síntomas y las indicaciones de tratamiento difieren según la anomalía subyacente. La asociada a tensión muscular suele tener un inicio gradual de los síntomas, mientras que la relacionada con distensión muscular suele tener un inicio agudo.

Tensión de los músculos posteriores del cuello

El dolor de cuello y las cefaleas asociadas a la tensión de los músculos cervicales posteriores suceden con mayor frecuencia en los pacientes con la cabeza hacia adelante (hiperlordosis cervical) y la columna torácica redondeada (hipercifosis). Como se muestra en las secciones «Extensión y flexión de la columna cervical» y «Posiciones defectuosas: cabeza y cuello», la posición compensatoria de la cabeza asociada a una columna torácica inclinada y redondeada causa hiperextensión de la columna cervical.

La mecánica defectuosa asociada a esta afección consiste principalmente en una compresión posterior indebida sobre las carillas articulares y las superficies posteriores de los cuerpos de las vértebras, debilidad de estiramiento de los flexores vertebrales anteriores del cuello y rigidez de los extensores del cuello, incluidos el trapecio superior, el esplenio de la cabeza y el semiespinoso de la cabeza (digástrico nucal).

Las cefaleas asociadas a esta tensión muscular son esencialmente de dos tipos: occipitales y tensionales. El nervio occipital mayor, que es a la vez sensitivo y motor, inerva los músculos semiespinoso y esplenio de la cabeza. Perfora el semiespinoso de la cabeza (digástrico de la nuca) y el trapecio cerca de sus uniones con el hueso occipital. Este nervio también inerva el cuero cabelludo posteriormente hasta la parte superior de la cabeza. En la cefalea occipital, suele haber dolor y sensibilidad a la palpación en la zona donde el nervio atraviesa los músculos, así como dolor en el cuero cabelludo en la zona inervada. En una cefalea tensional, además de la postura incorrecta de la cabeza y el cuello y la tensión de los músculos cervicales posteriores, también interviene un elemento de estrés. Esto hace que la afección tienda a fluctuar con los momentos de mayor o menor estrés. En cualquier caso, los músculos tensos suelen responder a un tratamiento que ayude a relajarlos.

Además del dolor, las cefaleas tensionales pueden presentar otros síntomas: «Ocasionalmente, las cefaleas por contracción muscular se acompañan de náuseas, vómitos y visión borrosa, pero no hay un síndrome precefalea como en la migraña» (12). Otra fuente afirma que se ha comprobado que esta posición de la cabeza hacia el frente «produce una alteración de la posición de reposo de la mandíbula, respiración torácica superior con la consiguiente hiperactividad de los músculos respiratorios accesorios, y respiración bucal con pérdida de la posición de reposo de la lengua... y puede conducir a una eventual osteoartropatía y remodelación de la articulación temporomandibular» (13).

A la palpación, los músculos posteriores están tensos. Los movimientos del cuello suelen estar limitados en todas las direcciones excepto en extensión. El dolor puede ser de menor intensidad cuando el paciente está recostado, pero tiende a estar presente independientemente de la posición que se adopte.

La tensión unilateral de los músculos posterolaterales del cuello es cada vez más frecuente debido a que las personas sostienen el teléfono sobre el hombro o flexionan habitualmente la columna cervical hacia un lado, como ocurre cuando se habla por teléfono móvil. En estas posiciones, el hombro puede estar elevado y la cabeza inclinada hacia el mismo lado. El músculo escapular que es el oponente más directo del trapecio superior es el trapecio inferior, el cual actúa para deprimir la escápula posteriormente. El oponente más directo del trapecio superior que actúa para deprimir el hombro y la cintura escapular directamente hacia abajo en el plano coronal es el dorsal ancho. Las pruebas de fuerza de este músculo suelen revelar debilidad en el lado del hombro elevado; están indicados los ejercicios para fortalecer este músculo, junto con otros para estirar los flexores laterales del cuello (*véanse* el ejercicio para el dorsal ancho y los ejercicios para estirar los laterales del cuello en la pág. 143).

Distensión del trapecio superior

El **trapecio superior** es la parte del músculo trapecio que se extiende desde el occipucio hasta el tercio lateral de la clavícula y el acromion de la escápula. La distensión de este músculo produce dolor, generalmente agudo, en la región posterolateral del cuello.

El estrés que da lugar a esta afección suele ser una combinación de tensión y contracción del músculo. Estirarse hacia un lado para alcanzar un objeto mientras se inclina la cabeza en la dirección opuesta puede causar un ataque de este tipo (p. ej., alguien que está en el suelo tratando de recuperar un objeto que rodó por debajo de un escritorio, o alguien sentado en la parte delantera de un auto tratando de alcanzar algo del asiento trasero). La abducción del brazo requiere la fijación escapular por acción del trapecio, y la inclinación lateral de la cabeza ejerce tensión sobre el músculo. El músculo desarrolla un nudo o un calambre que se describe mejor como un espasmo segmentario.

Compresión de las raíces nerviosas cervicales

El dolor de brazo causado por la compresión de la raíz nerviosa cervical es básicamente un problema neurológico. La postura incorrecta de la columna cervical puede ser un factor contribuyente cuando la aparición no está asociada a un traumatismo repentino. La extensión de la columna cervical que se observa en una posición típica con la cabeza hacia adelante produce compresión indebida en las carillas y las superficies posteriores de los cuerpos de las vértebras cervicales.

ESPALDA
El enigma lumbar

Las causas de muchas afecciones dolorosas de la zona lumbar siguen siendo crípticas. La lumbalgia, uno de los tipos de dolor más frecuentes, sigue desconcertando a los expertos. A pesar de la cantidad de información de la que se dispone actualmente gracias a la tecnología moderna, los signos y los síntomas se utilizan en gran medida como base para determinar un tratamiento conservador (es decir, no quirúrgico). Incluso cuando estos signos y síntomas son objetivos, los examinadores no suelen ponerse de acuerdo sobre su significado clínico. En muchos casos, la interpretación de estos signos y síntomas sigue sin ser adecuada para generar un diagnóstico decisivo. DeRosa y Porterfield afirman que «en la actualidad, identificar con certeza los tejidos exactos implicados en la mayoría de las lumbalgias es prácticamente imposible» (14).

La incapacidad para establecer un diagnóstico definitivo ha contribuido a que haya diversos sistemas de tratamiento, respaldados por evidencia de éxito. El tratamiento puede adoptar diversas formas: reposo en cama y medicación, movilización satisfactoria (manipulación), aplicación inmediata de un apoyo que proporcione inmovilización o tratamiento leve que emplee diversas modalidades y procedimientos analgésicos. La observación clínica demuestra que un alto porcentaje (hasta el 80%) de los casos se recupera en 2 semanas, con o sin tratamiento. A la vista de estas estadísticas, no es de extrañar que haya una elevada tasa de éxito, independientemente del abordaje o sistema de tratamiento. Sin embargo, en la mente de quienes se han visto aliviados de un dolor intenso, no cabe duda de que el tratamiento ha ayudado.

Independientemente del abordaje del tratamiento, existen numerosas referencias a la necesidad de corrección postural en la literatura. A veces, la atención inmediata consiste en corregir la alineación postural, pero la corrección duradera y la prevención de problemas futuros son aspectos aún más importantes de la atención. Este es el ámbito de tratamiento del que se ocupa principalmente este texto.

La corrección de los defectos posturales implica la exploración de la alineación y pruebas de longitud y fuerza muscular. La conservación de la alineación ideal depende del establecimiento y el mantenimiento de un buen equilibrio muscular. Esta fue la tesis básica expuesta por los autores originales de este texto en el folleto *Study and Treatment*

of Muscle Imbalance in Cases of Low Back and Sciatic Pain (1936) y en *Posture and Pain* (1952) (15, 16).

La mecánica de la zona lumbar es inseparable de la de la postura general, pero sobre todo de la de la pelvis y los miembros inferiores. Por consiguiente, la evaluación de una postura defectuosa debe incluir la exploración de todo el cuerpo. Aunque los síntomas y las fallas suelen aparecer en la misma zona, es posible que los defectos no se limiten a las áreas en las que aparecen los síntomas. El dolor que se manifiesta en la pierna, por ejemplo, puede ser causado por un problema subyacente en la espalda. Una tensión mecánica o funcional que cause desequilibrio muscular en una parte del cuerpo puede producir rápidamente cambios compensatorios en otras partes. Por el contrario, los síntomas que surgen en la zona lumbar pueden ser ocasionados por una mecánica defectuosa subyacente de los pies, las piernas o la pelvis.

El desequilibrio puede comenzar con debilidad o distensión de los músculos abdominales como consecuencia de una intervención quirúrgica u obesidad. Entre las mujeres, la causa puede ser el embarazo. El dolor lumbar suele aparecer después de tener hijos, y las pacientes han conseguido aliviarlo completamente con tratamientos para fortalecer los músculos abdominales y corregir las posturas incorrectas.

En los adultos, muy pocas actividades requieren un uso extenuante de los músculos abdominales, pero la mayoría de las actividades tienden a fortalecer los músculos de la espalda. Un factor importante a tener en cuenta como causa predisponente del acortamiento de los músculos de la espalda y la relajación de los músculos abdominales es que los músculos erectores de la columna son numerosos y cortos y están unidos a una fuerte trama ósea. Sin embargo, los músculos abdominales son largos, con fuertes uniones fasciales, pero sin una estructura ósea de apoyo. Además, los músculos abdominales soportan la tensión del peso de las vísceras abdominales y, en el caso de las mujeres, del estiramiento y la tensión musculares que acompañan al embarazo.

Esta sección se centra en la evaluación de los resultados de las pruebas de alineación postural, AdM, longitud muscular y fuerza muscular. No pone etiquetas a la mayoría de los tipos de lumbalgias dolorosas, además de nombrar los problemas de alineación postural y desequilibrio muscular asociados a la inclinación pélvica anterior, posterior y lateral. Los problemas de dolor en los miembros inferiores son los asociados a un tensor de la fascia lata y una banda iliotibial tensos o estirados; con dolor ciático asociado a un prolapso discal; o con un piriforme estirado, con dolor y debilidad en la región del glúteo medio posterior y con problemas de rodilla y pie en los que la alineación defectuosa y el desequilibrio muscular son factores importantes.

Lumbalgia

Las afecciones tratadas en esta categoría incluyen la distensión lumbosacra y el deslizamiento facetario. La primera puede tener un origen postural, mientras que el segundo no se considera principalmente un problema postural, sino una anomalía asociada de la alineación y el desequilibrio muscular que suele influir en esta afección.

Distensión lumbosacra

La distensión lumbosacra es el tipo más frecuente de dolencia lumbar. Sin embargo, la palabra *distensión*, que denota tensión perjudicial, no abarca las fallas mecánicas presentes. Esencialmente, hay dos problemas: la **compresión excesiva** sobre las estructuras óseas, en especial al aguantar peso (al estar de pie o sentado), y la **tensión excesiva** en los músculos y ligamentos al soportar peso y durante el movimiento.

Una espalda puede tener una buena alineación postural al soportar peso, pero si los músculos lumbares están tensos, se verán sometidos a tensión excesiva en un intento repentino o imprudente por inclinarse hacia delante. Puede seguir una distensión muscular aguda.

La espalda puede tener una alineación muy defectuosa, como hiperlordosis, sin tensión de los músculos lumbares. El movimiento puede no causar tensión, pero permanecer de pie durante mucho tiempo puede causar dolor. La tensión compresiva resultante de una alineación defectuosa, si es marcada o constante, puede evocar síntomas dolorosos. Este tipo de postura es más frecuente entre las mujeres que entre los hombres. El defecto suele asociarse a debilidad de los músculos abdominales. La aparición de los síntomas suele ser gradual más que aguda, y los síntomas usualmente son crónicos. El dolor es menor si la persona está activa que si está quieta, y se alivia al reclinarse o sentarse.

En aquellos con una combinación de alineación defectuosa y tensión muscular, tanto la posición como el movimiento pueden producir dolor. Este dolor tiende a ser constante, aunque puede variar en intensidad con los cambios de posición. Las tensiones que no serían excesivas en circunstancias ordinarias pueden dar lugar a dolor; una acción en apariencia intrascendente puede causar la aparición aguda de dolor.

Deslizamiento facetario

Las articulaciones o carillas que conectan una vértebra con otra pueden mostrar desviaciones anómalas de posición o movimiento. Es concebible que esto ocurra en el límite de la amplitud en flexión o en hiperextensión. Como defecto en hiperextensión, puede resultar de un movimiento brusco en esa dirección o de lordosis lumbar grave y persistente; esto último se ha observado en radiografías (17, 18). Los espacios intervertebrales están disminuidos y la hiperlordosis es tan marcada que la fuerza de compresión ha hecho que las estructuras articulares cedan y permitan la superposición de una carilla sobre otra.

La aparición súbita, la intensidad del dolor y la ausencia de síntomas neuromusculares previos sugieren que la carilla puede ser la causa de algunos casos de lumbalgia aguda. Por lo general, estos incidentes solo tienen una duración momentánea, por lo que no se confirman mediante radiografías. El diagnóstico se establece, necesariamente, con base en hallazgos subjetivos más que objetivos.

El movimiento del cuerpo y la dirección de la tensión indican la dirección de la contribución de la carilla. En la mayoría de los casos, se produce durante la flexión y el paciente informa que es incapaz de mantenerse de pie erguido. Cuando la tensión es el resultado de movimientos de hiperextensión, los síntomas descritos pueden presentarse como espasmos musculares, o pueden implicar movimiento excesivo en la carilla. Los defectos de la alineación y la movilidad que dan lugar a un movimiento articular excesivo son los factores básicos que deben tenerse en cuenta para corregir o prevenir este tipo de defectos.

Inclinación pélvica anterior

Postura cifótica-lordótica

Cuatro grupos de músculos sostienen la pelvis en la alineación anteroposterior. Los extensores de la parte inferior de la espalda tiran hacia arriba de la pelvis en sentido posterior, los isquiotibiales lo hacen hacia abajo en sentido posterior, los músculos abdominales tiran hacia arriba en sentido anterior y los flexores de la cadera tiran hacia abajo en sentido anterior. Con un buen equilibrio muscular, la pelvis se mantiene en una buena alineación. En caso de desequilibrio muscular, la pelvis se inclina hacia adelante o hacia atrás. Con la inclinación pélvica anterior, la región lumbar se arquea hacia el frente en una posición de hiperlordosis. En esta postura, se produce compresión indebida en dirección posterior en las vértebras y las carillas articulares, y tensión excesiva en el ligamento longitudinal anterior en la zona lumbar.

Los desequilibrios musculares que se asocian a inclinación anterior pueden incluir todos o algunos de los siguientes: músculos abdominales anteriores débiles, músculos flexores de la cadera tensos (principalmente el iliopsoas), músculos lumbares tensos y músculos extensores de la cadera débiles.

En la figura 4-57 se muestran estos desequilibrios musculares. La figura 4-57A ilustra una lordosis marcada. La lordosis presentada en la figura 4-57B también sería notoria si la persona adoptara una postura erguida. Cuando están implicados los cuatro grupos musculares, la corrección de la inclinación pélvica anterior requiere del fortalecimiento de los músculos abdominales anteriores y los extensores de

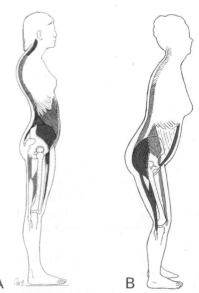

FIGURA 4-57. A. Postura cifótica-lordótica. **B.** Flexión de cadera con el tronco inclinado hacia adelante.

la cadera y el estiramiento de los músculos lumbares y los flexores de la cadera tensos. Cualquiera de los anteriores puede ser un factor primario, pero la tensión en la zona lumbar y la debilidad de los músculos extensores de la cadera son las causas menos probables.

Frank Ober afirmó: «Es bien sabido que la columna vertebral lordótica puede ser dolorosa, pero esto, por supuesto, no es cierto en todos los casos» (19). Fahrni y Trueman han destacado la asociación usual entre el aumento de la lordosis lumbar y la lumbalgia (20). Algunos pacientes con hiperlordosis refieren lumbalgia, mientras que otros con lordosis más grave pueden no presentar dolor alguno. La lordosis puede ser habitual, pero si los músculos de la espalda son lo suficientemente flexibles como para poder cambiar de posición de vez en cuando, es posible que no aparezcan síntomas. Sin embargo, una espalda tan tensa que la posición hiperlordótica es fija tiende a ser dolorosa independientemente de la posición del cuerpo.

El mejor índice con respecto a una zona lumbar dolorosa no es el grado de lordosis u otro defecto mecánico visible al examinar la alineación. Más bien, la cantidad de tensión muscular mantiene una alineación anteroposterior fija y el grado de debilidad muscular permite que se produzca y persista la posición defectuosa.

Debilidad de los músculos anteriores del abdomen

La debilidad de los músculos anteriores del abdomen permite que la pelvis se incline hacia el frente. Estos músculos son incapaces de ejercer la tracción hacia arriba en la pelvis que se necesita para ayudar a mantener una buena alineación. Cuando la pelvis se inclina hacia adelante, la parte inferior de la espalda adopta una posición de hiperlordosis. Esto puede causar síntomas de dolor en toda la zona lumbar.

Durante las primeras fases, este dolor puede describirse como cansancio; más adelante, puede explicarse como un dolor que puede o no evolucionar hasta ser agudo. El dolor suele empeorar al final del día y se alivia con el decúbito hasta tal punto que, tras una noche de descanso, la persona puede estar libre de síntomas.

Tensión en los flexores monoarticulares de la cadera (principalmente el iliopsoas)

La tensión en los flexores monoarticulares de la cadera causa la inclinación anterior de la pelvis en bipedestación. La parte inferior de la espalda entra en hiperlordosis cuando el paciente se mantiene de pie erguido. En ocasiones, la persona se inclina hacia el frente flexionando las caderas, evitando la posición erguida que daría lugar a la lordosis marcada.

Este paciente (fig. 4-58) presentaba rigidez notoria en los flexores de la cadera, que limitaban la extensión de la articulación de la cadera. También tenía limitación de la extensión de la espalda. Para levantarse de la mesa, el movimiento debía producirse en la articulación de la rodilla. Para esta persona, tal movimiento no sería adecuado como ejercicio.

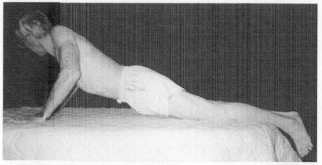

FIGURA 4-58. Rigidez marcada en los flexores de la cadera, que limita la extensión de la articulación de la cadera.

Tensión en los flexores biarticulares de la cadera

La tensión causa hiperlordosis en la posición de rodillas (fig. 4-59). Cuando alguien refiere que solo la posición de rodillas le produce dolor en la zona inferior de la espalda, es importante examinar si hay acortamiento de los flexores biarticulares de la cadera (*véase* la prueba de longitud de los flexores de la cadera). En el capítulo 7 se aborda la tensión de los flexores biarticulares de cadera.

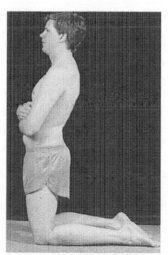

FIGURA 4-59. La rigidez de los flexores biarticulares de la cadera causa lordosis en la posición de rodillas.

Tensión en los músculos lumbares

Los músculos lumbares tensos producen inclinación anterior de la pelvis y pueden mantener la zona lumbar en una posición de lordosis. Estos músculos cruzan articulaciones de la columna vertebral, pero no atraviesan otra articulación en la que los músculos puedan ceder a la tensión. Independientemente de la posición del cuerpo, la zona lumbar permanecerá en un grado de extensión que corresponde a la cantidad de tensión de estos músculos. En la flexión hacia el frente, la parte inferior de la espalda se mantiene en una curva anterior (lordosis) y no se endereza.

En los casos en los que la tensión de los músculos lumbares es un factor primario, el dolor puede ser crónico, pero a menudo tiene un inicio agudo. El dolor aumenta con el movimiento y tiende a manifestarse más bien en la posición de pie o sentado.

Inclinación pélvica posterior

En dos tipos de postura se presenta inclinación pélvica posterior, extensión de la articulación de la cadera y debilidad del músculo iliopsoas: la posición con la espalda plana y la postura inclinada hacia atrás. La **postura con la espalda plana**, como su nombre lo indica, es una espalda recta tanto en la zona lumbar como en la torácica, salvo que cierto grado de flexión en la zona torácica superior acompaña a la posición de la cabeza hacia delante. La **postura con inclinación hacia atrás** es aquella en la que se produce desplazamiento posterior (es decir, balanceo hacia atrás) de la parte superior del tronco y desplazamiento anterior (es decir, balanceo hacia el frente) de la pelvis. La cifosis pronunciada se extiende hasta la región lumbar superior y la zona lumbar inferior está aplanada. Las fibras posterolaterales del oblicuo externo son alargadas. Ambas posturas se han tratado anteriormente con mayor detalle en el capítulo 2 (*véase* fig. 2-17).

Flexión excesiva (hiperflexión)

La flexión excesiva (es decir, la hiperflexión) de la columna lumbar no es infrecuente. Se observa como cifosis de la región lumbar en sedestación, pero rara vez aparece como cifosis en bipedestación (*véase* cap. 7, fig. 7-32B). En la mayoría de los casos de flexión lumbar excesiva, los músculos extensores de la espalda no son débiles, pero los isquiotibiales suelen estar tensos.

Algunas personas con flexión excesiva en sedestación pueden adoptar una posición hiperlordótica. Ciertos ejercicios favorecen la flexión excesiva de la parte inferior de la espalda, ya que fortalecen y tienden a acortar los flexores de la cadera. En particular, la sentadilla con el tronco curvado desde una posición con las rodillas flexionadas hace que se necesite una curvatura completa del tronco, que incluye a la columna lumbar y ejercita el iliopsoas en flexión de la articulación de la cadera casi hasta completar la AdM.

LEVANTAMIENTO DE PESO

Se ha escrito mucho sobre cómo levantar peso y las condiciones en el lugar de trabajo que deben corregirse. El peso del objeto que debe cargarse, la frecuencia y la duración del levantamiento y la altura desde la cual se debe levantar un objeto son variables que afectan a la persona que está cargando el peso. Sin embargo, debido a las muchas variables que intervienen en el levantamiento, no puede haber una única forma correcta de cargar peso. De cualquier forma, algunos

puntos de acuerdo se refieren a la persona que carga el peso y al objeto levantado:

1. Colóquese lo más cerca posible del objeto.
2. Colóquese de pie con los pies separados y un pie ligeramente por delante del otro.
3. Doble las rodillas.
4. Comience la elevación lentamente, sin tirones.
5. Evite girar hacia una posición inclinada hacia adelante.

También hay acuerdo en que la elevación desde la altura del suelo es más difícil que si se hace desde encima de dicha altura. Si esto no es posible, debe emplearse un dispositivo de ayuda, si es factible.

Las opiniones difieren en cuanto a si hay que ponerse en cuclillas (manteniendo la lordosis de la columna lumbar) o encorvarse (permitiendo que la lordosis disminuya) al levantar peso. Estar en cuclillas implica flexión moderada de las rodillas; agacharse implica inclinarse hacia el frente desde las caderas o la cintura (o ambas) y una flexión leve de las rodillas.

El levantamiento en cuclillas se ha defendido como un medio para ubicar la carga más en las piernas y reducir la carga en la espalda. La posición en cuclillas puede suponer una desventaja mecánica para los cuádriceps. Además, las personas con disfunción de las rodillas pueden tener dificultades para levantar peso desde la posición en cuclillas. Algunos pueden tolerar esta posición pero carecen de la fuerza necesaria en los cuádriceps para un trabajo que requiere este tipo de levantamiento de forma repetitiva.

En muchos casos, el levantamiento en cuclillas no es una opción. En estas situaciones, la mecánica del levantamiento es importante, pero la *mecánica corporal del levantador* lo es aún más. La decisión sobre cómo levantar peso debe tener en cuenta la capacidad de la persona que eleva el peso. Las preocupaciones principales son la movilidad, la estabilidad y la fuerza del levantador. En la población general, la movilidad de la zona lumbar varía mucho, desde excesiva hasta limitada. Tanto la flexión excesiva como la extensión excesiva representan problemas potenciales relacionados con el levantamiento. La rigidez de la parte baja de la espalda plantea el reto de una tensión excesiva en otra parte (si no en la propia parte inferior de la espalda).

En la flexión hacia adelante, algunas personas muestran *flexión excesiva* (es decir, hiperflexión) en la que la columna lumbar se curva de forma convexa en dirección posterior y adopta una posición de cifosis lumbar. Aunque los músculos lumbares se mantienen fuertes, los ligamentos posteriores se estiran y la espalda es vulnerable a la tensión al levantar peso. Cuando esta afección está presente, el tratamiento de elección es el uso de un apoyo que evite la flexión excesiva al levantar peso. La alternativa es intentar mantener la espalda en una posición neutra mediante contracción fuerte de la espalda y los músculos abdominales.

Algunas personas presentan extensión excesiva en la cual la columna lumbar se curva convexamente en dirección anterior y adopta una posición de hiperlordosis. Refiriéndose al trabajo de Fahrni, Pope y cols. afirmaron que «a medida que aumenta la lordosis lumbar, el plano de los discos L5 y S1 se vuelve más vertical y está sujeto a mayores fuerzas de cizallamiento y torsión cíclica, mientras que los segmentos no lordóticos están sujetos a fuerzas de compresión» (20, 21). Refiriéndose al trabajo de Farfan, Pope y cols. también apuntaron que «las cargas de flexión y de torsión son de especial interés, ya que la mayor parte de los hallazgos experimentales sugieren que estas, y no las cargas de compresión, son las más dañinas para los discos» (21, 22).

Cuando se defiende que la espalda se mantenga en una posición neutra (la lordosis normal) durante la elevación, surge la pregunta de qué músculos deben entrar en juego para mantener esa posición exacta. Si los músculos lumbares se contraen sin oposición, la lordosis y la inclinación anterior de la pelvis aumentan, y el potencial de sobreesfuerzo de los músculos y de lesión de la zona lumbar también incrementan y predispone a la persona a sufrir lesiones. Chaffin, refiriéndose a los trabajos de Poulson y Jorgensen, y Tichauer y cols. afirmaron que «los músculos lumbares (como todos los músculos esqueléticos) presentan dolor isquémico cuando se contraen estáticamente durante períodos prolongados de carga de moderada a fuerte» (23-25).

La fuerza opuesta que impide el aumento de la curva debe ser proporcionada por los músculos abdominales anteriores (más concretamente, los abdominales inferiores). Deben aplicarse pruebas y ejercicios específicos para estos músculos. La debilidad de los músculos abdominales inferiores es un hallazgo frecuente entre personas por lo demás fuertes que afecta la capacidad de levantamiento. Sin embargo, el fortalecimiento de los músculos abdominales puede influir en algo además de la estabilidad de la espalda. Pope y cols. encontraron que «la presión intradiscal disminuía cuando se elevaba la presión abdominal. Por lo tanto, en la postura de pie, la presión intradiscal disminuye coincidiendo con el aumento de la actividad muscular del abdomen» (21).

En la figura 4-60 se muestra a un levantador de pesas que desarrolló dolor de espalda y tuvo que dejar de cargar peso hasta que fortaleció los músculos abdominales. A continuación, volvió al levantamiento de pesas y mostró la forma en la que levantaba un objeto pesado del suelo. Para las personas con debilidad de los músculos abdominales que siguen levantando pesas, es aconsejable utilizar un apoyo que proporcione estabilización abdominal y dorsal.

Muchos presentarán una región lumbar plana en la posición inclinada hacia adelante. La flexión de la columna lumbar es un movimiento en la dirección de enderezar la parte inferior de la espalda; la región lumbar plana constituye la flexión normal. Cuando la parte baja de la espalda se flexiona hasta el punto de aplanarse, pero *no más allá*, esta limitación del movimiento proporciona estabilidad, del mismo modo que hay estabilidad en la articulación de la rodilla si no se hiperextiende.

La hiperflexión puede causar distensión de los músculos y los ligamentos de la zona lumbar, y la lordosis, dolor

isquémico; cualquiera de las dos puede producir problemas discales (26). Desde el punto de vista de la prevención, hay que evaluar cómo algunos ejercicios afectan negativamente al organismo en relación con los retos del levantamiento de peso. La sentadilla con las rodillas flexionadas favorece la flexión excesiva de la región lumbar, así como el desarrollo excesivo y el acortamiento de los flexores de la cadera. Para muchos adolescentes, las piernas son largas en relación con el tronco y existe una tendencia a la tensión en los isquiotibiales. La flexión hacia el frente para alcanzar o sobrepasar los dedos de los pies suele producir flexión excesiva de la espalda. Las flexiones en decúbito prono que enfatizan la extensión de la espalda hasta el punto de extender completamente los codos fomentan una AdM excesiva en extensión.

Si se hace hincapié en mantener o restablecer una mecánica corporal y un equilibrio muscular favorables, o en compensar las deficiencias por medios como dispositivos ortopédicos necesarios, se producirán menos problemas de lumbalgia por levantar peso.

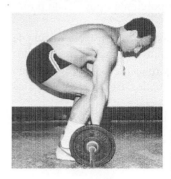
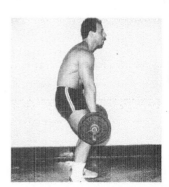
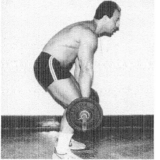
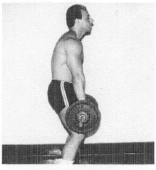

FIGURA 4-60. Los levantadores de pesas con músculos abdominales débiles deben utilizar un apoyo que proporcione estabilización abdominal y dorsal.

SECCIÓN V
INTERVENCIÓN

CUELLO

Tensión en los músculos posteriores del cuello

El paciente debe utilizar una almohada que permita una posición cómoda del cuello. *No* debe dormir sin almohada, ya que la cabeza caerá hacia atrás en extensión del cuello. Por otro lado, debe desaconsejarse el uso de una almohada demasiado alta, ya que puede causar el aumento de la posición de la cabeza hacia adelante. Una almohada cervical comercial o casera puede proporcionar la comodidad necesaria y mantener el cuello en una posición favorable. La almohada debe ser plana en el centro para proporcionar apoyo tanto posterior como lateral.

El tratamiento puede consistir en calor, movilización de los tejidos blandos y estiramientos. La movilización de los tejidos blandos debe ser suave y relajante al principio y luego evolucionar a masajes más profundos. El estiramiento de los músculos tensos debe ser muy gradual, con movimientos activos y asistidos. El paciente debe tratar activamente de estirar los músculos posteriores del cuello mediante esfuerzos para aplanar la columna cervical (es decir, tirando de la barbilla hacia abajo y hacia dentro). Esta acción se compara con el esfuerzo por aplanar la columna lumbar en casos de hiperlordosis y puede hacerse en posición supina, sentada o de pie, pero no en decúbito prono. *Los ejercicios que hiperextienden la columna cervical están contraindicados.*

Dado que la posición defectuosa de la cabeza suele ser compensatoria de una hipercifosis torácica, que a su vez puede ser consecuencia de desviaciones posturales de la zona lumbar o la pelvis, el tratamiento frecuentemente debe comenzar con la corrección de las desviaciones asociadas. Es posible que el tratamiento para el cuello deba comenzar con ejercicios para fortalecer los músculos abdominales inferiores y con el uso de un buen apoyo abdominal que permita al paciente adoptar una mejor posición superior de la espalda y el tórax.

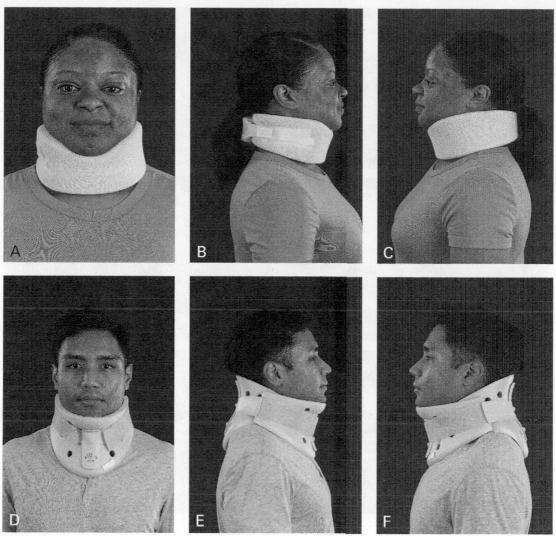

FIGURA 4-61. Collarín cervical blando. **A.** Frontal. **B** y **C.** Lateral. **D.** Collarín de Filadelfia, frontal. **E** y **F.** Collarín de Filadelfia, lateral.

Distensión del trapecio superior

Puede estar indicada la aplicación de calor seguida de estiramientos suaves pasivos o activos. Si hay espasmo muscular, debe darse prioridad a esa zona. Debe emplearse la movilización de los tejidos blandos, comenzando con una técnica suave de masaje antes de aumentarla según se tolere.

Puede usarse un collarín improvisado o un cabestrillo (o ambos) si la afección sigue siendo muy dolorosa y no responde favorablemente a la movilización de tejidos blandos (fig. 4-61).

Se puede hacer un collarín sencillo con una toalla pequeña doblada longitudinalmente hasta alcanzar el ancho adecuado. La toalla se envuelve firmemente alrededor del cuello y luego se sujeta con una tira de cinta adhesiva resistente. El collarín puede hacerse más firme colocando una tira de cartón dentro de la toalla. El collarín puede ser necesario solo durante 2 o 3 días.

Compresión de las raíces nerviosas cervicales

Cuando la afección es aguda, puede obtenerse alivio significativo mediante el uso de calor húmedo para aliviar el espasmo muscular protector, la movilización suave de tejidos blandos para ayudar a relajar los músculos y la tracción manual o mecánica de bajo nivel para aliviar la compresión. El uso de un collarín suele ser necesario en las primeras fases. Puede proporcionar apoyo adecuado para ayudar a inmovilizar la columna cervical, evitar la hiperextensión y transmitir el peso de la cabeza a la cintura escapular. Cuando los síntomas son subagudos o crónicos, el tratamiento también debe incluir ejercicios para corregir cualquier desequilibrio muscular y defecto postural subyacente. El tratamiento conservador puede ser suficiente o puede ser un complemento de las medidas quirúrgicas.

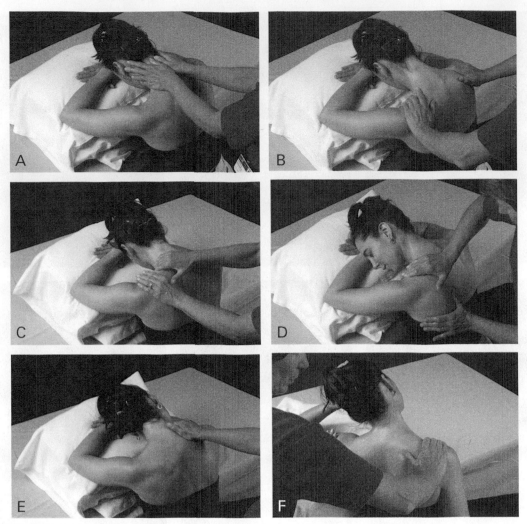

FIGURA 4-62. Masaje de los músculos del cuello.

Movilización de tejidos blandos de los músculos del cuello

La movilización de tejidos blandos es una modalidad importante para el tratamiento de las afecciones cervicales dolorosas. Los efectos calmantes de esta técnica pueden ayudar a relajar los músculos tensos. Los músculos extensores del cuello suelen acortarse por una postura defectuosa de la cabeza hacia el frente. La movilización de tejidos blandos, junto con los ejercicios adecuados, puede ayudar a relajar y estirar los músculos tensos y restablecer la AdM normal (*véase* cap. 1).

En la figura 4-62A-F se muestran las distintas posiciones para aplicar eficazmente la movilización de tejidos blandos para ayudar a aliviar la tensión y la rigidez del cuello. La persona se sienta en un taburete junto a la mesa de tratamiento. Las almohadas de la mesa se ajustan a un nivel que sea cómodo para ella cuando se inclina hacia adelante para apoyar la cabeza en las manos. La movilización de tejidos blandos se aplica a los músculos posteriores y laterales del cuello, principalmente al trapecio superior (*véase* flexión y extensión del cuello, y rotación y flexión lateral).

Empiece la movilización de tejidos blandos en las inserciones occipitales del trapecio superior (*véase* fig. 4-62A). Comience con un masaje suave y firme (roce).

Continúe la movilización de tejidos blandos a lo largo del trapecio hasta las inserciones en las clavículas y las escápulas (*véase* fig. 4-62B).

Repita la movilización de tejidos blandos mediante una técnica de masaje (amasamiento) en el trapecio superior izquierdo y derecho (*véase* fig. 4-62C).

Con la cara del paciente hacia la izquierda para estirar ligeramente el trapecio izquierdo, repita la movilización de tejidos blandos con caricias y masajes (*véase* fig. 4-62D).

Con el rostro de la persona hacia la derecha para estirar el trapecio derecho, repita la movilización de tejidos blandos con caricias y masajes (*véase* fig. 4-62E).

El paciente se sienta con el lado izquierdo hacia la mesa (*véase* fig. 4-62F). Con el codo sobre la mesa, apoya la cabeza en su mano. Con la cabeza inclinada hacia la izquierda, se puede realizar una movilización de tejidos blandos de los músculos laterales derechos del cuello. Invierta las posiciones anteriores para llevar a cabo la movilización de tejidos blandos de los músculos cervicales laterales izquierdos.

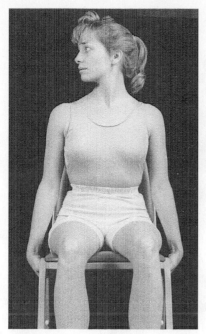

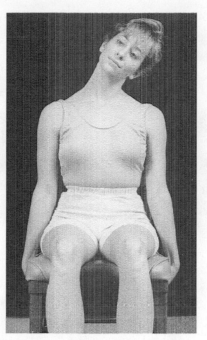

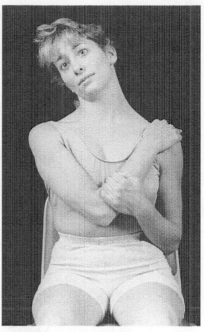

FIGURA 4-63. Ejercicio para estirar los rotadores del cuello.

FIGURA 4-64. Ejercicio para estirar los flexores laterales del cuello.

FIGURA 4-65. Otro ejercicio para estirar los flexores laterales del cuello.

Ejercicios para estirar músculos del cuello

Estirar los rotadores del cuello: siéntese en una silla con las manos sujetando el asiento para mantener los hombros hacia abajo y nivelados (fig. 4-63). Sin inclinar la cabeza, voltee hacia cada lado (utilizando los rotadores opuestos del cuello).

Estiramiento de los flexores laterales del cuello: siéntese en una silla con los hombros hacia atrás y las manos tomando el asiento para mantener los hombros hacia abajo y nivelados (fig. 4-64). Incline la cabeza directamente hacia un lado para estirar los flexores laterales opuestos del cuello. Los ejercicios para el estiramiento lateral del cuello pueden modificarse para inclinarse anterolateralmente con el fin de estirar los músculos posterolaterales opuestos.

Otro estiramiento de los flexores laterales del cuello: sentado o de pie, ponga la mano derecha sobre el hombro izquierdo para retenerlo (fig. 4-65). Ayúdese con la mano izquierda, sujetando el antebrazo derecho cerca del codo y tirando de él hacia abajo. Incline la cabeza directamente a la derecha para estirar los flexores laterales izquierdos del cuello. Invierta la posición de manos y cuello para estirar el lado derecho.

Estiramiento de los extensores del cuello: recuéstese en posición supina (o siéntese en un taburete con la espalda apoyada en la pared). Con las manos al lado de la cabeza y la parte inferior de la espalda plana (con las caderas flexionadas), presione la cabeza hacia atrás con la barbilla hacia abajo y hacia dentro, utilizando los flexores anteriores del cuello para enderezar (es decir, aplanar) el cuello (fig. 4-66).

Estiramiento del trapecio superior fortaleciendo el dorsal ancho: siéntese en una mesa con bloques acolchados junto a las caderas (fig. 4-67). Mantenga el cuerpo erguido, con los hombros en una buena alineación. Presione hacia abajo, estirando los codos, y llevando las nalgas directamente hacia arriba desde la mesa.

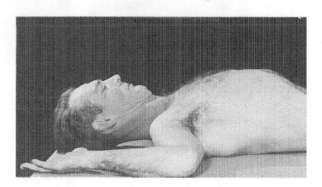

FIGURA 4-66. Ejercicio para estirar los extensores del cuello.

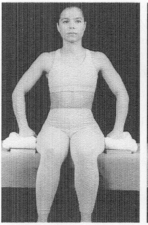

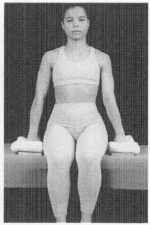

FIGURA 4-67. Ejercicio para estirar el trapecio superior fortaleciendo el dorsal ancho.

INCORRECTA:

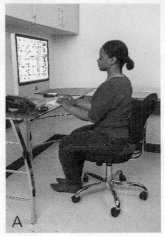
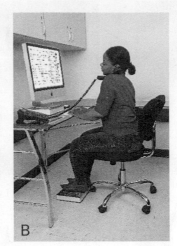

CORRECTA:

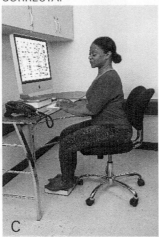
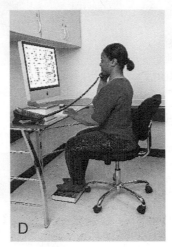
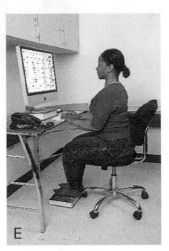

FIGURA 4-68. Ergonomía para trabajo informático. **A.** Posición incorrecta al sentarse frente al equipo informático. **B.** Posición incorrecta al usar el teléfono. **C.** Posición correcta al utilizar el altavoz. **D.** Posición correcta al usar el teléfono. **E.** Posición correcta al estar frente al equipo informático.

Ergonomía para trabajo informático

Trabajar frente a un equipo informático (portátil o de escritorio) es causa frecuente de molestias en el cuello y la parte superior de la espalda y cefaleas si se ignoran las normas ergonómicas básicas. La configuración de la oficina de la figura 4-68 se eligió como ejemplo de cómo corregir la alineación y aliviar la tensión. La clave para mejorar la postura es una silla con ajuste adecuado de la altura, apoyo para los brazos (descansabrazos) y la espalda (respaldo). Emplear un altavoz y el uso adecuado del auricular del teléfono pueden aliviar la tensión en el cuello.

Incorrecta: en la figura 4-68A, los codos se encuentran en un nivel inferior a la muñeca y las rodillas están más abajo que las caderas. En la imagen B, el teléfono de la persona se ha colocado sobre el hombro, el cuello está inclinado hacia la izquierda, con rotación en dirección hacia la derecha y extendido; los hombros están elevados a pesar de haber corregido la postura con el fin de ver el monitor y teclear en el escritorio.

Correcta: monitor a la altura de los ojos o por debajo de ellos. El uso del teléfono con altavoz (imagen C) y la postura corregida para utilizar el auricular del teléfono (imagen D) proporcionan una posición neutra de la columna cervical para aliviar la tensión. La silla cuenta con un respaldo adecuado y una altura suficiente en relación con la del escritorio. Piernas apoyadas en un reposapiés (libro) bajo el escritorio (imagen E).

ESPALDA

Debilidad de los músculos abdominales anteriores

Dormir en un colchón firme permite que la espalda se aplane. Este cambio de la posición lordótica puede proporcionar alivio y comodidad al paciente. La espalda puede mejorar al sentarse apoyándose en el respaldo de una silla y evitando la posición erguida, que tiende a arquear la zona lumbar. El alivio del dolor también puede venir del uso de un apoyo adecuado para ayudar a corregir la alineación defectuosa y mejorar la tensión en los músculos abdominales débiles. El dispositivo ortopédico de flexión de William y el dispositivo ortopédico de Goldthwait se diseñaron para proveer apoyo al abdomen y corregir la lordosis.

Cuando hay debilidad marcada, el paciente debe iniciar un programa de ejercicios y seguir utilizando el apoyo mientras trabaja para desarrollar la fuerza muscular. Este consejo es contrario a la advertencia, tantas veces repetida, de que los músculos se debilitarán si se utiliza un apoyo. La debilidad por llevar uno de estos dispositivos solo se producirá si la persona no hace ejercicio para fortalecer los músculos. El uso del apoyo ayuda a mantener la alineación y a aliviar el estiramiento y la tensión de los músculos débiles hasta que recuperan la fuerza mediante el ejercicio.

En caso de tensión de los extensores de la espalda o de los flexores de la cadera, es necesario tratar estos músculos para restablecer su longitud normal antes de esperar que los abdominales funcionen de forma óptima. *Véanse* los ejercicios de estiramiento en la sección «Intervención»

Tensión en los flexores monoarticulares de la cadera (principalmente el iliopsoas)

La gravedad de la lordosis depende directamente del grado de tensión de los flexores de la cadera. La tensión en la zona lumbar en posición lordótica suele aliviarse cediendo a la tensión de los flexores de la cadera. De pie, esto se consigue doblando levemente las rodillas. Al sentarse, las caderas están flexionadas y los flexores de la cadera están laxos. Algunas personas pueden permanecer sentadas durante largos períodos sin dolor ni molestias, pero sienten dolor al permanecer de pie durante períodos breves. En tales casos, estos pacientes deben explorarse para detectar la presencia de acortamiento de los flexores de la cadera. Recostarse boca arriba o de lado con las caderas y las rodillas flexionadas relaja la tracción de los flexores de la cadera tensos sobre la parte inferior de la espalda. A menudo, los pacientes buscan estos medios para aliviar la lumbalgia, y legítimamente durante la fase aguda. El problema, sin embargo, es que ceder a la rigidez flexionando las caderas en estas diversas posiciones agrava el problema subyacente, permitiendo un mayor acortamiento adaptativo de los mismos músculos que están causando el problema. Una vez estirados los flexores de la cadera mediante los ejercicios adecuados, no es necesario flexionar las caderas ni las rodillas para estar cómodo en decúbito supino.

En decúbito supino, con las caderas flexionadas lo suficiente para permitir que la espalda se aplane, el paciente puede estar más cómodo en un colchón firme que en uno blando. En un colchón blando, la pelvis puede hundirse e inclinarse hacia el frente, causando una posición hiperlordótica de la zona lumbar.

Posiblemente no se tolere el decúbito prono porque los flexores de la cadera tensos mantienen la espalda en una posición lordótica. La colocación prona, sin embargo, puede hacerse más cómoda mediante una almohada firme directamente bajo el abdomen para ayudar a aplanar la parte inferior de la espalda y permitir la flexión ligera de las caderas.

Un apoyo para la espalda puede proporcionar cierto alivio en caso de dolor que se mantiene en lordosis debido a la tensión de los flexores de la cadera, pero no puede ayudar a estirar los flexores de la cadera tensos (*véanse* los ejercicios de estiramiento de los flexores de la cadera y los ejercicios para fortalecer los músculos abdominales inferiores).

Tensión en los músculos lumbares

El dolor relacionado con la tensión de los músculos lumbares puede aliviarse o empeorar con el decúbito. El alivio del dolor en decúbito es el resultado de eliminar parte de la tensión causada por el movimiento o la acción muscular para mantener la posición erguida. El aumento del dolor en decúbito se produce si el peso del cuerpo en esta posición impone distensión de los músculos tensos de la espalda. Durante el reposo en cama en la fase aguda, se obtiene cierto alivio al ceder a la espalda colocando un pequeño rollo debajo de ella. Este rollo debe ajustarse al contorno de la zona lumbar y proporcionar apoyo a esta. La presión contra la región inferior de la espalda también ofrece cierto alivio. Cuando se indica un apoyo para la espalda en forma de corsé o dispositivo ortopédico, a veces es aconsejable emplearlo tanto cuando se está en decúbito como cuando se sostiene peso.

Además del alivio que supone la restricción del movimiento, el dolor mejora por la presión del apoyo contra la zona lumbar. Las varillas de acero del dispositivo deben doblarse para ajustarse a la espalda y puede añadirse una almohadilla si proporciona mayor comodidad.

Fajas médicas

La disminución del dolor que puede acompañar a la inmovilización, y el miedo a repetir el movimiento que causó la aparición aguda de dolor, puede haber aliviado tanto al paciente que se muestre reacio a cooperar durante el tratamiento para

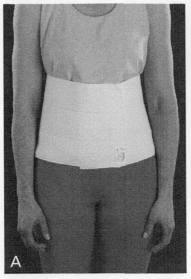
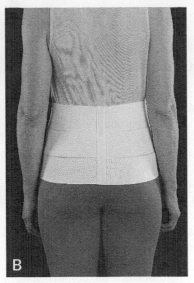

FIGURA 4-69. Faja abdominal. **A.** Vista frontal. **B.** Vista posterior.

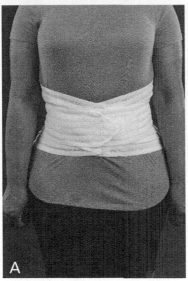
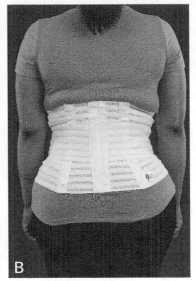

FIGURA 4-70. Faja médica. **A.** Vista frontal. **B.** Vista posterior.

restablecer el movimiento. La recuperación depende de la cooperación, la cual no se obtendrá a menos que la persona en cuestión comprenda el procedimiento.

Ceder a la postura preferida del paciente y apoyar la espalda en esa posición para aliviar el dolor no debe ser el objetivo del tratamiento. Los objetivos finales son estirar los músculos lumbares para recuperar la flexibilidad normal y fortalecer los músculos abdominales.

A continuación se muestran varias modalidades de dispositivos de apoyo abdominales y dorsales (figs. 4-69 y 4-70, respectivamente).

Flexión excesiva (hiperflexión)

Con una zona lumbar dolorosa e hipermovilidad en flexión, el tratamiento de elección es un apoyo que impida una AdM excesiva. Si los isquiotibiales están tensos y se llevan a cabo

ejercicios para estirarlos, se debe evitar la flexión hacia el frente y se debe usar el apoyo para la espalda durante el procedimiento de elevación pasiva o activa de la pierna mientras esta se mantiene recta.

Tratamiento de la debilidad de la espalda

La debilidad de la zona lumbar rara vez se observa en los caso de posturas defectuosas habituales. Los músculos lumbares son una excepción a la regla general de que los músculos que se alargan más allá del rango normal tienden a mostrar debilidad. Para un ejemplo llamativo, *véanse* en los capítulos 5 y 7 las fotografías de un paciente que presenta flexión excesiva, pero fuerza normal en la espalda.

La debilidad marcada de los músculos erectores de la columna vertebral no se observa salvo en relación con problemas neuromusculares. Incluso en casos de afectación extensa en algunas anomalías neuromusculares, los músculos extensores de la espalda suelen estar conservados.

Una persona debe ser capaz de elevar el tronco hacia atrás desde una posición de decúbito prono en la medida en que lo permita la AdM de la espalda. Si una persona no tiene la fuerza necesaria para realizar este movimiento, y si no hay ninguna contraindicación, entonces los ejercicios de extensión de la espalda serían los adecuados. Una fuerza adecuada en los músculos de la espalda es importante para mantener la postura erguida.

Cuando hay debilidad grave, es necesario un apoyo. El tipo, la rigidez y la longitud del dispositivo dependen de la gravedad de la debilidad. Toda la musculatura del tronco suele estar implicada si los erectores de la columna son débiles. El colapso del tronco se produce en sentido anteroposterior y lateral.

El ejercicio para aumentar la fuerza de los extensores debe medirse en función de la tolerancia y la respuesta del paciente. Debe conservarse una buena alineación en las posiciones en decúbito y deben proporcionarse apoyos en la posición sentada o de pie para ayudar a mantener cualquier beneficio del ejercicio.

La firmeza del colchón es un factor importante para la postura en decúbito dorsal. Una posición favorable para dormir implica tener las distintas partes del cuerpo aproximadamente en el mismo plano horizontal. Los resortes hundidos o un colchón demasiado blando pueden producir alineación deficiente del cuerpo.

Muchas personas que han presentado dolor de espalda postural han descubierto que el dolor disminuye o se elimina cambiando la firmeza del colchón. Otros que han estado acostumbrados a dormir en un colchón firme han descubierto que el dolor agudo puede aparecer al dormir en un colchón blando. Una almohada bajo la cintura cuando se duerme en decúbito prono o entre las rodillas en decúbito lateral puede ayudar a mantener una alineación más ideal que alivie la tensión en la espalda.

Para algunas personas, en particular quienes exhiben defectos estructurales fijos de alineación, tales como curvas exageradas de la columna vertebral, puede ser necesario un colchón más blando para dormir cómodamente, ya que el colchón proporcionará más apoyo y comodidad al adaptarse a las curvas.

Un adulto puede estar cómodo sin almohada cuando duerme en decúbito supino o prono, pero puede no estarlo en decúbito lateral. El uso de una almohada demasiado firme o de más de una almohada puede contribuir a que haya posiciones erróneas de la cabeza y los hombros. Sin embargo, una persona acostumbrada a dormir con la cabeza elevada no debe cambiar bruscamente a utilizar una almohada baja o ninguna. Aquellos con defectos posturales fijos con la cabeza hacia adelante y la parte superior de la espalda redondeada no deben dormir sin almohada. Es importante tener una almohada lo suficientemente alta para compensar la hipercifosis y la posición de la cabeza hacia el frente. Si no duerme con almohada o si esta está demasiado baja, la cabeza caerá hacia atrás en hiperextensión del cuello.

REFERENCIAS

1. Gore DR, Sepic SB, Gardner GM. Roentgenographic findings of the cervical spine in asymptomatic people. Spine 1986; 11: 521–524.
2. Harrison DE, Harrison DD, Janik TJ, et al. Comparison of axial and flexural stresses in lordosis and three configurations of the cervical spine. Clin Biomech 2001; 16: 276–284.
3. Soderberg GL. Kinesiology-Application to Pathological Motion. 2nd ed. Baltimore: Williams & Wilkins, 1997.
4. Magee DJ. Orthopedic Physical Assessment. Philadelphia: Saunders, 2002.
5. Norkin C, White DJ. Measurement of Joint Motion: A Guide to Goniometry. Ed. Philadelphia: F.A. Davis, 1985.
6. Sforza C, Grassi G, Fragnito N, et al. Three-dimensional analysis of active head and cervical spine range of motion: effect of age in healthy male subjects. Clin Biomech 2002; 17: 611–614.
7. Dvorak J, Antinnes J, Panjabi M, et al. Age and gender-related normal motion of the cervical spine. Spine 1992; 17: 393–398.
8. Palmer ML, Epler ME. Fundamentals of Musculoskeletal Assessment Techniques. 2nd ed. Lippincott: Philadelphia, 1998. pp. 221–224.
9. Clarkson HM. Musculoskeletal Assessment. 2nd ed. Baltimore: Lippincott Williams & Wilkins, 2000, p. 402.
10. Reese NB, Bandy WD. Joint Range of Motion and Muscle Length Testing. Philadelphia: W.B. Saunders, 2002. p. 408.
11. Sobotta-Figge. Atlas of Human Anatomy, Vol 1. Munich: Urban & Schwarzenberg, 1974.
12. Margolis S, Moses S, eds. Johns Hopkins Medical Handbook. New York: Rebus, 1992, pp. 128, 129.
13. Ayub E, Glasheen-Wray M, Kraus S. Head posture: a case study of the effects on the rest position of the mandible. J Orthop Sports Phys Ther 1984; 6: 179–183.
14. DeRosa C, Porterfield JA. A physical therapy model for the treatment of low back pain. Phys Ther 1992; 72(4): 263.
15. Kendall H, Kendall F. Study and Treatment of Muscle Imbalance in Cases of Low Back and Sciatic Pain. Baltimore: Privately Printed, 1936.
16. Kendall H, Kendall F, Boynton D. Posture and Pain. Baltimore: Williams & Wilkins, 1952, pp. 2–73, 156–159.
17. Perolat R, Kastler A, Nicot B, et al. Facet joint syndrome: from diagnosis to interventional management. Insights Imaging 2018; 9(5): 773–789.
18. Williams PC. Lesions of the lumbosacral spine. Part II. Chronic traumatic (postural) destruction of the lumbosacral intervertebral disc. J Bone Joint Surg 1937; 19: 690–703.
19. Ober FR. Relation of the fascia lata to conditions of the lower part of the back. JAMA 1937; 109(8): 554–555.
20. Fahrni WH, Trueman GE. Comparative radiological study of spines of a primitive population with North Americans and North Europeans. J Bone Joint Surg [Br] 1965; 47-B: 552.
21. Pope M, Wilder D, Booth J. The biomechanics of low back pain. In: White AA, Gordon SL, eds. Symposium on Idiopathic Lower Back Pain. St. Louis, MO: C.V. Mosby, 1982.
22. Farfan HF. Mechanical Disorders of the Low Back. Philadelphia: Lea & Febiger, 1973.
23. Chaffin DB. Occupational biomechanics of low back injury. In: White AA, Gordon SL, eds. Symposium on Idiopathic Low Back Pain. St. Louis, MO: C.V. Mosby, 1982.
24. Poulson E, Jorgensen K. Back muscle strength, lifting and stoop working positions. Appl Ergon 1971; 133–137.
25. Tichauer ER, Miller M, Nathan IM. Lordosimetry: a new technique for the measurement of postural response to materials handling. AM Ind Hyg Assoc J 1973; 34: 1–12.
26. Adams MA, Hutton WC. Prolapsed invertebral disc: a hyperflexion injury. In: Industrial Rehabilitation American Therapeutics 1989, pp. 1031–1038. Presented at the 8th annual meeting of the international society for the study of the lumbar spine. Paris, May 18, 1981.

5

MÚSCULOS DEL TRONCO Y RESPIRATORIOS

PRESENTACIÓN

INTRODUCCIÓN

Es interesante observar que los músculos que actúan al unísono para determinados movimientos se oponen entre sí para favorecer una buena alineación. En el movimiento de elevación lateral del tronco, los músculos laterales del tronco flexionan el torso lateralmente mientras los abductores de la cadera estabilizan la pelvis. Para mantener una buena alineación en bipedestación, los laterales del tronco reciben la ayuda de los abductores de la cadera del lado opuesto.

Las fotografías y las ilustraciones lineales señalan claramente las diferencias entre los movimientos normales que se producen durante las pruebas y los cambios que suceden cuando hay desequilibrio entre músculos que suelen actuar al unísono. En muchos casos, debido a la interacción de algunos músculos abdominales, las pruebas de grupo son más útiles que las pruebas de músculos por sí solos.

La sección sobre los músculos de la respiración pertenece por derecho propio a este capítulo. Los pulmones y el diafragma están situados en el tronco. La alineación defectuosa de las estructuras esqueléticas y los problemas de desequilibrio muscular pueden afectar negativamente al sistema respiratorio. La tabla de los músculos respiratorios (*véase* fig. 5-33) enumera los 23 músculos (cada uno de los cuales tiene una parte derecha y otra izquierda) más el diafragma como músculo para la respiración. La mayoría de estos músculos también tienen una función relacionada con la postura y el equilibrio muscular.

SECCIÓN I

INERVACIÓN

La inervación de los músculos del tronco no incluye un plexo intermedio entre la médula espinal y los nervios periféricos como los plexos cervical, braquial, lumbar y sacro. Los músculos abdominales reciben su inervación de los ramos torácicos de las divisiones ventrales de los nervios espinales.

TABLA DE MÚSCULOS Y NERVIOS ESPINALES: TRONCO

En la figura 5-1 se muestran los nervios y músculos espinales y del tronco.

TABLA DE MÚSCULOS Y NERVIOS ESPINALES

TÓRAX Y MIEMBROS INFERIORES

Nombre Fecha

	GRADO DE FUERZA MUSCULAR	MÚSCULO	D T1-12, L1-5, S1-3	V T1, 2, 3, 4	V T5, 6	V T7, 8	V T9, 10, 11, 12	V Iliohipogástrico T12 L1	V Ilioinguinal T(12) L1	V Plexo lumbar T(12) L1, 2, 3, 4	P Femoral L(1) 2, 3, 4	A Obturador L(1) 2, 3, 4	P Glúteo sup L4, 5, S1	P Glúteo inf L5, S1, 2	V Plexo sacro L4, 5, S1, 2, 3	P Ciático L4, 5, S1, 2	A Ciático L4, 5, S1, 2, 3	P Peroneo común L4, 5, S1, 2	A Tibial L4, 5, S1, 2, 3	L1	L2	L3	L4	L5	S1	S2	S3
		ERECTOR ESPINAL	•																	1	2	3	4	5	1	2	3
Nervios torácicos		SERRATO POST. SUP.		•																							
		TRANS. TORÁCICO		•	•	•																					
		INTERCOSTALES INT.		•	•	•	•																				
		INTERCOSTALES EXT.		•	•	•	•																				
		SUBCOSTALES		•	•	•	•																				
		ELEV. DE LAS COSTILLAS		•	•	•	•																				
		OBLICUO EXT. DEL ABD.			(•)	•	•																				
		RECTO DEL ABDOMEN			•	•	•																				
		OBLICUO INT. DEL ABD				•	•	•	(•)											1							
		TRANSVERSO DEL ABD				•	•	•	(•)											1							
		SERRATO POST. INF.					•																				
Plexo lumbar		CUADRADO LUMBAR								•										1	2	3					
		PSOAS MENOR								•										1	2						
		PSOAS MAYOR								•										1	2	3	4				

Clave: D: ramo primario dorsal; V: ramo primario ventral; A: división anterior; P: división posterior

SENSITIVOS

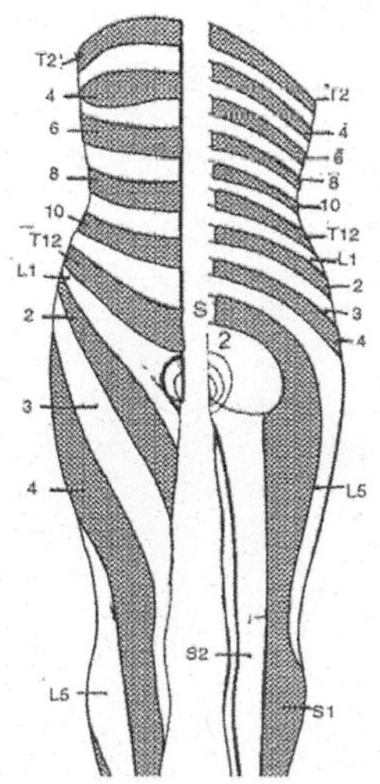

FIGURA 5-1. Músculos y nervios espinales del tronco. 2005 Florence P. Kendall.

INSERCIONES DE LOS MÚSCULOS DEL TRONCO EN LA PELVIS

Con la pelvis oscilando sobre los fémures, los grupos musculares opuestos actúan no solo en oposición anteroposterior recta, sino que también combinan sus tracciones para inclinar la pelvis hacia adelante o hacia atrás, así como lateralmente. Hay cuatro grupos principales de músculos en **oposición anteroposterior**:

- Los erectores espinales, el cuadrado lumbar y otros *músculos posteriores de la espalda* que se insertan en la parte posterosuperior de la pelvis ejercen tracción posterior hacia arriba.
- Los *abdominales anteriores*, especialmente el recto abdominal con su inserción en la sínfisis púbica y el oblicuo externo con su fijación en la cresta ilíaca anterior, aplican tracción anterior hacia arriba.
- El *glúteo mayor* y los *isquiotibiales*, con anclajes en el ilion posterior, el sacro y el isquion, ejercen tracción posterior hacia abajo.
- Los *flexores de la cadera*, incluidos el recto femoral, el tensor de la fascia lata y el sartorio, con anclajes en las espinas anterior, superior e inferior del ilion, y el iliopsoas, con inserción en la espina lumbar y la superficie interna del ilion, aplican tracción anterior hacia abajo.

Los músculos lumbares actúan con los flexores de la cadera (especialmente el psoas, con su tracción directa de la columna lumbar hasta el fémur) para inclinar la pelvis hacia abajo y adelante (es decir, inclinación anterior). A ellos se oponen en acción la tracción combinada de los abdominales anteriores, que tiran hacia arriba en sentido anterior, y los isquiotibiales y el glúteo mayor, que tiran hacia abajo en sentido posterior, para nivelar la pelvis desde una posición de inclinación anterior.

Hay dos grupos principales de músculos pélvicos en **oposición lateral**:

- Los abductores de la pierna (principalmente el glúteo menor y el glúteo medio), que nacen de la superficie lateral de la pelvis, tiran hacia abajo de la pelvis cuando la pierna está fija, como durante la bipedestación.
- Los músculos laterales del tronco, unidos a la cresta lateral del ilion, ejercen tracción lateralmente hacia arriba en la pelvis.

Los abductores de la cadera de un lado y los músculos laterales del tronco del otro costado combinan su acción para inclinar la pelvis lateralmente: los abductores derechos tiran hacia abajo del lado derecho de la pelvis, mientras que los músculos laterales izquierdos del tronco tiran hacia arriba del lado izquierdo, y viceversa. Estas acciones son asistidas por los aductores de la cadera del mismo lado que los músculos laterales del tronco.

En combinación, los abductores de la cadera derecha, los aductores de la parte izquierda de la cadera y los músculos laterales izquierdos del tronco se oponen a los abductores del lado izquierdo de la cadera, los aductores de la parte derecha de la cadera y los músculos laterales derechos del tronco.

SECCIÓN II
MÚSCULOS ABDOMINALES Y PRUEBAS

MÚSCULOS ABDOMINALES

Rectos del abdomen

Origen: cresta y sínfisis púbicas (fig. 5-2).

Inserción: cartílagos costales de las costillas 5.ª a 7.ª y apófisis xifoides del esternón.

Dirección de las fibras: vertical.

Acción: flexionan la columna vertebral al aproximar el tórax y la pelvis en sentido. Con la pelvis fija, el tórax se moverá hacia la pelvis; con el tórax fijo, la pelvis se desplazará hacia el tórax.

Nervio: T5, 6, **T7-11**, T12, ramos ventrales.

Debilidad: la debilidad de estos músculos produce una disminución de la facultad de flexión de la columna vertebral. En decúbito supino, disminuye la capacidad para inclinar la pelvis hacia atrás o para aproximar el tórax hacia la pelvis, lo que dificulta la elevación de la cabeza y la parte superior del tronco. Para que los flexores anteriores del cuello eleven la cabeza desde una posición en decúbito supino, los músculos abdominales anteriores (en particular el recto abdominal) deben fijar el tórax. Con una marcada debilidad de los músculos abdominales, una persona puede no ser capaz de levantar la cabeza aunque los flexores del cuello sean fuertes. En posición erguida, la debilidad de este músculo permite una inclinación anterior de la pelvis y una postura hiperlordótica (es decir, aumento de la convexidad anterior de la columna lumbar).

Sección transversal de los rectos del abdomen y su vaina

En la figura 5-2, por encima de la línea arqueada (*1*), se divide la aponeurosis del oblicuo interno (*b*). Su lámina anterior se fusiona con la aponeurosis del oblicuo externo (*a*) para formar la capa ventral de la vaina del recto. Su lámina posterior se fusiona con la aponeurosis del transverso abdominal (*c*) para formar la capa dorsal de la vaina del recto.

Por debajo de la línea arqueada (*2*), las aponeurosis de los tres músculos se fusionan para formar la capa ventral de la vaina del recto, mientras que la fascia transversal forma la capa dorsal.

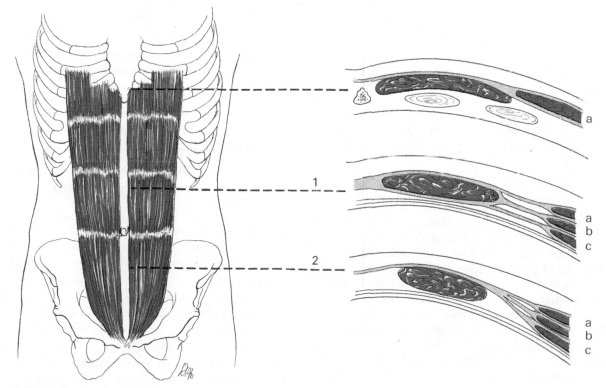

FIGURA 5-2. Proyección anterior y transversal de los músculos rectos del abdomen.

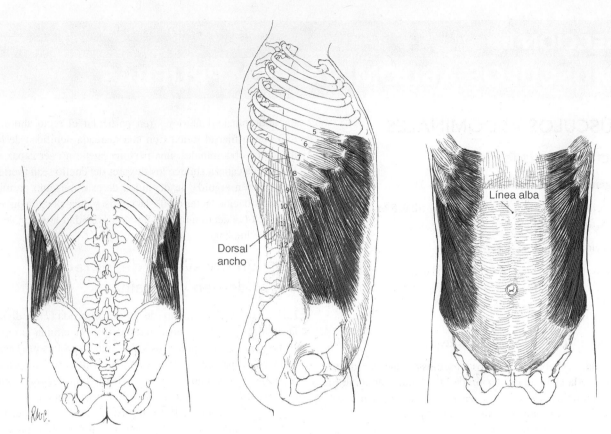

FIGURA 5-3. Músculos oblicuos externos.

Oblicuos externos

Los músculos oblicuos externos se ilustran en la figura 5-3.

Oblicuos externos, fibras anteriores

Origen: superficies externas de las costillas cinco a ocho interdigitadas con el serrato anterior.

Inserción: en una aponeurosis ancha y plana, que termina en la línea alba, que es un rafe tendinoso que se extiende desde la xifoides.

Dirección de las fibras: en sentido oblicuo hacia abajo y medialmente, con las fibras superiores más mediales.

Acción: en acción *bilateral*, las fibras anteriores flexionan la columna vertebral (aproximando el tórax y la pelvis anteriormente), sostienen y comprimen las vísceras abdominales, deprimen el tórax y ayudan a la respiración. En acción *bilateral* con las fibras anteriores del oblicuo interno del lado opuesto, las fibras anteriores del oblicuo externo rotan la columna vertebral, llevando el tórax hacia el frente (cuando la pelvis está fija), o la pelvis hacia atrás (cuando el tórax está fijo). Por ejemplo, con la pelvis fija, el oblicuo externo derecho rota el tórax hacia la izquierda, y el oblicuo externo izquierdo hace girar el tórax hacia la derecha.

Nervios de las fibras anteriores y laterales: (T5, 6), T7-11, T12.

Oblicuos externos, fibras laterales

Origen: superficie externa de la 9.ª costilla, de manera interdigitada con el serrato anterior; superficies externas de las costillas 10.ª a 12.ª, de forma interdigitada con el músculo dorsal ancho.

Inserción: como el ligamento inguinal, en la espina anterosuperior y el tubérculo púbico y en el labio externo de la mitad anterior de la cresta ilíaca.

Dirección de las fibras: las fibras se extienden oblicuamente hacia abajo y medialmente, pero más hacia abajo que las fibras anteriores.

Acción: en acción *bilateral,* las fibras laterales de los oblicuos externos flexionan la columna vertebral con gran influencia sobre la columna lumbar, llevando la pelvis hacia atrás (*véase* también la acción en relación con la postura). En acción *unilateral* con las fibras laterales del oblicuo interno del mismo lado, estas fibras del oblicuo externo flexionan lateralmente la columna vertebral, aproximando el tórax y la cresta ilíaca. Estas fibras oblicuas externas también actúan con las oblicuas internas del lado opuesto para girar la columna vertebral. Los oblicuos externos, en su acción sobre el tórax, son comparables al esternocleidomastoideo en sus acciones en la cabeza y la columna cervical.

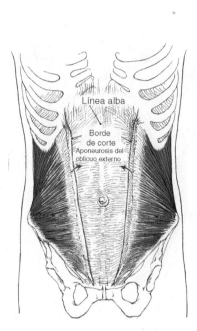
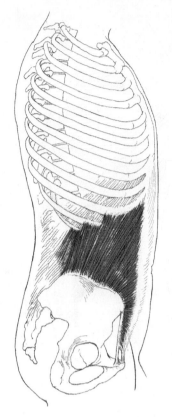
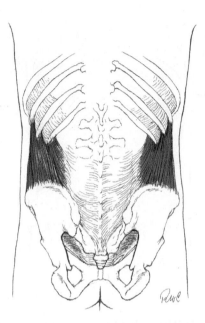

FIGURA 5-4. Músculos oblicuos internos.

Oblicuos internos

Los músculos oblicuos internos se ilustran en la figura 5-4.

Oblicuos internos, fibras anteriores inferiores

Origen: ⅔ laterales del ligamento inguinal e inserción corta en la cresta ilíaca cerca de la espina ilíaca anterosuperior.

Inserción: con el transverso abdominal hacia la cresta del pubis, la parte medial de la línea pectínea y hacia la línea alba por medio de una aponeurosis.

Dirección de las fibras: transversalmente a través de la parte inferior del abdomen.

Acción: las fibras anteriores inferiores comprimen y sostienen las vísceras abdominales inferiores junto con el transverso abdominal.

Oblicuos internos, fibras anteriores superiores

Origen: ⅓ anterior de la línea intermedia de la cresta ilíaca.

Inserción: línea alba mediante aponeurosis.

Dirección de las fibras: en sentido oblicuo medialmente y hacia arriba.

Acción: en acción *bilateral,* las fibras anteriores superiores flexionan la columna vertebral (aproximando el tórax y la pelvis anteriormente), sostienen y comprimen las vísceras abdominales, deprimen el tórax y ayudan a la respiración.

En acción *unilateral* en conjunción con las fibras anteriores del oblicuo externo del lado opuesto, las fibras anterosuperiores del oblicuo interno rotan la columna vertebral, llevando el tórax hacia atrás (cuando la pelvis está fija), o la pelvis hacia el frente (cuando el tórax está fijo). Por ejemplo, el oblicuo interno derecho rota el tórax hacia la derecha, y el oblicuo interno izquierdo gira el tórax hacia la izquierda sobre una pelvis fija.

Oblicuos internos, fibras laterales

Origen: ⅓ medio de la línea intermedia de la cresta ilíaca y la fascia toracolumbar.

Inserción: bordes inferiores de las costillas 10.ª a 12.ª y la línea alba por medio de aponeurosis.

Dirección de las fibras: en sentido oblicuo hacia arriba y medialmente, pero más hacia arriba que las fibras anteriores.

Acción: en acción *bilateral,* las fibras laterales flexionan la columna vertebral (aproximando el tórax y la pelvis anteriormente) y deprimen el tórax. En acción *unilateral* con las fibras laterales del oblicuo externo del mismo lado, estas fibras del oblicuo interno flexionan lateralmente la columna vertebral, aproximando el tórax y la pelvis. Estas fibras también actúan con el oblicuo externo del lado opuesto para girar la columna vertebral.

Nervios de las fibras anteriores y laterales: T7, 8, **T9-12**, **L1** (iliohipogástrico e ilioinguinal), ramos ventrales.

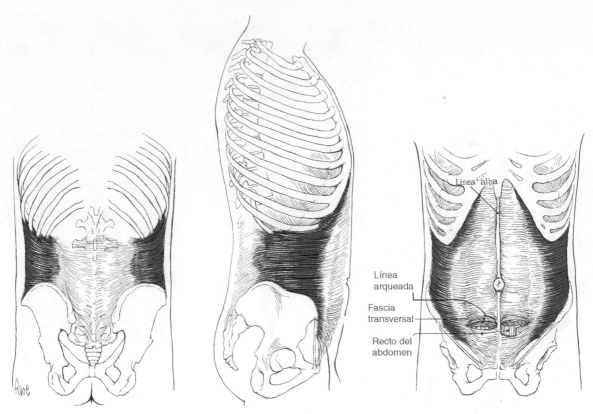

Línea alba

Línea arqueada

Fascia transversal

Recto del abdomen

FIGURA 5-5. Músculos transversos del abdomen.

Transverso del abdomen

Origen: superficies internas de los cartílagos de las seis costillas inferiores, interdigitadas con el diafragma; fascia toracolumbar; ¾ anteriores del labio interno de la cresta ilíaca, y ⅓ lateral del ligamento inguinal (fig. 5-5).

Inserción: línea alba mediante una aponeurosis ancha, cresta púbica y pecten pubis.

Dirección de las fibras: transversa (horizontal).

Acción: actúa como una faja para aplanar la pared abdominal y comprimir las vísceras abdominales; la porción superior ayuda a disminuir el ángulo infraesternal de las costillas, como durante la espiración. Este músculo no tiene acción en el caso de la flexión lateral del tronco, excepto que actúa para comprimir las vísceras y estabilizar la línea alba, permitiendo una mejor acción de los músculos anterolaterales del tronco.

Nervio: T7-12, L1 iliohipogástrico e ilioinguinal, divisiones ventrales.

Debilidad: permite abombamiento de la pared abdominal anterior, lo que indirectamente tiende a aumentar la hiperextensión del tronco en decúbito prono; hay propensión a que se produzca abombamiento lateral si el transverso abdominal es débil (fig. 5-6).

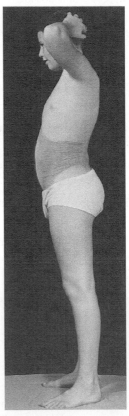

FIGURA 5-6. Abombamiento de la pared abdominal anterior.

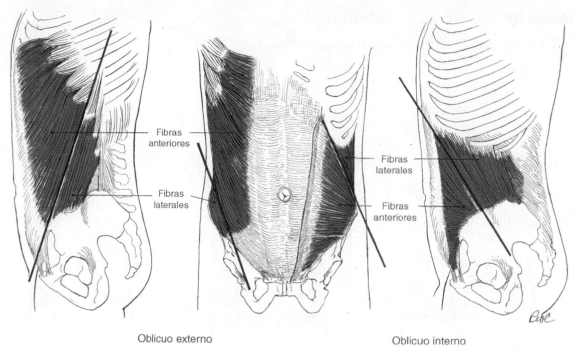

Oblicuo externo   Oblicuo interno

FIGURA 5-7. Músculos oblicuos externo e interno.

Oblicuos externos e internos: debilidad y acortamiento

En la figura 5-7 se ilustran los músculos oblicuos externos e internos.

Debilidad: la debilidad moderada o marcada de los oblicuos externos e internos disminuye tanto la eficacia respiratoria como el apoyo de las vísceras abdominales.

La *debilidad bilateral de los oblicuos externos* disminuye la capacidad para flexionar la columna vertebral y para inclinar la pelvis en sentido posterior. En posición de bipedestación, causa inclinación anterior de la pelvis o desviación anterior de la pelvis en relación con el tórax y los miembros inferiores.

La *debilidad bilateral de los oblicuos internos* disminuye la capacidad de flexión de la columna vertebral.

La *debilidad transversal* de los oblicuos externos en un lado y de los oblicuos internos en el otro permite la separación del borde costal de la cresta ilíaca opuesta, lo que produce la rotación y la desviación lateral de la columna vertebral. Con la debilidad de los oblicuos externos derechos e internos izquierdos (como se ve en caso de escoliosis torácica derecha, lumbar izquierda), hay una separación del borde costal derecho de la cresta ilíaca izquierda. El tórax se desvía hacia la derecha y gira posteriormente a la derecha. Con debilidad de los oblicuos externos izquierdos e internos derechos, sucede lo contrario.

La *debilidad unilateral de las fibras laterales* de los oblicuos externos e internos del mismo lado permite la separación del tórax y la cresta ilíaca lateralmente, lo que

da lugar a una curva en «C» que es convexa hacia el lado de la debilidad. La flaqueza de las fibras laterales de los oblicuos externos e internos izquierdos da origen a una curva en «C» izquierda.

Acortamiento: el *acortamiento bilateral* de las fibras anteriores de los músculos oblicuos externos e internos produce depresión anterior del tórax, contribuyendo a la flexión de la columna vertebral. En bipedestación, se observa una tendencia a la cifosis y a la depresión torácica. En una postura cifótica-lordótica, las porciones laterales del oblicuo interno están acortadas y las partes laterales del oblicuo externo se encuentran alargadas. Estos mismos hallazgos se producen en caso de postura de balanceo hacia atrás con desviación anterior de la pelvis y posterior del tórax.

El *acortamiento transversal* del oblicuo externo de un lado y del oblicuo interno del otro causa rotación y desviación lateral de la columna vertebral. El acortamiento de los oblicuos externos izquierdos e internos derechos (como se observa en los casos avanzados de escoliosis torácica derecha, lumbar izquierda) produce rotación del tórax hacia adelante en dirección izquierda.

El *acortamiento unilateral* de las fibras laterales de los oblicuos externos e internos del mismo lado produce la aproximación de la cresta ilíaca y el tórax de manera lateral, dando lugar a una curva en «C» convexa hacia el lado opuesto. El acortamiento de las fibras laterales de los oblicuos internos y externos derechos puede observarse en una curva en «C» izquierda.

Divisiones de los músculos abdominales

Las divisiones de los músculos abdominales se ilustran en la figura 5-8.

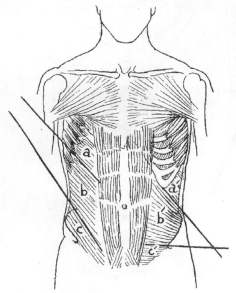

Proyección anterior del abdomen que muestra la división del oblicuo externo derecho en porciones a, b y c y el oblicuo interno izquierdo en porciones a', b' y c'

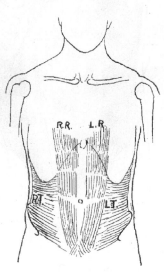

Proyección anterior que muestra las porciones izquierda (L. R.) y derecha (R. R.) del recto abdominal y las porciones izquierda (L. T.) y derecha (R. T.) del transverso del abdomen

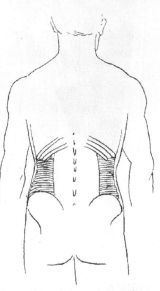

Proyección posterior que muestra las fibras posteriores del transverso del abdomen

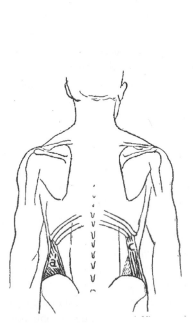

Proyección posterior que muestra las fibras posteriores del oblicuo interno izquierdo (a') y del oblicuo externo derecho (c)

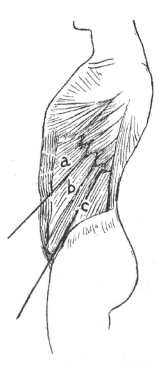

Proyección lateral del oblicuo externo izquierdo que muestra las porciones a, b y c

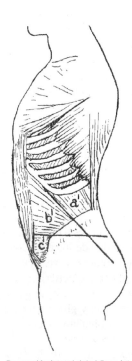

Proyección lateral del oblicuo interno izquierdo que muestra las porciones a', b' y c'

FIGURA 5-8. Divisiones de los músculos abdominales.

PRUEBAS PARA LOS MÚSCULOS ABDOMINALES

Acciones diferenciadoras de los abdominales superiores e inferiores

Los términos *superior* e *inferior* diferencian dos pruebas de fuerza importantes para los músculos abdominales. La mayoría de las veces, hay una diferencia entre los grados de fuerza atribuidos a los abdominales superiores en comparación con los concedidos a los abdominales inferiores.

Si en ambas pruebas entran los mismos músculos y la diferencia de fuerza se debiera a una diferencia en la dificultad de las pruebas, debería haber una relación bastante constante entre las dos mediciones.

En orden de frecuencia, se encuentran las siguientes combinaciones de puntos fuertes y débiles:

1. Superior fuerte e inferior débil
2. Superior e inferior, ambos débiles
3. Superior e inferior, ambos fuertes
4. Inferior fuerte y superior débil

La diferencia de fuerza puede ser notable. Alguien capaz de realizar hasta 50 o más abdominales con el tronco encorvado puede obtener una calificación inferior a aceptable en la prueba de descenso de las piernas. Esta misma persona puede aumentar la fuerza de los abdominales inferiores hasta la normalidad si realiza ejercicios específicamente localizados en el oblicuo externo.

Dado que los músculos abdominales oblicuos tienen esencialmente forma de abanico, una parte de un músculo puede desempeñar un papel algo diferente al de otra porción del mismo músculo. El conocimiento de las inserciones y de la línea de tracción de las fibras, junto con las observaciones clínicas de pacientes con debilidad marcada y de aquellos con fuerza favorable, permiten llegar a conclusiones acerca de la acción de los músculos o los segmentos de los músculos abdominales.

El recto abdominal entra en ambas pruebas. Sin embargo, hay una clara diferencia entre la acción del oblicuo interno y la del oblicuo externo, tal y como se constata en las dos pruebas.

Al analizar qué músculos o partes de músculos entran en las distintas pruebas, es necesario observar los movimientos que se producen y la línea de tracción de los músculos que entran en el movimiento.

Cuando se inicia la flexión del tronco al elevar lentamente la cabeza y los hombros desde una posición en decúbito supino, el tórax se deprime y es atraído hacia la pelvis. Simultáneamente, la pelvis se inclina hacia atrás. De manera evidente, estos movimientos son resultado de la acción del músculo recto del abdomen (fig. 5-9).

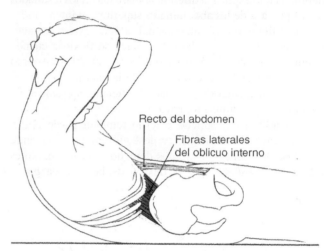

Recto del abdomen

Fibras laterales del oblicuo interno

FIGURA 5-9. Movimientos que resultan de la acción de los músculos rectos abdominales.

Junto con la depresión del tórax, las costillas se ensanchan hacia afuera y aumenta el ángulo infraesternal. Estos movimientos son compatibles con la acción del músculo oblicuo interno.

Ningún movimiento de prueba puede producir una aproximación de las partes a las que están unidas las fibras transversas inferiores del oblicuo interno, ya que dichas fibras se extienden por la parte inferior del abdomen de ilion a ilion como las fibras inferiores del transverso abdominal. Sin embargo, en la inclinación pélvica posterior y en los movimientos de elevación del tronco, esta parte del oblicuo interno actuará con el transverso para comprimir la parte inferior del abdomen.

A medida que se completa la flexión del tronco y el movimiento entra en la fase de flexión de la cadera, se observará que la caja torácica, que se había ensanchado hacia afuera, ahora es empujada hacia adentro y que el ángulo infraesternal disminuye. Ahora entran en juego las fibras anteriores del oblicuo externo.

Si el oblicuo interno y el recto son fuertes (como lo indica la capacidad para realizar varias abdominales con el tronco encorvado), y si parte del oblicuo externo también entra en acción durante este movimiento, ¿dónde está la debilidad que explica la diferencia marcada en los resultados de las pruebas de los abdominales superiores e inferiores?

Las fibras posterolaterales del oblicuo externo se alargan a medida que la columna torácica se flexiona cuando se curva el tronco (fig. 5-10). Estas fibras del oblicuo externo ayudan a atraer la parte posterior de la caja torácica hacia la cresta ilíaca anterior y, al hacerlo, tienden a extender, no a flexionar, la columna torácica.

La acción del oblicuo externo también puede observarse en casos de escoliosis con desequilibrio muscular entre los músculos oblicuos externos derecho e izquierdo. No es infrecuente observar que la flexión de la columna puede comenzar con tracción bastante simétrica; sin embargo, a medida que se hace el esfuerzo de elevar el tronco en flexión hacia los muslos, se producirá una rotación del tórax hacia el frente con extensión de la columna torácica del lado del oblicuo externo más fuerte.

Con el tronco en flexión durante la fase de flexión de cadera se acortan el recto abdominal, las fibras anteriores del oblicuo externo y las fibras superiores anteriores y laterales del oblicuo interno. En cambio, las fibras posterolaterales del oblicuo externo se alargan. Esto ayuda a explicar por qué una persona puede ser capaz de realizar muchas abdominales pero fallar en la prueba de descenso de las piernas.

En la figura 5-11 se muestra a una persona con músculos oblicuos externos fuertes realizando una abdominal con el tronco erguido y la parte inferior del abdomen estirada hacia arriba y hacia adentro. Esto contrasta considerablemente con una abdominal con el tronco encorvado, como se muestra en la ilustración de la izquierda, o con una abdominal con la espalda arqueada, como se presenta más adelante en la foto de la elevación del tronco por debilidad de los músculos abdominales, en la figura 5-35.

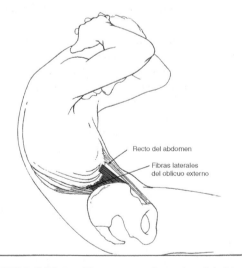

Recto del abdomen

Fibras laterales del oblicuo externo

FIGURA 5-10. Las fibras posterolaterales del oblicuo externo se alargan a medida que la columna torácica se curva durante la flexión del tronco.

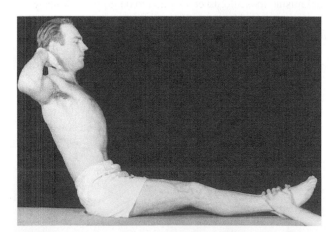

FIGURA 5-11. Paciente con músculos oblicuos externos fuertes realizando abdominales con el tronco erguido y la parte inferior del abdomen estirada hacia arriba y hacia adentro.

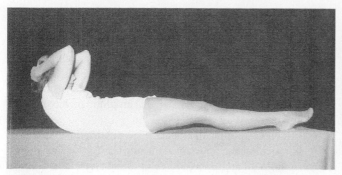
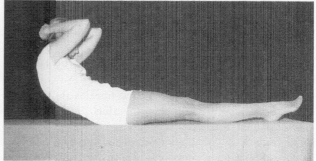

FIGURA 5-12. Abdominales con el tronco encorvado y las piernas extendidas.

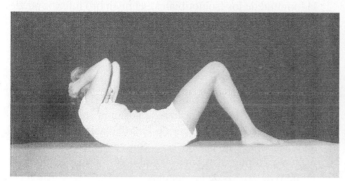
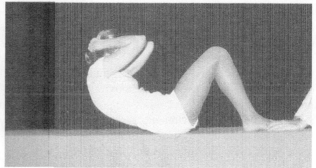

FIGURA 5-13. Abdominales con el tronco encorvado con las caderas y las rodillas flexionadas.

Análisis de los movimientos y las acciones musculares durante las abdominales con el tronco encorvado

Definiciones y descripciones de los movimientos del tronco

Flexiones de tronco se refiere únicamente a la flexión de la columna vertebral (es decir, la parte superior de la espalda se curva convexamente hacia atrás y la parte inferior de la espalda se endereza). Cuando los músculos abdominales son fuertes y los flexores de la cadera se encuentran muy débiles, solo se puede completar la flexión del tronco al intentar hacer una abdominal.

La **posición sentada** es aquella en la que el tronco está erguido y las caderas flexionadas. **Sentarse** significa pasar de una posición erguida a una sentada mediante la flexión de las articulaciones de la cadera; sin embargo, este movimiento puede no requerir la acción de los músculos flexores de la cadera. **Hacer una abdominal** significa pasar del decúbito supino a la posición sentada flexionando las articulaciones de la cadera. Cuando se realiza sin ayuda, este movimiento solo puede ser ejecutado por los músculos flexores de la cadera. Ya sea sola o combinada, la palabra *sentarse* solo

debe utilizarse en relación con un movimiento que implique la flexión de la articulación de la cadera.

El **ejercicio de la abdominal**, por lo tanto, es el movimiento de pasar de la posición supina a la sentada flexionando las articulaciones de la cadera, y lo realizan los flexores de la cadera. Puede combinarse correctamente con las posiciones del tronco y las piernas, como se ilustra más arriba, o incorrectamente, como en la figura 5-45 más adelante en este capítulo.

Las abdominales con el tronco encorvado y las rodillas extendidas consisten en la flexión de la columna (es decir, la curvatura del tronco) realizada por los músculos abdominales seguida de la flexión de las articulaciones de la cadera (es decir, la abdominal) llevada a cabo por los flexores de la cadera (1-3) (fig. 5-12).

Las abdominales con el tronco encorvado con las caderas y las rodillas flexionadas (es decir, abdominales con las rodillas dobladas) parten de una posición de flexión de la cadera (es decir, flexión del muslo hacia la pelvis) y consisten en la flexión de la columna (es decir, curvatura del tronco) realizada por los músculos abdominales seguida de flexión adicional de las articulaciones de la cadera (por flexión de la pelvis hacia el muslo) llevada a cabo por los flexores de la cadera (1, 2) (fig. 5-13).

5 | MÚSCULOS DEL TRONCO Y RESPIRATORIOS

En las figuras 5-14 y 5-15 se muestran las distintas fases de movimiento de la columna vertebral y las articulaciones de la cadera que se producen durante las abdominales con el tronco encorvado. A continuación, se repiten las ilustraciones acompañadas del texto que describe las acciones musculares asociadas.

Se han elaborado ilustraciones lineales de las características básicas a partir de fotografías. Se han añadido dibujos del fémur y la pelvis y una línea punteada que representa parte de la columna vertebral. La línea continua que va de la espina anterosuperior a la sínfisis púbica es la línea de referencia para la pelvis. Se ha trazado una línea punteada paralela a la línea continua a través de la pelvis hasta la articulación de la cadera, y esta línea continúa como referencia a través del fémur para indicar el ángulo de la articulación de la cadera (es decir, el ángulo de flexión) en las distintas fases del movimiento.

Los grados específicos, basados en las amplitudes de movimiento normales promedio presentadas aquí y en el capítulo 2, ayudan a explicar los movimientos que se producen. Debido a las variaciones personales con respecto a las amplitudes de movimiento de la columna vertebral y las articulaciones de la cadera, la forma en la que los pacientes realizan estos movimientos también variará.

Para este análisis en particular, se supone que los músculos abdominales y erectores de la columna vertebral, así como los flexores y extensores de la cadera, tienen una longitud y una fuerza normales. También se asume que la columna vertebral y las articulaciones de la cadera permiten una amplitud de movimiento normal.

La extensión normal de la articulación de la cadera es de 10°. Desde el punto de vista de la estabilidad en bipedestación, es deseable tener algunos grados de extensión; sin embargo, no es conveniente tener más. En posición erguida o en decúbito supino con las caderas y las rodillas extendidas, una inclinación pélvica posterior de 10° da lugar a 10° de extensión de la articulación de la cadera. Esto ocurre porque la pelvis se inclina posteriormente hacia la parte posterior del muslo en lugar de que el muslo se desplace posteriormente hacia la pelvis. El aplanamiento de la columna lumbar acompaña a la inclinación pélvica posterior. La flexión hasta el punto de enderezar o aplanar la zona lumbar se considera flexión normal, ya que se trata de una amplitud de movimiento aceptable y conveniente.

Con las rodillas flexionadas, la articulación de la cadera puede flexionarse aproximadamente 125° desde la posición cero hasta un ángulo agudo de aproximadamente 55° entre el fémur y la pelvis. Con las rodillas extendidas (como en la prueba de elevación con la pierna recta para medir la longitud de los isquiotibiales), el miembro inferior puede elevarse aproximadamente 80° de la mesa. El equivalente de esto es un movimiento de elevación del tronco, con las rodillas extendidas, en el que la pelvis se flexiona hacia los muslos a través de una amplitud de aproximadamente 80° desde la mesa.

Por comodidad al momento de medir el movimiento articular, la tendencia es utilizar la posición anatómica como cero. Así, la posición recta de la articulación de la cadera se considera la ubicación cero. Sin embargo, es necesario atenerse a términos geométricos al describir los ángulos y el número de grados de los ángulos.

En las figuras 5-14 y 5-15, la columna derecha bajo el título «Articulaciones de la cadera» se refiere al ángulo de flexión anterior entre la línea de referencia que pasa por la pelvis y la línea que pasa por el fémur, y los grados se expresan en términos geométricos. Los cambios en el ángulo de flexión constituyen modificaciones correspondientes en la longitud de los flexores de la cadera. La columna de la izquierda, bajo el título «Articulaciones de la cadera», indica el número de grados desde la posición anatómica por la que se ha movido la articulación de la cadera, primero en extensión y luego en flexión.

MOVIMIENTOS DURANTE LAS ABDOMINALES CON EL TRONCO ENCORVADO Y LAS RODILLAS EXTENDIDAS

En la figura 5-14 se ilustran los movimientos hechos durante las abdominales con el tronco encorvado y las rodillas extendidas.

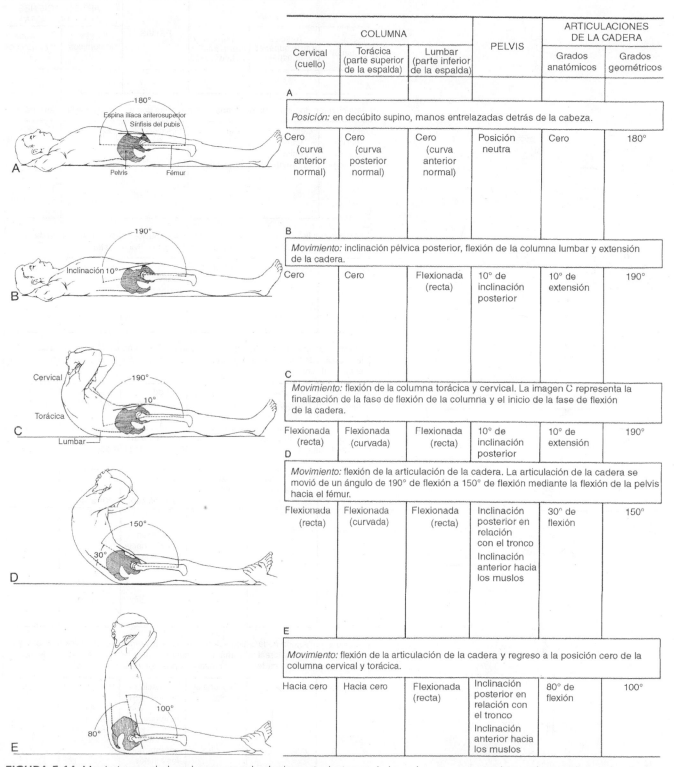

	COLUMNA			PELVIS	ARTICULACIONES DE LA CADERA	
	Cervical (cuello)	Torácica (parte superior de la espalda)	Lumbar (parte inferior de la espalda)		Grados anatómicos	Grados geométricos
A						
Posición: en decúbito supino, manos entrelazadas detrás de la cabeza.						
	Cero (curva anterior normal)	Cero (curva posterior normal)	Cero (curva anterior normal)	Posición neutra	Cero	180°
B						
Movimiento: inclinación pélvica posterior, flexión de la columna lumbar y extensión de la cadera.						
	Cero	Cero	Flexionada (recta)	10° de inclinación posterior	10° de extensión	190°
C						
Movimiento: flexión de la columna torácica y cervical. La imagen C representa la finalización de la fase de flexión de la columna y el inicio de la fase de flexión de la cadera.						
	Flexionada (recta)	Flexionada (curvada)	Flexionada (recta)	10° de inclinación posterior	10° de extensión	190°
D						
Movimiento: flexión de la articulación de la cadera. La articulación de la cadera se movió de un ángulo de 190° de flexión a 150° de flexión mediante la flexión de la pelvis hacia el fémur.						
	Flexionada (recta)	Flexionada (curvada)	Flexionada (recta)	Inclinación posterior en relación con el tronco. Inclinación anterior hacia los muslos	30° de flexión	150°
E						
Movimiento: flexión de la articulación de la cadera y regreso a la posición cero de la columna cervical y torácica.						
	Hacia cero	Hacia cero	Flexionada (recta)	Inclinación posterior en relación con el tronco. Inclinación anterior hacia los muslos	80° de flexión	100°

FIGURA 5-14. Movimientos de la columna vertebral y las articulaciones de la cadera que se producen durante las abdominales con el tronco encorvado y las piernas extendidas.

5 | MÚSCULOS DEL TRONCO Y RESPIRATORIOS

MOVIMIENTOS DURANTE LAS ABDOMINALES CON EL TRONCO ENCORVADO CON LA CADERA Y LAS RODILLAS FLEXIONADAS

En la figura 5-15 se ilustran los movimientos realizados durante las abdominales con el tronco encorvado y las caderas y las rodillas flexionadas.

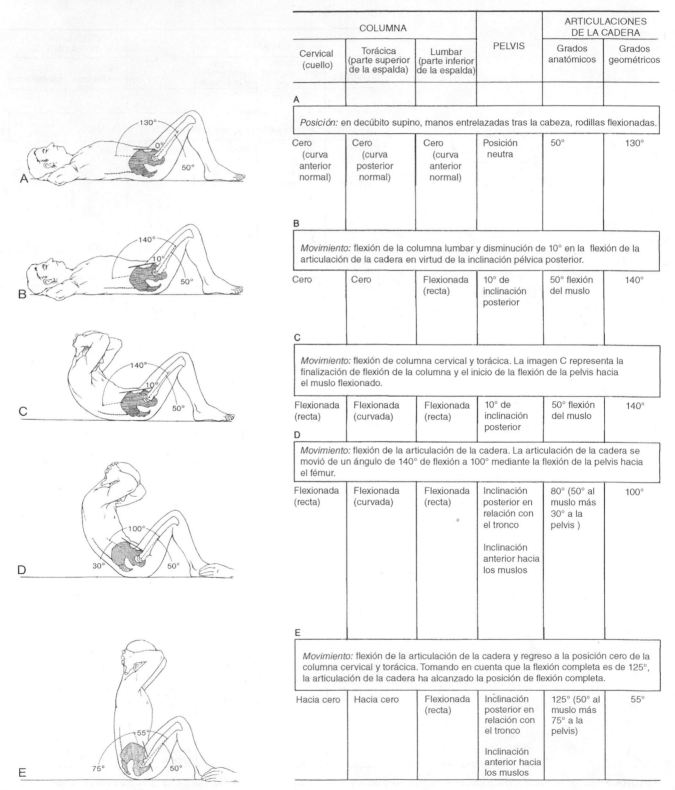

	COLUMNA			PELVIS	ARTICULACIONES DE LA CADERA	
	Cervical (cuello)	Torácica (parte superior de la espalda)	Lumbar (parte inferior de la espalda)		Grados anatómicos	Grados geométricos
A						
Posición: en decúbito supino, manos entrelazadas tras la cabeza, rodillas flexionadas.						
	Cero (curva anterior normal)	Cero (curva posterior normal)	Cero (curva anterior normal)	Posición neutra	50°	130°
B						
Movimiento: flexión de la columna lumbar y disminución de 10° en la flexión de la articulación de la cadera en virtud de la inclinación pélvica posterior.						
	Cero	Cero	Flexionada (recta)	10° de inclinación posterior	50° flexión del muslo	140°
C						
Movimiento: flexión de columna cervical y torácica. La imagen C representa la finalización de flexión de la columna y el inicio de la flexión de la pelvis hacia el muslo flexionado.						
	Flexionada (recta)	Flexionada (curvada)	Flexionada (recta)	10° de inclinación posterior	50° flexión del muslo	140°
D						
Movimiento: flexión de la articulación de la cadera. La articulación de la cadera se movió de un ángulo de 140° de flexión a 100° mediante la flexión de la pelvis hacia el fémur.						
	Flexionada (recta)	Flexionada (curvada)	Flexionada (recta)	Inclinación posterior en relación con el tronco Inclinación anterior hacia los muslos	80° (50° al muslo más 30° a la pelvis)	100°
E						
Movimiento: flexión de la articulación de la cadera y regreso a la posición cero de la columna cervical y torácica. Tomando en cuenta que la flexión completa es de 125°, la articulación de la cadera ha alcanzado la posición de flexión completa.						
	Hacia cero	Hacia cero	Flexionada (recta)	Inclinación posterior en relación con el tronco Inclinación anterior hacia los muslos	125° (50° al muslo más 75° a la pelvis)	55°

FIGURA 5-15. Movimientos de la columna vertebral y las articulaciones de la cadera que se producen durante las abdominales con el tronco encorvado y las caderas y las rodillas flexionadas.

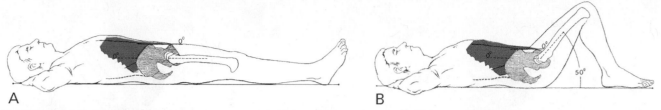

FIGURA 5-16. A. Posición cero de la columna vertebral, la pelvis y las articulaciones de la cadera (posición inicial). **B.** Posición cero de la columna vertebral y la pelvis y flexión de las articulaciones de la cadera.

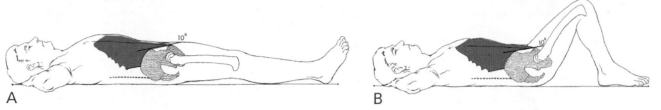

FIGURA 5-17. A. Inclinación pélvica posterior, flexión de la columna lumbar y extensión de las articulaciones de la cadera. **B.** Inclinación pélvica posterior, flexión de la columna lumbar y flexión de las articulaciones de la cadera.

MÚSCULOS ABDOMINALES Y FLEXORES DE LA CADERA DURANTE LAS ABDOMINALES CON EL TRONCO ENCORVADO

Posición cero de la columna vertebral, la pelvis y las articulaciones de la cadera

Las figuras 5-16A y B pueden considerarse posiciones iniciales hipotéticas. En realidad, especialmente con las rodillas flexionadas, la parte inferior de la espalda tiende a aplanarse (es decir, la columna lumbar se flexiona) cuando una persona normalmente flexible adopta la posición en decúbito supino.

En la figura 5-16A, la longitud de los flexores de la cadera se relaciona con la posición cero de las articulaciones de la cadera.

Posición cero de la columna vertebral y la pelvis y flexión de las articulaciones de la cadera

En la figura 5-16B, debido a la posición flexionada de las caderas, los flexores de cadera monoarticulares son más cortos que los de la figura 5-16A. En relación con su longitud total, el ilíaco se encuentra aproximadamente en el 40% de su amplitud de movimiento, que está dentro del tercio medio de la amplitud total.

Inclinación pélvica posterior, flexión de la columna lumbar y extensión de la articulación de la cadera

Las figuras 5-17A y B representan una fase del movimiento en la que la pelvis se inclina hacia atrás antes de comenzar a elevar el tronco (obsérvese la inclinación pélvica posterior de 10°). En las pruebas, este movimiento suele hacerse en otra etapa para garantizar la flexión de la columna lumbar.

Cuando la inclinación posterior no se realiza como un movimiento separado, como se muestra en las figuras 5-17A y B, se produce simultáneamente con la fase de inicio de la elevación del tronco (es decir, la etapa de flexión del tronco), *a menos que* los músculos abdominales sean extremadamente débiles o los flexores de la cadera sean tan cortos que impidan la inclinación posterior cuando la persona está en decúbito supino con las rodillas extendidas.

En la figura 5-17A, los flexores de la cadera se han alargado y los flexores de la cadera monoarticulares (principalmente el ilíaco) han alcanzado el límite de longitud permitido por la extensión de la articulación de la cadera. En esta longitud, ayudan a estabilizar la pelvis al impedir una mayor inclinación pélvica posterior.

Inclinación pélvica posterior, flexión de la columna lumbar y flexión de la articulación de la cadera

En la figura 5-17B, la longitud del flexor de la cadera es ligeramente superior a la de la figura 5-16B, ya que la pelvis se ha inclinado posteriormente 10° con respecto al fémur. Los ejercicios de inclinación pélvica posterior se utilizan con frecuencia con la intención de fortalecer los músculos abdominales. Sin embargo, con demasiada frecuencia la inclinación se hace sin ningún beneficio para los abdominales. El paciente realiza el movimiento contrayendo los músculos de los glúteos (es decir, los extensores de la cadera) y, en el caso de la posición con las rodillas flexionadas, empujando con los pies para ayudar a «mecer» la pelvis hacia atrás en la inclinación posterior.

Para que la inclinación de la pelvis sea hecha por los músculos abdominales, debe producirse tracción hacia arriba y adentro por estos músculos, con la parte delantera y los lados de la porción inferior del abdomen volviéndose muy firmes.

Se debe desaconsejar el uso de los músculos glúteos para forzar la acción de los abdominales al realizar una inclinación pélvica posterior.

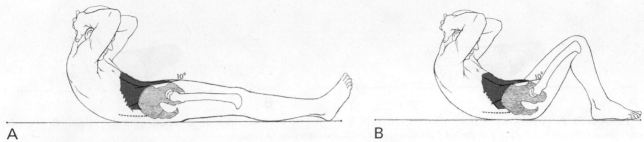

FIGURA 5-18. Finalización de la fase de flexión de la columna vertebral (flexiones del tronco).

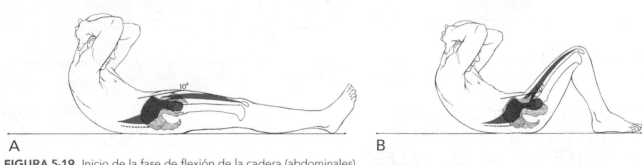

FIGURA 5-19. Inicio de la fase de flexión de la cadera (abdominales).

Finalización de la fase de flexión de la columna vertebral (flexiones del tronco)

En las figuras 5-18A y B, las columnas cervical, torácica y lumbar se encuentran flexionadas. La columna lumbar permaneció en el mismo grado de flexión que se muestra en la figura 5-17A y B, donde alcanzó la flexión máxima para este paciente.

En las figuras 5-18A y B, los músculos abdominales se han acortado al máximo con la finalización de la flexión de la columna. En la figura 5-18A, los flexores de la cadera han permanecido alargados en la misma medida que en la figura 5-17A.

En la figura 5-18B, los flexores de la cadera monoarticulares no han alcanzado el límite de su longitud y, por lo tanto, no actúan pasivamente para frenar la inclinación posterior. Los flexores de la cadera se contraen para estabilizar la pelvis, y la palpación de los flexores de la cadera superficia-les evidencia contracción firme cuando el paciente comienza a levantar la cabeza y los hombros de la camilla.

Inicio de la fase de flexión de la cadera (abdominales)

Una vez completada la flexión de la columna vertebral (como se muestra en la figura 5-18A y B y en la figura 5-19A y B), no puede producirse ningún otro movimiento en el sentido de llegar a la posición sentada, excepto mediante la flexión de las articulaciones de la cadera.

Dado que los músculos abdominales no atraviesan la articulación de la cadera, estos músculos no pueden flexionar la cadera.

Desde una posición en decúbito supino, la flexión de la cadera solo puede ser realizada por los flexores de la cadera que actúan para llevar la pelvis en flexión hacia los muslos.

Las figuras 5-19A y B representan el inicio de la fase de abdominales, así como el final de la etapa de flexión del tronco.

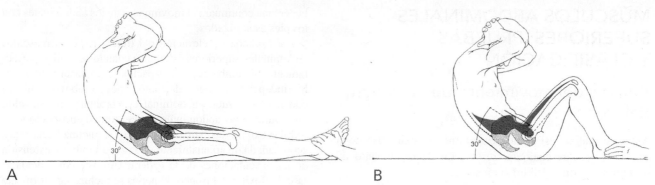

FIGURA 5-20. Continuación de la fase de flexión de la cadera (abdominales).

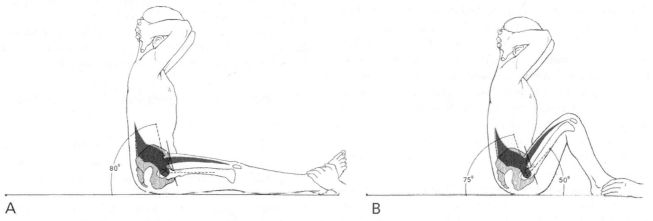

FIGURA 5-21. Finalización de la fase de flexión de la cadera (abdominales).

Continuación de la fase de flexión de la cadera (abdominales)

La figura 5-20A y B muestra un punto en el arco de movimiento entre la flexión del tronco completada (como se muestra en las figs. 5-18A y B y 5-19A y B) y la abdominal completa. Los músculos abdominales mantienen el tronco en flexión y los flexores de la cadera han elevado el tronco flexionado hacia la posición sentada a través de un arco de aproximadamente 30° desde la mesa.

Cuando sea necesario, se pueden sujetar los pies al inicio y durante la fase de flexión de la cadera. Antes de la fase de flexión de la cadera, los pies no deben estar sujetos.

Finalización de la fase de flexión de la cadera (abdominales)

En la figura 5-21A y B, cuando los pacientes alcanzan la posición sentada, las columnas cervical y torácica ya no están completamente flexionadas y los músculos abdominales se relajan en cierta medida.

En la figura 5-21A, los flexores de la cadera han movido la pelvis en flexión hacia el muslo, completando un arco de aproximadamente 80° desde la mesa. En esta posición, con las rodillas extendidas y la columna lumbar flexionada, la articulación de la cadera está tan completamente flexionada como lo permite la amplitud de longitud normal de los isquiotibiales. La columna lumbar permanece flexionada, ya que pasar de la posición flexionada de la parte baja de la espalda a la posición cero (es decir, curva anterior normal) requeriría que la pelvis se inclinara 10° más en flexión hacia el muslo, lo que la longitud de los isquiotibiales no permite.

En la figura 5-21B, los flexores de la cadera han movido la pelvis en flexión hacia el muslo a través de un arco de aproximadamente 75° desde la mesa. La columna lumbar permanece en flexión, porque la articulación de la cadera ya ha alcanzado los 125° de flexión completa. Una mayor flexión de las articulaciones de la cadera inclinando la pelvis hacia delante (y llevando la parte baja de la espalda a una curva anterior normal) solo podría hacerse si se disminuyera la flexión del muslo alejando los talones de las nalgas en esta posición sentada.

MÚSCULOS ABDOMINALES SUPERIORES: PRUEBAS Y CLASIFICACIÓN

Análisis del movimiento de elevación del tronco

Antes de realizar esta prueba, examine la flexibilidad de la espalda para que cualquier restricción de movimiento no se interprete como debilidad muscular.

El *movimiento de elevación del tronco*, cuando se realiza correctamente como prueba, consta de dos partes: flexión de la columna (es decir, curvatura del tronco) por parte de los músculos abdominales y flexión de la cadera (es decir, los abdominales) por parte de los flexores de la cadera.

Durante la *fase de flexión del tronco*, los músculos abdominales se contraen y acortan, flexionando la columna vertebral. La parte superior de la espalda se redondea, la inferior se aplana y la pelvis se inclina hacia atrás. Al finalizar la flexión, la columna está completamente flexionada, con la parte baja de la espalda y la pelvis aún planas sobre la mesa. Los músculos abdominales actúan únicamente para flexionar la columna vertebral. Durante esta fase, los talones deben permanecer en contacto con la mesa.

A la flexión de tronco le sigue la *fase de flexión de la cadera,* durante la cual los flexores de la cadera se contraen y acortan, levantando el tronco y la pelvis de la mesa mediante la flexión de las articulaciones de la cadera y tirando de la pelvis en sentido de inclinación anterior. Como los músculos abdominales no cruzan las articulaciones de la cadera, no pueden ayudar en el movimiento de los abdominales; sin embargo, si los músculos abdominales son lo suficientemente fuertes, pueden seguir manteniendo el tronco encorvado.

La fase de flexión de la cadera se incluye en esta prueba porque proporciona resistencia contra los músculos abdominales. El punto crucial de la prueba es el momento en el que se inicia la fase de flexión de la cadera. En este momento, los pies de algunas personas pueden empezar a levantarse de la mesa. Los pies pueden sujetarse si la fuerza ejercida por los miembros inferiores extendidos no contrarresta la ejercida por el tronco flexionado. Sin embargo, si los pies se mantienen inmovilizados, la atención debe centrarse en si el tronco mantiene la curvatura porque en este punto la fuerza de los flexores de la cadera puede superar la capacidad de los abdominales para mantener la flexión. Si esto ocurre, la pelvis se inclinará rápidamente hacia delante, la espalda se arqueará y

la persona continuará el movimiento de los abdominales con los pies estabilizados.

La prueba de elevación del tronco para los músculos abdominales superiores es valiosa cuando se realiza correctamente. Sin embargo, si la capacidad para hacer abdominales (independientemente de cómo se lleve a cabo) se equipara con una buena fuerza abdominal, esta prueba pierde su valor.

Durante las abdominales con el tronco encorvado y las rodillas extendidas, la pelvis primero se inclina hacia atrás, acompañada de aplanamiento de la zona lumbar y extensión de las articulaciones de la cadera. Una vez completada la fase de flexión del tronco, la pelvis se inclina anteriormente (es decir, hacia adelante), en dirección al muslo, en flexión de la cadera, pero permanece en inclinación posterior en relación con el tronco, manteniendo la posición de espalda plana (*véanse* figs. 5-18A y 5-19A).

Durante las abdominales con la zona lumbar arqueada, la pelvis se inclina anteriormente hacia el muslo al comenzar los ejercicios y permanece inclinada anteriormente.

Prueba de los músculos abdominales superiores

Paciente: en decúbito supino, con las rodillas extendidas. Si los músculos flexores de la cadera son cortos e impiden la inclinación posterior de la pelvis con aplanamiento de la columna lumbar, coloque un rodillo bajo las rodillas para flexionar pasivamente las caderas lo suficiente para permitir el aplanamiento de la espalda (las posiciones de los brazos se describen más adelante en la sección «Clasificación»).

Fijación: no es necesaria durante la fase inicial de la prueba (es decir, la flexión del tronco), en la que se flexiona la columna vertebral y se aproximan el tórax y la pelvis. *No sujete los pies durante la fase de flexión del tronco.* La estabilización de los pies permitirá a los flexores de la cadera iniciar la elevación del tronco mediante la flexión de la pelvis sobre los muslos.

Movimiento de prueba: haga que el paciente flexione el tronco *lentamente*, completando la flexión de la columna y, con ello, la amplitud de movimiento que pueden realizar los músculos abdominales. Sin interrumpir el movimiento, haga que la persona proceda a la fase de flexión de la cadera (es decir, las abdominales) para obtener una fuerte resistencia contra los músculos abdominales y, de este modo, una prueba de fuerza adecuada.

Resistencia: durante la fase de flexión del tronco, la resistencia la ofrecen el peso de la cabeza y la parte superior

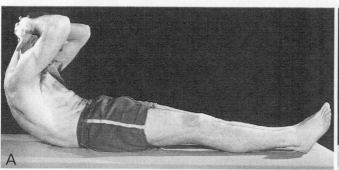

FIGURA 5-22. Pruebas y clasificación de los músculos abdominales superiores, categoría normal (10).

del tronco y los brazos colocados en varias posiciones. Sin embargo, la resistencia ofrecida por el peso de la cabeza, los hombros y los brazos no es suficiente para proporcionar una prueba adecuada de la fuerza de los músculos abdominales.

La fase de flexión de la cadera ofrece una fuerte resistencia contra los abdominales. Los flexores de la cadera tiran de la pelvis fuertemente hacia abajo mientras los abdominales trabajan para mantener el tronco en flexión y la pelvis en la dirección de la inclinación posterior.

Categoría normal (10)[1]: con las manos entrelazadas detrás de la cabeza, la persona es capaz de flexionar la columna vertebral (fig. 5-22A) y mantenerla así mientras entra en la fase de flexión de la cadera y llega a la posición sentada (fig. 5-22B). Los pies pueden sujetarse durante la fase de flexión de la cadera, si es necesario, pero se requiere observación atenta para asegurarse de que el paciente mantiene la flexión del tronco.

Dado que muchos pueden hacer abdominales con el tronco encorvado con las manos juntas detrás de la cabeza, por lo general se permite que el paciente ponga las manos en esta posición (inicialmente) e intente realizar la prueba. Si la dificultad de esta prueba es motivo de preocupación, haga que la persona comience con los brazos extendidos hacia el frente, continúe hasta colocar los brazos cruzados sobre el pecho y, a continuación, coloque las manos tras la cabeza.

Categoría favorable (8): con los brazos cruzados sobre el pecho, el paciente es capaz de flexionar la columna vertebral y mantenerla de esta forma mientras entra en la fase de flexión de cadera y llega a la posición sentada. La mayor fuerza contra los abdominales se produce en el momento en que los flexores de la cadera comienzan a elevar el tronco. Realizar solo las flexiones de tronco no es suficiente para las pruebas de fuerza (fig. 5-23).

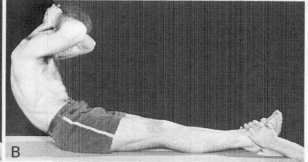

FIGURA 5-23. Pruebas y clasificación de los músculos abdominales superiores, categoría favorable (8).

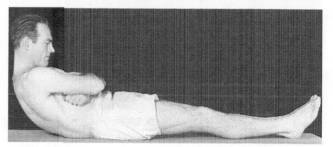

FIGURA 5-24. Pruebas y clasificación de los músculos abdominales superiores, categoría aceptable (+) (6).

Categoría aceptable (+) (6): con los brazos extendidos hacia adelante, la persona es capaz de flexionar la columna vertebral y mantenerla de tal manera mientras entra en la fase de flexión de la cadera y llega a la posición sentada (fig. 5-24).

Categoría aceptable (5): con los brazos estirados hacia el frente, el paciente es capaz de flexionar la columna vertebral pero es incapaz de mantener la flexión cuando intenta entrar en la fase de flexión de la cadera.

5 | MÚSCULOS DEL TRONCO Y RESPIRATORIOS

---

[1] *Véanse* los equivalentes numéricos de los símbolos de las palabras utilizados en «Clave para la clasificación muscular» en el capítulo 1.

MÚSCULOS ABDOMINALES INFERIORES: PRUEBAS Y CLASIFICACIÓN

Flexores anteriores del tronco: prueba de los músculos abdominales inferiores

La flexión anterior del tronco por los músculos abdominales inferiores se centra en la capacidad de estos músculos para flexionar la columna lumbar aplanando la parte inferior de la espalda sobre la mesa y manteniéndola así contra la resistencia gradualmente creciente proporcionada por el movimiento de descenso de las piernas.

Paciente: en decúbito supino sobre una superficie firme. Puede emplearse una manta doblada, pero no una almohadilla blanda. Los antebrazos se doblan sobre el pecho para que los codos no reposen en la mesa como apoyo.

> **NOTA:** *Evite* extender los brazos por encima de la cabeza o juntar las manos detrás de la cabeza.

Fijación: no debe aplicarse fijación alguna al tronco, ya que esta prueba determina la capacidad de los músculos abdominales para fijar la pelvis en aproximación al tórax contra la resistencia ofrecida por el movimiento de descenso de las piernas. Dar estabilización al tronco sería dar asistencia. Permitir que el paciente se sujete de la mesa, o que apoye las manos o los codos en ella, también sería proporcionarle ayuda.

Movimiento de prueba: el examinador ayuda al paciente a elevar las piernas hasta la posición vertical, o bien, hace que eleve las piernas de una en una hasta esa posición, manteniendo las rodillas rectas. La tensión en los isquiotibiales interferirá con la obtención de la posición inicial completa.

Pida al paciente que incline la pelvis hacia atrás para aplanar la región lumbar sobre la mesa contrayendo los músculos abdominales y que luego mantenga la parte inferior de la espalda plana mientras baja lentamente las piernas. Preste atención a la posición de la porción inferior de la espalda y la pelvis al bajar las piernas. El paciente no debe levantar la cabeza ni los hombros durante la prueba.

Resistencia: la fuerza ejercida por los flexores de la cadera y el movimiento de descenso de las piernas tiende a inclinar la pelvis hacia el frente y actúa como resistencia fuerte contra los músculos abdominales, que intentan mantener la pelvis en inclinación posterior. A medida que las piernas descienden por la contracción excéntrica (es decir, de alargamiento) de los flexores de la cadera, aumenta el efecto de palanca y ofrece resistencia cada vez mayor contra los músculos abdominales a fin de clasificar la fuerza de estos músculos.

Clasificación: la fuerza se clasifica en función de la capacidad para mantener la región lumbar plana sobre la mesa mientras se bajan lentamente ambos miembros inferiores desde la posición vertical (es decir, ángulo de 90°).

El ángulo entre los miembros inferiores extendidos y la mesa se observa en el momento en el que la pelvis se inclina hacia adelante y la zona lumbar se arquea respecto a la mesa. Para ayudar a detectar cuando esto ocurre, el examinador puede colocar una mano a la altura de la parte inferior de la espalda, pero no debajo, y la otra mano con el pulgar justo debajo de la espina anterosuperior del íleon. Sin embargo, cuando realice pruebas a pacientes con debilidad o dolor, coloque el pulgar de una mano justo debajo de la espina anterosuperior y deje la otra mano libre para apoyar los miembros inferiores en el momento en el que la espalda comience a arquearse.

La prueba de descenso de las piernas para medir la fuerza abdominal no es aplicable a niños muy pequeños. El peso de sus miembros inferiores es bajo en relación con el tronco, y la espalda no se arquea al subir o bajar los miembros inferiores. Para más detalles, *véase* el Apéndice A.

Consulte los equivalentes numéricos de los símbolos de las palabras utilizados en «Clave de la clasificación muscular» en el capítulo 1 (fig. 5-25).

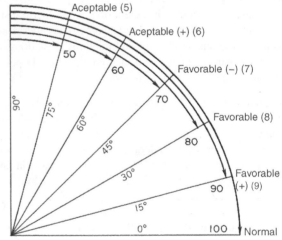

FIGURA 5-25. Consulte los equivalentes numéricos de los símbolos de las palabras utilizados en «Clave de la clasificación muscular» en el capítulo 1.

Categoría aceptable (+) (6): con los brazos cruzados sobre el pecho (fig. 5-26), el paciente es capaz de mantener la

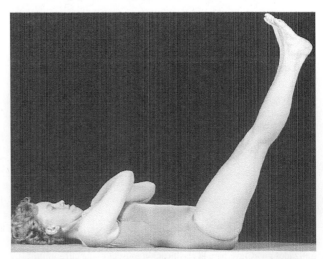

FIGURA 5-26. Pruebas y clasificación de los músculos abdominales inferiores, categoría aceptable (+) (6).

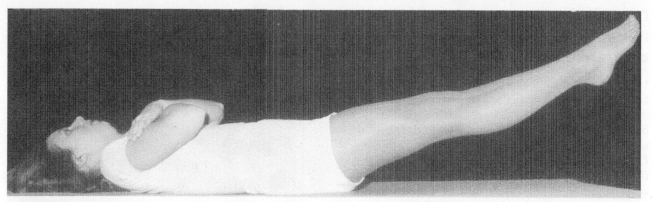

FIGURA 5-27. Pruebas y clasificación de los músculos abdominales inferiores, categoría favorable (8).

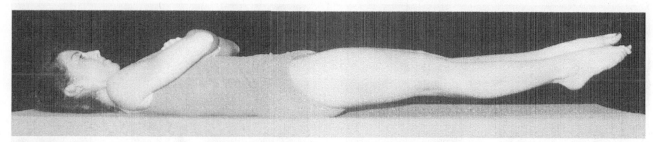

FIGURA 5-28. Pruebas y clasificación de los músculos abdominales inferiores, categoría normal (10).

parte inferior de la espalda plana sobre la mesa mientras baja los miembros inferiores hasta un ángulo de 60° respecto a la mesa.

Categoría favorable (8): con los brazos cruzados sobre el pecho, la persona es capaz de mantener la región lumbar plana mientras baja los miembros inferiores hasta un ángulo de 30° con respecto a la mesa de exploración

(obsérvese en la figura 5-27 cómo las piernas forman un ángulo de 20°).

Categoría normal (10): con los brazos cruzados sobre el pecho, el paciente es capaz de mantener la parte inferior de la espalda plana sobre la mesa mientras baja los miembros inferiores hasta el nivel de la mesa. En la figura 5-28, las piernas están elevadas unos grados.

5 | MÚSCULOS DEL TRONCO Y RESPIRATORIOS

Debilidad de los músculos abdominales: descenso de los miembros inferiores

Una persona con músculos abdominales con debilidad marcada y flexores de la cadera fuertes es capaz de mantener los miembros inferiores extendidos en flexión sobre la pelvis y bajarlos lentamente, pero la parte inferior de la espalda se arquea cada vez más a medida que se acercan a la horizontal. La fuerza ejercida por el peso de las extremidades, y por los flexores de la cadera que mantienen los miembros en flexión sobre la pelvis, inclina la pelvis hacia el frente, superando la fuerza de los músculos abdominales débiles que intentan tirar en la dirección de la inclinación posterior (fig. 5-29).

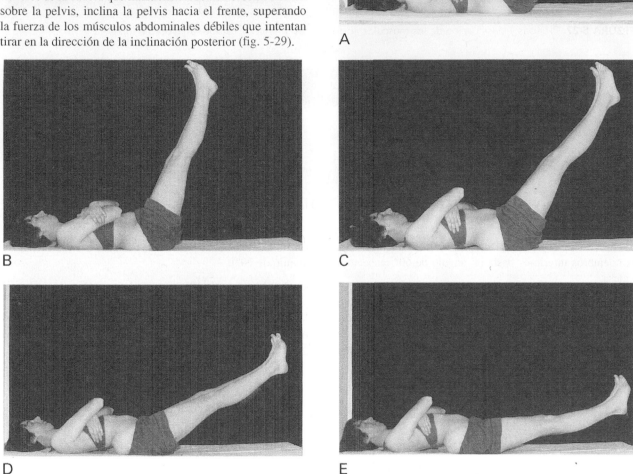

FIGURA 5-29. A-E. Debilidad abdominal, pero flexores de la cadera fuertes durante el descenso de las piernas.

DEBILIDAD MARCADA DE LOS MÚSCULOS ABDOMINALES: PRUEBAS Y CLASIFICACIÓN

Uso temporal del decúbito supino en «gancho» (con las rodillas flexionadas)

Cuando los flexores monoarticulares de la cadera son cortos, mantienen la pelvis en inclinación anterior y la región lumbar en hiperextensión cuando se está de pie o en decúbito supino con las piernas extendidas. Desde esta posición, es difícil, si no imposible, hacer ejercicios de inclinación pélvica posterior para fortalecer los músculos abdominales. Dado que el movimiento de elevación de la cabeza y los hombros implica inclinación pélvica posterior simultánea, también se producen interferencias con este ejercicio.

Cuando se hace esfuerzo para inclinar la pelvis, los flexores cortos de la cadera se tensan e impiden el movimiento. Para liberar esta restricción y facilitar la inclinación de la pelvis, se puede emplear el decúbito supino «en gancho». Esta posición obviamente cede a los flexores de la cadera cortos y tensos. También hace que sea relativamente fácil realizar la inclinación, a menudo simplemente presionando los pies contra la mesa para «mecer» la pelvis hacia atrás. Con los flexores de la cadera cortos, las caderas y las rodillas deben flexionarse, *solo lo necesario,* para permitir que la pelvis se incline hacia atrás. Esta colocación debe mantenerse de forma pasiva mediante un rollo o una almohada lo suficientemente grande bajo las rodillas. Desde esta posición, se pueden realizar ejercicios de inclinación de la pelvis y de curvatura del tronco para fortalecer los músculos abdominales.

Aunque la flexión de las caderas y las rodillas inicialmente es necesaria y está justificada, no debe mantenerse indefinidamente. Por lo tanto, el alcance y la duración de la modificación del ejercicio adquieren importancia. Los objetivos deben basarse en el resultado final deseado y los ejercicios deben orientarse hacia su consecución. Un resultado final deseado en la bipedestación es la capacidad para mantener una buena alineación de la pelvis con las piernas estiradas (es decir, con las articulaciones de la cadera y de la rodilla bien alineadas). Para lograr este objetivo con el ejercicio, hay que reducir al mínimo, y luego disminuir gradualmente, la cantidad de flexión de la cadera que permite la posición «en gancho».

Inclinar la pelvis hacia atrás con los miembros inferiores extendidos al máximo mueve la pelvis en el sentido de alargar los flexores de la cadera mientras se fortalecen los abdominales. Este movimiento no es suficiente para estirar los flexores de la cadera, pero ayuda a establecer el patrón necesario de acción muscular cuando se intenta corregir una postura lordótica defectuosa en bipedestación. Al mismo tiempo que se llevan a cabo ejercicios abdominales adecuados, deben estirarse los flexores de la cadera para que, con el tiempo, la persona sea capaz de realizar la inclinación posterior con los miembros inferiores extendidos.

La clasificación objetiva de los músculos abdominales anterolaterales no es difícil cuando la fuerza es aceptable (es decir, categoría 5) o superior. Por debajo de una fuerza aceptable, es más difícil hacer la clasificación con precisión. Las pruebas y categorías aquí descritas proporcionan recomendaciones para calificar los músculos débiles.

Con un desequilibrio marcado de los músculos abdominales, hay que observar las desviaciones del ombligo y basarse en la palpación para llevar a cabo la clasificación.

Antes de realizar las pruebas que siguen, es necesario comprobar la fuerza de los músculos anteriores del cuello.

Músculos anteriores del abdomen (principalmente rectos del abdomen)

Categoría aceptable (−) (4): en decúbito supino con las rodillas ligeramente flexionadas (es decir, con una toalla enrollada bajo las rodillas), el paciente puede inclinar la pelvis hacia atrás y mantener la pelvis y el tórax aproximados al levantar la cabeza de la camilla.

Categoría deficiente (2): en la misma posición anterior, la persona puede inclinar la pelvis hacia atrás. Sin embargo, a medida que la cabeza se eleva, los músculos abdominales no pueden oponer esa resistencia anterior y el tórax se aleja de la pelvis.

Categoría residual: en decúbito supino, cuando el paciente intenta deprimir el tórax o inclinar la pelvis hacia atrás, se puede sentir contracción en los músculos abdominales anteriores, pero no se observa ninguna aproximación de la pelvis y el tórax.

Músculos oblicuos abdominales

Categoría aceptable (−) (4): en decúbito supino, con el examinador ofreciendo resistencia moderada contra la tracción diagonal del brazo hacia abajo, la tracción transversal de los músculos abdominales oblicuos será muy firme a la palpación y tirará del borde costal hacia la cresta ilíaca opuesta. Si el brazo es débil, se puede sustituir el movimiento del brazo empujando el hombro hacia el frente en diagonal hacia la cadera opuesta y manteniéndolo contra la presión.

En decúbito supino, con una de las piernas estirada en una flexión de cadera de aproximadamente 60°, el examinador aplica presión moderada contra el muslo en dirección descendente y hacia afuera. Los músculos oblicuos deben ser lo suficientemente fuertes como para tirar de la cresta ilíaca hacia el borde costal opuesto. Esta prueba solo puede emplearse si la fuerza de los flexores de la cadera se considera favorable.

Categoría deficiente (2): el paciente es capaz de aproximar la cresta ilíaca hacia el borde costal opuesto.

Categoría residual: se puede sentir la contracción en el músculo oblicuo cuando la persona hace un esfuerzo para tirar del borde costal hacia la cresta ilíaca opuesta (es decir, un ligero desplazamiento lateral del tórax por encima de la pelvis, pero sin aproximación de estas partes).

Músculos laterales del tronco

Categoría aceptable (−) (4): en decúbito lateral, se observará fijación firme y aproximación lateral de la caja torácica y la cresta ilíaca durante la abducción activa de la pierna y la aducción del brazo contra resistencia.

Categoría deficiente (2): en decúbito supino, el paciente es capaz de aproximar lateralmente la cresta ilíaca y la caja torácica cuando se esfuerza por elevar lateralmente la pelvis o aducir el brazo contra resistencia.

Categoría residual: en decúbito supino, se percibe contracción de los músculos abdominales laterales al hacer esfuerzo de elevación lateral de la pelvis o de aducción del brazo contra resistencia, pero no se observa aproximación del tórax y la cresta ilíaca lateral.

Registro de los grados de fuerza muscular abdominal

Los grados de los músculos abdominales se registran de dos maneras diferentes. El método elegido depende de la cantidad de fuerza.

Cuando la resistencia es favorable (es decir, categoría 5) o mejor en las pruebas de elevación del tronco y descenso de la pierna, por lo general es suficiente clasificar y registrar con base en estas pruebas (fig. 5-30A). El desequilibrio intrínseco entre las partes del recto o los oblicuos rara vez requiere la clasificación de las partes por separado si estas pruebas muestran una categoría aceptable o mejor.

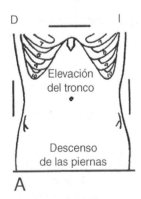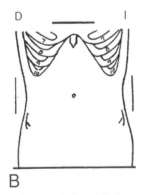

FIGURA 5-30. A. Cuando la fuerza es aceptable (es decir, categoría 5) o mejor en las pruebas de elevación del tronco y descenso de las piernas, esto suele ser suficiente para clasificar y registrar con base en estas pruebas. **B.** Cuando hay debilidad o desequilibrio marcados, es necesario indicar los resultados de las pruebas en relación con músculos específicos.

Cuando hay debilidad o desequilibrio marcados, es necesario indicar los hallazgos de la prueba en relación con músculos específicos (fig. 5-30B).

Desequilibrio muscular abdominal y desviaciones del ombligo

Con debilidad y desequilibrio marcados en los músculos abdominales, es posible, hasta cierto punto, determinar el alcance del desequilibrio observando las desviaciones del ombligo. El ombligo se desviará hacia un segmento fuerte y se alejará de un segmento débil. Si, por ejemplo, tres segmentos (el externo izquierdo y los oblicuos internos izquierdo y derecho) son igual de fuertes y el externo derecho es notablemente débil, el ombligo se desviará decididamente hacia el interno izquierdo. Esto ocurre no porque el interno izquierdo sea el más fuerte, sino porque no tiene oposición en el externo derecho. Esto muestra desviaciones de un segmento débil.

Por otro lado, la desviación puede significar que un segmento es fuerte y los otros tres débiles; la desviación será hacia el segmento más fuerte. En tal caso, las fuerzas relativas deben determinarse por palpación y por el grado de desviación del ombligo durante la realización de movimientos de prueba localizados.

A veces, el ombligo no se desvía por contracción muscular activa, sino por estiramiento del músculo. El examinador debe estar seguro de que los músculos explorados se contraen activamente antes de que las desviaciones del ombligo puedan utilizarse para indicar fuerza o debilidad.

Para obtener desviaciones reales, los músculos abdominales deben estar primero en posición relajada. Las rodillas pueden flexionarse lo suficiente para relajar la espalda al estar plana sobre la mesa. A continuación, se puede pedir al paciente que intente levantar la cabeza o inclinar la pelvis hacia atrás (aunque la espalda ya esté plana). Si se utilizan movimientos de resistencia de brazos y piernas en las pruebas, también deben comenzar desde esta posición relajada. Los movimientos deben ser tales que produzcan acortamiento real del músculo. Cuando la debilidad es muy evidente, la prueba inicial debe consistir en un movimiento suave y activo, aplicando resistencia gradualmente. Observe primero hasta qué punto el músculo puede aproximarse a su origen e inserción y después cuánta presión puede añadirse antes de que el tirón «se rompa» y el músculo comience a estirarse.

A una persona no familiarizada con la exploración de los músculos abdominales puede resultarle muy difícil estar segura de las desviaciones del ombligo. Si se sujeta una cinta o un cordón transversalmente y luego en diagonal sobre el ombligo mientras se realizan los movimientos de prueba, se puede determinar más fácilmente la dirección de la desviación. El ombligo puede moverse hacia arriba o hacia abajo de la cinta transversal, mostrando tracción desigual de los músculos rectos superiores e inferiores. Si además muestra una desviación de la cinta sostenida diagonalmente sobre el ombligo, hará evidente un desequilibrio entre los oblicuos.

Las líneas trazadas con tinta o un lápiz para piel en las crestas ilíacas anteriores, los bordes costales, justo por encima del pubis y por debajo del esternón también pueden ayudar al examinador. A medida que se realiza el movimiento de prueba, se sujeta la cinta desde el ombligo hasta las distintas marcas. El acortamiento o el estiramiento real de los segmentos puede detectarse cuando se intenta un movimiento.

Movimientos de los brazos para probar los músculos abdominales

Los movimientos de los brazos se realizan contra resistencia o se mantienen contra presión durante las pruebas de los músculos abdominales, ya que los movimientos de los brazos sin resistencia no exigen acción apreciable de los músculos del tronco para la fijación.

Por lo general, un movimiento ascendente de los brazos en el plano anterior requiere la fijación de los músculos de la espalda, y un movimiento descendente en el plano ante-rior requiere la fijación de los músculos abdominales. Con la debilidad abdominal, sin embargo, la fijación para la tracción hacia abajo o el empuje del brazo puede ser brindado por los músculos de la espalda. Por ejemplo, si un paciente está en decúbito supino y se le ofrece resistencia a un tirón hacia abajo de ambos brazos, los músculos abdominales normales se contraerán para fijar el tórax firmemente hacia la pelvis. Sin embargo, con una debilidad abdominal notoria, la espalda se arqueará de la mesa y el tórax se separará de la pelvis hasta que quede firmemente fijado por la extensión de la columna torácica. El arqueamiento de la espalda estira los músculos abdominales, que pueden tensarse y sentirse firmes a la palpación. El examinador debe tener cuidado de no confundir esta tensión con la firmeza que acompaña a la contracción de los músculos.

En los movimientos transversales o diagonales de los brazos, si los músculos abdominales se encuentran normales, el oblicuo externo del mismo lado que el brazo y el oblicuo interno del lado opuesto se contraen para fijar el tórax a la pelvis. Sin embargo, con debilidad transversal en esa línea de tracción, los músculos oblicuos opuestos pueden actuar para dar fijación. Para realizar una exploración precisa, el examinador debe comprender estas acciones sustitutivas.

SECCIÓN III
MÚSCULOS RESPIRATORIOS Y PRUEBAS

La **respiración** se refiere al intercambio de gases entre las células de un organismo y el medio exterior. Intervienen diversos componentes neuronales, químicos y musculares. Esta sección, sin embargo, se relaciona específicamente con el papel de los músculos.

La respiración se compone de ventilación y circulación. La **ventilación** es el movimiento de los gases que entran y salen de los pulmones; la **circulación** es el transporte de estos gases a los tejidos a través de la sangre. Aunque el movimiento de los gases en los pulmones y los tejidos se produce por difusión, su transporte hacia y desde el medio ambiente y por todo el organismo requiere del trabajo de las bombas respiratoria y cardíaca.

La bomba respiratoria está compuesta por los músculos de la respiración y el tórax, que a su vez está formado por las costillas, las escápulas, la clavícula, el esternón y la columna torácica. Esta bomba musculoesquelética proporciona los gradientes de presión necesarios para mover los gases hacia adentro y afuera de los pulmones con el fin de garantizar una difusión adecuada del oxígeno y el dióxido de carbono dentro del pulmón.

El trabajo de respiración realizado por los músculos respiratorios para vencer las resistencias de los pulmones, la pared torácica y las vías respiratorias por lo general se produce solo durante la inspiración. Se requiere esfuerzo muscular para agrandar la cavidad torácica y bajar la presión intratorácica. La espiración es resultado del retroceso elástico de los pulmones y de la relajación de los músculos inspiratorios. Sin embargo, los músculos de la espiración se activan cuando aumentan las exigencias de respiración. El trabajo pesado, el ejercicio, soplar, toser y cantar implican trabajo significativo de los músculos espiratorios. Además, en caso de afecciones como el enfisema, en las que el retroceso elástico está alterado, se emplean técnicas como la respiración con los labios fruncidos para mejorar la espiración y reducir al mínimo el esfuerzo.

En la *tabla de músculos respiratorios* (*véase* la fig. 5-33 más adelante) se muestra la división de los músculos según sus principales funciones inspiratorias o espiratorias en la ventilación. Esta división, sin embargo, no significa que los músculos enumerados funcionen solo en esa capacidad singular. Por ejemplo, los músculos abdominales, que son los principales músculos espiratorios, también intervienen en la inspiración. Los intercostales inspiratorios, así como el diafragma, también realizan una importante acción de «frenado» durante la espiración.

La división adicional de la tabla en músculos primarios y accesorios muestra los distintos músculos que pueden emplearse para ayudar en el proceso ventilatorio. Qué músculos participan exactamente, así como el grado de su participación, depende no solo de las exigencias de la respiración, sino también de las diferencias personales en los hábitos o las necesidades en cuanto a la respiración.

El hecho de que la respiración pueda verse alterada por cambios de posición, estado emocional, nivel de actividad, enfermedades e incluso el uso de prendas ajustadas significa que hay distintas variaciones en los patrones respiratorios. Por ejemplo, Duchenne señaló que la respiración normal de las mujeres a mediados del siglo XIX era «de mayor gasto» debido a la compresión de los corsés en la parte inferior del tórax (4).

Según Shneerson, «es.mejor considerar que los músculos respiratorios pueden reclutarse en función del patrón de ventilación, la postura, la vigilia o la fase de sueño, la fuerza muscular, la resistencia al flujo de aire y la distensibilidad de los pulmones y la pared torácica» (5).

Algunas autoridades discuten el papel accesorio de ciertos músculos, en particular el trapecio superior y el serrato anterior. Otros músculos también se omiten a menudo en los escritos sobre los músculos respiratorios accesorios. El romboides, por ejemplo, que no se incluye en la figura 5-33, tiene la función de estabilizar la escápula para ayudar al serrato durante la inspiración forzada.

Todos los músculos enumerados en la tabla tienen la capacidad de ser reclutados, cuando sea necesario, para facilitar la respiración. Muchos de ellos desempeñan funciones vitales para la estabilización de partes del cuerpo para que se proporcione la fuerza adecuada para mover el aire tanto hacia el interior como hacia el exterior de los pulmones. A medida que aumenta el trabajo respiratorio, se deben mover mayores volúmenes de gas más rápidamente y se requiere una mayor generación de presión. Los músculos ventilatorios trabajan más y se reclutan otros músculos para satisfacer las exigencias de la respiración.

La siguiente cita subraya la importancia de *todos* los músculos respiratorios: «El corredor de larga distancia que lucha por respirar... puede utilizar incluso el platisma para expandir el tórax, y el paciente con paroxismos de tos probablemente contraiga todos los músculos del tronco, el tórax y la cintura escapular durante la espiración forzada» (6). Aunque no se tratan aquí los numerosos músculos de las vías respiratorias superiores, especialmente los músculos intrínsecos y extrínsecos de la laringe, desempeñan un papel importante para permitir el libre flujo de aire hacia y desde los pulmones (*véase* tabla 3-2).

En algunas personas y en determinadas circunstancias, los músculos accesorios pueden usarse como músculos primarios. Por ejemplo, si el diafragma o los intercostales están paralizados, la respiración sigue siendo posible gracias a un mayor uso de los músculos accesorios. La importancia de los músculos accesorios quedó bien documentada en el caso de un paciente con una traqueostomía permanente y sin movimiento en el diafragma ni en los músculos intercostales. Tenía, sorprendentemente, una capacidad vital muy grande, al respirar con los escalenos inervados por los nervios cervicales y con el esternocleidomastoideo y el trapecio superior inervados por el nervio espinal accesorio (7).

MÚSCULOS PRINCIPALES DE LA RESPIRACIÓN

La mayoría de los músculos primarios y accesorios que se encuentran enumerados en la figura 5-33 desempeñan una función postural. Solo el diafragma y los intercostales anteriores pueden ser puramente respiratorios. Veinte de estos músculos tienen todo o parte de su origen o su inserción en las costillas o los cartílagos costales. Cualquier músculo con unión a la caja torácica puede influir hasta cierto punto en la mecánica de la respiración. Estos músculos deben ser capaces de ayudar a proporcionar apoyo a las estructuras esqueléticas de la bomba ventilatoria y de generar presiones que garanticen un intercambio gaseoso adecuado y continuo en los alvéolos.

Estas presiones pueden ser considerables. Para duplicar el tráfico de aire, por lo general es necesario cuadruplicar la presión. Para que el flujo de aire se mantenga constante ante una disminución del doble del radio de una vía respiratoria, debe producirse un aumento de la presión de 16 veces (6). Las complicaciones respiratorias pueden derivarse de distintas enfermedades obstructivas y restrictivas, así como de trastornos neuromusculares y esqueléticos. Una vez que se ha establecido el diagnóstico, el tratamiento se diseña para conservar la función pulmonar existente y eliminar o reducir el problema que está afectando la respiración. El objetivo es mejorar la capacidad del paciente para ventilar los pulmones.

Es de primordial importancia la necesidad de disminuir el trabajo respiratorio y reducir así el gasto energético (es decir, el consumo de oxígeno) de los músculos respiratorios. Dependiendo del trastorno respiratorio, puede ser el trabajo elástico, resistivo, mecánico o alguna combinación de ellos lo que haya que aliviar. La insuficiencia respiratoria puede producirse cuando el aumento del trabajo respiratorio produce hipoventilación alveolar e hipoxia.

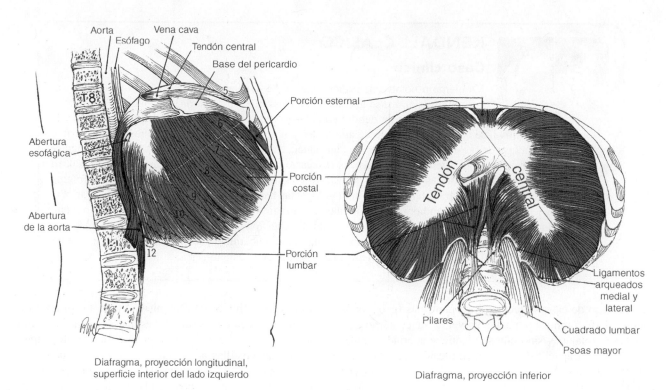

Diafragma, proyección longitudinal,
superficie interior del lado izquierdo

Diafragma, proyección inferior

FIGURA 5-31. Diafragma: proyecciones longitudinal e inferior.

Diafragma

Origen, porción esternal: dorso de la apófisis xifoides.

Origen, porción costal: superficies internas de los seis cartílagos costales inferiores y de las seis costillas inferiores de cada lado, que se interdigitan con el transverso del abdomen.

Origen, porción lumbar: por dos pilares musculares de los cuerpos de las vértebras lumbares superiores y por dos arcos fibrosos a cada lado, llamados **ligamentos arqueados medial** y **lateral**, que abarcan desde las vértebras hasta las apófisis transversas y desde estas hasta la 12.ª costilla (fig. 5-31).

Inserción: en el tendón central, que es una aponeurosis delgada y fuerte sin inserción ósea. Ya que las fibras musculares anteriores del diafragma son más cortas que las posteriores, el tendón central está situado más cerca de la parte ventral que de la dorsal del tórax.

Acción: el diafragma en forma de cúpula separa las cavidades torácica y abdominal y es el músculo respiratorio principal. Durante la inspiración, el músculo se contrae y la cúpula desciende, aumentando el volumen y disminuyendo la presión de la cavidad torácica, mientras disminuye el volumen y aumenta la presión de la cavidad abdominal. El

descenso de la cúpula o el tendón central está limitado por las vísceras abdominales y, cuando ocurre el descenso, el tendón central se vuelve la porción más fija del músculo. Con la contracción continua, las fibras verticales que están unidas a las costillas elevan y evierten el borde costal. Las dimensiones del tórax aumentan constantemente en sentido craneocaudal, anteroposterior y transversal. Durante la espiración, el diafragma se relaja y la cúpula asciende, disminuyendo el volumen y aumentando la presión de la cavidad torácica, mientras aumenta el volumen y disminuye la presión de la cavidad abdominal.

> **NOTA:** En casos de trastornos pulmonares (p. ej., enfisema), la cúpula del diafragma está tan deprimida que el borde costal o la base del tórax no pueden expandirse.

Nervio: frénico, C3, **4, 5**.

Pruebas: *véanse* más adelante en este capítulo.

El diafragma, apoyado por su fijación y sus acciones, sirve de divisor de presión y transmisor de fuerza. La longitud y la fuerza normales de este músculo son esenciales para estas funciones. El movimiento limitado o excesivo del diafragma reduce su eficacia tanto en la inspiración como en la espiración.

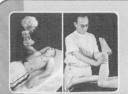

KENDALL CLÁSICO

Caso clínico

Un ejemplo notable de acción inversa del diafragma se observó en un lactante con poliomielitis al que se le colocó una mascarilla respiratoria. Los músculos del abdomen, que suelen ser débiles en los lactantes, estaban paralizados. Durante la fase de presión positiva, se causó la expulsión de aire de los pulmones y el diafragma se movió hacia arriba. Durante la fase de presión negativa, el aire se introducía en los pulmones con una expansión momentánea de la caja torácica, seguida de un descenso excesivo del diafragma hacia la cavidad abdominal. El abdomen se infló cuando las vísceras se desplazaron hacia abajo. En virtud de la unión del diafragma a la pared interna del tórax, las costillas eran arrastradas hacia abajo y hacia adentro, lo que causaba que la caja torácica se hundiera a medida que el diafragma descendía hacia la cavidad abdominal, anulando por completo la función de este músculo. En cuestión de horas, se confeccionó un apoyo en forma de corsé diminuto que se aplicó para restringir el abombamiento del abdomen y ayudar a evitar el descenso excesivo del diafragma y su efecto devastador en la caja torácica.

En caso de ciertas afecciones respiratorias (p. ej., enfisema), el diafragma no puede volver a su contorno «en cúpula» al relajarse, sino que se mantiene acortado y aplanado. Tanto la capacidad para generar presión como la facultad inspiratoria se reducen porque los pulmones permanecen en un estado parcialmente inflado en el nivel de reposo. Además, se reduce la capacidad del diafragma para actuar como transmisor de fuerza y ayudar a vaciar los pulmones.

Las vísceras abdominales, apoyadas por los músculos abdominales, usualmente limitan el descenso del diafragma durante la inspiración y ayudan a su ascenso en la espiración. En circunstancias anómalas, por ejemplo, durante la terapia con mascarilla respiratoria, puede producirse incluso una acción inversa del diafragma.

Músculos intercostales

Los **intercostales externos** nacen de los bordes inferiores de las costillas y se unen a los bordes superiores de las costillas subyacentes (fig. 5-32). Del mismo modo, los **intercostales internos** nacen en las superficies internas de las costillas y los cartílagos costales y se insertan en los bordes superiores de las costillas adyacentes inferiores. El cuerpo tiene dos capas de estos músculos de la caja torácica «en todas partes excepto anteriormente en la región intercondral y posteriormente en las zonas mediales al ángulo costal» (8).

Estos músculos desempeñan funciones posturales y respiratorias importantes. Estabilizan y mantienen la forma y la integridad de la caja torácica. Anatómicamente, parecen ser prolongaciones de los músculos oblicuos externo e interno.

Persiste el debate sobre la función respiratoria exacta de estos músculos. Parece que al menos la porción anterior expuesta de los intercostales internos (es decir, paraesternal, intercartilaginosa) actúa como un músculo inspiratorio junto con los intercostales externos, elevando las costillas y expandiendo el tórax. La porción posterior (es decir, interósea) de los intercostales internos deprime las costillas y actúa con capacidad espiratoria.

Se ha sugerido que la función de estos músculos varía con el volumen pulmonar y la profundidad de la respiración al cambiar la posición y la inclinación de las costillas a las que están unidos. Estos músculos están siempre activos al hablar. Durante la espiración controlada, realizan una importante acción de «frenado» que reduce al mínimo el retroceso estático de los pulmones y la pared torácica. Los cantantes emplean mucho esta acción espiratoria de los intercostales.

La respiración es posible incluso cuando los intercostales están paralizados, pero la capacidad para succionar y soplar está disminuida. También se limita el movimiento de la caja torácica y disminuye la capacidad para estabilizarla.

Músculos abdominales

Los músculos abdominales son los oblicuos internos, los oblicuos externos, el recto abdominal y el transverso abdominal. Estos son los principales músculos espiratorios, pero

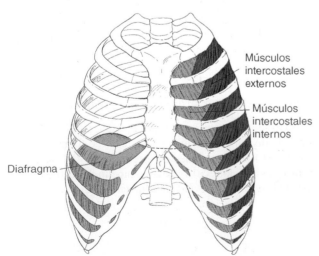

Músculos intercostales externos

Músculos intercostales internos

Diafragma

FIGURA 5-32. Músculos principales de la respiración.

también están activos hacia el final de la inspiración. Los músculos más importantes al final de la inspiración y al principio de la espiración son los que tienen poca o ninguna acción flexora. En concreto, las fibras inferiores de los oblicuos internos y transversos son las más activas, junto con las fibras laterales de los oblicuos externos.

Estos músculos deben ser capaces de contraerse lo suficiente como para elevar la presión intraabdominal a fin de satisfacer las mayores demandas de respiración, especialmente los actos repentinos y expulsivos. La presión generada de esta manera se transmite a la caja torácica mediante el diafragma para ayudar a vaciar los pulmones.

El transverso nace de los cartílagos de las seis costillas inferiores y se interdigita con el diafragma. El cuadrado lumbar, en virtud de su inserción en la 12.ª costilla, ancla la caja torácica y ayuda así a la acción diafragmática tanto en la inspiración como en la espiración.

Los músculos oblicuos externos cubren una porción importante de la parte inferior del tórax porque algunas fibras se interdigitan con las digitaciones inferiores del serrato anterior. El aumento de la actividad abdominal (en particular del oblicuo externo) reduce las fluctuaciones del volumen de la caja torácica y contribuye a mantener la constancia de la presión.

MÚSCULOS ACCESORIOS DE LA RESPIRACIÓN

Escalenos

Los escalenos anterior, medial y posterior son músculos accesorios de la inspiración que funcionan como una unidad. Al elevar y fijar firmemente la primera y la segunda costilla, ayudan a la inspiración profunda. Se ha observado que los escalenos están activos durante la respiración tranquila y algunos investigadores los han clasificado como músculos primarios más que accesorios.

Los escalenos también pueden activarse durante los esfuerzos espiratorios. Según Egan, «la función espiratoria de los músculos escalenos es fijar las costillas contra la contracción de los músculos abdominales y evitar la herniación del vértice pulmonar al toser» (9).

Esternocleidomastoideo

Este músculo es considerado por muchos como el músculo accesorio más importante para la inspiración. Para que el esternocleidomastoideo actúe con esta función, la cabeza y el cuello deben mantenerse en una posición estable gracias a los flexores y los extensores del cuello. Este músculo «tira de sus inserciones craneales y eleva el esternón, aumentando el diámetro A-P del tórax» (9). Se contrae durante la inspiración moderada y profunda. Cuando los pulmones están hiperinsuflados, el esternocleidomastoideo está particularmente

activo. La actividad eléctrica a veces es evidente durante la inspiración tranquila (5, 10). Este músculo no está activo durante la espiración.

Serrato anterior

Este músculo nace de las ocho o nueve costillas superiores y se inserta en la superficie costal del borde medial de la escápula. Su acción principal es abducir y rotar la escápula y sujetar el borde medial firmemente contra la caja torácica.

Cuando la escápula está estabilizada en aducción por los romboides, fijando así la inserción, el serrato puede ayudar con la inspiración forzada. Ayuda a expandir la caja torácica tirando del origen hacia la inserción. Dado que se necesita un serrato más fuerte para mover la caja torácica que para mover la escápula, una persona con poca fuerza puede ser capaz de mover la escápula en abducción pero tener dificultades para expandir la caja torácica con la escápula fija en aducción. En consecuencia, la debilidad de este músculo disminuye su capacidad para ser reclutado con el fin de satisfacer las mayores necesidades inspiratorias.

Pectoral mayor

El pectoral mayor es un músculo grande y en forma de abanico que se activa en la inspiración profunda o forzada, pero no en la espiración. Egan considera que este es el tercer músculo accesorio más importante y describe su mecanismo de acción de la siguiente manera: «Si los brazos y los hombros están fijos, como al apoyarse en los codos o sujetarse firmemente de una mesa, el pectoral mayor puede emplear su inserción como origen y tirar con gran fuerza de la parte anterior del tórax, levantando las costillas y el esternón y aumentando el diámetro A-P del tórax» (9).

Pectoral menor

El pectoral menor ayuda en la inspiración forzada al elevar las costillas, desplazando así el origen hacia la inserción. La inserción debe fijarse estabilizando la escápula en una posición óptima que evite la inclinación anterior con depresión de la apófisis coracoides hacia abajo y adelante. Dicha estabilización la realizan los trapecios inferior y medio.

Trapecio superior

El músculo trapecio se trata en detalle en el capítulo 6. La función ventilatoria del trapecio superior consiste en ayudar a la inspiración forzada mediante la elevación de la caja torácica. La inserción de las fibras superiores en el tercio lateral de la clavícula asegura la participación de esta porción del músculo siempre que la respiración clavicular sea necesaria para la ventilación.

5 | MÚSCULOS DEL TRONCO Y RESPIRATORIOS

Dorsal ancho

Aunque el papel respiratorio del dorsal ancho es esencialmente durante la espiración forzada, este músculo también desempeña una función en la inspiración profunda. Las fibras anteriores, activas durante la flexión del tronco, ayudan a la espiración; las fibras posteriores, activas durante la extensión del tronco, ayudan a la inspiración.

Erector de la columna (torácica)

Los músculos erectores de la columna torácica extienden dicha región de la columna y ayudan a la inspiración al elevar la caja torácica para permitir la expansión completa del tórax.

Iliocostal lumbar

Este músculo erector de la columna se inserta en los ángulos inferiores de las seis o siete costillas inferiores y puede ayudar como músculo accesorio para la espiración.

Cuadrado lumbar

El cuadrado lumbar fija las fibras posteriores del diafragma al fijar la 12.ª costilla para que no se eleve junto con las demás durante la respiración.

OTROS MÚSCULOS ACCESORIOS

Los siguientes músculos no pueden analizarse manualmente y son inaccesibles a la palpación.

Serrato posterosuperior: este músculo inspiratorio está unido a las costillas segunda a quinta y nace en las espinas dorsales de la séptima vértebra cervical y de las dos o tres vértebras torácicas superiores. Se encuentra bajo las fibras de los romboides y los trapecios y expande el tórax al elevar las costillas en las que está insertado.

Serrato posteroinferior: este músculo se inserta en las cuatro costillas inferiores y nace en las espinas de las dos vértebras torácicas inferiores y de las dos o tres vértebras lumbares superiores. Actúa al tirar de las costillas hacia atrás y hacia abajo. Por lo general, se considera un músculo accesorio para la espiración, aunque algunas investigaciones lo catalogan como un músculo inspiratorio (5, 11).

Elevadores de las costillas: estos 12 músculos fuertes en forma de abanico son paralelos a los bordes posteriores de los intercostales externos. Su acción es elevar y abducir las costillas y extender y flexionar lateralmente la columna vertebral. Se consideran músculos inspiratorios. Nacen de las apófisis transversas de la séptima vértebra cervical y de las 11 vértebras torácicas superiores, y se insertan en la costilla situada inmediatamente debajo de cada vértebra.

Transverso del tórax: este músculo (y otros músculos de la capa más interna del tórax) actúa con capacidad espiratoria para disminuir el volumen de la cavidad torácica. El transverso del tórax (es decir, triangular del esternón) es un músculo espiratorio de la pared torácica ventral. Estrecha el tórax al deprimir las costillas segunda a sexta. Nace del cartílago xifoides y del esternón, y se inserta en los bordes inferiores de los cartílagos costales de estas costillas. Sus fibras caudales son continuas con el transverso del abdomen.

En esta capa también se encuentran los íntimos intercostales y los subcostales. Estos últimos músculos de la pared torácica dorsal inferior tienden un puente sobre dos o tres espacios intercostales y actúan para juntar las costillas.

Subclavio: es un músculo de la cintura escapular que nace en la primera costilla y el cartílago y se inserta en la cara inferior de la clavícula. Lleva la clavícula hacia abajo y la estabiliza. La acción de este músculo sugiere que es importante para evitar la respiración clavicular cuando no es adecuada.

En la figura 5-33 se encuentra la tabla de músculos respiratorios a la que se hace referencia en este capítulo.

TABLA DE MÚSCULOS RESPIRATORIOS

Nombre del paciente _____ Número de expediente _____

Izquierda						Derecha				
					Examinador					
					Fecha					
					Músculos inspiratorios Primarios					
					Diafragma					
· · · ·	· · · ·	· · · ·	· · · ·		Elevadores de las costillas (3)	· · · ·	· · · ·	· · · ·	· · · ·	
					Intercostales externos					
					Intercostales internos, anterior (1)					
					Accesorios					
					Escalenos					
					Esternocleidomastoideos					
					Trapecio					
					Serrato anterior					
· · · ·	· · · ·	· · · ·	· · · ·		Serrato posterior, superior (3)	· · · ·	· · · ·	· · · ·	· · · ·	
					Pectoral mayor					
					Pectoral menor					
					Dorsal ancho					
					Erector de la columna, torácico					
· · · ·	· · · ·	· · · ·	· · · ·		Subclavio (3)	· · · ·	· · · ·	· · · ·	· · · ·	
					Músculos espiratorios Primarios					
					Músculos abdominales					
					Oblicuo interno					
					Oblicuo externo					
					Recto abdominal					
					Transverso del abdomen					
					Intercostales internos, posteriores (2)					
· · · ·	· · · ·	· · · ·	· · · ·		Transverso torácico (3)	· · · ·	· · · ·	· · · ·	· · · ·	
					Accesorios					
					Dorsal ancho					
· · · ·	· · · ·	· · · ·	· · · ·		Serrato posterior inferior (3)	· · · ·	· · · ·	· · · ·	· · · ·	
					Cuadrado lumbar					
					Iliocostal lumbar					

Notas: _____

_____

_____

_____

_____

(1) Denominado también paraesternal o intercartilaginoso _____

(2) Denominado también interóseo_____

(3) No puede analizarse manualmente _____

FIGURA 5-33. Tabla de músculos respiratorios.

En las siguientes fotografías (fig. 5-34A-D) se muestran los músculos de la respiración en inspiración y espiración.

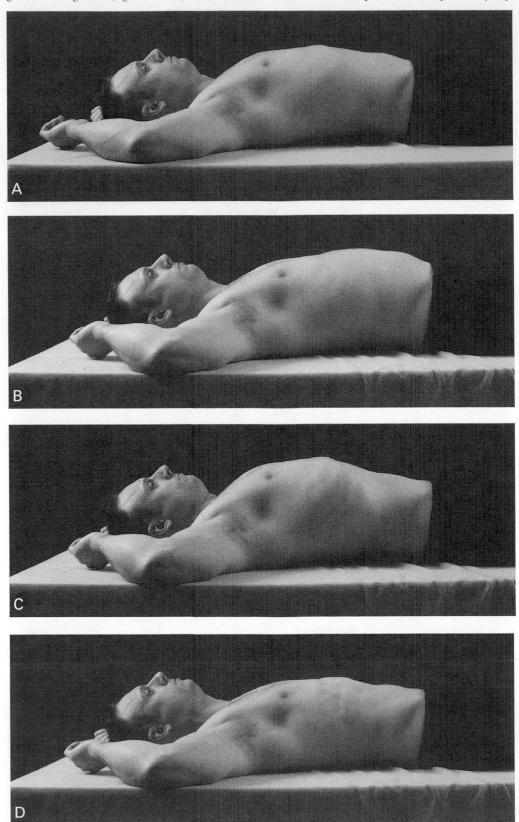

FIGURA 5-34. A. Inspiración normal: intercostal y diafragmática. **B.** Inspiración: diafragmática. **C.** Inspiración: intercostal. **D.** Espiración forzada: intercostal, abdominal y músculos accesorios.

OSTEOLOGÍA

La cavidad pélvica está formada por la articulación entre el sacro, el cóccix y los huesos innominados izquierdo y derecho, los ligamentos, los músculos y las estructuras fasciales que sostienen estas articulaciones. La cavidad pélvica contiene los órganos y las estructuras terminales asociados a los aparatos digestivo y genitourinario, incluidos los vasos sanguíneos, los nervios y el tejido linfático asignados. Los límites de la cavidad pélvica son la pared anteroinferior, la pared posterior, las paredes laterales derecha e izquierda y el piso de la pelvis. Los músculos alineados con las paredes posterior y lateral se tratarán con más detalle en el capítulo 7.

MÚSCULOS

El piso pélvico está formado por un grupo de músculos que constituyen el diafragma pélvico (tabla 5-1). Estos músculos son el elevador del ano (compuesto por el iliococcígeo, el puborrectal y el pubococcígeo) y el coccígeo. Estos músculos y las fascias que los sostienen separan la cavidad pélvica del perineo. La función de estos músculos es aumentar la presión intraabdominal, mitigar la presión intrapélvica, mantener la continencia, sostener el contenido pélvico y resistir la migración a través del estrecho inferior de la pelvis (12).

PRUEBAS

Observación y palpación

La inspección visual del triángulo urogenital, el perineo y el triángulo anal es esencial para descartar cualquier deformidad anatómica macroscópica. La palpación digital de los músculos del piso pélvico se usa para determinar la contracción y la relajación y evaluar el dolor. La contracción normal produce una elevación del perineo. El esfuerzo excesivo y el deterioro de la contracción de los músculos del piso de la pelvis pueden causar el descenso del perineo (15).

Pruebas musculares manuales

Los pacientes pueden ser evaluados en decúbito supino con una almohada bajo la cabeza, las caderas y las rodillas flexionadas a 60° y una pequeña toalla enrollada colocada bajo la columna lumbar para poner la columna en posición neutra.

Se realiza una exploración vaginal con dos dedos mientras se pide a las pacientes que contraigan de forma máxima el piso pélvico mientras respiran con normalidad (12). Se les indica que «aprieten el músculo de la parte inferior de la pelvis como si intentaran detener el flujo de orina».

La escala de Oxford modificada se utiliza ampliamente para evaluar la fuerza de la musculatura del piso pélvico. Se emplea una escala ordinal de 6 puntos como se indica a continuación: 0 = sin contracción, 1 = contracción vacilante, 2 = contracción débil, 3 = contracción moderada, 4 = contracción favorable (con elevación) y 5 = contracción fuerte (16).

TABLA 5-1 Músculos, inserciones e inervación del diafragma pélvico

Músculos		Inserciones	Inervación
Elevador del ano	Iliococcígeo	Ligamento anococcígeo de la espina ciática	Superficie pélvica: ramo ventral; S2-S4 Superficie perineal: nervio pudendo
	Pubococcígeo	Cuerpo del pubis/cóccix/ligamento anococcígeo	
	Puborrectal	Cuerpos púbicos derecho e izquierdo	
Coccígeo		Espina ciática/sacro/cóccix	Ramo ventral; S4-S5
Obturador interno		Comentado en detalle en el capítulo 6	Nervio del obturador interno; L5-S2
Piriforme			Nervio del piriforme; S-S2/variable*

*Ramos directos del plexo sacro; L5-S2/nervio glúteo superior; S1-S2 (13, 14).

SECCIÓN V
HALLAZGOS CLÍNICOS

REGIÓN ABDOMINAL

Debilidad de los músculos abdominales: elevación del tronco

Cuando los músculos abdominales son demasiado débiles para curvar el tronco, los flexores de la cadera inclinan la pelvis hacia el frente e hiperextienden la columna lumbar ál elevar el tronco hasta la posición sentada. Algunas personas no pueden hacer abdominales a menos que se sujeten los pies desde el principio. Por lo general, estos pacientes presentan debilidad marcada de los músculos abdominales. Deben practicar solo la flexión de tronco y evitar hacer la abdominal de la forma ilustrada en la figura 5-35.

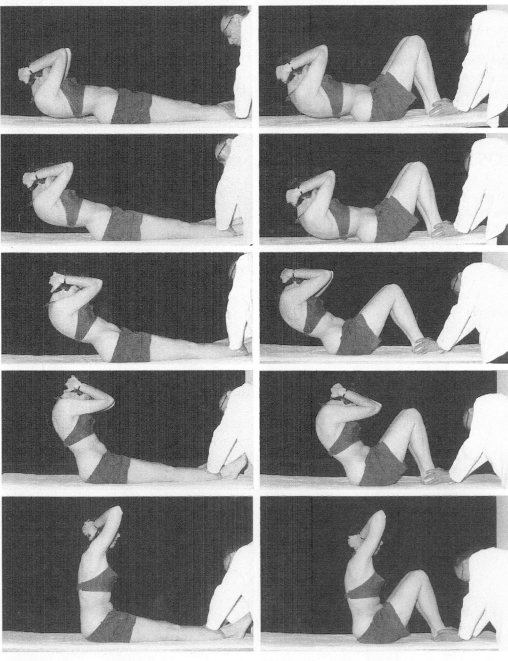

FIGURA 5-35. Las personas que tienen músculos abdominales débiles deben practicar solo la flexión de tronco y evitar hacer la abdominal de la manera ilustrada aquí.

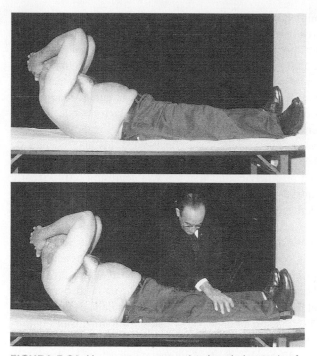
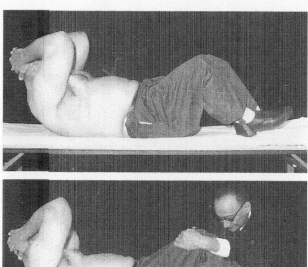
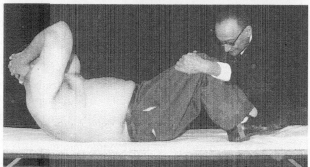

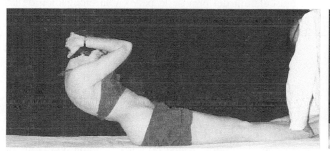
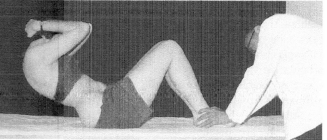

FIGURA 5-36. Una persona con músculos abdominales fuertes y músculos flexores de la cadera débiles solo podrá realizar la flexión de tronco.

FIGURA 5-37. Persona haciendo una abdominal con la región lumbar arqueada (con las piernas extendidas o flexionadas), lo que ocurre cuando los músculos abdominales son muy débiles pero los flexores de la cadera son fuertes.

Desequilibrio de los flexores de la cadera y los abdominales

Abdominales fuertes, flexores de la cadera débiles

Es posible que una persona con músculos abdominales fuertes y flexores de la cadera débiles solo pueda realizar la flexión de tronco (fig. 5-36). La flexión del tronco hacia los muslos (es decir, la flexión de la articulación de la cadera) requiere la acción de los músculos que cruzan la articulación de la cadera (es decir, los flexores de la cadera). Como los músculos abdominales no atraviesan la articulación de la cadera, no pueden ayudar en el movimiento.

Puede observarse que el paciente no levanta el tronco tan lejos de la mesa con las piernas flexionadas como con las piernas extendidas. La pelvis se mueve más libremente en inclinación posterior con las piernas flexionadas. Al acortarse los músculos abdominales, tanto la pelvis como el tórax se mueven, con el resultado de que el tórax no se eleva tanto de la mesa como ocurriría si la pelvis estuviera estabilizada por las piernas en extensión. Para las fotografías, se dejaron puestas las abrazaderas de las piernas para estabilizarlas en posición de rodillas flexionadas.

Flexores de cadera fuertes, abdominales débiles

Las abdominales con la parte inferior de la espalda arqueada (con las piernas extendidas o flexionadas) se producen cuando los músculos abdominales son muy débiles (fig. 5-37). El movimiento consiste en la flexión de las articulaciones de la cadera por acción de los flexores de la cadera, acompañada de hiperextensión de la región lumbar (es decir, hiperlordosis). Con flexores de la cadera fuertes, se puede llevar a cabo todo el movimiento de elevación del tronco. Compárese con las fotografías de la figura 5-35, en las que no se produce flexión de la articulación de la cadera en ausencia de los flexores de la cadera.

REGIÓN PÉLVICA

Distensión sacroilíaca

El tipo de articulación y la cantidad de movimiento que permite la articulación sacroilíaca son fundamentales en cualquier debate sobre el reconocimiento y el tratamiento de la distensión sacroilíaca.

Articulación sacroilíaca

Basmajian describe dos zonas de articulación en esta estructura. Vistas lateralmente, las alas del sacro presentan regiones anteriores y posteriores. La zona anterior tiene forma de oreja y se denomina **superficie auricular**. Su articulación con el ilion se llama **articulación sacroilíaca sinovial**. La región posterior es rugosa y se conoce como **tuberosidad**. Esta articulación con el ilion se denomina **articulación sacroilíaca fibrosa** y en ella «se insertan ligamentos interóseos fuertes y ligamentos sacroilíacos posteriores fuertes que unen los huesos y solo permiten un movimiento mínimo» (17).

Esta distinción ayuda a aclarar la confusión que se produce cuando la articulación se describe como una **sindesmosis** (es decir, inmóvil), una **sincondrosis** (es decir, ligeramente móvil) o una **articulación sinovial** (es decir, libremente móvil).

Los anatomistas se refieren a esta articulación de diversas maneras. La *Anatomía de Gray* la denomina «sincondrosis» (18). Sabotta afirma que se trata de una articulación casi inmóvil y que las tuberosidades están unidas anteriormente por una articulación y posteriormente por una sindesmosis (19).

Para quienes necesiten pensar en términos de pulgadas, 1 mm es aproximadamente 1/25 de pulgada. Sin duda, estas medidas sitúan claramente a esta articulación en la clasificación de una articulación casi inmóvil o, en el mejor de los casos, ligeramente móvil. Si además se tiene en cuenta que las articulaciones sacroilíacas y la sínfisis púbica, al igual que la sutura sagital del cráneo, mantienen unidas las dos mitades del cuerpo, el concepto de articulación casi inamovible es muy importante.

Incontinencia

La **incontinencia urinaria** (IU) se define como la emisión involuntaria de orina y afecta a aproximadamente 25 millones de personas al año. Inicialmente, las mujeres se ven más afectadas que los hombres, y la incidencia se iguala en la novena década de vida. La incidencia de IU puede estar relacionada con el embarazo, los partos vaginales múltiples o complejos y los cambios fisiológicos relacionados con la menopausia en las mujeres y la enfermedad prostática en los hombres (20, 21). Otros factores que influyen en la incidencia de la IU son los cambios de las vías urinarias que se relacionan con la edad, los antecedentes de hábito tabáquico, la obesidad, el estreñimiento, la debilidad del piso pélvico, las lesiones y la depresión (20). Pizzol y cols. descubrieron que la IU se asocia a una calidad de vida deficiente (22).

La **incontinencia fecal** se define como la emisión involuntaria o no controlada de heces sólidas o líquidas y se ha observado que prevalece en el 7% al 15% de los adultos que viven en casa. Las mujeres se ven más afectadas que los hombres. Los factores de riesgo incluyen la edad avanzada, el hábito tabáquico, las comorbilidades de la enfermedad, la disminución de la actividad física, los traumatismos quirúrgicos y las infecciones (23).

El **prolapso de órganos pélvicos** es la herniación anómala de órganos pélvicos (útero, vértice vaginal, vejiga o recto) de su posición habitual en la pelvis. La debilidad de la musculatura del piso de la pelvis y la elongación de las uniones del tejido conjuntivo a la pelvis ósea pueden producir esta hernia (24).

Coxalgia

La **coxalgia** o **coccigodinia** se refiere al dolor en el cóccix o la zona circundante. Distintos factores, incluidos los traumatismos, son responsables de la coxalgia. La posición incorrecta del cuerpo puede no tener relación con la aparición de los síntomas, pero puede producirse de forma secundaria y convertirse en un factor importante.

Las personas que presentan coxalgia persistente tienden a sentarse en una postura muy erguida, con hiperextensión (es decir, hiperlordosis) de la columna vertebral en un esfuerzo por evitar presión excesiva en el cóccix con dolor. Pasar años sentado en esa posición puede producir tensión en la zona lumbar y debilidad de los músculos glúteos mayores.

EJERCICIOS ABDOMINALES

Durante muchos años, las abdominales se hacían sobre todo con las piernas extendidas. Más recientemente, se ha hecho hincapié en realizar el ejercicio en la posición con las rodillas flexionadas, lo que flexiona automáticamente la cadera en posición supina. Tanto si se llevan a cabo con las piernas estiradas como dobladas, las abdominales son un ejercicio de flexión fuerte de la cadera; la diferencia entre las dos posiciones de las piernas está en el arco de movimiento de la articulación de la cadera a través del cual actúan los flexores de la cadera. Con las piernas extendidas, los flexores de la cadera actúan a lo largo de un arco de 0° a aproximadamente 80°. Con las caderas y las rodillas flexionadas, los flexores de la cadera actúan a través de un arco de aproximadamente 50° (es decir, la posición inicial) a 125°, una amplitud total de movimiento de alrededor de 75°.

Irónicamente, las abdominales con las rodillas flexionadas se han defendido como un medio para limitar la acción de los flexores de la cadera. Durante muchos años ha persistido la idea, tanto entre los profesionales como entre las personas comunes, de que tener las caderas y las rodillas flexionadas en la posición «en gancho» haría que los flexores de la cadera quedaran flojos y eliminaría la acción de los flexores de la cadera al hacer abdominales, y que en esta postura las abdominales las realizarían los músculos abdominales. Los músculos abdominales solo pueden curvar el tronco. No pueden hacer la parte de flexión de la cadera (es decir, la fase principal) del movimiento de elevación del tronco (*véase* fig. 5-35). Además, el ilíaco es un músculo monoarticular que se espera que complete el movimiento de flexión de la cadera y, como tal, no se pone laxo. El recto femoral biarticular tampoco se pone en holgura, porque se alarga sobre la articulación de la rodilla mientras que se acorta por encima de la articulación de la cadera.

Si los flexores de la cadera no son cortos, una persona, al iniciar el movimiento de elevación del tronco con las piernas extendidas, curvará el tronco y la columna lumbar se aplanará antes de que comience la fase de flexión de la cadera. El peligro de hiperextensión únicamente se producirá si los abdominales son demasiado débiles para mantener la curvatura, una razón para no continuar con las abdominales.

El verdadero problema de hacer abdominales con las piernas extendidas en comparación con la aparente ventaja de flexionar las caderas y las rodillas se deriva de tratar con muchos pacientes que tienen los flexores de la cadera cortos. En decúbito supino, una persona con flexores de la cadera cortos estará recostada con la columna lumbar hiperextendida (es decir, hiperlordosis). El peligro de hacer abdominales desde esta posición es que los flexores de la cadera hiperextenderán aún más la columna lumbar, causando tensión en esa zona mientras se realiza el ejercicio, y aumentará la tendencia hacia una postura hiperlordótica en bipedestación. La posición «en gancho», sin embargo, libera la tracción hacia abajo de los flexores cortos de la cadera, lo que permite que la pelvis se incline hacia atrás y la columna lumbar se aplane, aliviando así la tensión sobre la columna lumbar.

En lugar de reconocer y tratar el problema de los flexores cortos de la cadera, la solución ha sido ceder ante ellos flexionando las caderas y las rodillas. Sin embargo, esta solución plantea problemas. El mismo peligro de ir hacia arriba con la columna lumbar hiperextendida puede ocurrir con las rodillas flexionadas, y sucede cuando los músculos abdominales son demasiado débiles para curvar el tronco. Al intentar subir, la persona requiere más presión de la habitual para mantener los pies en el suelo, o más extensión de las piernas, o se ayuda haciendo el movimiento rápidamente con un impulso añadido. A veces se aconseja (de forma no recomendable) colocar los brazos por encima de la cabeza y llevarlos rápidamente hacia el frente para ayudar a hacer las abdominales. Este impulso añadido permite al paciente realizar las abdominales, pero la columna lumbar está hiperextendida, lo que produce tensión en los músculos abdominales y en la columna lumbar.

Indicaciones y contraindicaciones

Esta paciente, con las rodillas dobladas, puede flexionar la columna vertebral pero no es capaz de elevar el tronco lejos de la mesa más de lo ilustrado (fig. 5-38).

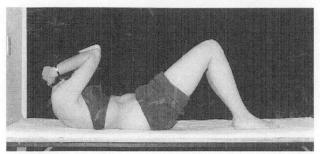

FIGURA 5-38. La paciente puede flexionar la columna vertebral pero no puede elevar el tronco más de lo mostrado.

Con los pies sujetados, la persona inicia inmediatamente la fase de flexión de la cadera y puede continuar hasta la posición sentada completa (fig. 5-39), como se observa en la serie de fotografías de esta misma paciente en la figura 5-35.

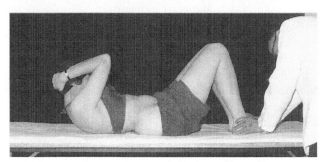

FIGURA 5-39. La persona, con los pies sujetados, puede continuar hasta la posición sentada completa.

La paciente hace un esfuerzo por sentarse con los brazos en posición de prueba fácil y los pies no sujetados (fig. 5-40). Es evidente que la persona pasa inmediatamente a la fase de flexión de la cadera. Las piernas tienden a extenderse en un esfuerzo por desplazar el centro de gravedad de los miembros inferiores más distalmente y compensar la fuerza ejercida por el tronco. Estos mismos problemas existen con respecto a la estabilización de los pies tanto si las rodillas están extendidas como flexionadas.

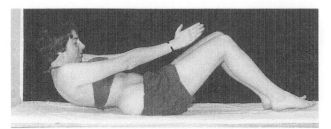

FIGURA 5-40. La paciente, sin los pies sujetados, intenta sentarse.

La capacidad para hacer abdominales con el tronco encorvado debe considerarse un logro normal. Las personas deben poder levantarse fácilmente desde una posición en decúbito supino sin tener que rodar hacia un lado o empujarse con los brazos. Cuando hay debilidad en uno o ambos grupos musculares implicados en una abdominal con tronco encorvado (es decir, los músculos abdominales y los flexores de la cadera), deben realizarse esfuerzos para corregir la debilidad y restaurar la capacidad para realizar el movimiento correctamente. Los flexores de la cadera pueden mostrar cierta debilidad asociada a problemas posturales, pero rara vez se produce hasta el punto de interferir en la realización del movimiento de los abdominales (es decir, flexión de la cadera). El problema para hacer las flexiones de tronco se debe a la debilidad de los músculos abdominales. Utilizar el ejercicio de los abdominales para corregir la debilidad abdominal es un error porque, cuando existe debilidad marcada, los flexores de la cadera inician y realizan el movimiento con la columna lumbar hiperextendida.

Las abdominales son un ejercicio fuerte para los flexores de la cadera, tanto si las rodillas están flexionadas como si las piernas están extendidas. La articulación de la cadera se mueve hasta completar la flexión de la articulación de la cadera con la cadera y las rodillas flexionadas, por lo que este tipo de abdominales favorece más el desarrollo de la cortedad del iliopsoas que una abdominal con las rodillas y las caderas extendidas.

La flexibilidad normal de la espalda es una característica deseable, pero la flexibilidad excesiva no. Los peligros de las abdominales con las rodillas flexionadas también se relacionan con el peligro de hiperflexión del tronco (es decir, la columna curvándose convexamente hacia atrás). Con el cuerpo en posición anatómica o supina con las piernas extendidas, el centro de gravedad se sitúa ligeramente anterior al primer o segundo segmento sacro. Con las caderas y las rodillas flexionadas, el centro de masa se desplaza cranealmente (es decir, hacia la cabeza). Los miembros inferiores ejercen menos fuerza para contrarrestar el tronco durante las abdominales con las caderas y las rodillas flexionadas que durante las abdominales con las piernas extendidas.

Hay dos alternativas para hacer las abdominales desde esta posición con las rodillas flexionadas: hay que ejercer presión exterior para mantener los pies abajo (más de la necesaria para los pocos que la necesitan con las piernas extendidas) o el tronco debe curvarse excesivamente para desplazar el centro de masa hacia abajo. Esta flexión excesiva se representa como una curva torácica exagerada (es decir, un redondeo marcado de la columna torácica), como flexión anómala que afecta la zona toracolumbar (es decir, redondez que se extiende a la columna lumbar), o ambas cosas. La flexión anómala que afecta el área toracolumbar se acentúa cuando las abdominales con las rodillas flexionadas se hacen sin sujetar los pies y con los talones colocados cerca de los glúteos.

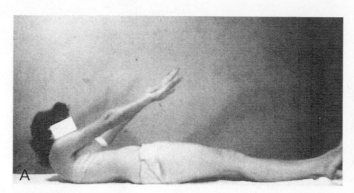
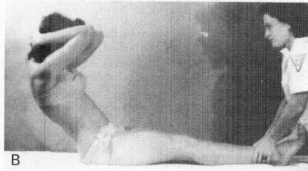

FIGURA 5-41. A. Persona con debilidad abdominal marcada tiene problemas para sentarse cuando los pies no están sujetados. **B.** La misma paciente, con los pies sujetados.

Efectos de mantener los pies sujetados durante la elevación del tronco hacia adelante

Por lo general, el centro de masa del cuerpo se produce aproximadamente a la altura del primer segmento sacro, que se encuentra por encima de la articulación de la cadera. Si la mitad del peso corporal está por encima del centro de masa, entonces más de la mitad del peso del cuerpo está arriba de la articulación de la cadera (Basmajian afirma que los miembros inferiores constituyen aproximadamente un tercio del peso corporal [25]). Para la mayoría de las personas, esto significa que la fuerza ejercida por el tronco en decúbito supino es mayor que la ejercida por ambos miembros inferiores. Por lo general, la elevación de las dos piernas con las rodillas extendidas puede iniciarse sin desequilibrar el peso del tronco en decúbito supino. Sin embargo, rara vez se puede elevar el tronco recto o hiperextendido desde la posición supina hacia la posición sentada sin que se aplique alguna fuerza externa (p. ej., presión hacia abajo sobre los pies) además de la practicada por los miembros extendidos.

Por otro lado, si el tronco se curva lo suficiente al iniciar la elevación del tronco, el centro de masa del cuerpo se desplaza hacia abajo, en dirección o por debajo de las articulaciones de la cadera. Al hacerlo, el tronco encorvado puede elevarse en flexión hacia los muslos sin necesidad de que se sujeten los pies. La mayoría de los adolescentes (sobre todo quienes tienen las piernas largas en relación con el tronco) y la mayoría de las mujeres pueden hacer abdominales con las piernas extendidas y sin que los pies estén sujetados. Por el contrario, muchos hombres necesitan que se les aplique algo de fuerza añadida (usualmente muy poca) en el punto en el que se completa la flexión del tronco y comienza la fase de flexión de la cadera.

Para que las abdominales con el tronco encorvado puedan emplearse para probar la fuerza muscular abdominal, hay que asegurarse de que realmente se está midiendo la capacidad para curvar el tronco. La flexión del tronco debe preceder a la fase de flexión de la cadera en el movimiento de elevación del tronco. Cuando los pies no se mantienen fijos, la pelvis se inclina hacia atrás mientras la cabeza y los hombros se elevan al iniciar la flexión del tronco. Con los pies sujetados, los flexores de la cadera se fijan, y la elevación del tronco puede convertirse inmediatamente en abdominales con flexión en las articulaciones de la cadera. Por lo tanto, para ayudar a garantizar que la prueba determina la capacidad para curvar el tronco antes de que comience la fase de flexión de la cadera, los pies no deben sujetarse durante la etapa de flexión del tronco.

Si la fuerza abdominal es normal, se pueden mantener los pies hacia abajo si la persona está haciendo solo unas pocas abdominales, pero debe evitarse si se están realizando muchas repeticiones. Una o dos abdominales con el tronco encorvado, llevadas a cabo correctamente, determinan la fuerza normal; no precisan la resistencia. Una persona puede tener un grado normal y hacer varias abdominales correctamente. Sin embargo, con abdominales repetidas, los músculos abdominales pueden fatigarse y esta misma persona puede caer en hacer las abdominales con la espalda arqueada. Esta situación se produce con frecuencia, porque los músculos abdominales no tienen la resistencia que presentan los flexores de la cadera.

La transición a las abdominales con la espalda arqueada podría pasar desapercibida, y lo haría si se mantuvieran los pies hacia abajo desde el principio de las abdominales. Sin embargo, si no se sujetan los pies durante la fase inicial de flexión de la columna vertebral, la incapacidad para curvar el tronco se hará evidente a medida que aparezca la fatiga. Una persona puede ser capaz de hacer hasta 100 abdominales con los pies fijados al suelo, pero no más de cinco abdominales sin los pies sujetos. Esto indicaría que la elevación del tronco se convirtió en abdominales con la espalda arqueada después de las cinco primeras.

Alguien con debilidad muscular abdominal marcada, con los brazos en una posición de prueba relativamente fácil, es incapaz de flexionar la columna lumbar y completar las abdominales cuando los pies no están sujetos (fig. 5-41).

La misma persona de la figura 5-41A, con los brazos en posición de prueba normal, es capaz de hacer las abdominales por acción de los flexores de la cadera porque los pies están sujetos. Como prueba, esto solo mide la fuerza de los flexores de la cadera.

EJERCICIO TERAPÉUTICO: FLEXIONES DEL TRONCO

Para fortalecer los músculos abdominales que muestran debilidad en la prueba de flexión del tronco, es conveniente, en la mayoría de los casos, que el paciente lleve a cabo solo la parte de flexión del tronco del movimiento. Esto proporciona la ventaja de ejercitar los músculos abdominales sin necesidad de ejercitar fuertemente los flexores de la cadera. Además, según Nachemson y Elfstron, se produce menos presión intradiscal al realizar solo la flexión del tronco en comparación con completar la abdominal (26).

Cuando el paciente puede hacer la flexión del tronco hasta completar la flexión de la columna, se puede aumentar la resistencia doblando los antebrazos sobre el pecho y completando la flexión. Posteriormente, se puede añadir más resistencia si se colocan las manos detrás de la cabeza y se completa la flexión. En cada etapa, trabaje para lograr cierta resistencia (es decir, completar la flexión, mantenerla durante varios segundos y repetirla aproximadamente 10 veces).

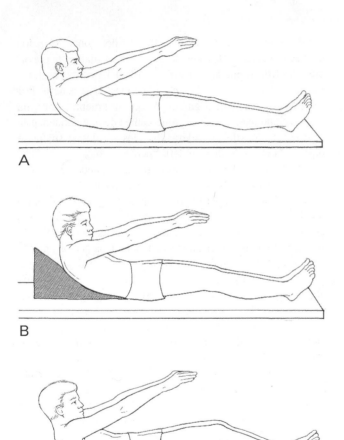

A

B

C

FIGURA 5-42. Ejercicios abdominales. **A.** Flexión del tronco. **B.** Flexión del tronco asistida. **C.** Flexores de la cadera cortos.

Ejercicio abdominal, flexiones de tronco: en posición en decúbito supino con los miembros inferiores extendidos, se coloca un pequeño rollo bajo las rodillas. Se inclina la pelvis para aplanar la parte inferior de la espalda sobre la camilla tirando hacia arriba y hacia adentro con los músculos de la parte inferior del abdomen. Con los brazos extendidos hacia adelante, se levanta la cabeza y los hombros de la mesa. Se debe elevar la parte superior del tronco tanto como se pueda doblar la espalda, pero *no se debe intentar llegar a la posición sentada* (fig. 5-42A).

Ejercicio abdominal, flexiones de tronco asistidas: si los músculos abdominales son muy débiles y el paciente no puede levantar los hombros de la mesa, modifique el ejercicio anterior mediante la colocación de una almohada en forma de cuña (o equivalente) bajo la cabeza y los hombros. Esta posición permite a la persona ejercitarse dentro de una amplitud de movimiento corta. A medida que mejore la capacidad para mantener la flexión finalizada, utilice una almohada más pequeña y haga que el paciente se flexione hasta completar la abdominal (fig. 5-42B).

Ejercicio abdominal, flexores de la cadera cortos: cuando los músculos flexores de la cadera se encuentran cortos y restringen la inclinación posterior de la pelvis, se debe modificar el ejercicio anterior de curvatura del tronco mediante la colocación temporal de una almohada bajo las rodillas para flexionar pasivamente las caderas, como se ilustra en la figura 5-42C.

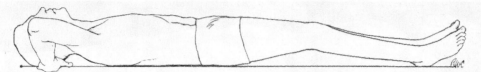

FIGURA 5-43. Una persona con músculos abdominales fuertes y flexores de la cadera muy débiles o paralizados no puede levantar las piernas hacia arriba desde la posición en decúbito supino.

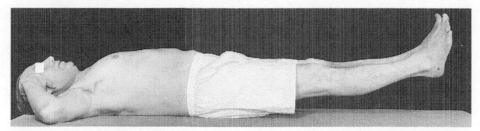

FIGURA 5-44. Una persona con músculos abdominales fuertes puede tener la espalda plana sobre la mesa gracias a los abdominales que mantienen la pelvis en inclinación posterior durante el movimiento de elevación de las piernas.

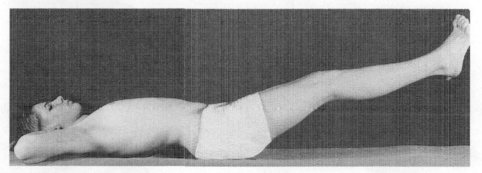

FIGURA 5-45. En alguien con músculos abdominales débiles, la pelvis se inclina hacia adelante al levantar las piernas.

MÚSCULOS ABDOMINALES DURANTE EL DESCENSO DE LAS PIERNAS

Definiciones y descripciones de los músculos abdominales durante el descenso de las piernas

La **elevación de las dos piernas** desde decúbito supino consiste en la flexión de las caderas con las rodillas extendidas. Con los extensores de la rodilla manteniendo las rodillas rectas, los flexores de la cadera elevan las piernas hacia arriba. No hay músculos abdominales que crucen las articulaciones de la cadera, por lo que estos músculos no pueden ayudar directamente en el movimiento de elevación de las piernas. El papel de los flexores de la cadera queda muy claro al observar la pérdida de función cuando se paralizan, como se ve en la figura 5-43.

Para realizar el movimiento de elevación de las dos piernas desde decúbito supino, la pelvis debe estabilizarse de alguna manera. Los músculos abdominales no pueden entrar directamente en el movimiento de elevación de las piernas, pero la fuerza o la debilidad de estos músculos afecta directamente la posición del tronco y la forma de estabilizar la pelvis. La elevación de las piernas mediante la acción de los flexores de la cadera ejerce tracción fuerte hacia abajo sobre la pelvis en dirección a inclinarla anteriormente. Los músculos abdominales tiran de la pelvis hacia arriba, en el sentido de inclinarla hacia atrás.

Una persona con músculos abdominales fuertes y flexores de la cadera muy débiles o paralizados no puede levantar las piernas hacia arriba desde la posición en decúbito supino. Al intentar elevar las piernas, el único movimiento activo que se produce es que la pelvis es arrastrada con fuerza hacia la inclinación posterior. De forma pasiva, los muslos pueden elevarse ligeramente de la mesa como consecuencia de la inclinación de la pelvis, como se ilustra en la figura 5-43, o pueden permanecer planos sobre la mesa si las estructuras articulares anteriores de la cadera están relajadas.

Si el paciente cuenta con músculos abdominales fuertes, la espalda puede mantenerse plana sobre la mesa gracias a los abdominales que mantienen la pelvis en inclinación posterior durante el movimiento de elevación de las piernas (fig. 5-44).

Si los músculos abdominales se encuentran débiles, la pelvis se inclina hacia el frente al levantar las piernas. Al producirse esta inclinación, la espalda se hiperextiende, lo que a menudo produce dolor, y los músculos abdominales débiles se enfrentan al estiramiento y son vulnerables a la tensión (fig. 5-45).

5 | MÚSCULOS DEL TRONCO Y RESPIRATORIOS

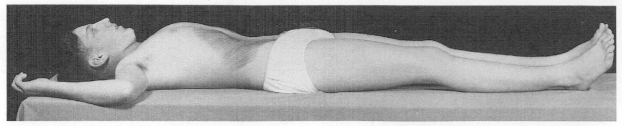

FIGURA 5-46. Las fibras laterales de los oblicuos externos actúan para inclinar la pelvis hacia atrás.

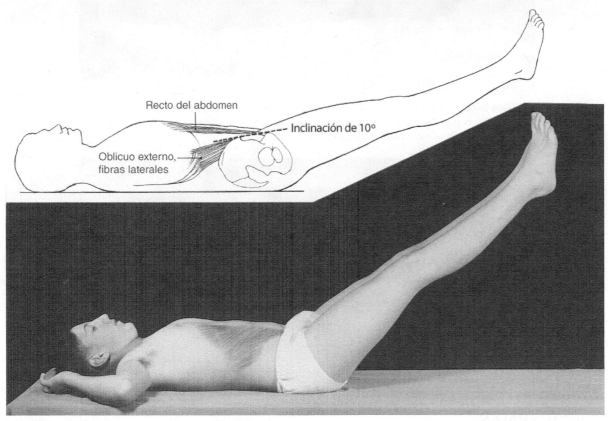

Recto del abdomen

Inclinación de 10°

Oblicuo externo, fibras laterales

FIGURA 5-47. Se requiere la acción de los rectos abdominales y los oblicuos externos para mantener la pelvis en inclinación posterior y la parte baja de la espalda plana contra la mesa al subir o bajar las piernas.

Acciones de los músculos abdominales

Al hablar de las acciones de los músculos abdominales, debe reconocerse que varios segmentos de la musculatura abdominal están estrechamente relacionados y son interdependientes. El oblicuo externo, sin embargo, tiene esencialmente forma de abanico, y los distintos segmentos pueden tener acciones diferentes. La pelvis puede inclinarse hacia atrás mediante tracción hacia arriba en el pubis, tracción oblicua en sentido ascendente y posterior en la cresta ilíaca anterior, o con tracción hacia abajo en sentido posterior en el isquion. Los músculos (o partes de ellos) que se alinean en estas direcciones de tracción son el recto abdominal, las fibras laterales del oblicuo externo y los extensores de la cadera. Estos músculos pueden actuar para inclinar la pelvis hacia atrás tanto si el paciente está de pie erguido como en

decúbito supino. Sin embargo, en decúbito supino, durante el descenso de ambas piernas, los extensores de la cadera no están en posición para ayudar a mantener la flexión de la columna lumbar y la inclinación posterior de la pelvis. Por consiguiente, los músculos recto del abdomen y oblicuo externo asumen el papel principal para mantener la posición de la zona lumbar y la pelvis durante el movimiento de descenso de las piernas.

Las fibras laterales del oblicuo externo actúan para inclinar la pelvis hacia atrás y pueden hacerlo con poca o ninguna ayuda del recto abdominal. Los brazos de la persona se colocan por encima de la cabeza para exponer los dibujos del abdomen (fig. 5-46).

Se requiere la acción del recto del abdomen y el oblicuo externo para mantener la pelvis en inclinación posterior y la parte inferior de la espalda plana sobre la mesa al subir o bajar las piernas (fig. 5-47).

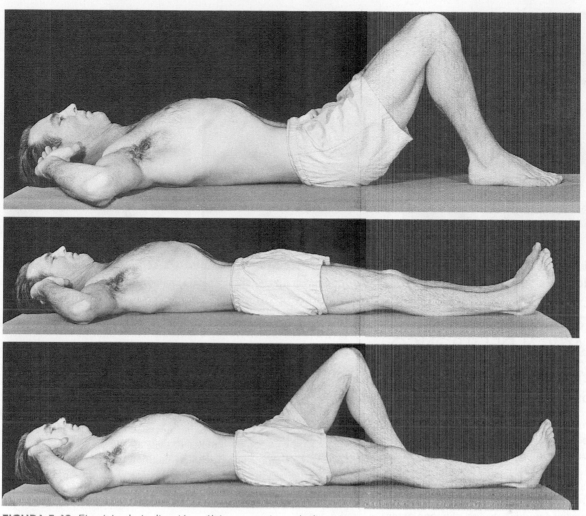

FIGURA 5-48. Ejercicio de inclinación pélvica posterior y deslizamiento de las piernas realizado correctamente para ejercitar los oblicuos externos.

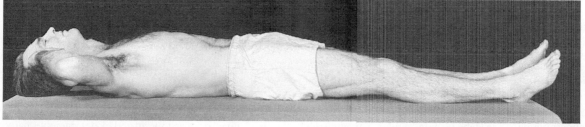

FIGURA 5-49. La inclinación pélvica posterior puede hacerse con los rectos abdominales, pero no debe llevarse a cabo de esta manera cuando se intenta fortalecer los oblicuos externos.

EJERCICIO TERAPÉUTICO: INCLINACIÓN PÉLVICA POSTERIOR

En la figura 5-48 se muestran ejercicios de inclinación pélvica posterior y deslizamiento de las piernas realizados correctamente para ejercitar los oblicuos externos.

La parte inferior del abdomen se estira hacia arriba y hacia adentro, y la pelvis se inclina hacia atrás para aplanar la parte baja de la espalda contra la mesa por acción de los oblicuos externos (particularmente las fibras laterales posteriores). Se debe enseñar al paciente a palpar las fibras laterales de los oblicuos para garantizar su acción y para evitar emplear el músculo glúteo mayor para inclinar la pelvis al llevar a cabo este ejercicio.

La inclinación pélvica posterior puede realizarse con el recto del abdomen, pero no debe hacerse así cuando se intenta fortalecer los oblicuos externos (fig. 5-49).

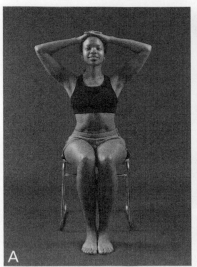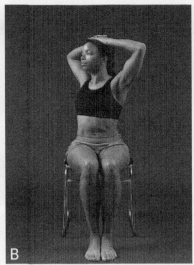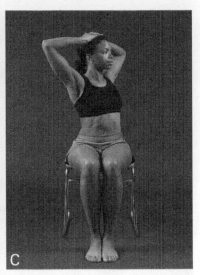

FIGURA 5-50. Rotación del tronco mediante ejercicios de fuerza de los oblicuos externos.

EJERCICIO TERAPÉUTICO: ROTACIÓN DEL TRONCO

Ejercicio de fortalecimiento de los oblicuos externos

Los músculos oblicuos externos fuertes desempeñan un papel importante para mantener una buena alineación postural y prevenir la lumbalgia. El ejercicio para fortalecer estos músculos debe ser específico, como se ilustra más arriba. La debilidad de los oblicuos externos es frecuente en las personas que hacen ejercicios abdominales en exceso, ya que las fibras posterolaterales de los oblicuos externos se elongan durante la flexión del tronco.

La posición sentada ofrece resistencia a los oblicuos externos para mantener la parte inferior del abdomen hacia arriba y hacia adentro y la zona lumbar plana. Además, la rotación del tórax sobre la pelvis, como se ilustra en la figura 5-50, requiere una fuerte acción unilateral alterna de los músculos oblicuos externos derecho e izquierdo.

Posición inicial: sentado erguido en una silla o en un taburete, mirando hacia delante, con los pies en el suelo y las piernas juntas. Esta posición estabiliza la pelvis. Se colocan las manos encima de la cabeza para ayudar a mantener el pecho erguido y la columna torácica bien alineada.

Ejercicio: para fortalecer el oblicuo externo izquierdo, se gira lentamente la parte superior del tronco hacia la derecha (en el sentido de las manecillas del reloj), manteniendo la posición durante varios segundos. Luego se relaja y vuelve a la línea media. Para ejercitar el oblicuo externo derecho, se gira lentamente la parte superior del tronco a la izquierda (en sentido antihorario), manteniendo la posición durante varios segundos. Luego se relaja y vuelve a la línea media.

NOTA: *Los ejercicios pueden hacerse de pie, pero es más difícil fijar la parte superior del tronco porque la pelvis gira hacia el mismo lado que el oblicuo externo.*

TRATAMIENTO DE LA COXALGIA

El tratamiento conservador en caso de coxalgia consiste en proporcionar algo de acolchamiento al cóccix mediante el uso de un corsé, que se lleva de forma baja para mantener las nalgas juntas. De preferencia, este corsé tiene cordones traseros que se cruzan y se ajustan mediante tiras laterales.

El corsé debe apretarse con el paciente de pie. Los músculos glúteos forman así un acolchado para el cóccix en posición sentada. También puede incorporarse una almohadilla blanda al corsé. Este procedimiento sencillo puede aliviar el dolor.

OBJETIVOS TERAPÉUTICOS PARA LOS MÚSCULOS RESPIRATORIOS

Se utilizan diversas técnicas, procedimientos y dispositivos mecánicos para auxiliar la función pulmonar. El tratamiento debe ser específico para el problema ventilatorio del paciente, pero ciertos principios y prácticas son básicos para todas las terapias respiratorias.

Reducir el miedo: el primer paso para disminuir el trabajo respiratorio e instaurar un tratamiento eficaz es reducir el nivel de miedo y ansiedad del paciente para obtener confianza y cumplimiento. Los problemas respiratorios existentes se ven gravemente empeorados por la contención de la respiración, la disnea y el aumento de la tensión en los músculos accesorios, todo lo cual suele acompañar a un estado de ansiedad. Cuando se obtiene la confianza y la cooperación del paciente, otras medidas de tratamiento serán mucho más eficaces.

Mejorar la relajación: la relajación produce una disminución del consumo de oxígeno de los músculos esqueléticos y un aumento de la distensibilidad de la pared torácica. Cuando estén indicados, los ejercicios de respiración diafragmática pueden ayudar a la relajación y dar al paciente una mayor sensación de control sobre la respiración. Estos ejercicios hacen hincapié en la expansión abdominal más que en la de la caja torácica, y son útiles en casos de uso excesivo de los músculos accesorios del cuello y la parte superior del tórax. Practicar un patrón de respiración y suspiros profundos puede reducir el trabajo respiratorio y ayudar a relajar a alguien que tiene ataques de disnea o contención de la respiración.

Mejorar la postura: una capacidad respiratoria óptima deriva de una postura de equilibrio muscular ideal. Una musculatura equilibrada es más eficaz en términos de gasto energético. El desequilibrio de la musculatura resultante de tensión, debilidad o parálisis puede afectar negativamente los volúmenes y las presiones que pueden alcanzarse y mantenerse. Los músculos abdominales muy débiles y prominentes no son capaces de generar presiones espiratorias máximas para satisfacer las mayores demandas de respiración causadas por esfuerzo o enfermedad. La debilidad de los erectores espinales de la parte superior de la espalda y de los músculos trapecios medio e inferior interfiere en la capacidad para enderezar la parte superior de la espalda, lo que limita la capacidad para elevar y expandir el tórax y, por lo tanto, de maximizar la capacidad pulmonar. Los problemas posturales asociados a la cifosis, la cifoescoliosis, la osteoporosis y el pecho hundido restringen la respiración y disminuyen la distensibilidad de la pared torácica.

Mejorar la fuerza y la resistencia de los músculos respiratorios: «la fuerza es necesaria para los movimientos respiratorios repentinos, como la tos y los estornudos, y los períodos breves de esfuerzo extremo, mientras que la resistencia es necesaria para el ejercicio más prolongado o para superar un aumento de la resistencia al flujo aéreo o una disminución de la distensibilidad» (5).

Los músculos fuertes y bien acondicionados son más eficientes y requieren menos oxígeno para una determinada cantidad de trabajo que los músculos mal acondicionados. Los informes son contradictorios en cuanto a la eficacia del entrenamiento de la fuerza muscular de los músculos respiratorios, pero dicho entrenamiento puede ser beneficioso si la debilidad de los músculos respiratorios limita el ejercicio o disminuye la capacidad inspiratoria.

Cuanto más fuertes sean los músculos abdominales, mayor será su capacidad para comprimir el abdomen y generar así presión adicional durante la espiración. Los ejercicios para fortalecer estos músculos pueden ayudar a mejorar la tos y otras maniobras de expulsión necesarias para despejar las vías respiratorias y facilitar la respiración.

Si hay debilidad marcada de estos músculos abdominales, los ejercicios deben complementarse con un apoyo que reduzca la tracción hacia abajo del abdomen y ayude a mantener el diafragma en la posición más ventajosa tanto para la inspiración como para la espiración. Este apoyo suele ayudar a reducir al mínimo los problemas respiratorios asociados a la obesidad.

La fatiga de los músculos respiratorios puede precipitar insuficiencia respiratoria. El entrenamiento de resistencia tiene por objeto aumentar la capacidad de los músculos para resistir el agotamiento. Se ha constatado que el entrenamiento beneficia a cerca del 40% de quienes presentan

obstrucción crónica del flujo aéreo, y se han observado mejorías leves de la resistencia en pacientes con fibrosis quística (5).

En los trastornos de los músculos respiratorios, «[l]a insuficiencia respiratoria suele estar estrechamente relacionada con el grado de debilidad de los músculos respiratorios, pero en ocasiones se produce solo con un deterioro leve de la función muscular» (5). Debido al alto riesgo de insuficiencia respiratoria asociado a la debilidad de los músculos respiratorios, los ejercicios para fortalecer estos músculos pueden ser de vital importancia, pero también deben ser muy conservadores y estar estrechamente supervisados.

Mejorar la coordinación: el gasto de oxígeno para realizar una tarea puede ser mayor de lo normal en una persona que se mueve de forma descoordinada. Cuando se identifican patrones ineficaces de respiración y movimiento, puede instaurarse un tratamiento correctivo y el trabajo respiratorio se reducirá gradualmente.

Mejorar el estado físico global: la capacidad cardiovascular puede mejorarse mediante ejercicios de todo el cuerpo (p. ej., caminar y montar en bicicleta) para reforzar la capacidad y la eficacia ventilatorias. Al principio se prefieren los ejercicios que implican las piernas más que los brazos, de modo que los músculos accesorios puedan emplearse para facilitar la respiración.

Reducir el peso: los problemas respiratorios asociados a la obesidad suelen ser muy graves. Según Cherniack, el gasto de oxígeno de la respiración en una persona obesa es aproximadamente el triple del gasto normal (27). A diferencia de algunos trastornos respiratorios esqueléticos y neuromusculares, la obesidad es una afección que a veces puede invertirse y, a su vez, mejorar mucho la respiración.

EJERCICIOS PARA EL FORTALECIMIENTO DEL ABDOMEN

Los ejercicios en decúbito supino deben hacerse sobre una superficie firme (p. ej., una tabla sobre la cama, una mesa de tratamiento o el suelo, con una almohadilla delgada o una manta doblada colocada sobre la superficie dura para mayor comodidad).

Los *ejercicios de estiramiento* deben ir precedidos de calor suave y masajes para ayudar a relajar los músculos tensos (evite utilizar calor en los músculos débiles y demasiado estirados). Los estiramientos deben hacerse gradualmente, con un esfuerzo consciente para relajarse. Se debe continuar hasta sentir un tirón firme, pero tolerable, respirando cómodamente mientras se mantiene el estiramiento, y luego regresar lentamente de la posición estirada.

Los *ejercicios de fortalecimiento* también deben llevarse a cabo lentamente, procurando sentir un tirón fuerte de los músculos que se ejercitan. Se mantiene la posición completa durante varios segundos, luego se relaja y se repite el ejercicio el número de veces que lo indique el terapeuta.

Estiramientos de la parte inferior de la espalda

Posición en decúbito prono: coloque una almohada firme debajo del abdomen (*no* bajo las caderas) y una toalla enrollada ubicada bajo los tobillos. Recostarse sobre una almohada firme hace que los músculos lumbares se estiren de manera leve.

Posición en decúbito supino: tire lentamente de ambas rodillas hacia el tórax, estirando de forma suave los músculos lumbares lo suficiente como para aplanar la parte baja de la espalda contra la mesa (fig. 5-51).

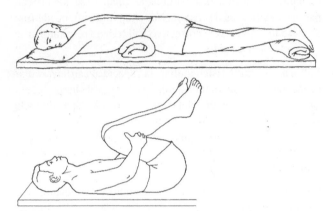

FIGURA 5-51. Estiramiento lumbar.

Rotación del tronco en decúbito supino

Posición inicial: en decúbito supino sobre el suelo con las rodillas flexionadas y los pies ubicados planos sobre el suelo (fig. 5-52).

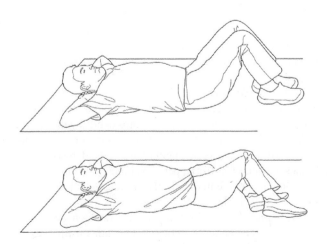

FIGURA 5-52. Rotación del tronco en decúbito supino.

Mueva lentamente las rodillas hacia la izquierda, rotando la parte inferior del tronco. Vuelva a la línea media y repita hacia el otro lado. **No** mueva los brazos de la posición inicial y mantenga los pies en el suelo durante el ejercicio.

Ejercicios abdominales inferiores y estiramientos lumbares

Posición en decúbito supino: doble las rodillas y coloque los pies planos sobre la mesa (fig. 5-53). Con las manos junto a la cabeza, incline la pelvis para aplanar la parte inferior de la espalda sobre la mesa tirando hacia arriba y hacia adentro con los músculos abdominales inferiores. Se debe mantener la región inferior de la espalda plana y deslizar los talones hacia abajo a lo largo de la mesa. Se estiran las piernas lo más posible con la espalda plana. Mantenga la espalda plana y devuelva las rodillas a la posición flexionada, deslizando una pierna hacia atrás cada vez (**no** utilice los músculos de los glúteos para efectuar la inclinación de la pelvis y **no** levante los pies del suelo).

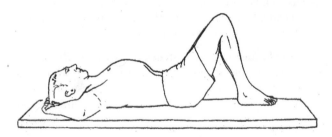

FIGURA 5-53. Ejercicios abdominales inferiores y estiramiento lumbar.

Ejercicios para el abdomen inferior

Posición en decúbito supino: ponga una toalla enrollada o una almohada pequeña debajo de las rodillas (fig. 5-54). Con las manos junto a la cabeza, incline la pelvis para aplanar la parte inferior de la espalda contra la mesa tirando hacia arriba y hacia adentro con los músculos abdominales inferiores. Mantenga la espalda plana e inspire y espire con facilidad, relajando los músculos abdominales superiores. Debe haber una expansión favorable del pecho durante la inspiración, pero la espalda no debe arquearse (**no** utilice los músculos de los glúteos para inclinar la pelvis).

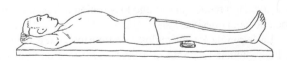

FIGURA 5-54. Ejercicio abdominal inferior.

Ejercicios posturales de pie contra la pared

Ubicado de pie con la espalda contra la pared, los talones a unos 5 cm de la pared. Las rodillas deben estar rectas, pero *no bloqueadas*. Ponga las manos junto a la cabeza con los codos tocando la pared. Incline la pelvis para aplanar la región lumbar contra la pared tirando hacia arriba y hacia adentro con los músculos abdominales inferiores. Mantenga los brazos en contacto con la pared y muévalos lentamente hasta una posición diagonal por encima de la cabeza (fig. 5-55).

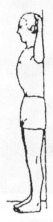

FIGURA 5-55. Ejercicios posturales de pie contra la pared.

Fortalecimiento de los abdominales superiores modificado

El fortalecimiento abdominal superior modificado se realiza apoyándose sobre el antebrazo en caso de debilidad marcada. Mantenga la posición de flexión del tronco sin elevación ni rotación de este (fig. 5-56)

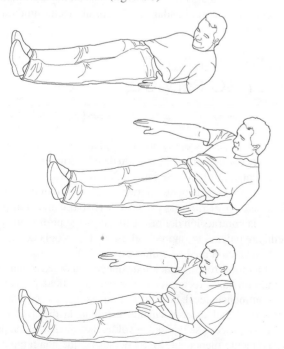

FIGURA 5-56. Fortalecimiento de los abdominales superiores modificado.

Posición inicial: apoyado en los antebrazos con flexión del tronco; cabeza en posición neutra.

1. Estire el brazo derecho hacia el frente, manteniendo el tronco flexionado. Conserve esa posición. Vuelva a la posición inicial. Repita con el brazo izquierdo.
2. Extienda el brazo derecho hacia adelante. Mantenga esa posición. Extienda el brazo izquierdo hacia adelante. Devuelva el brazo derecho y luego el izquierdo a la posición inicial.

Fortalecimiento del oblicuo externo abdominal

Sentado en una silla con los pies en el suelo y las rodillas juntas y mirando al frente, gire lentamente el tronco hacia la izquierda, utilizando los músculos abdominales diagonales. Mantenga esa posición. Vuelva a la línea media y repita hacia el otro lado (fig. 5-57).

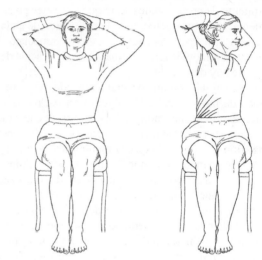

FIGURA 5-57. Fortalecimiento del oblicuo externo abdominal.

Fortalecimiento de los abdominales superiores

En decúbito dorsal, incline la pelvis para aplanar la parte inferior de la espalda sobre la mesa tirando hacia arriba y hacia adentro con los músculos abdominales inferiores. Con los brazos hacia adelante, levante la cabeza y los hombros de la mesa. **No** intente sentarse, pero eleve la parte superior del tronco tanto como pueda doblar la espalda. A medida que la fuerza progresa, los brazos pueden cruzarse sobre el pecho y, después, colocarse detrás de la cabeza para aumentar la resistencia durante el ejercicio (fig. 5-58).

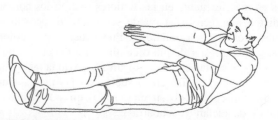

FIGURA 5-58. Fortalecimiento de los abdominales superiores.

5 | MÚSCULOS DEL TRONCO Y RESPIRATORIOS

JUSTIFICACIÓN PARA TRATAR LA ARTICULACIÓN SACROILÍACA

La distensión sacroilíaca existe. Como afirman los autores de *Posture and Pain*, «dado que la amplitud de movimiento normal de la articulación es estrecha, se necesita muy poco más para que sea excesiva. Una tensión suficiente para producir distensión ligamentosa puede no observarse en la radiografía» (28).

El tratamiento varía desde el abordaje conservador, que consiste en la mera aplicación de un apoyo en forma de cinturón, un corsé u una ortesis, hasta el uso de técnicas sofisticadas de movilización.

Con toda probabilidad, la mayoría de las distensiones sacroilíacas son resultado de ejercer tensión indebida en los ligamentos sin que se produzca desplazamiento alguno. No hay forma de saber cuántos casos nunca llegan al conocimiento de profesionales, sino que se resuelven espontáneamente. Muy frecuentemente, la aplicación de un cinturón o algún otro apoyo proporciona alivio inmediato. Esta respuesta a la inmovilización es una fuerte indicación de que únicamente hay distensión.

Las opiniones varían ampliamente con respecto a la necesidad de movilización. En algunos casos, puede ser el tratamiento de elección y adecuado; en otros, puede ser innecesario e injustificado. Si un cinturón no ofrece alivio pero la movilización sí, es posible que la manipulación haya corregido un desplazamiento menor. A muchas personas les ayudará el uso de un apoyo tras del tratamiento de movilización. Una persona que tiene crisis recurrentes necesita más un apoyo para proteger la articulación de una movilidad excesiva que alguien que ha presentado una simple distensión.

La articulación sacroilíaca está sujeta por ligamentos fuertes. Ningún músculo cruza directamente sobre la articulación para sostenerla. No tendría ninguna función útil que un tejido elástico y contráctil (p. ej., un músculo) actuara sobre una articulación que casi no tiene movimiento. Sin embargo, la debilidad o rigidez de otros músculos puede afectar la articulación sacroilíaca. Cuando el movimiento está restringido en una zona adyacente (p. ej., la espalda o las articulaciones de la cadera), aumenta la tensión sobre las articulaciones sacroilíacas durante cualquier movimiento de flexión hacia el frente.

La distensión sacroilíaca en personas con postura de la espalda plana y tendones isquiotibiales tensos tiende a ser más habitual entre los hombres que entre las mujeres. Por otra parte, la distensión sacroilíaca en los pacientes con lordosis es más frecuente en las mujeres que en los hombres. La distensión sacroilíaca puede ser bilateral, pero lo más frecuente es que sea unilateral. Puede haber más dolor al sentarse que al estar de pie o caminar. La distensión puede producirse al sentarse en flexión sin apoyo de la región lumbosacra (p. ej., sentarse en el suelo con las piernas entrecruzadas, en cuclillas o en una silla o un sofá demasiado profundo de adelante hacia atrás).

Suele haber hipersensibilidad por encima de la zona sacroilíaca afectada. También puede haber dolor difuso, no fácilmente definido, en la pelvis, las nalgas y los muslos. El dolor puede referirse a la parte inferior del abdomen y a la

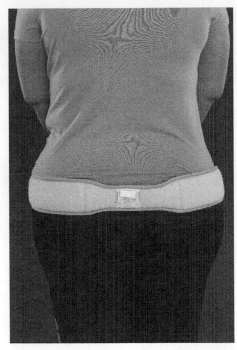

FIGURA 5-59. Apoyo para la distensión sacroilíaca en forma de cinturón, corsé u ortesis.

zona inguinal y, en ocasiones, puede haber síntomas ciáticos asociados. En algunos casos, hay dolor durante la flexión de la cadera.

Para la inmovilización con un cinturón, los cinturones comerciales suelen estar disponibles y son adecuados para los hombres. En el caso de las mujeres, es más difícil evitar que el cinturón se suba fuera de la posición de apoyo.

En la figura 5-59 se muestra una faja en estilo braga con una correa de aproximadamente 8 cm de ancho unida a la faja con velcro.

ENTRENAMIENTO DEL PISO PÉLVICO

Ejercicio y biorretroalimentación

La eficacia de los ejercicios musculares del piso pélvico para mejorar la fuerza y la función de tal estructura está bien documentada (29, 30). Se indica a las pacientes que «aprieten el músculo de la parte inferior de la pelvis como si intentaran detener el flujo de orina». La retroalimentación para causar la contracción del piso pélvico puede proporcionarse mediante palpación vaginal o el uso de tecnología de biorretroalimentación mediante ultrasonido (31).

La biorretroalimentación mediante manómetro anal, utilizando un balón rectal, ha demostrado ser eficaz para tratar la incontinencia fecal. Se indica a las personas que contraigan el esfínter anal externo cuando perciban la distensión del balón. El proceso se repite con volúmenes de distensión progresivamente menores (32). Se demostró que una terapia de entrenamiento muscular del piso pélvico consistente en cuatro sesiones de biorretroalimentación de 30 min combinadas con un tratamiento de ejercicios en casa mejoraba la continencia (33).

REFERENCIAS

1. Guimaraes ACS, et al. The contribution of the rectus abdominis and rectus femoris in twelve selected abdominal exercises. J Sports Med Phys Fitness 1991; 31: 222–230.

2. Andersson EA, et al. Abdominal and hip flexor muscle activation during various training exercises. Eur J Appl Physiol 1997; 75: 115–123.

3. Wickenden D, Bates S, Maxwell L. An electromyographic evaluation of upper and lower rectus abdominus during various forms of abdominal exercises. N Z J Physiother 1992; August: 17–21.

4. Duchenne GB. Physiology of Motion. Philadelphia: J.B. Lippincott, 1949, p. 480.

5. Shneerson J. Disorders of Ventilation. London: Blackwell Scientific Publications, 1988, pp. 22, 31, 155, 287, 289.

6. Youmans WD, Siebens AA. Respiration. In: Brobeck, ed. Best and Taylors Physiological Basis of Medical Practice. 9th Ed. Baltimore: Williams & Wilkins, 1973, pp. 6–35.

7. Guz A, Noble M, Eisele J, Trenchard D. The role of vagal inflation reflexes. In: Porter R, ed. Breathing: Hering-Breuer Centenary Symposium. A CIBA Foundation Symposium. London: JA Churchill, 1970, pp. 155, 235, 246, 287, 289.

8. Basmajian JV, De Luca DJ. Muscles Alive. 5th Ed. Baltimore: Williams & Wilkins, 1985, pp. 255, 414.

9. Egan DF. Fundamentals of Respiratory Therapy. 3rd Ed. St. Louis, MO: C.V. Mosby, 1977.

10. Basoudan N, Rodrigues A, Gallina A, Garland J, Guenette JA, Shadgan B, Road J, Reid WD. Scalene and sternocleidomastoid activation during normoxic and hypoxic incremental inspiratory loading. Physiol Rep. 2020; 8(14): e14522. doi:10.14814/phy2.14522. PMID: 32726513; PMCID: PMC7389984.

11. Moore KL. Clinically Oriented Anatomy. 2nd Ed. Baltimore: Williams & Wilkins, 1985.

12. Thompson J, O'Sullivan P, Briffa K, Neumann P. Assessment of voluntary pelvic floor muscle contraction in continent and incontinent women using transperineal ultrasound, manual muscle testing and vaginal squeeze pressure measurements. Int Urogynecol J Pelvic Floor Dysfunct 2006; 17: 624–630. doi:10.1007/s00192-006-0081-2.

13. Iwanaga J, Eid S, Simonds E, Schumacher M, Loukas M, Tubbs RS. The majority of piriformis muscles are innervated by the superior gluteal nerve. Clin Anat 2019; 32(2): 282–286. doi:10.1002/ca.23311. Epub 2018 Dec 21. PMID: 30408241.

14. Ramirez PT, Frumovitz M, Abu-Rustum NR. Principles of Gynecologic Oncology Surgery E-Book. Elsevier Health Sciences; 2018 July 1, pp. 3–49.

15. Faubion SS, Shuster LT, Bharucha AE. Recognition and management of nonrelaxing pelvic floor dysfunction. Mayo Clin Proc 2012; 87(2): 187–193. doi:10.1016/j.mayocp.2011.09.004.

16. Chevalier F, Fernandez-Lao C, Cuesta-Vargas AI. Normal reference values of strength in pelvic floor muscle of women: a descriptive and inferential study. BMC Womens Health 2014; 14: 143. Published 2014 Nov 25. doi:10.1186/s12905-014-0143-4.

17. Basmajian JV. Primary Anatomy. 5th Ed. Baltimore: Williams & Wilkins, 1964, pp. 29, 61.

18. Goss CM, ed. Gray's Anatomy of the Human Body. 28th Ed. Philadelphia: Lea & Febiger, 1966, pp. 277, 311, 319, 380–381, 968.

19. Sabotta J. Atlas of Human Anatomy. New York: GE Stechert, 1933, p. 142.

20. Demaagd GA, Davenport TC. Management of urinary incontinence. P T 2012; 37(6): 345–361H.

21. Markland AD, Goode PS, Redden DT, Borrud LG, Burgio KL. Prevalence of urinary incontinence in men: results from the national health and nutrition examination survey. J Urol 2010; 184(3): 1022–1027. doi:10.1016/j.juro.2010.05.025.

22. Pizzol D, Demurtas J, Celotto S, et al. Urinary incontinence and quality of life: a systematic review and meta-analysis. Aging Clin Exp Res 2021; 33(1): 25–35. doi:10.1007/s40520-020-01712-y.

23. Bharucha AE, Dunivan G, Goode PS, et al. Epidemiology, pathophysiology, and classification of fecal incontinence: state of the science summary for the National Institute of Diabetes and Digestive and Kidney Diseases (NIDDK) workshop. Am J Gastroenterol 2015; 110(1): 127–136. doi:10.1038/ajg.2014.396.

24. Wallace SL, Miller LD, Mishra K. Pelvic floor physical therapy in the treatment of pelvic floor dysfunction in women. Curr Opin Obstet Gynecol 2019; 31(6): 485–493 doi:10.1097/GCO.0000000000000584.

25. Boileau J, Basmajian JV. Grant's Methods of Anatomy. 7th Ed. Baltimore: Williams & Wilkins, 1965.

26. Nachemson A, Elfstron G. Intravital Dynamic Pressure Measurements in Lumbar Discs. Stockholm: Almqvista Wiksell, 1970.

27. Cherniack RM, et al. Respiration in Health and Disease. 2nd Ed. Philadelphia: W.B. Saunders, 1972: 410.

28. Kendall H, Kendall F, Boynton D. Posture and Pain. Baltimore: Williams & Wilkins, 1952, pp. 2–73, 156–159.

29. Kegel AH. Progressive resistance exercise in the functional restoration of the perineal muscles. Am J Obstet Gynecol 1948; 56(2): 238–248, ISSN 0002-9378, doi:10.1016/0002-9378(48)90266-X.

30. Dumoulin C, Cacciari LP, Hay-Smith EJC. Pelvic floor muscle training versus no treatment, or inactive control treatments, for urinary incontinence in women. Cochrane Database Syst Rev 2018; 10(10): CD005654. Published 2018 Oct 4. doi:10.1002/14651858.CD005654.pub4.

31. Lasak AM, Jean-Michel M, Le PU, Durgam R, Harroche J. The role of pelvic floor muscle training in the conservative and surgical management of female stress urinary incontinence: does the strength of the pelvic floor muscles matter? PM R 2018; 10(11): 1198–1210. doi:10.1016/j.pmrj.2018.03.023.

32. Heymen S, Scarlett Y, Jones K, Ringel Y, Drossman D, Whitehead WE. Randomized controlled trial shows biofeedback to be superior to pelvic floor exercises for fecal incontinence. Dis Colon Rectum 2009; 52(10): 1730–1737. doi:10.1007/DCR.0b013e3181b55455.

33. Theofrastous J, Wyman J, Bump R, McClish D, Elser D, Bland D, Fantl J. Effects of pelvic floor muscle training on strength and predictors of response in the treatment of urinary incontinence. Neurourol Urodyn 2002; 21: 486–490. doi:10.1002/nau.10021.

5 | MÚSCULOS DEL TRONCO Y RESPIRATORIOS

REFERENCIAS

MIEMBROS SUPERIORES

6

PRESENTACIÓN

INTRODUCCIÓN

El diagnóstico diferencial de los problemas de la cintura escapular exige prestar especial atención a la inervación de los músculos. La cintura escapular y el miembro superior tienen muchos músculos alimentados por nervios puramente motores, lo que significa que no tienen un ramo que proporcione inervación cutánea a una región determinada (es decir, sensación de tacto leve, presión, dolor). Sin inervación sensitiva, el resultado puede ser pérdida de la función motora sin síntomas de dolor en la misma zona. Un ejemplo es la debilidad extrema del músculo serrato anterior, ilustrada en la sección IV de este capítulo. Por lo general, los términos *articulación* y *coyuntura* (*joint*) se utilizan indistintamente. Sin embargo, los autores originales de este texto establecieron una distinción entre ambos. Diferenciarlos tenía un propósito especial. **Articulación** puede referirse a una conexión «hueso con hueso» y **coyuntura** a la conexión «hueso con músculo con hueso»; el papel del músculo se ha dejado muy claro.

Esta distinción permite una descripción completa de la cintura escapular al reconocer coyunturas como la vertebroescapular y la vertebroclavicular por detrás, y la costoescapular y la costoclavicular por delante. Ya no debería ser necesario hacer referencia a las uniones de los músculos escapulares con el tórax dorsal a través de la articulación escapulotorácica. Las figuras y las tablas de la sección III de este capítulo proporcionan información relativa a las 10 clasificaciones para 25 articulaciones de la cintura escapular.

La articulación glenohumeral da libertad de movimiento en todas las direcciones al conjunto del miembro superior. La estabilidad en determinadas posiciones se obtiene mediante la acción coordinada de los músculos. La articulación del codo proporciona movimiento libre en la dirección de la flexión y estabilidad en la posición de extensión cero (ángulo de 180°). En virtud de la supinación y la pronación del antebrazo en las articulaciones radiocubitales proximal y distal, la mano extendida puede pasar de la ubicación anatómica orientada hacia adelante a la orientada hacia atrás. Las articulaciones de la muñeca permiten la flexión, la extensión y la desviación radial y cubital, pero no la rotación. El texto y las figuras que están más adelante en este capítulo están dedicados a la amplitud de los movimientos articulares y a las pruebas de fuerza de los dedos y el pulgar.

En este capítulo se habla sobre trastornos y dolores de la parte superior de la espalda y los miembros superiores. Las revisiones breves de varios casos de lesiones nerviosas muestran el valor de la *Tabla de músculos y nervios espinales* (*véase* fig. 5-1) como ayuda para el diagnóstico diferencial.

SECCIÓN I
INERVACIÓN

PLEXO BRAQUIAL

El plexo braquial nace entre los músculos escalenos anterior y medio. Los ramos ventrales de C5, C6, C7 y C8, y la mayor parte de T1, más un asa comunicante de C4 a C5 y otra de T2 (sensitiva) a T1, forman (sucesivamente) las raíces, los troncos, las divisiones, los cordones y los ramos terminales del plexo.

Las ramos ventrales que contienen las fibras C5 y C6 se unen para formar la parte superior del tronco. Los ramos ventrales de C7 forman la región media del tronco. Los que contienen fibras de C8 y T1 se unen para formar la porción inferior del tronco. A continuación, las partes del tronco se separan en divisiones anterior y posterior. Las divisiones anteriores de las regiones superior y media, compuestas por fibras de C5, C6 y C7, se unen para formar el cordón lateral. La división anterior de la parte inferior del tronco, compuesta por fibras de C8 y T1, forma el cordón medial, y las divisiones posteriores de las tres partes del tronco, compuestas por fibras de C5 a C8 (pero no de T1), se unen para formar el cordón posterior.

A continuación, los cordones se dividen y se reúnen en ramos que se convierten en nervios periféricos. El cordón posterior se ramifica en los nervios axilar y radial. El cordón medial, tras recibir un ramo del cordón lateral, termina como nervio cubital. Un ramo del cordón lateral se convierte en el nervio musculocutáneo; el otro se une con uno del cordón medial para formar el nervio mediano. Otros nervios periféricos salen directamente de diversos componentes del plexo, y algunos salen directamente de los ramos ventrales (*véanse* las columnas de la izquierda y la parte superior de la figura 6-1).

Las divisiones anteriores, los cordones lateral y medial, y los nervios periféricos que nacen de ellos inervan los músculos anteriores o flexores de los miembros superiores. La división posterior, el cordón posterior y los nervios periféricos que surgen de ellos inervan los músculos posteriores o extensores de los miembros superiores.

En la figura 6-1 se muestra la porción del plexo braquial de la *Tabla de músculos y nervios espinales* (*véase* fig. 5-1). En la figura 6-2 se puede observar una ilustración anatómica del plexo braquial. La figura 6-3 facilita la interpretación de los resultados de las pruebas musculares registrados en la figura 6-1 y ayuda a determinar el lugar o el nivel de la lesión.

FIGURA 6-1. Tabla de músculos y nervios espinales: plexo braquial. © 2005 Florence P. Kendall.

CLAVE

- D: ramo primario dorsal
- V: ramo primario ventral
- RP: raíz de plexo
- TS: tronco superior
- P: cordón posterior
- L: cordón lateral
- M: cordón medial

Nervios periféricos

Nervio	Clave	Valores
Cervical	T	
Cervical	D †	1-8
Cervical	V	1-8
Cervical	V	1-4
Frénico	V	3,4,5
Torácico largo	RP	5,6,7,(8) †
Dorsal escap.	RP	4,5
Subclavio	TS	5,6
Supraescap.	TS	4,5,6
Subescap. sup	P	(4),5,6,(7)
Toracodorsal	P	(5),6,7,8
Subescap. inf	P	5,6,(7)
Pectoral lat	L	5,6,7
Pect medial	M	(6),7,8 †
Axilar	P	5,6
Musculocután	L	(4),5,6,7
Radial	P	5,6,7,8 †
Mediano	LM	5,6,7,8 †
Cubital	M	7,8 †

Músculo — Segmento espinal

Músculo	C1	C2	C3	C4	C5	C6	C7	C8	T1
Serrato anterior					5	6	7	8	
Romboides mayor y menor				4	5				
Subclavio					5	6			
Supraespinoso				4	5	6			
Infraespinoso				(4)	5	6			
Subescapular					5	6	7		
Dorsal ancho						6	7	8	
Redondo mayor					5	6	7		
Pectoral mayor (superior)					5	6	7		
Pectoral mayor (inferior)						6	7	8	1
Pectoral menor						(6)	7	8	1

GRADO DE FUERZA MUSCULAR

Plexo braquial — Raíz / Tronco / Cordón P / L / M y L

6 | MIEMBROS SUPERIORES

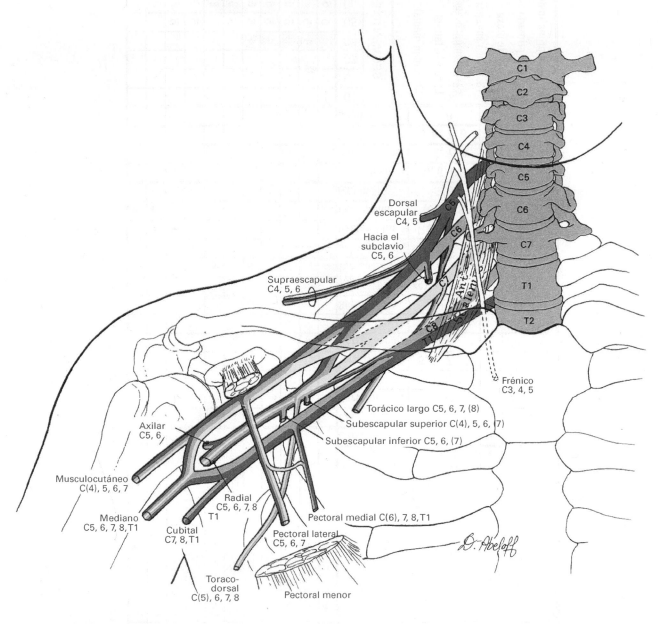

FIGURA 6-2. Plexo braquial.

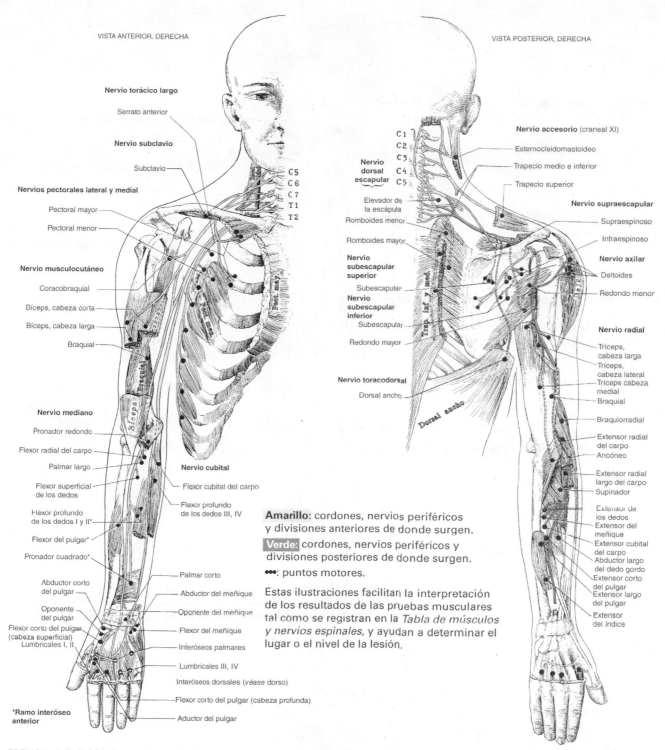

VISTA ANTERIOR, DERECHA

Nervio torácico largo
Serrato anterior

Nervio subclavio
Subclavio

Nervios pectorales lateral y medial
Pectoral mayor
Pectoral menor

Nervio musculocutáneo
Coracobraquial
Bíceps, cabeza corta
Bíceps, cabeza larga
Braquial

Nervio mediano
Pronador redondo
Flexor radial del carpo
Palmar largo
Flexor superficial de los dedos
Flexor profundo de los dedos I y II*
Flexor del pulgar*
Pronador cuadrado*
Abductor corto del pulgar
Oponente del pulgar
Flexor corto del pulgar (cabeza superficial)
Lumbricales I, II

*Ramo interóseo anterior

C5
C6
C7
T1
T2

Nervio cubital
Flexor cubital del carpo
Flexor profundo de los dedos III, IV
Palmar corto
Abductor del meñique
Oponente del meñique
Flexor del meñique
Interóseos palmares
Lumbricales III, IV
Interóseos dorsales (véase dorso)
Flexor corto del pulgar (cabeza profunda)
Aductor del pulgar

VISTA POSTERIOR, DERECHA

Nervio accesorio (craneal XI)
Esternocleidomastoideo
Trapecio medio e inferior
Trapecio superior

C1
C2
C3
C4
C5

Nervio dorsal escapular
Elevador de la escápula
Romboides menor
Romboides mayor

Nervio subescapular superior
Subescapular
Nervio subescapular inferior
Subescapular
Redondo mayor

Nervio toracodorsal
Dorsal ancho

Nervio supraescapular
Supraespinoso
Infraespinoso

Nervio axilar
Deltoides
Redondo menor

Nervio radial
Tríceps, cabeza larga
Tríceps, cabeza lateral
Tríceps cabeza medial
Braquial
Braquiorradial
Extensor radial del carpo
Ancóneo
Extensor radial largo del carpo
Supinador
Extensor de los dedos
Extensor del meñique
Extensor cubital del carpo
Abductor largo del dedo gordo
Extensor corto del pulgar
Extensor largo del pulgar
Extensor del índice

Amarillo: cordones, nervios periféricos y divisiones anteriores de donde surgen.

Verde: cordones, nervios periféricos y divisiones posteriores de donde surgen.

•••: puntos motores.

Estas ilustraciones facilitan la interpretación de los resultados de las pruebas musculares tal como se registran en la *Tabla de músculos y nervios espinales*, y ayudan a determinar el lugar o el nivel de la lesión.

FIGURA 6-3. Tabla de nervios espinales y puntos motores. 1993 Florence P. Kendall.

6 | MIEMBROS SUPERIORES

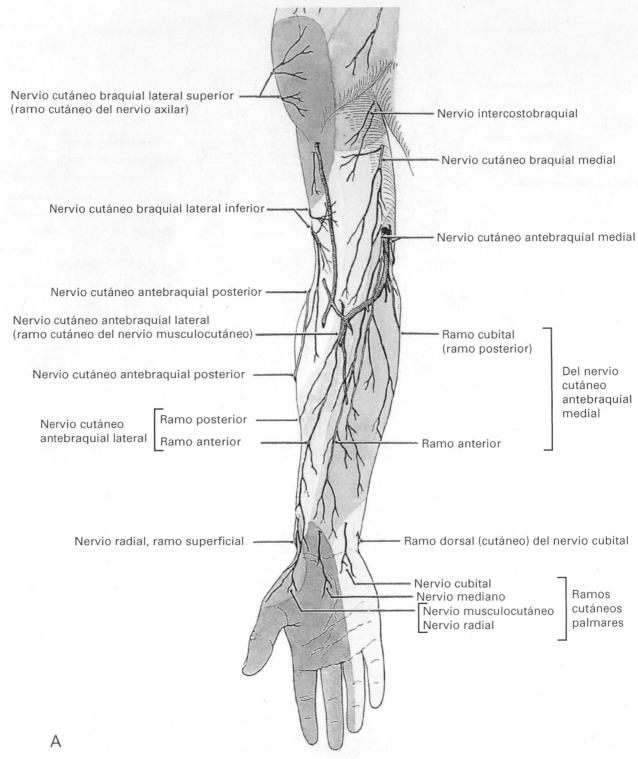

Nervio cutáneo braquial lateral superior
(ramo cutáneo del nervio axilar)

Nervio intercostobraquial

Nervio cutáneo braquial medial

Nervio cutáneo braquial lateral inferior

Nervio cutáneo antebraquial medial

Nervio cutáneo antebraquial posterior

Nervio cutáneo antebraquial lateral
(ramo cutáneo del nervio musculocutáneo)

Ramo cubital
(ramo posterior)

Del nervio
cutáneo
antebraquial
medial

Nervio cutáneo antebraquial posterior

Nervio cutáneo
antebraquial lateral

Ramo posterior

Ramo anterior

Ramo anterior

Nervio radial, ramo superficial

Ramo dorsal (cutáneo) del nervio cubital

Nervio cubital
Nervio mediano
Nervio musculocutáneo
Nervio radial

Ramos
cutáneos
palmares

A

FIGURA 6-4. A. Nervios cutáneos del miembro superior: vista anterior.

NERVIOS CUTÁNEOS
DEL MIEMBRO SUPERIOR

Vista anterior

De los cinco ramos terminales pertenecientes al plexo braquial (musculocutáneo, mediano, cubital, radial y axilar), los cuatro primeros aportan ramos cutáneos a la mano (fig. 6-4A). El cordón posterior del plexo está conformado por cinco nervios cutáneos. Uno de ellos, el nervio cutáneo braquial lateral superior, constituye un ramo del nervio axilar.

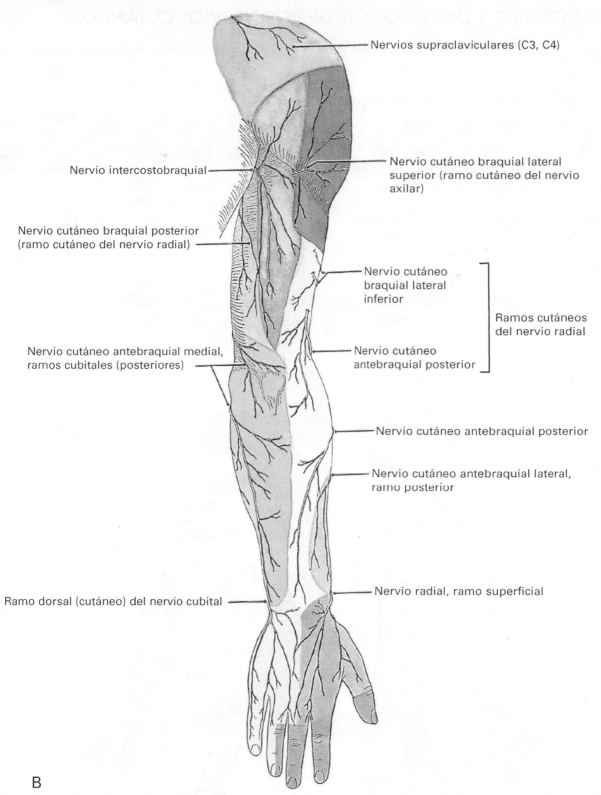

Nervios supraclaviculares (C3, C4)

Nervio intercostobraquial

Nervio cutáneo braquial lateral superior (ramo cutáneo del nervio axilar)

Nervio cutáneo braquial posterior (ramo cutáneo del nervio radial)

Nervio cutáneo braquial lateral inferior

Ramos cutáneos del nervio radial

Nervio cutáneo antebraquial posterior

Nervio cutáneo antebraquial medial, ramos cubitales (posteriores)

Nervio cutáneo antebraquial posterior

Nervio cutáneo antebraquial lateral, ramo posterior

Nervio radial, ramo superficial

Ramo dorsal (cutáneo) del nervio cubital

B

FIGURA 6-4. *(continuación)* **B.** Nervios cutáneos del miembro superior: vista posterior. Del *Atlas de Anatomía de Grant* (1).

Vista posterior

Los otros ramos correspondientes al cordón posterior son el nervio cutáneo braquial posterior, el nervio cutáneo braquial lateral inferior, el nervio cutáneo antebraquial posterior y el ramo superficial del nervio radial (fig. 6-4B).

DERMATOMAS Y DISTRIBUCIÓN DE LOS NERVIOS CUTÁNEOS

En la tabla 6-1 se enumeran y en la figura 6-5 se ilustran los dermatomas y las distribuciones de los nervios cutáneos.

TABLA 6-1 Tabla de músculos escapulares

Músculos escapulares	Segmento vertebral								Elevación	Aducción	Hacia abajo o medial Rotación	Hacia arriba o lateral Rotación	Depresión	Abducción	Inclinación anterior
	Cervical				Tórax										
	2	3	4	5	6	7	8	1							
Trapecio	2	3	4						Trapecio superior	Trapecio		Trapecio	Trapecio inferior		
Elevador de la escápula		3	4	5					Elevador de la escápula		Elevador de la escápula				
Romboides mayor y menor			4	5					Romboides	Romboides	Romboides				
Serrato anterior				5	6	7	8		Serrato anterior superior			Serrato anterior	Serrato anterior inferior	Serrato anterior	
Pectoral menor					(6)	7	8	1							Pectoral menor

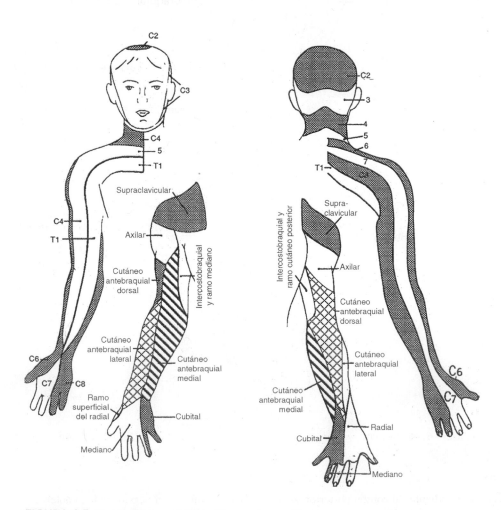

FIGURA 6-5. Dermatomas y distribución nerviosa cutánea.

NERVIOS

Motores y sensitivos

A continuación se describe brevemente la relación de los nervios y los músculos. Este material procede principalmente de la *Anatomía de Gray* (2).

Axilar: sale de la axila a través del espacio cuadrangular delimitado por el cuello quirúrgico del húmero, el redondo mayor, el redondo menor y la cabeza larga del tríceps, e inerva el deltoides y el redondo menor.

Musculocutáneo: perfora el coracobraquial e inerva este músculo, así como el bíceps braquial y el músculo braquial.

Radial: el ramo *interóseo posterior* se divide en un ramo muscular y otro articular. El ramo muscular irriga el extensor radial corto del carpo y el supinador antes de pasar entre las capas superficial y profunda del músculo supinador. Tras pasar por el supinador, irriga el resto de los músculos inervados por el nervio radial.

Mediano: el nervio mediano se forma a partir de las aportaciones de los cordones medial y lateral del plexo braquial y desciende por la cara medial del brazo hasta la fosa cubital. Después, el nervio mediano pasa entre las dos cabezas del pronador redondo y por debajo del retináculo flexor. Se distribuye hacia el antebrazo y la mano (*véase* la figura 6-3 para consultar la lista de los músculos inervados).

Espinal accesorio: el espinal accesorio es un nervio craneal que sale del cráneo en el agujero yugular y desciende profundamente hasta el esternocleidomastoideo. A continuación, pasa por el triángulo posterior del cuello y termina en el plexo subtrapezoidal. Los textos de anatomía describen el nervio espinal accesorio como puramente motor. Sin embargo, un estudio realizado en 1999 por Bremner-Smith y Unwin «demuestra que el nervio espinal accesorio no contiene únicamente fibras motoras, sino también pequeñas fibras C no mielinizadas asociadas a respuestas reflejas al dolor, la temperatura y la mecanorrecepción» (3).

Cubital: el cordón medial del plexo termina en el nervio cubital. Suministra ramos a la articulación del codo, al flexor cubital del carpo y al flexor profundo de los dedos (*véase* en la figura 6-3 la lista completa de músculos inervados por el nervio cubital).

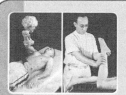

KENDALL CLÁSICO
Puramente motor

Durante años, Florence P. Kendall, la primera autora de las tres últimas ediciones, recopiló información sobre qué músculos son inervados por nervios puramente motores. Algunas páginas mecanografiadas en las que se enumeraban los nervios periféricos y si eran sensitivos, motores o ambos datan de finales de la década de 1930, pero en ellas no figuraba ninguna fuente de referencia. El *Diccionario Médico Dorland* de 1932 contenía una tabla de nervios que incluía esta información (4). Un artículo sobre la parálisis del serrato anterior afirmaba: «el nervio torácico largo o nervio respiratorio externo de Bell es casi único en el sentido de que surge directamente de las raíces nerviosas espinales, no lleva fibras sensitivas conocidas y va a un solo músculo del cual es la única inervación importante» (5). Más tarde, se encontró una tabla en el diccionario de Taber (6). La edición de *Dorland* de 1988 no tenía las tablas incluidas en una edición anterior, pero la información se encontraba junto con la descripción de cada nervio (7). Por último, en algunos de los numerosos libros y artículos sobre lesiones y compresión nerviosas (8-14) se han encontrado fragmentos dispersos de información.

Sorprendentemente, a medida que se recopilaba información, se desarrollaba un patrón muy interesante. La figura 6-6 muestra que los nervios que van desde las raíces, los troncos y los cordones del plexo braquial a los músculos son motores. Además, los interóseos anterior y posterior, que son ramos de los nervios mediano y radial, respectivamente, son puramente motores para los músculos que inervan (6, 12-14). Varios de los nervios tienen ramos sensitivos hacia las articulaciones. Del nervio supraescapular, Hadley y cols. afirman que «emite ramos motores hacia los músculos y sensitivos hacia el hombro y las articulaciones acromioclaviculares» (9). Además, Dawson y cols. afirman: «puesto que no hay territorio cutáneo para este nervio, no hay síntomas ni hallazgos sensitivos característicos en ninguna lesión de este nervio» (15). Conway y cols. afirman que «la compresión del nervio interóseo posterior es puramente motora y no tiene pérdida sensitiva del dolor disestésico asociada» (11).

La falta de fibras sensitivas explica la ausencia de síntomas sensitivos en los músculos inervados por nervios que solo son motores (*véase* la discusión y los ejemplos más adelante en este capítulo). Puede haber un ramo sensitivo hacia una o varias articulaciones, pero no hacia el músculo.

Segmento espinal

	Cervical				T			HOMBRO						CODO		ANTEBRAZO	
4	5	6	7	8	1	MÚSCULO	Abducción	Rotación lat.	Flexión	Rotación med.	Extensión	Aducción	Flexión	Extensión	Supinación	Pronación
4	5	6				Supraespinoso	Supraespinoso									
(4)	5	6				Infraespinoso		Infraespinoso								
	5	6				Redondo menor		Redondo men.								
	5	6				Deltoides	Deltoides	Delt. post.	Delt. ant.	Delt. ant.	Delt post.					
	5	6				Bíceps	Bíceps c. l.		Bíceps			Bíceps c. c.	Bíceps		Bíceps	
	5	6				Braquial							Braquial			
	5	6				Braquiorradial							Braquiorrad.		Braquiorrad.	Braquiorrad.
	5	6	7			Pectoral mayor, sup.			Pect. mayor superior	Pect. mayor superior		Pect. mayor superior				
	5	6	7			Subescapular				Subescapular						
	5	6	(7)			Supinador									Supinador	
	5	6	7			Redondo mayor				Redondo mayor	Redondo mayor	Redondo mayor				
	5	6	7	8		Ext. radial corto y largo del carpo							Ext. rad. cor. y lar. del carpo			
		6	7			Coracobraquial			Coraco-braquial			Coraco-braquial				
		6	7			Pronador redondo							Pronador redondo			Pronador redondo
		6	7	8		Flexor radial del carpo							Flex. rad. cor.			Flex. rad. cor.
		6	7	8		Dorsal ancho			Dorsal ancho	Dorsal ancho	Dorsal ancho					
		6	7	8		Ext. de los dedos										
		6	7	8		Ext. del meñique										
		6	7	8		Ext. cubital del carpo										
		6	7	8		Abd. largo del pulgar										
		6	7	8		Ext. corto del pulgar										
		6	7	8		Ext. largo del pulgar										
		6	7	8		Ext. del índice										
		6	7	8	1	Pectoral mayor, inferior						Pect. mayor inferior				
		6	7	8	1	Tríceps				Tríceps cabeza larga	Tríceps cabeza larga			Tríceps		
		(6)	7	8	1	Palmar largo							Palmar largo			
		(6)	7	8	1	Flexor largo del pulgar										
		(6)	7	8	1	Lumbricales I y II										
		6	7	8	1	Abd. cort. del pulgar										
		6	7	8	1	Oponente del pulgar										
		6	7	8	1	Flex. corto del pulgar (cabeza corta)										
			7	8		Ancóneo								Ancóneo		
			7	8	1	Flex. cubital del carpo							Flex. cub. del carpo			
			7	8	1	Flex. superficial de los dedos										
			7	8	1	Flex. profundo de los dedos										
			7	8	1	Pronador cuadrado										Pronador cuadrado
			(7)	8	1	Abductor del meñique										
			(7)	8	1	Oponente del meñique										
			(7)	8	1	Flexor del meñique										
			(7)	8	1	Lumbricales III y IV										
				8	1	Interóseos dorsales										
				8	1	Interóseos palmares										
				8	1	Flex. corto del pulgar (cabeza superficial)										
				8	1	Aductor del pulgar										

FIGURA 6-6. Formulario de los músculos del miembro superior. 1993 Florence P. Kendall.

MUÑECA				ARTICULACIONES CARPOMETACARPIANA DEL PULGAR Y EL MEÑIQUE Y METACARPO FALÁNGICAS					ART. INTERFALÁNGICAS PROXIMALES DE DEDOS 2-5		ART. INTERFALÁNGICAS PROXIMALES DE DEDOS 1-5	
Extensión	Flexión	Abducción	Aducción	Extensión	Abducción	Flexión	Oposición	Aducción	Extensión	Flexión	Extensión	Flexión
Ext. rad. lar. y cor. del carpo		Ext. rad. lar. y cor. del carpo										
	Flex. rad. del carpo	Flex. rad. del carpo										
Ext. de los dedos		Ext. de los dedos		Ext. de los dedos	Ext. de los dedos				Ext. de los dedos		Ext. de los dedos	
				Ext. del meñique	Ext. del meñique				Ext. del meñique		Ext. del meñique	
Ext. cubital del carpo			Ext. cubital del carpo									
	Abd. largo del pulgar	Abd. largo del pulgar		Abd. largo del pulgar	Abd. largo del pulgar							
	Ext. corto del pulgar			Ext. corto del pulgar	Ext. corto del pulgar							
Ext. largo del pulgar	Ext. largo del pulgar			Ext. largo del pulgar							Ext. largo del pulgar	
				Ext. del índice				Ext. del índice	Ext. del índice		Ext. del índice	
	Palmar largo											
	Flexor largo del pulgar					Flexor largo del pulgar						Flexor largo del pulgar
						Lumbricales			Lumbricales		Lumbricales	
				Abd. corto del pulgar	Abd. corto del pulgar	Abd. corto del pulgar	Abd. corto del pulgar				Abd. corto del pulgar	
							Oponente del pulgar					
						Flex. corto del pulgar	Flex. corto del pulgar				Flex. corto del pulgar	
	Flex. cubital del carpo		Flex. cubital del carpo									
	Flex. sup. de dedos					Flex. sup. de los dedos				Flex. sup. de los dedos		
	Flex. prof. de dedos					Flex. prof. de los dedos				Flex. prof. de los dedos		Flex. prof. de los dedos
					Abductor del meñique	Abductor del meñique	Abductor del meñique		Abductor del meñique		Abductor del meñique	
							Oponente del meñique					
						Flexor del meñique	Flexor del meñique					
						Lumbricales II, III			Lumbricales III, IV		Lumbricales III, IV	
					Interóseos dorsales	Interóseos dorsales			Interóseos dorsales		Interóseos dorsales	
						Interóseos palmares		Interóseos palmares	Interóseos palmares		Interóseos palmares	
						Flex. corto del pulgar (d)	Flex. corto del pulgar (d)					
				Aductor del pulgar		Aductor del pulgar	Aductor del pulgar	Aductor del pulgar				

FIGURA 6-6. (continuación)

SECCIÓN II

PRUEBAS DE FUERZA Y EXTENSIBILIDAD DE MANOS, MUÑECAS, ANTEBRAZOS Y CODOS

En la tabla 6-2 se enumeran las articulaciones, los movimientos, las posiciones iniciales y las amplitudes de movimiento disponibles de la mano, la muñeca, el antebrazo y el codo.

TABLA 6-2   Articulaciones, movimientos y amplitud de movimiento

Articulación	Tipo de articulación	Movimientos	Posición inicial	Amplitud de movimiento disponible
1.ª articulación interfalángica	Tróclea (de bisagra)	*Flexión* y *extensión* del pulgar en dirección cubital y radial	Articulaciones MCF e interfalángica en extensión	0° a 80° de flexión; se pueden alcanzar 10° de hiperextensión.
1.ª articulación MCF	Condiloide	Flexión/extensión, abducción/aducción y rotación	Articulaciones MCF e interfalángica en extensión	0° a 50°.
1.ª articulación carpometacarpiana	De encaje recíproco o «en silla de montar»	Flexión/extensión, abducción/aducción, rotación medial/lateral y circunducción	Metacarpianos 1.º y 2.º adyacentes y paralelos entre sí	
Articulaciones interfalángicas de los dedos	Tróclea (de bisagra)	Flexión/extensión	Muñeca y dedos en posición anatómica	Interfalángica proximal: 0° a 100°. Interfalángica distal: 0° a 80°.
Articulaciones MCF de los dedos 2-5	Condiloides	Flexión/extensión, abducción/aducción y circunducción	Muñeca y dedos en posición anatómica	0° a 90° de flexión. La hiperextensión es posible. La línea de referencia para la abducción y la aducción de los dedos es la línea axial que pasa por el tercer dedo. La abducción es el movimiento en el plano de la palma de la mano alejándose de la línea axial, separando ampliamente los dedos. El tercer dedo puede moverse en abducción tanto cubital como radialmente desde la línea axial. La aducción es el movimiento en el plano de la palma de la mano hacia la línea axial (es decir, cerrar los dedos extendidos juntos lateralmente). La *circunducción* es la combinación de movimientos de flexión, abducción, extensión y aducción realizados consecutivamente, en cualquier dirección, en las articulaciones metacarpofalángicas de los dedos. La extensión en estas articulaciones condiloides es algo limitada; por lo tanto, la base del cono trazado por la punta del dedo es relativamente pequeña.

Articulaciones carpometacarpianas de los dedos

Articulación	Tipo de articulación	Movimientos	Posición cero	¿Amplitud de movimiento destacable?
Muñeca	Condiloide	Flexión/extensión, abducción/ aducción (desviación radial/cubital) y circunducción		Comenzando con la muñeca recta (como en la posición anatómica) como posición cero, la amplitud de flexión es de cerca de 80° a 85° y el de extensión de aproximadamente 70° a 85°. Con la ubicación anatómica como posición cero, la amplitud de aducción es de alrededor de 35° a 45° y la de abducción es de 20°.
Radiocubital	Trocoide	Supinación/pronación	Desde la posición anatómica con el codo extendido, a la mitad entre la supinación y la pronación (el pulgar se dirige hacia adelante)	La amplitud de movimiento normal es de 90° desde la posición cero en cualquier dirección.
Codo	Tróclea (de bisagra)	Flexión/extensión	Codo recto	Desde la posición cero hasta la totalmente flexionada hay aproximadamente 145°.

MCF: metacarpofalángica.

En la figura 6-7 se encuentra una tabla para documentar el análisis del desequilibrio muscular.

Nombre:.. Fecha: *1ª. exp* .... *2ª. exp:* ....

Diagnóstico:.. Inicio:.. *Exploración de la extremidad:*

		2.ª exp.	1.ª exp	1.ª exp	2.ª exp		
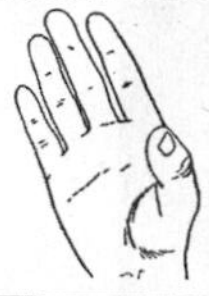	FLEXOR CORTO DEL PULGAR					EXTENSOR CORTO DE PULGAR	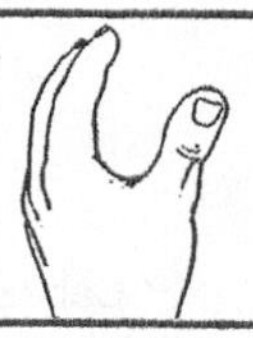
	FLEXOR LARGO DEL PULGAR					EXTENSOR LARGO DE PULGAR	
	OPONENTE DEL PULGAR					ADUCTOR DEL PULGAR	
	ABDUCTOR LARGO DEL PULGAR					1 INTERÓSEO PALMAR	
	ADUCTOR CORTO DEL PULGAR					1 INTERÓSEO DORSAL (ADUCT DEL PULGAR)	
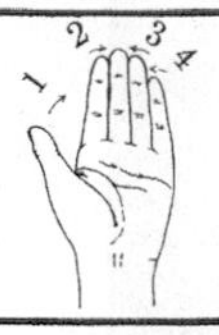	INTERÓSEO PALMAR 2					1 INTERÓSEO DORSAL (ABD. DEL ÍNDICE)	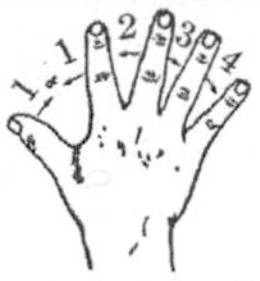
	(INTERÓSEO DORSAL 3)					2 INTERÓSEO DORSAL	
	(INTERÓSEO DORSAL 2)					3 INTERÓSEO DORSAL	
	INTERÓSEO PALMAR 3					4 INTERÓSEO DORSAL	
	INTERÓSEO PALMAR 4					ABDUCTOR DEL MEÑIQUE	
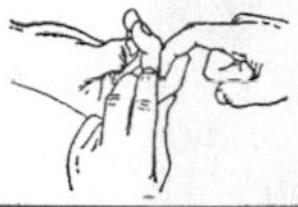	FLEXOR PROFUNDO DE LOS DEDOS 1 2 3 4					1 2 3 4 EXTENSORES DE LAS ARTICULACIONES INTERFALÁNGICAS DISTALES	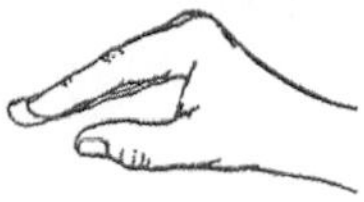
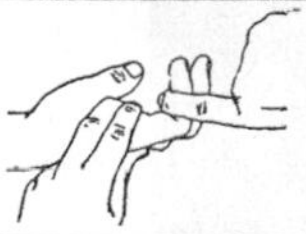	FLEXOR SUPERFICIAL DE LOS DEDOS 1 2 3 4					1 2 3 4 EXTENSORES DE LAS ARTICULACIONES INTERFALÁNGICAS PROXIMALES	
	LUMBRICALES E INTERÓSEOS 1 2 3 Y FLEXOR DEL MEÑIQUE 4					1 EXT DE LOS DEDOS Y DEL ÍNDICE 2 EXTENSOR DE LOS DEDOS 3 EXTENSOR DE LOS DEDOS 4 EXT COMÚN DE DEDOS Y MEÑIQUE	
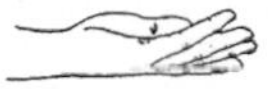	OPONENTE DEL MEÑIQUE						
	PALMAR CORTO						
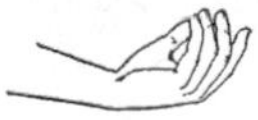	PALMAR LARGO					EXTENSOR RADIAL DEL CARPO LARGO Y CORTO	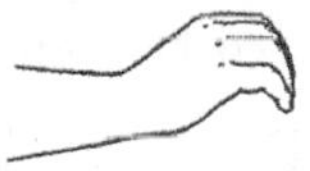
	FLEXOR CUBITAL DEL CARPO						
	FLEXOR RADIAL DEL CARPO					EXTENSOR CUBITAL DEL CARPO	
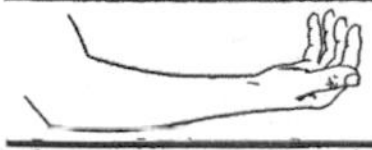	BÍCEPS .... } SUPINADORES SUPINADOR					PRONADORES { .... CUADRADO .... REDONDO	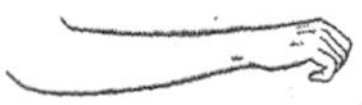
	BRAQUIORRADIAL ..... BRAQUIAL .... } FLEXORES DEL CODO BÍCEPS					EXTENSORES DEL CODO { .... TRÍCEPS .... ANCÓNEO	
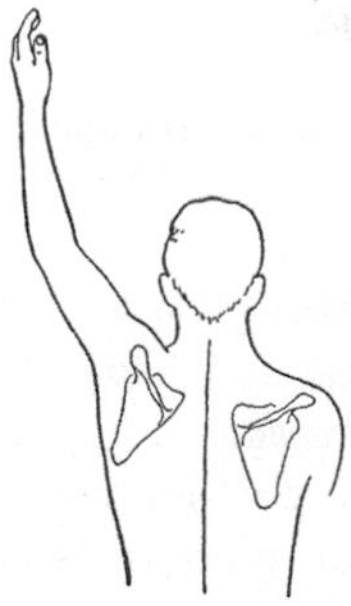	CORACOBRAQUIAL						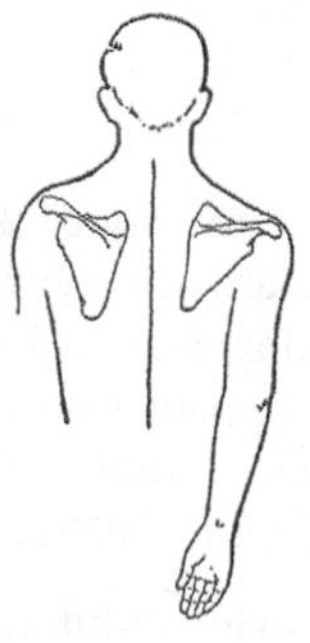
	DELTOIDES ANTERIOR						
	DELTOIDES MEDIO						
	DELTOIDES POSTERIOR					DORSAL ANCHO	
	SUPRAESPINOSO					PECTORAL MAYOR, CLAVICULAR	
	REDONDO MENOR E INFRAESPINOSO					PECTORAL MAYOR, ESTERNAL	
	SERRATO ANTERIOR					REDONDO MAYOR Y SUBESCAPULAR	
	TRAPECIO SUPERIOR					ROMBOIDES Y ELEVADOR ESCÁPULA	
	TRAPECIO MEDIO					DORSAL ANCHO	
	TRAPECIO INFERIOR					PECTORAL MAYOR	
						PECTORAL MENOR	

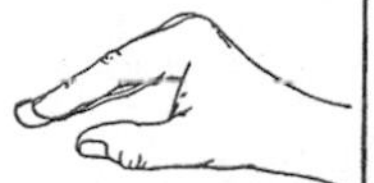

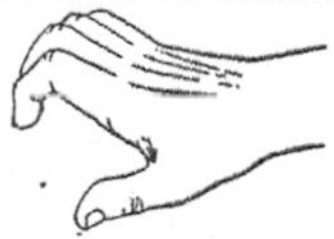

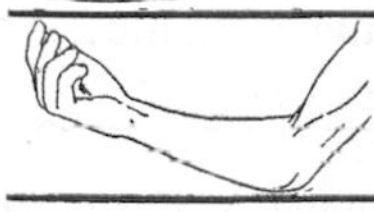

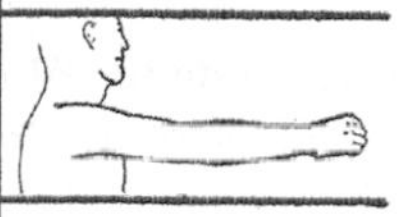

FIGURA 6-7. Análisis del desequilibrio muscular. © 1993 Florence P. Kendall.

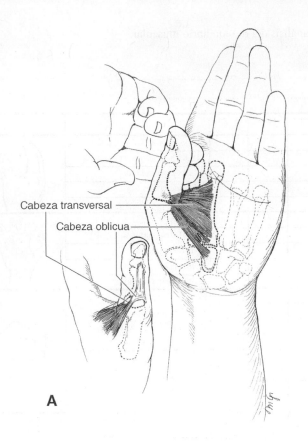

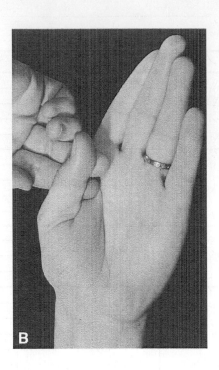

Cabeza transversal
Cabeza oblicua

A

B

FIGURA 6-8. A. Aductor del pulgar. **B.** Prueba muscular del aductor del pulgar.

Pruebas de fuerza

Aductor del pulgar

Origen de las fibras oblicuas: hueso grande del carpo y bases de los huesos metacarpianos segundo y tercero (fig. 6-8A).

Origen de las fibras transversales: superficie palmar del tercer hueso metacarpiano.

Inserción: cabeza transversal en el lado cubital de la base de la falange proximal del pulgar y la cabeza oblicua hacia la expansión extensora.

Acción: aduce la articulación carpometacarpiana, y a la vez aduce y ayuda a la flexión de la articulación metacarpofalángica, de modo que el pulgar se desplaza hacia el plano de la palma de la mano. Ayuda en la oposición del pulgar hacia el quinto dedo. Puede ayudar a extender la articulación interfalángica.

Nervio: cubital, C8, T1.

Paciente: sentado o en decúbito supino.

Fijación: el examinador puede estabilizar la mano o apoyarla en la mesa (como en la ilustración).

Pruebas: prueba de aducción del pulgar hacia la palma de la mano (fig. 6-8B).

Presión: sobre la superficie medial del pulgar, en dirección de abducción alejándose de la palma.

Debilidad: tiene como resultado la incapacidad para apretar firmemente el pulgar sobre el puño cerrado.

Acortamiento: deformidad en aducción de la articulación carpometacarpiana.

NOTA: *Una prueba que se utiliza con frecuencia para determinar la fuerza del aductor del pulgar es la capacidad para sujetar un trozo de papel entre el pulgar y el segundo metacarpiano. Sin embargo, en un paciente con un aductor bien desarrollado, el volumen del propio músculo impide la aproximación de estas partes.*

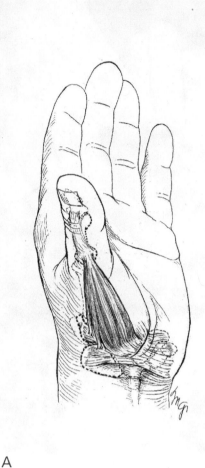

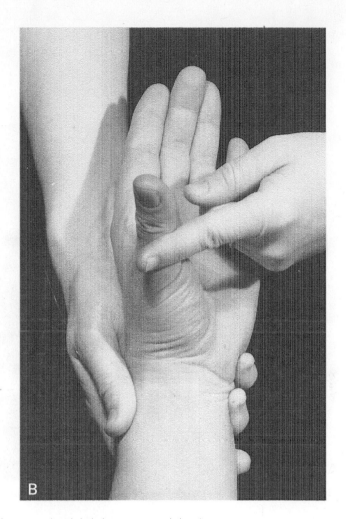

A

B

FIGURA 6-9. **A.** Abductor corto del pulgar. **B.** Prueba muscular del abductor corto del pulgar.

Abductor corto del pulgar

Origen: retináculo flexor, tubérculo del hueso trapecio y tubérculo del hueso escafoides (fig. 6-9A).

Inserción: base de la falange proximal del pulgar, lado radial.

Acción: abduce las articulaciones carpometacarpiana y metacarpofalángica del pulgar en dirección ventral perpendicular al plano de la palma de la mano. Ayuda en la oposición y puede asistir en la flexión y la rotación medial de la articulación metacarpofalángica.

Nervio: mediano, C6, 7, 8, T1.

Paciente: sentado o en decúbito supino.

Fijación: la mano puede apoyarse en la mesa (como en la ilustración) o el explorador puede estabilizarla.

Prueba: abducción del pulgar ventralmente desde la palma (fig. 6-9B).

Presión: sobre la falange proximal, en dirección de aducción hacia la palma.

Debilidad: disminuye la capacidad de abducción de la articulación carpometacarpiana, lo que dificulta la prensión de un objeto grande. Una deformidad en aducción del pulgar puede ser resultado de una debilidad marcada.

6 | MIEMBROS SUPERIORES

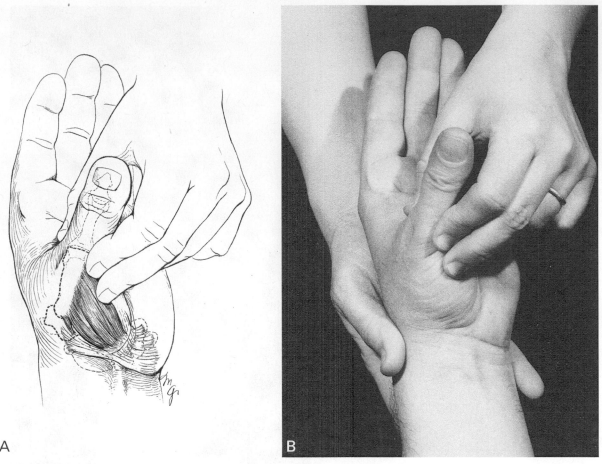

A

B

FIGURA 6-10. A. Oponente del pulgar. **B.** Prueba muscular del oponente del pulgar.

Oponente del pulgar

Origen: retináculo flexor y tubérculo del hueso trapecio (fig. 6-10A).

Inserción: toda la longitud del primer hueso metacarpiano, lado radial.

Acción: opone (es decir, flexiona y abduce con rotación medial leve) la articulación carpometacarpiana del pulgar, colocando el pulgar en una posición tal que, por flexión de la articulación metacarpofalángica, pueda oponerse a los dedos. Para una verdadera oposición del pulgar y el quinto dedo, las yemas de estos dedos entran en contacto. La aproximación de las puntas de estos dedos puede realizarse sin acción del oponente mediante flexión excesiva de las articulaciones metacarpofalángicas e interfalángicas.

Nervio: mediano, C6, 7, 8, T1.

Paciente: sentado o en decúbito supino.

Fijación: el examinador estabiliza la mano.

Prueba: flexión, abducción y rotación medial leve del hueso metacarpiano de forma que la uña del pulgar aparezca en la vista palmar (fig. 6-10B).

Presión: sobre el hueso metacarpiano, en dirección de extensión y aducción con rotación lateral.

Debilidad: produce aplanamiento de la eminencia tenar, extensión y aducción del primer metacarpiano, y dificultad para sujetar un lápiz para escribir o para tomar objetos con firmeza entre el pulgar y otros dedos.

> **NOTA:** *La unión del músculo palmar largo y del oponente del pulgar al retináculo flexor explica la contracción del músculo palmar largo mientras se lleva a cabo la prueba del oponente.*

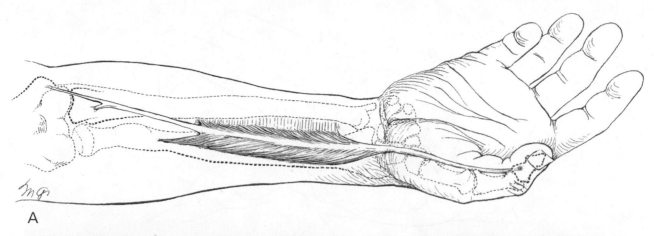

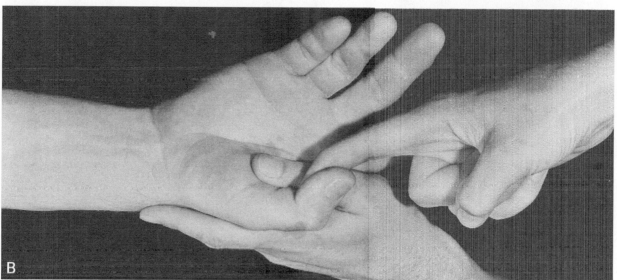

FIGURA 6-11. A. Flexor largo del pulgar. **B.** Prueba muscular del flexor largo del pulgar.

Flexor largo del pulgar

Origen: superficie anterior del cuerpo del radio por debajo de la tuberosidad, la membrana interósea, el borde medial de la apófisis coronoides del cúbito y el epicóndilo medial del húmero (fig. 6-11A).

Inserción: base de la falange distal del pulgar, superficie palmar.

Acción: flexiona la articulación interfalángica del pulgar. Ayuda a flexionar las articulaciones metacarpofalángicas y carpometacarpianas y puede asistir a flexionar la muñeca.

Nervio: mediano, C(6), 7, **8, T1**.

Paciente: sentado o en decúbito supino.

Fijación: la mano puede apoyarse en la mesa (como en la ilustración), y el examinador estabiliza el hueso metacar-

piano y la falange proximal del pulgar en extensión. Por otro lado, la mano puede descansar sobre su lado cubital, con la muñeca en extensión leve y con el examinador estabilizando la falange proximal del pulgar en extensión.

Prueba: flexión de la articulación interfalángica del pulgar (fig. 6-11B).

Presión: sobre la superficie palmar de la falange distal, en dirección a la extensión.

Debilidad: disminuye la capacidad de flexión de la falange distal, lo que dificulta sujetar un lápiz para escribir o sujetar objetos diminutos entre el pulgar y otros dedos. La debilidad marcada puede causar deformidad en hiperextensión de la articulación interfalángica.

Contractura: deformidad en flexión de la articulación interfalángica.

6 | MIEMBROS SUPERIORES

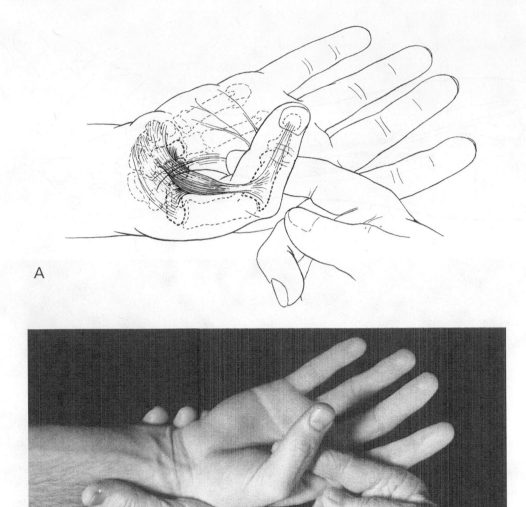

FIGURA 6-12. A. Flexor corto del pulgar. **B.** Prueba muscular del flexor corto del pulgar.

Flexor corto del pulgar

Origen de la cabeza superficial: retináculo flexor y hueso trapecio (fig. 6-12A).

Origen de la cabeza profunda: huesos trapezoide y grande.

Inserción: base de la falange proximal del pulgar, cara radial y expansión extensora.

Acción: flexiona las articulaciones metacarpofalángica y carpometacarpiana del pulgar y ayuda en la oposición del pulgar hacia el quinto dedo.

Nervio de la cabeza superficial: mediano, C6, 7, 8, T1.

Nervio de la cabeza profunda: cubital, **C8, T1**.

Paciente: sentado o en decúbito supino.

Fijación: el examinador estabiliza la mano.

Prueba: flexión de la articulación metacarpofalángica del pulgar sin que la articulación interfalángica se encuentre flexionada (fig. 6-12B).

Presión: sobre la superficie palmar de la falange proximal, en dirección a la extensión.

Debilidad: disminuye la capacidad de flexión de la articulación metacarpofalángica, lo que dificulta la prensión firme de objetos entre el pulgar y los demás dedos. Una debilidad marcada puede producir deformidad en hiperextensión de la articulación metacarpofalángica.

Contractura: deformidad en flexión de la articulación metacarpofalángica.

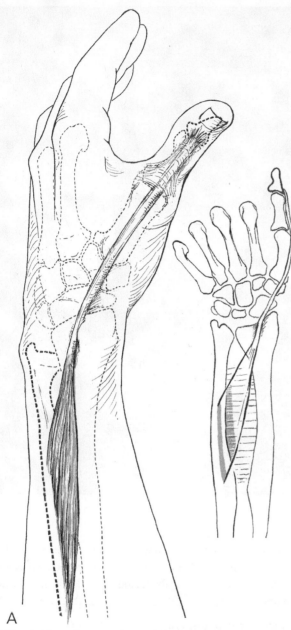

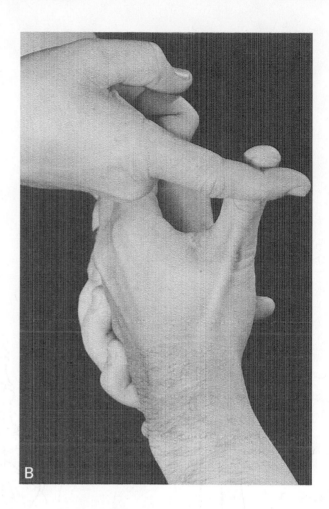

FIGURA 6-13. A. Extensor largo del pulgar. **B.** Prueba muscular del extensor largo del pulgar.

Extensor largo del pulgar

Origen: 1/3 medio de la superficie posterior del cúbito de forma distal al origen del abductor largo del pulgar y a la membrana interósea (fig. 6-13A).

Inserción: base de la falange distal del pulgar, superficie dorsal.

Acción: extiende la articulación interfalángica y ayuda a la extensión de las articulaciones metacarpofalángica y carpometacarpiana del pulgar. Asiste en la abducción y extensión de la muñeca.

Nervio: radial, C6, **7, 8**.

Paciente: sentado o en decúbito supino.

Fijación: el examinador estabiliza la mano y ejerce contrapresión contra la superficie palmar del primer metacarpiano y la falange proximal.

Prueba: extensión de la articulación interfalángica del pulgar (fig. 6-13B).

Presión: sobre la superficie dorsal de la articulación interfalángica del pulgar en el sentido de la extensión dorsal.

Debilidad: disminuye la capacidad de extensión de la articulación interfalángica y puede causar deformidad en flexión de dicha articulación.

> **NOTA:** *En caso de lesión del nervio radial, la articulación interfalángica del pulgar puede extenderse por acción del abductor corto del pulgar, el flexor corto del pulgar, las fibras oblicuas del aductor del pulgar o el primer interóseo palmar en virtud de sus inserciones en la expansión extensora del pulgar. La extensión de la articulación interfalángica en una lesión completa del nervio radial no debe interpretarse como regeneración o afectación parcial si solo se observa esta acción.*

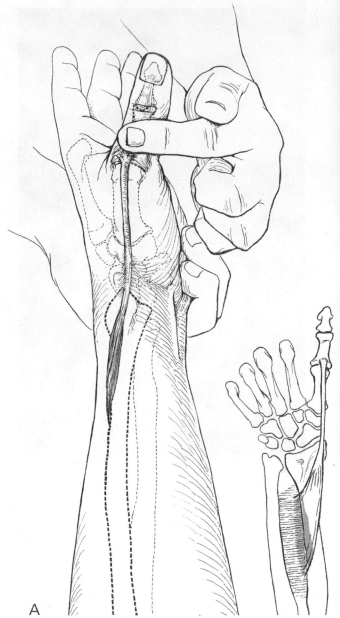

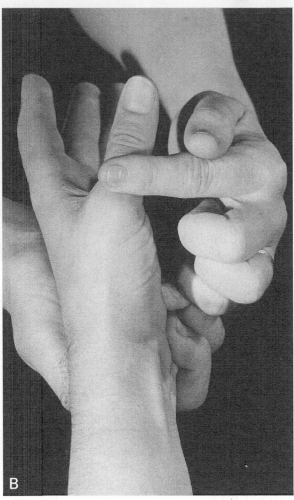

FIGURA 6-14. A. Extensor corto del pulgar. **B.** Prueba muscular del extensor corto del pulgar.

Extensor corto del pulgar

Origen: superficie posterior del cuerpo del radio en sentido distal al origen del abductor largo del pulgar y a la membrana interósea (fig. 6-14A).

Inserción: base de la falange proximal del pulgar, superficie dorsal.

Acción: extiende la articulación metacarpofalángica del pulgar y extiende y abduce la articulación carpometacarpiana. También ayuda en la abducción (desviación radial) de la muñeca.

Nervio: radial, C6, **7, 8**.

Paciente: sentado o en decúbito supino.

Fijación: el examinador estabiliza la muñeca.

Prueba: extensión de la articulación metacarpofalángica del pulgar (fig. 6-14B).

Presión: sobre la superficie dorsal de la falange proximal, en el sentido de la extensión dorsal.

Debilidad: disminuye la capacidad de extensión de la articulación metacarpofalángica y puede dar lugar a una posición de flexión de dicha articulación.

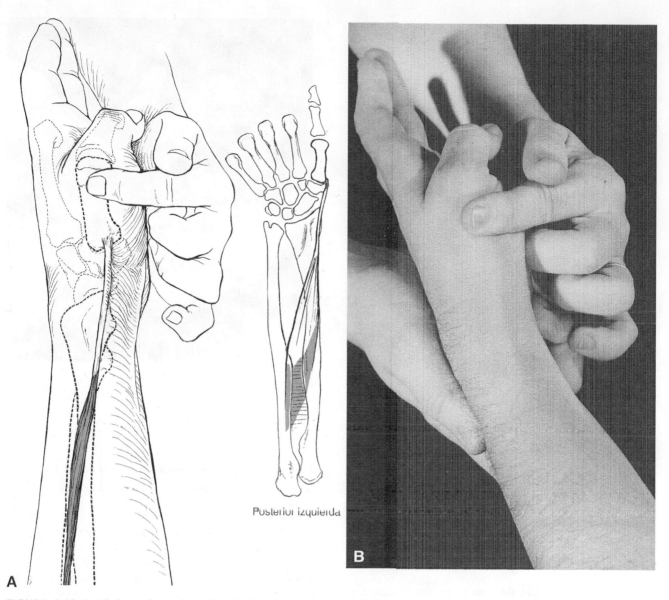

Posterior izquierda

FIGURA 6-15. A. Abductor largo del pulgar. **B.** Prueba muscular del abductor largo del pulgar.

Abductor largo del pulgar

Origen: superficie posterior del cuerpo del cúbito distal al origen del supinador, membrana interósea y superficie posterior del 1/3 medio del cuerpo del radio (fig. 6-15A).

Inserción: base del primer hueso metacarpiano, lado radial.

Acción: abduce y extiende la articulación carpometacarpiana del pulgar y abduce (desviación radial) y ayuda en la flexión de la muñeca.

Nervio: radial, C6, **7**, **8**.

Paciente: sentado o en decúbito supino.

Fijación: el examinador estabiliza la muñeca.

Prueba: abducción y extensión leve de la primera articulación carpometacarpiana (fig. 6-15B).

Presión: sobre la superficie lateral del extremo distal del primer metacarpiano, en dirección de aducción y flexión.

Debilidad: disminuye la capacidad de abducción del primer metacarpiano y de la muñeca.

Contractura: posición en abducción y ligeramente extendida del primer metacarpiano, con desviación radial leve de la mano.

6 | MIEMBROS SUPERIORES

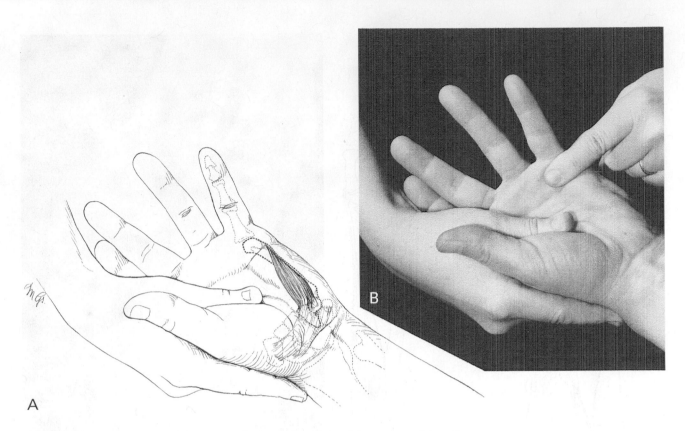

FIGURA 6-16. A. Oponente del meñique. **B.** Prueba muscular del oponente del meñique.

Oponente del meñique

Origen: gancho del hueso unciforme y del retináculo flexor (fig. 6-16A).

Inserción: toda la longitud del quinto hueso metacarpiano, lado cubital.

Acción: opone (es decir, flexiona junto con rotación leve) la articulación carpometacarpiana del quinto dedo, elevando el borde cubital de la mano hasta una posición en la que los flexores metacarpofalángicos pueden oponer el quinto dedo al pulgar. Ayuda a poner la palma de la mano «en cuenco» (cóncava).

Nervio: cubital, C(7), **8, T1**.

Paciente: sentado o en decúbito supino.

Fijación: la mano puede estabilizarse por medio del examinador o apoyándola en la mesa. El explorador sujeta firmemente el primer metacarpiano.

Prueba: oposición del quinto metacarpiano hacia el primero (fig. 6-16B).

Presión: sobre la superficie palmar, a lo largo del quinto metacarpiano, en dirección hacia donde se aplana la mano. En la ilustración, se empleó presión de un dedo para evitar ocultar el vientre del músculo; por lo general, se utiliza el pulgar para aplicar presión a lo largo del quinto metacarpiano.

Debilidad: produce aplanamiento de la palma de la mano y dificulta, si no es que imposibilita, la oposición del quinto dedo al pulgar.

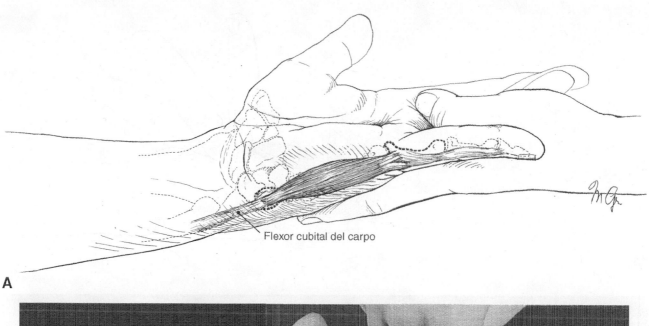

Flexor cubital del carpo

A

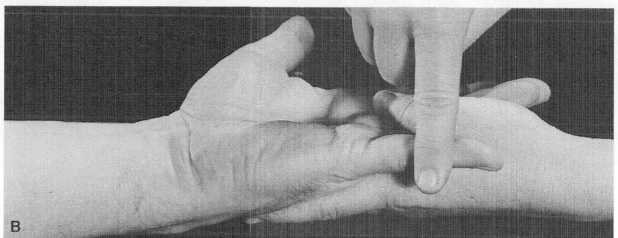

B

FIGURA 6-17. A. Abductor del meñique. **B.** Prueba muscular del abductor del meñique.

Abductor del meñique

Origen: tendón del flexor cubital del carpo y el hueso pisiforme (fig. 6-17A).

Inserción: por dos fascículos, uno en la base de la falange proximal del quinto dedo, lado cubital, y otro en el borde cubital de la expansión extensora.

Acción: abduce, ayuda en la oposición y puede asistir en la flexión de la articulación metacarpofalángica del quinto dedo. En virtud de su inserción en la expansión extensora, puede ayudar en la extensión de las articulaciones interfalángicas.

Nervio: cubital, C(7), **8, T1**.

Paciente: sentado o en decúbito supino.

Fijación: la mano se puede estabilizar mediante el examinador o apoyándola en la mesa.

Prueba: abducción del quinto dedo (fig. 6-17B).

Presión: sobre la cara cubital del quinto dedo, en dirección de aducción hacia la línea media de la mano.

Debilidad: disminuye la capacidad de abducción del quinto dedo y causa la aducción de este dedo.

> **NOTA:** Se debe ser constante en la ubicación de la presión durante todas las pruebas de abducción y aducción de los dedos. La presión contra los lados de las falanges medias parece ser la más adecuada para todas estas pruebas.

6 | MIEMBROS SUPERIORES

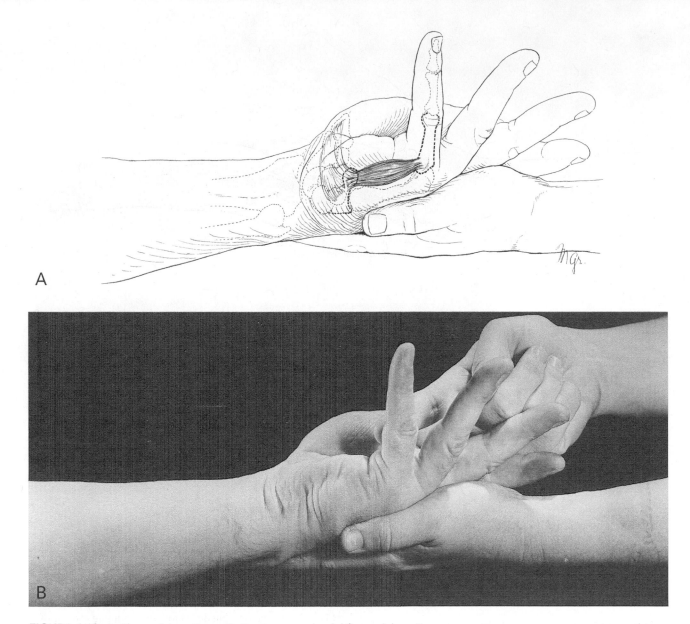

FIGURA 6-18. A. Flexor del meñique. **B.** Prueba muscular del flexor del meñique.

Flexor del meñique

Origen: gancho del hueso unciforme y del retináculo flexor (fig. 6-18A).

Inserción: base de la falange proximal del quinto dedo, lado cubital.

Acción: flexiona la articulación metacarpofalángica del quinto dedo y ayuda a la oposición del quinto dedo hacia el pulgar.

Nervio: cubital, C(7), **8, T1**.

Paciente: sentado o en decúbito supino.

Fijación: la mano puede apoyarse en la mesa o ser estabilizada por el examinador.

Prueba: flexión de la articulación metacarpofalángica, con las articulaciones interfalángicas extendidas (fig. 6-18B).

Presión: sobre la superficie palmar de la falange proximal, en dirección a la extensión dorsal.

Debilidad: disminuye la capacidad para flexionar el quinto dedo y oponerlo al pulgar.

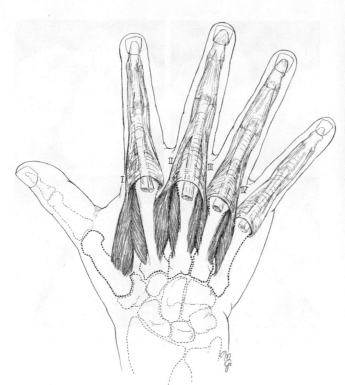

FIGURA 6-19. Interóseos dorsales.

Interóseos dorsales

Orígenes:

Primero, cabeza lateral: 1/2 proximal del borde cubital del primer hueso metacarpiano.

Primero, cabeza medial: borde radial del segundo hueso metacarpiano.

Segundo, tercero y cuarto: lados adyacentes de los huesos metacarpianos en cada interespacio.

Inserciones: hacia la expansión extensora y la base de la falange proximal como se describe a continuación.

Primero: cara radial del segundo dedo, principalmente hasta la base de la falange proximal.

Segundo: cara radial del tercer dedo.

Tercero: cara cubital del tercer dedo, principalmente en la expansión extensora.

Cuarto: cara cubital del cuarto dedo.

Acción: abducción metacarpofalángica de los dedos segundo, tercero y cuarto desde la línea media hasta el tercer dedo. Ayuda en la flexión de las articulaciones metacarpofalángicas y en la extensión de las articulaciones interfalángicas de los mismos dedos. El primero ayuda durante la aducción del pulgar (fig. 6-19).

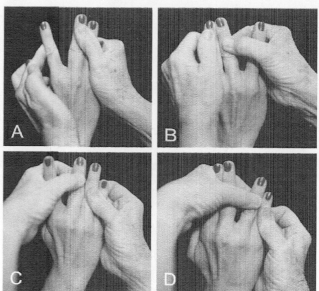

FIGURA 6-20. A-D. Pruebas de los interóseos dorsales.

Nervio: cubital, **C8, T1**.

Paciente: sentado o en decúbito supino.

Fijación: por lo general, estabilización de los dedos adyacentes para dar fijación al dedo hacia el que se desplaza el dedo examinado y evitar la ayuda del dedo del otro lado.

Prueba y presión o tracción: contra la falange media (fig. 6-20):

Primero (*véase* fig. 6-20A): abducción del segundo dedo hacia el pulgar. Aplique presión contra el lado radial del segundo dedo en dirección al tercero.

Segundo (*véase* fig. 6-20B): abducción del tercer dedo hacia el segundo. Sujete el tercer dedo y tire en dirección al cuarto.

Tercero (*véase* fig. 6-20C): abducción del tercer dedo hacia el cuarto dedo. Sujete el tercer dedo y tire en la dirección del segundo dedo.

Cuarto (*véase* fig. 6-20D): abducción del cuarto dedo hacia el quinto dedo. Sujete el cuarto dedo y tire en la dirección del tercer dedo.

Debilidad: disminuye la capacidad de abducción de los dedos segundo, tercero y cuarto. Reduce la fuerza de extensión de las articulaciones interfalángicas y de flexión de las articulaciones metacarpofalángicas de los dedos segundo, tercero y cuarto.

Acortamiento: dedos segundo y cuarto en abducción. Aducción limitada cubital o radialmente del tercer dedo.

6

MIEMBROS SUPERIORES

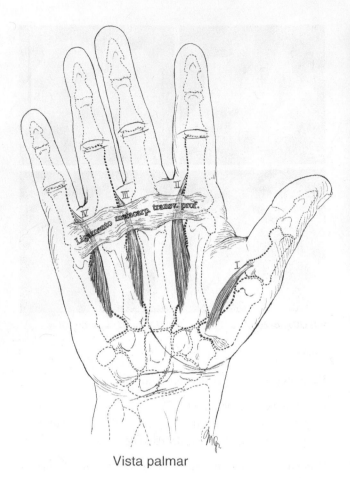

Vista palmar

FIGURA 6-21. Interóseos palmares.

Interóseos palmares

Orígenes:

Primero: base del primer hueso metacarpiano, lado cubital.

Segundo: longitud del segundo hueso metacarpiano, lado cubital.

Tercero: longitud del cuarto hueso metacarpiano, lado radial.

Cuarto: longitud del quinto metacarpiano, lado radial.

Inserciones: principalmente en la expansión extensora del dedo respectivo, con posible unión a la base de la falange proximal de la siguiente manera.

Primero: cara cubital del pulgar.

Segundo: cara cubital del segundo dedo.

Tercero: cara radial del cuarto dedo.

Cuarto: cara radial del quinto dedo.

Acción: aducción metacarpofalángica de primer, segundo, tercer y cuarto dedo hacia la línea media a través del tercer dedo. Ayuda a la flexión de las articulaciones metacarpofa-

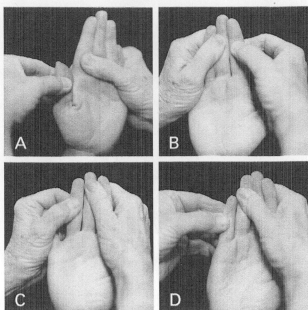

FIGURA 6-22. A-D. Prueba de los interóseos palmares.

lángicas y a la extensión de las articulaciones interfalángicas de los tres dedos (fig. 6-21).

Nervio: cubital, **C8, T1**.

Paciente: sentado o en decúbito supino.

Fijación: por lo general, estabilización de los dedos adyacentes para dar fijación del dedo hacia el dedo que se mueve y evitar la ayuda del dedo del otro lado.

Prueba y tracción: sobre la falange media (fig. 6-22):

Primero (*véase* fig. 6-22A): aducción del pulgar hacia el segundo dedo (actuando con el aductor del pulgar y el primer interóseo dorsal). Sujete el pulgar y tire en dirección radial.

Segundo (*véase* fig. 6-22B): aducción del segundo dedo hacia el tercero. Sujete el segundo dedo y tire en la dirección del pulgar.

Tercero (*véase* fig. 6-22C): aducción del cuarto dedo hacia el tercero. Sujete el cuarto dedo y tire en la dirección del quinto dedo.

Cuarto (*véase* fig. 6-2D): aducción del quinto dedo hacia el cuarto dedo. Sujete el quinto dedo y tire en sentido cubital.

Debilidad: disminuye la capacidad de aducción del pulgar y de los dedos segundo, tercero y cuarto. Disminuye la fuerza en flexión de las articulaciones metacarpofalángicas y en extensión de las articulaciones interfalángicas de los dedos segundo, cuarto y quinto.

Acortamiento: dedos en aducción. Puede producirse por una inmovilización prolongada con los dedos en aducción.

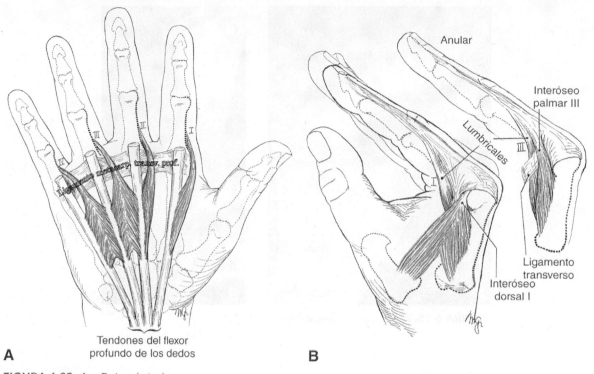

A

Tendones del flexor
profundo de los dedos

B

FIGURA 6-23. A y **B.** Lumbricales.

Lumbricales

Orígenes:

Primero y segundo: superficie radial de los tendones flexores profundos del segundo y el tercer dedo, respectivamente.

Tercero: lados adyacentes de los tendones flexores profundos del tercer y el cuarto dedo.

Cuarto: lados adyacentes de los tendones flexores profundos del cuarto y el quinto dedo.

Inserción: en el borde radial de la expansión extensora en el dorso de los dedos respectivos.

Acción: extiende las articulaciones interfalángicas y flexiona simultáneamente las articulaciones metacarpofalángicas de los dedos segundo a quinto. Los lumbricales también extienden las articulaciones interfalángicas cuando se alargan las articulaciones metacarpofalángicas. Como los dedos se extienden en todas las articulaciones, los tendones del flexor profundo de los dedos ofrecen una forma de resistencia pasiva a este movimiento. Como los lumbricales están unidos a los tendones flexores profundos, pueden disminuir esta tensión resistiva contrayendo y tirando de estos tendones distalmente, y esta liberación de tensión disminuye la fuerza contráctil que necesitan los músculos que extienden las articulaciones de los dedos (fig. 6-23).

Nervios:

Primero y segundo: mediano (ramo interóseo anterior), C(6), 7, **8, T1**.

Tercero y cuarto: cubital, C(7), **8, T1**.

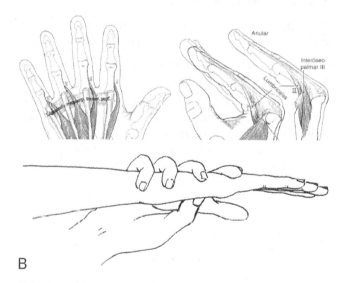

B

FIGURA 6-24. A y **B.** Prueba de los lumbricales.

La hiperextensión de las articulaciones metacarpofalángicas, que se origina a partir de la debilidad de los lumbricales y los interóseos, impide la función normal del extensor de los dedos en la extensión de las articulaciones interfalángicas (fig. 6-24A).

Cuando el examinador ofrece la fijación que normalmente proporcionan los lumbricales y los interóseos, un extensor fuerte de los dedos extenderá los dedos (fig. 6-24B).

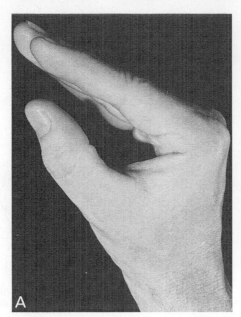
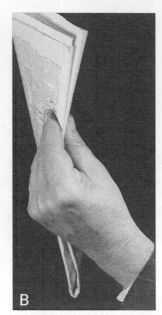

FIGURA 6-25. A y **B.** Lumbricales e interóseos.

Lumbricales e interóseos

Paciente: sentado o en decúbito supino.

Fijación: el examinador estabiliza la muñeca en extensión leve si hay debilidad de los músculos de la muñeca.

Prueba: extensión de las articulaciones interfalángicas, con flexión simultánea de las articulaciones metacarpofalángicas.

Presión: primero, sobre la superficie dorsal de las falanges media y distal, en el sentido de la flexión, y segundo, sobre la superficie palmar de las falanges proximales, en la dirección de la extensión. La presión no se ilustra en la fotografía, porque se *aplica en dos etapas,* no simultáneamente.

Debilidad: tiene como consecuencia una deformidad de tipo mano «en garra».

Acortamiento: flexión de la articulación metacarpofalángica con extensión de la articulación interfalángica.

> **NOTA:** *En la figura 6-25 se ilustra una función importante de los lumbricales y los interóseos. Con la debilidad o parálisis marcadas de estos músculos, una persona no puede sostener un periódico o un libro en posición vertical con una mano. El síntoma que refirió el paciente de que no podía sostener un periódico con una mano era una pista de este tipo de debilidad.*

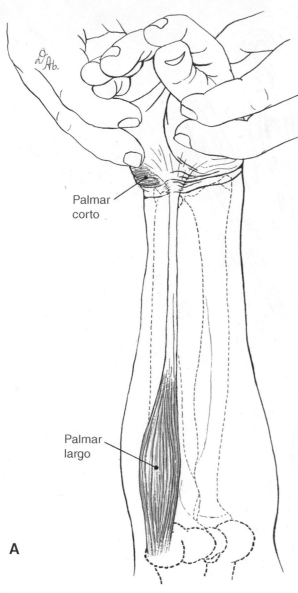

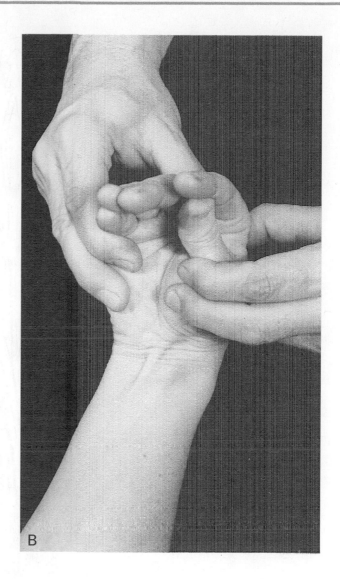

FIGURA 6-26. A. Palmar largo y corto. **B.** Prueba muscular del palmar largo.

Palmar largo

Origen: tendón flexor común del epicóndilo medial del húmero y la fascia antebraquial profunda (fig. 6-26A).

Inserción: retináculo flexor y aponeurosis palmar.

Acción: tensa la fascia palmar, flexiona la muñeca y puede ayudar a la flexión del codo.

Nervio: mediano, C(6), **7, 8,** T1.

Paciente: sentado o en decúbito supino.

Fijación: el antebrazo descansa sobre la mesa para apoyarse, en posición de supinación.

Prueba: tensión de la fascia palmar al ahuecar fuertemente la palma de la mano, y flexión de la muñeca (fig. 6-26B).

Presión: sobre las eminencias tenar e hipotenar en dirección hacia donde se aplana la palma de la mano, y sobre la mano en dirección a la extensión de la muñeca.

Debilidad: disminuye la capacidad para poner la palma de la mano «en cuenco». La fuerza de flexión de la muñeca también está disminuida.

Palmar corto (palmar cutáneo)

Origen: borde cubital de la aponeurosis palmar y superficie palmar del retináculo flexor.

Inserción: piel del borde cubital de la mano.

Acción: ondula la piel del lado cubital de la mano.

Nervio: cubital, C(7), **8,** T1.

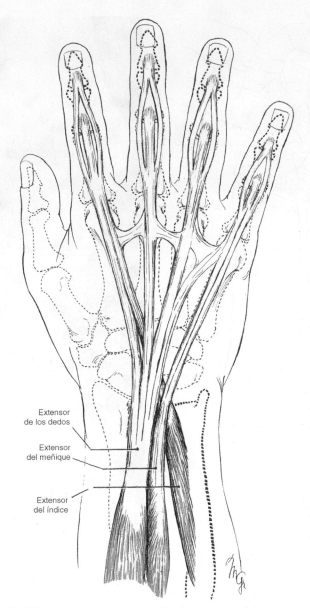

Extensor
de los dedos

Extensor
del meñique

Extensor
del índice

FIGURA 6-27. Extensor del índice y extensor del meñique.

EXTENSOR DEL ÍNDICE Y EXTENSOR DEL MEÑIQUE

Extensor del índice

Origen: superficie posterior del cuerpo del cúbito en sentido distal al origen del extensor largo del pulgar, y membrana interósea (fig. 6-27).

Inserción: en dirección hacia la ampliación extensora perteneciente al segundo dedo con el tendón del extensor largo de los dedos.

Acción: extiende la articulación metacarpofalángica y, con el lumbrical y el interóseo, extiende las articulaciones interfalángicas del segundo dedo. Puede ayudar a aducir el segundo dedo.

Nervio: radial, C6, **7, 8**.

Extensor del meñique

Origen: tendón extensor común del epicóndilo lateral del húmero y fascia antebraquial profunda.

Inserción: hacia la expansión extensora del quinto dedo con el tendón del extensor de los dedos.

Acción: extiende la articulación metacarpofalángica y, con el lumbrical y el interóseo, extiende las articulaciones interfalángicas del quinto dedo. Ayuda a abducir el quinto dedo.

Nervio: radial, C6, **7, 8**.

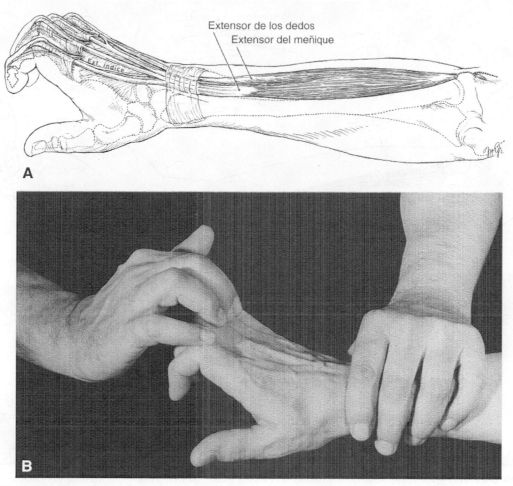

FIGURA 6-28. A. Extensor de los dedos. **B.** Prueba muscular del extensor de los dedos.

Extensor de los dedos

Origen: tendón extensor común del epicóndilo lateral del húmero y fascia antebraquial profunda (fig. 6-28A).

Inserción: por cuatro tendones, cada uno de los cuales penetra en una expansión membranosa en el dorso de los dedos segundo a quinto y se divide sobre la falange proximal en una banda medial y dos laterales. La banda medial se inserta en la base de la falange media; las bandas laterales se reúnen sobre la falange media y se insertan en la base de la falange distal.

Acción: extiende las articulaciones metacarpofalángicas y, junto con los lumbricales y los interóseos, extiende las articulaciones interfalángicas de los dedos segundo a quinto. Ayuda en la abducción de los dedos segundo, cuarto y quinto y en la extensión y abducción de la muñeca.

Nervio: radial, C6, 7, 8.

Paciente: sentado o en decúbito supino.

Fijación: el examinador estabiliza la muñeca, con lo cual se evita la extensión completa.

Prueba: extensión de las articulaciones metacarpofalángicas de los dedos segundo a quinto con las articulaciones interfalángicas relajadas (fig. 6-28B).

Presión: sobre las superficies dorsales de las falanges proximales, en el sentido de la flexión de la muñeca.

Debilidad: disminuye la capacidad para extender las articulaciones metacarpofalángicas de los dedos segundo a quinto y puede causar una posición de flexión de estas articulaciones. La fuerza de extensión de la muñeca también está reducida.

Contractura: deformidad en hiperextensión de las articulaciones metacarpofalángicas y limitación de la flexión de la muñeca.

Acortamiento: hiperextensión de las articulaciones metacarpofalángicas si la muñeca está flexionada, o extensión de la muñeca si las articulaciones metacarpofalángicas están flexionadas.

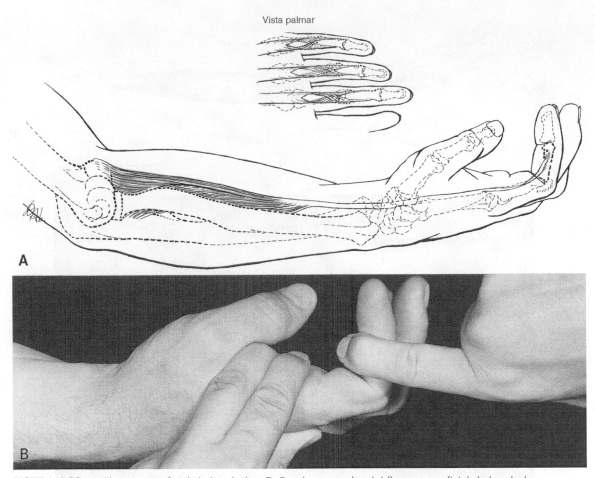

Vista palmar

A

B

FIGURA 6-29. A. Flexor superficial de los dedos. **B.** Prueba muscular del flexor superficial de los dedos.

Flexor superficial de los dedos

Origen de la cabeza humeral: tendón flexor común del epicóndilo medial del húmero, ligamento colateral cubital de la articulación del codo y fascia antebraquial profunda.

Origen de la cabeza del cúbito: cara medial de la apófisis coronoides.

Origen de la cabeza radial: línea oblicua del radio.

Inserción: por cuatro tendones a los lados de las falanges medias de los dedos segundo a quinto.

Acción: flexiona las articulaciones interfalángicas proximales de los dedos segundo a quinto y ayuda en la flexión de las articulaciones metacarpofalángicas y en la flexión de la muñeca (fig. 6-29A).

Nervio: mediano, **C7, 8, T1**.

Paciente: sentado o en decúbito supino.

Fijación: el examinador estabiliza la articulación metacarpofalángica, con la muñeca en posición neutra o ligeramente extendida.

Prueba: flexión de la articulación interfalángica proximal, con la articulación interfalángica distal extendida, de los dedos segundo, tercero, cuarto y quinto (*véase* la sección «Nota»). Cada dedo se prueba como se ilustra en el caso del segundo dedo (fig. 6-29B).

Presión: sobre la superficie palmar de la falange media, en dirección a la extensión.

Debilidad: disminuye la fuerza de prensión y la flexión de la muñeca. Interfiere con la función de los dedos en actividades en las que la articulación interfalángica proximal está flexionada, mientras que la articulación distal está extendida, como teclear o tocar el piano y algunos instrumentos de cuerda. La debilidad causa pérdida de estabilidad articular en las articulaciones interfalángicas proximales, de modo que, durante la extensión de los dedos, estas articulaciones se hiperextienden.

Contractura: deformidad en flexión de la articulación interfalángica proximal de los dedos segundo a quinto. También puede observarse deformidad en flexión de la muñeca.

Acortamiento: flexión de la articulación interfalángica proximal de los dedos segundo a quinto si la muñeca está extendida, o flexión de la muñeca si los dedos están extendidos.

> **NOTA:** *Obtener una acción aislada del flexor superficial en el quinto dedo parece ser la excepción más que la regla.*

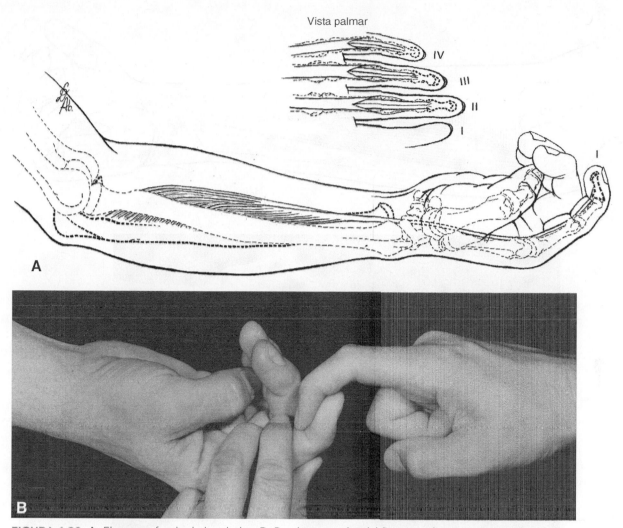

Vista palmar

FIGURA 6-30. A. Flexor profundo de los dedos. **B.** Prueba muscular del flexor profundo de los dedos.

Flexor profundo de los dedos

Origen: superficies anterior y medial de los 3/4 proximales del cúbito, membrana interósea y fascia antebraquial profunda (fig. 6-30A).

Inserción: por cuatro tendones en las bases de las falanges distales, superficie anterior.

Acción: flexiona las articulaciones interfalángicas distales de los dedos segundo a quinto y ayuda a la flexión de las articulaciones interfalángicas proximales y metacarpofalángicas. Puede ayudar a flexionar la muñeca.

Nervios:

Primero y segundo: cubital, C7, **8, T1**.

Tercero y cuarto: cubital, C7, **8, T1**.

Paciente: sentado o en decúbito supino.

Fijación: con la muñeca en extensión leve, el examinador estabiliza las falanges proximal y media.

Prueba: flexión de la articulación interfalángica distal de los dedos segundo, tercero, cuarto y quinto. Cada dedo se analiza como se ilustra más arriba para el segundo dedo (fig. 6-30B).

Presión: sobre la superficie palmar de la falange distal, en dirección a la extensión.

Debilidad: disminuye la capacidad de flexión de las articulaciones distales de los dedos en proporción directa al grado de debilidad, ya que se trata del único músculo que flexiona las articulaciones interfalángicas distales. La fuerza de flexión de las articulaciones interfalángicas proximales, metacarpofalángicas y de la muñeca puede estar disminuida.

Contractura: deformidad en flexión de la articulación interfalángica distal de los dedos segundo a quinto y extensión limitada de la muñeca.

Acortamiento: flexión de la articulación interfalángica distal de los dedos segundo a quinto si la muñeca se encuentra extendida, o flexión de la muñeca si los dedos están en extensión.

6 | MIEMBROS SUPERIORES

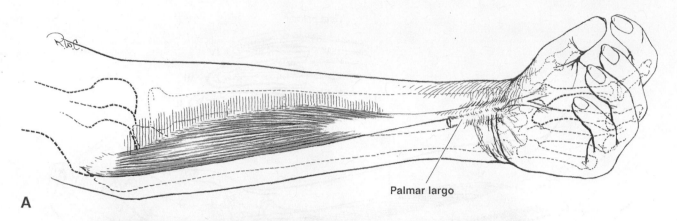

A

Palmar largo

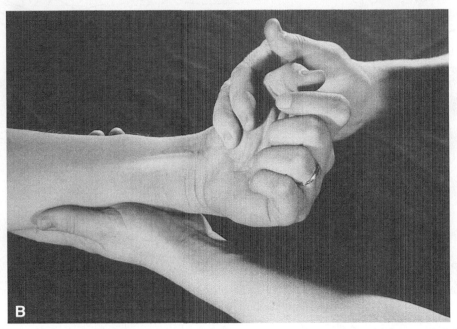

B

FIGURA 6-31. A. Flexor radial del carpo (palmar largo reflejado). **B.** Prueba muscular del flexor radial del carpo.

Flexor radial del carpo (palmar mayor)

Origen: tendón flexor común del epicóndilo medial del húmero y fascia antebraquial profunda (fig. 6-31A). Las fascias están indicadas con *líneas paralelas*.

Inserción: base del segundo hueso metacarpiano y un fascículo hasta la base del tercer hueso metacarpiano.

Acción: flexiona y abduce la muñeca y puede ayudar en la pronación del antebrazo y la flexión del codo.

Nervio: mediano, **C6, 7,** 8.

Paciente: sentado o en decúbito supino.

Fijación: el antebrazo se encuentra en una posición ligeramente inferior a la supinación completa y se apoya en la mesa o es sostenido por el examinador.

Prueba: flexión de la muñeca acompañada de desviación radial (fig. 6-31B) (*véase* la sección «Nota» en la siguiente página).

Presión: sobre la tuberosidad tenar, en dirección de extensión hacia el lado cubital.

Debilidad: disminuye la fuerza de flexión de la muñeca, y la fuerza de pronación puede estar reducida. Permite la desviación cubital de la mano.

Acortamiento: causa flexión de la muñeca además de desviación radial.

> **NOTA:** *El músculo palmar largo no puede descartarse en esta prueba.*

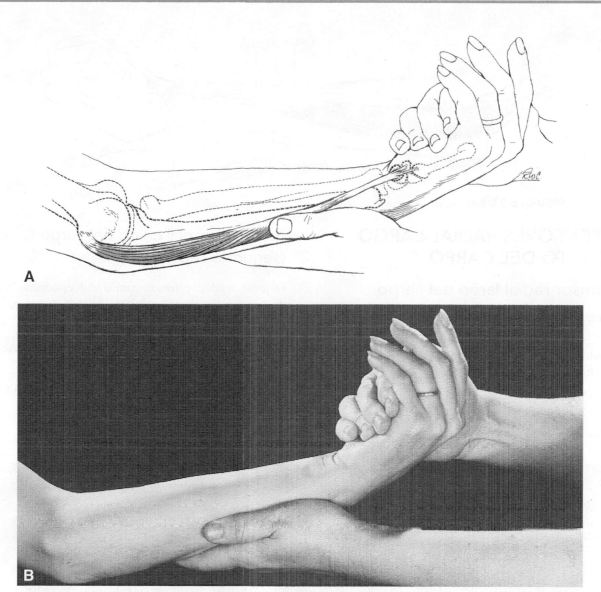

FIGURA 6-32. A. Flexor cubital del carpo. **B.** Prueba muscular del flexor cubital del carpo.

Flexor cubital del carpo

Origen de la cabeza humeral: tendón flexor común del epicóndilo medial del húmero.

Origen de la cabeza cubital: por aponeurosis del margen medial del olécranon, 2/3 proximales del borde posterior del cúbito y la fascia antebraquial profunda.

Inserción: hueso pisiforme y, por ligamentos, a los huesos ganchoso y quinto metacarpiano.

Acción: flexiona y aduce la muñeca y puede ayudar a la flexión del codo (fig. 6-32A).

Nervio: cubital, C7, **8**, T1.

Paciente: sentado o en decúbito supino.

Fijación: el antebrazo está en supinación completa y se apoya en la mesa o es sostenido por el explorador.

Prueba: flexión de la muñeca acompañada de desviación cubital (fig. 6-32B).

Presión: sobre la protuberancia hipotenar, en dirección de extensión hacia el lado radial.

Debilidad: disminuye la fuerza de flexión de la muñeca y puede causar desviación radial de la mano.

Acortamiento: flexión de la muñeca con desviación cubital.

NOTA: *Por lo general, los dedos estarán relajados cuando la muñeca esté flexionada. Sin embargo, si los dedos se flexionan activamente al iniciar la flexión de la muñeca, los flexores de los dedos (profundos y superficiales) intentan sustituir a los flexores de la muñeca.*

6

MIEMBROS SUPERIORES

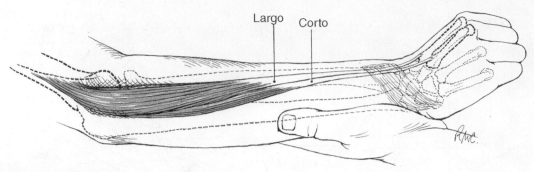

FIGURA 6-33. Extensores radiales largo y corto del carpo.

EXTENSORES RADIAL LARGO Y CORTO DEL CARPO

Extensor radial largo del carpo

Origen: 1/3 distal de la cresta supracondílea lateral del húmero y tabique intermuscular lateral (fig. 6-33).

Inserción: superficie dorsal de la base del segundo hueso metacarpiano, lado radial.

Acción: extiende y abduce la muñeca y ayuda a la flexión del codo.

Nervio: radial, C5, **6, 7,** 8.

Extensor radial corto del carpo (segundo radial externo)

Origen: tendón extensor común del epicóndilo lateral del húmero, ligamento colateral radial de la articulación del codo y fascia antebraquial profunda.

Inserción: superficie dorsal de la base del tercer hueso metacarpiano.

Acción: extiende y ayuda a la desviación de tipo radial de la muñeca.

Nervio: radial, **C6, 7,** 8.

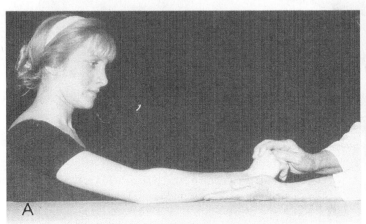
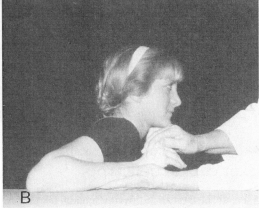

FIGURA 6-34. A. Pruebas musculares de los extensores radiales largo y corto del carpo. **B.** Pruebas musculares del extensor radial corto del carpo.

Prueba de los extensores radial largo y corto del carpo

Paciente: sentado con el codo aproximadamente a 30° de la extensión cero (fig. 6-34A).

Fijación: el antebrazo está en pronación ligeramente menor de la pronación completa y está sobre la mesa para apoyarse.

Prueba: extensión de la muñeca acompañada de desviación de tipo radial (se debe permitir que las articulaciones interfalángicas se flexionen al momento de extender la muñeca).

Presión: sobre el dorso de la mano, a lo largo de los huesos metacarpianos segundo y tercero, en dirección de flexión hacia el lado cubital.

Debilidad: disminuye la fuerza de extensión de la muñeca y permite una desviación cubital de la mano.

Acortamiento: extensión de la muñeca junto con desviación radial.

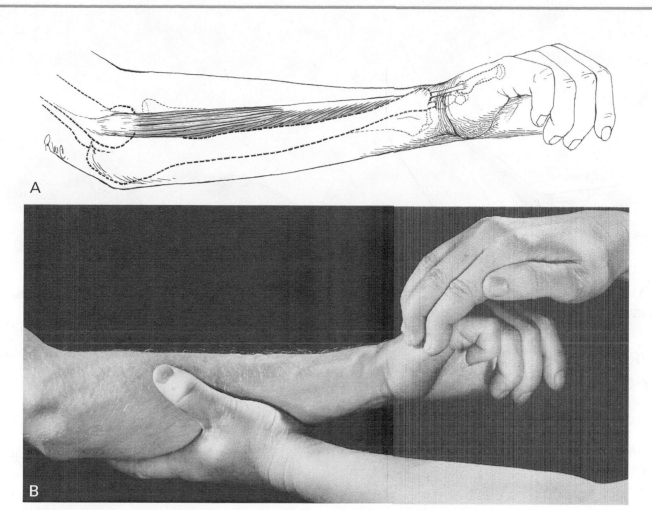

FIGURA 6-35. A. Extensor cubital del carpo. **B.** Prueba muscular del extensor cubital del carpo.

Prueba del extensor radial corto del carpo

Paciente: en posición sentada con el codo totalmente flexionado (fig. 6-34B). Haga que el paciente se incline hacia el frente para flexionar el codo).

Fijación: el antebrazo está en pronación ligeramente inferior a la pronación completa y está sobre la mesa para apoyarse.

Prueba: extensión de la muñeca con desviación radial.

Presión: sobre el dorso de la mano, a lo largo de los huesos metacarpianos segundo y tercero, en dirección de flexión hacia el lado cubital.

Extensor cubital del carpo

Origen: tendón extensor común del epicóndilo lateral del húmero, por la aponeurosis del borde posterior del cúbito y fascia antebraquial profunda (fig. 6-35A).

Inserción: base del quinto hueso metacarpiano, lado cubital.

Acción: extiende y desvía cubitalmente la muñeca.

Nervio: radial, C6, **7, 8**.

Paciente: sentado o en decúbito supino.

Fijación: el antebrazo está en pronación completa y se apoya en la mesa o es sostenido por el examinador.

Prueba: extensión de la muñeca acompañada de desviación cubital (fig. 6-35B).

Presión: sobre el dorso de la mano, a lo largo del quinto hueso metacarpiano, en dirección de flexión hacia el lado radial.

Debilidad: disminuye la fuerza de extensión de la muñeca y puede causar desviación radial de la mano.

Acortamiento: desviación cubital de la muñeca con extensión leve.

> NOTA: Por lo general, los dedos estarán en una posición de flexión pasiva cuando la muñeca esté extendida. Sin embargo, si los dedos se extienden activamente cuando se inicia la extensión de la muñeca, los extensores (de los dedos, del índice y el meñique) intentan compensar la debilidad de los extensores de la muñeca.

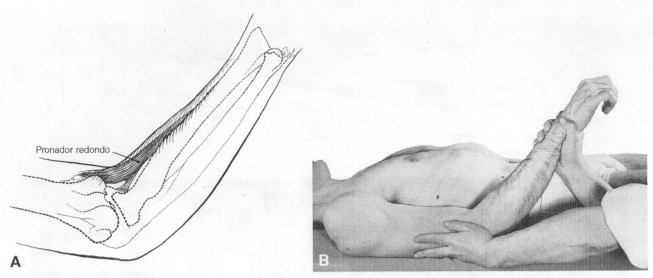

Pronador redondo

A

B

FIGURA 6-36. A. Pronador redondo. **B.** Pruebas musculares del pronador redondo y el pronador cuadrado.

PRONADOR REDONDO Y CUADRADO

Pronador redondo

Origen de la cabeza humeral: inmediatamente proximal al epicóndilo medial del húmero, tendón flexor común y fascia antebraquial profunda (fig. 6-36A).

Origen de la cabeza del cúbito: cara medial de la apófisis coronoides del cúbito.

Inserción: mitad de la superficie lateral del radio.

Acción: prona el antebrazo y ayuda a flexionar la articulación del codo.

Nervio: mediano, **C6, 7**.

Pronador cuadrado

Origen: cara medial, superficie anterior del 1/4 distal del cúbito (fig. 6-37A).

Inserción: cara lateral, superficie anterior del 1/4 distal del radio.

Acción: prona el antebrazo.

Nervio: mediano, C7, **8, T1**.

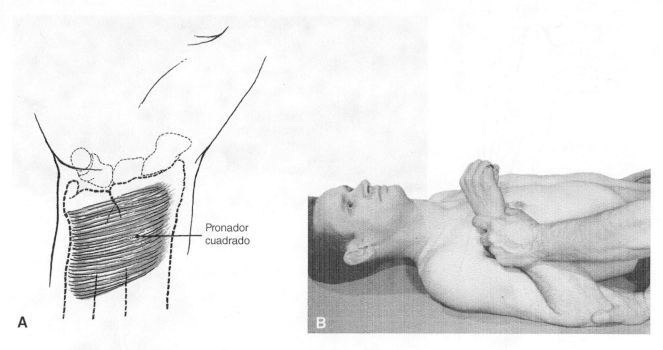

FIGURA 6-37. A. Pronador cuadrado. **B.** Prueba muscular del pronador cuadrado.

Prueba de los pronadores redondo y cuadrado

Paciente: decúbito supino o sentado.

Fijación: el codo debe sujetarse contra el costado del paciente o ser estabilizado por el examinador para evitar cualquier movimiento de abducción del hombro.

Prueba: pronación del antebrazo, con el codo parcialmente flexionado (fig. 6-36B).

Presión: en la parte inferior del antebrazo, por encima de la muñeca (para evitar torcerla), en el sentido de supinación del antebrazo.

Debilidad: permite una posición de supinación del antebrazo e interfiere con muchas funciones cotidianas, como girar el pomo de una puerta, cortar carne con un cuchillo y girar la mano hacia abajo al sujetar una taza u otro objeto.

Contractura: con el antebrazo en posición de pronación, interfiere notablemente con muchas funciones normales de la mano y el antebrazo que requieren pasar de la pronación a la supinación.

> **NOTA:** *Evite presionar el radio y el cúbito porque puede resultar doloroso.*

Prueba del pronador cuadrado

Paciente: decúbito supino o sentado.

Fijación: el codo debe sujetarse contra el costado del cuerpo (ya sea por el paciente o por el examinador) para evitar la abducción del hombro.

Prueba: pronación de la articulación radiocubital, con el codo completamente flexionado para que la cabeza humeral del pronador redondo sea menos eficaz al estar en posición acortada (fig. 6-37B).

Presión: en la parte inferior del antebrazo, por encima de la muñeca (para evitar torcerla), en el sentido de supinación del antebrazo.

> **NOTA:** *Evite presionar el radio y el cúbito porque puede resultar doloroso.*

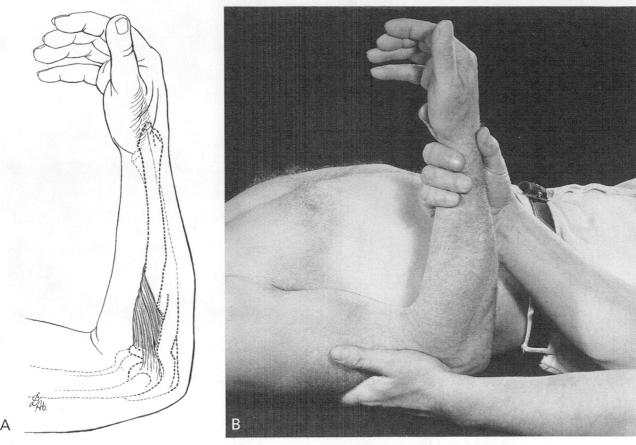

FIGURA 6-38. A. Supinador y bíceps. **B.** Posición para la prueba muscular del supinador y el bíceps.

SUPINADOR Y BÍCEPS

Supinador

Origen: epicóndilo lateral del húmero, ligamento colateral radial de la articulación del codo, ligamento anular del radio y cresta supinadora del cúbito (fig. 6-38A).

Inserción: superficie lateral del 1/3 superior del cuerpo del radio, el cual cubre una parte de las superficies anterior y posterior.

Acción: supina el antebrazo en la articulación radiocubital.

Nervio: radial profundo, C5, **6,** (7).

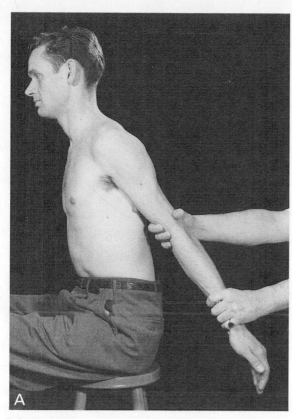
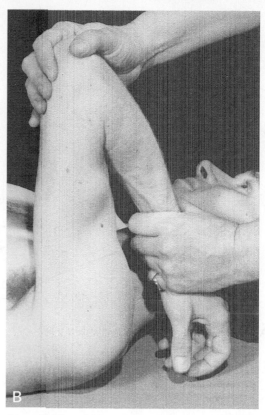

FIGURA 6-39. Prueba muscular del supinador con el bíceps alargado (**A**) y el bíceps en posición acortada (**B**).

Pruebas con los bíceps alargados:

Paciente: sentado o de pie.

Fijación: el examinador mantiene el hombro y el codo en extensión con el bíceps elongado.

Prueba: supinación del antebrazo (fig. 6-39A).

Presión: en el extremo distal del antebrazo, por encima de la muñeca, en la dirección de la pronación. El paciente puede intentar rotar el húmero lateralmente para que parezca que el antebrazo permanece en supinación mientras se ejerce presión y el antebrazo comienza a pronar.

Pruebas con los bíceps en posición acortada:

Paciente: en decúbito supino.

Fijación: el examinador mantiene el hombro en flexión, con el codo completamente flexionado y el bíceps en posición acortada. Suele ser aconsejable que el paciente cierre los dedos para evitar que toquen la mesa, lo que puede hacerse para sujetar el antebrazo en la posición de prueba.

Prueba: supinación del antebrazo (fig. 6-39B).

Presión: en el extremo distal del antebrazo, por encima de la muñeca, en dirección de la pronación. Se debe tener cuidado para evitar la presión máxima porque, al apli-

car presión fuerte, el bíceps se contrae y puede desarrollar un calambre en esta posición acortada. Un calambre fuerte puede producir mialgias durante varios días. Esta prueba debe utilizarse únicamente como ayuda para el diagnóstico diferencial.

Prueba para el supinador y el bíceps

Paciente: en decúbito supino.

Fijación: el codo debe sujetarse contra el costado del paciente para evitar el movimiento del hombro.

Prueba: supinación del antebrazo, con el codo en ángulo recto o ligeramente menor (fig. 6-38B).

Presión: en el extremo distal del antebrazo, por encima de la muñeca (para evitar torcerla), en la dirección de la pronación del antebrazo.

Debilidad: permite que el antebrazo permanezca en posición pronada. Interfiere con muchas funciones de la extremidad, en particular las relacionadas con la alimentación.

Contractura: flexión del codo con supinación del antebrazo. Interfiere de forma notable con las funciones de la extremidad que implican el cambio de posición de supinación a pronación del antebrazo.

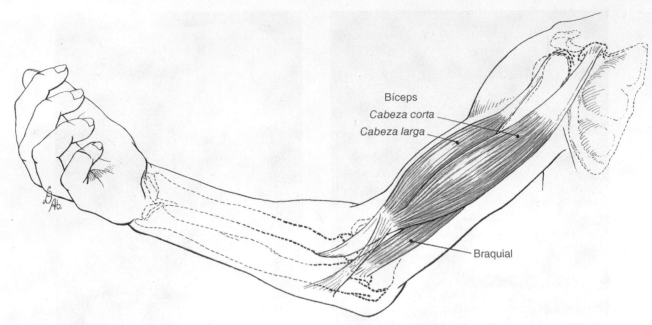

FIGURA 6-40. Bíceps braquial y músculo braquial.

BÍCEPS BRAQUIAL Y BRAQUIAL

Bíceps braquial

Origen de la cabeza corta: vértice de la apófisis coracoides de la escápula.

Origen de la cabeza larga: tubérculo supraglenoideo de la escápula.

Inserción: tuberosidad del radio y aponeurosis del bíceps braquial (aponeurosis bicipital).

Acción: flexión de la articulación glenohumeral. La cabeza corta ayuda a la aducción del hombro. La cabeza larga puede ayudar a la abducción si el húmero está en rotación externa. Con el origen fijo, flexiona la articulación del codo, moviendo el antebrazo hacia el húmero y supina el antebrazo. Con la inserción fija, flexiona la articulación del codo, moviendo el húmero hacia el antebrazo, como en un ejercicio de *pull-up* (fig. 6-40).

Nervio: musculocutáneo **C5, 6**.

Músculo braquial

Origen: 1/2 distal de la superficie anterior del húmero y ambos tabiques intermusculares medial y lateral.

Inserción: tuberosidad y apófisis coronoides del cúbito.

Acción: con el origen fijo, flexiona la articulación del codo, moviendo el antebrazo hacia el húmero. Con la inserción fija, flexiona la articulación del codo, moviendo el húmero hacia el antebrazo, como en un ejercicio de dominada.

Nervio: musculocutáneo, ramo pequeño del radial, **C5, 6**.

Prueba del bíceps braquial y el músculo braquial

Paciente: en decúbito supino o sentado.

Fijación: el examinador coloca una mano bajo el codo del paciente para amortiguar la presión de la mesa.

Prueba: flexión del codo en ángulo recto o ligeramente menor, con el antebrazo en supinación.

Presión: sobre la parte distal del antebrazo, en la dirección de la extensión.

Debilidad: disminuye la capacidad para flexionar el codo contra la gravedad. Interfiere notablemente en actividades cotidianas como alimentarse o peinarse.

Acortamiento: deformidad en flexión del codo.

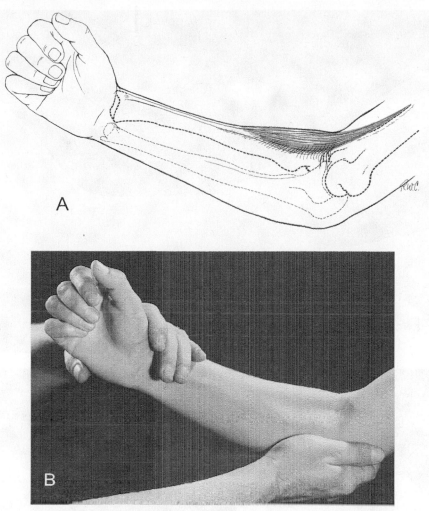

FIGURA 6-41. A. Braquiorradial (supinador largo). **B.** Prueba muscular del braquiorradial.

Braquiorradial

Origen: 2/3 proximales de la cresta supracondílea lateral del húmero, y tabique intermuscular lateral (fig. 6-41A).

Inserción: superficie lateral de la base de la apófisis estiloides del radio.

Acción: flexiona la articulación del codo. También tiene acción secundaria de pronación del antebrazo (16).

Nervio: radial, **C5, 6**.

Paciente: en decúbito supino o sentado.

Fijación: el examinador coloca una mano bajo el codo del paciente para amortiguar la presión de la mesa.

Prueba: flexión del codo, con el antebrazo neutro entre la pronación y la supinación. El vientre del músculo braquiorradial (fig. 6-41B) debe verse y palparse durante esta prueba porque el movimiento también puede ser producido por otros músculos que flexionan el codo.

Presión: sobre el antebrazo distal, en la dirección de la extensión.

Debilidad: disminuye la fuerza de flexión del codo y de pronación resistida hasta la línea media.

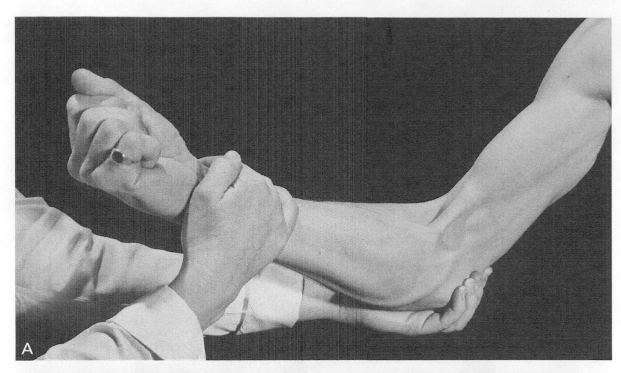

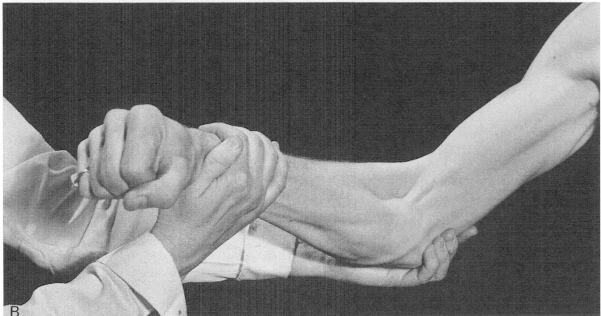

FIGURA 6-42. A. Flexión del codo con el antebrazo en supinación. **B.** Flexión del codo con el antebrazo en pronación.

Flexores del codo

En la figura 6-42 se ilustra la flexión del codo. La imagen B muestra que, contra resistencia, el bíceps actúa en flexión aunque el antebrazo esté en pronación. Dado que el braquial se inserta en el cúbito, la posición del antebrazo, ya sea en supinación o en pronación, no afecta la acción de este músculo en la flexión del codo. El braquiorradial parece tener una acción ligeramente más fuerte en la posición de pronación del antebrazo durante la prueba de flexión del codo que en supinación, aunque su acción más fuerte en flexión se produce con el antebrazo en posición media (17).

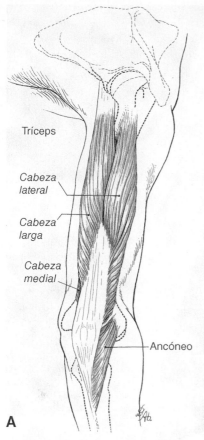

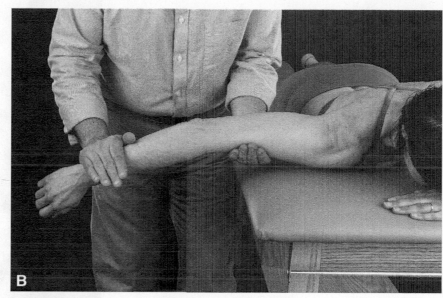

FIGURA 6-43. A. Tríceps braquial y ancóneo. **B.** Prueba muscular del tríceps braquial.

TRÍCEPS BRAQUIAL Y ANCÓNEO

Tríceps braquial

Origen de la cabeza larga: tubérculo infraglenoideo de la escápula.

Origen de la cabeza lateral: superficie lateral y posterior del 1/2 proximal del cuerpo del húmero y tabique intermuscular lateral.

Origen de la cabeza medial: 2/3 distales de las superficies medial y posterior del húmero por debajo del surco radial y a partir del tabique intermuscular medial.

Inserción: superficie posterior de la apófisis olecraniana del cúbito y la fascia antebraquial.

Acción: extiende la articulación del codo. La cabeza larga también ayuda a la aducción y la extensión de la articulación glenohumeral (fig. 6-43A).

Nervio: radial, C6, **7, 8**, T1.

Ancóneo

Origen: epicóndilo lateral del húmero, superficie posterior.

Inserción: cara lateral de la apófisis del olécranon y 1/4 superior de la superficie posterior del cuerpo del cúbito.

Acción: extiende la articulación del codo y puede estabilizar el cúbito durante la pronación y la supinación.

Nervio: radial, **C7, 8**.

Tríceps braquial y ancóneo

Paciente: en decúbito prono.

Fijación: el hombro está en abducción de 90°, neutro con respecto a la rotación, y con el brazo apoyado entre el hombro y el codo cerca de la mesa. El explorador coloca una mano debajo del brazo cerca del codo para proteger al brazo de la presión de la mesa (fig. 6-43B).

Prueba: extensión de la articulación del codo (hasta poco menos de la extensión completa).

Presión: sobre el antebrazo, en el sentido de la flexión.

Paciente: en decúbito supino.

Fijación: el hombro está en una flexión de aproximadamente 90°, con el brazo apoyado en posición perpendicular a la mesa (fig. 6-44).

Prueba: extensión del codo (hasta poco menos de la extensión completa).

Presión: sobre el antebrazo en el sentido de la flexión.

Debilidad: da lugar a la incapacidad para extender el antebrazo contra la gravedad. Interfiere con las funciones cotidianas que implican la extensión del codo, tal como alcanzar una repisa elevada. Conduce a la pérdida de la capacidad para lanzar objetos o empujarlos con el codo extendido. También dificulta el uso de muletas o bastón debido a la incapacidad para extender el codo y transferir el peso a la mano.

Contractura: deformidad en extensión del codo. Interfiere notablemente en las funciones cotidianas que implican la flexión del codo.

> **NOTA:** *Cuando el hombro está en abducción horizontal con el codo extendido, la cabeza larga del tríceps se acorta sobre las articulaciones del hombro y el codo. Cuando el hombro está en aducción horizontal con el codo extendido, la cabeza larga del tríceps está acortada sobre la articulación del codo pero alargada sobre la articulación glenohumeral. Debido a esta acción biarticular, la cabeza larga se hace menos eficaz en decúbito prono al acortarse sobre ambas articulaciones, con el resultado de que el tríceps resiste menos presión cuando se prueba en decúbito prono que cuando se hace en decúbito supino.*
>
> *El tríceps y el ancóneo actúan conjuntamente en la extensión de la articulación del codo, pero puede ser útil diferenciar entre estos dos músculos. Dado que el vientre del músculo ancóneo es distal a la articulación del codo, puede distinguirse del tríceps por palpación. El ramo del nervio radial hacia el ancóneo nace cerca del nivel medio humeral y es bastante largo. Es posible que una lesión afecte solo este ramo sin comprometer al tríceps. La acción alterada del ancóneo reduce la fuerza de extensión del codo. Se puede encontrar que un grado de fuerza favorable de extensión del codo es en realidad resultado de un tríceps normal y un ancóneo deteriorado.*

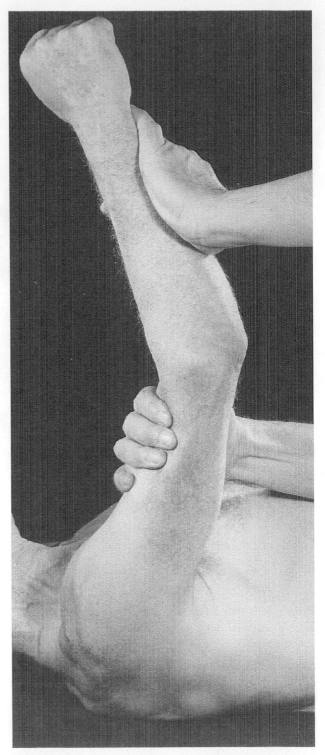

FIGURA 6-44. Pruebas musculares para el ancóneo.

Amplitud de movimiento: pulgar y dedos

Las referencias de la figura 6-45 demuestran la falta de consenso en cuanto a los valores normativos de la amplitud de movimiento del pulgar y los dedos. Autores anteriores eligieron intervalos que son representativos tanto de las fuentes establecidas como de la práctica clínica. Cuando la movilidad es limitada, la medida debe documentarse entre paréntesis y, cuando es excesiva, la hipermovilidad debe indicarse con un círculo alrededor del número medido.

Pruebas de fuerza del pulgar y los dedos

En el cuadro 6-1 se enumeran las categorías para las pruebas musculares del pulgar y los dedos.

Art.	Pulgar	Kendall	Palmer (17)	Reese (18)	Clarkson (19)	AAOS (20)	AMA (21)
CMC	Flexión	15	0-15	0-15	0-15	0-15	
	Extensión	20	0-70	0-20	0-20	0-20	
	Abducción	60	0-60	0-70	0-70	0-70	0-50
	Oposición	Yema del pulgar a yema del 5.º dedo					
MCF	Flexión	50	0-50	0-50	0-50	0-50	0-60
	Extensión	0	50-0	0		0	0
IF	Flexión	80	0-80	0-65	0-80	0-80	0-80
	Extensión	0	80-0	0-10-20		0-20	0-10
Dedos 2.º a 5.º							
MCF	Flexión	90	0-90	0-90	0-90	0-90	0-90
	Extensión	0	90-0	0-20	0-45	0-45	
	Abducción	20	0-20				
IFP	Flexión	100	0-120	0-100	0-100	0-100	0-100
	Extensión	0	120-0	0		0	
IFD	Flexión	70	0-80	0-70	0-90	0-90	0-70
	Extensión	0	80-0	0	0		

FIGURA 6-45. Amplitud de movimiento: pulgar y dedos. CMC: carpometacarpiana; IF: interfalángica; IFD: interfalángica distal; IFP: interfalángica proximal; MCF: metacarpofalángica.

CUADRO 6-1

Categorías para las pruebas musculares del pulgar y los dedos

Categoría	Descripción
0	No se siente contracción en el músculo
1	La contracción débil en el vientre del músculo o el tendón es prominente
2	El músculo mueve una parte a través de una pequeña amplitud de movimiento
3	El músculo se mueve parcialmente a través de una amplitud de movimiento moderada
4	El músculo mueve una parte a través de una amplitud de movimiento casi completa
5	El músculo mueve una parte a lo largo de toda la amplitud de movimiento
6-7	Desplaza el segmento a lo largo de toda la amplitud de movimiento, la mantiene contra presión leve
8-9	Igual que el anterior, pero resiste presión moderada
10	Igual que arriba contra presión máxima

PRUEBAS DE FUERZA DEL HOMBRO Y LA CINTURA ESCAPULAR

MOVIMIENTOS DEL COMPLEJO DE LA CINTURA ESCAPULAR

Articulaciones

La **cintura escapular** es una estructura compleja, eficaz para la realización de muchos movimientos pero vulnerable a las lesiones debido a las muchas y variadas tensiones a las que se ve sometida. Las articulaciones de la cintura escapular se denominan según las estructuras esqueléticas que se mantienen unidas. A continuación se enumeran las articulaciones de la cintura escapular.

1. *Esternocostal:* conecta el esternón con los extremos esternales de 10 costillas (siete directamente y tres indirectamente).
2. *Esternoclavicular:* une el manubrio del esternón con el extremo medial de la clavícula.
3. *Acromioclavicular:* une la apófisis acromial de la escápula con el extremo lateral de la clavícula.
4. *Glenohumeral:* une la cabeza del húmero y la cavidad glenoidea (de ahí que sea una enartrosis).
5. *Costovertebral:* incluye las conexiones de la cabeza de cada costilla con dos cuerpos vertebrales adyacentes y la conexión del tubérculo de cada costilla con la apófisis transversa de la vértebra.

Articulación glenohumeral

La **articulación glenohumeral**, también conocida como «articulación del hombro», es una enartrosis o articulación esférica formada por la cabeza del húmero y la cavidad glenoidea de la escápula. Es la articulación más móvil y menos estable del cuerpo (18), muy vulnerable a las lesiones y dependiente de las articulaciones musculoesqueléticas vecinas para su estabilidad y posición. Debido a la movilidad de esta articulación y a los distintos movimientos que realizan los músculos del hombro y la escápula, mantener una musculatura equilibrada es vital para la estabilidad de la articulación. Las acciones de los músculos del cuello y del hombro están estrechamente relacionadas y pueden observarse patrones compensatorios en respuesta a la debilidad o al acortamiento muscular. Además de los seis movimientos articulares básicos, es necesario definir la circunducción y los dos movimientos en el plano horizontal.

La *flexión* y la *extensión* son movimientos en torno a un eje coronal. La **flexión** es el movimiento en dirección anterior y puede comenzar desde una posición de extensión 45° más allá de la línea axilar media. Describe un arco hacia adelante a través de la posición anatómica cero y hasta la ubicación de 180° por encima de la cabeza. Sin embargo,

la posición de 180° sobre la cabeza solo se alcanza mediante el movimiento combinado de las articulaciones de la cintura escapular. La articulación glenohumeral solo puede flexionarse hasta aproximadamente 120°. Los 60° restantes se obtienen mediante la abducción y la rotación hacia arriba de la escápula, lo que permite que la cavidad glenoidea se oriente más anterior y superiormente y que el húmero se flexione hasta una posición totalmente vertical. El movimiento escapular puede ser bastante variable al principio pero, después de 60° de flexión o 30° de abducción, hay una relación relativamente constante entre el movimiento del húmero y el de la escápula. Inman y cols. descubrieron que, entre los 30° y los 170° de flexión, la articulación glenohumeral proporcionaba 10°, y la rotación escapular 5°, por cada 15° de movimiento (19).

La **extensión** es el movimiento en dirección posterior y técnicamente se refiere al arco de movimiento de 180° de flexión a 45° de extensión. Si se flexiona la articulación del codo, aumentará el rango de extensión de la articulación glenohumeral porque se liberará la tensión del bíceps.

La *abducción* y la *aducción* son movimientos en torno a un eje sagital. La **abducción** es el movimiento en dirección lateral a través de una amplitud de 180° hasta una posición vertical por encima de la cabeza. Esta ubicación final es la misma que se alcanza en flexión, y coordina los movimientos de la cintura escapular y de la articulación glenohumeral. La **aducción** es el movimiento hacia el plano sagital medio en dirección medial y técnicamente se refiere al arco de movimiento desde la elevación completa por encima de la cabeza a través de la posición anatómica cero hasta una ubicación oblicua hacia arriba y a través de la parte frontal del cuerpo.

La *abducción horizontal* y la *aducción horizontal* son movimientos combinados de abducción y aducción que se producen en un grado de flexión del hombro. Estos movimientos se producen en el plano transversal alrededor de un eje longitudinal. La **abducción horizontal** es el movimiento en dirección lateral y posterior, y la **aducción horizontal** es el movimiento en sentido anterior y medial. La posición final de la aducción horizontal completa es la misma que la de la aducción oblicua hacia arriba a través del cuerpo. En un caso, el brazo se desplaza horizontalmente hasta esa posición; en el otro, se desplaza oblicuamente hacia arriba hasta esa posición.

La amplitud de la abducción horizontal, determinada en gran medida por la longitud del pectoral mayor, es extremadamente variable. Con el hombro en 90° de abducción como posición cero para la medición, la amplitud normal debe ser de aproximadamente 45° en abducción horizontal y aproximadamente 135° en aducción horizontal, más fácilmente juzgado por la capacidad para poner la palma de la mano en la parte superior del hombro opuesto (20).

La *rotación medial (interna)* y la *rotación lateral (externa)* son movimientos alrededor de un eje longitudinal a través del húmero. La **rotación medial** es el movimiento en el que la superficie anterior del húmero gira hacia el plano sagital medio. La **rotación lateral** es un movimiento en el que la superficie anterior del húmero se aparta de dicho plano.

El grado de rotación medial o lateral varía con el nivel de elevación en abducción o flexión. Para la medición de las articulaciones, la posición cero es aquella en la que el hombro se encuentra en abducción de 90°, el codo en flexión de 90° y el antebrazo en ángulo recto con respecto al plano coronal. Desde esta posición, la rotación lateral del hombro describe un arco de 90° hasta un lugar en el que el antebrazo es paralelo a la cabeza. Con la escápula estabilizada, la rotación medial describe un arco de aproximadamente 70°. Si se permite que la escápula se incline anteriormente, se puede conseguir un arco de 90° de rotación medial.

Al abducir o flexionar el hombro desde la posición anatómica, la rotación lateral sigue siendo libre, pero la rotación medial está limitada. A medida que el hombro se aduce o extiende, la amplitud de rotación medial permanece libre y la de rotación lateral disminuye. Dentro del tratamiento para restaurar el movimiento de una articulación glenohumeral restringida, hay que preocuparse por obtener la rotación lateral como requisito previo para la flexión o la abducción completas (21).

La *circunducción* combina, consecutivamente, los movimientos de flexión, abducción, extensión y aducción a medida que el miembro superior circunscribe un cono con su vértice en la articulación glenohumeral (fig. 6-46). Esta sucesión de movimientos puede hacerse en ambos sentidos y se utiliza para aumentar la amplitud global de movimiento de la articulación glenohumeral, como en los ejercicios de Codman o con la rueda para el hombro.

ARTICULACIÓN ESTERNOCLAVICULAR Y ESCÁPULA

Articulación esternoclavicular

Debido a su estructura articular («en silla de montar»), la **articulación esternoclavicular** permite el movimiento en dirección anterior y posterior sobre un eje longitudinal, en sentido craneal y caudal sobre un eje sagital, y en rotación sobre un eje coronal. Estos desplazamientos son ligeramente potenciados y transmitidos por la articulación acromioclavicular a la escápula, permitiendo el movimiento escapular. Los desplazamientos adicionales de la cintura escapular descritos aquí son los de la escápula.

Escápula

La **escápula** se une al húmero en la articulación glenohumeral y a la clavícula en la articulación acromioclavicular. Con la parte superior de la espalda bien alineada, las escápulas se apoyan contra el tórax aproximadamente entre los niveles de la segunda y la séptima costillas. Además, los bordes mediales son esencialmente paralelos y están separados por unos 10 cm.

Los músculos que unen la escápula al tórax por delante y a la columna vertebral por detrás proporcionan apoyo y movimiento (tabla 6-3). Están orientados oblicuamente para que sus direcciones de tracción puedan producir movimientos rotatorios y lineales del hueso. En consecuencia, los desplazamientos atribuidos a la escápula no se producen individualmente como movimientos puros (fig. 6-47). Dado que el contorno del tórax es redondeado, cierto grado de rotación o inclinación de la escápula acompaña a la abducción y la aducción y, en menor medida, a la elevación y la depresión.

Aunque no se producen movimientos lineales puros, se describen ocho movimientos básicos de la escápula:

1. *Aducción:* movimiento de deslizamiento en el que la escápula se desplaza hacia la columna vertebral.
2. *Abducción:* movimiento de deslizamiento en el que la escápula se aleja de la columna vertebral y, siguiendo el contorno del tórax, adopta una posición posterolateral en abducción completa.
3. *Rotación lateral o hacia arriba:* movimiento alrededor de un eje sagital en el que el ángulo inferior se desplaza lateralmente y la cavidad glenoidea lo hace en sentido craneal.
4. *Rotación medial o hacia abajo:* movimiento alrededor de un eje sagital en el que el ángulo inferior se desplaza medialmente y la cavidad glenoidea lo hace en dirección caudal.
5. *Inclinación anterior:* movimiento en torno a un eje coronal en el que la apófisis coracoides se desplaza en dirección anterior y caudal mientras que el ángulo inferior lo hace en sentido posterior y craneal. Se puede decir que la apófisis coracoides está deprimida anteriormente. Este movimiento está asociado a la elevación.
6. *Inclinación posterior:* movimiento alrededor de un eje coronal en el que la apófisis coracoides se desplaza en dirección posterior y cefálica mientras que el ángulo inferior lo hace en dirección anterior y cefálica.
7. *Elevación:* movimiento de deslizamiento en el que la escápula se desplaza cranealmente, como al encoger los hombros.
8. *Depresión:* movimiento de deslizamiento en el que la escápula se desplaza caudalmente. Este movimiento es el inverso de la elevación y la inclinación anterior.

> **NOTA:** *Se sugiere evitar el uso de los términos «protracción» y «retracción» para describir los movimientos de la escápula, ya que carecen de la precisión y el detalle necesarios para explicar la posición y el movimiento escapulares. La escápula debe abducirse para que se produzca la «protracción» del brazo y el hombro, pero también puede haber rotación lateral del ángulo inferior, inclinación anterior y elevación. La «retracción» del brazo y el hombro requiere la aducción y (por lo general) la rotación medial de la escápula, con la posibilidad de elevación o depresión.*

6 | MIEMBROS SUPERIORES

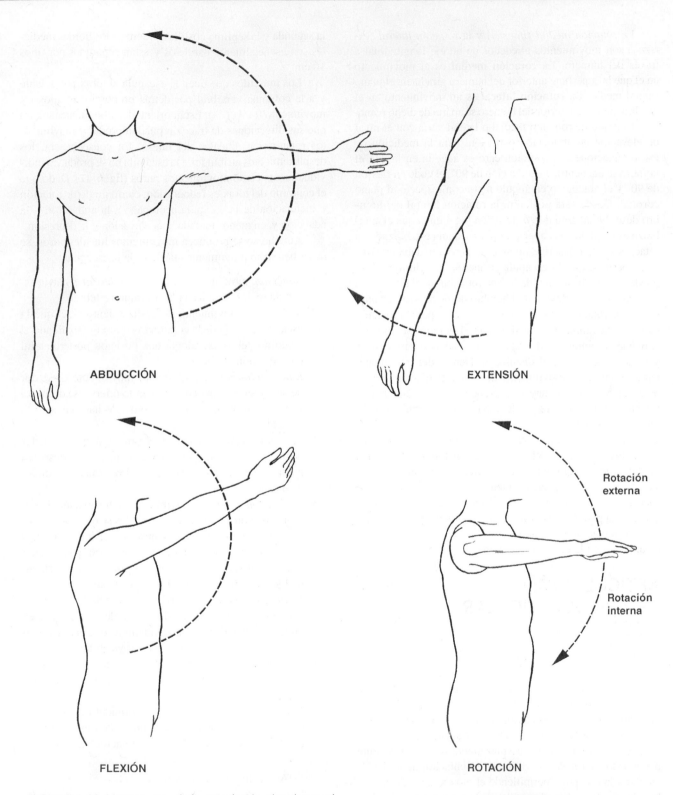

ABDUCCIÓN

EXTENSIÓN

Rotación
externa

Rotación
interna

FLEXIÓN

ROTACIÓN

FIGURA 6-46. Movimientos de la articulación glenohumeral.
Nota: No se ilustran la aducción y la abducción horizontales.

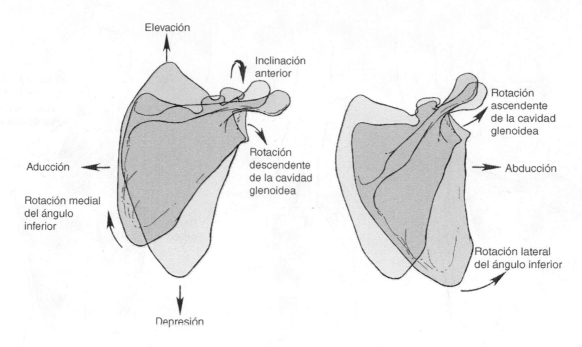

FIGURA 6-47. Movimientos de la escápula.

TABLA 6-3   Músculos combinados del hombro y la escápula

Movimiento	Músculos del hombro	Músculos escapulares
Flexión completa (hasta 180°)	*Flexores:* Deltoides anterior Bíceps Pectoral mayor, superior Coracobraquial *Rotadores laterales:* Infraespinoso Redondo menor Deltoides posterior	*Abductor:* Serrato anterior *Rotadores laterales:* Serrato anterior Trapecio
Abducción completa (hasta 180°)	*Abductores:* Deltoides Supraespinoso Bíceps, cabeza larga *Rotadores laterales:* Infraespinoso Redondo menor Deltoides posterior	*Aductor:* Trapecio, actúa estabilizando la escápula en aducción *Rotadores laterales:* Trapecio Serrato anterior
Extensión total (hasta 45°)	*Extensores:* Deltoides posterior Redondo mayor Dorsal ancho Tríceps, cabeza larga	*Aductores, rotadores mediales y elevadores:* Romboides Elevador de la escápula *Inclinación anterior de la escápula llevada a cabo por:* Pectoral menor
Aducción lateral completa contra resistencia	*Aductores:* Pectoral mayor Redondo mayor Dorsal ancho Tríceps, cabeza larga Bíceps, cabeza corta	*Aductores:* Romboides Trapecio

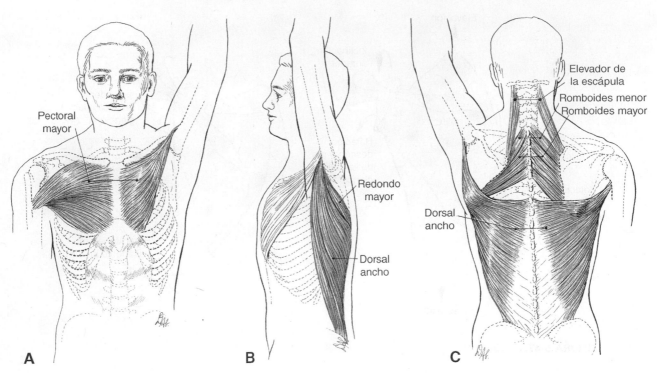

FIGURA 6-48. A-C. Longitud de los músculos humerales y escapulares.

PRUEBAS DE LONGITUD MUSCULAR

Longitud de los músculos humerales y escapulares

La amplitud de movimiento completa escapulohumeral y escapular para la elevación normal del brazo por encima de la cabeza en flexión o en abducción requiere una longitud adecuada del pectoral mayor, el pectoral menor, el dorsal ancho, el redondo mayor, el subescapular, el romboides, el bíceps y el tríceps (fig. 6-48).

La amplitud de movimiento completa del hombro en rotación lateral requiere la longitud normal de los rotadores mediales, es decir, el deltoides anterior, el pectoral mayor, el dorsal ancho, el redondo mayor y el subescapular. Para la amplitud de movimiento completa en rotación medial se necesita la longitud normal de los rotadores laterales, es decir, el redondo menor, el infraespinoso y el deltoides posterior.

Para probar con precisión los diferentes movimientos, no debe haber sustitución por movimientos del tronco. La posición del tronco debe estar normalizada, con el paciente en decúbito supino, las rodillas flexionadas y la parte inferior de la espalda apoyada en una superficie plana (es decir, «en gancho») (fig. 6-49). La mesa no debe tener acolchamiento blando; sin embargo, puede emplearse una manta doblada para mayor comodidad de la persona.

Si la región lumbar se arquea sobre la mesa, la flexión del hombro o la rotación lateral parecerán mayores y la rotación medial se percibirá como menor que la amplitud de movimiento real del hombro y la escápula. Si el tórax está deprimido (como en caso de hipercifosis torácica o cuando los abdominales superiores están tensos), la cantidad de flexión y rotación lateral del hombro parecerá menor y la rotación medial parecerá mayor que la amplitud de movimiento real.

Si el tronco se dobla lateralmente con la convexidad hacia el lado que está siendo examinado, la cantidad de abducción parecerá mayor que la amplitud de movimiento real del hombro y la escápula.

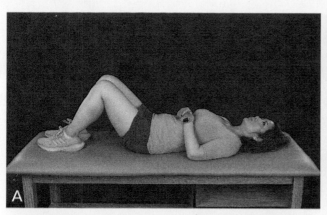
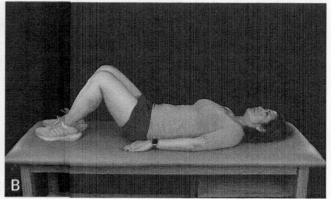

FIGURA 6-49. Decúbito supino con rodillas flexionadas «en gancho». **A.** Manos sobre el abdomen. **B.** Brazos extendidos.

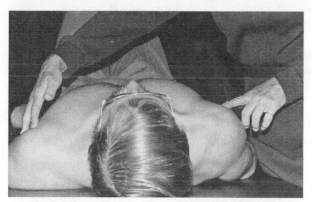

FIGURA 6-50. Decúbito supino con rodillas flexionadas «en gancho», brazos extendidos. Izquierda, longitud normal; derecha, longitud corta, manteniendo el hombro hacia delante.

Prueba de longitud del pectoral menor

Equipo: mesa firme; sin acolchar.

Posición inicial: decúbito supino «en gancho» con los brazos a los lados, los codos extendidos y las palmas orientadas hacia arriba.

Prueba: el examinador se sitúa en la cabecera de la mesa y observa la posición de la cintura escapular. En la figura 6-50 se muestra la longitud normal del pectoral menor izquierdo y el acortamiento del derecho. La cantidad de tensión se mide a partir del grado de elevación del hombro con respecto a la mesa y la resistencia a la presión descendente sobre el hombro. La tensión puede registrarse como leve, moderada o marcada.

Prueba de tensión de los músculos que deprimen la apófisis coracoides anteriormente

El paciente adopta una posición «en gancho» sobre una mesa firme con los brazos a los lados, los codos extendidos y las palmas de las manos hacia arriba. Parece haber cierta inclinación anterior del hombro, lo que sugiere tensión del pectoral menor.

El examinador se coloca a la izquierda del paciente, con la palma de la mano izquierda sobre la región anterior del hombro de este, y presiona firmemente hacia la mesa a modo que hace rodar la región del hombro hacia atrás para corregir la inclinación anterior del hombro (en contraposición a la inclinación anterior de la escápula). El nivel de resistencia indica el grado de tensión en el grupo de músculos unidos a la apófisis coracoides (fig. 6-51).

Para centrarse en el pectoral menor, es necesario aflojar cada uno de los demás músculos. Mientras se mantiene presión continua con la mano izquierda sobre la región anterior del hombro, la mano derecha del examinador dobla el codo del paciente hasta la flexión completa para relajar el bíceps. Si el área del hombro puede desplazarse algo hacia abajo, esto demuestra que los bíceps contribuyen a la presentación clínica.

Manteniendo presión continua en la región anterior del hombro, el examinador entonces levanta el codo del paciente unos 15 o 20 cm por encima de la mesa para relajar el coracobraquial. Si el hombro puede deprimirse más, esto demuestra que el coracobraquial contribuye a la presentación clínica. Cualquier tensión que persista debe atribuirse al pectoral menor.

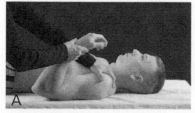
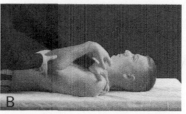

FIGURA 6-51. A y **B.** Prueba de tensión de los músculos que deprimen la apófisis coracoides anteriormente.

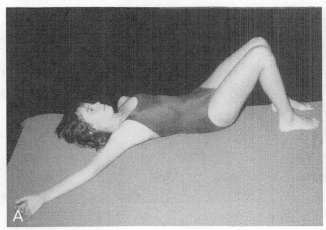
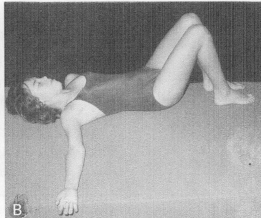

FIGURA 6-52. Prueba de longitud del pectoral mayor. **A.** Longitud normal de las fibras inferiores. **B.** Longitud normal de las fibras superiores.

Prueba de longitud del pectoral mayor

Equipo: mesa firme; sin acolchado blando.

Posición inicial: decúbito supino y rodillas flexionadas «en gancho».

Movimiento de prueba de la parte inferior (esternal): el examinador coloca el miembro superior del paciente en una posición de aproximadamente 135° de abducción del hombro (alineada con las fibras inferiores), con el codo extendido. El hombro estará en rotación externa.

Longitud normal: el miembro superior desciende hasta la altura de la mesa; la parte inferior de la espalda permanece plana sobre la mesa (fig. 6-52A).

Acortamiento: el miembro superior extendido no baja hasta el nivel de la mesa. La limitación puede registrarse como leve, moderada o marcada, medida en grados empleando un goniómetro, o en centímetros mediante una regla, para registrar la distancia en centímetros desde el epicóndilo lateral hasta la mesa.

Movimiento de prueba de la parte superior (clavicular): el examinador coloca el hombro del sujeto en 90° de abducción con el codo extendido y el hombro en rotación externa (con la palma de la mano hacia el techo).

Longitud normal: abducción del hombro de 90°, con rotación externa, el miembro superior plano sobre la mesa y sin rotación del tronco (fig. 6-52B).

Acortamiento: el miembro superior no desciende hasta la altura de la mesa. La limitación puede registrarse como leve, moderada o marcada, medida en grados con un goniómetro, o en centímetros mediante una regla, para registrar la distancia en centímetros entre la mesa y el epicóndilo lateral. Rara vez se encuentra una limitación marcada en esta prueba.

> **NOTA:** *La tensión de la fascia clavipectoral puede interferir con la prueba de longitud de la porción clavicular.*

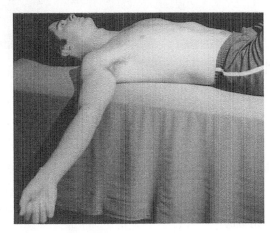

FIGURA 6-53. Prueba en busca de longitud excesiva en la parte superior (clavicular) del pectoral mayor.

Prueba de longitud excesiva: coloque al paciente con la articulación glenohumeral en el borde de la mesa de forma que el brazo pueda abducirse horizontalmente por debajo de la altura de la mesa. La amplitud excesiva se registra como leve, moderada o marcada, o se mide en grados a partir de un goniómetro. La amplitud de movimiento excesiva no es infrecuente (fig. 6-53).

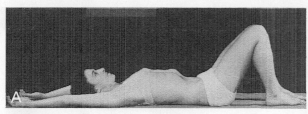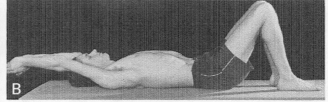

FIGURA 6-54. Pruebas de longitud del redondo mayor, el dorsal ancho y el romboides. **A.** Longitud normal. **B.** Corta.

Pruebas de longitud del redondo mayor, el dorsal ancho y el romboides

Equipo: mesa firme; sin acolchar.

Posición inicial: decúbito supino con rodillas flexionadas, con los miembros superiores a los lados, con los codos extendidos.

Movimiento de prueba: el paciente levanta ambos miembros superiores en flexión por encima de la cabeza, manteniéndolos cerca de la cabeza y bajándolos hacia la mesa (conservando la región lumbar plana) (fig. 6-54).

Longitud normal: capacidad para bajar los miembros superiores a la altura de la mesa, manteniéndolos cerca de la cabeza.

Acortamiento: indicado por la incapacidad para llevar los miembros superiores al nivel de la mesa. Las mediciones se registran como leves, moderadas o marcadas; se mide el ángulo entre la mesa y el húmero para determinar el número de grados de limitación, o se miden los centímetros entre la mesa y el epicóndilo lateral.

> **NOTA:** *La tensión de los abdominales superiores deprimirá el pecho y tenderá a tirar del hombro hacia adelante, interfiriendo en la prueba. Del mismo modo, la hipercifosis de la columna torácica hará imposible bajar el hombro sobre la mesa.*
>
> *Un pectoral menor contraído inclina la escápula anteriormente, tirando de la cintura escapular hacia abajo y adelante. Con el cambio de alineación de la cintura escapular, la flexión de la articulación glenohumeral parecerá limitada aunque la amplitud sea realmente normal, ya que el brazo no puede bajar hasta tocar la mesa.*
>
> *La tensión del pectoral menor es un factor importante en muchos casos de dolor en el brazo. Con la fijación del pectoral menor en la apófisis coracoides, la tensión de este músculo deprime el coracoides anteriormente y puede causar presión y pinzamiento en los cordones del plexo braquial y los vasos sanguíneos axilares que se encuentran entre el coracoides y la caja torácica.*

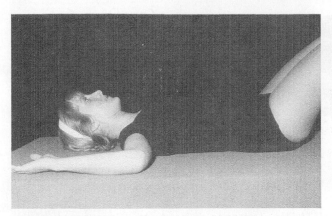
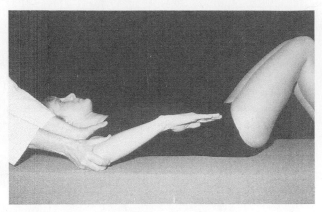

FIGURA 6-55. Pruebas de longitud de los rotadores del hombro. **A.** Rotadores mediales. **B.** Rotadores laterales.

Pruebas de longitud de los rotadores mediales del hombro

Equipo: mesa firme; sin acolchado blando.

Posición inicial: decúbito supino, con la región lumbar plana sobre la mesa, el hombro en abducción de 90°, el codo en el borde de la mesa y flexionado a 90° (antebrazo perpendicular a la mesa).

Prueba de longitud de los rotadores mediales: rotación externa del hombro, bajando el antebrazo hacia el nivel de la mesa (fig. 6-55A) (no permita que la espalda se arquee sobre la mesa).

Amplitud de movimiento normal: 90° de rotación externa (antebrazo plano sobre la mesa manteniendo la parte inferior de la espalda aplanada contra la mesa).

> NOTA: *Si la prueba de tensión del redondo mayor y del dorsal ancho muestra limitación, pero la rotación externa (fig. 6-56A) presenta una amplitud normal, entonces la tensión se localiza en el dorsal ancho pero no en el redondo mayor.*

Prueba de longitud de los rotadores laterales del hombro

Equipo: mesa firme; sin acolchado blando.

Posición inicial: decúbito supino, con la parte inferior de la espalda plana sobre la mesa, el hombro en abducción de 90°, el codo en el borde de la mesa y flexionado a 90° (antebrazo perpendicular a la mesa).

Prueba de longitud de los rotadores laterales: rotación interna del hombro, llevando el antebrazo hacia abajo, en dirección a la mesa, mientras el examinador estabiliza el hombro para evitar la sustitución por la cintura escapular (fig. 6-55B). No se debe permitir el empuje hacia adelante de la cintura escapular.

Amplitud de movimiento normal: 70° de rotación interna.

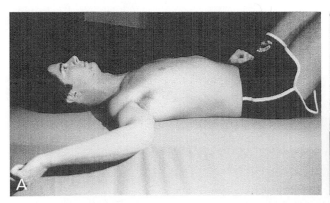
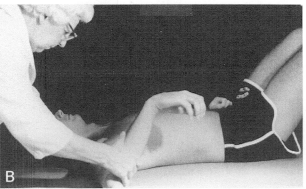

FIGURA 6-56. Pruebas de longitud de los rotadores del hombro. **A.** Prueba muscular de amplitud de movimiento excesiva en rotación lateral. **B.** Desequilibrio: limitación de la rotación medial y rotación lateral excesiva.

Para comprobar la amplitud de movimiento excesiva en rotación externa, es necesario que el codo sobrepase ligeramente el borde de la mesa para permitir que el antebrazo descienda por debajo de la altura de la mesa (*véase* fig. 6-56A).

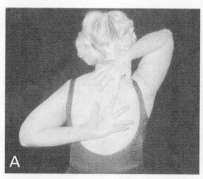
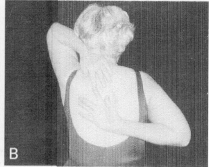

FIGURA 6-57. A y **B.** Colocación de las manos detrás de la espalda para comprobar la amplitud de rotación de la articulación glenohumeral.

Esta persona mostró una limitación marcada de la rotación interna y un exceso de la rotación externa, un desequilibrio que se observa con frecuencia en los jugadores de béisbol (22).

La colocación de las manos detrás de la espalda, como se ilustra en la figura 6-57, requiere una amplitud de rotación normal de la articulación glenohumeral sin movimiento anómalo de la cintura escapular.

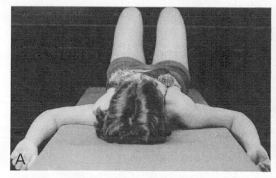
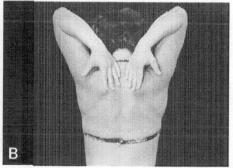

FIGURA 6-58. A. Rotación lateral de la articulación glenohumeral ligeramente excesiva. **B.** Colocación de las manos con facilidad en la parte superior de la espalda.

Rotación externa de la articulación glenohumeral ligeramente excesiva. Las manos pueden ubicarse fácilmente en la parte superior de la espalda (fig. 6-58).

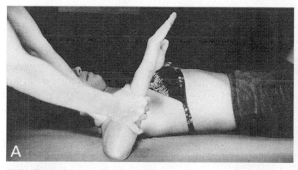
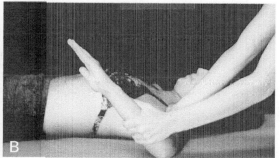

FIGURA 6-59. A y **B.** Rotación medial limitada de la articulación glenohumeral, más en la derecha que en la izquierda.

Rotación interna de la articulación glenohumeral limitada, más en la derecha que en la izquierda (fig. 6-59). La cintura escapular se sujeta para evitar la sustitución del movimiento de la articulación glenohumeral por el de la cintura escapular.

La sustitución por el movimiento de la cintura escapular permite al paciente situar las manos detrás de la espalda (fig. 6-60). Sin embargo, fomentar o permitir dicha sustitución puede tener efectos adversos al contribuir al desarrollo excesivo del pectoral menor (*véase* pectoral menor).

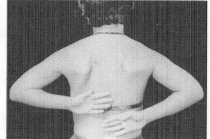

FIGURA 6-60. Sustitución por el movimiento de la cintura escapular.

6

MIEMBROS SUPERIORES

NOTA HISTÓRICA

Tabla del miembro superior

NOMBRE DEL PACIENTE   NÚMERO DE CLÍNICA

IZQUIERDA   DERECHA

						Examinador							
						Fecha							
						Trapecio, superior							
						Trapecio, medio							
						Trapecio, inferior							
						Serrato anterior							
						Romboides							
						Pectoral menor							
						Pectoral mayor							
						Dorsal ancho							
						Rotadores mediales del hombro							
						Rotadores laterales del hombro							
						Deltoides, anterior							
						Deltoides, medio							
						Deltoides, posterior							
						Bíceps							
						Tríceps							
						Braquiorradial							
						Supinadores							
						Pronadores							
						Flexor radial del carpo							
						Flexor cubital del carpo							
						Extensor radial del carpo							
						Extensor cubital del carpo							
					1	Flexor profundo de los dedos	1						
					2	Flexor profundo de los dedos	2						
					3	Flexor profundo de los dedos	3						
					4	Flexor profundo de los dedos	4						
					1	Flexor superficial de los dedos	1						
					2	Flexor superficial de los dedos	2						
					3	Flexor superficial de los dedos	3						
					4	Flexor superficial de los dedos	4						
					1	Extensor de los dedos	1						
					2	Extensor de los dedos	2						
					3	Extensor de los dedos	3						
					4	Extensor de los dedos	4						
					1	Lumbrical	1						
					2	Lumbrical	2						
					3	Lumbrical	3						
					4	Lumbrical	4						
					1	Interóseo dorsal	1						
					2	Interóseo dorsal	2						
					3	Interóseo dorsal	3						
					4	Interóseo dorsal	4						
					1	Interóseo palmar	1						
					2	Interóseo palmar	2						
					3	Interóseo palmar	3						
					4	Interóseo palmar	4						
						Flexor largo del pulgar							
						Flexor corto del pulgar							
						Extensor largo del pulgar							
						Extensor corto del pulgar							
						Abductor largo del pulgar							
						Abductor corto del pulgar							
						Aductor del pulgar							
						Oponente del pulgar							
						Flexor del meñique							
						Abductor del meñique							
						Oponente del meñique							

NOTAS:

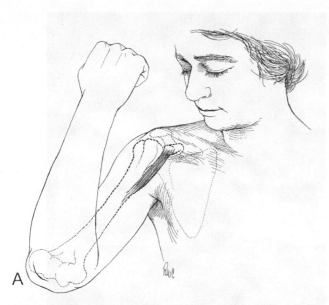
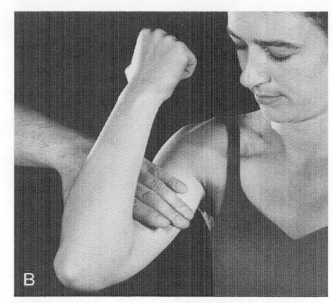

FIGURA 6-61. A. Coracobraquial. **B.** Prueba muscular del coracobraquial.

PRUEBAS DE FUERZA MUSCULAR

Coracobraquial

Origen: vértice de la apófisis coracoides perteneciente a la escápula (fig. 6-61A).

Inserción: superficie medial de la parte media del eje del húmero, opuesta a la tuberosidad deltoidea.

Acción: flexiona y aduce la articulación glenohumeral.

Nervio: musculocutáneo, C5, **6, 7**.

Paciente: sentado o en decúbito supino.

Debilidad: disminuye la fuerza de flexión de los hombros, sobre todo en los movimientos que implican flexión y supinación completa del codo, como peinarse.

Acortamiento: la apófisis coracoides está deprimida en sentido anterior cuando el miembro superior está hacia abajo en el costado.

Fijación: si el tronco está estable, no debería ser necesaria la fijación por parte del examinador.

Prueba: flexión del hombro en rotación externa, con el codo completamente flexionado y el antebrazo en supinación. La asistencia del bíceps en la flexión del hombro disminuye en esta posición de prueba porque la flexión completa del codo y la supinación del antebrazo colocan al músculo en una posición demasiado corta para ser eficaz en la flexión del hombro.

Presión: sobre la superficie anteromedial del 1/3 inferior del húmero, en dirección de la extensión y la abducción leve (fig. 6-61B).

6

MIEMBROS SUPERIORES

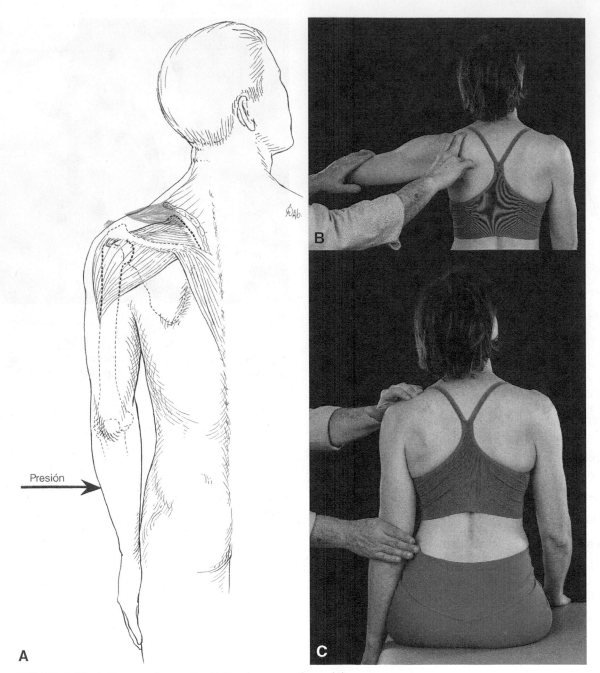

Presión

A

B

C

FIGURA 6-62. A. Supraespinoso. **B** y **C.** Pruebas musculares del supraespinoso.

Supraespinoso

Origen: 2/3 medial de la cavidad supraespinosa de la escápula (fig. 6-62A).

Inserción: carilla superior del tubérculo mayor del húmero y cápsula articular del hombro.

Acción: abduce y rota en sentido lateral la articulación glenohumeral. También estabiliza la cabeza del húmero en la cavidad glenoidea mientras se producen los movimientos de esta articulación.

Nervio: supraescapular, C4, **5,** 6.

Paciente: sentado o de pie, con el hombro abducido 90°, la cabeza y el cuello extendidos y flexionados lateralmente hacia el mismo lado, y la cara girada hacia el lado opuesto.

Fijación: la posición sentada proporciona una mayor estabilización del tronco que la posición de pie.

> **NOTA:** *No se hace ningún esfuerzo por distinguir el supraespinoso del deltoides en la prueba de fuerza para efectos de clasificación, ya que estos músculos actúan simultáneamente en la abducción del hombro. Sin embargo, el supraespinoso puede palparse para determinar si está activo. Dado que el supraespinoso está completamente cubierto por las fibras superiores y medias del trapecio superior, el trapecio debe estar lo más relajado posible para palpar el supraespinoso. Esto se consigue extendiendo y flexionando en dirección lateral la cabeza y el cuello para que la cara gire hacia el lado opuesto, como se ilustra en la figura 6-62B, y palpando el supraespinoso al principio del movimiento de abducción, cuando la actividad del trapecio está en un nivel bajo. El deltoides y el supraespinoso actúan conjuntamente durante el inicio de la abducción, y esta prueba no debe interpretarse en el sentido de que el supraespinoso es responsable de los primeros grados de abducción.*

Prueba de movimiento: comienzo de la abducción del húmero (23).

Resistencia: contra el antebrazo, en el sentido de la aducción.

> **NOTA:** *El supraespinoso debe probarse en su posición más corta porque es un músculo monoarticular y es más fuerte en la prueba en su posición más corta.*
>
> *La prueba de la «lata vacía» no cumple los requisitos para comprobar la fuerza de este músculo. Rowlands y cols. concluyeron que «nuestro estudio demostró que la prueba de la lata vacía no permite la activación selectiva del músculo supraespinoso» (24).*

Debilidad: el tendón del supraespinoso está firmemente unido a la superficie superior de la cápsula de la articulación glenohumeral. La debilidad del músculo o la rotura del tendón disminuyen la estabilidad de la articulación glenohumeral, permitiendo que la cabeza del húmero altere su relación con la cavidad glenoidea.

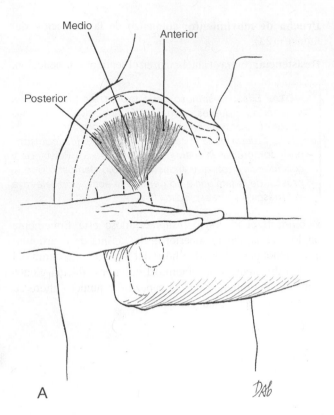

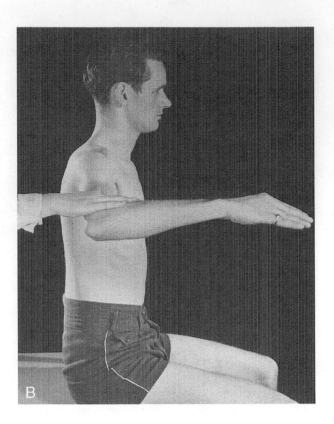

FIGURA 6-63. A. Deltoides. **B.** Prueba muscular del deltoides.

Deltoides

Origen de las fibras anteriores: borde anterior, superficie superior y 1/3 lateral de la clavícula (fig. 6-63A).

Origen de las fibras medias: borde lateral y superficie superior del acromion.

Origen de las fibras posteriores: labio inferior del borde posterior de la espina de la escápula.

Inserción: tuberosidad deltoidea del húmero.

Acción: abducción de la articulación glenohumeral, realizada principalmente por las fibras medias, con estabilización por las fibras anteriores y posteriores. Además, las fibras anteriores flexionan y rotan internamente la articulación glenohumeral. Las fibras posteriores extienden y rotan externamente dicha articulación.

Nervio: axilar, **C5, 6.**

Paciente: sentado.

Fijación: la posición del tronco en relación con el brazo en esta prueba es tal que el tronco estable no necesitará más estabilización por parte del examinador. Si los músculos de

fijación escapular son débiles, el examinador debe estabilizar la escápula.

Prueba: abducción del hombro sin rotación (fig. 6-63B). Al poner el hombro en la posición de prueba, el codo debe estar flexionado para indicar la posición neutra de rotación. Sin embargo, el codo puede extenderse una vez establecida la posición del hombro, de modo que la extremidad extendida pueda usarse como palanca más larga. El examinador debe ser constante con la técnica durante las pruebas posteriores.

Presión: sobre la superficie dorsal de la cara distal del brazo si el codo está flexionado, o contra la superficie distal del antebrazo si el codo está extendido.

Debilidad: produce incapacidad para levantar el brazo en abducción contra la gravedad. En caso de parálisis de todo el deltoides y el supraespinoso, el húmero tiende a subluxarse inferiormente si el brazo permanece sin apoyo contra la gravedad. La cápsula de la articulación glenohumeral permite casi 1 cm de separación entre la cabeza del húmero y la cavidad glenoidea. En los casos de afectación del nervio axilar en los que el deltoides está débil pero el supraespinoso no está afectado, la relajación de la articulación no es tan marcada, pero tiende a evolucionar si no se recupera la fuerza del deltoides.

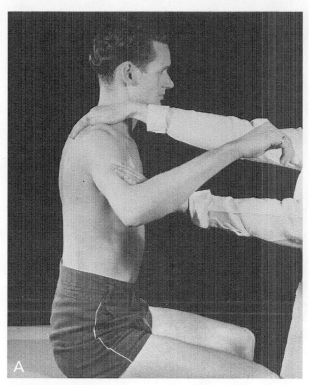 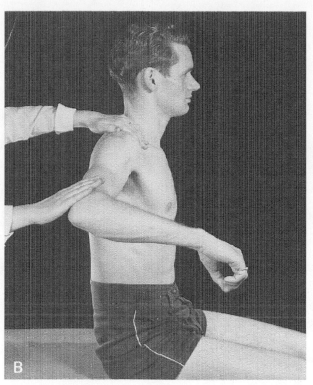

FIGURA 6-64. A. Prueba muscular del deltoides anterior, en posición sentada. **B.** Prueba muscular del deltoides posterior, en posición sentada.

Deltoides anterior

Paciente: sentado.

Fijación: si los músculos de fijación escapular son débiles, el examinador debe estabilizar la escápula. A medida que se ejerce presión sobre el brazo, se aplica contrapresión posterior en la cintura escapular.

Prueba: abducción del hombro en flexión leve y rotación externa ligera (fig. 6-64A). En posición sentada erguida, es necesario colocar el hombro en rotación externa leve para aumentar el efecto de la gravedad sobre las fibras anteriores.

Presión: sobre la superficie anteromedial del brazo, en la dirección de la aducción y la extensión leve.

Deltoides posterior

Paciente: sentado.

Fijación: si los músculos de fijación escapular son débiles, el examinador debe estabilizar la escápula. Al ejercer presión sobre el brazo, se aplica contrapresión anterior sobre la cintura escapular.

Prueba: abducción del hombro en extensión leve y rotación interna (fig. 6-64B). En la posición sentada erguida, es necesario colocar el hombro en ligera rotación interna para tener las fibras posteriores en posición antigravitatoria.

Presión: sobre la superficie posterolateral de la parte distal del brazo, en dirección de la aducción y la flexión leve.

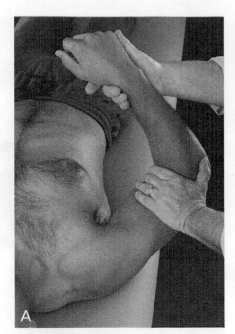
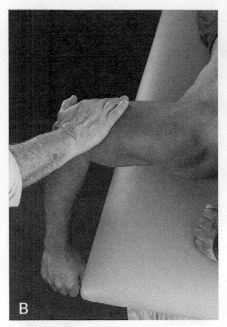

FIGURA 6-65. A. Pruebas musculares del deltoides anterior, en decúbito supino. **B.** Pruebas musculares del deltoides posterior, en decúbito prono.

Deltoides anterior

Paciente: en decúbito supino.

Fijación: el trapecio y el serrato anterior deben estabilizar la escápula *en todas las pruebas de deltoides*, pero si estos músculos son débiles, el examinador debe hacerlo.

Prueba: abducción del hombro en posición de flexión leve y rotación interna (fig. 6-65A). Una mano del explorador se coloca bajo la muñeca del paciente para asegurarse de que el codo no se eleva por acción inversa de los extensores de la muñeca, lo que puede ocurrir si se permite al paciente ejercer presión hacia abajo con la mano sobre el tórax.

Presión: sobre la superficie anterior de la porción distal del brazo, en dirección de aducción hacia el lado del cuerpo.

Deltoides posterior

Paciente: en decúbito prono.

Fijación: la escápula debe mantenerse estable, ya sea mediante los músculos escapulares o con el examinador.

Prueba: abducción del hombro de hasta 90° con extensión leve y rotación externa (fig. 6-65B).

Presión: sobre la superficie posterolateral del brazo, en dirección oblicua hacia abajo y a la mitad entre la aducción y la flexión.

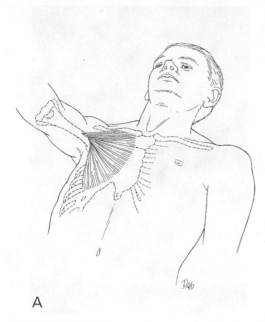

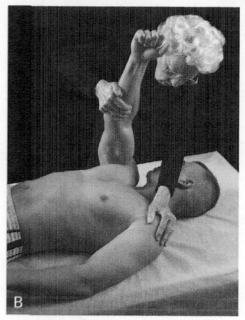

FIGURA 6-66. A. Pectoral mayor, porción clavicular. **B.** Prueba del pectoral mayor, porción clavicular.

Pectoral mayor, porción clavicular

Origen, porción clavicular: superficie anterior de la 1/2 esternal de la clavícula (fig. 6-66A).

Inserción: cresta del tubérculo mayor del húmero. Las fibras se localizan más anteriores y caudales en la cresta que las fibras inferiores.

Acción: flexiona y rota medialmente la articulación glenohumeral y aduce el húmero horizontalmente hacia el hombro opuesto.

Nervio: pectoral lateral, **C5, 6, 7,** 8, T1.

Paciente: en decúbito supino.

Fijación: el examinador sujeta de manera firme el hombro opuesto sobre la mesa. El tríceps mantiene el codo extendido.

Prueba: comenzando con el codo extendido y con el hombro en flexión de 90° y rotación interna leve, se aduce el miembro superior hacia el extremo esternal de la clavícula (fig. 6-66B).

Presión: sobre la parte proximal medial del antebrazo, en el sentido de la abducción.

Debilidad: disminuye la capacidad para llevar el brazo en aducción a través del pecho, lo que dificulta tocar el hombro opuesto con la mano. Reduce la fuerza de flexión y rotación interna del hombro.

Acortamiento. La amplitud de movimiento en flexión, abducción y rotación externa del hombro está disminuida. El acortamiento del pectoral mayor mantiene el brazo en rotación interna y aducción y, de forma secundaria, causa la abducción de la escápula desde la columna vertebral.

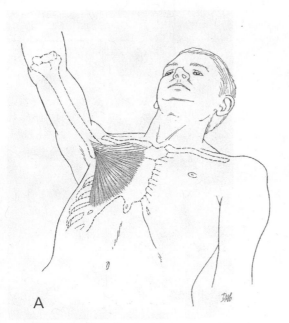
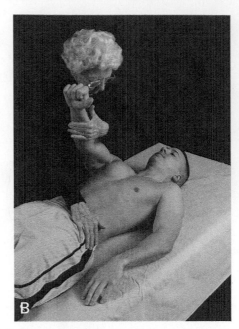

FIGURA 6-67. A. Pectoral mayor, porción esternocostal. **B.** Prueba del pectoral mayor, porción esternocostal.

Pectoral mayor, porción esternocostal

Origen, porción esternocostal: superficie anterior del esternón, cartílagos de las seis o siete primeras costillas y aponeurosis del oblicuo externo (fig. 6-67A).

Inserción: cresta del tubérculo mayor del húmero. Las fibras se retuercen sobre sí mismas y son más posteriores y craneales que las fibras superiores.

Acción: deprime la cintura escapular en virtud de la fijación sobre el húmero y aduce oblicuamente el húmero hacia la cresta ilíaca opuesta.

Nervios: pectoral lateral y medial, C5, **6, 7, 8, T1**.

Acción del músculo en su conjunto: con el origen fijo, el pectoral mayor aduce y rota medialmente el húmero. Con la inserción fija, puede ayudar a elevar el tórax, como en la inspiración forzada. Al caminar con muletas o hacer ejercicio en barras paralelas, ayudará a soportar el peso del cuerpo.

Paciente: en decúbito supino.

Fijación: el examinador coloca una mano en la cresta ilíaca opuesta para sujetar firmemente la pelvis sobre la mesa. Las partes anteriores de los músculos oblicuos externo e interno estabilizan el tórax por encima de la pelvis. En caso de debilidad abdominal, debe estabilizarse el tórax en lugar de la pelvis. El tríceps mantiene el codo en extensión.

Prueba: comenzando con el codo extendido y con el hombro en flexión y rotación interna leve, aducción del hombro y del miembro superior oblicuamente hacia la cresta ilíaca opuesta (fig. 6-67B).

Presión: sobre el antebrazo anteromedial oblicuamente, en abducción y flexión del hombro.

Debilidad: disminuye la fuerza de aducción oblicua hacia el lado opuesto de la cadera. También se pierde la continuidad de la acción muscular en el mismo lado, desde el pectoral mayor hasta el oblicuo externo del mismo costado y el oblicuo interno del lado opuesto, lo que dificulta los movimientos al cortar con un cuchillo o golpear. Desde una posición supina, si el brazo del sujeto se coloca en diagonal sobre la cabeza, será difícil levantar el brazo de la mesa. El sujeto también tendrá dificultades para sostener cualquier objeto grande o pesado con ambas manos a la altura de la cintura o cerca de ella.

Acortamiento: la depresión hacia adelante de la cintura escapular por la tracción del pectoral mayor sobre el húmero suele acompañar la tracción de un pectoral menor tenso sobre la escápula. La amplitud de movimiento de la flexión y la abducción por encima de la cabeza es limitada.

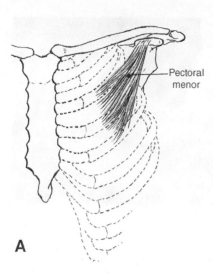

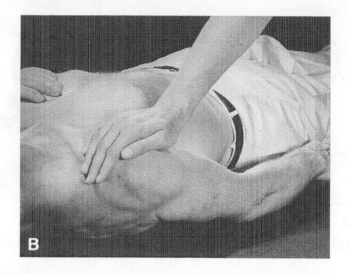

FIGURA 6-68. A. Pectoral menor. **B.** Prueba del pectoral menor.

Pectoral menor

Origen: bordes superiores; superficies externas de las costillas segunda, tercera, cuarta y quinta cerca de los cartílagos costales; fascia sobre los músculos intercostales correspondientes (fig. 6-68A).

Inserción: borde medial, superficie superior de la apófisis coracoides de la escápula.

Acción: con el origen fijo, deprime, rota en dirección hacia abajo y aduce la escápula. Con la escápula estabilizada, con el fin de fijar la inserción, el pectoral menor ayuda durante la inspiración forzada.

Nervio: pectoral medial, con fibras de un ramo comunicante del pectoral lateral; C8, T1.

Paciente: en decúbito supino.

Fijación: ninguna por parte del examinador, a menos que los músculos abdominales se encuentren débiles, en cuyo caso deberá sujetarse firmemente la caja torácica del mismo lado.

Prueba: empuje del hombro hacia el frente, con el brazo a un costado. El paciente no debe ejercer presión hacia abajo a través de la mano para forzar el hombro hacia adelante (fig. 6-68B). Si es necesario, se levanta la mano y el codo del paciente de la mesa.

Presión: sobre la superficie anterior del hombro, hacia abajo, en dirección a la mesa.

Debilidad: la extensión fuerte del hombro depende de la fijación de la escápula por los romboides y los elevadores de la escápula en la parte posterior y por el pectoral menor en la región anterior. Con la debilidad del pectoral menor, disminuye la fuerza de extensión del hombro.

Con la escápula estabilizada en una ubicación de buena alineación, el pectoral menor actúa como músculo accesorio para la inspiración. La debilidad de este músculo aumentará la dificultad respiratoria en los pacientes que ya presentan afectación de los músculos respiratorios.

Acortamiento: con el origen de este músculo en las costillas y la inserción en la apófisis coracoides de la escápula, una contractura tiende a deprimir la apófisis coracoides de la escápula tanto hacia adelante como hacia abajo. Esta contractura muscular es un factor importante que contribuye a muchos casos de dolor de los miembros superiores. Con los cordones del plexo braquial y los vasos sanguíneos axilares situados entre la apófisis coracoides, el tendón del pectoral menor y la caja torácica, la contractura del pectoral menor puede producir un pinzamiento de estos grandes vasos y nervios.

Un pectoral menor contraído restringe la flexión de la articulación glenohumeral al limitar la rotación escapular e impedir que la cavidad glenoidea alcance la orientación craneal necesaria para la flexión completa de la articulación.

6 | MIEMBROS SUPERIORES

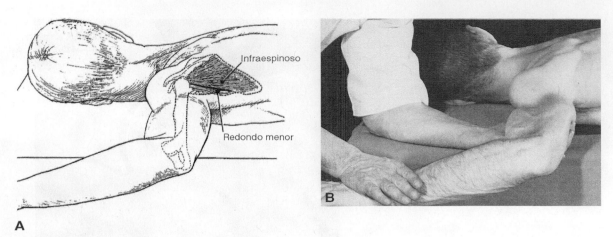

FIGURA 6-69. A. Infraespinoso. **B.** Prueba muscular del infraespinoso.

Rotadores externos del hombro

Infraespinoso

Origen: 2/3 medial de la cavidad infraespinosa de la escápula (fig. 6-69A).

Inserción: carilla media del tubérculo mayor del húmero y cápsula articular del hombro.

Acción: rota externamente la articulación glenohumeral y estabiliza la cabeza del húmero en la cavidad glenoidea durante los movimientos de esta articulación.

Nervio: supraescapular, **C5, 6.**

Paciente: en decúbito prono.

Fijación: el brazo descansa sobre la mesa. El examinador pone una mano bajo la parte distal del brazo y estabiliza el húmero para asegurar la rotación impidiendo la aducción o la abducción del hombro. La mano del explorador amortigua la presión de la mesa. Esta prueba requiere una fuerte fijación por parte de los músculos escapulares, en particular los trapecios medio e inferior, y al realizarla hay que observar si los rotadores laterales de la escápula o los rotadores externos del hombro se rompen al aplicar presión.

Prueba: rotación externa del hombro, con el codo a 90° de flexión (fig. 6-69B).

Presión: empleando el antebrazo como palanca, se aplica presión en la dirección de la rotación interna del hombro.

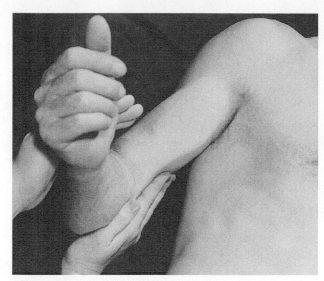

FIGURA 6-70. Prueba muscular del redondo menor.

Redondo menor

Origen: 2/3 superiores, superficies dorsales del borde lateral de la escápula (*véase* fig. 6-69A).

Inserción: carilla inferior del tubérculo mayor del húmero y cápsula articular del hombro.

Acción: hace rotar en dirección externa la articulación glenohumeral y estabiliza la cabeza del húmero en la cavidad glenoidea al momento en el que se producen los movimientos de esta articulación.

Nervio: axilar, **C5, 6**.

Paciente: en decúbito supino.

Fijación: el examinador debe aplicar contrapresión en la superficie interna del extremo distal del brazo para asegurar la rotación.

Prueba: rotación externa del hombro, con el codo mantenido a 90° de flexión (fig. 6-70).

Presión: utilizando el antebrazo como palanca, se aplica presión, en el sentido de la rotación interna del hombro.

Debilidad: el hombro adopta una posición de rotación interna. La rotación externa en posiciones contra la gravedad es difícil o imposible.

Con el fin de clasificar objetivamente un grupo rotador externo débil frente a la gravedad y para llevar a cabo la palpación de los músculos rotadores, se prefiere la prueba en decúbito prono en lugar de la prueba del redondo menor y del infraespinoso en decúbito supino. Para la acción de estos dos rotadores sin mucha ayuda del deltoides posterior y sin necesidad de una fijación máxima del trapecio, se prefiere el análisis en decúbito supino.

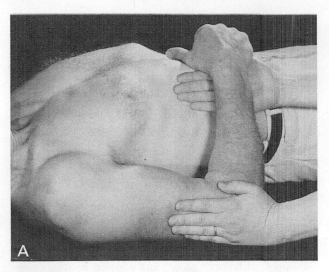

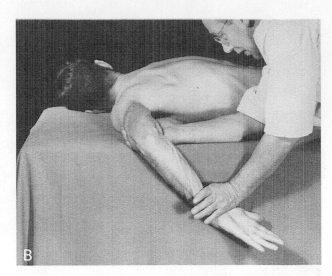

FIGURA 6-71. A. y **B.** Rotadores internos (prueba del grupo).

Rotadores internos del hombro (prueba del grupo)

Los principales músculos que actúan a lo largo de esta prueba de rotación interna del hombro son el dorsal ancho, el pectoral mayor, el subescapular y el redondo mayor.

Paciente: en decúbito supino.

Fijación: el examinador debe aplicar contrapresión en la superficie externa del extremo distal del húmero para garantizar un movimiento de rotación.

Prueba: rotación interna del húmero, con el brazo en el costado y el codo mantenido a 90° de flexión.

Presión: la presión debe aplicarse en la región distal y anterior del antebrazo en la dirección de la rotación externa del hombro.

> NOTA: *Para clasificar de manera objetiva un grupo de rotadores internos débiles frente a la gravedad, se prefiere la prueba en decúbito prono (fig. 6-71B) en lugar de la prueba en decúbito supino. Para llevar a cabo un análisis de la fuerza máxima, se requiere una mayor fijación*

escapular. Por este motivo, se prefiere la prueba en decúbito supino, ya que proporciona la fijación escapular necesaria.

Paciente: en decúbito prono.

Fijación: el brazo reposa sobre la mesa. La mano del examinador, proximal al codo, amortigua la presión de la mesa y estabiliza el húmero para asegurar la rotación impidiendo cualquier aducción o abducción del hombro. El romboides proporciona fijación de la escápula.

Prueba: rotación interna del hombro, con el codo mantenido a 90° de flexión (fig. 6-71).

Presión: la presión se aplica en la porción distal y anterior del antebrazo en la dirección de la rotación externa del hombro.

Debilidad: ya que los rotadores internos son también aductores fuertes, la capacidad para realizar tanto la rotación interna del hombro como la aducción se ve disminuida.

Acortamiento: la amplitud de la flexión del hombro por encima de la cabeza y la rotación externa son limitadas.

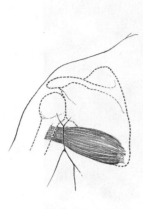

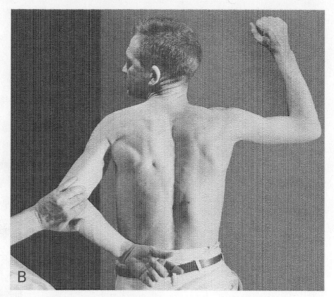

A   **B**

FIGURA 6-72. A. Redondo mayor. **B.** Prueba muscular del redondo mayor.

Redondo mayor

Origen: superficies dorsales del ángulo inferior y 1/3 inferior del borde lateral de la escápula (fig. 6-72A).

Inserción: cresta del tubérculo menor del húmero.

Acción: rota internamente, aduce y extiende la articulación glenohumeral.

Nervio: subescapular inferior, C5, 6.

Paciente: en decúbito prono.

Fijación: no suele ser necesaria porque el peso del tronco brinda suficiente fijación. Sin embargo, si se necesita más fijación, se puede sujetar el hombro opuesto sobre la mesa.

Prueba: extensión y aducción del hombro en posición de rotación interna, con la mano apoyada en la cresta ilíaca posterior ipsilateral (fig. 6-72B).

Presión: sobre el brazo, proximal al codo, en la dirección de la abducción y la flexión del hombro.

Debilidad: reduce la fuerza de rotación interna, así como la aducción y extensión del hombro.

Acortamiento: impide la amplitud completa de rotación externa y abducción del hombro. Con la tensión del redondo mayor, la escápula comenzará a rotar hacia arriba casi simultáneamente con la flexión o la abducción del hombro. Los movimientos escapulares que acompañan la flexión y la abducción del hombro pueden estar influidos por el grado de acortamiento muscular del redondo mayor y el subescapular.

Subescapular

En la figura 6-73 se ilustra el subescapular.

Origen: cavidad subescapular de la escápula.

Inserción: tubérculo menor del húmero y cápsula articular del hombro.

Acción: rota internamente la articulación glenohumeral y estabiliza la cabeza del húmero en la cavidad glenoidea durante los movimientos de esta articulación.

Nervio: subescapular superior e inferior, **C5, 6,** 7.

Subescapular

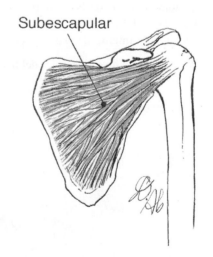

FIGURA 6-73. Subescapular (vista anterior).

6 | MIEMBROS SUPERIORES

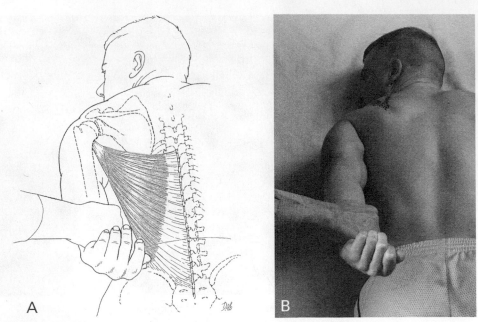

FIGURA 6-74. A. Dorsal ancho. **B.** Prueba muscular del dorsal ancho.

Dorsal ancho

En la figura 6-74A se muestran las inserciones del dorsal ancho en la columna vertebral y la pelvis, lo que pone de relieve la importancia de este músculo en relación con sus distintas funciones. *Véase* la posición preferida del antebrazo en la figura 6-75.

Origen: las apófisis espinosas de las últimas siete vértebras torácicas (T6-T12), las últimas tres o cuatro costillas, a través de la fascia toracolumbar de las vértebras lumbares y sacras y el 1/3 posterior del labio externo de la cresta ilíaca, y un fascículo del ángulo inferior de la escápula.

Inserción: el piso del surco intertubercular del húmero.

Acción: con el origen fijo, rota internamente, aduce y extiende la articulación glenohumeral. Por acción continua, deprime la cintura escapular y ayuda durante la flexión lateral del tronco. Con la inserción fija, ayuda a inclinar la pelvis tanto anterior como lateralmente. Actuando bilateralmente, este músculo puede ayudar a la hiperextensión de la columna vertebral y a la inclinación anterior de la pelvis. Dependiendo del grado de elevación del miembro superior, el dorsal ancho también puede flexionar la columna vertebral. También es posible que actúe como músculo respiratorio accesorio (25).

Nervio: toracodorsal, **C6, 7, 8**.

Paciente: en decúbito prono.

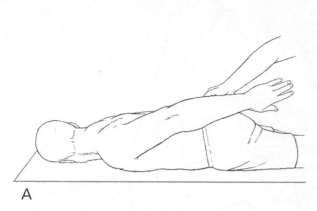

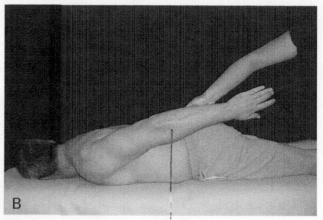

FIGURA 6-75. Dorsal ancho. **A.** Vista lateral de la posición de prueba. **B.** Posición preferida del antebrazo.

Fijación: una mano del examinador puede aplicar contrapresión lateralmente en la cresta ilíaca posterior.

Prueba: aducción del hombro con extensión, en la posición de rotación interna (fig. 6-74B).

Presión: sobre la parte distal del antebrazo, en la dirección de la abducción del hombro y la flexión leve.

Debilidad: la debilidad interfiere con las actividades que implican la aducción del hombro hacia el cuerpo o del cuerpo hacia el brazo. La fuerza de flexión lateral del tronco está reducida.

> **NOTA:** Véase la figura 6-75 en relación con el acortamiento del dorsal ancho.

Acortamiento: el acortamiento del dorsal ancho produce limitación de la elevación del hombro en flexión y abducción. Tiende a deprimir la cintura escapular hacia abajo y hacia adelante. En una curva en «C» hacia la derecha en la columna vertebral (denominada así por la convexidad), las fibras laterales del dorsal ancho izquierdo suelen estar

acortadas. En caso de cifosis marcada, las fibras anteriores están acortadas bilateralmente. Este músculo se puede acortar en las personas que han caminado con muletas durante un período prolongado.

Este músculo es importante en relación con los movimientos implicados en actividades como la escalada, la caminata con muletas y la elevación del cuerpo en barras paralelas, en las que los músculos actúan para elevar el cuerpo hacia los brazos fijos. La fuerza del dorsal ancho es un factor en los movimientos enérgicos del brazo, como nadar, remar y cortar con cuchillo. Todos los aductores y los rotadores internos actúan en estos movimientos fuertes, pero el dorsal ancho puede ser de gran importancia.

> **NOTA:** En el plano coronal, el dorsal ancho (depresor de la cintura escapular) es el oponente más directo del trapecio superior (elevador de la cintura escapular). Pruebe la fuerza del dorsal ancho cuando el hombro está elevado. El restablecimiento del equilibrio muscular puede requerir el estiramiento del trapecio y el fortalecimiento del dorsal.

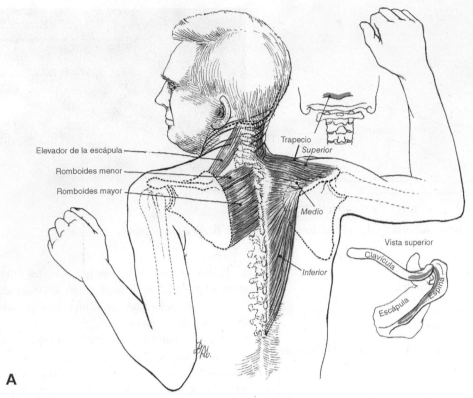

A

FIGURA 6-76. A. Romboides, elevador de la escápula y trapecio (*continúa*).

Romboides, elevador de la escápula y trapecio

Romboides mayor

Origen: apófisis espinosas de la segunda a la quinta vértebras torácicas (fig. 6-76A).

Inserción: por fijación fibrosa al borde medial de la escápula entre la espina dorsal y el ángulo inferior.

Acción: junto con el romboides menor, aducción, elevación y rotación hacia abajo de la escápula.

Nervio: dorsal escapular, **C5**.

Romboides menor

Origen: ligamento nucal, apófisis espinosas de la séptima vértebra cervical y de la primera vértebra torácica.

Inserción: en el borde medial en la raíz de la espina de la escápula.

Acción: junto con el romboides mayor, aducción, elevación y rotación hacia abajo de la escápula.

Nervio: dorsal escapular, **C5**.

Prueba del romboides/elevador de la escápula

Paciente: en decúbito prono.

Fijación: no es necesaria ninguna intervención por parte del examinador, pero se supone que los aductores de la articulación glenohumeral han sido probados y se ha comprobado que son lo suficientemente fuertes como para sostener el miembro superior para utilizarlo como palanca en esta prueba.

Prueba: aducción, elevación y rotación hacia abajo de la escápula. Para obtener esta posición de la escápula y el efecto de palanca para la presión en la prueba, el miembro superior se coloca en la posición de la figura 6-76B. Con el codo flexionado, el hombro se aduce hacia el lado del cuerpo en extensión leve y rotación externa ligera. La prueba consiste en determinar la capacidad de los romboides para mantener la escápula en la posición de prueba cuando se aplica presión contra el miembro superior (*véase* la sección «Prueba alternativa del romboides»).

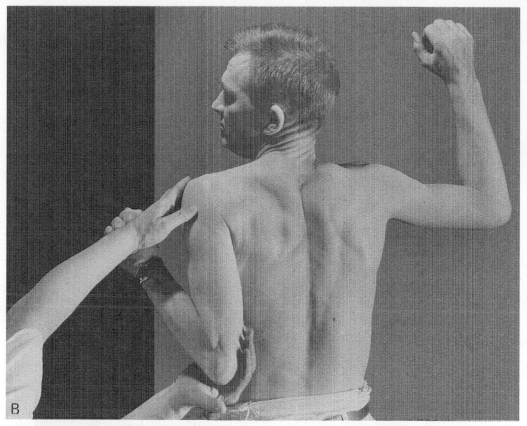

FIGURA 6-76. *(continuación)* **B.** Pruebas musculares de los romboides y los elevadores de la escápula.

Presión: el examinador ejerce presión con una mano sobre la parte distal posterior del codo en la dirección de la abducción escapular y la rotación hacia arriba. La otra mano aplica presión en el hombro del paciente en el sentido de la depresión.

Debilidad: la escápula se abduce y rota hacia arriba. La fuerza de aducción y extensión del hombro está disminuida por la pérdida de la fijación de la escápula por el romboides. La función habitual del miembro superior se ve menos afectada por la pérdida de fuerza del romboides que por la pérdida de fuerza del trapecio o del serrato anterior.

Acortamiento: la escápula se lleva a una posición de aducción y elevación. El acortamiento suele acompañar a la parálisis o la debilidad del serrato anterior, ya que los romboides son oponentes directos del serrato.

Prueba modificada: si los músculos del hombro son débiles, el examinador coloca la escápula en la posición de prueba e intenta abducirla, deprimirla y rotarla hacia abajo.

> **NOTA:** *En la figura 6-76B se muestra el romboides en estado de contracción (véase romboides derecho en posición neutra y romboides izquierdo en posición alargada).*

Elevador de la escápula

Origen: apófisis transversas de las cuatro primeras vértebras cervicales.

Inserción: borde medial de la escápula, entre el ángulo superior y la raíz de la espina dorsal.

Acción: con el origen fijo, eleva la escápula y ayuda en la rotación hacia abajo. Con la inserción fija y actuando unilateralmente, flexiona ipsilateralmente las vértebras cervicales y las rota hacia el mismo lado. Actuando bilateralmente, el elevador puede ayudar a extender la columna cervical.

Nervio: ramos directos de los ramos cervicales ventrales **C3, 4, y dorsal escapular, C5.**

6

MIEMBROS SUPERIORES

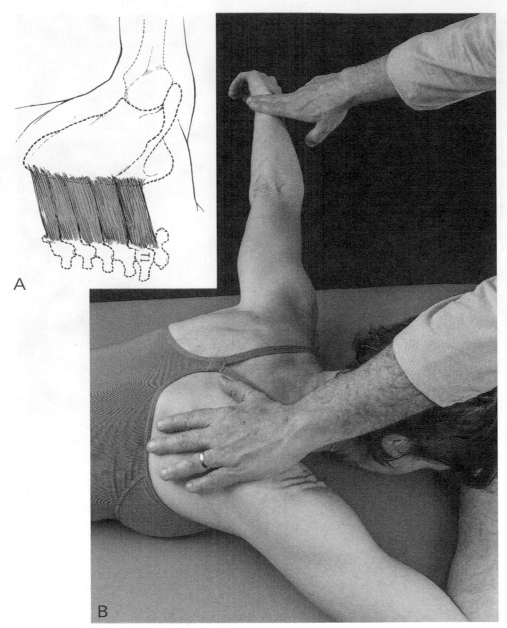

FIGURA 6-77. A. Romboides. **B.** Con el hombro en rotación medial (*continúa*).

Prueba alternativa del romboides

Si se permite una posición de rotación interna del hombro y elevación de la escápula durante la prueba del trapecio medio, deja de ser una prueba del trapecio. Como se ve en la figura 6-77, el hombro está en rotación interna, la escápula se encuentra elevada, deprimida anteriormente, y la escápula se aduce por acción del romboides más que debido a la acción del trapecio medio. La comparación de esta fotografía con la figura 6-78 más adelante ofrece un ejemplo de lo que significa obtener la acción específica en la que un músculo es el motor principal.

La diferencia marcada que existe a menudo entre la fuerza de los romboides y la de los trapecios se muestra de forma espectacular mediante pruebas minuciosas.

Paciente: en decúbito prono.

Fijación: al igual que en el caso del trapecio medio, excepto que el deltoides medio no ayuda como músculo intermedio y los extensores del codo constituyen músculos intermedios necesarios.

Prueba: aducción, elevación y rotación hacia abajo de la escápula. La posición de la escápula se obtiene colocando el hombro en abducción de 90° y en rotación interna suficiente para mover la escápula a la posición de prueba. La palma de la mano se orienta en dirección caudal.

Presión: sobre la porción distal del antebrazo, en dirección descendente hacia la mesa.

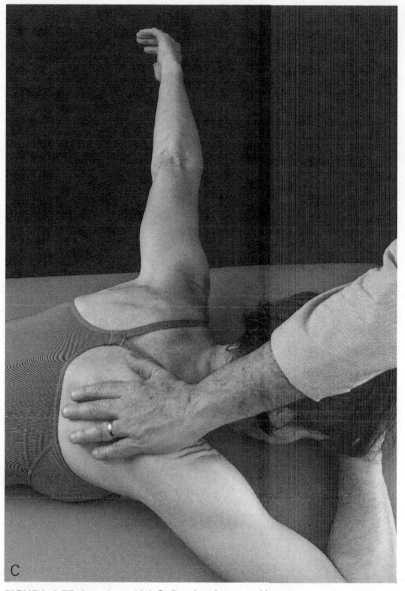

FIGURA 6-77. (*continuación*) **C.** Romboides con el hombro en rotación medial (vista despejada).

Trapecio

Origen de las fibras superiores: protuberancia occipital externa, 1/3 medial de la línea nucal superior, ligamento nucal y apófisis espinosa de la séptima vértebra cervical.

Origen de las fibras medias: apófisis espinosas de las vértebras torácicas primera a quinta.

Origen de las fibras inferiores: apófisis espinosas de las vértebras torácicas sexta a duodécima.

Inserción de fibras superiores: 1/3 lateral de la clavícula y acromion de la escápula.

Inserción de fibras intermedias: margen medial del acromion y labio superior de la espina de la escápula.

Inserción de fibras inferiores: tubérculo situado en el vértice de la espina dorsal de la escápula.

Acción: con el origen fijo, aducción de la escápula, realizada principalmente por las fibras medias, con estabilización por las fibras superiores e inferiores. Rotación de la escápula hacia arriba, hecha principalmente por las fibras superiores e inferiores, con estabilización por las fibras medias. Además, las fibras superiores elevan la escápula y las inferiores la deprimen. Con la inserción fija y actuando unilateralmente, las fibras superiores extienden, flexionan lateralmente y rotan las articulaciones intervertebrales cervicales hacia el lado opuesto. Con la inserción fija y actuando bilateralmente, el trapecio superior extiende las articulaciones intervertebrales cervicales. El trapecio también actúa como músculo respiratorio accesorio.

Nervio: porción espinal del nervio craneal XI (accesorio) y el ramo ventral, **C3, 4.**

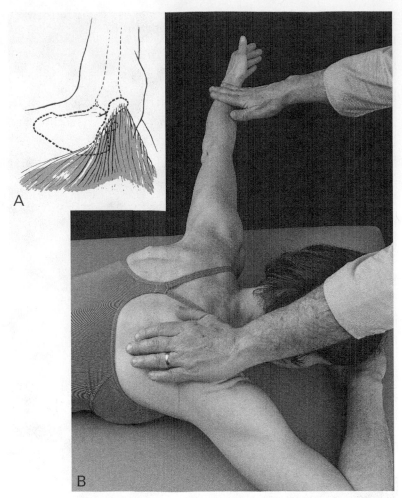

FIGURA 6-78. A. Trapecio medio. **B.** Prueba muscular del trapecio medio.

Trapecio medio

Paciente: en decúbito prono.

Fijación: los extensores de la articulación glenohumeral que intervienen (deltoides posterior, redondo menor e infraespinoso, con ayuda del deltoides medio) deben proporcionar la estabilización necesaria al hombro para utilizar el miembro superior como palanca. En menor medida, se puede necesitar que los extensores del codo den cierta estabilidad al codo. Sin embargo, con el hombro en rotación externa, el codo también se rota en una posición tal que la presión descendente en el antebrazo se ejerce contra el codo lateralmente en lugar de en la dirección de la flexión del codo.

El examinador da fijación al poner una mano en la zona escapular opuesta para evitar la rotación del tronco, como se ilustra en la figura 6-78. La mano del explorador en la fotografía solo indica la dirección descendente de la presión.

Prueba: aducción y rotación hacia arriba de la escápula, sin elevación de la cintura escapular. La posición de prueba se obtiene ubicando el hombro en abducción de 90° y en rotación externa suficiente para llevar la escápula a la rotación ascendente.

El redondo mayor es un rotador interno unido a lo largo del borde axilar de la escápula. La tracción de este músculo al rotar externamente el hombro lleva la escápula hacia arriba. El grado de rotación externa del hombro necesario para producir el efecto sobre la escápula variará en función de la tensión o la laxitud de los rotadores internos. Por lo general, la rotación externa del hombro posiciona la mano de forma que la palma se orienta cranealmente y facilita una buena colocación de la escápula.

Tanto el trapecio como el romboides aducen la escápula, pero difieren en su acción rotadora. La diferenciación de estos músculos en las pruebas se basa en sus acciones de rotación.

Además de colocar los segmentos en la posición de prueba precisa, es necesario observar la escápula durante la prueba para asegurarse de que se mantiene la rotación a medida que se aplica presión.

Presión: en la parte distal del antebrazo, en sentido descendente hacia la mesa.

Debilidad: da lugar a la abducción de la escápula y a una posición hacia adelante del hombro. Los trapecios medio e inferior refuerzan los extensores de la columna torácica. La debilidad de estas fibras del trapecio aumenta la tendencia a una cifosis excesiva.

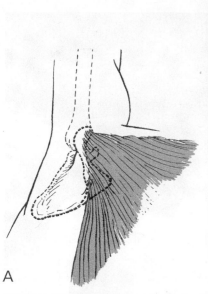 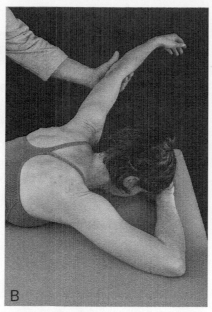 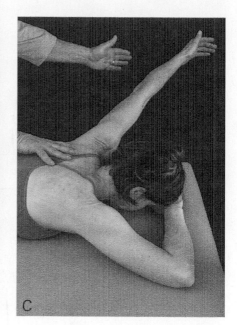

FIGURA 6-79. A. Trapecio inferior. **B y C.** Pruebas musculares del trapecio inferior.

Trapecio inferior

Paciente: en decúbito prono.

Fijación: los extensores del hombro que intervienen, en particular el deltoides posterior, deben dar la estabilización necesaria al hombro y, en menor medida, los extensores del codo deben estabilizar el codo en extensión (*véase* la explicación en el apartado «Fijación» de la sección «Trapecio medio»).

   El examinador proporciona fijación colocando una mano debajo de la escápula en el lado opuesto (lo cual no se ilustra).

Prueba: aducción, depresión y rotación hacia arriba de la escápula. El miembro superior se coloca diagonalmente por encima de la cabeza, alineada con las fibras inferiores del trapecio. La rotación externa de la articulación glenohumeral se produce junto con la elevación, por lo que normalmente no es necesario rotar más el hombro para llevar la escápula a la rotación ascendente (fig. 6-79) (*véase* la explicación en la sección «Trapecio medio»).

Presión: sobre la porción distal del antebrazo, en dirección descendente hacia la mesa.

Debilidad: permite que la escápula se desplace hacia arriba y se incline hacia el frente, con depresión de la apófisis coracoides. Si el trapecio superior está tenso, ayuda a tirar de la escápula hacia arriba y actúa para oponerse a un trapecio inferior débil.

NOTA: *Las pruebas del trapecio inferior y medio son especialmente importantes durante la exploración de casos en*

los cuales se presenta una posición defectuosa del hombro o dolor en la parte superior de la espalda o en el brazo (26).

Prueba modificada del trapecio

Se emplea cuando los músculos de la articulación posterior del hombro están débiles.

Paciente: en decúbito prono, con el hombro en el borde de la mesa y el miembro superior colgando por el borde de la mesa.

Fijación: ninguna.

Prueba: sosteniendo el peso del miembro superior, el examinador ubica la escápula en una posición de aducción, con cierta rotación hacia arriba y sin elevación de la cintura escapular.

Presión: al retirar el apoyo del miembro superior, el peso de la extremidad suspendida ejercerá una fuerza que tenderá a abducir la escápula. El trapecio muy débil no mantendrá la escápula en aducción contra esta fuerza. Si el trapecio puede mantener la escápula en aducción contra el peso del miembro superior suspendido, entonces resiste contra la porción media de la escápula mediante presión en la dirección de la abducción y contra la porción inferior de la escápula mediante presión en sentido diagonal hacia la abducción y la elevación. Al registrar el grado de fuerza, se debe tener en cuenta que se aplicó presión sobre la escápula, ya que el miembro superior no podía utilizarse para lograr un efecto de palanca.

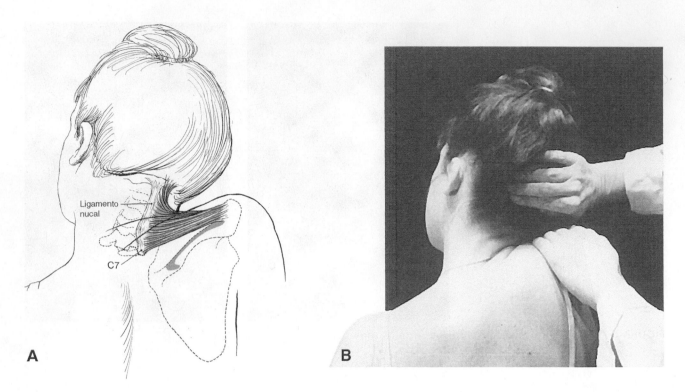

FIGURA 6-80. A. Trapecio superior. **B.** Prueba muscular del trapecio superior.

Trapecio superior

Paciente: sentado.

Fijación: no es necesaria.

Prueba: elevación del extremo acromial de la clavícula y la escápula, con extensión cervical y rotación del lado opuesto (llevando el occipucio hacia el hombro elevado con la cara girada en sentido contrario).

El trapecio superior puede diferenciarse de otros elevadores de la escápula porque es el único que levanta el extremo acromial de la clavícula y la escápula. También rota la escápula hacia arriba mientras la eleva, en contraste con el levantamiento recto que se produce cuando todos los elevadores se contraen, como sucede al encogerse de hombros (fig. 6-80).

Presión: aplicada contra el hombro, en el sentido de la depresión, y contra la cabeza, en la dirección de la flexión anterolateral.

Debilidad: cuando es unilateral, la debilidad disminuye la capacidad para aproximar el acromion y el occipucio. Si es *bilateral*, la debilidad reduce la capacidad para extender la columna cervical (p. ej., para levantar la cabeza desde una posición en decúbito prono).

Acortamiento: da lugar a una posición de elevación de la cintura escapular. En caso de una postura defectuosa con la cabeza hacia adelante y cifosis, la columna cervical está en extensión y los músculos trapecios superiores se encuentran en una posición acortada.

Contractura: la contractura unilateral se puede observar con frecuencia en los casos de tortícolis. Por ejemplo, el trapecio superior derecho suele estar contraído junto con una contractura del esternocleidomastoideo y el escaleno del lado derecho.

Debilidad de todo el trapecio: produce abducción y rotación hacia abajo de la escápula, con depresión del acromion, e interfiere con la capacidad para elevar el miembro superior en abducción por encima de la cabeza (*véase* más adelante la figura 6-85, que muestra la postura del hombro cuando todo el trapecio está paralizado).

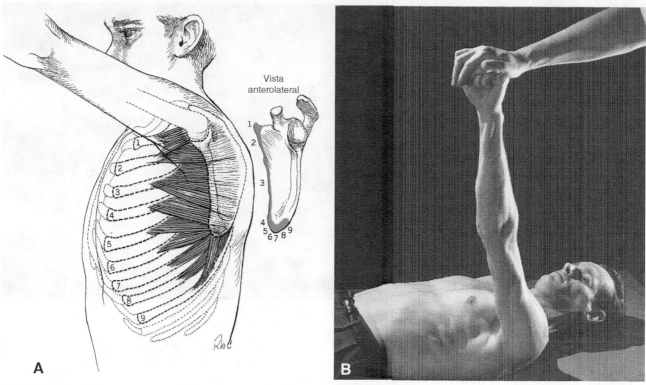

Vista
anterolateral

A

B

FIGURA 6-81. A. Serrato anterior. **B.** Prueba muscular del serrato anterior.

Serrato anterior

Origen: superficies externas y bordes superiores de las ocho o nueve costillas superiores (fig. 6-81A).

Inserción: superficie costal del borde medial de la escápula.

Acción: con el origen fijo, abduce y rota hacia arriba la escápula y mantiene el borde medial de la escápula firmemente contra la caja torácica. Además, las fibras inferiores pueden deprimir la escápula y las fibras superiores pueden elevarla ligeramente.

Empezando desde una posición con el hombro fijo en flexión y las manos contra una pared (*véase* la información sobre la prueba del serrato en bipedestación), el serrato actúa desplazando el tórax hacia atrás a medida que se realiza el esfuerzo de empujar el cuerpo alejándolo de la pared. Otro ejemplo de este tipo de acción es un ejercicio de flexión («lagartija») ejecutada correctamente.

Con la escápula estabilizada en aducción por los romboides, fijando así la inserción, el serrato puede actuar en la inspiración forzada.

Nervio: torácico largo, **C5, 6, 7**.

Paciente: en decúbito supino.

Fijación: no es necesaria, a menos que los músculos del hombro o del codo estén débiles, en cuyo caso el examinador sostiene el miembro superior en posición perpendicular durante la prueba.

Prueba: abducción de la escápula, prolongando el miembro superior en sentido anterior (hacia arriba desde la mesa) (fig. 6-81B). *Debe observarse el movimiento de la escápula y palparse el ángulo inferior para asegurarse de que la escápula está en abducción.* La prolongación de la extremidad puede lograrse por acción del pectoral menor (asistido por el elevador y el romboides) cuando el serrato esté débil, en cuyo caso la escápula se inclina hacia adelante en la apófisis coracoides y el ángulo inferior se desplaza posteriormente y en dirección de rotación hacia abajo. La superficie firme de la mesa sostiene la escápula. Por lo tanto, no habrá aleteo, y la presión contra la mano puede causar lo que parece ser fuerza normal. Dado que este tipo de sustitución puede producirse durante esta prueba, es preferible realizarla en posición sentada (como se describe a continuación) (27).

Presión: sobre el puño del paciente, transmitiendo la presión hacia abajo por la extremidad hasta la escápula en el sentido de aducir la escápula. Puede aplicarse presión *leve* contra el borde lateral de la escápula, así como contra el puño.

6

MIEMBROS SUPERIORES

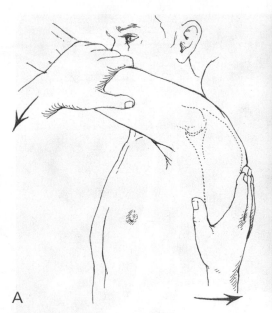
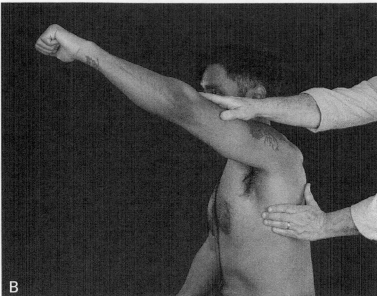

FIGURA 6-82. A. Serrato anterior. **B.** Prueba del serrato anterior preferida.

Prueba del serrato anterior preferida

Paciente: sentado.

Fijación: si el tronco está estable, no suele ser necesaria la intervención del examinador. Sin embargo, en esta prueba, los flexores del hombro deben ser fuertes para utilizar el brazo como palanca. Permita que el paciente se sujete de la mesa con una mano.

Prueba: capacidad del serrato para estabilizar la escápula en una posición de abducción y rotación hacia arriba, con el hombro en flexión de aproximadamente 120° a 130° con rotación interna leve. Esta prueba enfatiza la acción de rotación hacia arriba del serrato en abducción, en comparación con el énfasis en la acción de abducción que se muestra durante las pruebas en decúbito supino y en bipedestación.

Presión: sobre la superficie dorsal del brazo, entre el hombro y el codo, hacia abajo en el sentido de la extensión, y presión leve en el borde lateral de la escápula, en el sentido de la rotación hacia abajo. El pulgar contra el borde lateral (como se muestra en la figura 6-82A) actúa más para seguir el movimiento de la escápula que para ofrecer presión.

En la práctica, es preferible situarse al lado del paciente y aplicar presión como se ilustra en la figura 6-82A. No es aconsejable emplear una palanca larga aplicando presión en el antebrazo o en la muñeca, porque los flexores del hombro que intervienen a menudo se romperán antes que el serrato.

Para ayudar al lector a visualizar claramente cómo se aplica la presión, el explorador de la imagen B se sitúa detrás del paciente y ejerce presión con las yemas de los dedos sobre la escápula.

Debilidad: dificulta la elevación del brazo en flexión. Da lugar a escápulas aladas. Ante una debilidad marcada, no se puede mantener la posición de la prueba. Si hay debilidad moderada o leve, la escápula no puede mantener la posición cuando se aplica presión sobre el brazo. Dado que los romboides son oponentes directos de los serratos, los romboides se acortan en algunos casos de debilidad de los serratos.

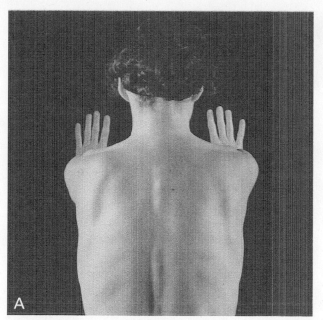
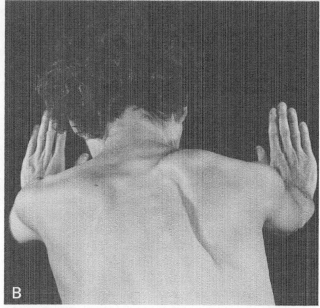

FIGURA 6-83. A y **B.** Prueba del serrato anterior en bipedestación.

Prueba del serrato anterior en bipedestación

Paciente: de pie.

Fijación: no es necesaria.

Movimiento de prueba: mirando hacia una pared y con los codos estirados, el paciente coloca ambas manos contra la pared, a la altura de los hombros o ligeramente por encima (fig. 6-83A). Para empezar, se permite que el tórax se hunda hacia el frente para que las escápulas estén en una posición de cierto grado de aducción. A continuación, se empuja contra la pared con fuerza, con lo que se desplaza el tórax hacia atrás, hasta que las escápulas se encuentren en posición de abducción.

Resistencia: el tórax actúa como resistencia durante esta prueba. Mediante la fijación de las manos y los codos extendidos, las escápulas quedan relativamente fijas, y la parte anterolateral de la caja torácica es arrastrada hacia atrás, en dirección a las escápulas. Por el contrario, la escápula se tira hacia el frente, hacia la caja torácica fija, durante el empuje hacia adelante del brazo en la prueba en decúbito supino que se muestra en la figura 6-81. Dado que la resistencia al desplazamiento del peso del tórax hace que esta prueba sea agotadora, solo ayudará a diferenciar entre músculos fuertes y débiles para efectos de clasificación.

Debilidad: escápulas aladas (en la figura 6-83B se muestra un caso de debilidad del serrato derecho evidente por el aleteo presente en ese lado).

ACORTAMIENTO DE LOS MÚSCULOS INTRÍNSECOS DE LA MANO

En la figura 6-84, una mujer de mediana edad refería dolor ocasional intenso en el dedo medio y sensación constante de tensión a lo largo de los lados de este dedo. No tenía la sensación de que el dolor estuviera realmente en las articulaciones del dedo. La valoración del médico no había revelado artritis. Esta persona era una ávida jugadora de cartas y la afección estaba presente en la mano izquierda, que era la mano en la que sostenía sus cartas.

En la **imagen A** se muestra la posición de la mano de la paciente sosteniendo una mano de cartas. Esta posición implica una fuerte acción de los lumbricales y los interóseos. Al igual que al sujetar un periódico, el dedo medio es el que se opone con fuerza al pulgar.

Al comprobar la longitud de los músculos intrínsecos, se observó que eran cortos, sobre todo los músculos del dedo medio.

La paciente podía cerrar los dedos para cerrar el puño, como se muestra en la **imagen B**. Fue posible a pesar de que

había cierto acortamiento en los lumbricales y los interóseos, porque los músculos se alargaban solo sobre las articulaciones interfalángicas, no por encima de las metacarpofalángicas.

Al intentar cerrar la mano en «garra», como se muestra en la **imagen C**, el acortamiento se hizo evidente. Al cerrar los dedos en esta posición, los lumbricales y los interóseos deben alargarse sobre las tres articulaciones al mismo tiempo. El dedo medio muestra la mayor limitación. El cuarto dedo presenta limitación leve, que se demuestra por la falta de flexión de la articulación distal, así como por la disminución de la hiperextensión de la articulación metacarpofalángica.

La paciente podía extender los dedos, como se muestra en la **imagen D**. Esto era posible porque los músculos se alargaban solo sobre las articulaciones metacarpofalángicas, no sobre las interfalángicas. En la **imagen D**, la falange distal del dedo medio, que se opone al pulgar para sujetar las cartas, está en ligera hiperextensión.

El hecho de que los dedos pudieran estar separados, como se observa en la **imagen E**, y cerrados lateralmente, como en la **imagen F**, sugiere que el acortamiento puede haber estado en los lumbricales más que en los interóseos.

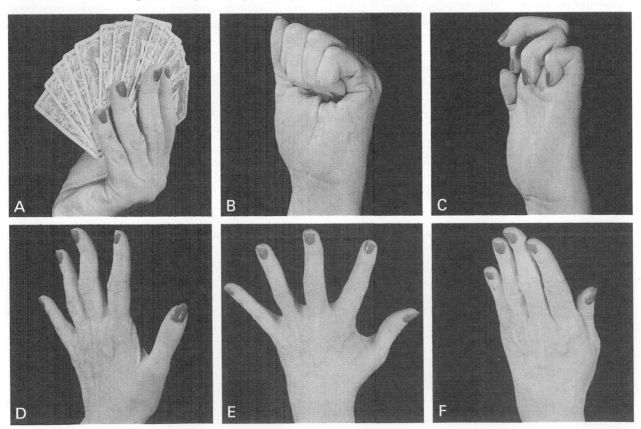

FIGURA 6-84. A-F. Acortamiento de los músculos intrínsecos de la mano.

COMPRESIONES NERVIOSAS

La compresión de los nervios periféricos de los brazos puede ocurrir en cualquier punto del recorrido del nervio. La presentación clínica puede variar según el lugar de la compresión (28, 29). En la tabla 6-4 se muestran las zonas más frecuentes de compresión, además de detallar algunas presentaciones clínicas y diagnósticos diferenciales. No se pretende que sea una lista exhaustiva de diagnósticos de los miembros superiores. En la tabla 6-5 se enumeran los síndromes del nervio radial.

TABLA 6-4   Áreas frecuentes de compresión nerviosa

Nervio	Regiones de compresión	Diagnósticos diferenciales
Radial (30)	• Húmero posterior • Codo • Antebrazo • Muñeca	• Neuropatía del mediano • Neuropatía motora multifocal • Neuropatía del radial • Neuropatía del cubital • Parálisis superior del nervio radial • Síndrome del túnel radial
Mediano (31)	• Ligamento de Struthers • Entre las dos cabezas del pronador redondo • Entre el pronador redondo y el flexor superficial de los dedos • Extensión aponeurótica del tendón bicipital (aponeurosis bicipital) • Del pronador redondo y de los dos posibles puntos de compresión en el lugar del pronador redondo (síndrome del pronador redondo) (¿incluida la ramificación del nervio interóseo anterior?) • Retináculo flexor de la muñeca (túnel carpiano)	
Cubital	• Túnel cubital (32) • Túnel de Guyon	• Síndrome de la abertura torácica superior • Epicondilopatía medial • Síndrome del túnel carpiano • Fractura del ganchoso • Esguince del ligamento colateral cubital • Plexopatía braquial • Síndrome del túnel de Guyon
Musculocutáneo (33)	• Coracobraquial • Porción distal del brazo	• Síndrome del nervio cutáneo lateral (antebraquial) • Tendinopatía del bíceps (distal) • Plexopatía braquial • Síndrome de la abertura torácica superior

TABLA 6-5   Síndromes del nervio radial

Síndrome	Causas	Síntomas	Signos
Parálisis superior del nervio radial	• Traumatismo del nervio radial en su recorrido por la superficie posterior del húmero • Uso de torniquetes • Fracturas humerales • «Parálisis del sábado por la noche» • Actividades repetitivas que impliquen la extensión del codo	• Dolor o parestesia en la distribución del nervio radial (puede irradiarse de forma proximal o distal al codo)	• Afectación de tríceps, supinador, extensor de la muñeca, extensor del pulgar, abductor del pulgar y MCF o motora • Pérdida no segmentaria de sensibilidad en la distribución del nervio radial (antebrazo posterior, dorso de la mano, lado dorsal del 3.er dedo y ½ radial del 4.º dedo hasta la IFD)

Síndrome del túnel radial (STR) (34-39)	• Compresión del nervio radial en su recorrido por el túnel radial
	• Los sitios de compresión incluyen:
	  • Bandas fibrosas anteriores a la articulación radiohumeral (anteriores a la cabeza radial)
	  • Cuerda de Henry
	  • Borde fibroso del extensor radial corto del carpo
	  • Arcada de Frohse
	  • Borde distal del túnel radial
		• Dolor lateral del codo y dorsal del antebrazo que puede irradiarse a la muñeca y al dorso de los dedos
		• Dolor nocturno que puede interferir con el sueño
		• Agravamiento de los síntomas con la supinación o la pronación repetida del antebrazo
		• Cansancio del brazo
			• Hipersensibilidad localizada en el nervio radial 5 cm distal al epicóndilo lateral
			• Dolor con tensión neural adversa (codo activo, pronación del antebrazo y flexión de la muñeca)
			• Agravamiento del dolor con supinación resistida
			• Agravamiento del dolor con la hiperextensión de la muñeca contra resistencia
			• ¿La regla de los nueve? (39)

(continúa)

TABLA 6-5 Síndromes del nervio radial (*continuación*)

Síndrome	Causas	Síntomas	Signos
Síndrome del interóseo posterior (SIP)	• Compresión del nervio interóseo posterior (NIP), el cual es un ramo del nervio radial, que suministra inervación motora al compartimento extensor del antebrazo; el SIP, al igual que el STR, suele ser de aparición insidiosa y puede afectar las mismas zonas de compresión que el STR	• Dolor dorsal del antebrazo	• Debilidad en los dedos y el pulgar • Muñeca conservada • Cambios sensitivos negativos • Cuando se pide que se cierre el puño, la muñeca puede desviarse radialmente debido a la debilidad del extensor cubital del carpo (40-41)
Síndromes del nervio cubital			
Síndrome del túnel de Guyon	• Puede ser resultado de un traumatismo directo (p. ej., fracturas del gancho del unciforme) • Actividades repetitivas • Compresión originada por una postura sostenida • Quistes o tumores expansivos • Inflamación • Estructuras anatómicamente más proximales	• Dolor o parestesias en la distribución del nervio cubital de la mano y los dedos • Pérdida motora y atrofia de los músculos hipotenares • Puede observarse pinzamiento de los dedos 4.° y 5.°	
Síndrome del túnel cubital	• Compresión del nervio cubital en el túnel cubital • Se observa con frecuencia en los pacientes que practican deportes donde se requiere lanzar algo por encima de la cabeza y que requieren actividades repetitivas de flexión y extensión del codo, como lo es hacer un lanzamiento	• Dolor y parestesias en la cara medial del antebrazo, en la superficie cubital de la mano, en el 5.° dedo y en la ½ cubital del 4.° dedo • Puede aparecer con la flexión continua del codo (1-3 min)	• Pérdida de sensibilidad en la superficie cubital de la mano, en el 5.° dedo y en la ½ cubital del 4.° dedo y, ocasionalmente, rotura o estallido del nervio con la flexión o extensión del codo • En los casos más avanzados, puede encontrarse afectación motora en los músculos intrínsecos de la mano • Pruebas neurodinámicas del nervio cubital positivas
Síndromes del nervio mediano			
Síndrome del túnel carpiano	• Lesiones previas • Deficiencias neurodinámicas previas • Cualquier traumatismo, lesión o afección aguda (p. ej., tendinopatía, trastorno inflamatorio) que disminuya el espacio del túnel carpiano • Traumatismo acumulativo (uso excesivo) • Uso frecuente de herramientas vibratorias • Posturas sostenidas (p. ej., flexión de la muñeca)	• Puede presentarse con dolor o parestesias de la mano radial y los dedos • No es infrecuente despertarse en la noche con parestesias	• Pérdida motora y atrofia de los músculos tenares • Deterioro de la prensión • Prueba de Phalen, compresión carpiana, prueba de Tinel y prueba de tensión neural adversa positivas
Síndrome del pronador	• Traumatismo • Movimientos repetitivos de pronación del antebrazo y flexión del codo • Movimientos repetitivos de flexión de la muñeca	• Dolor en la superficie anterior del antebrazo con parestesias radiculares a lo largo de la distribución del nervio mediano de la mano	• Los síntomas aparecen con la flexión resistida de la muñeca, la pronación del antebrazo y la flexión del codo • Pruebas de compresión del pronador, prueba de Tinel y pruebas de tensión neural adversa positivas

IF: interfalángica; MCF: metacarpofalángica.

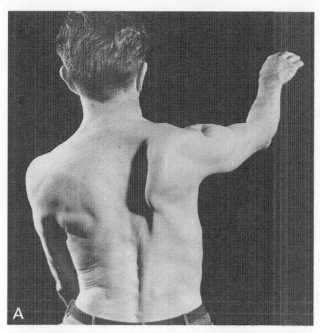

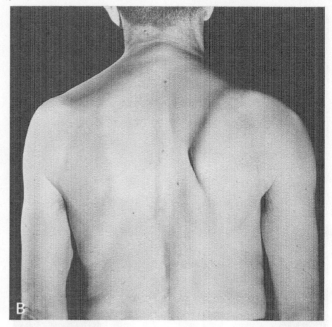

FIGURA 6-85. Deterioro del trapecio derecho y el serrato anterior. **A.** Incapacidad para elevar el brazo por encima de la cabeza. **B.** Posición anómala de la escápula derecha.

DETERIOROS QUE AFECTAN EL TRAPECIO Y EL SERRATO ANTERIOR

Deterioro del trapecio derecho y del serrato anterior

En la figura 6-85A se muestra la incapacidad del paciente para elevar el brazo por encima de la cabeza cuando tanto el serrato como el trapecio se encuentran paralizados. El aleteo del borde medial de la escápula hacía parecer que los romboides eran débiles aunque, de hecho, no lo eran.

En la figura 6-85B se exhibe la posición anómala de la escápula derecha debida a la parálisis tanto del trapecio como del serrato anterior. La escápula rota hacia abajo y se eleva. Los romboides resultaron ser fuertes.

Deterioro del trapecio derecho con serrato normal

La abducción de la articulación glenohumeral viene acompañada de una rotación aislada de la escápula hacia arriba. Con la parálisis del trapecio, no puede producirse la rotación aislada de la escápula hacia arriba. Por lo tanto, la abducción del hombro se encuentra limitada, como se observa en la figura 6-86A.

La flexión de la articulación glenohumeral requiere que la escápula gire hacia arriba en posición de abducción. Con el serrato intacto, el brazo puede elevarse más en flexión que en abducción, como se ve en la figura 6-86B.

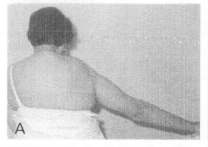
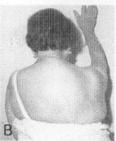

FIGURA 6-86. A y B. Deterioro del trapecio derecho con serrato normal.

Con el serrato débil y el trapecio fuerte, el brazo puede elevarse más en abducción que en flexión.

En la figura 6-87 se ilustra la postura de los hombros y las escápulas observada en algunos casos de debilidad leve

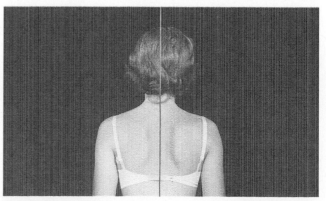

FIGURA 6-87. Postura de los hombros y las escápulas como se observa en algunos casos de debilidad leve del serrato.

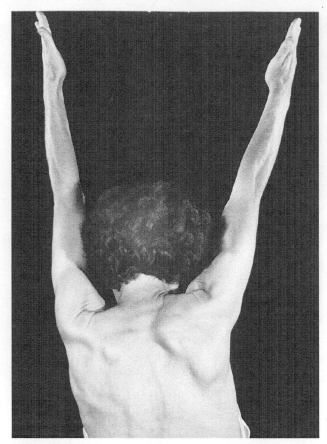

FIGURA 6-88. Elevación del miembro superior con afectación del serrato anterior derecho.

En la figura 6-88 se observa el grado en el que una persona con afectación del serrato anterior derecho podía elevar el miembro superior derecho por encima de la cabeza en bipedestación. En esta circunstancia, el brazo no se podía levantar anteriormente, y la escápula derecha no se podía abducir ni rotar completamente como en el lado normal (izquierdo). Las fibras superiores e inferiores del trapecio se ven claramente porque están compensando para rotar la escápula hacia arriba. Sin embargo, al repetir el movimiento cinco o seis veces, el músculo se cansaba y disminuía la capacidad para levantar la extremidad por encima de la altura del hombro.

Aquellos sin debilidad del serrato anterior muestran una amplia gama de fuerza en el trapecio inferior y medio. Esta variación de la fuerza está asociada a la tensión postural u ocupacional de estos músculos. El grado de resistencia oscilará entre suficiente y normal. Debido a estas grandes diferencias, también se encuentran variaciones en la capacidad para levantar un brazo por encima de la cabeza entre quienes desarrollan debilidad marcada o parálisis aislada del serrato. Si una persona ya tiene debilidad marcada del trapecio de naturaleza postural u ocupacional y posteriormente presenta parálisis del serrato, no podrá elevar el brazo por encima de la cabeza como en la figura 6-88.

Además de la distribución habitual, en ocasiones ha sido necesario tener una categoría separada para las personas que muestran fuerza favorable en parte de la amplitud de movimiento de la abducción mientras intentan sostener el peso del brazo en flexión. La escápula puede llevarse pasivamente hacia adelante a la posición de prueba tirando del brazo diagonalmente hacia arriba y hacia el frente, pero se desliza inmediatamente hacia atrás cuando el paciente intenta mantener el brazo en la posición de prueba. Esta debilidad puede describirse mejor como *debilidad por estiramiento del serrato*. El estiramiento que se ha producido se ilustra gráficamente en la figura 6-89A-F. Invariablemente, quienes entran en esta categoría especial son personas que han realizado muchas flexiones de brazos, levantamiento de pesas en banca o actividades que implican acción fuerte de los romboides. Una persona puede empezar a hacer flexiones correctamente pero, cuando el serrato se cansa, las escápulas permanecen en aducción y la flexión continúa por la acción del pectoral mayor y el tríceps, perjudicando al serrato.

del serrato. A la derecha se aprecia aleteo leve de las escápulas, ya que la columna torácica está recta (carece de la cifosis habitual). Sin embargo, no se debe suponer debilidad del serrato solo por su aspecto. Cuando la columna torácica es recta, las escápulas pueden ser prominentes aunque el serrato tenga una fuerza normal debido a la forma curvada de la escápula sobre la caja torácica aplanada (42).

La debilidad leve del serrato anterior es más frecuente de lo que por lo general se cree, y tiende a estar más a la izquierda que a la derecha, independientemente de la dominancia de la mano (42, 43). Cuando hay debilidad, puede agravarse al intentar ejercicios extenuantes, como las flexiones.

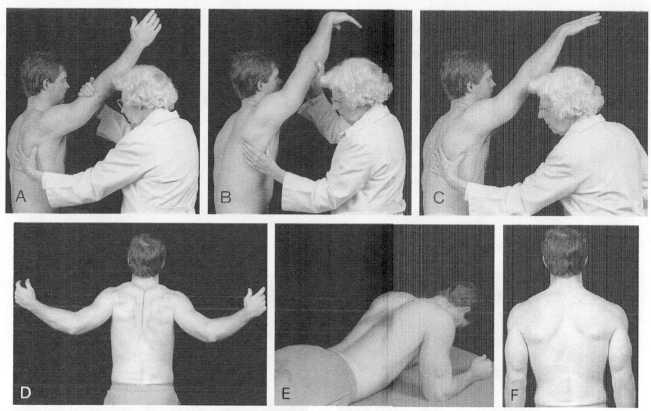

FIGURA 6-89. A-F. Debilidad por estiramiento del serrato.

Imagen A: cuando se levanta el brazo hacia la flexión del hombro, para colocar la escápula para la prueba del serrato, la escápula no se mueve a la ubicación normal de abducción. Sin embargo, el serrato parece ser fuerte en esa posición (posible compensación debida al desarrollo excesivo de los flexores del hombro). En la imagen F se ve al mismo paciente. El aleteo de la escápula indica claramente una debilidad del serrato anterior.

Imagen B: la escápula puede llevarse hacia el frente hasta una abducción casi normal si la persona relaja el peso del brazo y permite que la examinadora lleve el brazo diagonalmente hacia adelante hasta la posición de prueba.

Imagen C: la escápula no puede mantener la abducción y la rotación hacia arriba cuando la examinadora suelta el brazo y el paciente intenta conservarlo en tal posición.

Imagen D: esta persona ha realizado de forma habitual tanto levantamientos de pesas en banca como ejercicios de aducción de los hombros, incluido el remo en posición sentada y el remo inclinado con grandes pesos. Como se ve en las fotografías (imágenes D-F), los romboides se han desarrollado en exceso. Los romboides son antagonistas de los serratos, y este tipo de ejercicio no se recomienda en presencia de debilidad de los serratos.

Imagen E: en decúbito prono, apoyado sobre los antebrazos, se observan escápulas aladas. El serrato de este paciente es incapaz de mantener la posición de abducción contra la resistencia que ofrece el peso del tronco en esta posición.

Imagen F: esta fotografía muestra la posición anómala que adoptan las escápulas en reposo.

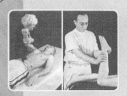

KENDALL CLÁSICO

Casos de parálisis del serrato anterior

Durante una época de afiliación hospitalaria, los Kendall examinaron y trataron diversos casos de parálisis del serrato anterior. Dependiendo de la causa, algunos pacientes presentaban dolor asociado a la parálisis, pero no en la zona del músculo en sí. Además, algunos no refirieron dolor antes, durante o un tiempo después del inicio de la parálisis. El primer síntoma fue la incapacidad para utilizar el brazo con normalidad. En algunos casos, cuando el inicio fue gradual, los pacientes no presentaron síntomas hasta que la debilidad se hizo cada vez más pronunciada. Cuando los efectos de la debilidad del serrato creaban problemas secundarios que afectaban otras estructuras, los pacientes referían dolor o molestias en zonas distintas a la del músculo serrato, como el cuello o el hombro. Es significativo para esta historia el hecho de que el *nervio torácico largo que va al serrato es puramente motor* (*véase* también el Apéndice D.)

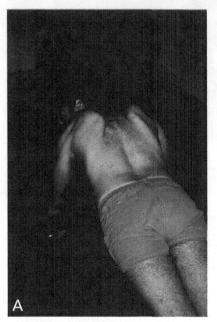

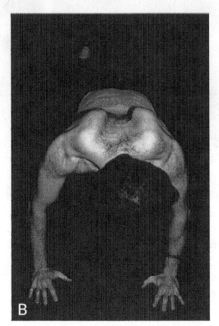

FIGURA 6-90. A y **B.** El paciente realizó, sin molestias, una flexión de codos a pesar de la debilidad extrema del serrato anterior.

En la figura 6-90A y B se muestran dos perspectivas de la misma persona. Hizo una flexión a pesar de la debilidad extrema del serrato anterior y sin referir dolor.

> **NOTA:** Véase *la sección anterior del capítulo relativa a los músculos inervados únicamente por nervios motores.*

AFECCIONES DOLOROSAS DE LA PARTE SUPERIOR DE LA ESPALDA

Para tratar afecciones dolorosas del miembro superior, se requiere una evaluación cuidadosa, que incluya una anamnesis detallada y observaciones y pruebas objetivas. Aunque es necesario comprobar tanto la amplitud de movimiento como la fuerza antes de establecer un diagnóstico, el tratamiento del dolor, mediante el apoyo y la protección de la parte lesionada o adolorida, es prioritario. Comprender que la aparición de dolor puede retrasarse en caso de alteraciones que afectan a los nervios cuya función principal es motora, pero que también pueden tener un papel cutáneo sensitivo, es una consideración importante relacionada con la duración del problema.

El dolor puede producirse tanto en las articulaciones como alrededor de ellas como resultado de cambios en la alineación de la escápula y la cintura escapular. Por otro lado, el dolor puede ser más pronunciado en la zona de fijación del músculo al hueso.

La pérdida del movimiento normal en una zona puede producir movimiento excesivo en otra. Sea cual sea la causa del dolor asociado, el tratamiento de elección es el restablecimiento del equilibrio muscular para facilitar el movimiento normal, tanto mediante el estiramiento de los músculos tensos y el fortalecimiento de los músculos débiles como a través del uso de apoyos cuando esté indicado.

Debilidad en la parte superior de la espalda

La debilidad de los erectores espinales de la parte superior de la espalda puede desarrollarse a medida que los hombros caen hacia adelante y aumenta la cifosis torácica. Si la espalda no ha quedado fijada en esta posición defectuosa, se indican ejercicios para ayudar a fortalecer los extensores de la parte superior de la espalda y para estirar los músculos opuestos anteriores del tronco si han empezado a acortarse. Los apoyos adecuados para los hombros están indicados cuando la musculatura es muy débil (44, 45).

Las porciones media e inferior de los músculos trapecios refuerzan los extensores de la parte superior de la espalda y ayudan a mantener los hombros hacia atrás. La forma de ejercitar estos músculos es muy importante. Los ejercicios en sedestación y en bipedestación contra la pared se ilustran en el capítulo 2, figura 2-49C y D, y más adelante en este capítulo.

Es necesario comprobar si la tirantez opuesta limita la amplitud de movimiento antes de intentar los ejercicios. Deben hacerse pruebas de longitud del dorsal ancho, el redondo mayor, el pectoral mayor y el pectoral menor. La tensión en los músculos abdominales anteriores superiores y la restricción de la expansión torácica también interferirán con los esfuerzos para enderezar la parte superior de la espalda.

Por regla general, los ejercicios para los romboides no están indicados. Aunque estos músculos tiran de los hombros hacia atrás, lo hacen de forma que elevan la cintura escapular y tienden a inclinar la escápula hacia el frente en una postura incorrecta. Además, los romboides suelen ser fuertes.

Romboides corto

El romboides puede acortarse por hacer con frecuencia ejercicios de fuerza repetitivos en la dirección de la aducción, la elevación y la rotación hacia abajo de la escápula. También puede acortarse por debilidad o parálisis del serrato anterior (42), que es un oponente directo del romboides. Suele estar indicado el tratamiento mediante masajes y estiramientos del romboides (42). La colocación del hombro en flexión por lo general produce abducción escapular y rotación hacia arriba. Cuando los romboides están acortados, es difícil obtener esta posición escapular simplemente posicionando el miembro superior. Para alargar los romboides, es necesario ejercer presión contra el borde vertebral de la escápula en la dirección de la abducción escapular y la rotación hacia arriba.

Distensión del trapecio medio e inferior

La distensión del trapecio medio e inferior es una afección prevalente y dolorosa que puede ser de naturaleza aguda, pero que a menudo es crónica, resultado de la tensión de los músculos trapecios medio e inferior. No tiene un inicio agudo a menos que se asocie a una lesión, pero los síntomas crónicos pueden llegar a ser muy dolorosos. Los síntomas de dolor no aparecen precozmente. La debilidad puede estar presente durante algún tiempo sin muchas molestias. Sin embargo, parece que las referencias de dolor están asociadas a la tracción del músculo sobre sus inserciones óseas a lo largo de la columna vertebral. Los pacientes pueden referir una zona focal de dolor, o la palpación puede causar dolor o sensibilidad aguda en las áreas de las inserciones vertebrales o escapulares del trapecio medio e inferior.

La debilidad muscular por estiramiento que precede a la distensión muscular crónica puede deberse a una posición habitual de hombros hacia adelante, a la hipercifosis torácica o a la combinación de estos dos defectos. También puede deberse a que los músculos anteriores de la cintura escapular, demasiado cortos y desarrollados, tiran de los hombros hacia adelante. Los movimientos repetitivos asociados a algunos deportes, como el béisbol, pueden contribuir al desarrollo excesivo de los aductores del hombro. Las ocupaciones que requieren un movimiento continuo con los brazos en posición al frente, como cuando se utiliza un ordenador o se toca el piano, contribuyen a la tensión de los músculos trapecios.

Algunas profesiones requieren que se mantengan posturas durante períodos largos. Un ejemplo es el dentista que se inclina hacia delante sobre el paciente, ejerciendo tensión sobre los músculos de la parte superior de la espalda y estrés en las superficies anteriores de los cuerpos de las vértebras torácicas (fig. 6-91).

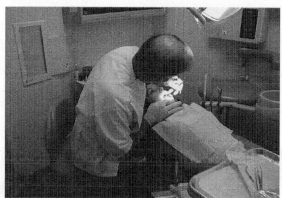

FIGURA 6-91. Este dentista permanece de pie durante períodos largos, lo que ejerce tensión en los músculos de la parte superior de la espalda y estrés en las superficies anteriores de los cuerpos de las vértebras torácicas.

En algunas personas, el decúbito o el cambio de postura al sentarse pueden eliminar el elemento de tensión continua en el trapecio, pero en el caso de los aductores del hombro y la fascia coracoclavicular tensos, la tirantez está presente de forma continua. El cambio de posición no modifica la alineación de la estructura cuando existe dicha tensión. El dolor se alivia muy poco, si acaso, con el decúbito.

Se hacen pruebas de longitud de los aductores y los rotadores internos del hombro para determinar si hay tensión. Si la hay, está indicado estirar gradualmente los músculos y la fascia tensos. Debe conseguirse una analgesia eficaz en poco tiempo si se administra un tratamiento leve a diario.

En caso de debilidad marcada del trapecio medio e inferior, independientemente de si hay tensión opuesta, suele estar indicado un dispositivo para el hombro. Un apoyo de este tipo puede ayudar eficazmente en el esfuerzo por mantener los hombros hacia atrás en una posición que alivie la tensión de los músculos.

6 | MIEMBROS SUPERIORES

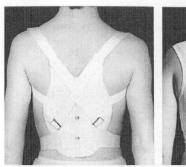
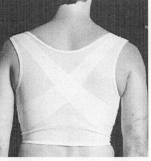

FIGURA 6-92. Apoyos para el hombro. **A.** Varillas en la espalda para sujetar la parte superior de la espalda y mantener los hombros hacia atrás. **B.** Soporte elástico de tipo chaleco para mantener los hombros hacia atrás.

Dolor de la parte superior y media de la espalda debido a la osteoporosis

La hipercifosis torácica es una deformidad primaria en caso de osteoporosis, que suele ir acompañada de una extensión compensatoria de la columna cervical. Los dolores de espalda son frecuentes y la mejor forma de tratarlos es reducir la deformidad postural y evitar que siga avanzando antes de que se convierta en un defecto estructural fijo. Si se puede tolerar un dispositivo ortopédico, el paciente podría utilizar uno para ayudar a mantener la mejor alineación posible (fig. 6-92). Los ejercicios deben realizarse según se toleren para ayudar a mantener la amplitud de movimiento funcional y desarrollar la fuerza (46).

En los pacientes (por lo general adultos mayores) con hipercifosis fija de la columna torácica, puede lograrse poca corrección. Es posible corregir en cierta medida los hombros que están hacia adelante, pero los defectos básicos no pueden modificarse. Puede emplearse una ortesis de tipo Taylor para evitar la evolución de la deformidad y aliviar en cierta medida los síntomas dolorosos (47).

Las personas con hipercifosis torácica suelen desarrollar síntomas en la región posterior del cuello. A medida que la columna torácica se flexiona hacia la hipercifosis, la cabeza se lleva hacia adelante, los ojos buscan el nivel de la vista para conservar la posición erguida de la cabeza y la columna cervical superior se hiperextiende. Los síntomas asociados a este problema se describen en la sección «Tensión de los músculos posteriores del cuello» que aparece en el capítulo 4.

La persona de la figura 6-93A-E presenta una postura típica de la osteoporosis: hipercifosis torácica, inclinación pélvica posterior con abdomen protuberante e hiperextensión cervical compensatoria. Dado que la deformidad seguía siendo algo flexible, la corrección se consiguió conectando un apoyo de la parte superior de la espalda con varillas posteriores a una braga mediante correas blandas y velcro. Esto proporciona apoyo a la columna torácica al estar en bipedestación y sedestación, con una mejor alineación de la cabeza y el cuello.

Un apoyo postural para la parte superior de la espalda de tipo chaleco también puede ser eficaz para mejorar la alineación (fig. 6-93F y G).

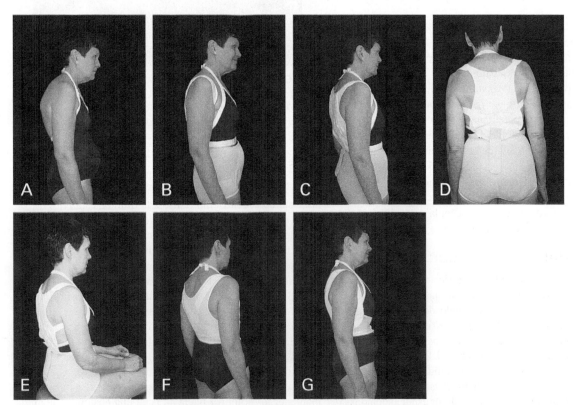

FIGURA 6-93. A. Postura típica de la osteoporosis. **B-G.** Corrección postural de la osteoporosis.

Enfermedad de Scheuermann

La **enfermedad de Scheuermann** (cifosis de Scheuermann, cifosis juvenil) es un proceso degenerativo de la vértebra en la interfase del disco y el cuerpo vertebral. Los defectos en el platillo vertebral, debidos a una alteración del flujo sanguíneo al cartílago que no le permite madurar hasta convertirse en hueso, alteran la placa de crecimiento en sentido anterior, lo que causa el colapso vertebral en sentido anterior, haciendo que la vértebra adquiera forma de cuña. El dolor suele comenzar unos años después de que la deformidad se hace visible. Los pacientes refieren dolor que aumenta lentamente producido por trabajo pesado o simplemente a medida que avanza el día. Los pacientes con frecuencia refieren cansancio en la zona media de la espalda. Los problemas toracolumbares pueden desarrollarse más tarde en la vida como resultado de una sobrecompensación (48).

AFECCIONES DOLOROSAS DEL MIEMBRO SUPERIOR

El dolor localizado o irradiado en el miembro superior suele ser resultado de una alineación defectuosa que causa compresión o tensión en nervios, vasos sanguíneos o tejidos blandos de apoyo. La alineación defectuosa puede producirse principalmente en la región cervical, la porción torácica o la cintura escapular. También pueden estar implicadas las tres áreas, y el tratamiento debe dirigirse a la corrección global.

En condiciones habituales y con una amplitud de movimiento normal, cabe suponer que un músculo no irritará un nervio que se encuentre cerca o lo atraviese. Sin embargo, un músculo tenso se vuelve firme y puede ejercer fuerza de compresión o de fricción. Un músculo que ha desarrollado acortamiento adaptativo se mueve a través de una amplitud menor y se tensa antes de alcanzar la longitud normal; un músculo alargado se mueve a través de una amplitud mayor de lo normal antes de tensarse. El músculo tenso, especialmente uno que sostiene peso, puede causar fricción en un nervio durante movimientos repetitivos.

En los casos leves, los síntomas pueden ser molestias y dolor sordo en lugar de dolor agudo cuando los músculos se contraen o se alargan. Los movimientos enérgicos pueden producir dolor agudo. Sin embargo, lo más frecuente es que sea intermitente, porque el paciente encuentra formas de evitar los movimientos dolorosos.

Reconocer este fenómeno en las primeras fases puede aumentar la probabilidad de encontrar formas de contrarrestar o prevenir los problemas más dolorosos o incapacitantes que se desarrollan posteriormente. Los fisioterapeutas que aplican ejercicios de estiramiento y fortalecimiento tienen la oportunidad de observar signos precoces de compresión entre sus pacientes. Algunos ejemplos de este tipo de impacto:

Redondo mayor con el nervio axilar
Supinador con el nervio radial (15), (49)
Pronador con el nervio mediano (12), (15), (49)
Flexor cubital del carpo con el nervio cubital (50)
Cabeza lateral del tríceps con el nervio radial (15), (49)
Trapecio con el nervio occipital mayor (50)
Escaleno medio con la raíz C5 y C6 del plexo y el nervio torácico largo (50)
Coracobraquial con el musculocutáneo (12), (15)

Síndrome del túnel de Guyon

El síndrome del túnel de Guyon es resultado de una lesión del nervio cubital en el túnel de Guyon. El conducto está delimitado por el ligamento palmar del carpo, el ligamento transverso del carpo, el gancho del unciforme y el pisiforme. La lesión del nervio cubital en el túnel de Guyon puede deberse a traumatismo directo (p. ej., fracturas del gancho del unciforme) o actividad repetitiva, compresión por una postura sostenida (p. ej., uso de manillares abatibles al montar en bicicleta), quistes o tumores expansivos, inflamación o factores anatómicamente más proximales (51, 52).

El cubital es un nervio mixto sensitivo y motor cuando entra en el túnel. Por este motivo, los pacientes pueden presentar dolor o parestesias en la distribución del nervio cubital de la mano y los dedos, así como pérdida motora y atrofia en los músculos hipotenares. Puede observarse el desgarro de los dedos cuarto y quinto. La presentación de la pérdida motora o sensitiva depende del lugar de la compresión. Si la presentación clínica y la anamnesis sugiere el síndrome del túnel de Guyon como diagnóstico diferencial, estaría indicado realizar otras pruebas de los músculos inervados por el nervio cubital proximal y distal al canal de Guyon, así como evaluar la afectación de dermatomas para confirmarlo (51, 52).

Síndrome del túnel carpiano

El síndrome del túnel carpiano es resultado de la compresión del nervio mediano bajo el retináculo flexor de la muñeca. Los pacientes pueden estar predispuestos a la aparición debido a antecedentes médicos, que pueden incluir lesiones o alteraciones neurodinámicas, pero cualquier traumatismo, lesión o afección agudo (p. ej., tendinopatía, trastorno inflamatorio) que disminuya el espacio del túnel carpiano puede ser la causa principal, así como la inestabilidad articular. Los traumatismos acumulados, el uso frecuente de herramientas vibratorias y las posturas mantenidas (p. ej., flexión de la muñeca) también son posibles causas.

Es posible que las personas presenten dolor o parestesias en la porción radial de la mano y los dedos, así como pérdida motora y atrofia en los músculos tenares, lo que afecta la capacidad de prensión y la fuerza. Los síntomas pueden irradiarse a la muñeca y, en ocasiones, ubicaciones tan distales como el brazo y el hombro. Los despertares nocturnos con parestesias no son infrecuentes. Los síntomas pueden producirse con la prueba de Phalen, la compresión carpiana, la prueba de Tinel y la prueba de tensión neural adversa (PTNA). Si la presentación clínica y los antecedentes sugieren un posible síndrome del túnel carpiano como diagnóstico diferencial, estaría indicado hacer una evaluación adicional de la presentación de los miotomas y los dermatomas proximales para confirmar o descartar posibles causas proximales (53).

6

MIEMBROS SUPERIORES

Síndrome del pronador

El síndrome del pronador se presenta como dolor en la parte anterior del antebrazo con parestesias radiculares a lo largo de la distribución del nervio mediano de la mano (54). Los puntos potenciales de compresión distales a la cavidad antecubital incluyen la aponeurosis bicipital donde conecta con el músculo pronador redondo o entre las dos cabezas del pronador redondo (55). Las variaciones anatómicas como el ligamento de Struthers también pueden desempeñar un papel en la compresión cuando están presentes. Los factores agravantes son los traumatismos, la pronación repetitiva del antebrazo y los movimientos de flexión del codo, así como la flexión de la muñeca (56). Los síntomas pueden aparecer con la flexión resistida de la muñeca, la pronación del antebrazo, la flexión del codo, las pruebas de compresión del pronador, la prueba de Tinel y la PTNA (54).

Síndrome del túnel cubital

El síndrome del túnel cubital es el resultado de la compresión del nervio cubital en el túnel cubital. El túnel está delimitado por el borde medial del olécranon y la tróclea, el epicóndilo medial, el ligamento colateral cubital y el retináculo del túnel cubital (ligamento arqueado). El síndrome del túnel cubital se observa con frecuencia en quienes practican deportes con lanzamientos por encima de la cabeza, que requieren actividades repetitivas de flexión y extensión del codo. Los síntomas incluyen dolor y parestesias a lo largo de la cara medial del antebrazo, la cara cubital de la mano, el quinto dedo y la mitad cubital del cuarto dedo. Los signos del síndrome del túnel cubital incluyen la pérdida sensitiva en la cara cubital de la mano, el quinto dedo y la mitad cubital del cuarto dedo y, ocasionalmente, rotura o estallido del nervio con la flexión y la extensión del codo. En los casos más avanzados, puede encontrarse afectación motora en los músculos intrínsecos de la mano. Los síntomas pueden aparecer con la flexión sostenida del codo (1-3 min) y la prueba neurodinámica del cubital (57, 58).

Síndrome de la abertura torácica superior

El síndrome de la abertura torácica superior es producido por la compresión de la arteria subclavia o del plexo braquial dentro del conducto delimitado por los escalenos anterior y medio. El diagnóstico suele ser desconcertante y controvertido, ya que la causa puede derivarse de fallos posturales, estenosis foraminales cervicales y otros síndromes como del escaleno anterior, hiperabducción, costoclavicular, salida costodorsal, pectoral menor y disco y costilla cervicales (59). En raras ocasiones, debe considerarse la posibilidad de un tumor cuando los pacientes no responden al tratamiento indicado como se esperaba. Las presentaciones posturales pueden incluir cabeza hacia el frente, hipercifosis torácica, elevación de la primera costilla y escápulas prolongadas, deprimidas o rotadas hacia abajo.

Los síntomas son variados y pueden ser de origen neurógeno o vascular. Son frecuentes las parestesias y el dolor difuso en todo el brazo. La afección empeora al cargar, levantar objetos o realizar actividades que requieren una posición sostenida de los miembros superiores, como tocar un instrumento musical.

Cuando está presente, la atrofia muscular suele afectar todos los músculos intrínsecos de la mano. Los reflejos tendinosos no están alterados. La compresión arterial es una causa menos frecuente de lo que se pensaba, pero síntomas como la frialdad, el dolor muscular y la pérdida de fuerza con el uso continuo pueden reflejar una afectación vascular. Como afirman Dawson y cols., «la prueba diagnóstica adecuada debe ser la producción de los síntomas neurológicos de la abducción del brazo, haya o no un cambio en el pulso o la aparición de un soplo» (15).

Síndrome de compresión coracoidea

El pectoral menor también se cita a menudo como posible causa de los síntomas del síndrome de la abertura torácica superior. Sin embargo, el síndrome de compresión coracoidea es un trastorno de dolor en el brazo que implica la compresión del plexo braquial y que fue descrito por primera vez por los Kendall en 1942. Fue presentado en una reunión conjunta de la Baltimore Orthopedic Society y la de Filadelfia, el 17 de marzo de 1947, por el Dr. E. David Weinberg, y posteriormente se hizo referencia a él en un artículo del Dr. Irvin Stein (60-62).

El síndrome de compresión coracoidea se asocia a desequilibrios musculares y a una alineación postural defectuosa (63). A nivel de la unión del pectoral menor a la apófisis coracoides de la escápula, los tres cordones del plexo y la arteria y la vena axilares pasan entre estas estructuras y la caja torácica (fig. 6-94). En una alineación normal de la cintura escapular, no debe haber compresión de nervios o vasos sanguíneos. La depresión hacia adelante de la apófisis coracoides, que se produce en algunos tipos de alineación postural defectuosa, tiende a estrechar este espacio.

La apófisis coracoides puede estar inclinada hacia abajo y adelante, ya sea por la tensión de ciertos músculos o porque la debilidad de otros músculos le permite desplazarse hasta esa posición. Las afecciones dolorosas de los miembros superiores son más frecuentes cuando hay tensión.

El músculo que actúa sobre la apófisis coracoides en sentido anterior para deprimir la escápula es principalmente el pectoral menor. Los romboides y los elevadores de la escápula contribuyen a la elevación de la escápula que acompaña a la inclinación anterior. La tensión del dorsal ancho y de la parte esternal del pectoral mayor afecta la posición indirectamente a través de su acción de depresión de la cabeza del húmero. En algunos casos, la tensión de los músculos bíceps y coracobraquial también puede ser un factor. La tensión muscular puede determinarse mediante las pruebas de longitud de los aductores y de los rotadores internos del hombro.

La debilidad del trapecio inferior permite que la escápula se eleve y se incline hacia abajo en sentido anterior, con lo que se crea una posición defectuosa del hombro. Esta postura desfavorable del hombro puede causar debilidad por estiramiento del trapecio inferior, lo cual permite que la escápula se movilice entonces hacia arriba y se incline también hacia abajo en sentido anterior, favoreciendo un acortamiento adaptativo del pectoral menor.

En la fase aguda, la presión moderada o incluso leve sobre la apófisis coracoides suele producir dolor en el miembro superior. El dolor es agudo en la zona de la apófisis coracoides y en el área trazada por el músculo pectoral menor a lo largo de la pared torácica.

El dolor del miembro superior puede ser generalizado o predominantemente en la distribución del cordón lateral o medial. Puede haber hormigueo, entumecimiento o debilidad en el miembro superior. El paciente suele referir pérdida de la fuerza de prensión. Puede haber indicios de congestión circulatoria, con hinchazón de la mano y congestión de los vasos sanguíneos (trombosis venosa por esfuerzo). En casos de alteración marcada, la mano puede tener un aspecto algo cianótico (arteria subclavia). La persona referirá un aumento del dolor cuando lleve un abrigo pesado, intente levantar un peso elevado o lleve una maleta con ese brazo. La presión también puede ser causada por una mochila o una bolsa al hombro.

Con frecuencia, la zona que va desde el occipucio hasta el acromion, que corresponde al músculo trapecio superior, es sensible y dolorosa. Este músculo puede estar en un estado de espasmo protector en un esfuerzo por levantar el peso de la cintura escapular y aliviar así la presión sobre el plexo. El músculo tiende a permanecer en contracción a menos que se instaure un tratamiento eficaz.

Síndrome del redondo (síndrome del espacio cuadrilátero)

El síndrome del redondo se describió en *Postura y dolor* en 1952 (63). Un libro publicado en 1980 contiene una discusión muy interesante sobre este síndrome en el que se le denomina «síndrome del espacio cuadrilátero» (64).

El espacio cuadrilátero (o cuadrangular) de la axila está delimitado por el redondo mayor, el redondo menor, la cabeza larga del tríceps y el húmero (fig. 6-95). El nervio axilar y la arteria circunfleja posterior emergen a través de este espacio para inervar e irrigar el deltoides y el redondo menor. En la figura 6-4 se muestra el área de distribución sensitiva del ramo cutáneo del nervio axilar.

Este síndrome se caracteriza por dolor en el hombro y limitación del movimiento de la articulación glenohumeral, en particular la rotación y la abducción (65). El dolor se extiende a la zona de distribución cutánea del ramo sensitivo del nervio axilar. La palpación del espacio cuadrilátero entre el redondo mayor y el menor puede causar hipersensibilidad. La presión ligera o moderada en el espacio puede producir dolor agudo que se irradia a la zona del músculo deltoides.

El dolor que es más marcado durante el movimiento activo indica fricción en el nervio axilar por el músculo redondo. El redondo mayor, cuando está tenso, mantiene el húmero en rotación interna, lo que crea tensión en el cordón posterior y el nervio axilar. La rotación interna o externa, tanto si se realiza de forma activa como pasiva, es dolorosa. Con la limitación de la rotación externa, los movimientos de abducción también son dolorosos porque el húmero no rota hacia afuera como debería hacerlo normalmente durante la abducción.

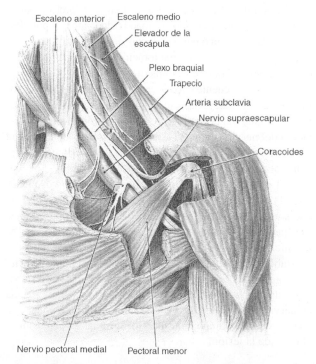

FIGURA 6-94. Regiones afectadas por el síndrome de compresión coracoidea.

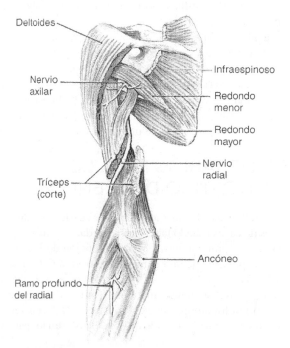

FIGURA 6-95. Zonas afectadas por el síndrome del redondo (síndrome del espacio cuadrilátero).

Al estirar un redondo mayor tenso, el paciente puede referir dolor punzante en la zona de distribución sensitiva cutánea del nervio axilar. Se supone que el nervio axilar está siendo comprimido o estirado contra el tenso redondo mayor. El dolor producido por la irritación directa del nervio contrasta con las molestias que suelen asociarse al estiramiento habitual de los músculos tensos, y no es muy diferente del dolor que se encuentra en los casos de bursitis subdeltoidea.

Rotadores externos del hombro tensos

Puede haber diferencias significativas en la amplitud de movimiento en función del oficio de cada persona. Según una fuente, «los lanzadores de las grandes ligas tienen diferentes amplitudes de movimiento para cada hombro. En el brazo para lanzar, con el hombro en abducción, hay 11° menos de extensión, 15° menos de rotación interna y 9° más de rotación externa» (66).

Costillas cervicales

Una costilla cervical es una anomalía ósea congénita poco frecuente que puede dar lugar a síntomas de irritación nerviosa (67).

La afección dolorosa en el brazo que aparece en un adulto joven o de mediana edad puede estar relacionada con la presencia de una costilla cervical. La postura de la persona con costillas cervicales a menudo determina si se producirán síntomas dolorosos. El inicio de síntomas solo después de que el paciente haya alcanzado la edad adulta puede explicarse por el hecho de que la postura se ha vuelto gradualmente más defectuosa en su alineación, causando así que la relación de la costilla y los troncos nerviosos adyacentes cambie desfavorablemente.

La alineación defectuosa con más probabilidades de producir irritación es la que se caracteriza por hipercifosis y cabeza hacia el frente. El cuidado de un paciente con síntomas dolorosos derivados de una costilla cervical requiere la corrección postural de la parte superior de la espalda y el cuello. Este tratamiento puede aliviar completamente los síntomas y evitar la necesidad de una intervención quirúrgica.

USO DE TABLAS PARA EL DIAGNÓSTICO DIFERENCIAL

Los autores de las ediciones anteriores de este texto incluyeron estudios de casos usando tablas para ayudar a evaluar el daño muscular y neural con base en la distribución de los músculos que se presentan como débiles (fig. 6-96 a 6-101). En el Apéndice D se pueden encontrar ejemplos de estas tablas.

Las páginas siguientes incluyen estudios de casos reales atendidos por los autores anteriores. Los formularios servían y pueden servir para resumir lo que se describe en los párrafos siguientes. Los formularios ofrecen un resumen visual de la toma de información clínica y del razonamiento que cualquier médico podría y debería hacer en el momento de una evaluación.

Los grados de fuerza muscular se registran en la columna situada a la izquierda de los nombres de los músculos. Las calificaciones pueden ir en símbolos numéricos o de letras. Puede emplearse cualquiera de los dos sistemas y las calificaciones pueden traducirse como se indica en la tabla 1-3, «Clave para la clasificación muscular».

Una vez registradas las categorías, se traza la afectación nerviosa, en su caso, rodeando con un círculo el punto o puntos de inervación periférica y el número o números bajo la distribución del segmento medular que corresponda a cada músculo afectado.

La afectación de nervios periféricos o partes del plexo se determina a partir de los puntos rodeados siguiendo las líneas verticales hacia arriba hasta la parte superior de la tabla, o las líneas horizontales hasta el margen izquierdo. Cuando haya indicios de afectación a la altura del segmento medular, el nivel de la lesión podrá indicarse mediante una línea negra gruesa trazada verticalmente para separar los segmentos medulares afectados de los no afectados.

Como regla general, se puede considerar que los músculos clasificados como favorables (9) y superior no están afectados desde el punto de vista neurológico. Este grado de debilidad puede ser resultado de factores como la inactividad, la debilidad por estiramiento o la falta de fijación por parte de otros músculos. No obstante, hay que tener en cuenta que una categoría favorable podría indicar un déficit de un segmento medular que inerva de forma mínima el músculo.

La debilidad con categoría aceptable o inferior puede producirse como resultado de inactividad, atrofia por desuso, inmovilización o por problemas neurológicos. Una postura incorrecta de la columna torácica y los hombros puede causar debilidad del trapecio medio e inferior.

No es infrecuente encontrar debilidad bilateral de estos músculos con categorías tan bajas como aceptable (−). Es poco probable que exista un problema neurológico con afectación del nervio accesorio espinal en los casos de debilidad aislada de estos músculos, a menos que también haya afectación del trapecio superior.

El uso de la tabla sobre nervios y músculos espinales (cap. 1) se ilustra con los seis estudios de casos a continuación, que son ejemplos de diferentes problemas neuromusculares. Los pacientes fueron remitidos a los Kendall para que se les hicieron pruebas musculares manuales que ayudaran a establecer un diagnóstico. No fueron atendidos para un tratamiento de seguimiento. Los resultados de las pruebas musculares manuales, registrados en la tabla mencionada de nervios y músculos espinales, se convirtieron entonces en una herramienta importante para determinar la extensión y el nivel de la lesión.

CASO 1: LESIÓN DEL NERVIO RADIAL

Cuello, diafragma y miembros superiores

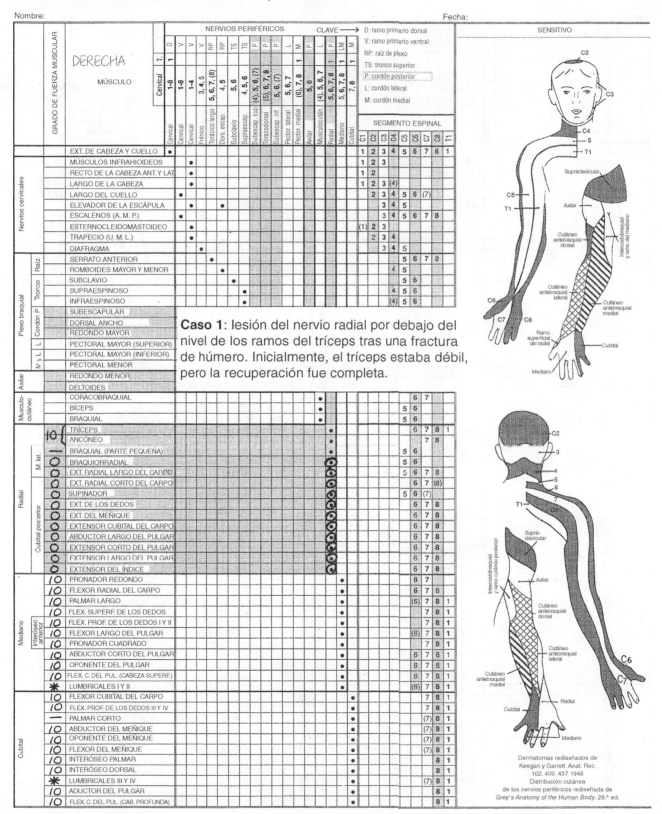

Caso 1: lesión del nervio radial por debajo del nivel de los ramos del tríceps tras una fractura de húmero. Inicialmente, el tríceps estaba débil, pero la recuperación fue completa.

FIGURA 6-96. Caso 1: lesión del nervio radial. © 2005 Florence P. Kendall.

CASO 2: LESIÓN DE LOS NERVIOS RADIAL, MEDIANO Y CUBITAL

Cuello, diafragma y miembros superiores

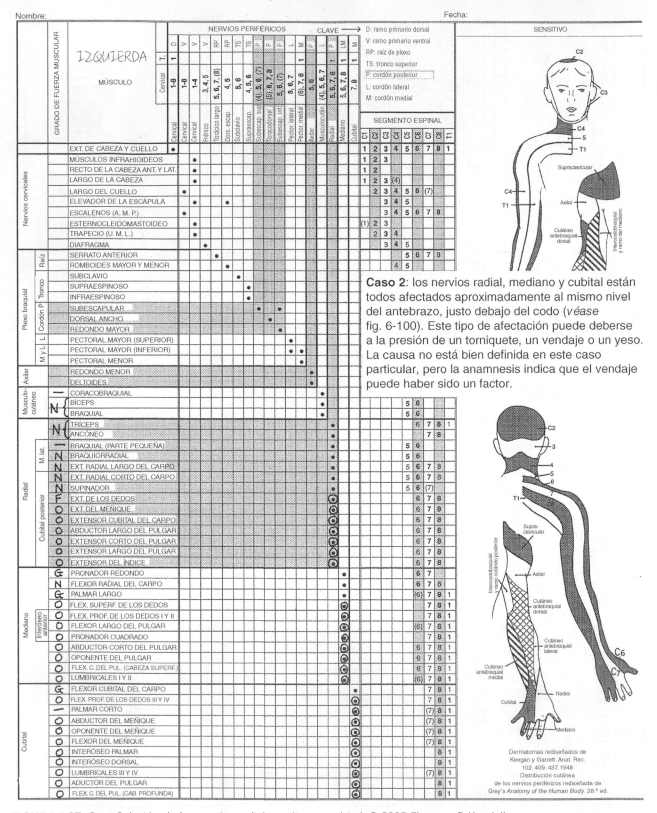

Caso 2: los nervios radial, mediano y cubital están todos afectados aproximadamente al mismo nivel del antebrazo, justo debajo del codo (*véase* fig. 6-100). Este tipo de afectación puede deberse a la presión de un torniquete, un vendaje o un yeso. La causa no está bien definida en este caso particular, pero la anamnesis indica que el vendaje puede haber sido un factor.

FIGURA 6-97. Caso 2: lesión de los nervios radial, mediano y cubital. © 2005 Florence P. Kendall.

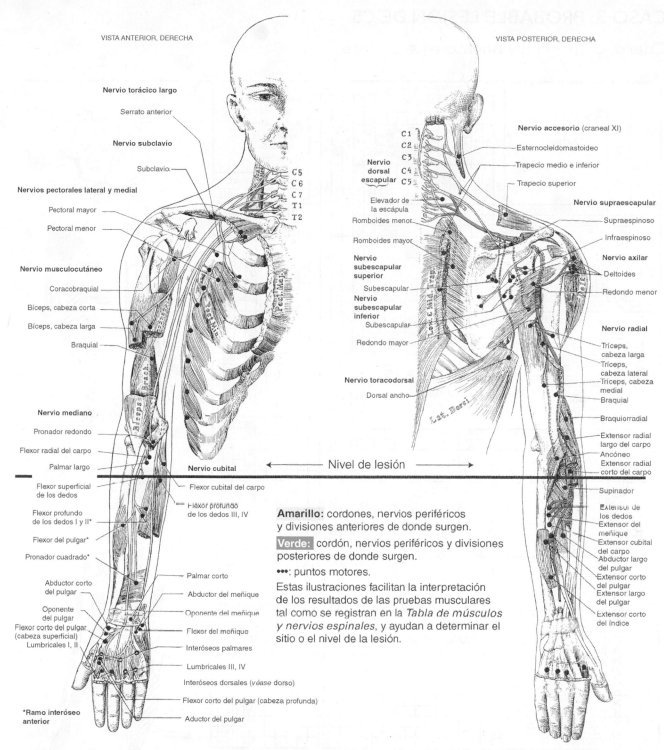

VISTA ANTERIOR, DERECHA

VISTA POSTERIOR, DERECHA

Nervio torácico largo

Serrato anterior

Nervio subclavio

Subclavio

Nervios pectorales lateral y medial

Pectoral mayor

Pectoral menor

Nervio musculocutáneo

Coracobraquial

Bíceps, cabeza corta

Bíceps, cabeza larga

Braquial

Nervio mediano

Pronador redondo

Flexor radial del carpo

Palmar largo

Flexor superficial de los dedos

Flexor profundo de los dedos I y II*

Flexor del pulgar*

Pronador cuadrado*

Abductor corto del pulgar

Oponente del pulgar

Flexor corto del pulgar (cabeza superficial)

Lumbricales I, II

*Ramo interóseo anterior

C5
C6
C7
T1
T2

Nervio cubital

Flexor cubital del carpo

Flexor profundo de los dedos III, IV

Palmar corto

Abductor del meñique

Oponente del meñique

Flexor del meñique

Interóseos palmares

Lumbricales III, IV

Interóseos dorsales (*véase* dorso)

Flexor corto del pulgar (cabeza profunda)

Aductor del pulgar

C1
C2
C3
C4
C5

Nervio dorsal escapular

Elevador de la escápula

Romboides menor

Romboides mayor

Nervio subescapular superior

Subescapular

Nervio subescapular inferior

Subescapular

Redondo mayor

Nervio toracodorsal

Dorsal ancho

Nervio accesorio (craneal XI)

Esternocleidomastoideo

Trapecio medio e inferior

Trapecio superior

Nervio supraescapular

Supraespinoso

Infraespinoso

Nervio axilar

Deltoides

Redondo menor

Nervio radial

Tríceps, cabeza larga

Tríceps, cabeza lateral

Tríceps, cabeza medial

Braquial

Braquiorradial

Extensor radial largo del carpo

Ancóneo

Extensor radial corto del carpo

Supinador

Extensor de los dedos

Extensor del meñique

Extensor cubital del carpo

Abductor largo del pulgar

Extensor corto del pulgar

Extensor largo del pulgar

Extensor corto del índice

← Nivel de lesión →

Amarillo: cordones, nervios periféricos y divisiones anteriores de donde surgen.

Verde: cordón, nervios periféricos y divisiones posteriores de donde surgen.

•••: puntos motores.

Estas ilustraciones facilitan la interpretación de los resultados de las pruebas musculares tal como se registran en la *Tabla de músculos y nervios espinales*, y ayudan a determinar el sitio o el nivel de la lesión.

FIGURA 6-98. Determinación del lugar o el nivel de la lesión. © 2005 Florence P. Kendall.

6 | MIEMBROS SUPERIORES

CASO 3: PROBABLE LESIÓN DE C5

Cuello, diafragma y miembros superiores

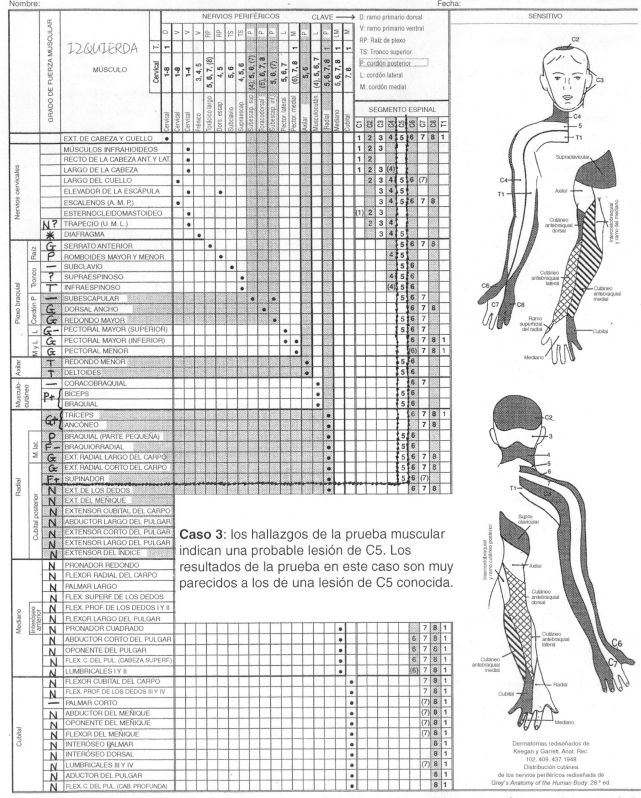

Caso 3: los hallazgos de la prueba muscular indican una probable lesión de C5. Los resultados de la prueba en este caso son muy parecidos a los de una lesión de C5 conocida.

FIGURA 6-99. Caso 3: probable lesión de C5. La respiración de esta persona parecía ligeramente fatigosa. El paciente declaró que respiró con dificultad durante aproximadamente una semana tras el inicio. © 2005 Florence P. Kendall.

CASO 4: LESIÓN DE LOS CORDONES LATERAL Y MEDIAL

Cuello, diafragma y miembros superiores

Caso 4: se realizó una prueba muscular manual antes de la cirugía, y los resultados indicaron lo que se detalla a continuación.

Afectación leve de los músculos inervados por el nervio radial por debajo del nivel de inervación del tríceps.
Afectación moderada del cordón lateral por debajo del nivel del nervio pectoral lateral.
Probable afectación completa del cordón medial por encima del nivel del nervio pectoral medial, interrumpiendo la inervación de C8 y T1 (es decir, el tronco inferior).

Que el pectoral menor, el flexor cubital del carpo y el flexor profundo de los dedos III y IV muestren cierta fuerza puede inducir erróneamente a suponer que C8 y T1 están intactos. Estos músculos, junto con algunos de los músculos intrínsecos de la mano, reciben también inervación de C7, y puede haber indicios de fuerza leve en estos músculos de C7 sin que el cordón medial esté intacto.

En la cirugía se encontró que el cordón medial había sido interrumpido por una bala por encima del nivel del nervio pectoral medial, como había sido indicado por la prueba muscular.

Nombre: Fecha:

NERVIOS PERIFÉRICOS — CLAVE ⟶ D: ramo primario dorsal

	GRADO DE FUERZA MUSCULAR	IZQUIERDA MÚSCULO	Cervical	Cervical	Cervical	Frénico	Torácico largo	Dors. escap.	Subclavio	Supraescap.	Subescap. sup.	Toracodorsal	Subescap. inf.	Pector. lateral	Pector. medial	Axilar	Musculocután.	Radial	Mediano	Cubital		SENSITIVO				
		CLAVE	D	V	V	V	RP	RP	TS	TS	P	P	P	L	M	P	L	P	LM	M						
		Cervical	1-8	1-8	1-4	3, 4, 5	5, 6, 7, (8)	4, 5	5, 6	4, 5, 6	(4), 5, 6, (7)	(5), 6, 7, 8	5, 6, (7)	5, 6, 7	(6), 7, 8	5, 6	(4), 5, 6, 7	5, 6, 7, 8	5, 6, 7, 8	7, 8						
		T.	1												1			1	1	1						
		EXT. DE CABEZA Y CUELLO	•																							
Nervios cervicales		MÚSCULOS INFRAHIOIDEOS			•																					
		RECTO DE LA CABEZA ANT. Y LAT.			•																					
		LARGO DE LA CABEZA			•																					
		LARGO DEL CUELLO		•																						
		ELEVADOR DE LA ESCÁPULA			•			•																		
		ESCALENOS (A. M. P.)		•																						
		ESTERNOCLEIDOMASTOIDEO			•																					
		TRAPECIO (U. M. L.)			•																					
		DIAFRAGMA				•																				
Plexo braquial – Raíz	N	SERRATO ANTERIOR					•																			
	N	ROMBOIDES MAYOR Y MENOR						•																		
Plexo braquial – Tronco	—	SUBCLAVIO							•																	
	N	SUPRAESPINOSO								•																
	N	INFRAESPINOSO								•																
Plexo braquial – Cordón P	N	SUBESCAPULAR									•		•													
	N	DORSAL ANCHO										•														
	N	REDONDO MAYOR											•													
Plexo braquial – L	N	PECTORAL MAYOR (SUPERIOR)												•												
Plexo braquial – M y L	G	PECTORAL MAYOR (INFERIOR)												•	•											
	P	PECTORAL MENOR													⊙								(6)	7	8	1
Axilar	N	REDONDO MENOR														•						5	6			
	N	DELTOIDES														•						5	6			
Músculo-cutáneo	G−	CORACOBRAQUIAL															⊙						6	7		
	F+	BÍCEPS															⊙					5	6			
		BRAQUIAL															⊙					5	6			
Radial	N	TRÍCEPS																•					6	7	8	1
		ANCÓNEO																•						7	8	
Radial – M. lat.	—	BRAQUIAL (PARTE PEQUEÑA)																•				5	6			
	G−	BRAQUIORRADIAL																⊙				5	6			
	N	EXT. RADIAL LARGO DEL CARPO																•				5	6	7	8	
Radial – Cubital posterior	N	EXT. RADIAL CORTO DEL CARPO																•				5	6	7	8	
	N	SUPINADOR																•			Post. cord	5	6	(7)		
	G−	EXT. DE LOS DEDOS																⊙					6	7	8	
	—	EXT. DEL MEÑIQUE																•					6	7	8	
	F+	EXTENSOR CUBITAL DEL CARPO																⊙					6	7	8	
	G−	ABDUCTOR LARGO DEL PULGAR																⊙					6	7	8	
	G−	EXTENSOR CORTO DEL PULGAR																⊙					6	7	8	
	G−	EXTENSOR LARGO DEL PULGAR																⊙					6	7	8	
	—	EXTENSOR DEL ÍNDICE																•					6	7	8	
Mediano	P	PRONADOR REDONDO																	⊙				6	7		
	F+	FLEXOR RADIAL DEL CARPO																	⊙				6	7	8	
	—	PALMAR LARGO																	⊙				(6)	7	8	1
	G−	FLEX. SUPERF. DE LOS DEDOS																	⊙					7	8	1
Mediano – Interóseo anterior	F+	FLEX. PROF. DE LOS DEDOS I Y II																	⊙					7	8	1
	F+	FLEXOR LARGO DEL PULGAR																	⊙		Med. + Lat. cord		(6)	7	8	1
	P	PRONADOR CUADRADO																	⊙					7	8	1
	F+	ABDUCTOR CORTO DEL PULGAR																	⊙				6	7	8	1
	F−	OPONENTE DEL PULGAR																	⊙				6	7	8	1
	P	FLEX. C. DEL PUL. (CABEZA SUPERF.)																	⊙				6	7	8	1
	O	LUMBRICALES I Y II																	⊙				(6)	7	8	1
Cubital	F+	FLEXOR CUBITAL DEL CARPO																		⊙				7	8	1
	P	FLEX. PROF. DE LOS DEDOS III Y IV																		⊙				7	8	1
	—	PALMAR CORTO																		⊙				(7)	8	1
	O	ABDUCTOR DEL MEÑIQUE																		⊙				(7)	8	1
	O	OPONENTE DEL MEÑIQUE																		⊙	Med. cord			(7)	8	1
	O	FLEXOR DEL MEÑIQUE																		⊙				(7)	8	1
	O	INTERÓSEO PALMAR																		⊙					8	1
	O	INTERÓSEO DORSAL																		⊙					8	1
	O	LUMBRICALES III Y IV																		⊙				(7)	8	1
	O	ADUCTOR DEL PULGAR																		⊙					8	1
	O	FLEX. C. DEL. PUL. (CAB. PROFUNDA)																		⊙					8	1

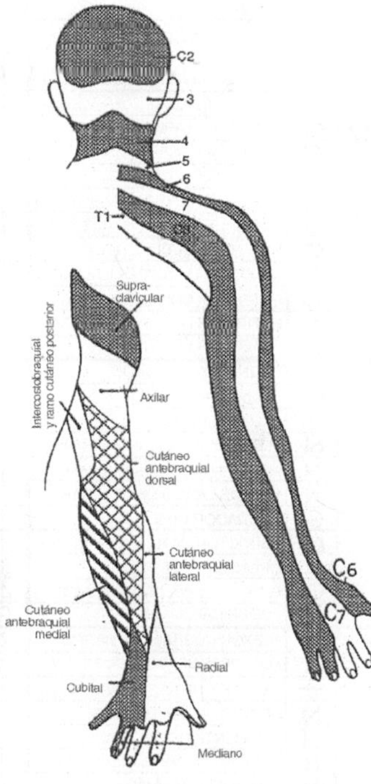

Dermatomas rediseñados de Keegan y Garrett. Anat. Rec. 102. 409. 437. 1948
Distribución cutánea de los nervios periféricos rediseñada de *Grey's Anatomy of the Human Body*. 28.° ed.

FIGURA 6-100. Caso 4: lesión de los cordones lateral y medial. © 2005 Florence P. Kendall.

CASO 5: LESIÓN PARCIAL DEL PLEXO BRAQUIAL

Cuello, diafragma y miembros superiores

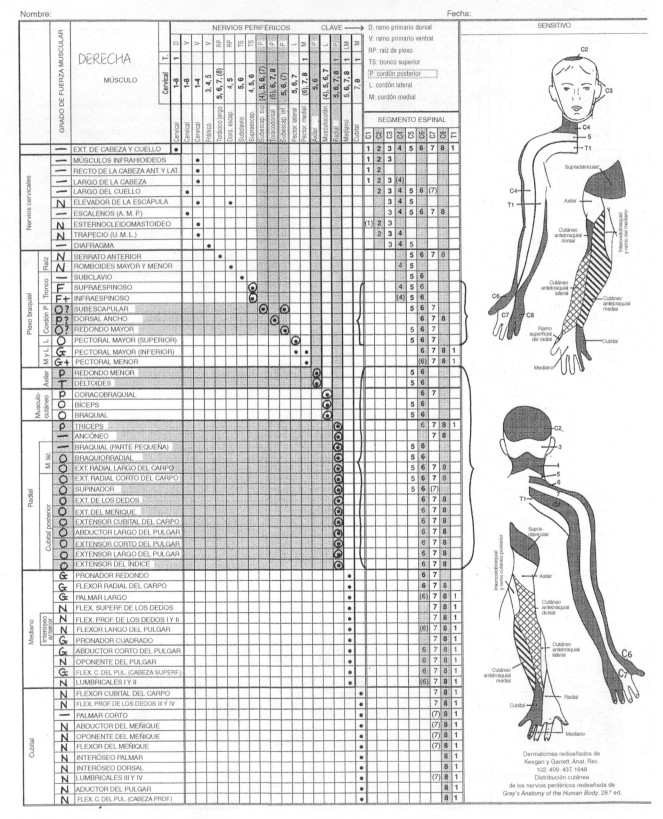

FIGURA 6-101. Caso 5: lesión parcial del plexo braquial. © 2005 Florence P. Kendall.

Caso 5: un hombre de 30 años cayó de un automóvil en marcha y estuvo inconsciente durante alrededor de 20 min. Fue atendido en urgencias de un hospital local por abrasiones leves y luego dado de alta. Durante las tres semanas siguientes, acudió a consulta y fue tratado por varios médicos debido a la parálisis y el edema del brazo derecho que presentaba, así como dolor en el pecho y el cuello.

Veintidós días después del accidente, fue ingresado en el Hospital de la Universidad de Maryland. En ese momento se llevó a cabo una evaluación neuromuscular, que incluía una prueba muscular manual y un estudio electromiográfico, el cual mostró afectación extensa del miembro superior derecho.

Se tomó la decisión de aplazar la exploración quirúrgica y tratar al paciente de forma conservadora con una férula «en avión» y terapia de seguimiento mediante consulta externa. Por desgracia, el paciente no acudió a la consulta externa hasta 5 meses después. Posteriormente, se realizó una prueba manual detallada, así como estudios electrodiagnósticos y electromiográficos complementarios.

Pruebas de sensibilidad y reflejos

La sensibilidad al pinchazo estaba ausente en la zona de distribución sensitiva de los nervios axilar, musculocutáneo y radial. No se observaron reflejos tendinosos profundos de los músculos bíceps o tríceps.

Prueba muscular manual

En la figura 6-101 se indica, a simple vista, que la fuerza de los músculos inervados por el nervio cubital se ha clasificado como normal, los del mediano como normal o favorable y los del radial, musculocutáneo y axilar como deficiente o cero. A nivel del plexo braquial, la afectación era más com-

plicada, como lo muestran las categorías que van de normal a cero. Sin embargo, el registro en tablas simultáneo de los nervios periféricos y los segmentos vertebrales afectados proporcionó más información y sirvió de base para determinar las ubicaciones de las lesiones de la siguiente manera:

1. *Lesión del cordón posterior del plexo braquial:* los músculos inervados por los nervios subescapular superior e inferior, toracodorsal, axilar y radial, que nacen del cordón posterior, presentan parálisis completa o debilidad importante. La afectación del músculo subescapular sitúa el lugar de la lesión proximal al punto donde nace el nervio subescapular superior (fig. 6-102).

2. *No hay afectación del cordón medial del plexo:* los músculos inervados por el nervio cubital, que es el ramo terminal del cordón medial, se clasificaron como normales. La parte esternal del pectoral mayor y del pectoral menor (C5-T1) y algunos músculos que reciben la inervación del nervio mediano (C6-T1) obtuvieron una calificación favorable. Es lógico suponer que la debilidad leve es atribuible al déficit de C5 y C6 y no a una afectación de la médula medial.

3. *Lesión ya sea del tronco superior (formado por las raíces C5 y C6 del plexo) o de la división anterior del tronco superior antes de que se una a la división anterior del tronco medio (C7) para formar el cordón lateral:* la confirmación de esta afirmación requiere una explicación de cómo se determina que la lesión se encuentra en esta zona y que no es más proximal que *a* ni más distal que *b* en la figura 6-102.

La parálisis completa del bíceps y del braquial (desde C5 y C6) plantea la cuestión del nivel de afectación de estos músculos: nervio musculocutáneo (C5, C6 y C7), cordón lateral (C5, C6 y C7), tronco o raíz nerviosa espinal.

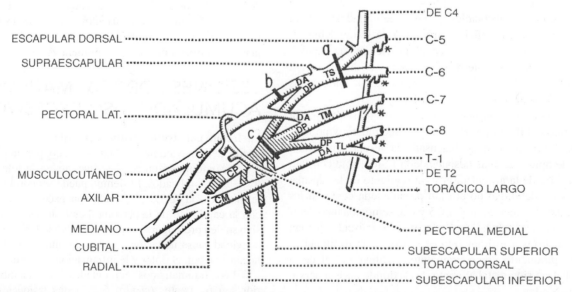

FIGURA 6-102. Plexo braquial con posibles ubicaciones de lesiones (*a*, *b* y *c*). CL: cordón lateral; CM: cordón medial; CP: cordón posterior; DA: divisiones anteriores; DP: divisiones posteriores; TL: tronco lateral; TM: tronco medio; TS: tronco superior; *: hacia el largo del cuello y escalenos. Reimpresa de (23).

6 | MIEMBROS SUPERIORES

El hecho de que el coracobraquial muestre cierta fuerza descarta una afectación completa a nivel del musculocutáneo. El daño completo a nivel del cordón lateral (C5, C6 y C7) queda refutado por varios hallazgos que indican que el componente C7 no está afectado.

El flexor superficial de los dedos, el flexor profundo de los dedos I y II y los lumbricales I y II, que tienen inervación de C7, C8 y T1 a través del nervio mediano, se clasificaron como normales. Otros músculos inervados por el nervio mediano, que tienen inervación C6, C7, C8 y T1, se categorizaron como buenos y, sin duda, habrían mostrado más debilidad si C7 hubiera estado afectado.

La parte esternal del pectoral mayor y del pectoral menor, que son inervados principalmente por el pectoral medio (C8 y T1) y, en cierta medida, por el pectoral lateral (C5, C6 y C7), se calificaron como favorable y favorable (+). Si hubiera afectación de C7, sin duda la debilidad habría sido mayor.

La presencia de cierta fuerza en el coracobraquial se explica con base en que los componentes de C7 están intactos, y confirma aún más que tal es el caso. La debilidad por estiramiento, superpuesta a este músculo por la subluxación de la articulación glenohumeral y la debilidad del deltoides y el bíceps, podría explicar que el coracobraquial se clasificara como deficiente. Así, con un C7 no afectado, el punto más distal de la lesión puede considerarse *b* en la figura 6-102.

Se descarta la posibilidad de que C5 y C6 estén afectados más proximalmente que *a* (*véase* fig. 6-102) a nivel de las raíces del plexo, ya que los romboides y los músculos serratos anteriores se clasificaron como normales. El hecho de que la lesión sea proximal o distal al punto donde nace el nervio supraescapular depende de si la afectación de los músculos supraespinoso e infraespinoso es neurógena o por debilidad por estiramiento.

El supraespinoso y el infraespinoso (C4, C5 y C6) se clasificaron como aceptables, y si esta debilidad parcial era consecuencia de un déficit neurológico, la lesión debía ser proximal al punto donde nace el nervio supraescapular. Lo más lógico sería interpretar la presencia de una fuerza aceptable como resultado de la regeneración durante los 7 meses transcurridos desde la aparición.

Por otra parte, la debilidad en estos músculos puede ser de tipo debilidad por estiramiento secundaria y no neurógena. El paciente no había usado la férula «en avión» que se le aplicó 23 días después de la lesión, y se constató subluxación de la articulación y estiramiento de la cápsula. Además, la debilidad no era tan pronunciada como en los otros músculos inervados por C5 y C6, se notaba una plenitud de contracción a la palpación, y estos músculos habían sido sometidos a estiramiento excesivo. Si la debilidad se hubiera producido por estiramiento, el lugar inicial de la lesión habría sido distal al punto desde donde nace el nervio supraescapular.

CASO 6: DEBILIDAD POR ESTIRAMIENTO SUPERPUESTA A UNA LESIÓN NERVIOSA PERIFÉRICA

A continuación se muestra un ejemplo de debilidad por estiramiento superpuesta a una lesión de un nervio periférico.

Una mujer estaba levantando una piedra pesada mientras hacía jardinería. Sus manos estaban en supinación. La roca cayó de repente, haciendo que sus antebrazos se pusieran en pronación. Sintió dolor agudo en la parte superior del antebrazo derecho. Desarrolló debilidad en los músculos inervados por el nervio radial por debajo del nivel del supinador. Fue explorada por varios médicos, entre ellos un neurocirujano que dijo que había visto algunos casos, y conocía otros recogidos en la literatura, en los que el nervio radial se había visto afectado de forma similar a la altura donde pasa por el supinador.

La paciente fue revisada por primera vez por un fisioterapeuta 18 meses tras el inicio. Los extensores de la muñeca y el extensor de los dedos mostraban debilidad marcada, pero no parálisis completa, con categorías deficiente y deficiente (+). Se aplicó una férula y, en 2 semanas, la fuerza había mejorado a deficiente (+) y aceptable (+). Entonces, la situación llegó a un punto muerto. La paciente había empezado a trabajar más con la mano y se quitaba la férula la mayor parte del tiempo. Pasaron 3 meses, pero en lugar de rendirse, la mujer, el médico y el fisioterapeuta decidieron probar un período de inmovilización más completo. Se aplicó una férula de escayola en dorsiflexión, que incluía la extensión de las articulaciones metacarpofalángicas. Esto protegía los extensores de la muñeca y el extensor de los dedos pero permitía el uso de las articulaciones interfalángicas en flexión y extensión. La férula era desmontable, pero se advirtió a la paciente que la mantuviera puesta el mayor tiempo posible durante las 24 h del día y que no moviera la muñeca y los dedos en flexión completa cuando no trajera puesta la férula. Al cabo de 2 semanas, los músculos de la muñeca y los dedos habían mejorado considerablemente. La mujer tocaba el piano y escribía a máquina por primera vez en 2 años.

LESIONES POR TRAUMATISMO ACUMULADO (USO EXCESIVO)

La **lesión por traumatismo acumulado** o uso excesivo puede definirse como el daño causado por movimientos repetitivos durante un período que supera la tolerancia de los tejidos implicados. El tiempo puede ser corto si la carga levantada o la fuerza requerida son excesivas en relación con la capacidad de la persona. Las lesiones por uso excesivo suelen prolongarse durante un período largo en el que la actividad causa irritación o rotura del músculo, el tendón o la cápsula, con el dolor y la inflamación consiguientes.

Los traumatismos acumulados del miembro superior son frecuentes (cuadro 6-2). Estas lesiones producen varios problemas a más de 2.3 millones de personas en los Estados Unidos que tienen discapacidades que requieren el uso de una silla de ruedas manual (34). Los movimientos repetitivos de la mano y el brazo asociados a las actividades laborales o recreativas pueden dar lugar a diversas distensiones, procesos inflamatorios o afectación nerviosa que causan afecciones de leves a debilitantes (68). La alteración más frecuente es el síndrome de compresión del hombro, que afecta el manguito de los rotadores, el tendón del bíceps o la bolsa subacromial.

En el caso de las lesiones traumáticas acumuladas como la epicondilitis lateral («codo de tenista»), la epicondilitis medial («codo de golfista), el síndrome de compresión («hombro de nadador»), las lesiones por estrés repetitivo debidas a uso excesivo del teclado o el ordenador, o las flexiones realizadas en exceso, el tratamiento adecuado depende, en parte, de la especificidad que aporten las pruebas musculares manuales.

Por ejemplo, las pruebas precisas pueden ayudar a evitar diagnósticos como el síndrome del túnel carpiano cuando el problema es, en realidad, un síndrome del pronador redondo. Un estudio de la Clínica Mayo mostró que 7 de 35 pacientes operados por síndrome del túnel carpiano presentaban posteriormente un síndrome del pronador redondo (56).

CUADRO 6-2

Zonas habituales de uso excesivo en el miembro superior

A continuación se exponen las áreas más preocupantes del miembro superior:

- Extensión de la articulación de la muñeca, músculos extensores, nervio radial (C5, 6, 7, 8)
- Flexión de la articulación de la muñeca, músculos flexores, nervio cubital (C7, 8, T1)
- Flexión de la articulación de la muñeca, músculos flexores, nervio mediano (C6, 7, 8)

*Síndrome del túnel carpiano

- Articulación radiocubital (antebrazo), pronador redondo, nervio mediano (C6, 7)

*Síndrome del pronador redondo

- Articulación del codo, músculos flexores, nervio musculocutáneo (C4, 5, 6)

*Epicondilitis lateral («codo de tenista»)

*Epicondilitis medial («codo de golfista»)

- Articulación glenohumeral, abductor: supraespinoso, nervio musculocutáneo (C4, 5, 6)
- Articulación glenohumeral, rotación lateral: supraespinoso, infraespinoso (C4, 5, 6)

*Redondo menor (C5, 6)

- Articulación glenohumeral, rotación medial: subescapular, redondo mayor (C5, 6, 7)

*Dorsal ancho (C6, 7, 8)

SECCIÓN V
INTERVENCIÓN

Las sugerencias de tratamiento que se encuentran en esta sección se centran en aspectos básicos importantes de la protección, el apoyo, la alineación y el restablecimiento tanto de la longitud como de la fuerza, así como en sugerencias específicas según los hallazgos clínicos ya descritos. Como en la mayoría de los planes de atención, hay que hacer hincapié en un programa domiciliario que el paciente debe realizar regularmente. Este abordaje es a menudo todo lo que se necesita para lograr un resultado positivo. Queda fuera del alcance de este texto incluir otras opciones de tratamiento más específicas, como la estimulación eléctrica, la isocinética, el entrenamiento con pesas o el acondicionamiento físico y las técnicas manuales.

Principios generales del ejercicio correctivo

Los ejercicios en decúbito se hacen sobre una superficie firme (p. ej., una tabla sobre la cama, una mesa de tratamiento o el suelo, con una almohadilla delgada o una manta doblada sobre la superficie dura para mayor comodidad).

Los ejercicios de *estiramiento* pueden hacerse de forma activa o pasiva. El estiramiento activo se produce cuando alguien se mueve activamente para estirar un músculo determinado. El estiramiento pasivo sucede cuando se ejerce fuerza externa para estirar un músculo específico, como cuando los pacientes utilizan equipos, la gravedad o la ayuda de otra per-

6 | MIEMBROS SUPERIORES

sona para lograr un estiramiento. Los estiramientos deben ir precedidos por un calentamiento suave para preparar los tejidos afectados. Los estiramientos deben hacerse gradualmente, con un esfuerzo consciente para relajarse. La mejor práctica es continuar el estiramiento hasta que se sienta un tirón firme pero tolerable. El paciente debe poder respirar cómodamente mientras mantiene el estiramiento antes de volver lentamente desde la posición estirada.

Los ejercicios de *fortalecimiento* también deben realizarse con lentitud, centrando la atención del paciente en los músculos diana del ejercicio (69). El profesional debe prescribir un número específico de repeticiones, así como la duración de la contracción y la relajación muscular, en función del objetivo del ejercicio. El diagrama de Holten, que se desarrolló como medio para determinar la intensidad del ejercicio, puede ayudar a determinar la resistencia y las repeticiones para una amplia variedad de poblaciones (70).

Compresiones nerviosas

El tratamiento de las compresiones nerviosas dependerá del grado de lesión neural. El tratamiento conservador suele ser adecuado, centrándose en el reposo, la medicación indicada para aliviar los síntomas o la modificación o la eliminación de barreras externas o actividades repetitivas que puedan comprimir el nervio afectado. Las lesiones más importantes o las que no responden a los cuidados conservadores pueden beneficiarse de una férula o de una intervención quirúrgica.

Estiramiento del pectoral menor

Para estirar el pectoral menor, coloque al paciente en decúbito supino y presione el hombro hacia atrás y hacia abajo (fig. 6-103). Debe ponerse una mano de forma cóncava justo medial a la glenoides, evitando la presión directa sobre las articulaciones del hombro, ejerciendo presión firme y uniforme que ayude a rotar la cintura escapular hacia atrás.

Una vez aliviada la tensión mediante el apoyo y el estiramiento de los músculos opuestos tensos, se indican ejercicios específicos para el trapecio medio e inferior. Si la postura general es defectuosa, se requiere una corrección postural general.

Ciertos ejercicios para estirar el pectoral menor pueden estar contraindicados, por lo que deben abordarse con precaución, ya que aumentarán la compresión en la región anterior del hombro. La elevación de la cabeza y los hombros desde una posición en decúbito supino, como en las flexiones del tronco, haría lo mismo y, por lo tanto, debe evitarse, ya que este movimiento redondea la columna torácica y deprime la coracoides anteriormente.

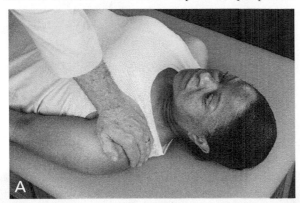
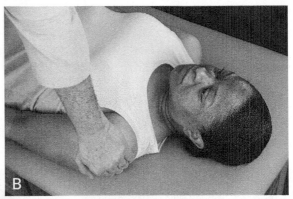

FIGURA 6-103. A. Estiramiento de pectoral menor con colocación correcta de la mano. **B.** Ubicación incorrecta de la mano.

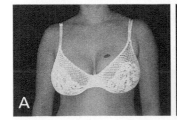
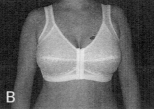
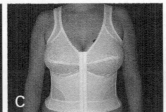
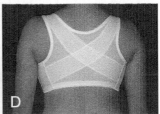

FIGURA 6-104. A. Ejemplo de un sujetador con apoyo inadecuado. **B.** Sujetador postural normal (vista frontal). **C.** Sujetador postural largo. **D.** Sujetador postural normal (vista posterior).

> **NOTA:** *En las mujeres con senos muy grandes, la alineación defectuosa puede verse acentuada por la presión de los tirantes del sujetador. Además, el peso de los senos tirando hacia adelante y hacia abajo puede contribuir a las molestias en la parte superior y media de la espalda. Un «sujetador postural», que se puede adquirir fácilmente en tiendas, puede proporcionar un apoyo eficaz a los senos y aliviar la presión de los tirantes del sujetador (fig. 6-104).*

Síndrome del redondo

El tratamiento consiste en calor y masaje en las zonas de tensión muscular y ejercicios activos asistidos para estirar los rotadores internos y los aductores del hombro. El estiramiento del miembro superior por encima de la cabeza en flexión o abducción y rotación externa se realiza de forma muy gradual.

Cuando hay tensión en el redondo mayor, la escápula se desplaza hacia la abducción cuando el miembro superior se eleva hacia la flexión o la abducción y se rota externamente. Para garantizar que el estiramiento se localiza en el redondo, es necesario presionar contra el borde axilar de la escápula al elevar el miembro superior con el fin de restringir la abducción excesiva de la escápula. Si la escápula se mueve excesivamente en la dirección de la abducción, el redondo, que es un músculo escapulohumeral, no se estirará, y los romboides, los cuales unen la escápula a la columna vertebral, se estirarán demasiado.

Estiramiento asistido del redondo mayor y el dorsal ancho

El estiramiento asistido del redondo mayor y el dorsal ancho se lleva a cabo con el paciente colocado en decúbito supino (con las caderas y las rodillas flexionadas, los pies apoyados en la mesa y la parte baja de la espalda plana) (fig. 6-105). Se debe sujetar la escápula para evitar la abducción excesiva, localizar el estiramiento en los aductores de la articulación glenohumeral y evitar el estiramiento exagerado del romboides. El terapeuta ejerce tracción leve en el miembro superior mientras lo estira por encima de la cabeza.

Dolor por subluxación del hombro

El dolor de hombro causado por la tracción sobre la articulación glenohumeral debido a la pérdida de tono y a la mala alineación de la articulación requiere consideraciones especiales para el tratamiento. La causa puede ser una paresia secundaria a un accidente cerebrovascular, un traumatismo del plexo braquial o una lesión del nervio axilar. Para llevar a cabo un tratamiento eficaz, se requiere mantener la aproximación articular durante el reposo, así como durante el tratamiento, para restablecer el movimiento y mejorar el control motor.

Un cabestrillo especial, denominado **dispositivo de apoyo del brazo con el hombro**, proporciona aproximación articular y apoyo para proteger el hombro subluxado cuando el paciente está en sedestación o bipedestación (fig. 6-106A y B) (71, 72). Cuando se emplea para sujetar el húmero en la glenoides, la cintura escapular sostiene el peso del brazo y el cabestrillo no cuelga del cuello (*véase* fig. 6-106B). El profesional sanitario debe comprender que se toman medidas cuidadosas para que el cabestrillo proporcione la aproximación de la articulación óptima y evite más estiramiento, inestabilidad y dolor en el miembro superior debilitado. Las mediciones se realizan con el codo flexionado a 90°. Se sujeta una cinta métrica en la parte superior del hombro, se hace un rulo alrededor del antebrazo y se vuelve a subir hasta el hombro. El número de centímetros determina el tamaño del cabestrillo. Los profesionales deberán evaluar el cabestrillo después de su aplicación para asegurarse de que se está consiguiendo la alineación biomecánica adecuada.

Se debe enseñar al paciente a proteger el hombro en los momentos en los que no se lleve el cabestrillo. La alineación y la aproximación adecuadas pueden mantenerse al sentarse en un sillón apoyando el brazo afectado en el reposabrazos. En esta posición, el paciente puede utilizar la mano contraria para presionar hacia abajo en la parte superior del hombro, haciendo que el húmero se sienta cómodo en la cavidad glenoidea. La aproximación de la articulación glenohumeral debe mantenerse durante los ejercicios activos asistidos para restablecer el movimiento y la función articulares (73). En otras palabras, no permita que la articulación se subluxe en ningún momento. Hay que prestar atención para eliminar la tendencia a producir una elevación excesiva de la cintura escapular.

El peso del brazo es sostenido por el cuello y por el hombro opuesto. Se debe enseñar al paciente a proteger el hombro para que no se subluxe cuando no lleve puesto el cabestrillo. La posición ideal evitará una elevación excesiva de la cintura escapular con la finalidad de mantener la aproximación articular. En sedestación, esto puede conseguirse apoyando el brazo afectado en un reposabrazos. En esta posición, el paciente también podría hacer uso de la mano contraria para presionar hacia abajo la parte superior del hombro, haciendo que el húmero se sienta cómodo en la cavidad glenoidea.

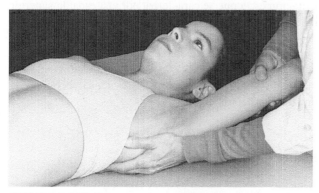

FIGURA 6-105. Estiramiento asistido del redondo mayor y el dorsal ancho.

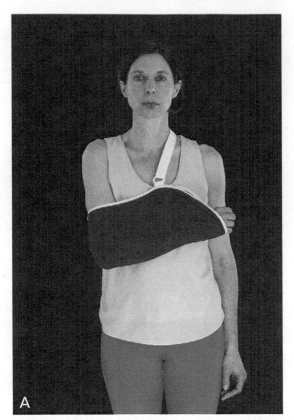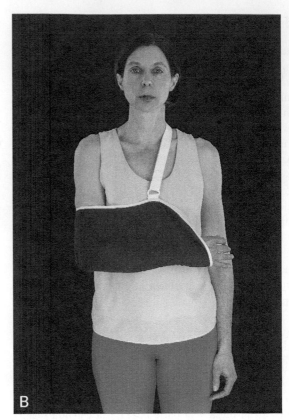

FIGURA 6-106. Dispositivo de apoyo del brazo con el hombro. **A.** Con el antebrazo elevado (mayor presión en el cuello). **B.** Alineado para estabilizar el hombro subluxado.

Estiramiento asistido de los rotadores externos del hombro

El estiramiento asistido de los rotadores externos del hombro se lleva a cabo con el paciente en decúbito supino con las rodillas flexionadas y las plantas del pie apoyadas en la mesa (fig. 6-107). El hombro se abduce 90° con el codo flexionado a 90°. El terapeuta ejerce tracción en la articulación glenohumeral y ayuda a la persona a rotar el hombro en rotación

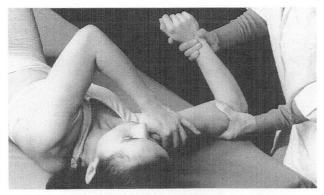

FIGURA 6-107. Estiramiento asistido de los rotadores externos del hombro.

medial. El profesional sanitario puede estabilizar el hombro si la posición indicada anteriormente afecta la estabilización escapular del lado que se está tratando.

Corrección postural de las costillas cervicales

La alineación defectuosa con más probabilidades de causar irritación es la que se caracteriza por una espalda superior redondeada y una cabeza hacia adelante. El cuidado de un paciente con síntomas dolorosos derivados de una costilla cervical requiere la corrección postural de la parte superior de la espalda y el cuello (67). Este tratamiento puede aliviar completamente los síntomas y evitar la necesidad de una intervención quirúrgica.

Síndrome de la abertura torácica superior

A menos que los síntomas sean graves y estén claramente definidos, el tratamiento conservador del síndrome de la abertura torácica superior debe hacer hincapié en aumentar el espacio de la salida torácica mejorando la postura, corrigiendo el desequilibrio muscular y modificando los hábitos ocupacionales, recreativos y de sueño que afectan negativamente la postura de la cabeza, el cuello y la parte superior de la espalda. La cooperación del paciente es esencial para alcanzar el éxito. Se le deben enseñar ejercicios de autoestiramiento para aliviar la tensión en los escalenos, los esternocleidomastoideos, los músculos pectorales y los extensores del cuello. Aprender a hacer la respiración diafragmática disminuirá la implicación de los músculos respiratorios accesorios, algunos de los cuales necesitan estiramiento. Debe evitarse dormir en decúbito prono y reducir al mínimo las actividades que impliquen elevar los brazos por encima de la cabeza. La investigación ha comprobado que «con terapia conservadora [y] ejercicios diseñados para corregir la postura de hombro caído, al menos dos de cada tres pacientes mejoran hasta un grado satisfactorio» (15).

SÍNDROME DE COMPRESIÓN CORACOIDEA

El tratamiento en la fase aguda del síndrome de compresión coracoidea consiste en primer lugar en aplicar un cabestrillo (*véase* fig. 6-106B) que sostenga el peso del miembro superior y la cintura escapular, aliviando la presión sobre el plexo y descargando la carga de trabajo del trapecio superior. Se pueden suministrar calor y masajes en el trapecio superior y otros músculos que presenten tensión. El masaje debe ser suave y relajante, y después de unos pocos tratamientos debe pasar a amasamientos y estiramientos suaves. Puede iniciarse un estiramiento lento y pasivo del pectoral menor (fig. 6-108). Si también hay tensión en el pectoral mayor, el dorsal ancho o ambos, el miembro superior afectado debe colocarse con cuidado por encima de la cabeza, si se tolera, para estirar ligeramente los músculos. Se aplica tracción suave con una mano mientras se masajea con la otra. Por lo general, se necesita una hombrera para ayudar a mantener la

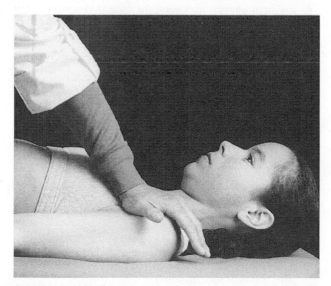

FIGURA 6-108. El estiramiento lento y pasivo del pectoral menor puede iniciarse como tratamiento en caso de síndrome de compresión coracoidea.

corrección de la alineación y aliviar la tensión del músculo trapecio inferior durante el período de recuperación.

Lesiones por traumatismo acumulado (uso excesivo)

El objetivo del tratamiento conservador es atenuar el dolor, reducir el uso excesivo y aliviar las tensiones posteriores. El uso periódico de apoyos adecuados para la muñeca, el brazo, el hombro o la parte superior de la espalda puede ayudar a reducir al mínimo los efectos debilitantes de las lesiones por uso excesivo y a restablecer un funcionamiento más óptimo de los músculos afectados.

REFERENCIAS

1. Agur AMR. Grant's Atlas of Anatomy. 9th ed. Baltimore: Williams & Wilkins, 1991.
2. Goss CM, ed. Gray's Anatomy of the Human Body. 28th ed. Philadelphia: Lea & Febiger, 1966.
3. Bremner-Smith AT, Unwin AJ, Williams WW. Sensory pathways in the spinal accessory nerve. J Bone Joint Surg [BR] 1999;81-B:226–228.
4. Dorland WA. The American Illustrated Medical Dictionary. Philadelphia: W.B. Saunders, 1932.
5. Johnson JYH, Kendall HO. Isolated paralysis of the serratus anterior muscle. J Bone Joint Surg[Am] 1955;37-A:567; Ortho Appl J 1964;18:201.
6. Taber CW. Taber's Cyclopedic Medical Dictionary. Philadelphia: F.A. Davis, 1969, pp. 1–25, Appendix 45–50.
7. Dorland's Illustrated Medical Dictionary. 27th ed. Philadelphia: W.B. Saunders, 1988, pp. 1118–1125.
8. O'Neill DB, Zarins B, Gelbermaen RH, Keating TM, Louis D. Compression of the anterior interosseous nerve after use of a sling for dislocation of the acromioclavicular joint. J Bone Joint Surg [Am] 1990;72-A(7):1100.
9. Hadley MN, Sonntag VKH, Pittman HW. Suprascapular nerve entrapment. J Neurosurg 1986; 64:843–848.
10. Post M, Mayer J. Suprascapular nerve entrapment. Clin Orthop Realt Res 1987;223:126–135.
11. Conway SR, Jones HR. Entrapment and compression neuropathies. In: Tollison CD, ed. Handbook of Chronic Pain Management. Baltimore: Williams & Wilkins, 1989.
12. Sunderland S. Nerve Injuries and Their Repair: A Critical Appraisal. London: Churchill Livingstone, 1991, p. 161.
13. Nakano KK. Neurology of Musculoskeletal and Rheumatic Disorders. Boston: Houghton Mifflin, 1978, pp. 191, 200.
14. Geiringer SR, Leonard JA. Posterior interosseus palsy after dental treatment: Case report. Arch Phys Med Rehabil 1985;66.
15. Dawson DM, Hallett M, Millender LH. Entrapment Neuropathies. 2nd ed. Boston: Little, Brown and Company, 1990.
16. Boland MR, Spigelman T, Uhl TL. The Function of Brachioradialis. J Hand Surg 2008;33(10):1853–1859.
17. Jamison JC, Caldwell GE. Muscle synergies and isometric torque production: influence of supination and pronation level on elbow flexion. J Neurophysiol 1993;70(3):947–960.
18. Culham E, Peat M. Functional anatomy of the shoulder complex. J Orthop Sports Phys Ther 1993 Jul;18(1):342–350. doi: 10.2519/jospt.1993.18.1.342. PMID: 8348135.
19. Inman VT, Saunders JB, de CM, Abbott LC. Observations on the function of the shoulder joint. J Bone Joint Surg 1944;26:1.
20. Clarkson HM. Musculoskeletal Assessment. 2nd ed. Baltimore: Lippincott Williams & Wilkins, 1989, p. 403.

21. Schenkman M, Rugo de Cartaya V. Kinesiology of the shoulder complex. J Orthop Sports Phys Ther 1987;8(9):438–450. doi: 10.2519/jospt.1987.8.9.438. PMID: 18797034.

22. Burkhart SS, Morgan CD, Kibler WB. The disabled throwing shoulder: Spectrum of pathology part I: Pathoanatomy and biomechanics. Arthrosc: J Arthrosc Relat Surg 2003;19(4):404–420, ISSN 0749-8063.

23. Forbush, Steven W et al. The comparison of the empty can and full can techniques and a new diagonal horizontal adduction test for supraspinatus muscle testing using cross-sectional analysis through ultrasonography. Int J Sports Phys Ther 2003;8(3): 237–247.

24. Rowlands LK, Wertsch JJ, Primack SJ, Spreitzer AM, Roberts MM. Kinesiology of the empty can test. Am J Phys Med Rehabil 1995;74(4):302–304. doi: 10.1097/00002060-199507000-00007

25. Eur Respir J, 1995, 8: 441–445. doi: 10.1183/09031936.95. 08030441. Printed in UK – all rights reserved.

26. Park SH, Lee MM. Effects of lower trapezius strengthening exercises on pain, dysfunction, posture alignment, muscle thickness and contraction rate in patients with neck pain. Randomized Controlled Trial. Med Sci Monit 2020;26:e920208. Published March 23, 2020. doi: 10.12659/MSM.920208

27. Jspeert J, Kerstens HCJW, Janssen RMJ et al. Validity and reliability of serratus anterior hand held dynamometry. BMC Musculoskelet Disord 2019;20:360. doi: 10.1186/s12891-019-2741-7

28. Dididze M, Tafti D, Sherman AI. StatPearls [Internet]. StatPearls Publishing; Treasure Island (FL): July 8, 2020. Síndrome del pronador redondo.

29. Latef TJ, Bilal M, Vetter M, Iwanaga J, Oskouian RJ, Tubbs RS. Injury of the radial nerve in the arm: A review. Cureus. 2018 Feb 16;10(2):e2199.

30. Buchanan BK, Maini K, Varacallo M. Radial nerve entrapment. February 12, 2022. In: StatPearls [Internet]. Treasure Island (FL): StatPearls Publishing; January 2022. PMID: 28613749.

31. Wertsch JJ, Melvin J. Median nerve anatomy and entrapment syndromes: A review. Arch Phys Med Rehabil. 1982 Dec;63(12):623–627. PMID: 6756339.

32. Andrews K, Rowland A, Pranjal A, Ebraheim N. Cubital tunnel syndrome: Anatomy, clinical presentation, and management [published correction appears in J Orthop. December 14, 2022;23:275]. J Orthop 2018;15(3):832–836. Published August 16, 2018. doi: 10.1016/j.jor.2018.08.010

33. Swain R. Musculocutaneous nerve entrapment: A case report. Clin J Sport Med 1995 Jul;5(3):196–198. doi: 10.1097/00042752-199507000-00010. PMID: 7670976.

34. Moradi A, Ebrahimzadeh MH, Jupiter JB. Radial tunnel syndrome, diagnostic and treatment dilemma. Arch Bone Jt Surg 2015;3(3):156–162.

35. Wheeler R, DeCastro A. Posterior interosseous nerve syndrome. October 27, 2020. In: StatPearls [Internet]. Treasure Island (FL): StatPearls Publishing; January 2021. PMID: 31082090.

36. Shamrock AG, Das MJ. Radial tunnel syndrome. March 17, 2021. In: StatPearls [Internet]. Treasure Island (FL): StatPearls Publishing; January 2021. PMID: 32310397.

37. Bolster MA, Bakker XR. Radial tunnel syndrome: Emphasis on the superficial branch of the radial nerve. J Hand Surg Eur 2009;34(3):343–347.

38. Hagert CG, Lundborg G, Hansen T. Entrapment of the posterior interosseous nerve. Scand J Plast Reconstr Surg 1977;11(3): 205–212.

39. Loh YC, Lam WL, Stanley JK, Soames RW. A new clinical test for radial tunnel syndrome-the Rule-of-Nine test: A cadaveric study. J Orthop Surg (Hong Kong) 2004;12:83–86.

40. Wheeler R, DeCastro A. Posterior interosseous nerve syndrome. January 19, 2022. In: StatPearls [Internet]. Treasure Island (FL): StatPearls Publishing; January 2022. PMID: 31082090.

41. Kim DH, Murovic JA, Kim YY, Kline DG. Surgical treatment and outcomes in 45 cases of posterior interosseous nerve entrapments and injuries. J Neurosurg 2006 May;104(5):766–777.

42. Martin RM, Fish DE. Scapular winging: Anatomical review, diagnosis, and treatments. Curr Rev Musculoskelet Med 2008;1(1):1–11. doi: 10.1007/s12178-007-9000-5

43. Shih YF, Kao YH. Influence of pain location and hand dominance on scapular kinematics and EMG activities: An exploratory study. BMC Musculoskelet Disord 2011;12:267. Published November 24, 2011. doi: 10.1186/1471-2474-12-267

44. de Mauroy JC, Vallèse P, Fender P, Lecante C. Historical Lyonaise brace treatment for adolescent hyperkyphosis. Results of 272 cases reviewed 2 years minimum after removal of the brace. Scoliosis. 2010;5(Suppl 1):O69. Published September 10, 2010. doi: 10.1186/1748-7161-5-S1-O69

45. Lowe TG, Line BG. Evidence based medicine: Analysis of Scheuermann kyphosis. Spine 2007;32(19 Suppl):S115–S119.

46. Seidi F, Rajabi R, Ebrahimi I, Alizadeh MH, Minoonejad H. The efficiency of corrective exercise interventions on thoracic hyperkyphosis angle. J Back Musculoskelet Rehabil 2014;27(1):7–16. doi: 10.3233/BMR-130411. PMID: 23948845.

47. Etemadifar MR, Jamalaldini MH, Layeghi R. Successful brace treatment of Scheuermann's kyphosis with different angles. J Craniovertebr Junction Spine 2017;8(2):136–143. doi: 10.4103/jcvjs.JCVJS_38_16

48. Gurd DP. Back pain in the young athlete. Sports Med Arthrosc Rev 2011;19(1):7–16

49. Spinner M. Management of nerve compression lesions of the upper extremity. In: Omer GE, Spinner M, eds. Management of Peripheral Nerve Problems. Philadelphia: W.B. Saunders, 1980.

50. Sunderland S. Nerves and Nerve Injuries. 2nd ed. New York: Churchill Livingstone, 1978.

51. Aleksenko D, Varacallo M. Guyon canal syndrome. February 12, 2022. In: StatPearls [Internet]. Treasure Island (FL): StatPearls Publishing; January 2022. PMID: 28613717.

52. Depukat P, Mizia E, Kuniewicz M, Bonczar T, Mazur M, Pełka P, Mróz I, Lipski M, Tomaszewski K. Syndrome of canal of Guyon: Definition, diagnosis, treatment and complication. Folia Med Cracov 2015;55(1):17–23.

53. Huisstede BM, Hoogvliet P, Franke TP, Randsdorp MS, Koes BW. Carpal tunnel syndrome: Effectiveness of physical therapy and electrophysical modalities. An updated systematic review of randomized controlled trials. Arch Phys Med Rehabil 2018 Aug;99(8):1623–1634.e23. doi: 10.1016/j.apmr.2017.08.482. Epub September 20, 2017. PMID: 28942118.

54. Rodner CM, Tinsley BA, O'Malley MP. Pronator syndrome and anterior interosseous nerve syndrome. J Am Acad Orthop Surg 2013 May;21(5):268–275. doi: 10.5435/JAAOS-21-05-268. PMID: 23637145.

55. Dididze M, Tafti D, Sherman AL. Síndrome del pronador redondo. February 5, 2022. In: StatPearls [Internet]. Treasure Island (FL): StatPearls Publishing; January 2022. PMID: 30252346.

56. Hartz CR, Linscheid RL, Gramse RR, Daube JR. Síndrome del pronador redondo: Compressive neuropathy of the median nerve. J Bone Joint Surg Am 1981 Jul;63(6):885–890.

57. Cutts, S. Cubital tunnel syndrome, Postgrad Med J 2007;83: 28–31. doi: 10.1136/pgmj.2006.047456

58. Kooner S, Cinats D, Kwong C, Matthewson G, Dhaliwal G. Conservative treatment of cubital tunnel syndrome: A systematic review. Orthop Rev (Pavia) 2019;11(2):7955. Published June 12, 2019. doi: 10.4081/or.2019.7955

59. Pratt NE. Neurovascular entrapment in the regions of the shoulder and posterior triangle of the neck. Phys Ther 1986;66(12): 1894–1900.

60. Okoro T, Reddy VR, Pimpelnarkar A. Coracoid impingement syndrome: A literature review. Curr Rev Musculoskelet Med 2009;2(1):51–55. doi: 10.1007/s12178-009-9044-9

61. Gigante A, Bottegoni C, Barbadoro P. Coracoid syndrome: A neglected cause of anterior shoulder pain. Joints 2016;4(1):31–38. Published June 13, 2016. doi: 10.11138/jts/2016.4.1.031

62. Stein, I. Painful conditions of the shoulder joint. Phys Ther Rev 1948:28(6): 275–279.

63. Kendall HO, Kendall FP, Boyton D. Posture and Pain. Baltimore: Williams & Wilkins, 1952.

64. Cahill BR. Quadrilateral space syndrome. In: Omer GE, Spinner M, eds. Management of Peripheral Nerve Problems. Philadelphia: W.B. Saunders, 1980, pp. 602–606.

65. Hangge PT, Breen I, Albadawi H, Knuttinen MG, Naidu SG, Oklu R. Quadrilateral space syndrome: Diagnosis and clinical management. J Clin Med 2018;7(4):86. Published April 21, 2018. doi: 10.3390/jcm7040086

66. Brown LP, Niehues SL, Harrah A, et al. Upper extremity range of motion and isokinetic strength of internal and external rotators in major league baseball players. In: McMahon PJ, Sallis RE, eds. The Painful Shoulder, Postgraduate Medicine, 1999;106(7): 36–38, 41–43, 47–49.

67. Spadliński Ł, Cecot T, Majos A, et al. The epidemiological, morphological, and clinical aspects of the cervical ribs in humans. Biomed Res Int 2016;2016:8034613. doi: 10.1155/2016/8034613

68. Banks KP, Ly JQ, Beall DP, Grayson DE, Bancroft LW, Tall MA. Overuse injuries of the upper extremity in the competitive athlete: Magnetic resonance imaging findings associated with repetitive trauma. Curr Probl Diagn Radiol. 2005 July–August;34(4):127–142. doi: 10.1067/j.cpradiol.2005.04.001. PMID: 16012484.

69. Moseley JB Jr, Jobe FW, Pink M, Perry J, Tibone J. EMG analysis of the scapular muscles during a shoulder rehabilitation program. Am J Sports Med 1992 March–April;20(2):128–134. doi: 10.1177/036354659202000206. PMID: 1558238.

70. Lorenz DS, Reiman MP, Walker JC. Periodization: Current review and suggested implementation for athletic rehabilitation. Sports Health 2010 Nov;2(6):509–518. doi: 10.1177/1941738110375910. PMID: 23015982; PMCID: PMC3438871.

71. Ada L, Foongchomcheay A, Canning C. Supportive devices for preventing and treating subluxation of the shoulder after stroke. Cochrane Database Syst Rev 2005;2005(1):CD003863. Published January 25, 2005. doi: 10.1002/14651858.CD003863.pub

72. Nadler M, Pauls M. Shoulder orthoses for the prevention and reduction of hemiplegic shoulder pain and subluxation: Systematic review. Clin Rehabil 2017 Apr;31(4):444–453. doi: 10.1177/0269215516648753. Epub July 10, 2016. PMID: 27184582.

73. Burstein D. Joint compression for treatment of shoulder pain. Clin Man 1985;5(2):9.

MIEMBROS INFERIORES

7

PRESENTACIÓN

INTRODUCCIÓN

Los miembros inferiores proporcionan apoyo y movilidad a todo el cuerpo. El cumplimiento de estas funciones requiere que se establezca y mantenga un buen equilibrio muscular de los músculos del miembro inferior (1).

A diferencia del miembro superior, donde un plexo inerva los músculos del brazo, el miembro inferior está inervado por los plexos lumbar y sacro. El diagnóstico diferencial de las alteraciones del movimiento articular en la región de la cadera requiere especial atención debido a los diferentes orígenes de los nervios y al sinnúmero de músculos que pueden estar implicados. Muchos de los músculos atraviesan la cadera y la rodilla, y distinguir las alteraciones entre los músculos puede resultar complicado (2). Diferentes deficiencias pueden dar lugar a síntomas similares.

El tratamiento eficaz de las deficiencias musculoesqueléticas depende de una evaluación precisa de la longitud y la fuerza de los músculos. No prestar atención a los detalles puede dar lugar a errores graves. Dado que las acciones de los músculos de la cadera están estrechamente relacionadas, puede haber compensaciones en los casos de debilidad muscular o variación de la longitud muscular. Si no se detectan dichas compensaciones, o si se permiten mediante posiciones o movimientos incorrectos, los resultados de la prueba no serán válidos.

Para comenzar el proceso de establecimiento de un diagnóstico diferencial y desarrollar un plan de tratamiento satisfactorio, es necesario tener conocimientos exhaustivo de la inervación, los movimientos articulares, la alineación de los segmentos corporales y los procedimientos precisos de prueba de la longitud y la fuerza de estos músculos. Además, en este capítulo se incluyen estudios de casos únicos con gráficos que muestran los hallazgos de las pruebas para demostrar los abordajes para afrontar los diagnósticos clínicos relacionados con la disfunción del miembro inferior.

SECCIÓN I
INERVACIÓN

PLEXO LUMBAR

El **plexo lumbar** está formado por los ramos primarios ventrales de L1, L2 y L3, una parte de L4 y, con frecuencia, con una pequeña contribución de T12. Por dentro del músculo psoas mayor, los ramos se dividen en anterior y posterior. Los nervios periféricos de las divisiones anteriores inervan los músculos aductores de la superficie medial del muslo; los de las divisiones posteriores inervan los flexores de la cadera y los extensores de la rodilla de la cara anterior del muslo (fig. 7-1).

PLEXO SACRO

El plexo sacro recibe aportes de los ramos primarios ventrales de L4, L5, S1, S2 y S3. Los ramos ventrales L4 y L5 se unen para formar el tronco lumbosacro, que penetra en la cavidad pélvica. Allí, se une a los ramos ventrales de S1, S2 y S3, formando el plexo, que luego se ramifica en las divisiones anteriores y posteriores. Las divisiones anteriores y los nervios periféricos que surgen de ellas incluyen los nervios cutáneos y aquellos que inervan los músculos de la parte posterior del muslo, la porción posterior de la pierna y los músculos intrínsecos de la superficie plantar del pie. Las divisiones posteriores, y los nervios periféricos que surgen de ellas, inervan la región glútea de la cara lateral del muslo, la cabeza corta del bíceps femoral y los músculos extensores (dorsiflexores) del tobillo y los dedos de los pies (fig. 7-2).

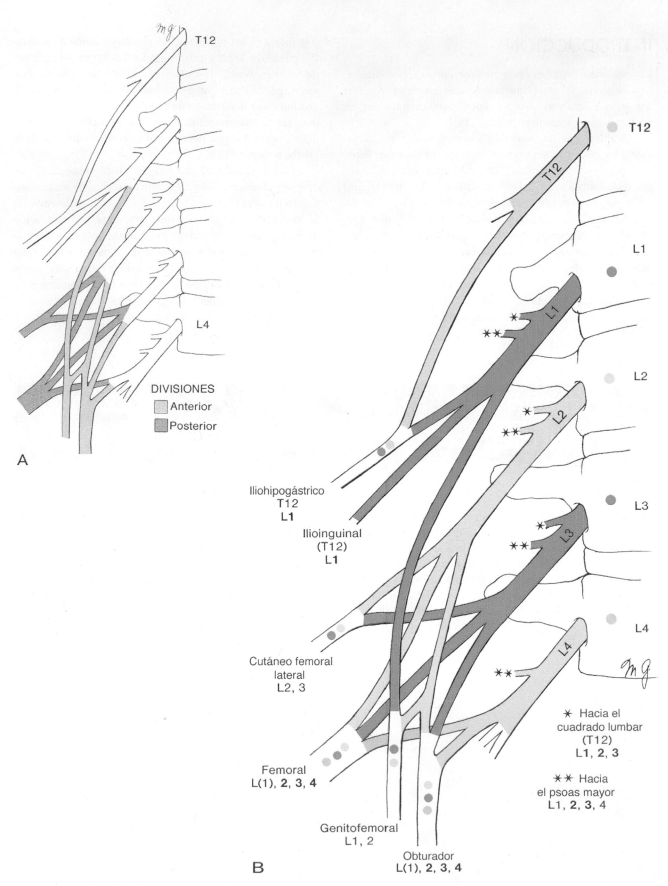

T12

L4

DIVISIONES
- Anterior
- Posterior

A

T12

T12

L1

L2

Iliohipogástrico
T12
L1

Ilioinguinal
(T12)
L1

L3

Cutáneo femoral
lateral
L2, 3

L4

Femoral
L(1), **2, 3, 4**

✱ Hacia el
cuadrado lumbar
(T12)
L1, 2, 3

✱✱ Hacia
el psoas mayor
L1, **2, 3**, 4

Genitofemoral
L1, 2

Obturador
L(1), **2, 3, 4**

B

FIGURA 7-1. Plexo lumbar.

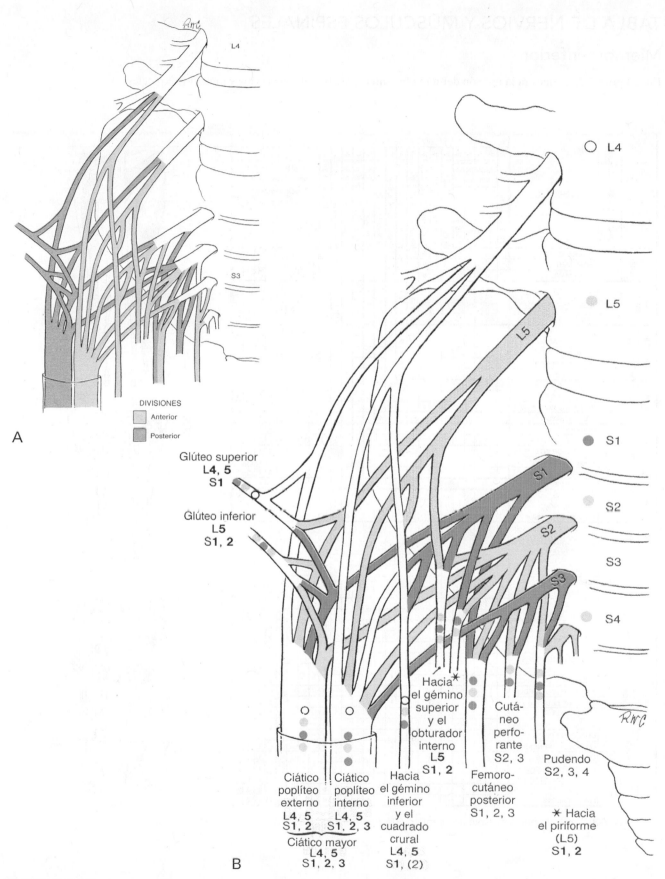

A

DIVISIONES

Anterior

Posterior

B

Glúteo superior
L4, 5
S1

Glúteo inferior
L5
S1, 2

Hacia
el gémino
superior
y el
obturador
interno
L5
S1, 2

Cutá-
neo
perfo-
rante
S2, 3

Pudendo
S2, 3, 4

Ciático
poplíteo
externo
L4, 5
S1, 2

Ciático
poplíteo
interno
L4, 5
S1, 2, 3

Hacia
el gémino
inferior
y el
cuadrado
crural
L4, 5
S1, (2)

Femoro-
cutáneo
posterior
S1, 2, 3

Ciático mayor
L4, 5
S1, 2, 3

✱ Hacia
el piriforme
(L5)
S1, 2

FIGURA 7-2. Plexo sacro.

TABLA DE NERVIOS Y MÚSCULOS ESPINALES

Miembro inferior

En la figura 7-3 se muestra la porción del miembro inferior de la tabla de nervios y músculos espinales.

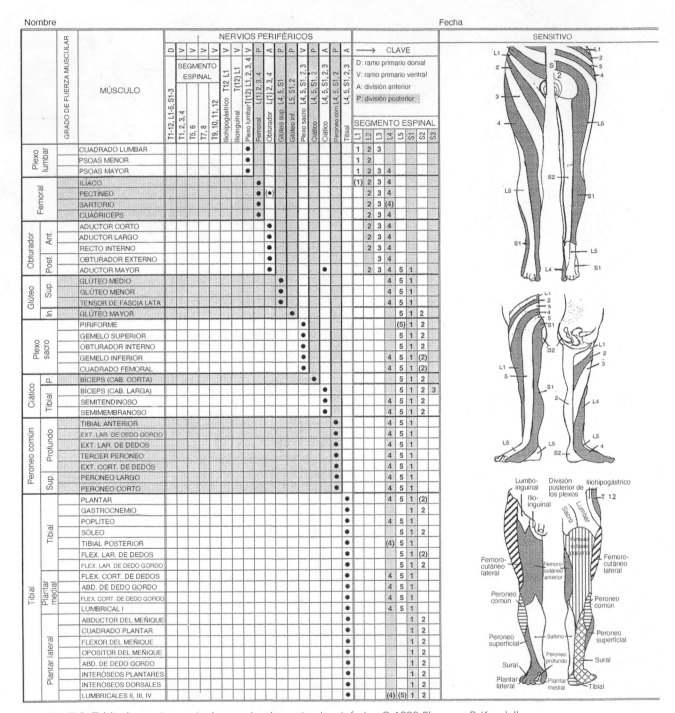

FIGURA 7-3. Tabla de nervios espinales y músculos: miembro inferior. © 1993 Florence P. Kendall.

TABLA DE NERVIOS ESPINALES Y PUNTOS MOTORES

La figura 7-4 ilustra el nervio espinal y los puntos motores.

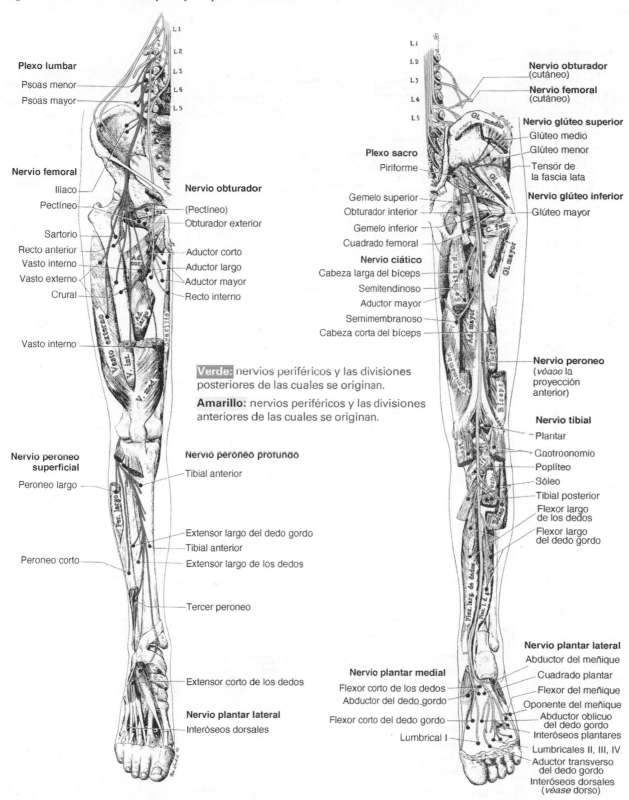

Plexo lumbar
Psoas menor
Psoas mayor

Nervio femoral
Ilíaco
Pectíneo
Sartorio
Recto anterior
Vasto interno
Vasto externo
Crural
Vasto interno

Nervio obturador
(Pectíneo)
Obturador exterior
Aductor corto
Aductor largo
Aductor mayor
Recto interno

Verde: nervios periféricos y las divisiones posteriores de las cuales se originan.

Amarillo: nervios periféricos y las divisiones anteriores de las cuales se originan.

Nervio peroneo superficial
Peroneo largo
Peroneo corto

Nervio peroneo profundo
Tibial anterior
Extensor largo del dedo gordo
Tibial anterior
Extensor largo de los dedos
Tercer peroneo
Extensor corto de los dedos

Nervio plantar lateral
Interóseos dorsales

Plexo sacro
Piriforme
Gemelo superior
Obturador interior
Gemelo inferior
Cuadrado femoral

Nervio ciático
Cabeza larga del bíceps
Semitendinoso
Aductor mayor
Semimembranoso
Cabeza corta del bíceps

Nervio obturador (cutáneo)
Nervio femoral (cutáneo)

Nervio glúteo superior
Glúteo medio
Glúteo menor
Tensor de la fascia lata

Nervio glúteo inferior
Glúteo mayor

Nervio peroneo (*véase* la proyección anterior)

Nervio tibial
Plantar
Gastrocnemio
Poplíteo
Sóleo
Tibial posterior
Flexor largo de los dedos
Flexor largo del dedo gordo

Nervio plantar medial
Flexor corto de los dedos
Abductor del dedo gordo
Flexor corto del dedo gordo
Lumbrical I

Nervio plantar lateral
Abductor del meñique
Cuadrado plantar
Flexor del meñique
Oponente del meñique
Abductor oblicuo del dedo gordo
Interóseos plantares
Lumbricales II, III, IV
Aductor transverso del dedo gordo
Interóseos dorsales (*véase* dorso)

FIGURA 7-4. Tabla de nervios espinales y puntos motores. © 1993 Florence P. Kendall.

TABLA DE LOS MÚSCULOS DEL MIEMBRO INFERIOR

En la figura 7-5 se enumeran los músculos del miembro inferior según la inervación del segmento espinal y agrupados según la acción articular.

Segmento espinal

Lumbar					Sacro			Músculo	CADERA						RODILLA	En flexión	
1	2	3	4	5	1	2	3		Flexión	Aducción	Rot. med.	Abducción	Rot. lat.	Extensión	Extensión	Rot. lat.	Rot. med.
1	2	3	4					Psoas mayor	Psoas mayor			Psoas mayor	Psoas mayor				
(1)	2	3	4					Ilíaco	Ilíaco			Ilíaco	Ilíaco				
	2	3	(4)					Sartorio	Sartorio			Sartorio	Sartorio				Sartorio
	2	3	4					Pectíneo	Pectíneo	Pectíneo							
	2	3	4					Aductor largo	Aductor largo	Aductor largo	Aductor largo						
	2	3	4					Aductor corto	Aductor corto	Aductor corto	Aductor corto						
	2	3	4					Recto interno		Recto interno							Recto interno
	2	3	4					Cuádriceps	Recto femoral						Cuádriceps		
	2	3	4					Ad. mayor (ant.)	Ad. m. (ant.)	Ad. mayor							
		3	4					Obturador exterior		Obt. exterior			Obt. exterior				
			4	5	1			Ad. mayor (post.)		Ad. mayor				Ad. may. post.			
			4	5	1			Tibial anterior									
			4	5	1			Tensor fascia lata	Tensor fasc. l.			Tensor fasc. l.	Tensor fasc. l.		Tensor fasc. l.		
			4	5	1			Glúteo menor	Glúteo menor			Glúteo menor	Glúteo menor				
			4	5	1			Glúteo medio	Gl. med., ant.			Gl. med., ant.	Gl. med.	Gl. med., post.	Gl. med., post.		
			4	5	1			Poplíteo									Poplíteo
			4	5	1			Ext. largo de dedos									
			4	5	1			Tercer peroneo									
			4	5	1			Ext. lar. dedo gordo									
			4	5	1			Ext. corto de dedos									
			4	5	1			Flex. corto de dedos									
			4	5	1			Lumbrical I									
			4	5	1			Abductor dedo gordo									
			4	5	1			Peroneo largo									
			4	5	1			Peroneo corto									
			(4)	5	1			Tibial posterior									
			4	5	1	(2)		Gemelo inferior				Gemelo inf.	Gemelo inf.				
			4	5	1	(2)		Cuadrado femoral					Cuadrado f.				
			4	5	1	(2)		Plantar									
			4	5	1	2		Semimembranoso		Semimem.				Semimem.			Semimem.
			4	5	1	2		Semitendinoso		Semitend.				Semitend.			Semitend.
				5	1	(2)		Flex. largo de dedos									
				5	1	2		Glúteo mayor	Gl. mayor inf.			Gl. may. sup.	Gl. mayor	Gl. mayor			
				5	1	2		Bíceps, cab. corta								Bíceps, c. cor.	
				5	1	2		Flex. lar. dedo gordo									
				5	1	2		Sóleo									
				(5)	1	2		Piriforme				Piriforme	Piriforme	Piriforme			
				5	1	2		Gemelo superior				Gemelo sup.	Gemelo sup.				
				5	1	2		Obturador interior				Obt. int.	Obt. int.				
				5	1	2	3	Bíceps, cab. larga					Bíceps, c. lar.	Bíceps, c. lar.		Bíceps, c. lar.	
			(4)	(5)	1	2		Lumbricales II, III, IV									
					1	2		Gastrocnemio									
					1	2		Interóseos dorsales									
					1	2		Interóseos plantares									
					1	2		Abductor meñique									
					1	2		Abductor dedo gordo									

FIGURA 7-5. Tabla de los músculos del miembro inferior. © 1993 Florence P. Kendall.

RODILLA	TOBILLO		PIE		ARTICULACIÓN METATARSOFALÁNGICA				Articulaciones interfalángicas de los dedos 2-5 proximales		Articulaciones interfalángicas de los dedos 1-5 distales	
Flexión	Dorsiflexión	Flexión plantar	Eversión	Inversión	Extensión	Flexión	Abducción	Aducción	Extensión	Flexión	Extensión	Flexión
Sartorio												
Recto interno												
	Tibial anterior			Tibial anterior								
Poplíteo												
	Extensor largo de los dedos		Extensor largo de los dedos		Extensor largo (dedos 2-5)				Extensor largo (dedos 2-5)		Extensor largo (dedos 2-5)	
	Tercer peroneo		Tercer peroneo									
	Extensor largo del dedo gordo			Extensor largo del dedo gordo	Extensor largo del dedo gordo				▨	▨	Extensor largo del dedo gordo	
					Extensor corto (dedos 1-5)				Extensor corto (dedos 2-5)		Extensor corto (dedos 1-4)	
						Flexor corto (dedos 2-5)				Flexor corto (dedos 2-5)		
						Flexor corto del dedo gordo						
						Lumbrical I del 2.º dedo			Lumbrical I del 2.º dedo		Lumbrical I del 2.º dedo	
						Abductor del dedo gordo	Abductor del dedo gordo		▨	▨		
	Peroneo largo	Peroneo largo										
	Peroneo corto	Peroneo corto										
	Tibial posterior			Tibial posterior								
Plantar		Plantar										
Semimembranoso												
Semitendinoso												
	Flexor largo de los dedos		Flexor largo de los dedos		Flexor largo (dedos 2-5)					Flexor largo (dedos 2-5)		Flexor largo (dedos 2-5)
Bíceps, cabeza corta												
	Flexor largo del dedo gordo		Flexor largo del dedo gordo		Flexor largo del dedo gordo				▨	▨		Flexor largo del dedo gordo
		Sóleo										
Bíceps, cabeza larga												
						Lumbricales II-IV (dedos 3-5)			Lumbricales II-IV (dedos 3-5)		Lumbricales II-IV (dedos 3-5)	
Gastrocnemio		Gastrocnemio										
						Interóseo dorsal (dedos 2-4)	Interóseo dorsal (dedos 2-4)		Interóseo dorsal (dedos 2-4)		Interóseo dorsal (dedos 2-4)	
						Interóseo plantar (dedos 3-5)		Interóseo plantar (dedos 3-5)	Interóseo plantar (dedos 3-5)		Interóseo plantar (dedos 3-5)	
							Abductor del meñique					
						Aductor del dedo gordo		Aductor del dedo gordo	▨	▨		

FIGURA 7-5. (continuación)

NERVIOS DE LOS MÚSCULOS: MOTORES Y SENSITIVOS O PURAMENTE MOTORES

En la tabla 7-1 se enumera la inervación de los nervios a los músculos.

Femoral: perfora el psoas mayor en la parte distal del borde lateral e irriga el ilíaco, el pectíneo, el sartorio y el cuádriceps. El ramo mayor y más largo del nervio femoral es el *nervio safeno,* que inerva la piel de la superficie medial de la pierna.

Obturador: desde L2 a L4. A través de su ramo *muscular,* inerva el obturador externo, el aductor mayor (porciones horizontal y media), el aductor largo y el aductor corto. Mediante su *ramo articular,* se distribuye a la membrana sinovial de la articulación de la rodilla.

Ciático: desde L4, L5 y S1, S2, S3. En la mayoría de los casos, el nervio ciático sale de la pelvis pasando a través del orificio ciático mayor inferior al músculo piriforme y se sitúa superficialmente al obturador interno, el gemelo y el cuadrado femoral (*véase* fig. 7-112 más adelante en este capítulo). Sin embargo, hay variaciones en las que el músculo piriforme está dividido y una (normalmente el peroné) o ambas partes del nervio ciático pasan a través del vientre del músculo. El nervio ciático se compone de divisiones anterior (tibial) y posterior (peroneo común), que acaban separándose en la cara proximal de la fosa poplítea.

Peroneo común: pasa entre el bíceps femoral y la cabeza lateral del gastrocnemio hasta la cabeza del peroné y profundamente hasta el peroneo largo (*véase* fig. 7-92 más adelante en este capítulo). Inerva los músculos de los compartimentos anterior (peroneo profundo) y lateral (peroneo superficial) de la pierna, y luego continúa inervando el extensor del dedo gordo y el extensor corto de los dedos.

Tibial: inerva los músculos posteriores del muslo, así como los músculos posteriores de la pierna antes de dividirse en sus ramos terminales, los nervios plantares medial y lateral.

TABLA 7-1   Nervios de los músculos: motores y sensitivos o puramente motores

Fuente		Segmento vertebral	Nervio	Motor o sensitivo para el músculo	Músculo
Plexo lumbar	Ramo primario ventral	T12, L1	Iliohipogástrico	Motor y sensitivo	Oblicuo interno, transverso del abdomen
		L1, 2, 3, 4	Plexo lumbar	Motor y sensitivo	Cuadrado lumbar, psoas mayor, psoas menor
	División posterior	L2, 3, 4	Femoral	Motor y sensitivo	Ilíaco, pectíneo, sartorio, cuádriceps
	División anterior	L2, 3, 4	Obturador	Motor y sensitivo	Aductores de la cadera
Plexo lumbosacro	División posterior	L4, 5, S1	Glúteo superior	Motor[a]	Glúteo medio, glúteo menor, tensor de la fascia lata
	División posterior	L5, S1, 2	Glúteo inferior	Motor y sensitivo	Glúteo mayor
Nervio ciático {	División posterior	L4, 5, S1, 2	Peroneo	Motor y sensitivo	Cabeza corta del bíceps, tibial anterior, extensores de los dedos del pie, peroneos
	División anterior	L4, 5, S1, 2, 3	Tibial	Motor y sensitivo	Semimembranoso, semitendinoso, cabeza larga del bíceps, 19 músculos del tobillo y el pie
Plexo sacro	Ramo primario ventral	L4, 5, S1, 2, 3	Plexo sacro	Motor y sensitivo	Piriforme, gemelos superior e inferior, obturador interno y cuadrado femoral

[a]Sensitivo a la articulación de la cadera
© 1993 Florence P. Kendall.

NERVIOS CUTÁNEOS DEL MIEMBRO INFERIOR

En la figura 7-6 se pueden apreciar los nervios del miembro inferior. Obsérvese que en la figura 7-6B, *sural* significa pantorrilla en latín. En esta ilustración, el nervio cutáneo sural medial se une justo proximal al tobillo por un ramo comunicante (no etiquetado) del nervio cutáneo sural lateral para formar el nervio sural. Sin embargo, el nivel de la unión es variable, siendo muy bajo en la figura 7-6B.

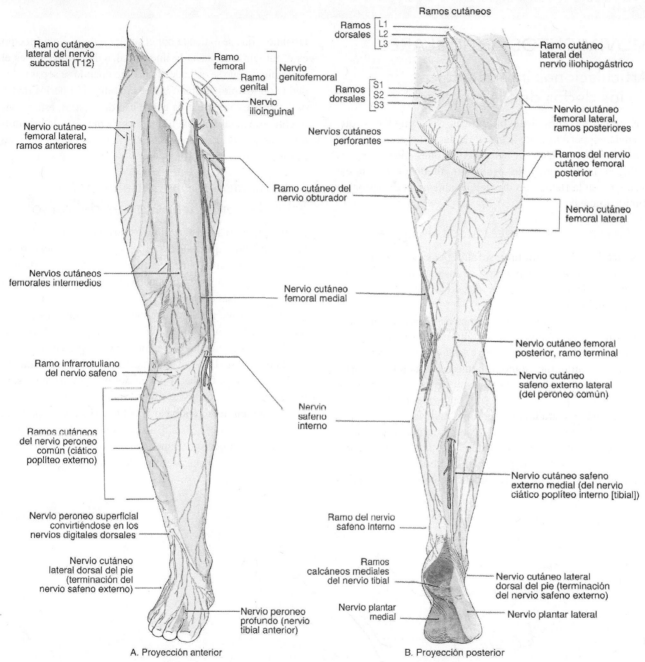

A. Proyección anterior

B. Proyección posterior

FIGURA 7-6. Nervios cutáneos del miembro inferior. **A.** Proyección anterior. **B.** Proyección posterior. De Agur AMR, *Grant's Atlas of Anatomy.* 9.ª ed. Baltimore: Williams and Wilkins; 1991: 263 (3).

SECCIÓN II
PRUEBAS DE FUERZA Y EXTENSIBILIDAD DEL PIE Y EL TOBILLO

MOVIMIENTOS ARTICULARES

Articulaciones interfalángicas de los dedos de los pies

Las **articulaciones interfalángicas** son gínglimos que unen las superficies adyacentes de las falanges. Los movimientos observados en las articulaciones interfalángicas incluyen la flexión y la extensión alrededor de un eje coronal, con la flexión en dirección caudal y la extensión en sentido craneal.

Articulaciones metatarsofalángicas

Las **articulaciones metatarsofalángicas** son condiloides que están formadas por la unión de los extremos distales de los metatarsianos con los extremos adyacentes de las falanges proximales.

La flexión y la extensión se producen en las articulaciones metatarsofalángicas y son similares a la descripción proporcionada anteriormente para las articulaciones interfalángicas. La amplitud de movimiento en los adultos es variable, pero 40° de flexión (45° para el dedo gordo) y 40° de extensión (70° para el dedo gordo) pueden considerarse una amplitud media para una buena función de los dedos.

La *aducción* y la *abducción* son movimientos en torno a un eje sagital. La línea de referencia tanto para la aducción como para la abducción de los dedos del pie es la línea axial proyectada distalmente alineada con el segundo metatarsiano y que se extiende por el segundo dedo. La **aducción** es el movimiento hacia la línea axial, y la **abducción** es el movimiento que se aleja de ella, como cuando se separan los dedos de los pies. Debido a que la abducción de los dedos de los pies está restringida por el uso de zapatos, este movimiento está notablemente limitado en la mayoría de los adultos, y se presta poca atención a la falta de capacidad para llevar a cabo la abducción.

Articulación subastragalina y articulaciones transversas del tarso

La **articulación subastragalina** es una enartrosis, una artrodia modificada, que conecta el astrágalo y el calcáneo. El astrágalo también se conecta con el navicular, y la articulación talonavicular interviene en los movimientos de la articulación transversal del tarso.

La supinación y la pronación son movimientos permitidos por las articulaciones subastragalina y talocalcaneonavicular. La **supinación** es la rotación del pie en la que la planta del pie se desplaza en dirección medial; la **pronación** es la rotación en la que la planta del pie se mueve en sentido lateral.

La **articulación transversa** del tarso es una conjunción de dos articulaciones. Está formada por la articulación entre los huesos astrágalo, calcáneo y navicular (astragalocalcaneonavicular), y el calcáneo con los huesos cuboides (calcaneocuboidea).

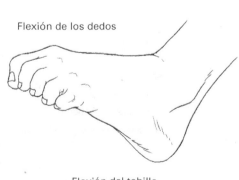

Flexión de los dedos

Flexión del tobillo
(anatómicamente: extensión del tobillo)

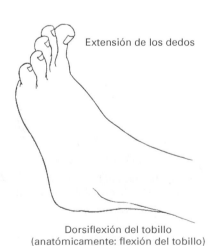

Extensión de los dedos

Dorsiflexión del tobillo
(anatómicamente: flexión del tobillo)

FIGURA 7-7. Movimientos de la articulación del tobillo (supraastragalina).

La aducción y la abducción del antepié son movimientos posibilitados por las articulaciones transversas del tarso. La **aducción** es el movimiento del antepié en dirección medial, y la **abducción** es el desplazamiento del antepié lateralmente.

La **inversión** es una combinación de supinación y aducción del antepié. En la flexión plantar se dispone de mayor amplitud de movimiento de inversión que en la dorsiflexión.

La **eversión** es una combinación de pronación y abducción del antepié. Se dispone de más amplitud de movimiento de eversión en la dorsiflexión que en la flexión plantar.

Movimientos de la articulación del tobillo (supraastragalina)

La articulación del tobillo es un gínglimo que une la tibia y el peroné con el astrágalo. El eje alrededor del cual se produce el movimiento se extiende oblicuamente desde la superficie posterolateral del maléolo externo hasta la cara anteromedial del maléolo interno.

La flexión plantar (flexión) y la dorsiflexión (extensión) son los dos movimientos observables que se producen en torno al eje oblicuo (fig. 7-7). La flexión plantar es un movimiento del pie en el que la superficie plantar se desplaza en sentido caudal y posterior. La dorsiflexión es un movimiento del pie en el que la superficie dorsal se desplaza en dirección anterior y craneal.

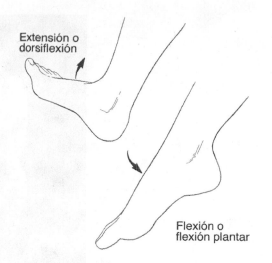

FIGURA 7-8. Movimientos del tobillo alrededor del eje oblicuo.

PRUEBAS DE LONGITUD DE LOS FLEXORES PLANTARES DEL TOBILLO

Flexores plantares monoarticulares

Sóleo y poplíteo

Acción: flexión plantar del tobillo.

Prueba de longitud: dorsiflexión del tobillo, *con la rodilla en flexión.*

Posición inicial: en sedestación o en decúbito supino, con la cadera y la rodilla flexionadas.

Movimiento de prueba: con la rodilla flexionada a 90° o más para que el gastrocnemio biarticular y el plantar queden laxos sobre la articulación de la rodilla, el pie se dorsiflexiona (fig. 7-8).

Amplitud normal: el pie puede dorsiflexionarse aproximadamente 20°.

El paciente queda en sedestación hacia adelante en una silla con las rodillas flexionadas y los pies hacia atrás en dirección a la silla lo suficiente como para levantar ligeramente los talones del suelo. Se presiona hacia abajo sobre el muslo para ayudar a forzar el talón hacia el suelo (fig. 7-9).

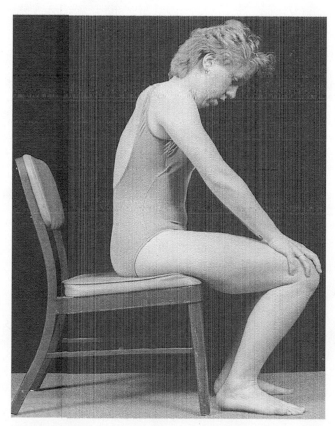

FIGURA 7-9. Prueba de los flexores plantares monoarticulares.

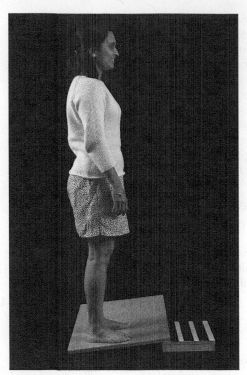

FIGURA 7-10. Prueba de los flexores planta-res biarticulares.

Flexores plantares biarticulares

Gastrocnemio y plantar

Acción: flexión plantar del tobillo y flexión de la rodilla.

Prueba de longitud: dorsiflexión del tobillo y extensión de la rodilla.

Posición inicial: en decúbito supino o en sedestación, con las rodillas extendidas a menos que la tensión de los isquiotibiales produzca la flexión de la rodilla.

Movimiento de prueba: con la rodilla en extensión para alargar el gastrocnemio y el plantar sobre la articulación de la rodilla, se dorsiflexiona el pie.

Amplitud normal: con la rodilla totalmente extendida, el pie puede dorsiflexionarse aproximadamente 10°.

En bipedestación sobre una tabla inclinada en un ángulo de 10°, con los dedos de los pies hacia afuera aproximadamente 8° a 10° (fig. 7-10).

Pruebas de fuerza muscular

ABDUCTOR Y ADUCTOR DEL DEDO GORDO

Abductor del dedo gordo

Origen: apófisis medial de la tuberosidad del calcáneo, retináculo flexor, aponeurosis plantar y tabique intermuscular adyacente (fig. 7-11A).

Inserción: cara medial de la base de la falange proximal del dedo gordo. Algunas fibras están unidas a la parte medial del hueso sesamoideo, y un fascículo tendinoso puede extenderse hasta la base de la falange proximal del dedo gordo.

Acción: abduce y ayuda durante la flexión de la articulación metatarsofalángica del dedo gordo, y asiste en la aducción del antepié.

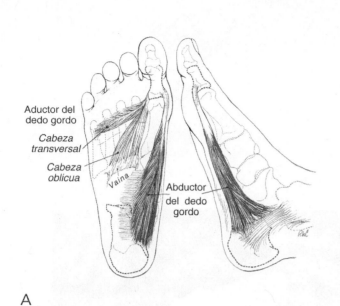

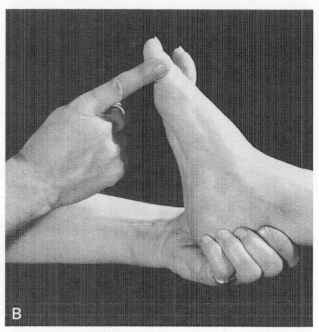

FIGURA 7-11. A. Abductor y aductor del dedo gordo. **B.** Prueba del abductor del dedo gordo.

Nervio: tibial, L4, **5**, S**1**.

Paciente: en decúbito supino o en sedestación.

Fijación: el examinador sujeta firmemente el talón.

Prueba: si es posible, abducción del dedo gordo desde la línea axial del pie. Esto es difícil para la persona promedio, y la acción puede mostrarse al hacer que el paciente ejerza tracción en el antepié en aducción contra la presión del examinador (fig. 7-11B).

Presión: aplicada sobre la superficie medial del primer metatarsiano y la falange proximal. El músculo se puede palpar y a menudo se observa a lo largo del borde medial del pie.

Debilidad: permite la deformidad en valgo del antepié, los juanetes y el desplazamiento medial del navicular.

Contractura: produce tracción en el pie hasta llevarlo a formar la deformidad en varo del antepié, con el dedo gordo en abducción.

Aductor del dedo gordo

Origen:

Cabeza oblicua: desde las bases de los huesos metatarsianos segundo a cuarto y de la vaina del tendón del peroneo largo.

Cabeza transversal: desde los ligamentos metatarsofalángicos plantares de los dedos tercero a quinto y el ligamento metatarsiano transverso profundo (*véase* fig. 7-11A).

Inserción: superficie lateral de la base de la falange proximal del dedo gordo.

Acción: aduce y ayuda a flexionar la articulación metatarsofalángica del dedo gordo.

Nervio: tibial, S**1**, **2**.

Contractura: deformidad en aducción del dedo gordo (es decir, juanete).

> **NOTA:** *No se ilustra ninguna prueba para el aductor del dedo gordo.*

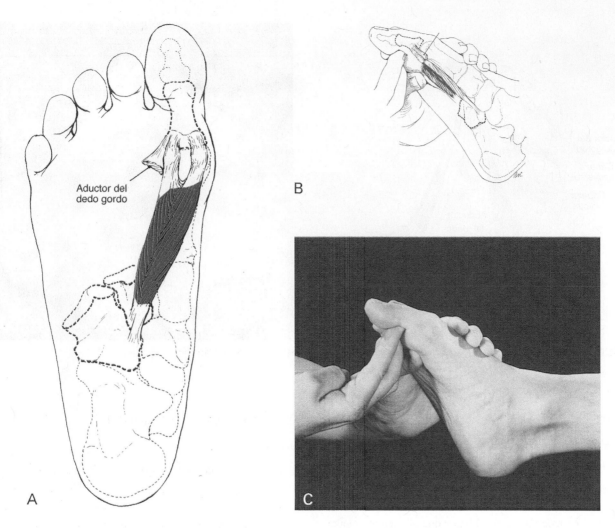

FIGURA 7-12. A. Flexor corto del dedo gordo (reflejo del aductor del dedo gordo). **B** y **C.** Prueba del flexor corto del dedo gordo.

Flexor corto del dedo gordo

Origen: porción medial de la superficie plantar del hueso cuboides, parte adyacente del hueso cuneiforme lateral y de la prolongación del tendón perteneciente al tibial posterior (fig. 7-12A y B).

Inserción: superficies medial y lateral de la base de la falange proximal del dedo gordo.

Acción: produce la flexión de la articulación metatarsofalángica del dedo gordo.

Nervio: tibial, L4, **5**, S**1**.

Paciente: en decúbito supino o en sedestación.

Fijación: el examinador estabiliza el pie de forma proximal a la articulación metatarsofalángica y mantiene una posición neutra del pie y el tobillo (fig. 7-12C). Una posición de flexión plantar puede causar restricción del movimiento de prueba por tensión de los músculos extensores del dedo largo opuestos.

Prueba: flexión de la articulación metatarsofalángica del dedo gordo.

Presión: sobre la superficie plantar de la falange proximal, en dirección a la extensión.

> **NOTA:** *Cuando el flexor largo del dedo gordo está paralizado y el corto está activo, la acción del corto es evidente, porque el dedo se flexiona en la articulación metatarsofalángica sin flexión de la articulación interfalángica. Cuando el flexor corto del dedo gordo del pie está paralizado y el largo está activo, la articulación metatarsofalángica se hiperextiende y la interfalángica se flexiona.*

Debilidad: permite una posición en «martillo» del dedo gordo y disminuye la estabilidad del arco longitudinal.

Contractura: la falange proximal se mantiene en flexión.

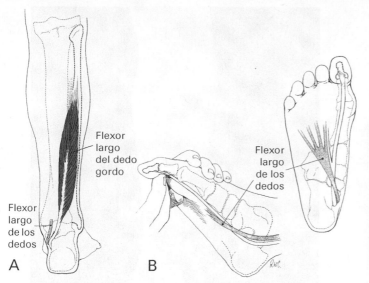
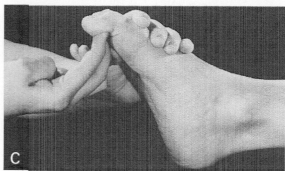

FIGURA 7-13. A. Flexor largo del dedo gordo del pie. **B y C.** Prueba del flexor largo del dedo gordo del pie.

Flexor largo del dedo gordo

Origen: superficie posterior de los ⅔ distales del peroné, membrana interósea y tabiques intermusculares y fascia adyacentes (fig. 7-13A).

Inserción: base de la falange distal del dedo gordo, superficie plantar (fig. 7-13B).

> **NOTA:** *El flexor largo del dedo gordo está unido al flexor largo de los dedos por una fuerte vaina tendinosa.*

Acción: flexiona la articulación interfalángica del dedo gordo y ayuda durante flexión de la articulación metatarsofalángica, la flexión plantar de la articulación del tobillo y la inversión del pie.

Nervio: tibial, L5, S1, 2.

Paciente: en decúbito supino o en sedestación.

Fijación: el examinador estabiliza la articulación metatarsofalángica en posición neutra y mantiene la articulación del tobillo aproximadamente a la mitad entre la flexión dorsal y plantar (fig. 7-13C). La dorsiflexión completa puede producir una flexión pasiva de la articulación interfalángica, y una flexión plantar completa permitiría al músculo acortarse demasiado para ejercer su fuerza máxima. Si el flexor corto del dedo gordo es muy fuerte y el flexor largo del dedo gordo es débil, es necesario limitar la tendencia a la flexión de la articulación metatarsofalángica manteniendo la falange proximal en ligera extensión.

Prueba: flexión de la articulación interfalángica del dedo gordo.

Presión: sobre la superficie plantar de la falange distal, en dirección a la extensión.

Debilidad: tendencia a la hiperextensión de la articulación interfalángica y deformidad en «martillo» del dedo gordo. Disminuye la fuerza de inversión del pie y de flexión plantar del tobillo. Durante la carga de peso, permite la tendencia a la pronación del pie.

Contractura: deformidad en «garra» del dedo gordo.

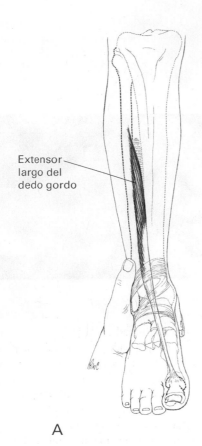

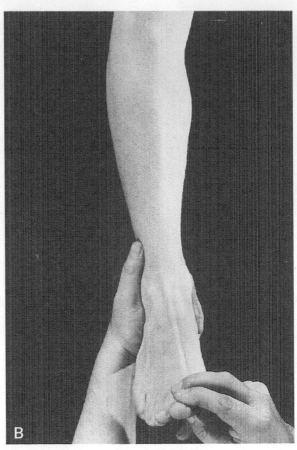

FIGURA 7-14. A. Extensor largo del dedo gordo. **B.** Prueba del extensor largo del dedo gordo (no se muestra la prueba del extensor corto).

EXTENSORES LARGO Y CORTO DEL DEDO GORDO

Extensor largo del dedo gordo

Origen: dos cuartos intermedios de la superficie anterior del peroné y membrana interósea adyacente (fig. 7-14A).

Inserción: base de la falange distal del dedo gordo.

Acción: extiende las articulaciones metatarsofalángicas e interfalángicas del dedo gordo, y ayuda en la inversión del pie y la dorsiflexión de la articulación del tobillo.

Nervio: peroneo profundo, L4, **5**, S1.

Extensor corto del dedo gordo (vaina medial del extensor corto de los dedos)

Origen: parte distal de las superficies superior y lateral del calcáneo, ligamento talocalcáneo lateral y vértice del retináculo extensor inferior.

Inserción: superficie dorsal de la base de la falange proximal del dedo gordo.

Acción: produce la extensión de la articulación metatarsofalángica del dedo gordo.

Nervio: peroneo profundo, L4, **5**, S1.

Paciente: en decúbito supino o en sedestación.

Fijación: el examinador estabiliza el pie en flexión plantar leve (fig. 7-14B).

Prueba: extensión de las articulaciones metatarsofalángicas e interfalángicas del dedo gordo.

Presión: sobre la superficie dorsal de las falanges distal y proximal del dedo gordo en el sentido de la flexión.

Debilidad: disminuye la capacidad para extender el dedo gordo y permite una posición de flexión. La capacidad de dorsiflexión de la articulación del tobillo está disminuida.

Contractura: extensión del dedo gordo, con la cabeza del primer metatarsiano impulsada hacia abajo.

> **NOTA:** *La parálisis del extensor corto del dedo gordo (primera vaina del extensor corto de los dedos) no puede determinarse con precisión en presencia de un extensor largo del dedo gordo fuerte. Sin embargo, en caso de parálisis del extensor largo del dedo gordo, la acción del extensor corto del dedo gordo es evidente. La falange distal no se extiende y la falange proximal se extiende hacia la aducción (es decir, hacia la línea axial del pie).*

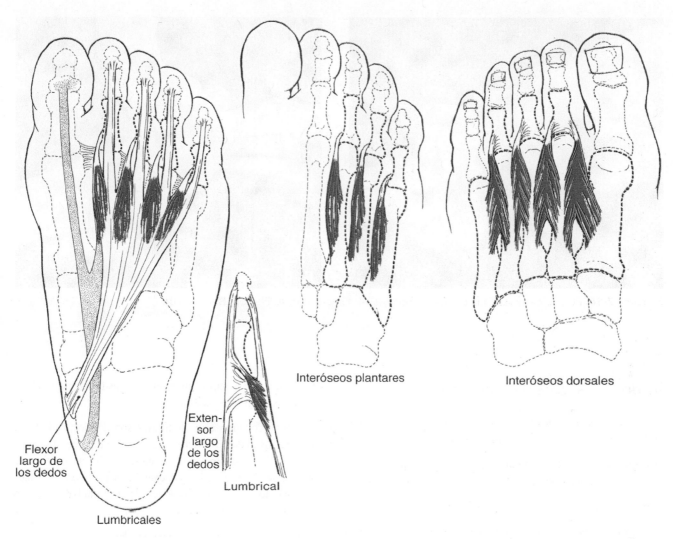

Interóseos plantares

Interóseos dorsales

Flexor largo de los dedos

Extensor largo de los dedos

Lumbrical

Lumbricales

FIGURA 7-15. Lumbricales e interóseos.

LUMBRICALES E INTERÓSEOS

Lumbricales (cuatro)

Origen:

Primero: desde la cara medial del tendón del primer flexor largo de los dedos (fig. 7-15).

Segundo: a partir de las caras adyacentes de los tendones del primer y segundo flexor largo de los dedos.

Tercero: a partir de los lados adyacentes de los tendones del segundo y tercer flexor largo de los dedos.

Cuarto: desde los lados adyacentes de los tendones del tercer y cuarto flexor largo de los dedos.

Inserciones: superficie medial de la falange proximal y expansión dorsal del tendón del extensor largo de los dedos segundo a quinto.

Acciones: flexiona las articulaciones metatarsofalángicas y ayuda a extender las articulaciones interfalángicas de los dedos segundo a quinto.

Nervio del lumbrical I: nervio plantar medial, L4, 5, S1.

Nervio de los lumbricales II, II y IV: nervio plantar lateral L(4), (5), S1, 2.

Interóseos plantares (tres)

Origen: bases y caras mediales de los cuerpos de los huesos metatarsianos tercero a quinto (*véase* fig. 7-15).

Inserción: caras mediales de las bases de las falanges proximales del mismo dedo.

Acción: aduce los dedos tercero, cuarto y quinto hacia la línea axial a través de los segundos dedos. Ayuda a flexionar las articulaciones metatarsofalángicas y puede asistir en la extensión de las articulaciones interfalángicas de los dedos tercero, cuarto y quinto.

Nervio: plantar lateral, S1, 2.

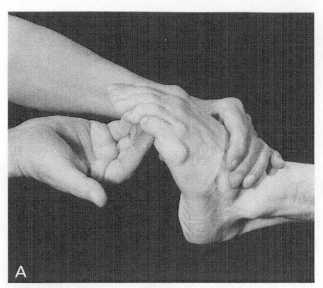
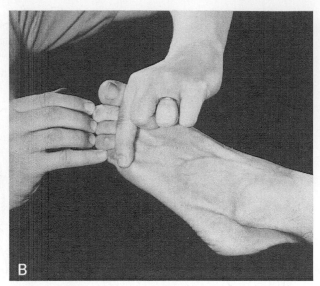

FIGURA 7-16. Prueba de resistencia de los lumbricales y los interóseos. **A.** Flexión. **B.** Extensión.

Interóseos dorsales (cuatro)

Origen: cada uno por dos cabezas de los lados adyacentes de los huesos metatarsianos (*véase* fig. 7-15).

Inserciones: lado de la falange proximal y cápsula de la articulación metatarsofalángica.

Primero: al lado medial del segundo dedo.

Segundo al cuarto: a las superficies laterales de los dedos segundo a cuarto.

Acción: abduce los dedos segundo a cuarto desde la línea axial a través del segundo dedo. Ayuda a la flexión de las articulaciones metatarsofalángicas y puede asistir en la extensión de las articulaciones interfalángicas de los dedos segundo a cuarto.

Nervio: plantar lateral, S1, 2.

Paciente: en decúbito supino o en sedestación.

Fijación: el examinador proporciona estabilización a la región media del tarso y mantiene una posición neutra del pie y el tobillo (fig. 7-16A).

Prueba: flexión de las articulaciones metatarsofalángicas de los dedos segundo a quinto, procurando evitar que se flexionen las articulaciones interfalángicas.

Presión: sobre la superficie plantar de las falanges proximales de los cuatro dedos externos.

Debilidad: cuando estos músculos son débiles y el flexor largo de los dedos está activo, se produce hiperextensión en las articulaciones metatarsofalángicas. Las articulaciones distales se flexionan, lo que causa una posición en «martillo» de los cuatro dedos externos. Disminuye el apoyo muscular del arco transversal.

Paciente: en decúbito supino o en sedestación.

Fijación: el examinador estabiliza las articulaciones metatarsofalángicas y mantiene el pie y el tobillo en aproximadamente 20° a 30° de flexión plantar (fig. 7-16B).

Prueba: extensión de las articulaciones interfalángicas de los cuatro dedos externos. Llevar a cabo una prueba independiente para comprobar la aducción y la abducción de los interóseos no es práctico, ya que la mayoría de las personas no son capaces de realizar estos movimientos de los dedos de los pies.

Presión: sobre la superficie dorsal de las falanges distales, en el sentido de la flexión.

> **NOTA:** *Comprobar la fuerza de los lumbricales es importante en los casos de dedos en «martillo» y de distensión del arco metatarsiano.*

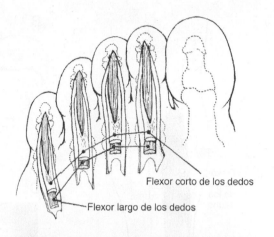

Flexor corto de los dedos

Flexor largo de los dedos

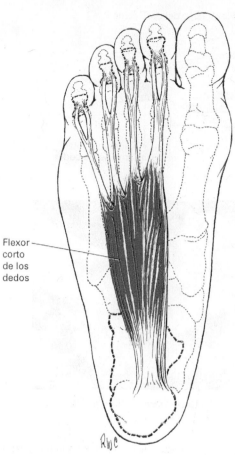

Flexor corto de los dedos

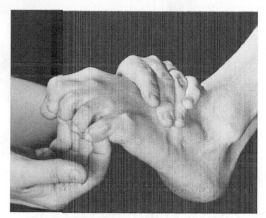

FIGURA 7-17. Flexor corto de los dedos.

Flexor corto de los dedos

Origen: apófisis medial de la tuberosidad del calcáneo, parte central de la aponeurosis plantar y tabiques intermusculares adyacentes.

Inserción: falange media de los dedos segundo a quinto.

Acción: flexiona las articulaciones interfalángicas proximales y ayuda a flexionar las articulaciones metatarsofalángicas de los dedos segundo a quinto.

Nervio: tibial, L4, 5, S1.

Paciente: en decúbito supino o en sedestación.

Fijación: el examinador estabiliza las falanges proximales y mantiene una posición neutra del pie y el tobillo (fig. 7-17). Si el gastrocnemio y el sóleo están paralizados, el examinador debe estabilizar el calcáneo, que es el hueso de origen, durante la prueba de flexión de los dedos.

Prueba: flexión de las articulaciones interfalángicas proximales de los dedos segundo a quinto.

Presión: sobre la superficie plantar de la falange media de los cuatro dedos del pie, en dirección a la extensión.

NOTA: *Cuando el flexor largo de los dedos está paralizado y el corto está activo, los dedos se flexionan en la falange media, mientras que la falange distal sigue extendida.*

Debilidad: la capacidad de flexión de las articulaciones interfalángicas proximales de los cuatro dedos externos está disminuida, así como el apoyo muscular de los arcos longitudinal y transversal.

Contractura: restricción de la extensión de los dedos de los pies. Las falanges medias se flexionan y hay tendencia al cavo si el gastrocnemio y el sóleo son débiles.

NOTA: *Las pruebas de resistencia del flexor corto de los dedos son importantes si hay distensión del arco longitudinal. A menudo, se encuentra un punto de hipersensibilidad aguda en el origen de este músculo en el calcáneo.*

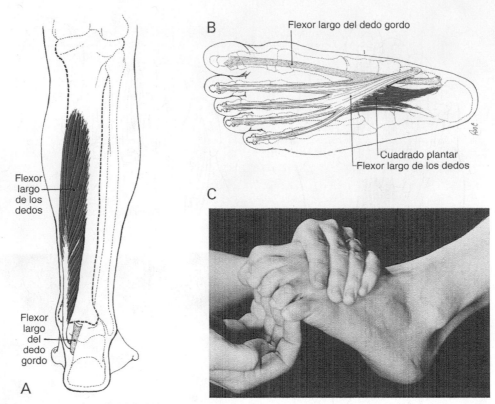

FIGURA 7-18. **A.** Flexor largo de los dedos (flexor largo del dedo gordo reflejado). **B.** Cuadrado plantar. **C.** Prueba del flexor largo de los dedos.

FLEXOR LARGO DE LOS DEDOS Y CUADRADO PLANTAR

Flexor largo de los dedos

Origen: 3/5 intermedios de la superficie posterior del cuerpo de la tibia y desde la fascia que recubre el tibial posterior (fig. 7-18A).

Inserción: bases de las falanges distales de los dedos segundo a quinto.

Acción: flexiona las articulaciones interfalángicas y metatarsofalángicas proximales y distales de los dedos segundo a quinto. Ayuda durante la flexión plantar de la articulación del tobillo y durante la inversión del pie.

Nervio: tibial, L5, S1, (2).

Paciente: en decúbito supino o en sedestación. Con la tensión del gastrocnemio, la rodilla debe flexionarse para permitir una posición neutra del tobillo.

Fijación: el examinador estabiliza los metatarsianos y mantiene una posición neutra del pie y el tobillo (fig. 7-18C).

Prueba: flexión de las articulaciones interfalángicas distales de los dedos segundo a quinto. El flexor de los dedos es ayudado por el cuadrado plantar.

Presión: sobre la superficie plantar de las falanges distales de los cuatro dedos del pie en la dirección de la extensión.

Debilidad: produce una tendencia a la hiperextensión de las articulaciones interfalángicas distales de los cuatro dedos. Disminuye la capacidad para invertir el pie y llevar el tobillo a la flexión plantar. Durante la carga de peso, la debilidad permite una tendencia a la eversión de las articulaciones subastragalina y transversa del tarso.

Contractura: deformidad en flexión de las falanges distales de los cuatro dedos externos, con restricción de la dorsiflexión del tobillo y eversión de las articulaciones subastragalina y transversa del tarso.

Cuadrado plantar (flexor accesorio)

Origen de la cabeza medial: superficie medial del calcáneo y borde medial del ligamento plantar largo (fig. 7-18B).

Origen de la cabeza lateral: borde lateral de la superficie plantar del calcáneo y borde lateral del ligamento plantar largo.

Inserción: margen lateral y superficies dorsal y plantar del tendón del flexor largo de los dedos.

Acción: modifica la línea de tracción de los tendones del flexor largo de los dedos y ayuda a flexionar los dedos segundo a quinto.

Nervio: tibial, S1, 2.

> NOTA: *No se ilustra ninguna prueba del cuadrado plantar (flexor accesorio).*

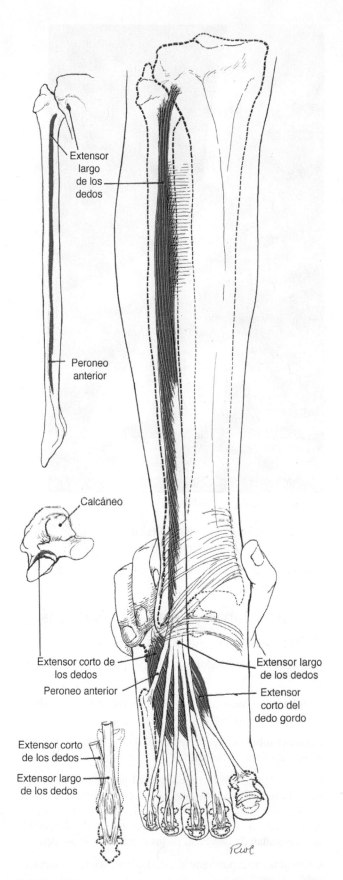

FIGURA 7-19. Extensores largo y corto de los dedos y tercer peroneo.

EXTENSORES LARGO Y CORTO DE LOS DEDOS Y TERCER PERONEO

Extensor largo de los dedos

Origen: cóndilo lateral de la tibia, 3/4 proximales de la superficie anterior del cuerpo del peroné, parte proximal de la membrana interósea, tabiques intermusculares adyacentes y fascia profunda (fig. 7-19).

Inserción: por cuatro tendones a los dedos segundo a quinto. Cada tendón forma una expansión en la superficie dorsal del dedo, dividiéndose en una vaina intermedia unido a la base de la falange media y dos vainas laterales unidas a la base de la falange distal.

Acción: extiende las articulaciones metatarsofalángicas, además de ayudar a extender las articulaciones interfalángicas pertenecientes a los dedos segundo a quinto. Ayuda durante la dorsiflexión de la articulación del tobillo y a la eversión del pie.

Nervio: peroneo, L4, 5, S1.

Extensor corto de los dedos y extensor corto del dedo gordo

Origen: porciones distal de las superficies superior y lateral del calcáneo, ligamento talocalcáneo lateral y vértice del retináculo extensor inferior (*véase* fig. 7-19).

Inserción: por cuatro tendones hacia los dedos primero a cuarto. El extensor corto del dedo gordo se inserta en la superficie dorsal de la base de la falange proximal del dedo gordo. El extensor corto de los dedos une las superficies laterales de los tendones del extensor largo de los dedos a los dedos segundo, tercero y cuarto y contribuye a la expansión extensora.

Acción: extiende las articulaciones metatarsofalángicas de los dedos primero a cuarto y ayuda durante la extensión de las articulaciones interfalángicas de los dedos segundo a cuarto.

Nervio: peroneo profundo, L4, 5, S1.

> **NOTA:** *Debido a que los tendones del extensor corto de los dedos se fusionan con los tendones del extensor largo en los dedos segundo a cuarto, tanto el corto como el largo extenderán todas las articulaciones de estos dedos. Sin embargo, sin el extensor largo, no se producirá la extensión del quinto dedo en la articulación metatarsofalángica. Para diferenciarlo, se debe palpar el tendón del largo y el vientre del corto, y se debe intentar detectar cualquier diferencia en el movimiento de los dedos de los pies.*

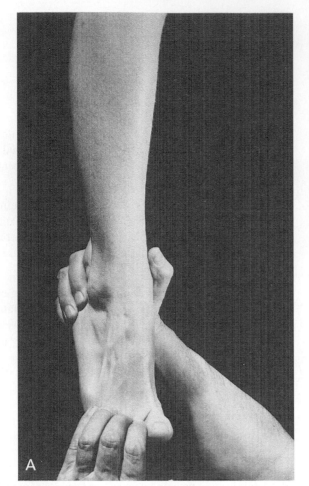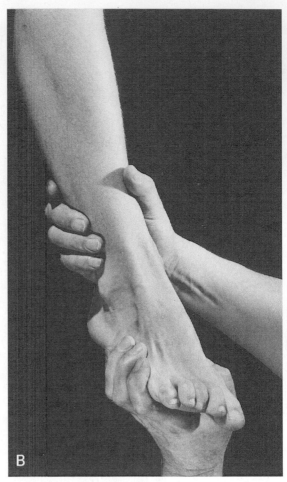

FIGURA 7-20. A. Prueba de los extensores largo y corto de los dedos. **B.** Prueba del tercer peroneo.

Tercer peroneo

Origen: ⅓ distal de la superficie anterior del peroné, membrana interósea y tabique intermuscular adyacente.

Inserción: superficie dorsal, base del quinto metatarsiano.

Acción: dorsiflexión de la articulación del tobillo y eversión del pie.

Nervio: peroneo profundo, L4, L5, S1.

Paciente: en decúbito supino o en sedestación.

Fijación: el examinador apoya la pierna por encima de la articulación del tobillo (fig. 7-20B).

Prueba: dorsiflexión de la articulación del tobillo, con eversión del pie.

> **NOTA:** *El tercer peroneo es asistido en esta prueba por el extensor largo de los dedos, del que forma parte.*

Presión: sobre la cara lateral, superficie dorsal del pie, en el sentido de la flexión plantar y de la inversión.

Debilidad: disminuye la capacidad de eversión del pie y de dorsiflexión de la articulación del tobillo.

Contractura: dorsiflexión de la articulación del tobillo y eversión del pie.

Extensor largo y corto de los dedos

Paciente: en decúbito supino o en sedestación.

Fijación: el examinador estabiliza el pie en flexión plantar leve (fig. 7-20A).

Prueba: extensión de todas las articulaciones de los dedos segundo a quinto.

Presión: sobre la superficie dorsal de los dedos de los pies, en el sentido de la flexión.

Debilidad: permite una tendencia al pie caído y al antepié varo. Disminuye la capacidad de dorsiflexión de la articulación del tobillo y de eversión del pie. Muchos casos de pie plano (es decir, aplanamiento del arco longitudinal) también se acompañan de debilidad de los extensores de los dedos.

Contractura: hiperextensión de las articulaciones metatarsofalángicas.

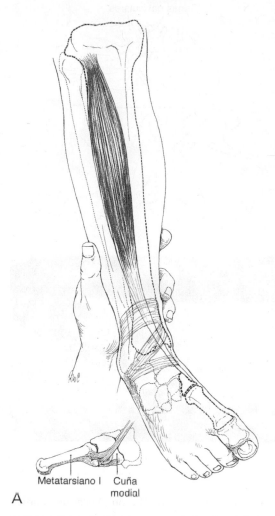

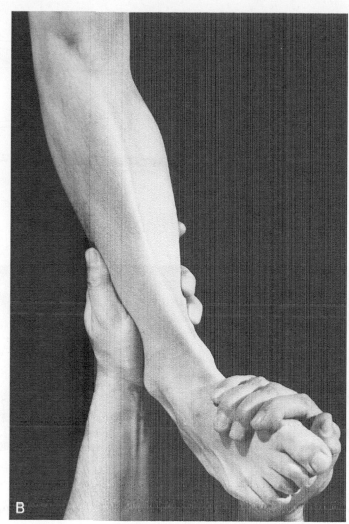

FIGURA 7-21. A. Tibial anterior. **B.** Prueba del tibial anterior.

Tibial anterior

Origen: cóndilo lateral y mitad proximal de la superficie lateral de la tibia, membrana interósea, fascia profunda y tabique intermuscular lateral (fig. 7-21A).

Inserción: superficie medial y plantar del hueso cuneiforme medial, base del primer hueso metatarsiano.

Acción: dorsiflexiona la articulación del tobillo y ayuda a la inversión del pie.

Nervio: peroneo profundo, L4, 5, S1.

Paciente: en decúbito supino o en sedestación (con la rodilla flexionada si hay tensión del gastrocnemio).

Fijación: el examinador proporciona apoyo a la pierna, justo por encima de la articulación del tobillo (fig. 7-21B).

Prueba: Dorsiflexión de la articulación del tobillo e inversión del pie, sin extensión del dedo gordo.

Presión: sobre la cara medial, superficie dorsal del pie, en la dirección de la flexión plantar de la articulación del tobillo y la eversión del pie.

Debilidad: disminuye la capacidad de dorsiflexión de la articulación del tobillo y permite una tendencia a la eversión del pie. Esto puede verse como un pie parcialmente caído y tendencia a la pronación.

Contractura: dorsiflexión de la articulación del tobillo acompañada de inversión del pie (es decir, posición calcaneovara del pie).

> **NOTA:** Aunque puede observarse debilidad del tibial anterior junto con un pie pronado, dicha debilidad rara vez se encuentra en casos de pie plano congénito.

En la figura 7-21A: Metatarsiano I   Cuña medial

A

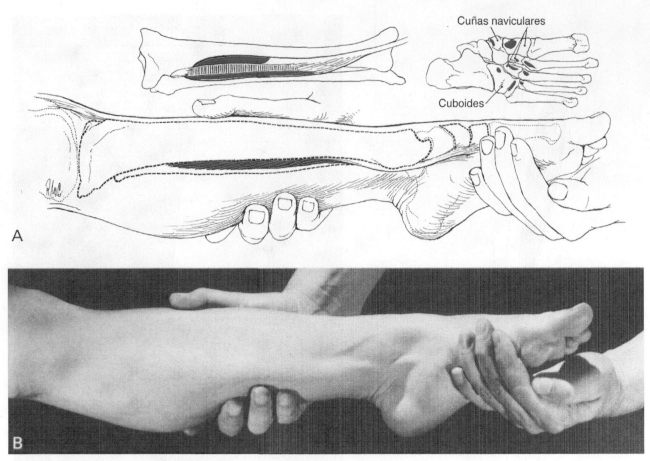

FIGURA 7-22. A. Tibial posterior. **B.** Prueba del tibial posterior.

Tibial posterior

Origen: en la mayor parte de la membrana interósea, porción lateral de la superficie posterior de la tibia, ⅔ proximales de la superficie medial del peroné, tabiques intermusculares adyacentes y fascia profunda (fig. 7-22A).

Nervio: tibial, L(4), **5**, S**1**.

Inserción: tuberosidad del hueso navicular y por expansiones fibrosas al sustentáculo del astrágalo, tres cuneiformes, cuboides y bases de los huesos metatarsianos segundo a cuarto.

Acción: invierte el pie y ayuda durante la flexión plantar de la articulación del tobillo.

Paciente: en decúbito supino, con la extremidad en rotación lateral.

Fijación: el examinador proporciona apoyo a la pierna, por encima de la articulación del tobillo (fig. 7-22B).

Prueba: inversión del pie, con flexión plantar de la articulación del tobillo.

Presión: sobre la cara medial y la superficie plantar del pie, en la dirección de la dorsiflexión de la articulación del tobillo y la eversión del pie.

> **NOTA:** *Si el flexor largo del dedo gordo y el flexor largo de los dedos sustituyen al tibial posterior, los dedos se flexionarán con fuerza al aplicar presión.*

Debilidad: disminuye la capacidad para invertir el pie y llevar la articulación del tobillo a la flexión plantar. Produce pronación del pie y disminución del apoyo del arco longitudinal. Interfiere con la capacidad para levantarse sobre los dedos de los pies, e inclina hacia lo que comúnmente se denomina «cojera del gastrocnemio».

Contractura: sin sostener peso, posición equinovara; al cargar peso, postura supinada del talón acompañada de antepié varo.

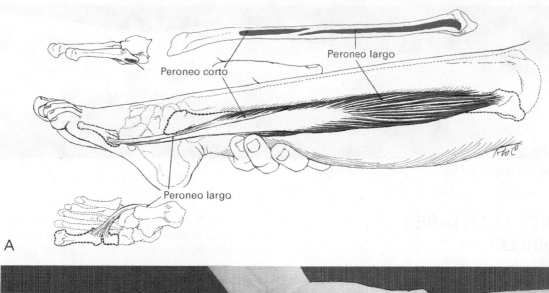

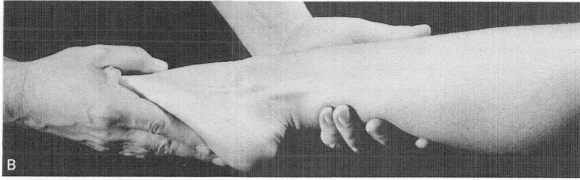

FIGURA 7-23. A. Peroneos largo y corto. **B.** Prueba de los peroneos largo y corto.

PERONEOS LARGO Y CORTO

Peroneo largo

Origen: cóndilo lateral de la tibia, cabeza y ⅔ proximales de la superficie lateral del peroné, tabiques intermusculares y fascia profunda adyacente (fig. 7-23A).

Inserción: cara lateral de la base del primer metatarsiano y del hueso cuneiforme medial.

Acción: evierte el pie, asiste en la flexión plantar de la articulación del tobillo y deprime la cabeza del primer metatarsiano.

Nervio: peroneo superficial, L4, **5**, S1.

Paciente: en decúbito supino, con la extremidad en rotación medial, o en decúbito lateral (sobre el lado opuesto).

Fijación: el examinador provee apoyo a la pierna, por encima de la articulación del tobillo (fig. 7-23B).

Prueba: eversión del pie, con flexión plantar de la articulación del tobillo (prueba para el largo y el corto).

Presión: sobre el borde lateral y la planta del pie, en el sentido de la inversión del pie y la dorsiflexión de la articulación del tobillo.

Peroneo corto

Origen: ⅔ distales de la superficie lateral del peroné y tabiques intermusculares adyacentes.

Inserción: tuberosidad de la base del quinto metatarsiano, superficie lateral.

Acción: evierte el pie y ayuda a la flexión plantar del tobillo.

Nervio: peroneo superficial, L4, **5**, S1.

Debilidad: disminuye la fuerza de eversión del pie y de flexión plantar de la articulación del tobillo. Permite una posición en varo del pie y limita la capacidad para levantarse sobre los dedos. Reduce la estabilidad lateral del tobillo.

Contractura: causa una posición evertida o en valgo del pie.

> **NOTA:** *Al sostener peso, con tracción fuerte en su inserción en la base del primer metatarsiano, el peroneo largo hace que la cabeza del primer metatarsiano se presione hacia abajo, hacia la superficie de apoyo.*

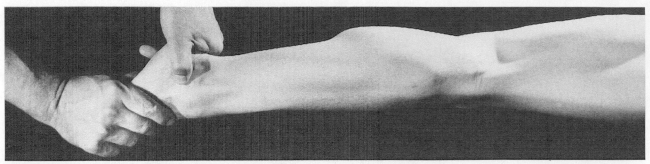

FIGURA 7-24. Prueba de los flexores plantares del tobillo.

FLEXORES PLANTARES DEL TOBILLO

Paciente: en decúbito prono, con la rodilla extendida y el pie sobresaliendo por encima del extremo de la mesa.

Fijación: el peso de la extremidad, apoyada sobre una mesa firme, debería ser suficiente para fijar el segmento.

Prueba: flexión plantar del pie, con énfasis en tirar del talón hacia arriba más que empujar el antepié hacia abajo. Esta prueba no intenta aislar la acción del gastrocnemio de la de los demás flexores plantares, pero la presencia o la ausencia de contracción del gastrocnemio puede determinarse mediante una observación cuidadosa durante la prueba (4, 5) (fig. 7-24).

Presión: para obtener la máxima presión en esta posición, se aplica contra la parte delantera del pie, así como contra el calcáneo. Si el músculo está muy débil, basta con presionar contra el calcáneo.

El gastrocnemio suele verse y siempre puede palparse si se contrae durante la prueba de flexión plantar. Los movimientos de los dedos y del antepié deben observarse atentamente durante la prueba para detectar sustituciones. El paciente puede flexionar la parte anterior del pie mediante los flexores de los dedos, el tibial posterior y el peroneo largo sin tracción directa hacia arriba del talón por parte del tendón calcáneo. Si el gastrocnemio y el sóleo están débiles, el talón será *empujado* hacia arriba de forma secundaria a la flexión de la parte anterior del pie en lugar de ser *tirado* hacia arriba simultáneamente con la flexión de la parte anterior del pie. Si se aplica presión en el talón en lugar de en la región metatarsiana, es posible aislar, al menos parcialmente, la acción combinada del gastrocnemio y el sóleo de la de los demás flexores plantares. El movimiento del pie hacia la eversión o la inversión mostrará un desequilibrio en los músculos laterales y mediales opuestos y, si es pronunciado, mostrará un intento de sustituir los músculos peroneo o tibial posterior por el gastrocnemio y el sóleo.

La acción del gastrocnemio puede mostrarse a menudo en la prueba de flexión de la rodilla cuando los isquiotibiales son débiles. En decúbito prono, con las rodillas totalmente extendidas, se pide al paciente que flexione la rodilla contra resistencia. Si el gastrocnemio es fuerte, se producirá flexión plantar del tobillo cuando el gastrocnemio actúe para iniciar la flexión de la rodilla, seguida de dorsiflexión del tobillo cuando la rodilla se flexione.

Debilidad: produce hiperextensión de la rodilla e incapacidad para levantarse de puntillas. La incapacidad para transferir el peso puede dar lugar a desviaciones de la marcha.

Contractura: posición equinovara del pie y flexión de la rodilla.

Acortamiento: restricción de la dorsiflexión del tobillo cuando la rodilla está extendida, y restricción de la extensión de la rodilla cuando el tobillo está en dorsiflexión. Durante la fase de estar de pie durante la marcha, el acortamiento limita la dorsiflexión normal de la articulación del tobillo, y la persona camina de puntillas durante la transferencia del peso del talón al antepié.

Sóleo

Origen: superficies posteriores de la cabeza del peroné y ⅓ proximal de su cuerpo, línea del sóleo y ⅓ medio del borde medial de la tibia, y arco tendinoso entre la tibia y el peroné (fig. 7-25A).

Inserción: con el tendón del gastrocnemio, hacia la superficie posterior del calcáneo.

Acción: flexiona plantarmente la articulación del tobillo.

Nervio: tibial, L5, S**1**, **2**.

Paciente: en decúbito prono, con la rodilla flexionada al menos 90°.

Fijación: el examinador sostiene la pierna, de forma proximal al tobillo.

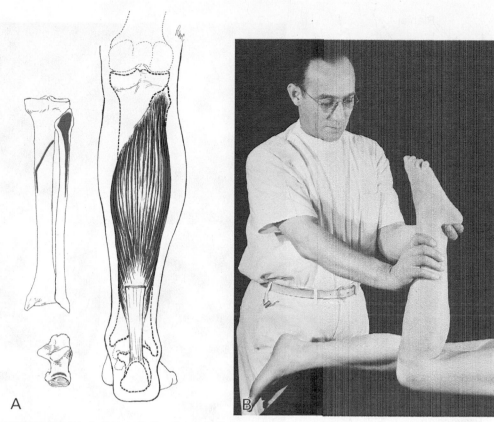

FIGURA 7-25. A. Sóleo. **B.** Prueba del sóleo.

Prueba: flexión plantar de la articulación del tobillo, sin inversión ni eversión del pie.

Presión: sobre el calcáneo (como se ilustra en la fig. 7-25B), tirando del talón en dirección caudal (es decir, en el sentido de la dorsiflexión del tobillo). Cuando la debilidad es marcada, el paciente puede no ser capaz de aguantar la presión en el talón. Cuando la debilidad no es marcada, es necesario hacer más efecto de palanca y se obtiene al aplicar presión simultáneamente contra la planta del pie.

> **NOTA:** *La inversión del pie indica una sustitución por el tibial posterior y los flexores de los dedos. La eversión señala sustitución por los músculos peroneos. La extensión de la rodilla evidencia un intento de asistencia con el gastrocnemio. En otras palabras, el gastrocnemio está en desventaja con la rodilla flexionada a 90° o más, y para que actúe con más fuerza, el paciente intentará extender la rodilla.*

Debilidad: predispone al cavo. Impide levantarse de puntillas. En bipedestación, la inserción del músculo sóleo en el calcáneo se convierte en el punto fijo de acción de este músculo para mantener la alineación normal de la pierna en relación con el pie. La desviación que resulta de la debilidad del sóleo puede aparecer como un ligero fallo en la fle-

xión de la rodilla en la postura, pero más a menudo produce desplazamiento anterior del peso corporal de la distribución normal de plomada, como se ve cuando la plomada se cuelga ligeramente anterior al maléolo externo.

Un tipo de debilidad no paralítica puede deberse a un traumatismo repentino del músculo, como al aterrizar de un salto en una posición de dorsiflexión del tobillo y flexión de la rodilla, o a un traumatismo gradual, como en una flexión profunda repetida de la rodilla en la que el tobillo está totalmente en dorsiflexión. El gastrocnemio evita el estiramiento debido a la flexión de la rodilla.

Contractura: posición equinovara del pie, tanto al cargar peso como en reposo.

Acortamiento: tendencia a la hiperextensión de la rodilla en bipedestación. Al caminar descalzo, el acortamiento se compensa con la punta del pie hacia fuera, transfiriendo así el peso del talón posterolateral al antepié anteromedial. Con zapatos de tacón, el acortamiento puede pasar desapercibido.

> **NOTA:** *Esta prueba es importante al explorar casos con desviación hacia adelante del cuerpo respecto a la línea de plomada. También se recomienda probar este músculo cuando hay cambios en la altura del arco longitudinal.*

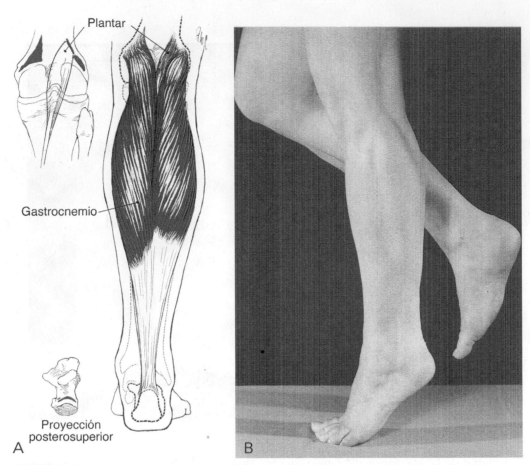

Plantar

Gastrocnemio

Proyección
posterosuperior

A

B

FIGURA 7-26. A. Gastrocnemio y plantar. **B.** Prueba de los flexores plantares del tobillo.

GASTROCNEMIO Y PLANTAR

Gastrocnemio

Origen de la cabeza medial: parte proximal y posterior del cóndilo medial y parte adyacente del fémur, cápsula de la articulación de la rodilla (fig. 7-26A).

Origen de la cabeza lateral: cóndilo lateral y superficie posterior del fémur, cápsula de la articulación de la rodilla.

Inserción: en la porción media de la superficie posterior del calcáneo.

Nervio: tibial, S**1**, **2**.

Plantar

Origen: parte distal de la línea supracondílea lateral del fémur, porción adyacente de su superficie poplítea y ligamento poplíteo oblicuo de la articulación de la rodilla (*véase* fig. 7-26A).

Inserción: parte posterior del calcáneo.

Nervio: tibial, L4, **5**, S**1**, (2).

Acción: el gastrocnemio y el plantar flexionan la articulación del tobillo y ayudan durante la flexión de la articulación de la rodilla.

Flexores plantares del tobillo

Paciente: en bipedestación. Los pacientes pueden estabilizarse poniendo una mano sobre la mesa, pero no deben sostener nada de peso sobre la mano.

Movimiento de prueba: levantarse sobre las puntas de los pies, empujando el peso corporal directamente hacia arriba (fig. 7-26B).

Resistencia: peso corporal.

> **NOTA:** *Inclinar el cuerpo hacia adelante y flexionar la rodilla son indicios de debilidad. El paciente dorsiflexiona la articulación del tobillo, intentando despegar el talón del suelo mediante la tensión de los flexores plantares, mientras el peso corporal es lanzado hacia adelante.*

Acortamiento: el acortamiento de los músculos gastrocnemio y sóleo tiende a desarrollarse entre las mujeres que suelen llevar zapatos de tacón altos.

Véase el cuadro 7-1 para conocer los músculos que actúan en la flexión plantar.

CUADRO 7-1	
Músculos que actúan en la flexión plantar	
Sóleo Gastrocnemio Plantar	Flexores plantares de la articulación del tobillo (grupo del tendón calcáneo)
Tibial posterior Peroneo largo Peroneo corto	Flexores plantares de la articulación del tobillo y antepié
Flexor largo del dedo gordo Flexor largo de los dedos	Dedo gordo, antepié, flexores plantares de la articulación del tobillo

SECCIÓN III

PRUEBAS DE FUERZA Y FLEXIBILIDAD DE LA RODILLA Y LA CADERA

MOVIMIENTOS ARTICULARES

Movimientos de la articulación de la rodilla

La rodilla debe estar flexionada al medir la dorsiflexión. Con la rodilla flexionada, la articulación del tobillo puede dorsiflexionarse alrededor de 20°. Si la rodilla está extendida, el gastrocnemio limitará la amplitud de movimiento a aproximadamente 10° de dorsiflexión. La amplitud de movimiento en la flexión plantar es cercana a los 45°.

La articulación de la rodilla es un gínglimo modificado formado por la articulación de los cóndilos del fémur con los cóndilos de la tibia, y por la articulación de la rótula con la superficie rotuliana del fémur.

La flexión y la extensión son movimientos en torno a un eje coronal. La *flexión* es el movimiento en dirección posterior, aproximando las superficies posteriores de la parte inferior de la pierna y el muslo. La *extensión* es el movimiento en dirección anterior hasta una posición de alineación recta del muslo y la pantorrilla (0°). Desde la posición de extensión cero, la amplitud de flexión es de aproximadamente 140°. La articulación de la cadera debe estar flexionada al medir la flexión completa de la articulación de la rodilla para evitar la restricción del movimiento por el recto femoral, pero la articulación no debe estar completamente flexionada al medir la extensión de la articulación de la rodilla para evitar la restricción por los músculos isquiotibiales.

La *hiperextensión* consiste en un movimiento anómalo más allá de la posición cero de extensión. A favor de la estabilidad en bipedestación, usualmente se espera que la rodilla se encuentre en una posición de muy pocos grados de extensión más allá de cero. Si se extiende más allá de

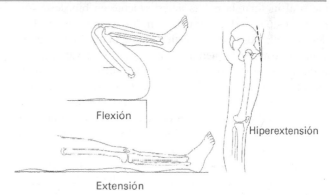

Flexión

Hiperextensión

Extensión

FIGURA 7-27. Flexión, extensión e hiperextensión de la articulación de la rodilla.

estos pocos grados, se dice que la rodilla está hiperextendida (fig. 7-27).

La rotación lateral y la rotación medial son movimientos en torno a un eje longitudinal. La *rotación medial* es la rotación de la superficie anterior de la pierna hacia el plano medio sagital. La *rotación lateral* es la rotación fuera del plano medio sagital.

La rodilla extendida (en posición cero) está esencialmente bloqueada, impidiendo cualquier rotación. La rotación se produce con la flexión, combinando el movimiento entre la tibia y los meniscos, así como entre la tibia y el fémur.

Con el muslo fijo, el movimiento que acompaña a la flexión es la rotación medial de la tibia sobre el fémur. Con la pierna fija, el movimiento que acompaña a la flexión es la rotación lateral del fémur sobre la tibia.

Con el muslo fijo, el movimiento que acompaña a la extensión es la rotación lateral de la tibia sobre el fémur. Con la pierna fija, el desplazamiento que acompaña a la extensión es la rotación medial del fémur sobre la tibia.

MOVIMIENTOS DE LA ARTICULACIÓN DE LA CADERA

La articulación de la cadera es una enartrosis o articulación formada por la articulación del acetábulo del hueso innominado con la cabeza del fémur.

Por lo general, las descripciones de los movimientos articulares se refieren al movimiento de la parte distal sobre una región proximal fija. En la posición erguida sosteniendo peso, el movimiento de la parte proximal sobre la porción distal, más fija, adquiere la misma importancia, si no la principal. Por este motivo, se mencionan tanto los movimientos de la pelvis sobre el fémur como los movimientos del fémur sobre la pelvis.

La *flexión* y la *extensión* son movimientos en torno a un eje coronal. La flexión es el movimiento en dirección anterior. Este desplazamiento puede consistir en llevar el muslo hacia la pelvis fija, como en la elevación de la pierna estirada en decúbito supino; o llevar la pelvis hacia los muslos fijos, como al subir de una posición en decúbito supino a la sedestación, al inclinarse hacia adelante desde una posición de pie o al inclinar la pelvis anteriormente en bipedestación. La extensión es el movimiento en dirección posterior. Este desplazamiento puede consistir en llevar el muslo hacia atrás, como al levantar la pierna hacia atrás, o en llevar el tronco hacia atrás, como al volver de una posición de pie inclinada hacia delante, o al inclinar la pelvis hacia atrás al estar en bipedestación o en decúbito prono (fig. 7-28).

La amplitud de flexión de la articulación de la cadera desde cero es de alrededor de 125°, y la amplitud de extensión es de aproximadamente 10°, lo que forma una amplitud total cercana a los 135°. La articulación de la rodilla debe estar flexionada al medir la flexión de la articulación de la cadera para evitar la restricción del movimiento por los músculos isquiotibiales, y la articulación debe estar extendida al medir la extensión de la articulación de la cadera para evitar la restricción del movimiento por el recto femoral.

La *abducción* y la *aducción* son movimientos en torno a un eje sagital. La abducción es un movimiento que se aleja del plano medio sagital en dirección lateral. En decúbito supino, el movimiento puede consistir en desplazar lateralmente el muslo sobre un tronco fijo o en desplazar el tronco de modo que la pelvis se incline lateralmente (es decir, hacia abajo) en dirección al muslo fijo. La aducción es el movimiento del

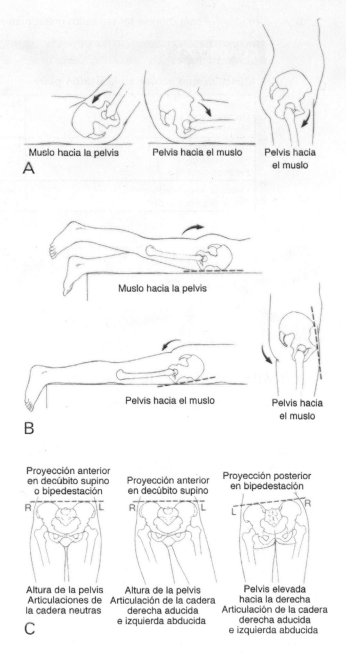

FIGURA 7-28. Movimientos de la articulación de la cadera. **A.** Flexión de la articulación de la cadera. **B.** Extensión de la articulación de la cadera, muslo hacia la pelvis y pelvis hacia el muslo. **C.** Abducción y aducción de la articulación de la cadera.

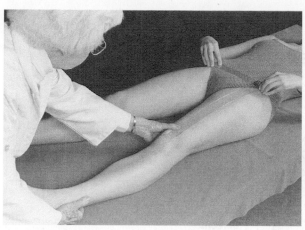
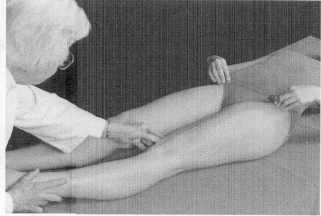

FIGURA 7-29. Aducción de la cadera: prueba de la amplitud de movimiento.

muslo hacia el plano medio sagital en dirección medial. En decúbito supino, el movimiento puede consistir en desplazar el muslo medialmente sobre el tronco fijo o en desplazar el tronco de modo que la pelvis se incline lateralmente (es decir, hacia arriba) alejándose de un muslo fijo. Para consultar la abducción y la aducción de las articulaciones de la cadera que acompañan a la inclinación lateral de la pelvis, *véase* más adelante.

A partir de cero, la amplitud de abducción es de unos 45°, y la de aducción es de aproximadamente 30°, lo que hace que la amplitud total sea de alrededor de 75°.

La *rotación lateral* y la *rotación medial* son movimientos en torno a un eje longitudinal. La rotación medial es el movimiento en el que la superficie anterior del muslo gira hacia el plano medio sagital. La rotación lateral es un movimiento en el que la superficie anterior del muslo se aleja del plano medio sagital. La rotación también puede ser resultado del movimiento del tronco sobre el fémur; por ejemplo, cuando se está de pie con las piernas fijas, una rotación de la pelvis en sentido contrario a las manecillas del reloj causará rotación lateral de la articulación de la cadera derecha y rotación medial de la izquierda.

ADUCCIÓN DE LA CADERA: AMPLITUD DE MOVIMIENTO

Equipo: goniómetro.

Posición inicial: en decúbito supino, con la pelvis en posición neutra, como la posición anatómica en bipedesta-

ción. Se coloca la pierna izquierda en posición neutra y la derecha en abducción suficiente para permitir la aducción de la pierna izquierda. El brazo fijo se sujeta firmemente contra la superficie inferior de las espinas ilíacas anterior y superior, como se ilustra. El brazo móvil se ajusta en un ángulo de 90° (como la posición cero) y se coloca alineado con la línea media de la extremidad. Por otro lado, el brazo móvil puede ubicarse en un ángulo que coincida con el eje del fémur (es decir, cierta aducción), en cuyo caso se hace una medición antes de mover la pierna en aducción y luego se resta el número de grados del número registrado al finalizar la aducción (fig. 7-29).

Prueba: el brazo móvil del goniómetro se mantiene alineado con el muslo mientras la pierna izquierda se mueve pasiva y *lentamente* en aducción sin rotación. En el momento en el que la pelvis comienza a moverse hacia abajo en el lado de la pierna en aducción, se detiene el movimiento de la pierna en aducción y se registra la medición (fig. 7-30).

Amplitud normal de movimiento: las pruebas aleatorias han mostrado que la aducción suele ser inferior a 10° y rara vez superior a 10° en decúbito supino, a menos que la articulación de la cadera esté en flexión por la inclinación anterior de la pelvis. Con la articulación de la cadera flexionada, como en la sedestación, la amplitud de aducción es de unos 20°. Con el muslo mantenido en el plano coronal, como en la prueba de Ober modificada, 10° de aducción deben considerarse normales.

TABLA DE MEDICIÓN DE ARTICULACIONES

TABLA DE MEDICIÓN DE ARTICULACIONES

Nombre ....No. de identificación.......................

Diagnóstico ....Edad..

Inicio...Médico...........................

MIEMBRO INFERIOR

					Fecha Examinador	Movimiento*	Amplitud promedio	Fecha Examinador					
						Extensión	10						
						Flexión	125						
					Parte izquierda de la cadera	Amplitud	135	Parte derecha de la cadera					
						Abducción	45						
						Aducción	10						
						Amplitud	55						
						Rotación lateral	45						
						Rotación medial	45						
						Amplitud	90						
					Rodilla izquierda	Extensión	0	Rodilla derecha					
						Flexión	140						
						Amplitud	140						
					Tobillo izquierdo	Flexión plantar	45	Tobillo derecho					
						Dorsiflexión	20						
						Amplitud	65						
					Pie izquierdo	Inversión	40	Pie derecho					
						Eversión	20						
						Amplitud	60						

*Use fundamentos anatómicos o geométricos para las mediciones. Tache lo que no se use. El plano de referencia es de 180° para los fundamentos geométricos. La posición cero es el plano de referencia para todos los demás. Cuando una parte se mueve en la dirección del cero pero no logra llegar la posición cero, los grados asignados al movimiento articular obtenidos se registran con un signo de menos y se restan al calcular la amplitud de movimiento.

Notas: _____

_____

_____

_____

_____

_____

_____

_____

_____

_____

_____

_____

FIGURA 7-30. Tabla de medición de articulaciones.

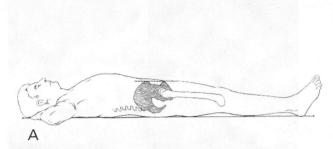

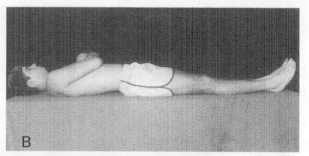

FIGURA 7-31. Prueba de los músculos flexores de la cadera. **A.** Pelvis en posición neutra. **B.** Lumbares en posición lordótica.

PRUEBAS DE LONGITUD DE LOS MÚSCULOS FLEXORES DE LA CADERA

El grupo de músculos flexores de la cadera está formado por el psoas mayor, el ilíaco, el pectíneo, los aductores largo y corto, el recto femoral, el tensor de la fascia lata y el sartorio. El ilíaco, el pectíneo y los aductores largo y corto son músculos monoarticulares. El psoas mayor y el ilíaco (como el iliopsoas) actúan esencialmente como un músculo monoarticular. El recto femoral, el tensor de la fascia lata y el sartorio son músculos biarticulares que cruzan tanto la articulación de la rodilla como la de la cadera. Los tres músculos flexionan la cadera. Sin embargo, el recto femoral y, en cierta medida, el tensor de la fascia lata extienden la rodilla, mientras que el sartorio la flexiona.

La prueba de la longitud de los flexores de la cadera suele denominarse **prueba de Thomas**. Las pruebas para distinguir entre la tensión de los flexores de la cadera monoarticulares y la de los biarticulares se describieron por primera vez en *Postura y dolor* en 1952 (6).

Iliopsoas

Acción: flexión de la cadera.

Prueba de longitud: extensión de la cadera, con la rodilla en extensión.

Recto femoral

Acción: flexión de la cadera y extensión de la rodilla.

Prueba de longitud: extensión de la cadera y flexión de la rodilla.

Tensor de la fascia lata

Acción: abducción, flexión y rotación interna de la cadera, así como extensión de la rodilla.

Prueba de longitud: véase Prueba de Ober y prueba de Ober modificada.

Sartorio

Acción: flexión, abducción y rotación externa de la cadera, así como flexión de la rodilla.

Prueba de longitud: extensión, aducción y rotación interna de la cadera, así como extensión de la rodilla.

Equipo:

> Una mesa estable y firme que no se incline cuando el paciente esté sentado en un extremo
> Goniómetro y regla
> Tabla para registrar los resultados

Posición inicial: sentado en el extremo de la mesa, con los muslos medio separados de la mesa porque la posición del cuerpo cambia cuando el paciente se recuesta y lleva una rodilla hacia el pecho. La posición final para el inicio de la prueba es con la otra rodilla justo en el borde de la mesa, de modo que la rodilla quede libre para flexionarse y el muslo esté en toda su longitud sobre la mesa. El examinador coloca una mano detrás de la espalda y la otra debajo de una rodilla, flexionando el muslo hacia el pecho y prestando ayuda mientras el paciente se recuesta. A continuación, la persona sujeta su muslo, tirando de la rodilla hacia el pecho *solo lo suficiente* para aplanar la región lumbar y el sacro sobre la mesa. *No* se llevan ambas rodillas hacia el pecho, ya que eso permite una inclinación posterior excesiva, lo que causa un acortamiento aparente [no real] de los flexores de la cadera.

> NOTA: *Si se analiza en busca de longitud excesiva de los flexores de la cadera, la articulación de la cadera debe estar en el borde de la mesa, con el muslo fuera de la mesa.*

Movimiento de prueba: si la rodilla derecha está flexionada hacia el pecho, se deja caer el muslo izquierdo hacia la mesa, con la rodilla izquierda flexionada sobre el extremo de la mesa. Con cuatro músculos implicados en la prueba de longitud, se producen variaciones que requieren interpretaciones como las descritas en las páginas siguientes.

En la figura 7-31A se muestra la pelvis en posición neutra, la zona lumbar en una curva anterior normal y la articulación de la cadera en posición cero. Se considera que la extensión normal de la articulación de la cadera es de aproximadamente 10°. La longitud habitual de los flexores de la cadera permite esta amplitud de movimiento en extensión. La longitud puede mostrarse moviendo el muslo en dirección posterior con la pelvis en posición neutra; o moviendo la pelvis en dirección de inclinación posterior con el muslo en posición cero.

En un paciente con flexores de la cadera de longitud normal, la zona lumbar tenderá a aplanarse en posición supina. Si la región lumbar permanece en posición lordótica, como en la figura 7-31B, suele haber cierto acortamiento de los flexores de la cadera.

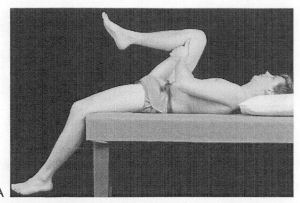

FIGURA 7-32. A. Prueba correcta de la longitud de los músculos flexores de la cadera.

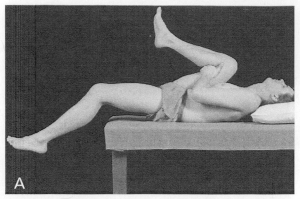

FIGURA 7-33. A. Error en la prueba de longitud de los músculos flexores de la cadera.

Prueba correcta de la longitud de los músculos flexores de la cadera

La región lumbar y el sacro están planos sobre la mesa. El muslo toca la mesa, lo que indica una longitud normal de los flexores de la cadera monoarticulares (fig. 7-32A). El ángulo de flexión de la rodilla indica poca o nada de tensión en los flexores de la cadera biarticulares. En la figura 7-33A se muestra un error al analizar al mismo paciente.

Errores en las pruebas

Esta persona tiene flexibilidad excesiva de la espalda (*véase* fig. 7-33A). Cuando ejerce tracción en la rodilla demasiado hacia el pecho, el muslo se levanta de la mesa y el sacro deja de estar plano sobre la mesa. El resultado es que los flexores monoarticulares de la cadera, cuya longitud es normal, parecen estar tensos.

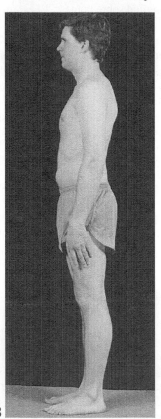

FIGURA 7-32. B. Buena postura en bipedestación.

Esta persona tiene una buena alineación postural en bipedestación (fig. 7-32B). Sin embargo, la exploración de la postura en bipedestación no proporciona ninguna pista sobre el grado de flexibilidad de la espalda en este paciente.

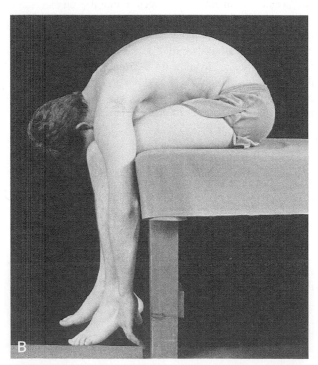

FIGURA 7-33. B. Prueba de flexión hacia adelante; flexión excesiva de la región lumbar.

La flexión excesiva de la zona lumbar se demuestra claramente en la prueba de flexión hacia adelante, como se ilustra en la figura 7-33B.

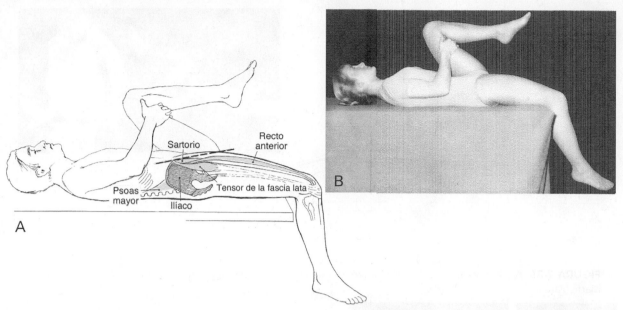

FIGURA 7-34. A y **B.** Longitud normal de los flexores de la cadera.

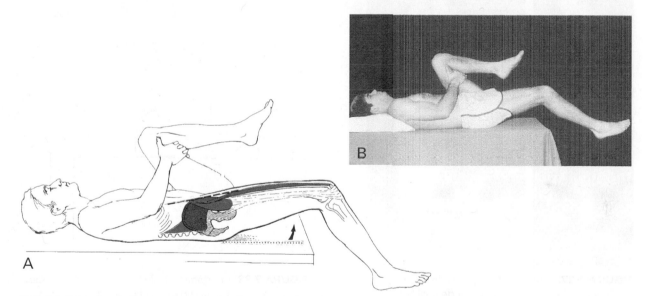

FIGURA 7-35. A y **B.** Acortamiento de los flexores de la cadera tanto monoarticulares como biarticulares.

Longitud normal de los flexores de la cadera

Con la región lumbar y el sacro planos sobre la mesa, la parte posterior del muslo toca la mesa y la rodilla se flexiona pasivamente unos 80°. En la figura 7-34, se muestra la pelvis con 10° de inclinación posterior. Esto equivale a 10° de extensión de la articulación de la cadera y, con el muslo tocando la mesa, constituye la longitud normal de los flexores monoarticulares de la cadera. Además, la flexión de la rodilla (unos 80°) indica que el recto femoral tiene una longitud normal y que el tensor de la fascia lata probablemente sea normal. Para mantener la pelvis en inclinación posterior con la región lumbar y el sacro planos sobre la mesa, se sujeta un muslo hacia el pecho mientras se comprueba la longitud de los flexores de la cadera opuestos.

Acortamiento de los flexores de la cadera monoarticulares y biarticulares

Con la región lumbar y el sacro planos sobre la mesa, la parte posterior del muslo no toca la mesa y la rodilla se extiende. En la figura 7-35 se observa el acortamiento de los músculos mono- y biarticulares. Si la cadera permanece en 15° de flexión con la rodilla extendida, a los flexores de cadera *monoarticulares* les faltan 15° de longitud. Si la rodilla se flexiona solo 70°, a los músculos *biarticulares* les faltan 25° de longitud (15° en la cadera más 10° en la rodilla).

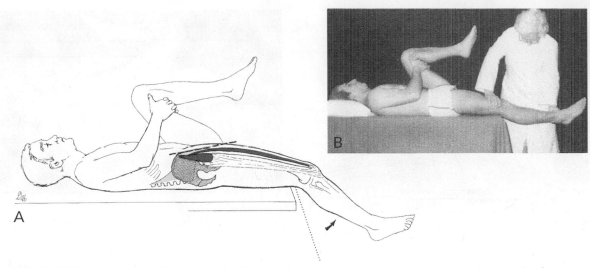

FIGURA 7-36. A y **B.** Longitud normal de los flexores de la cadera monoarticulares y acortamiento de los flexores biarticulares.

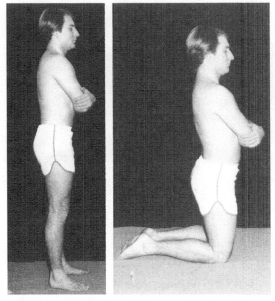

FIGURA 7-37. Pruebas de longitud de los múscu-los flexores de la cadera, de pie y de rodillas.

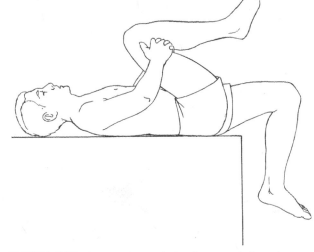

FIGURA 7-38. Acortamiento de los flexores de la cadera monoarticulares, pero no de los flexores biarticulares.

Longitud normal de los flexores de la cadera monoarticulares y acortamiento de los biarticulares

Con la zona lumbar y el sacro planos sobre la mesa y la rodilla en extensión, la parte posterior del muslo toca la mesa. El acortamiento de los músculos biarticulares se determina manteniendo el muslo en contacto con la mesa y permitiendo la flexión de la rodilla. El ángulo de flexión de la rodilla (es decir, menos de 80°) determina el grado de acortamiento. La figura 7-36 muestra a una persona en la que la articulación de la cadera puede extenderse si se permite la extensión de la articulación de la rodilla. Esto significa que los flexores monoarticulares de la cadera tienen una longitud normal, pero que el recto femoral es corto.

En bipedestación, el paciente no presenta hiperlordosis. Esto indica que el acortamiento *no* está en los flexores de la cadera monoarticulares.

La posición de rodillas estira el recto femoral corto y el tensor de la fascia lata sobre las articulaciones de la cadera y la rodilla, lo que hace que tiren de la pelvis hacia la inclinación anterior y hacia atrás en posición lordótica (fig. 7-37).

Acortamiento de los flexores de la cadera monoarticulares pero no de los flexores de la cadera biarticulares

La parte posterior del muslo no toca la mesa, y la rodilla puede flexionarse tantos grados más allá de 80° como se flexione la cadera. En la figura 7-38, el muslo está flexionado 15° y la rodilla 95°.

Longitud excesiva de los flexores de la cadera

El paciente afronta la prueba con la región lumbar plana, la articulación de la cadera en el extremo de la mesa y la rodilla recta. Si el muslo desciende por debajo del nivel de la mesa, es evidencia de una longitud excesiva de los flexores de la cadera monoarticulares (fig. 7-39).

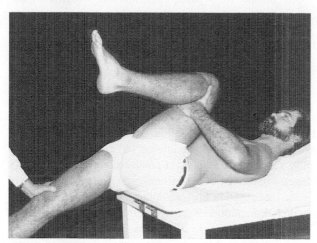

FIGURA 7-39. Longitud excesiva de los flexores de la cadera.

Acortamiento del sartorio

Durante la prueba de longitud de los flexores de la cadera, una combinación de tres o más de las siguientes situaciones indica tensión del sartorio: abducción de la cadera, flexión de la cadera, rotación externa de la cadera y flexión de la rodilla (fig. 7-40).

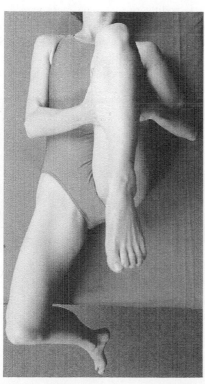

FIGURA 7-40. Acortamiento del sartorio.

Acortamiento del tensor de la fascia lata durante la prueba de longitud de los flexores de la cadera

Las siguientes variaciones observadas durante la prueba de longitud de los flexores de la cadera indican acortamiento del tensor de la fascia lata, pero no constituyen una prueba de longitud de este músculo:

Abducción de la cadera en extensión: en ocasiones, la articulación de la cadera puede estar totalmente extendida junto con la abducción. Este hallazgo indica acortamiento del tensor de la fascia lata pero no del iliopsoas.

Desviación lateral de la rótula: si no se permite la abducción de la cadera durante la extensión, puede producirse una tracción lateral fuerte de la rótula debido al acortamiento del tensor de la fascia lata. También puede suceder incluso con la abducción de la cadera.

Extensión de la rodilla si se impide la abducción del muslo o se aduce pasivamente al extender la cadera.

Rotación interna de la cadera.

Rotación externa de la rodilla (cadena cinética abierta).

Acortamiento del tensor de la fascia lata y el sartorio: similitudes y diferencias

En la tabla 7-2 se enumeran las similitudes y diferencias entre el acortamiento del tensor de la fascia lata y el del sartorio.

TABLA 7-2 Acortamiento del tensor de la fascia lata y del sartorio: similitudes y diferencias

Tensor de la fascia lata	Articulación	Sartorio
Abduce	Cadera	Abduce
Flexiona	Cadera	Flexiona
Rota internamente	Cadera	Rota externamente
Extiende	Rodilla	Flexiona

PROBLEMAS ASOCIADOS A LAS PRUEBAS DE LONGITUD DE LOS ISQUIOTIBIALES

Existen únicamente dos variables de la prueba de longitud de los isquiotibiales en flexión hacia adelante: la articulación de la rodilla y la articulación de la cadera. El movimiento en la rodilla se controla manteniendo la rodilla en extensión durante el movimiento de flexión de la cadera. La flexión de la cadera se obtiene mediante el movimiento de la pelvis hacia el muslo. Esta prueba resulta no ser válida cuando hay una diferencia significativa entre la longitud de los isquiotibiales derecho e izquierdo, en cuyo caso debe utilizarse la prueba de elevación de la pierna manteniéndola estirada.

Hay tres variables de la prueba de elevación de la pierna estirada: la región lumbar, la articulación de la cadera y la articulación de la rodilla. La articulación de la rodilla se controla manteniéndola en extensión. La pelvis se controla al conservar la zona lumbar y el sacro planos sobre la mesa. Debe controlarse la posición de la pelvis y la región lumbar. Si la pelvis está en inclinación anterior y la parte inferior de la espalda está hiperextendida, la articulación de la cadera ya está en flexión. Los isquiotibiales parecerán más cortos de lo que son en realidad cuando se miden por el ángulo del miembro inferior con la mesa porque esta medida no incluye la cantidad de flexión de la articulación de la cadera debida a la inclinación anterior de la pelvis.

El acortamiento de los flexores de la cadera es la causa principal de la inclinación anterior de la pelvis en decúbito supino, y el grado de acortamiento varía de una persona a otra. Para estabilizar la pelvis con la región lumbar y el sacro planos sobre la mesa, hay que acomodar los flexores de la cadera tensos mediante flexión pasiva utilizando almohadas o una toalla enrollada bajo las rodillas, pero *solo* lo necesario para obtener la posición requerida de la pelvis.

Si la cadera y las rodillas se flexionan para permitir aproximadamente 40° de flexión de la cadera, la posición asegurará que no habrá inclinación anterior de la pelvis que interfiera con la prueba, pero no evitará una inclinación posterior excesiva. La normalización de la posición de la cadera y la rodilla no garantizará la estandarización de la posición de la región lumbar y la pelvis.

Los isquiotibiales parecerán más largos que su longitud real si la pelvis está en inclinación posterior con la zona lumbar en flexión excesiva. Cuando se realiza la prueba de elevación de la pierna estirada comenzando con una rodilla y la cadera flexionadas y el pie apoyado en la mesa mientras se eleva la otra pierna, la pelvis queda libre para moverse en la dirección de la inclinación posterior. Un paciente con tan solo 45° de elevación de la pierna en posición recta puede parecer que tiene hasta 90° de longitud.

PRUEBAS DE LONGITUD DE LOS MÚSCULOS ISQUIOTIBIALES

Elevación de las piernas estiradas

Equipo:

Mesa o suelo.

Puede usarse una manta doblada, pero no acolchado blando. No se puede confirmar que la región lumbar y el sacro están planos si están sobre un acolchado blando.

Goniómetro para medir el ángulo entre la pierna estirada y la mesa.

Almohada o toalla enrollada (en caso de acortamiento de los flexores de la cadera).

Tabla para registrar los hallazgos.

Posición inicial: en decúbito supino con los miembros inferiores extendidos y la zona lumbar y el sacro planos sobre la mesa. La normalización de la prueba requiere que la rodilla esté en extensión y que la parte baja de la espalda y la pelvis tengan una posición fija para controlar las variables creadas por una inclinación anterior o posterior excesiva de la pelvis. Cuando la zona lumbar y el sacro estén planos, *mantenga* un muslo firmemente hacia abajo mediante la contención pasiva de los flexores de la cadera para evitar una inclinación posterior excesiva de la pelvis antes de comenzar a elevar la otra pierna en la prueba de elevación de la pierna estirada.

Movimiento de prueba: con la región lumbar y el sacro planos sobre la mesa y una pierna sujeta firmemente hacia abajo, haga que el paciente levante la otra pierna con la rodilla estirada y el pie relajado.

Razones: la rodilla se mantiene recta para estandarizar la realización de la prueba. El pie permanece relajado para evitar la activación del gastrocnemio en la rodilla. Si el gastrocnemio está tenso, la dorsiflexión del pie hará que la rodilla se flexione, interfiriendo así con la prueba de los isquiotibiales.

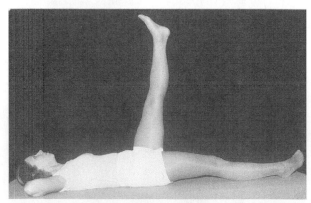

FIGURA 7-41. Prueba de elevación de la pierna recta para medir la longitud de los músculos isquiotibiales.

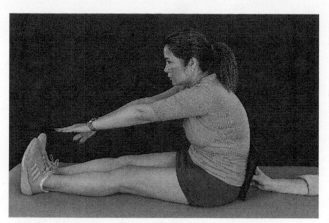

FIGURA 7-42. Medición del arco de movimiento.

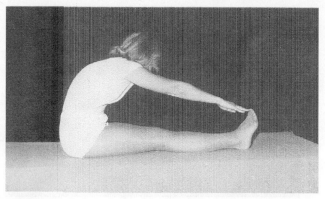

FIGURA 7-43. Prueba de flexión hacia adelante para medir la longitud de los músculos isquiotibiales.

Si la rodilla empieza a doblarse, baje ligeramente la pierna y haga que el paciente extienda completamente la rodilla y vuelva a elevar la pierna hasta que perciba cierta contención y sienta una ligera molestia.

Esta prueba de elevación de la pierna estirada (fig. 7-41), con la región lumbar plana sobre la mesa, muestra la longitud normal de los músculos isquiotibiales, lo que permite la flexión de la cadera hasta un ángulo de aproximadamente 80° hacia arriba desde la mesa.

Sentarse y estirarse (flexión hacia adelante)

Equipo:

Mesa (no acolchada) o suelo.
Tabla (8 cm de ancho, 30 cm de largo y aproximadamente 0.5 cm de espesor) para colocarla plana contra el sacro.
Goniómetro para medir el ángulo entre el sacro y la mesa.
Tabla para registrar los hallazgos.

Posición inicial: sentado con las caderas flexionadas y las rodillas completamente extendidas (sedestación con las piernas extendidas). Se debe permitir que los pies estén relajados y evitar la dorsiflexión.

Razones: conservar la rodilla extendida mantiene el estiramiento fijo de los isquiotibiales sobre la articulación de la rodilla, eliminando el movimiento en la rodilla como variable. Evitar la dorsiflexión del pie previene la flexión de la rodilla que puede producirse si el gastrocnemio está tenso.

Movimiento de prueba: haga que el paciente extienda el brazo hacia adelante, lo más lejos posible, en la dirección de intentar tocar los dedos de los pies con las yemas o más allá.

Razones: el paciente inclinará la pelvis hacia el frente, en dirección hacia los muslos, flexionando las articulaciones

de la cadera hasta el límite permitido por la longitud de los isquiotibiales.

Medición del arco de movimiento: coloque la tabla con el lado de 8 cm sobre la mesa y el lado de 30 cm presionado contra el sacro cuando la longitud de los isquiotibiales parezca normal o excesiva (fig. 7-42). Ubique la tabla con el lado de 30 cm sobre la mesa y el de 8 cm contra el sacro cuando los isquiotibiales estén tensos. Mida el ángulo entre la tabla vertical y la mesa.

Amplitud de movimiento normal: la pelvis se inclina en sentido anterior en dirección al muslo hasta el punto en el que el ángulo entre el sacro y la mesa es de aproximadamente 80° (fig. 7-43), es decir, el mismo ángulo que el que existe entre la pierna y la mesa en la prueba de elevación de la pierna estirada.

En la flexión hacia adelante, la longitud normal de los isquiotibiales permite la inclinación de la *pelvis hacia el muslo* (es decir, la flexión de la articulación de la cadera), como se ilustra en la figura 7-43.

Flexión de la cadera a 90° con extensión pasiva o activa de la rodilla en decúbito supino

A veces se intenta determinar la longitud de los isquiotibiales comprobando el número de grados que faltan en la extensión de la articulación de la rodilla. En decúbito supino, se ubica un miembro inferior en aproximadamente 40° de flexión de la cadera, con la rodilla flexionada y el pie apoyado en la mesa. El muslo de la pierna opuesta se eleva hasta una posición perpendicular a la mesa (que puede o no ser de 90° de flexión verdadera de la articulación de la cadera). A continuación, la rodilla se desplaza en la dirección de la extensión. La longitud de los isquiotibiales se expresa en el número de grados que le *faltan* a la articulación de la rodilla en extensión.

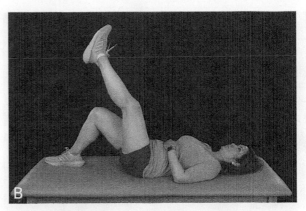
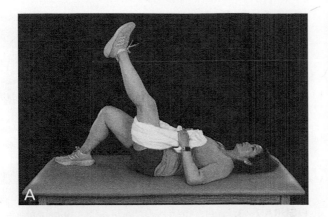
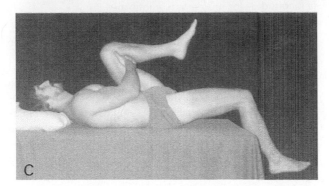
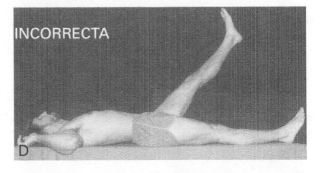
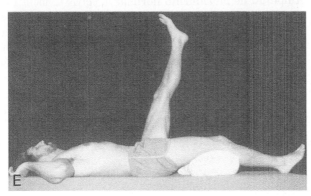
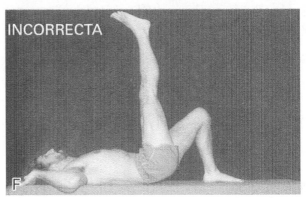

FIGURA 7-44. A-F. Pruebas de longitud de los isquiotibiales en relación con el efecto del acortamiento de los flexores de la cadera.

EFECTOS DEL ACORTAMIENTO DE LOS FLEXORES DE LA CADERA EN LAS PRUEBAS DE LONGITUD DE LOS ISQUIOTIBIALES

Mediante la ayuda de una toalla, se mantiene la posición (fig. 7-44A).

Manteniendo la posición sin ayuda (fig. 7-44B).

La prueba de longitud de los flexores de la cadera confirma el acortamiento de estos músculos (fig. 7-44C) (*véase* la sección «Pruebas de longitud de los flexores de la cadera»).

Los isquiotibiales parecen cortos. Sin embargo, esta prueba no es exacta porque la región lumbar no está plana sobre la mesa. El acortamiento de los flexores de la cadera en

el lado de la pierna extendida mantiene la espalda en hiperextensión (fig. 7-44D).

Para tener en cuenta el acortamiento de los flexores de la cadera y permitir que la zona lumbar se aplane, el muslo se flexiona *pasivamente* con una almohada debajo de la rodilla, *sin* que el paciente lo mantenga *activamente* en flexión. Con la espalda plana, la prueba muestra con precisión que la longitud de los isquiotibiales es normal (fig. 7-44E).

En las pruebas de longitud de los isquiotibiales y en los ejercicios para estirar los isquiotibiales cortos, se *evita* tener un lado de la cadera y una rodilla en posición flexionada (como en la ilustración) mientras se levanta la otra. De lo contrario, la flexibilidad de la zona lumbar se añade a la amplitud de flexión de la cadera, haciendo que los isquiotibiales parezcan más largos de lo que son. No es infrecuente

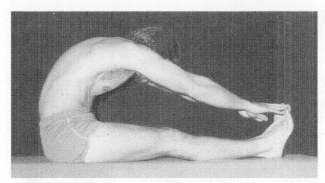

FIGURA 7-45. Flexión hacia adelante y acortamiento de los flexores de la cadera.

que una persona tenga flexibilidad excesiva de la espalda junto con acortamiento de los isquiotibiales (fig. 7-44F).

La flexión de la pelvis hacia el muslo (es decir, la flexión de la cadera) parece normal en la flexión hacia adelante. Dado que ambos lados de la caderas están flexionados en la flexión hacia adelante, el acortamiento de los flexores de la cadera no interfiere con el movimiento de la pelvis hacia el muslo, como ocurre cuando se extiende una pierna en decúbito supino (fig. 7-45).

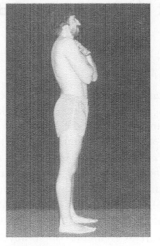

FIGURA 7-46. Lordosis en bipedestación.

La lordosis en bipedestación es indicio del acortamiento de los flexores de la cadera monoarticulares en esta persona (fig. 7-46).

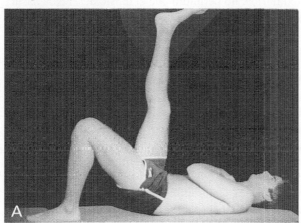
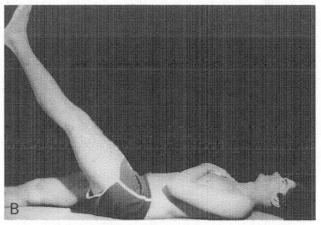

FIGURA 7-47. A. Error en la prueba de longitud de los isquiotibiales. **B.** Prueba correcta de la longitud de los isquiotibiales.

ERRORES EN LAS PRUEBAS DE LONGITUD DE LOS ISQUIOTIBIALES

Errores en las pruebas

Cuando se lleva a cabo la prueba de elevación de la pierna manteniéndola recta comenzando con una rodilla y la cadera flexionadas y el pie apoyado en la mesa mientras se eleva la otra pierna, la pelvis queda libre para moverse en la dirección de la inclinación posterior excesiva, ya que el sacro ya no está plano sobre la mesa. Dependiendo del grado de flexibilidad de la espalda, la longitud de los isquiotibiales parecerá mayor que la real porque la flexión de la espalda se añade a la flexión de la cadera. Una persona con tan solo 45° de longitud real de los isquiotibiales puede parecer que tiene hasta 90°, como se ve en la figura 7-47.

Falta de uniformación de la región lumbar y la pelvis

Si la cadera y la rodilla se flexionan para permitir aproximadamente 40° de flexión de la cadera, la posición asegurará suficiente holgura en los flexores de la cadera para que no causen inclinación anterior de la pelvis. Sin embargo, esto no evitará una inclinación posterior excesiva. La uniformación de la cantidad de flexión de la cadera y la rodilla no normalizará la posición de la región lumbar y la pelvis, que deben estandarizarse. El acortamiento de los flexores de la cadera es la causa principal de la inclinación anterior de la pelvis en decúbito supino, y el grado de acortamiento varía de una persona a otra. Para estabilizar la pelvis con la zona lumbar y el sacro planos sobre la mesa, hay que «ceder» a los flexores de la cadera tensos mediante una almohada o una toalla enrollada bajo las rodillas, pero solo lo necesario para obtener la posición requerida de la pelvis.

PRUEBA DE OBER Y PRUEBA DE OBER MODIFICADA

NOTA HISTÓRICA

En el *Journal of the American Medical Association* del 4 de mayo de 1935 apareció un artículo de Frank Ober, de Boston, titulado «Back Strain and Sciatica» (7). En él, analizaba la relación entre la contractura del tensor de la fascia lata y la cintilla iliotibial y el dolor lumbar y ciático. Se describió la prueba de la tensión, pero Ober no mencionó nada sobre evitar la flexión de la cadera o la rotación interna mientras se deja caer el muslo en aducción.

Tras la publicación del artículo, Henry O. Kendall, entonces fisioterapeuta de la Escuela del Hospital Infantil de Baltimore, expresó su inquietud por la prueba a su director médico, George E. Bennett (8, 9). La preocupación era que al dejar caer el muslo en flexión y rotación interna se «cedería» al tensor tenso y no se comprobaría con precisión su longitud. En algún momento a finales de 1935 o principios de 1936, el Dr. Ober visitó la Escuela del Hospital Infantil, y Kendall le expresó personalmente su preocupación en cuanto a la prueba.

En el *Journal of the American Medical Association* del 21 de agosto de 1937, apareció otro artículo en el que el Dr. Ober describió de nuevo su prueba pero, esta vez, advirtió al examinador que evitara la flexión de la cadera y la rotación interna, ya que se permite la aducción del muslo (10).

Al parecer, algunas de las personas que han descrito la prueba tuvieron acceso al primer artículo, pero no al segundo. Un texto muy conocido describe la colocación de la pierna en abducción, con la cadera en posición neutra y la rodilla flexionada 90°, y la posterior *liberación* de la pierna abducida (11). El texto también afirma que la cintilla iliotibial normal permitirá que el muslo descienda a la posición de aducción (como lo ilustra la rodilla tocando la otra pierna o la mesa). Un tensor de la fascia lata de longitud normal no permitirá que el muslo descienda hasta el nivel de la mesa a menos que la cadera entre en cierta rotación interna y flexión.

En el primer artículo, Ober afirmó: «El muslo está abducido y extendido en el plano coronal del cuerpo». Con respecto a lo que debería considerarse una amplitud de movimiento «normal» en el sentido de la aducción, este artículo afirmaba: «Si no hay contracción presente, el muslo se aduce más allá de la línea media.» Cabe señalar que esta afirmación se refería a la prueba en la que no se hacía referencia alguna a la prevención de la flexión y la rotación interna.

En el segundo artículo, Ober no se refiere específicamente al plano coronal, pero afirma: «Se permite que el muslo descienda hacia la mesa en este plano». Por la descripción, Ober se refería al plano coronal. Mantener el muslo en el plano coronal evita la flexión de la articulación de la cadera.

En el segundo artículo no se menciona hasta dónde debe descender el muslo en dirección hacia la mesa (*véase* más adelante un análisis más detallado sobre la amplitud de movimiento normal en aducción).

Antes de decidir lo que puede considerarse una amplitud de aducción normal en la prueba de Ober, es necesario revisar la amplitud de movimiento normal de la articulación de la cadera. Contrario a la información que figura en varios libros (12-16), la amplitud normal de la aducción de la articulación de la cadera desde la posición anatómica (es decir, en el plano coronal) es, y debe ser, limitada a aproximadamente 10°.

Si la aducción se limita a 10°, entonces en decúbito lateral, con la pelvis en posición neutra, la extremidad extendida no debe caer más de 10° por debajo de la horizontal si se mantiene en el plano coronal. Durante la flexión y la rotación interna, la amplitud en aducción es mayor, pero *dicha posición ya no es una prueba de la longitud del tensor de la fascia lata*. La acción del músculo es abducción, flexión y rotación interna de la cadera, así como ayudar a la extensión de la rodilla. Al «ceder» a la flexión y a la rotación interna, el músculo *no se está alargando*.

La limitación de la amplitud de movimiento suministra estabilidad al evitar movimiento excesivo. La restricción de la extensión de la articulación de la rodilla evita la hiperextensión. La limitación de la extensión de la articulación de la cadera impide que la pelvis se balancee de forma anómala hacia adelante en bipedestación. La limitación de la aducción de la articulación de la cadera proporciona estabilidad para permanecer de pie sobre una sola pierna.

En el artículo de 1937, Ober también afirma que «cuando la máxima cantidad de contractura fascial está en el lado y el frente del fémur, la columna se mantiene en lordosis, y que si la contractura es posterolateral, la curva lumbar se aplana». La primera alteración es frecuente; la segunda es rara. Cualquiera de estas afecciones puede asociarse a dolor en la región lumbar y la ciática. La contractura unilateral puede producir una curvatura lateral de la columna vertebral» (10).

Para comprobar la tensión de la cintilla iliotibial posterolateral, se flexiona ligeramente la cadera y se rota medialmente junto con la aducción. La tensión de esta cintilla puede ser un factor en una prueba de elevación de la pierna recta para medir la longitud de los isquiotibiales.

Tres cuartas partes del glúteo mayor se insertan en la cintilla iliotibial, pero las fibras son oblicuas a la cintilla y no tienen la línea directa de tracción que tiene el tensor de la fascia lata. Además, el glúteo mayor rara vez está tenso.

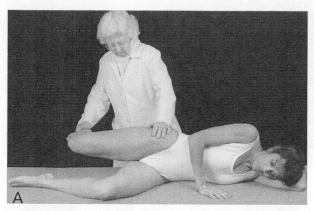
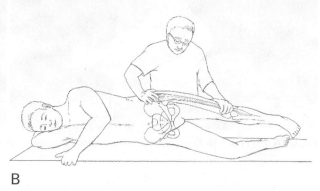

FIGURA 7-48. Longitud normal. **A.** Prueba de Ober. **B.** Prueba de Ober modificada.

Prueba de Ober

A continuación se ofrece la descripción de la prueba (que Ober denominó «Prueba de abducción») citada directamente del artículo de 1937 para proporcionar al lector la descripción exacta del autor: (10)

Prueba de abducción

1. El paciente se recuesta de lado en la mesa, con el hombro y la pelvis perpendiculares a la mesa.
2. La pierna sobre la que está recostado el paciente se flexiona a la altura de la rodilla y la cadera se flexiona y se mantiene así para aplanar la curva lumbar.
3. Si el paciente está sobre su lado izquierdo, el examinador coloca su mano izquierda sobre la cadera en la región del trocánter para estabilizar a la persona.
4. La pierna derecha se flexiona en ángulo recto a la altura de la rodilla y se sujeta justo por debajo de la rodilla con la mano derecha del examinador, dejando que la pierna y el tobillo se extiendan hacia atrás por debajo de este antebrazo y codo.
5. El muslo derecho se abduce ampliamente y, a continuación, se hiperextiende en posición de abducción, manteniendo el miembro inferior nivelado y procurando conservar la articulación de la cadera en posición neutra en lo que respecta a la rotación.
6. El examinador desliza su mano derecha hacia atrás a lo largo de la pierna hasta sujetar el tobillo ligeramente pero con la tensión suficiente para evitar que la cadera se flexione.
7. En este plano se deja caer el muslo hacia la mesa (atención: no presione la pierna). Si la fascia lata y la cintilla iliotibial están tensas, el miembro inferior permanecerá en abducción de forma más o menos permanente. Si se permite que la cadera se flexione o rote internamente, la cintilla iliotibial se relaja y el miembro inferior cae por su propio peso.
8. En todos los casos se sigue el mismo procedimiento para el lado opuesto.

Prueba de Ober, longitud normal: con la rodilla mantenida en ángulo recto, el muslo desciende *ligeramente* por debajo de la horizontal (fig. 7-48A).

Prueba de Ober modificada

Los Kendall recomendaron por primera vez una modificación de la prueba de Ober en *Postura y dolor* (6). Las razones para cambiar la prueba son las siguientes: incluir menos tensión medial en la zona de la articulación de la rodilla, menos tensión en la rótula y menos interferencia por un recto femoral tenso. Además, en el caso de un músculo con diferentes acciones, como el tensor de la fascia lata, no es necesario estirar en el sentido inverso de todas las acciones cuando se comprueba la longitud (17).

Coloque al paciente en decúbito lateral, con el miembro inferior flexionado a la altura de la cadera y la rodilla para aplanar la zona lumbar, estabilizando así la pelvis contra la inclinación anterior de la pelvis. La inclinación anterior de la pelvis equivale a la flexión de la cadera y debe evitarse porque «cede» ante una posible rigidez del tensor de la fascia lata.

La pelvis también debe estabilizarse para impedir su inclinación lateral hacia abajo en el lado examinado. Dicha inclinación lateral hacia abajo equivale a la abducción de la articulación de la cadera, y ese movimiento de la pelvis «cedería» ante un tensor tenso. Para la mayoría de las personas, la parte lateral del tronco estará en contacto con la mesa en la posición de decúbito lateral. Las personas con caderas anchas y cintura estrecha serán las excepciones.

En el lado examinado, el explorador coloca una mano lateralmente sobre la pelvis del paciente, justo debajo de la cresta ilíaca, y empuja hacia arriba lo suficiente para estabilizar la pelvis y mantener la porción lateral del tronco en contacto con la mesa. El examinador no rota externamente la cadera, sino que evita que rote internamente y la lleva de nuevo a la extensión. Si el tensor está tenso, será necesario abducir el miembro inferior para llevarlo a la extensión. Mantenga el miembro inferior extendido alineado con el tronco (es decir, en el plano coronal) y déjelo caer en aducción hacia la mesa.

En la figura 7-48B, la pelvis está en posición neutra, la cadera está neutra entre la rotación medial y lateral, y el miembro inferior está en el plano coronal y se deja caer en aducción. En este caso, desciende 10° por debajo de la horizontal, lo que puede considerarse una longitud normal para el tensor de la fascia lata.

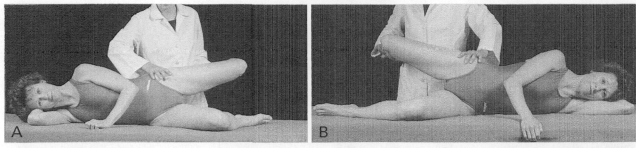

FIGURA 7-49. A y **B.** Prueba de Ober positiva; rigidez bilateral del tensor de la fascia lata.

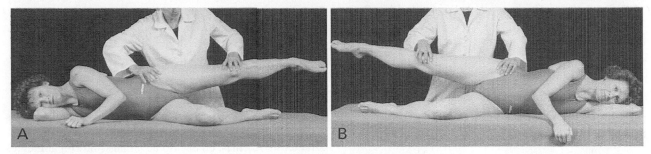

FIGURA 7-50. A y **B.** Prueba de Ober modificada (rodilla extendida: rigidez bilateral del tensor de la fascia lata).

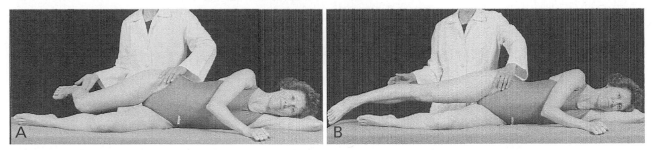

FIGURA 7-51. A y **B.** Errores en las pruebas de rigidez del tensor de la fascia y la cintilla iliotibial.

Rigidez bilateral del tensor de la fascia lata: prueba de Ober positiva

La amplitud de movimiento en aducción puede considerarse normal si el miembro inferior desciende ligeramente por debajo de la horizontal con el muslo en rotación neutra en el plano coronal y la rodilla flexionada a 90°. Los muslos de esta persona permanecen en abducción marcada debido a la rigidez bilateral del tensor de la fascia lata y la cintilla iliotibial (fig. 7-49).

Rigidez bilateral del tensor de la fascia lata: prueba de Ober modificada (rodilla extendida)

La amplitud de movimiento en aducción puede considerarse normal si el miembro inferior desciende 10° por debajo de la horizontal con el muslo en rotación neutra en el plano coronal y la rodilla extendida. En esta prueba, los miembros inferiores de esta paciente no descienden hasta la horizontal debido a la rigidez en el tensor de la fascia lata y la cintilla iliotibial (fig. 7-50).

Errores en las pruebas de rigidez del tensor de la fascia lata y la cintilla iliotibial

Según una referencia, el miembro inferior, con la rodilla flexionada, se maniobra hasta la posición correcta de la prueba de Ober *y luego se suelta* (7). Como se observa en la figura 7-51A y B, la cadera rota internamente y se flexiona cuando no está controlada por el examinador. El muslo debe mantenerse en el plano coronal y debe evitarse la rotación interna para comprobar con precisión la rigidez del tensor de la fascia lata y de la cintilla iliotibial.

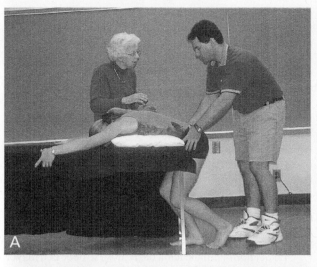
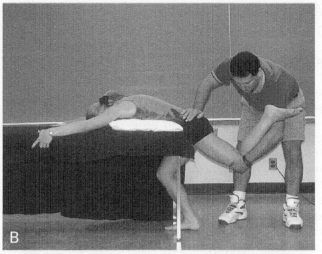
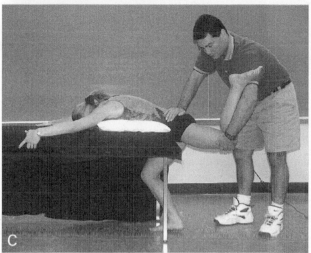
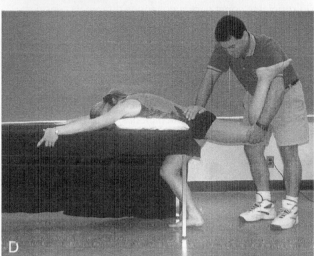

FIGURA 7-52. A-D. Prueba de Ober modificada: tronco en decúbito prono.

PRUEBA DE OBER MODIFICADA: TRONCO EN DECÚBITO PRONO

Equipo: mesa para tratamiento. Si la mesa no está acolchada, se coloca una toalla doblada o una almohada delgada en el extremo de la mesa a modo de cojín. Para esta prueba, es preferible una mesa que pueda subirse o bajarse para adaptarse a la altura del paciente. Excepto en el caso de esta prueba, las mesas de tratamiento que tienen acolchado grueso y están articuladas en el centro no son adecuadas para las pruebas de longitud y fuerza de la mayoría de los músculos de la articulación de la cadera y los músculos del tronco. Ajuste la altura de la mesa según la necesidad para que el paciente pueda poner ambos pies en el suelo con las rodillas ligeramente flexionadas.

Posición inicial: el paciente se coloca en el extremo de la mesa, en contacto con ella, y se inclina hacia adelante para apoyar el tronco en decúbito prono sobre la mesa. Para que el tronco descanse completamente sobre la mesa, se flexionan las rodillas y se colocan los pies hacia adelante, debajo de la mesa, tanto como sea necesario. La persona extiende ambos brazos por encima de la cabeza y se sujeta a los lados de la mesa (fig. 7-52).

Razones: con el tronco en decúbito prono, la parte inferior de la espalda estará plana; mantener los brazos completamente extendidos por encima de la cabeza tiende a evitar cualquier inclinación lateral de la pelvis. Esta posición de decúbito prono cumple los requisitos de la prueba Ober y es más estable que el decúbito lateral.

Movimiento de prueba: para probar la longitud del tensor de la fascia lata y de la cintilla iliotibial izquierdos, el examinador se coloca en posición para prensar, con su brazo izquierdo, el muslo izquierdo y la parte inferior de la pierna del paciente, manteniendo la rodilla flexionada en ángulo recto. Con la mano derecha, el explorador sujeta firmemente la pelvis sobre la mesa. Conservando la rodilla flexionada, el examinador mueve la pierna hasta completar la abducción de la cadera y luego hacia arriba en extensión. Manteniendo la articulación de la cadera al final de la extensión, el explorador la mueve después hacia la aducción. Invierta las instrucciones para probar la pierna derecha.

Amplitud de movimiento normal: desplazamiento del muslo a una posición de aducción cero (es decir, comparable a la horizontal en decúbito lateral). Si la cadera no puede extenderse completamente, habrá un poco más de aducción.

MEDICIONES DE LA LONGITUD DE LAS PIERNAS

La denominada *longitud real de la pierna* es una medida de longitud desde la espina anterosuperior del ilion hasta el maléolo medial. Evidentemente, una determinación de este tipo no es un valor absolutamente exacto de la longitud de la pierna, porque los puntos de medición van de un punto de referencia en la pelvis a otro en la pierna. Ante la imposibilidad de palpar un punto del fémur bajo la espina anterosuperior, es necesario utilizar el punto de referencia de la pelvis. Se hace necesario, por lo tanto, fijar la alineación de la pelvis en relación con el tronco y las piernas antes de tomar las medidas para garantizar la misma relación de ambas extremidades con la pelvis. La rotación o la inclinación lateral pélvicas cambiarán la relación de la pelvis con las extremidades lo suficiente como para suponer una diferencia considerable en la medición. Para obtener la mayor precisión posible, el paciente se recuesta en decúbito supino sobre una camilla, con el tronco, la pelvis y las piernas en alineación recta y muy juntos. La distancia desde la espina anterosuperior hasta el ombligo se mide a la derecha y a la izquierda para comprobar si hay inclinación o rotación lateral de la pelvis. Si se detecta una diferencia en las mediciones, se nivela la pelvis y se corrige cualquier rotación en la medida de lo posible antes de tomar la medición de la longitud de las piernas.

La **longitud aparente de la pierna** es una medida desde el ombligo hasta el maléolo medial. Este tipo de medición es más a menudo una fuente de confusión que una ayuda para determinar las diferencias de longitud con el fin de aplicar un aumento para corregir la inclinación pélvica. La confusión se debe a que la imagen en bipedestación es inversa a la que se produce en decúbito y se origina cuando la inclinación de la pelvis es causada por desequilibrio muscular y no por una diferencia real en la longitud de las piernas.

En *bipedestación*, se producirá un defecto en la alineación cuando un músculo débil no proporcione el apoyo adecuado para sostener el peso. Por ejemplo, la debilidad del glúteo medio derecho permite que la pelvis se desvíe hacia la derecha y aparentemente se eleve porque el lado izquierdo desciende, dando la apariencia de una pierna derecha *más larga*. Si la anomalía postural es de larga duración, suele haber un desequilibrio asociado en los músculos laterales del tronco, en el que los músculos laterales derechos del tronco son más cortos y fuertes que los izquierdos.

En *decúbito*, la alineación defectuosa se debe con mayor frecuencia a la tracción de un músculo fuerte. En decúbito supino, una persona con el tipo de desequilibrio descrito anteriormente (es decir, un glúteo medio derecho débil y músculos laterales del tronco derecho fuertes) tenderá a recostarse con la pelvis más arriba a la derecha, tirada hacia arriba por los músculos abdominales laterales más fuertes. Esta posición, a su vez, lleva la pierna derecha hacia arriba de modo que parece ser *más corta* que la izquierda.

La necesidad de elevación en un zapato debe determinarse mediante mediciones en bipedestación y no en decúbito. Para ello se utilizan tablas de distintos grosores (*véase* también la discrepancia aparente en la longitud de las piernas causada por desequilibrio muscular).

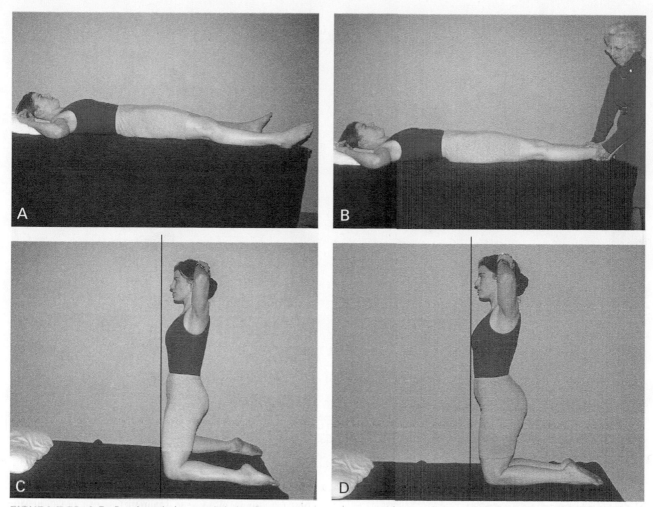

FIGURA 7-53. A-D. Pruebas de longitud de los flexores de la cadera y rigidez en el tensor de la fascia lata.

PRUEBA DE LONGITUD DE LOS FLEXORES DE LA CADERA

Un músculo monoarticular tenso limitará la amplitud de movimiento en la dirección opuesta a su acción. Un músculo que cruza dos o más articulaciones puede presentar tensión en una sola articulación si la otra articulación (o articulaciones) se mantiene en una posición de elongación normal.

Figura 7-53A: la paciente se encuentra en decúbito supino con las piernas en abducción. La región lumbar está plana sobre la mesa, es decir, flexión normal de la parte baja de la espalda. La pelvis está en inclinación posterior y la articulación de la cadera está extendida. No hay acortamiento evidente de los flexores de la cadera.

Figura 7-53B: las piernas están en posición neutra, ni en aducción ni en abducción. La zona lumbar ya no está plana sobre la mesa, la pelvis está en inclinación anterior. Debido a la inclinación anterior de la pelvis, la articulación de la cadera está en flexión.

Figura 7-53C: la persona se encuentra en posición arrodillada con las rodillas flexionadas a unos 90° y los muslos en abducción. La pelvis y el fémur presentan una buena alineación.

Figura 7-53D: la paciente está arrodillada con los muslos en posición neutra (ni abducidos ni aducidos). La alineación del tronco se ha desplazado hacia el frente. La extensión (hiperlordosis) de la región lumbar ha aumentado, lo que demuestra la tensión de los flexores de la cadera.

Conclusión: la tensión se produce en el músculo que lleva a cabo la flexión y la abducción de la articulación de la cadera, concretamente el tensor de la fascia lata.

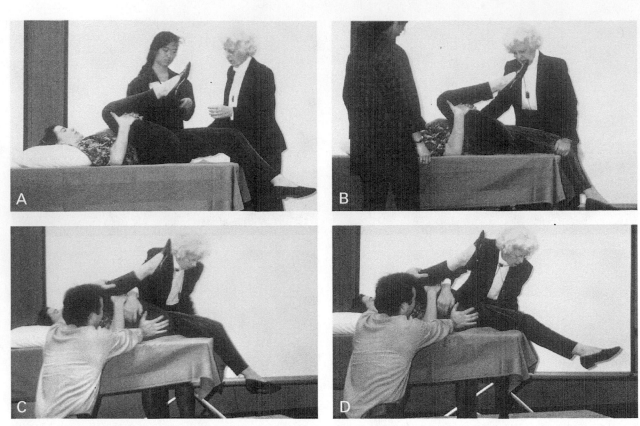

FIGURA 7-54. A-D. Pruebas de longitud de los flexores de la cadera realizadas al mismo paciente por el mismo explorador 5 años después de las pruebas mostradas en la figura 7-53.

Diagnóstico diferencial

La flexión de la articulación de la cadera puede llevarse a cabo mediante la flexión del muslo hacia la pelvis o a partir de la inclinación anterior de la pelvis hacia el muslo. Los flexores de la cadera son los siguientes (el sartorio se omite aquí porque actúa para flexionar y rotar externamente la articulación de la cadera y flexionar la articulación de la rodilla):

1. El iliopsoas monoarticular, que flexiona la articulación de la cadera.
2. El recto femoral biarticular, que flexiona la articulación de la cadera y extiende la articulación de la rodilla.
3. El tensor de la fascia lata biarticular, que flexiona, abduce y rota internamente la articulación de la cadera, y ayuda durante la extensión de la rodilla.

Pruebas de longitud de los flexores de la cadera

Estas fotografías muestran pruebas para el diagnóstico diferencial de la tirantez de los flexores de la cadera. La misma paciente y la misma exploradora aparecen en las figuras 7-53 y 7-54, mostradas a modo de comparación.

Figura 7-54A: posición inicial para las pruebas de longitud de los flexores de la cadera. La región lumbar está plana sobre la mesa y se mantiene en esa posición sujetando la rodilla derecha hacia el pecho mientras se prueba el miembro inferior izquierdo. Hay indicios de acortamiento del flexor izquierdo de la cadera por el hecho de que el muslo no toca la mesa.

Figura 7-54B: el miembro inferior se ha desplazado a una posición de abducción de la articulación de la cadera. El muslo toca ahora la mesa, lo que muestra que no hay tensión en el músculo iliopsoas. El grado de flexión de la rodilla indica que hay poca o nada de tensión en el recto femoral.

Figura 7-54C: el muslo se ha mantenido en contacto con la mesa (para conservar el iliopsoas en su longitud normal). La pelvis se ha estabilizado para impedir cualquier movimiento lateral de la pelvis a medida que el miembro inferior se ha desplazado hacia atrás (contra una cantidad considerable de resistencia del tensor) desde la posición de abducción hasta la posición cero.

Figura 7-54D: la longitud normal del tensor de la fascia lata permitirá la flexión de la rodilla junto con la extensión y la aducción de la cadera. Hay pruebas innegables de rigidez en el tensor de la fascia lata, como lo muestra la posición extendida de las rodillas, especialmente evidente en el momento de la primera prueba.

SECCIÓN IV
PRUEBAS DE FUERZA MUSCULAR

TABLA PARA EL ANÁLISIS DEL DESEQUILIBRIO MUSCULAR: MIEMBRO INFERIOR (FIG. 7-55)

Nombre: ....Fecha: 1.ª prueba.....................2.ª prueba...........................

Diagnóstico:...Inicio:.................................Prueba del miembro.............

		2.ª prueba	1.ª prueba	1.ª prueba	2.ª prueba		
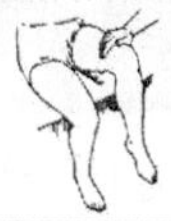	ILIOPSOAS / SARTORIO / TENSOR FASCIA LATA / RECTO FEMORAL — FLEXORES DE LA CADERA					GLÚTEO MAYOR	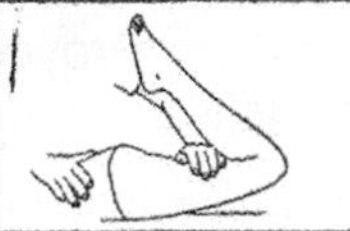
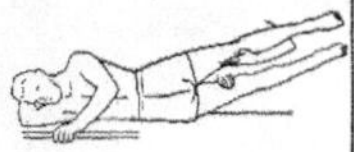	ADUCTORES DE LA CADERA					GLÚTEO MEDIO	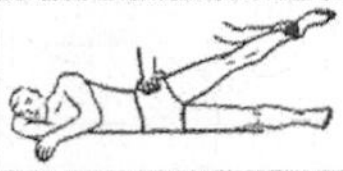
						GLÚTEO MENOR	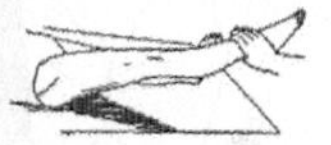
						TENSOR DE LA FASCIA LATA	
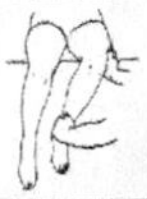	ROTADORES LATERALES DE LA CADERA					ROTADORES MEDIALES DE LA CADERA	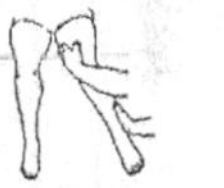
	CUÁDRICEPS					MEDIALES / ISQUIOTIBIALES / LATERALES	
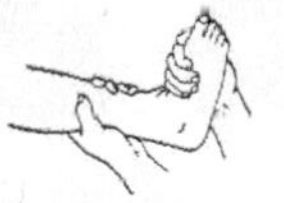	TIBIAL ANTERIOR					SÓLEO	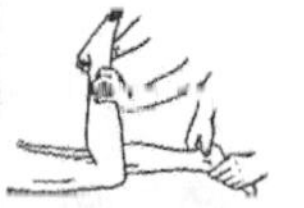
						GASTROCNEMIO Y SÓLEO	
						PERONEO LARGO Y CORTO	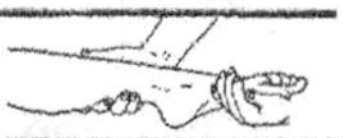
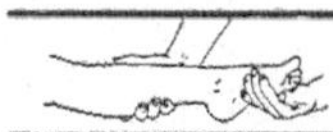	TIBIAL POSTERIOR					TERCER PERONEO	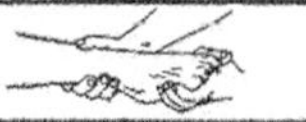
	FLEXOR LARGO DE LOS DEDOS 1 2 3 4					EXTENSORES DE LAS ARTICULACIONES INTERFALÁNGICAS DISTALES 1 2 3 4	
	FLEXOR CORTO DE LOS DEDOS 1 2 3 4					EXTENSORES DE LAS ARTICULACIONES INTERFALÁNGICAS PROXIMALES 1 2 3 4	
	LUMBRICALES E INTERÓSEOS 1 2 3 4					EXTENSORES LARGO Y CORTO DE LOS DEDOS 1 2 3 4	
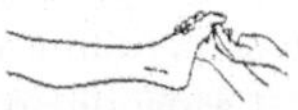	FLEXOR LARGO DEL DEDO GORDO					EXTENSORES LARGO Y CORTO DEL DEDO GORDO	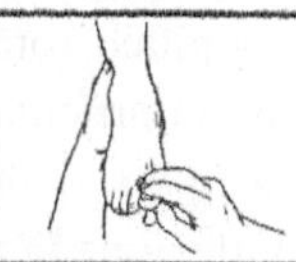
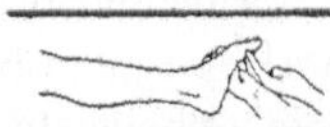	FLEXOR CORTO DEL DEDO GORDO						
	ABDUCTOR DEL DEDO GORDO					ADUCTOR DEL DEDO GORDO	

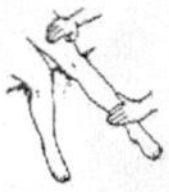

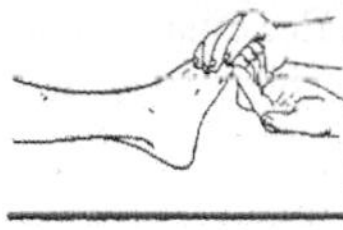

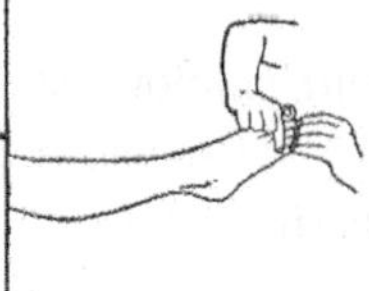

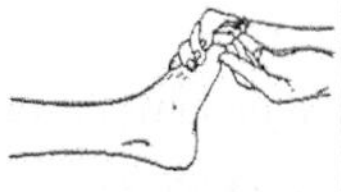

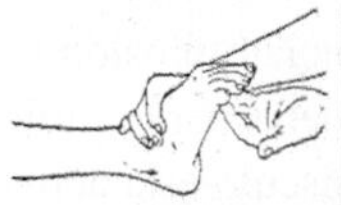

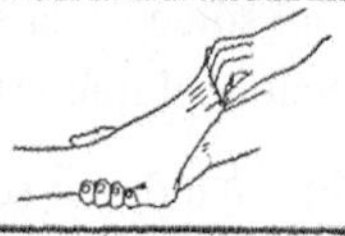

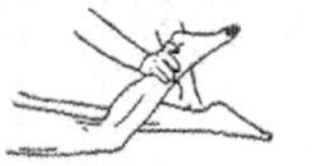

FIGURA 7-55. Tabla para el análisis del desequilibrio muscular del miembro inferior. © 2005 Florence P. Kendall.

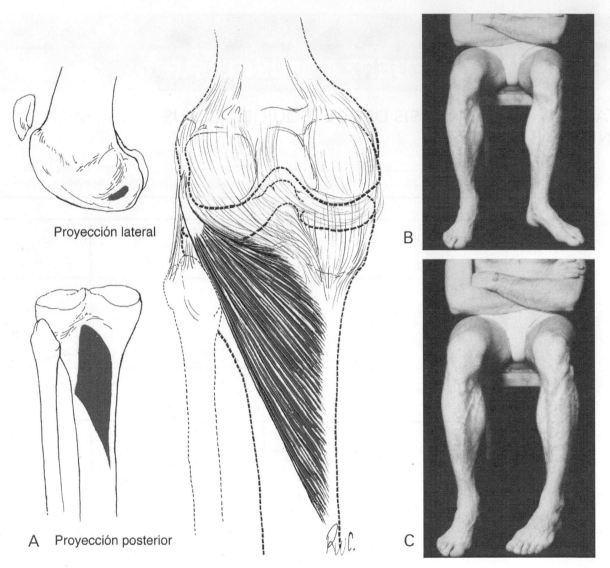

Proyección lateral

A   Proyección posterior

B

C

FIGURA 7-56. Poplíteo. **A.** Proyección lateral y posterior. **B.** Prueba del poplíteo; posición inicial, pierna izquierda. **C.** Posición de prueba completa, pierna izquierda.

Poplíteo

Origen: porción anterior del surco del cóndilo lateral del fémur y ligamento poplíteo oblicuo de la articulación de la rodilla (fig. 7-56A).

Inserción: zona triangular que se encuentra proximal a la línea del sóleo en la superficie posterior de la tibia y fascia que recubre el músculo.

Acción: cuando no se sostiene peso (es decir, *con el origen fijo*), el poplíteo rota medialmente la tibia sobre el fémur y flexiona la articulación de la rodilla. Cargando peso (es decir, *con la inserción fija*), rota lateralmente el fémur sobre la tibia y flexiona la articulación de la rodilla. Este músculo contribuye a reforzar los ligamentos posteriores de la articulación de la rodilla.

Nervio: tibial, L4, **5**, S1.

Paciente: en sedestación, con la rodilla flexionada en ángulo recto y con la pierna en rotación lateral de la tibia sobre el fémur (fig. 7-56B).

Fijación: no es necesaria.

Movimiento de prueba: rotación medial de la tibia sobre el fémur (fig. 7-56C).

Resistencia: rara vez se aplica resistencia o presión porque el movimiento no se utiliza como prueba para calificar el poplíteo, sino solo para indicar si el músculo está activo.

Debilidad: puede causar hiperextensión de la rodilla y rotación lateral de la tibia sobre el fémur. La debilidad suele suceder en casos de desequilibrio entre los isquiotibiales laterales y los medios, en los que los isquiotibiales medios son débiles y los laterales fuertes.

Acortamiento: produce flexión leve de la rodilla y rotación medial de la tibia sobre el fémur.

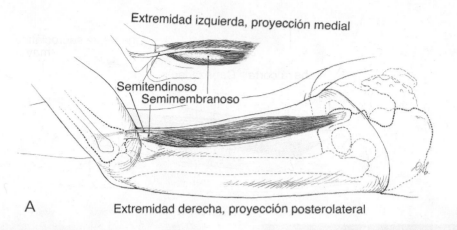

Extremidad izquierda, proyección medial

Semitendinoso
Semimembranoso

A   Extremidad derecha, proyección posterolateral

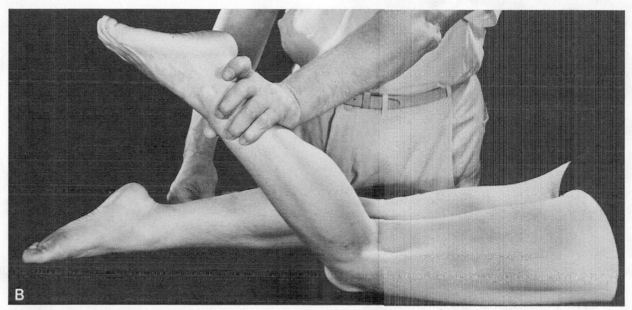

FIGURA 7-57. A. Isquiotibiales mediales. **B.** Prueba del semimembranoso y el semitendinoso.

ISQUIOTIBIALES MEDIALES: SEMITENDINOSO Y SEMIMEMBRANOSO

Semitendinoso

Origen: tuberosidad del isquion por el tendón común con la cabeza larga del bíceps femoral (fig. 7-57A).

Inserción: parte proximal de la superficie medial del cuerpo de la tibia y fascia profunda de la pierna.

Acción: flexiona y rota medialmente la articulación de la rodilla. Extiende y ayuda en la rotación medial de la articulación de la cadera.

Nervio: tibial, L4, **5**, **S1**, 2.

Paciente: en decúbito prono.

Fijación: el examinador debe fijar de manera firme el muslo contra la mesa de exploración (fig. 7-57B). Con el fin de evi-

tar cubrir el vientre muscular de los isquiotibiales mediales, no se ilustra la fijación.

Semimembranoso

Origen: tuberosidad del isquion, proximal y lateral al bíceps femoral y al semitendinoso (*véase* fig. 7-57A).

Inserción: superficie posteromedial del cóndilo medial perteneciente a la tibia.

Acción: flexiona y rota medialmente la articulación de la rodilla. Extiende y ayuda a la rotación medial de la articulación de la cadera.

Nervio: ciático (ramo tibial), L4, **5**, **S1**, 2.

Prueba: flexión de la rodilla entre 50° y 70°, con el muslo en rotación medial y la pierna en rotación medial sobre el muslo (*véase* fig. 7-57B).

Presión: sobre la pierna, proximal al tobillo, en dirección a la extensión de la rodilla. No se aplica presión contra el componente de la rotación.

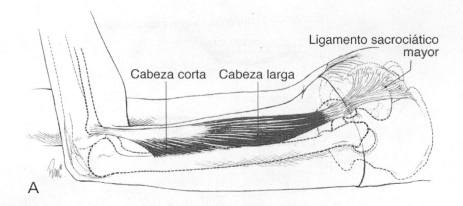

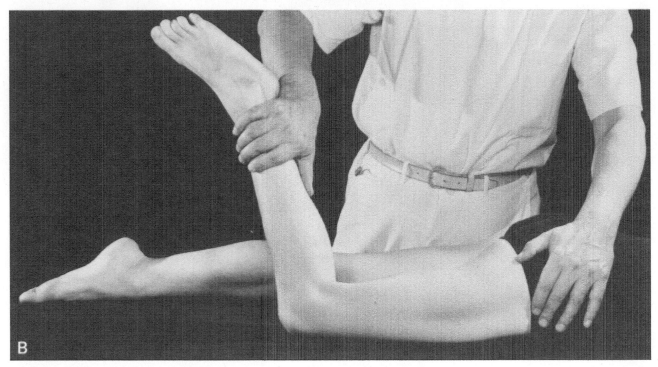

FIGURA 7-58. A. Isquiotibiales laterales. **B.** Prueba del bíceps femoral.

ISQUIOTIBIALES LATERALES: BÍCEPS FEMORAL

Bíceps femoral

Origen de la cabeza larga: parte distal del ligamento sacrotuberoso y porción posterior de la tuberosidad del isquion.

Origen de la cabeza corta: labio lateral de la línea áspera, ⅔ proximales de la línea supracondílea y tabique intermuscular lateral.

Inserción: superficie lateral de la cabeza del peroné, cóndilo lateral de la tibia, fascia profunda de la cara lateral de la pierna.

Paciente: en decúbito prono.

Fijación: el examinador debe mantener el muslo firmemente apoyado en la mesa (fig. 7-58). No se ilustra para no cubrir los músculos.

Acción: las cabezas larga y corta del bíceps femoral flexionan y rotan lateralmente la articulación de la rodilla. Además, la cabeza larga se extiende y ayuda durante la rotación lateral de la articulación de la cadera.

Nervio a la cabeza larga: tibial, L5, S1, **2**, 3.

Nervio a la cabeza corta: peroneo común, **L5, S1**, **2**.

Prueba: flexión de la rodilla entre 50° y 70°, con el muslo en rotación lateral leve y la pierna en rotación lateral ligera sobre el muslo.

Presión: sobre la pierna, proximal al tobillo, en dirección a la extensión de la rodilla. No se aplica presión sobre el componente de la rotación.

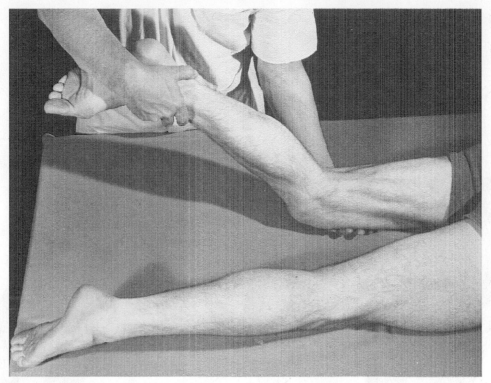

FIGURA 7-59. Acción del recto interno como flexor de la rodilla.

ISQUIOTIBIALES Y RECTO INTERNO

Debilidad: las pruebas de debilidad leve de los isquiotibiales mediales o laterales se basan en la incapacidad para mantener la rotación cuando se pide que se mantenga la posición de la prueba. La debilidad de los isquiotibiales medios y laterales permite la hiperextensión de la rodilla. Cuando esta debilidad es bilateral, la pelvis puede inclinarse hacia adelante y la columna lumbar puede adoptar una posición lordótica. Si esta debilidad es unilateral, puede producirse rotación pélvica. La debilidad de los isquiotibiales laterales causa la tendencia a la pérdida de estabilidad lateral de la rodilla, lo que permite el empuje en dirección a una posición de pierna arqueada al sostener peso. La debilidad de los isquiotibiales mediales reduce la estabilidad medial de la articulación de la rodilla y permite una posición de rodilla valga, con tendencia a la rotación lateral de la tibia sobre el fémur.

Contractura: la contractura de los isquiotibiales medios y laterales produce una posición de flexión de la rodilla y, si la contractura es extrema, inclinación posterior de la pelvis y flexión de la columna lumbar.

Acortamiento: reducción de la extensión de la rodilla cuando la cadera está flexionada, o restricción de la flexión de la cadera cuando la rodilla está extendida. El acortamiento de los isquiotibiales no causa inclinación posterior de la pelvis, pero a menudo se observa dicha inclinación posterior de la pelvis y aplanamiento de la columna lumbar (flexión de la columna lumbar) en las personas con acortamiento de los isquiotibiales.

NOTA: *Por lo general, los flexores de la cadera actúan para proteger los isquiotibiales al flexionar la rodilla. No espere que el paciente mantenga la flexión completa de la rodilla o que resista la misma presión con la cadera extendida en decúbito prono que la que podría resistir con la cadera flexionada en sedestación. La aparición frecuente de calambres musculares durante la prueba de los isquiotibiales se debe a que el músculo está en una posición demasiado corta e intenta resistir presión fuerte. Para probar los isquiotibiales en flexión completa de la rodilla, la cadera debe estar flexionada para tomar parte de la laxitud. Sin embargo, habrá ayuda del sartorio tanto en la flexión de la cadera como de la rodilla cuando los isquiotibiales se prueben con la cadera flexionada.*

La debilidad del poplíteo y del gastrocnemio puede interferir en el inicio de la flexión de la rodilla. La sustitución de la acción del sartorio aparecerá en forma de flexión de la cadera al iniciarse la flexión de la rodilla. El recto femoral corto, que limita la amplitud del movimiento de flexión de la rodilla, causará la flexión de la cadera cuando se complete el movimiento de flexión de la rodilla. La flexión de la cadera en decúbito prono se observa como una inclinación anterior de la pelvis con hiperextensión de la columna lumbar. La ayuda del gastrocnemio durante la flexión de la rodilla se verá como un esfuerzo de dorsiflexión del tobillo, alargando el gastrocnemio sobre el tobillo para hacerlo más eficaz en la flexión de la rodilla.

Se ilustra la acción del recto interno como flexor de la rodilla (fig. 7-59). El músculo se pone en acción mediante la posición de prueba y la presión empleadas para los isquiotibiales medios. El recto interno tiene su origen en el pubis, y los isquiotibiales mediales nacen del isquion.

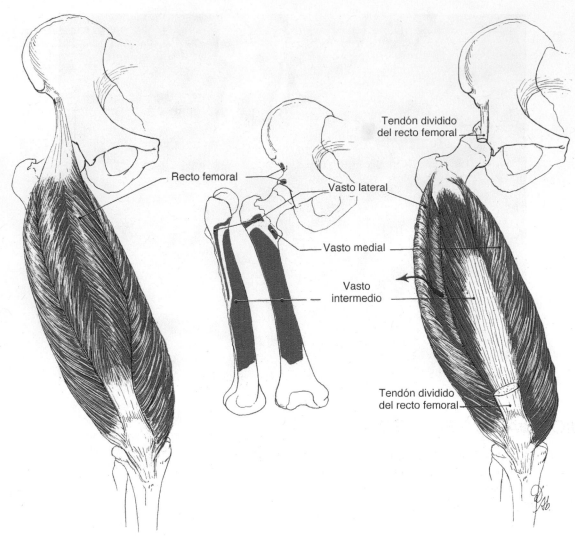

Recto femoral

Tendón dividido
del recto femoral

Vasto lateral

Vasto medial

Vasto
intermedio

Tendón dividido
del recto femoral

FIGURA 7-60. Cuádriceps femoral.

Cuádriceps femoral

Origen del recto femoral:

Cabeza recta: de la espina ilíaca anteroinferior (fig. 7-60).

Cabeza reflejada: desde el surco por encima del borde del acetábulo.

Origen del vasto lateral: porción proximal de la línea intertrocantérea, bordes anterior e inferior del trocánter mayor, labio lateral de la tuberosidad glútea, mitad proximal del labio lateral de la línea áspera y tabique intermuscular lateral.

Origen del vasto intermedio (crural): superficies anterior y lateral de los ⅔ proximales del cuerpo del fémur, mitad distal de la línea áspera y tabique intermuscular lateral.

Origen del vasto medial: mitad distal de la línea intertro-cantérea, labio medial de la línea áspera, parte proximal de la

línea supracondílea medial, tendones del aductor largo y del aductor mayor y tabique intermuscular medial.

Inserción: borde proximal de la rótula y a través del liga-mento rotuliano hasta la tuberosidad de la tibia.

Acción: el cuádriceps extiende la articulación de la rodilla y el recto femoral flexiona la articulación de la cadera.

Nervio: femoral, L**2**, **3**, **4**.

El **articular de la rodilla** (**subcrural**) es un músculo pequeño que puede estar mezclado con el vasto intermedio (crural), pero por lo general es distinto de él. No se muestra en la ilustración.

Origen: superficie anterior de la parte distal del cuerpo del fémur.

Inserción: parte proximal de la membrana sinovial de la articulación de la rodilla.

Acción: tira de la cápsula articular en sentido proximal.

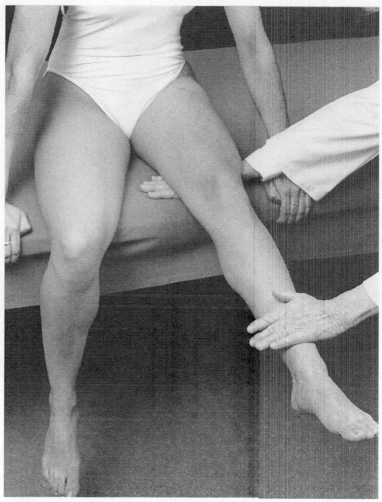

FIGURA 7-61. Prueba del cuádriceps femoral.

Nervio: ramo del nervio del vasto intermedio.

Paciente: en sedestación, con las rodillas sobre el lateral de la mesa y sujetado a esta (fig. 7-61).

Fijación: el examinador puede sujetar firmemente el muslo sobre la mesa. Por otro lado, dado que el peso del tronco suele ser suficiente para estabilizar al paciente durante esta prueba, el explorador puede colocar una mano bajo el extremo distal del muslo para amortiguar esa parte contra la presión de la mesa.

Prueba: extensión completa de la articulación de la rodilla, sin rotación del muslo.

Presión: sobre la pierna, por encima del tobillo, en el sentido de la flexión.

> **NOTA:** *Inclinar el cuerpo hacia atrás puede hacer evidente un intento de liberar la tensión de los isquiotibiales cuando dichos músculos están contraídos. Cuando el tensor de la fascia lata sustituye al cuádriceps, rota medialmente el muslo y ejerce tracción más fuerte si la cadera*

está extendida. Si el recto femoral es la parte más fuerte del cuádriceps, el paciente se inclinará hacia atrás para extender la cadera, con lo cual se obtiene la máxima acción del músculo recto femoral.

Debilidad: conduce a la hiperextensión de la rodilla, no al permitir la posición posterior de la rodilla, sino al exigir al paciente que bloquee la articulación de la rodilla en hiperextensión leve al caminar. Desde el punto de vista funcional, esta debilidad interfiere al subir escaleras, subir pendientes e iniciar y concluir la sedestación.

Contractura: extensión de la rodilla.

Acortamiento: restricción de la flexión de la rodilla. El acortamiento del recto femoral del cuádriceps causa restricción de la flexión de la rodilla cuando la cadera está extendida o reducción de la extensión de la cadera cuando la rodilla está flexionada (*véase* el apartado sobre pruebas de longitud de los músculos flexores de la cadera anteriormente en el capítulo).

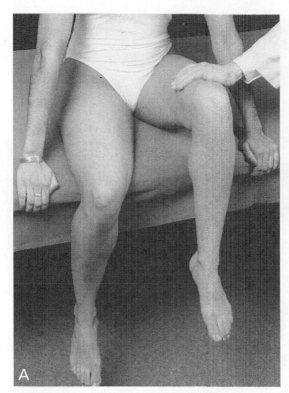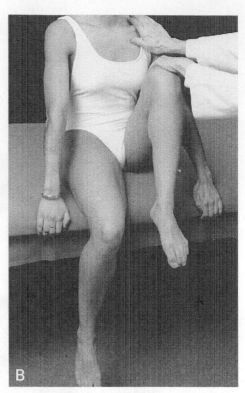

FIGURA 7-62. Flexores de la cadera. **A.** Prueba de los flexores de la cadera como grupo. **B.** Prueba del iliopsoas.

Flexores de la cadera

Paciente: en sedestación con la espalda erguida, con las rodillas flexionadas en el borde de la mesa. Sujetado a la mesa para evitar inclinarse hacia atrás y obtener ayuda de los flexores de cadera biarticulares.

Fijación: el peso del tronco puede ser suficiente para estabilizar al paciente durante esta prueba, pero sujetarse a la mesa proporciona más estabilidad. Si el tronco está débil, coloque al paciente en decúbito supino durante la prueba.

Prueba de los flexores de la cadera en grupo (fig. 7-62A): flexión de la cadera con la rodilla flexionada, elevando el muslo unos centímetros de la mesa.

Presión: en la parte anterior del muslo, hacia la extensión.

Prueba del iliopsoas (fig. 7-62B): flexión completa de la cadera con la rodilla flexionada. Esta prueba enfatiza al flexor de la cadera monoarticular al requerir la finalización del arco de movimiento. La clasificación se basa en la capacidad para mantener la posición completa. Con debilidad del iliopsoas, la posición totalmente flexionada no puede mantenerse contra resistencia, pero al descender el muslo a la posición asumida en la prueba en grupo, la fuerza puede clasificarse como normal. Esta prueba se utiliza para confirmar los resultados de la prueba en decúbito supino, que se describe a continuación en la sección «Iliopsoas».

Presión: una mano contra la zona anterior del hombro ejerce contrapresión y la otra aplica presión en el muslo, en dirección a la extensión de la cadera.

NOTA: *La rotación lateral con abducción del muslo al aplicar presión suele ser una prueba de fuerza del sartorio o de un tensor de la fascia lata demasiado débil para contrarrestar la tracción del sartorio. La rotación medial del muslo muestra que el tensor de la fascia lata es más fuerte que el sartorio. Si los aductores son los principales responsables de la flexión, el muslo se aduce al flexionarse. Si los abdominales anteriores no fijan la pelvis al tronco, la pelvis se inclinará hacia el frente para flexionarse sobre los muslos, y los flexores de la cadera pueden resistir presión fuerte pero no a la altura máxima.*

Debilidad: reduce la capacidad para flexionar la articulación de la cadera, lo que causa incapacidad marcada para subir escaleras, caminar por una pendiente, levantarse de una posición reclinada y llevar el tronco hacia adelante en sedestación antes de levantarse de una silla. Con la debilidad marcada, caminar es difícil porque la pierna debe adelantarse por el movimiento de la pelvis (producido por la acción de los músculos abdominales anteriores o laterales) en lugar de por la flexión de la cadera. El efecto de la debilidad de los flexores de la cadera sobre la postura se muestra en la sección II del capítulo 2.

Contractura: bilateralmente, deformidad en flexión de la cadera con aumento de la lordosis lumbar (*véanse* imágenes de la postura cifótica-lordótica en el cap. 2). Unilateralmente, posición de la cadera de flexión, abducción y rotación lateral.

Acortamiento: en bipedestación, la insuficiencia de los flexores de la cadera se manifiesta por lordosis lumbar con inclinación anterior de la pelvis.

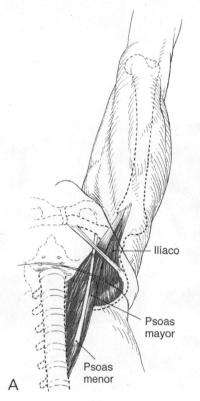

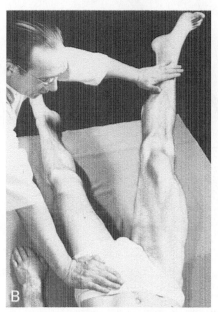

FIGURA 7-63. A. Psoas mayor, psoas menor e ilíaco. **B.** Prueba del iliopsoas, con énfasis en el psoas mayor.

ILIOPSOAS Y PSOAS MENOR

Psoas mayor

Origen: superficies ventrales de las apófisis transversas de todas las vértebras lumbares, lados de los cuerpos y discos intervertebrales correspondientes de la última vértebra torácica y de todas las vértebras lumbares, y los arcos membranosos que se extienden sobre los lados de los cuerpos de las vértebras lumbares (fig. 7-63A).

Inserción: trocánter menor del fémur.

Nervio: plexo lumbar, L1, **2**, **3**, 4.

Ilíaco

Origen: ⅔ superiores de la fosa ilíaca, labio interno de la cresta ilíaca, ligamentos iliolumbar y sacroilíaco ventral, y ala del sacro.

Inserción: parte lateral del tendón del psoas mayor y justo distal al trocánter menor.

Nervio: femoral, L(1), **2**, **3**, 4.

Iliopsoas

Acción: con el origen fijo, flexiona la articulación de la cadera al flexionar el fémur sobre el tronco, como en la elevación de piernas alternadas en decúbito supino, y puede ayudar en la rotación lateral y la abducción de la articulación de la cadera. Con la inserción fija y actuando bilate-ralmente, flexiona la articulación de la cadera al flexionar el tronco sobre el fémur, como al levantarse desde decúbito supino. El psoas mayor, al actuar bilateralmente con la inserción fija, aumentará la lordosis lumbar; cuando actúa unilateralmente, ayudará a la flexión lateral del tronco hacia el mismo lado.

Iliopsoas (con énfasis en el psoas mayor)

Paciente: en decúbito supino.

Fijación: el examinador estabiliza la cresta ilíaca opuesta. El cuádriceps estabiliza la rodilla en extensión.

Prueba: flexión de cadera en posición de abducción leve y rotación lateral ligera. El músculo no se ve en la fotografía anterior porque se encuentra muy por debajo del sartorio, el nervio femoral y los vasos sanguíneos contenidos en la vaina femoral (fig. 7-63B).

Presión: sobre la superficie anteromedial de la pierna, en la dirección de la extensión y la abducción leve, directamente opuesta a la línea de tracción del psoas mayor desde el origen de la columna lumbar hasta la inserción en el trocánter menor del fémur.

Debilidad y **contractura:** *véase* el planteamiento anterior sobre los flexores de la cadera. La debilidad tiende a ser *bilateral* en los casos de cifosis lumbar y postura con inclinación hacia atrás y *unilateral* en los casos de escoliosis lumbar.

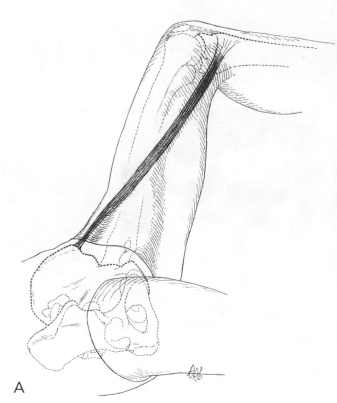

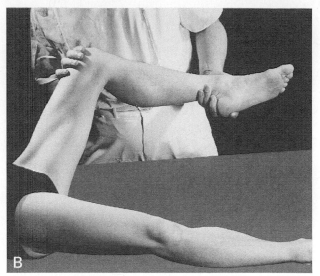

FIGURA 7-64. A. Sartorio. **B.** Prueba del sartorio.

Psoas menor

El psoas menor no es un músculo del miembro inferior porque no cruza la articulación de la cadera. Es relativamente poco importante y no siempre está presente. Su unión distal a la fascia ilíaca puede permitirle desempeñar un papel como estabilizador del tendón del iliopsoas (18).

Origen: lados de los cuerpos de la 12.ª vértebra torácica y de la primera vértebra lumbar y del disco intervertebral entre ellas (*véase* fig. 7-63A).

Inserción: eminencia iliopectínea, línea arqueada del ilion y fascia ilíaca.

Acción: flexión de la pelvis sobre la columna lumbar, y viceversa.

Nervio: plexo lumbar, **L1, 2**.

Sartorio

Origen: espina ilíaca anterosuperior y mitad superior de la escotadura justo distal a la espina (fig. 7-64A).

Inserción: parte proximal de la superficie medial de la tibia, cerca del borde anterior.

Acción: flexiona, rota lateralmente y abduce la articulación de la cadera. Flexiona y ayuda a la rotación medial de la articulación de la rodilla.

Nervio: femoral, **L2, 3**, (4).

Paciente: en decúbito supino.

Fijación: no es necesaria por parte del examinador. El paciente puede sujetarse de la mesa.

Prueba: rotación lateral, abducción y flexión del muslo, con flexión de la rodilla (fig. 7-64B).

Presión: sobre la superficie anterolateral de la parte distal del muslo, en el sentido de la extensión, la aducción y la rotación medial de la cadera, y contra la pierna, en el sentido de la extensión de la rodilla. Las manos del examinador están en posición de resistir la rotación lateral de la articulación de la cadera mediante presión y contrapresión (como se describe en el caso de la prueba de los rotadores laterales de la cadera, *véase* fig. 7-72).

Debilidad: disminuye la fuerza de flexión, abducción y rotación lateral de la cadera. Contribuye a la inestabilidad anteromedial de la articulación de la rodilla.

Contractura: deformidad en la flexión, la abducción y la rotación lateral de la cadera, con flexión de la rodilla.

Error en la prueba del sartorio

La posición de la pierna, como se ilustra en la figura 7-65, se asemeja a la posición de la prueba del sartorio en flexión, abducción y rotación lateral. Sin embargo, la capacidad para mantener esta posición es esencialmente una función de los aductores de la cadera y requiere poca ayuda del sartorio.

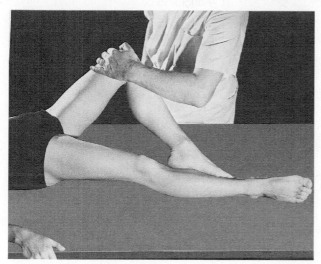

FIGURA 7-65. Error en la prueba del sartorio.

Tensor de la fascia lata

Origen: parte anterior del labio externo de la cresta ilíaca, superficie externa de la espina ilíaca anterosuperior y superficie profunda de la fascia lata (fig. 7-66A).

Inserción: en la cintilla iliotibial de la fascia lata en la unión de los tercios proximal y medio del muslo.

Acción: flexiona, rota medialmente y abduce la articulación de la cadera. Tensa la fascia lata. Puede ayudar durante la extensión de la rodilla.

Nervio: glúteo superior, **L4**, **5**, **S1**.

Acortamiento: el efecto de rigidez del tensor de la fascia lata en bipedestación depende de si la tensión es bilateral o unilateral. Si es bilateral, hay inclinación anterior de la pelvis y, a veces, rodilla valga bilateral. Si es unilateral, los abductores de la cadera y la fascia lata están rígidos, junto con el tensor de la fascia lata, y hay inclinación pélvica lateral asociada (baja en el lado de la tensión). La rodilla ipsilateral tenderá hacia una posición valga. Si el tensor de la fascia lata y otros músculos flexores de la cadera están tensos, se produce inclinación anterior de la pelvis y rotación medial de la cadera, como indica la posición de la rótula.

Paciente: en decúbito supino.

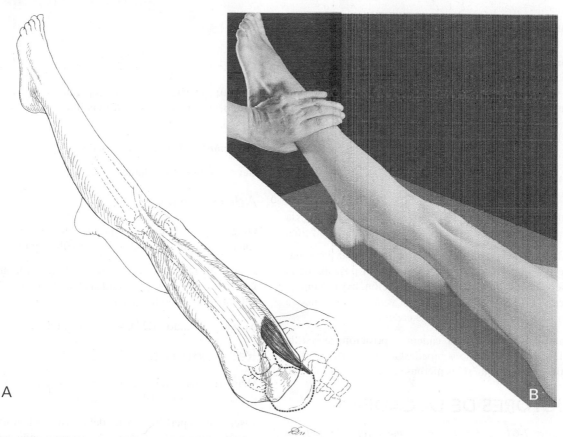

A   B

FIGURA 7-66. A. Tensor de la fascia lata. **B.** Prueba del tensor de la fascia lata.

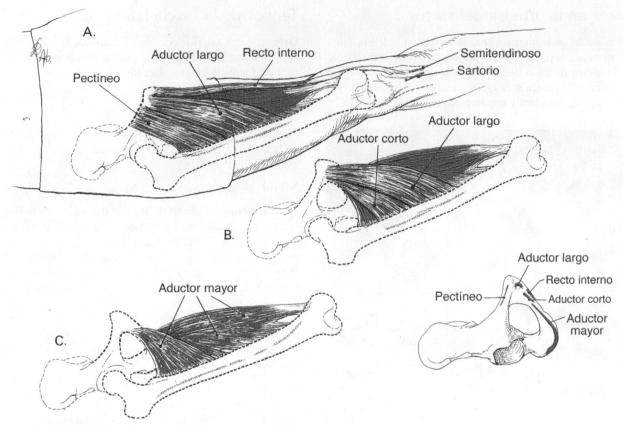

FIGURA 7-67. Aductores de la cadera.

Fijación: el paciente puede sujetarse de la mesa. La acción del cuádriceps es necesaria para mantener la rodilla extendida. Por lo general, no es necesaria la fijación por parte del examinador, pero si hay inestabilidad y el paciente tiene dificultades para mantener la pelvis firmemente sobre la mesa, una de las manos del explorador debe apoyar la pelvis anteriormente en el lado opuesto.

Prueba: abducción, flexión y rotación medial de la cadera, con la rodilla extendida (fig. 7-66B).

Presión: sobre la pierna, en el sentido de la extensión y la aducción. No aplique presión en el componente de la rotación.

Debilidad: la debilidad moderada se manifiesta inmediatamente por la incapacidad para mantener la posición de la prueba con rotación medial. En bipedestación, hay un empuje en el sentido de la posición de rodilla vara, y la extremidad tiende a rotar lateralmente desde la cadera.

Contractura: flexión de la cadera y posición de rodilla valga. En decúbito supino o bipedestación, la pelvis estará inclinada anteriormente si las piernas se llevan a la aducción.

ADUCTORES DE LA CADERA

En la figura 7-67, las *líneas discontinuas delgadas* indican los bordes de los huesos. Las *líneas punteadas gruesas* señalan las inserciones musculares situadas en la superficie posterior del fémur.

Pectíneo

Origen: superficie de la rama superior del pubis, ventral a la línea pectínea, entre la eminencia iliopectínea y el tubérculo púbico.

Inserción: línea pectínea del fémur.

Nervio: femoral y obturador, L**2**, **3**, 4.

Aductor mayor

Origen: rama inferior del pubis, rama del isquion (fibras anteriores) y tuberosidad isquiática (fibras posteriores).

Inserción: medial a la tuberosidad glútea, a la mitad de la línea áspera, línea supracondílea medial y tubérculo aductor del cóndilo medial del fémur.

Nervio: obturador, L2, **3**, **4**, y ciático, L4, 5, S1.

Recto interno

Origen: mitad inferior de la sínfisis púbica y margen medial de la rama inferior del hueso púbico.

Inserción: superficie medial del cuerpo de la tibia, distal al cóndilo, proximal a la inserción del semitendinoso y lateral a la inserción del sartorio.

Nervio: obturador, L**2**, **3**, **4**.

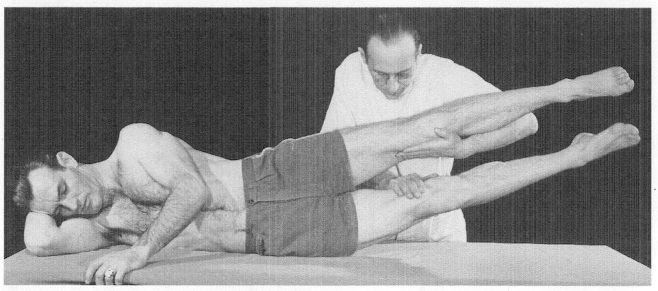

FIGURA 7-68. Prueba de los aductores de la cadera.

Aductor corto

Origen: superficie externa de la rama inferior del pubis.

Inserción: ⅔ distales de la línea pectínea y mitad proximal del labio medial de la línea áspera.

Nervio: obturador, L**2**, **3**, **4**.

Aductor largo

Origen: superficie anterior del pubis en la unión de la cresta y la sínfisis.

Inserción: ⅓ medio del labio medial de la línea áspera.

Nervio: obturador, L**2**, **3**, 4.

Aductores de la cadera

Acción: todos los músculos aquí descritos aducen la articulación de la cadera. Además, el pectíneo, el aductor corto y el aductor largo flexionan la articulación de la cadera. Las fibras anteriores del aductor mayor, que nacen de las ramas del pubis y del isquion, pueden ayudar a la flexión, mientras que las fibras posteriores que nacen de la tuberosidad isquiática pueden ayudar a la extensión. El recto interno, además de aducir la articulación de la cadera, flexiona y rota medialmente la articulación de la rodilla. Todos los músculos aductores, a excepción del pectíneo y las fibras posteriores del aductor mayor, pueden contribuir a la rotación medial de la cadera, aunque algunos autores cuestionan esta acción (*véase* el planteamiento sobre la acción de rotación en la articulación de la cadera).

Paciente: en decúbito sobre el lado derecho para probar los aductores derechos (y viceversa), con el cuerpo en línea recta y los miembros inferiores y la columna lumbar rectos.

Fijación: el examinador conserva la parte superior del miembro inferior en abducción. El paciente debe sujetarse de la mesa para mantener la estabilidad.

Prueba: aducción de la extremidad implicada hacia arriba de la mesa, sin rotación, flexión o extensión de la cadera ni inclinación de la pelvis (fig. 7-68).

Presión: sobre la cara medial del extremo distal del muslo, en la dirección de la abducción (es decir, hacia abajo, hacia la mesa). La presión se aplica en un punto por encima de la rodilla para evitar la tensión del ligamento colateral tibial.

> **NOTA:** *La rotación anterior de la pelvis con extensión de la articulación de la cadera confirma un intento de estabilización con las fibras inferiores del glúteo mayor. La inclinación anterior de la pelvis o la flexión de la articulación de la cadera (con rotación posterior de la pelvis en el lado superior) permite la sustitución por los flexores de la cadera.*
> *El aductor largo, el aductor corto y el pectíneo contribuyen a la flexión de la cadera. Si se mantiene la posición en decúbito lateral y la cadera tiende a flexionarse a medida que el muslo se aduce durante la prueba, no es necesariamente una prueba de sustitución sino, más bien, mera evidencia de que los aductores que flexionan la cadera están haciendo más que el resto de los aductores que ayudan en este movimiento. Por otro lado, puede ser una prueba de que los extensores de la cadera no están ayudando a mantener el muslo en una posición neutra.*

Contractura: deformidad en aducción de la cadera. En bipedestación, la posición es de inclinación pélvica lateral con la pelvis tan arriba en el lado afectado que se vuelve necesario plantiflexionar el tobillo ipsilateral, manteniendo el pie en posición equinovara para que los dedos puedan tocar el suelo. Por otro lado, si el pie se coloca plano sobre el suelo, la extremidad opuesta debe flexionarse a nivel de la cadera y la rodilla o abducirse para compensar el acortamiento aparente del lado abducido.

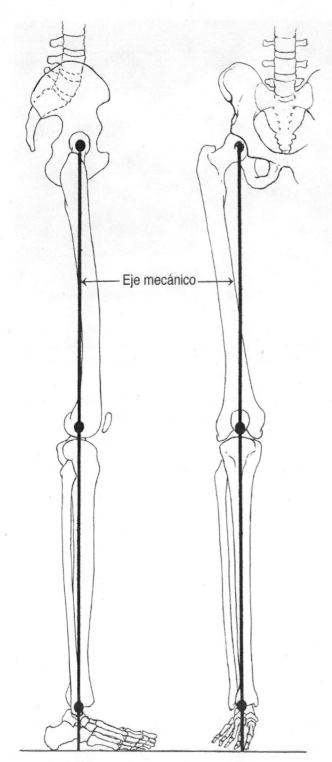

Eje mecánico

FIGURA 7-69. Eje mecánico del fémur y acción de rotación de los aductores.

EJE MECÁNICO DEL FÉMUR Y ACCIÓN DE ROTACIÓN DE LOS ADUCTORES

El planteamiento que se encuentra a continuación acerca de la acción rotadora de los aductores no es un intento de resolver la controversia que parece existir sino, por el contrario, de presentar algunas de las razones por las que existe esta controversia (19).

Al considerar la figura 7-69, es importante observar que en la posición anatómica, desde la proyección anterior, el fémur se extiende oblicuamente, con el extremo distal más medial que el proximal. Desde la proyección lateral, el eje del fémur está curvado convexamente en dirección anterior. El *eje anatómico* del fémur se extiende longitudinalmente a lo largo de la diáfisis. Si la rotación de la cadera se produjera en torno a este eje, no cabría duda de que los aductores, unidos de la forma en la que lo están posteriormente a lo largo de la línea áspera, serían rotadores laterales.

Sin embargo, la rotación de la articulación de la cadera no se produce en torno al eje anatómico del fémur, sino en torno al *eje mecánico,* que pasa desde el centro de la articulación de la cadera hasta el centro de la articulación de la rodilla y se encuentra en la intersección de los dos planos representados por las *líneas negras continuas* en la figura 7-69.

Los músculos o porciones principales de músculos que se insertan en la parte del fémur anterior al eje mecánico actuarán como rotadores mediales del fémur (*véase* la proyección lateral). Por otra parte, los músculos o porciones importantes de músculos que se insertan en la parte del fémur posterior al eje mecánico actuarán como rotadores laterales (20).

Cuando la posición de la extremidad con respecto a la pelvis cambia en relación con la posición anatómica, las acciones de los músculos también cambian. Por lo tanto, si el fémur se rota medialmente, una mayor porción de la diáfisis se sitúa anterior al eje mecánico, con el resultado de que más inserciones de los aductores estarán anteriores al eje y, por lo tanto, actuarán como rotadores mediales. Al aumentar la rotación lateral, más aductores actuarán como rotadores laterales.

Además del cambio que se produce con el movimiento, también se producen variaciones normales en la estructura ósea del fémur que tienden a hacer variable la acción rotatoria de los aductores.

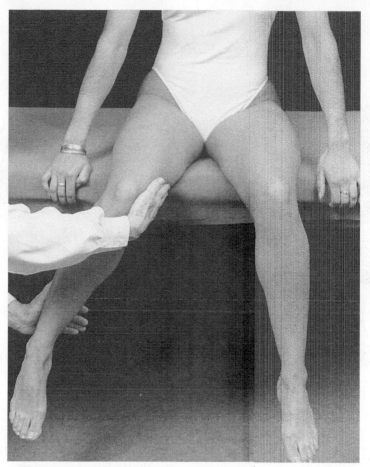

FIGURA 7-70. Prueba de los rotadores mediales de la articulación de la cadera.

ROTADORES MEDIALES DE LA ARTICULACIÓN DE LA CADERA

Los rotadores mediales de la articulación de la cadera están formados por el tensor de la fascia lata, el glúteo menor y el glúteo medio (fibras anteriores).

Paciente: en sedestación sobre una mesa, con las rodillas flexionadas hacia un lado y sujetándose de la mesa.

Fijación: el peso del tronco estabiliza al paciente durante esta prueba. La estabilización también ocurre en forma de contrapresión, como se describe más adelante en el apartado «Presión».

Prueba: rotación medial del muslo, con la pierna en posición de finalización del arco de movimiento hacia afuera.

Presión: con una mano, el examinador aplica contrapresión en la cara medial del extremo inferior del muslo. Con la otra mano, aplica presión en la superficie lateral de la pierna por encima del tobillo, empujando la pierna hacia adentro en un esfuerzo por rotar el muslo lateralmente (fig. 7-70).

Debilidad: conduce a la rotación lateral del miembro inferior en bipedestación y al caminar.

Contractura: rotación medial de la cadera, con los dedos hacia adentro y tendencia a las rodillas valgas al cargar peso.

Acortamiento: incapacidad para rotar lateralmente la cadera en toda la amplitud de movimiento, e incapacidad para sentarse con las piernas cruzadas (es decir, posición de sastre).

> **NOTA:** *Si la prueba de los rotadores se realiza en decúbito supino, la pelvis tenderá a inclinarse hacia el frente si se aplica mucha presión, pero no se trata de un movimiento de sustitución. Debido a sus uniones, el tensor de la fascia lata, cuando se contrae al máximo, tira hacia adelante de la pelvis al rotar medialmente la cadera.*

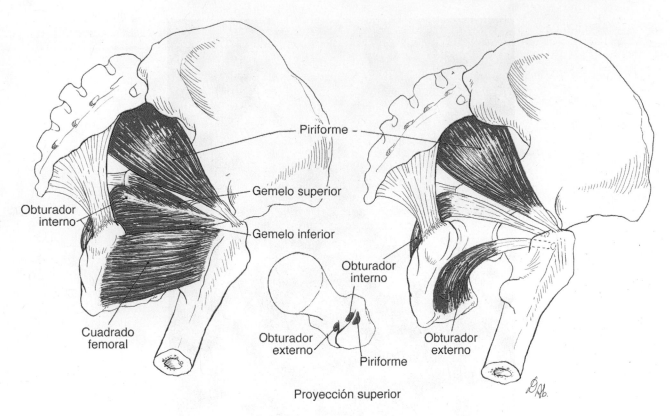

FIGURA 7-71. Proyección superior de los rotadores laterales de la articulación de la cadera.

ROTADORES LATERALES DE LA ARTICULACIÓN DE LA CADERA

Piriforme

Origen: superficie pélvica del sacro entre (y lateral a) los orificios sacros primero a cuarto, margen del agujero ciático mayor y superficie pélvica del ligamento sacrotuberoso.

Inserción: borde superior del trocánter mayor del fémur (fig. 7-71).

Nervio: plexo sacro, L(5), S**1**, **2**.

Cuadrado femoral

Origen: parte proximal del borde lateral de la tuberosidad del isquion.

Inserción: porción proximal de la línea cuadrangular, que se extiende distalmente desde la cresta intertrocantérea.

Nervio: plexo sacro, L**4**, **5**, S**1**, (2).

Obturador interno

Origen: superficie interna o pélvica de la membrana obturatriz y margen del agujero obturador, superficie pélvica del isquion posterior y proximal al agujero obturador y, en menor medida, la fascia obturatriz.

Inserción: superficie medial del trocánter mayor del fémur, proximal a la fosa trocantérea.

Nervio: plexo sacro, L**5**, S**1**, **2**.

Obturador externo

Origen: rama del pubis y del isquion, y superficie externa de la membrana obturatriz.

Inserción: fosa trocantérea del fémur.

Nervio: obturador, L**3**, **4**.

Gemelo superior

Origen: superficie externa de la espina del isquion.

Inserción: con el tendón del obturador interno, en la superficie medial del trocánter mayor del fémur.

Nervio: plexo sacro, L**5**, S**1**, **2**.

Gemelo inferior

Origen: parte proximal de la tuberosidad del isquion.

Inserción: con el tendón del obturador interno, en la superficie medial del trocánter mayor del fémur.

Nervio: plexo sacro, L**4**, **5**, S**1**, (2).

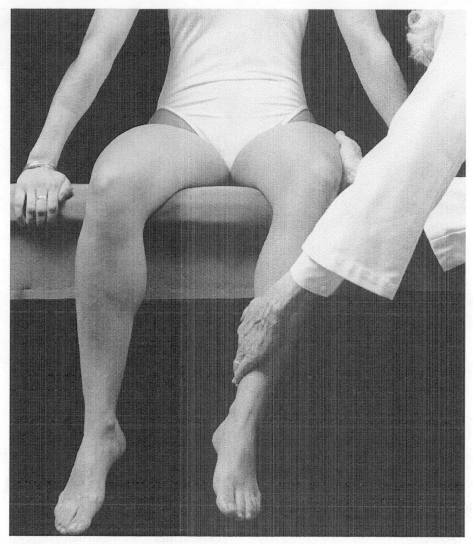

FIGURA 7-72. Prueba de los rotadores laterales de la articulación de la cadera.

Rotadores laterales de la articulación de la cadera

Todos los músculos mencionados aquí rotan lateralmente la articulación de la cadera. Además, el obturador externo puede ayudar a la aducción de la articulación de la cadera, y el piriforme, el obturador interno y el gemelo pueden asistir en la abducción cuando la cadera está flexionada. El piriforme puede ayudar a la extensión.

Paciente: en sedestación sobre una mesa, con las rodillas flexionadas hacia un lado y sujetándose de la mesa.

Fijación: el peso del tronco estabiliza al paciente durante esta prueba. La estabilización también sucede en forma de contrapresión, como se describe más adelante en el apartado «Presión».

Prueba: rotación lateral de la cadera, con la pierna en posición de finalización del arco de movimiento hacia adentro.

Presión: con una mano, el examinador aplica contrapresión en la superficie lateral del extremo inferior del muslo. Con la otra mano, se suministra presión sobre la cara medial de la pierna, por encima del tobillo, empujando la pierna hacia afuera en un esfuerzo por rotar la cadera de manera medial (fig. 7-72).

Debilidad: por lo general, rotación medial de la cadera acompañada de pronación del pie y tendencia a la posición de rodillas valgas.

Contractura: rotación lateral de la cadera, por lo general en posición de abducción.

Acortamiento: la amplitud de rotación medial de la cadera estará limitada. Con frecuencia, se observa una amplitud de movimiento lateral excesiva. En la postura en bipedestación, se observa rotación lateral de la cadera y los dedos de los pies hacia afuera.

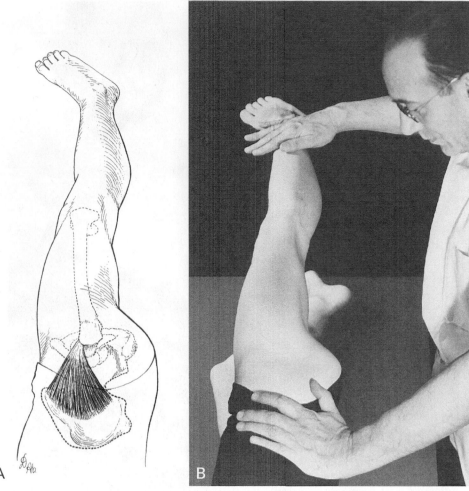

FIGURA 7-73. A. Glúteo menor. **B.** Prueba del glúteo menor.

Glúteo menor

Origen: superficie externa del ilion, entre las líneas glúteas anterior e inferior y el margen de la escotadura ciática mayor (fig. 7-73A).

Inserción: borde anterior del trocánter mayor del fémur y cápsula articular de la cadera.

Acción: abduce, rota medialmente y puede ayudar a flexionar la articulación de la cadera.

Nervio: glúteo superior, **L4, 5, S1**.

Paciente: en decúbito lateral.

Fijación: el examinador estabiliza la pelvis (*véase* la sección «Nota»).

Prueba: abducción de la cadera en posición neutra entre la flexión y la extensión y neutra con respecto a la rotación (fig. 7-73B).

Presión: sobre la pierna, hacia la aducción y la extensión muy leve.

Debilidad: disminuye la fuerza de rotación medial y abducción de la articulación de la cadera.

Contractura y **acortamiento:** abducción y rotación medial de la cadera. En bipedestación, inclinación lateral de la pelvis, baja en el lado del acortamiento, además de rotación medial de la cadera.

> **NOTA:** *En las pruebas de los glúteos menor y medio o de los abductores como grupo, la estabilización de la pelvis es necesaria pero a menudo difícil. Requiere fijación fuerte por parte de muchos músculos del tronco ayudados por la estabilización del examinador. La flexión de la cadera y la rodilla del miembro inferior de abajo ayuda a estabilizar la pelvis frente a la inclinación anterior o posterior. La mano del explorador intenta estabilizar la pelvis para evitar la tendencia a rodar hacia adelante o atrás, la tendencia a inclinarse hacia adelante o atrás y, si es posible, cualquier elevación o caída lateral innecesaria de la pelvis. Cualquiera de estos seis desplazamientos de la posición de la pelvis puede deberse principalmente a la debilidad del tronco; en su defecto, dichos desplazamientos pueden indicar un intento de sustituir los músculos anteriores o posteriores de la articulación de la cadera o los abdominales laterales en el movimiento de abducción de la pierna. Cuando los músculos del tronco son fuertes, no es muy difícil mantener una buena estabilización de la pelvis, pero cuando los músculos del tronco son débiles, el examinador puede necesitar la ayuda de una segunda persona para mantener la pelvis estable.*

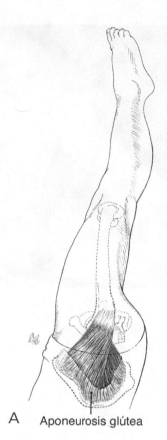

A Aponeurosis glútea

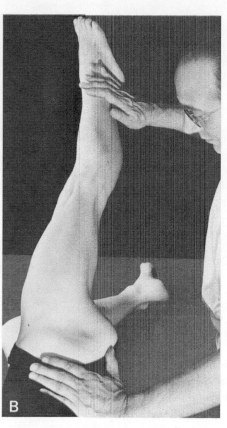

B

FIGURA 7-74. A. Glúteo medio. **B.** Prueba del glúteo medio.

Glúteo medio

Origen: superficie externa del ilion, entre la cresta ilíaca y la línea glútea posterior dorsalmente y la línea glútea anterior ventralmente y la aponeurosis glútea (fig. 7-74A).

Inserción: cresta oblicua en la superficie lateral del trocánter mayor del fémur.

Acción: abduce la articulación de la cadera. Las fibras anteriores rotan medialmente y pueden ayudar a flexionar la articulación de la cadera; las fibras posteriores rotan lateralmente y pueden ayudar durante la extensión.

Nervio: glúteo superior, **L4, 5**, S1.

Paciente: en decúbito lateral, con la pierna de abajo flexionada en la cadera y la rodilla y la pelvis girada ligeramente hacia el frente para ubicar el glúteo medio posterior en posición contra la gravedad.

Fijación: los músculos del tronco y el examinador estabilizan la pelvis (*véase* la sección «Nota» sobre la orientación bajo el glúteo menor).

Prueba (énfasis en la porción posterior): abducción de la cadera, con extensión leve y ligera rotación externa. La rodilla se mantiene en extensión. Diferenciar el glúteo medio posterior es muy importante. Los abductores de la cadera, cuando se prueban como grupo, pueden tener una fuerza normal, aunque un análisis preciso del glúteo medio puede revelar debilidad notable (fig. 7-74B).

Cuando la rotación externa de la articulación de la cadera esté limitada, no permita que la pelvis rote posteriormente en el plano transversal para obtener la apariencia de rotación externa de la articulación de la cadera. Con la rotación posterior de la pelvis, el tensor de la fascia lata y el glúteo menor se activan en abducción. Aunque la presión se aplique correctamente contra el glúteo medio, la especificidad de la prueba disminuye considerablemente. La debilidad del glúteo medio puede manifestarse inmediatamente por la incapacidad del paciente para mantener la posición precisa para la prueba, por la tendencia del músculo a acalambrarse o por un intento de rotación posterior de la pelvis para hacer la sustitución con el tensor de la fascia lata y el glúteo menor.

Presión: sobre la pierna, cerca del tobillo, en la dirección de la aducción y la flexión leve; *no* aplique presión sobre el componente de la rotación. La presión se aplica contra la pierna con el fin de obtener un efecto de palanca larga. Para determinar la fuerza normal, se necesita fuerza intensa, y esta fuerza la puede obtener el examinador con la ventaja añadida de una palanca larga. Hay relativamente poco peligro de lesionar la articulación lateral de la rodilla, ya que está reforzada por la fuerte cintilla iliotibial.

Debilidad: *véase* la siguiente discusión sobre la debilidad del glúteo medio y los abductores.

Contractura y **acortamiento:** deformidad en abducción que, en bipedestación, puede verse como inclinación lateral de la pelvis, baja del lado de la tensión, junto con cierta abducción de la extremidad.

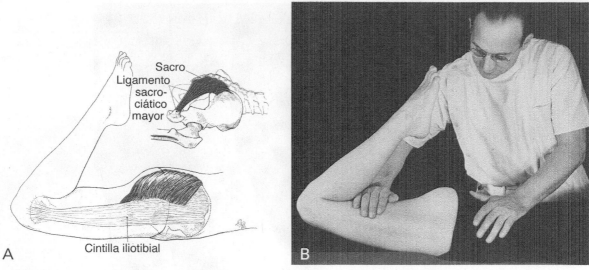

FIGURA 7-75. A. Glúteo mayor. **B.** Prueba del glúteo mayor.

Glúteo mayor

Origen: línea glútea posterior del ilion y porción del hueso superior y posterior a esta, superficie posterior de la parte inferior del sacro, cara lateral del cóccix, aponeurosis de los erectores espinales, ligamento sacrotuberoso y aponeurosis glútea (fig. 7-75A).

Inserción: porción proximal mayor y fibras superficiales de la porción distal del músculo hacia la cintilla iliotibial de la fascia lata. Fibras profundas de la porción distal en la tuberosidad glútea del fémur.

Acción: extiende y rota lateralmente la articulación de la cadera. Las fibras inferiores ayudan durante la aducción de la articulación de la cadera; las fibras superiores ayudan a la abducción. A través de su inserción en la cintilla iliotibial, ayuda a estabilizar la rodilla en extensión.

Nervio: glúteo inferior, L**5**, S**1**, **2**.

Paciente: en decúbito prono, con la rodilla flexionada 90° o más. Cuanto más se flexione la rodilla, menos se extenderá la cadera debido a la tensión restrictiva del recto femoral anterior.

Fijación: en sentido posterior, los músculos de la espalda; en sentido lateral, los músculos abdominales laterales, y en sentido anterior, los flexores *opuestos* de la cadera fijan la pelvis al tronco.

Prueba: extensión de la cadera, con la rodilla flexionada (fig. 7-75B).

Presión: sobre la parte distal posterior del muslo, en el sentido de la flexión de la cadera.

Debilidad: la debilidad bilateral marcada del glúteo mayor dificulta enormemente la marcha y puede hacer necesario que se requiera la ayuda de un dispositivo de apoyo. El paciente sostiene el peso sobre la extremidad en una posición de desplazamiento posterolateral del tronco sobre el fémur. Elevar el tronco desde una posición inclinada hacia adelante requiere la acción del glúteo mayor, y en casos de debilidad los pacientes deben empujarse hasta una posición erguida utilizando los brazos.

> NOTA: *Es importante evaluar la fuerza del glúteo mayor antes de analizar la fuerza de los extensores de la espalda, y en casos de coxalgia.*

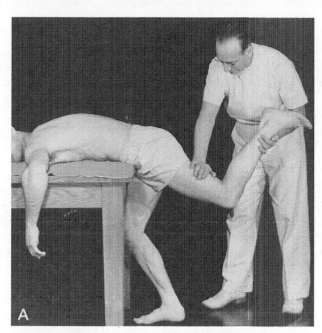

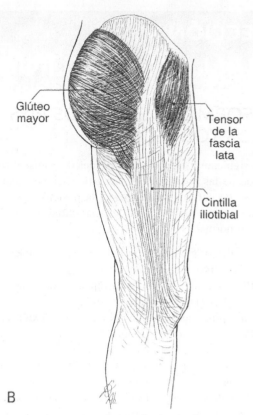

Glúteo
mayor

Tensor
de la
fascia
lata

Cintilla
iliotibial

FIGURA 7-76. A. Prueba del glúteo mayor modificada. **B.** Músculos que se insertan en la cintilla iliotibial.

Prueba modificada del glúteo mayor

Cuando los músculos extensores de la espalda se encuentran débiles o los músculos flexores de la cadera están tensos, a menudo es necesario modificar la prueba del glúteo mayor. En la figura 7-76A se muestra la prueba modificada.

Paciente: con el tronco en decúbito prono sobre la mesa y las piernas colgando por encima del extremo de la mesa.

Fijación: el paciente suele tener que sujetarse de la camilla cuando se aplica presión.

Prueba: extensión de la cadera, ya sea con la rodilla flexionada pasivamente por el examinador, como se ilustra, o con la rodilla extendida, permitiendo la asistencia por parte de los isquiotibiales.

Presión: esta prueba presenta un problema bastante difícil en cuanto a la aplicación de presión. Para aislar al máximo el glúteo mayor (fig. 7-76B) de los isquiotibiales, es necesario que el examinador mantenga la flexión de la rodilla; de lo contrario, los isquiotibiales actuarán inevitablemente para mantener la flexión antigravitatoria de la rodilla. Intentar conservar la flexión de la rodilla de forma pasiva y aplicar presión sobre el muslo dificulta que se obtenga una prueba precisa.

Si se utiliza esta prueba debido a una tensión marcada de los flexores de la cadera, puede resultar poco práctico flexionar la rodilla, aumentando así la tensión del recto femoral sobre la articulación de la cadera.

SECCIÓN V
HALLAZGOS CLÍNICOS

DEFORMIDADES DE LOS PIES Y LOS TOBILLOS

En la siguiente lista, las deformidades del pie se definen en función de las posiciones de las articulaciones implicadas. En caso de deformidades graves, la posición de la articulación se encuentra más allá de la amplitud de movimiento articular normal.

Pie valgo: pie evertido y acompañado de aplanamiento del arco longitudinal.

Pie varo: pie invertido y acompañado de un aumento de la altura del arco longitudinal.

Pie equino: articulación del tobillo en flexión plantar.

Pie equinovalgo: articulación del tobillo en flexión plantar y pie evertido.

Pie equinovaro: articulación del tobillo en flexión plantar y pie invertido (es decir, pie zambo).

Pie calcáneo: articulación del tobillo en dorsiflexión.

Pie calcaneovalgo: articulación del tobillo en dorsiflexión y pie evertido.

Pie calcaneovaro: articulación del tobillo en dorsiflexión y pie invertido.

Pie cavo: articulación del tobillo en dorsiflexión y antepié en flexión plantar, lo que da lugar a un arco longitudinal elevado. Con el cambio de posición del calcáneo, la prominencia posterior del talón tiende a desaparecer y la carga de peso sobre el calcáneo se desplaza hacia atrás.

PROBLEMAS DE LOS PIES

El pie tiene dos arcos longitudinales que se extienden a lo largo desde el talón hasta la región metatarsiana. El *arco longitudinal medial* está formado por el calcáneo, el astrágalo, el navicular, tres huesos cuneiformes y tres metatarsianos mediales. El *arco longitudinal lateral* o externo está compuesto por el calcáneo, el cuboides y los dos huesos metatarsianos laterales. El arco lateral es más bajo que el medial, y tiende a desaparecer al sostener peso. Por lo tanto, toda referencia al arco longitudinal señala el arco medial.

Hay dos arcos metatarsianos transversales, uno a través de la sección media y otro a través de la región metatarsiana. El *arco metatarsiano posterior* se encuentra en el extremo proximal (o base) de los huesos metatarsianos. Se trata de un arco estructural con huesos en forma de cuña en el vértice del arco. El *arco metatarsiano anterior* se encuentra en los extremos distales (o cabezas) de los metatarsianos.

Las afecciones dolorosas de los pies pueden dividirse a grandes rasgos en tres grupos:

- Las relacionadas con distensión del arco longitudinal.
- Las relacionadas con distensión del arco metatarsiano.
- Las relacionadas con posiciones defectuosas de los dedos de los pies.

La exploración de los pies defectuosos y doloridos debe incluir los siguientes pasos:

1. Explorar la alineación postural general para detectar indicios de tensión superpuesta en los pies, como ocurre en los casos de defectos posturales en los que el peso del cuerpo se recarga demasiado hacia adelante sobre las regiones metatarsianas.
2. Comprobar la alineación de los pies en bipedestación, tanto con calzado como sin él.
3. Observar la forma de caminar, tanto con zapatos como sin ellos.
4. Probar en busca de debilidad muscular o rigidez de los músculos de los dedos y del pie.
5. Comprobar las posibles influencias ocupacionales desfavorables.
6. Explorar el ajuste general del calzado y comprobar si hay zonas desgastadas. Una mala distribución del peso al estar de pie o al caminar suele revelarse por deterioro excesivo de ciertas partes del zapato. Las zonas de erosión más frecuentes son el talón y el borde de la abertura del zapato.

AFECCIONES E INDICACIONES DEL TRATAMIENTO DE LOS PIES DOLORIDOS Y DEFECTUOSOS

Hay un dicho muy conocido: «Si te duelen los pies, te duele todo». Esta afirmación es especialmente aplicable a quienes trabajan constantemente de pie o realizan actividades que suponen un gran esfuerzo para los pies.

En las personas mayores, los pies pueden volverse doloridos debido a la pérdida del acolchado normal de la planta del pie (21). Las *plantillas* que amortiguan el pie mejoran notablemente la comodidad y la funcionalidad. La plantilla debe ser lo suficientemente delgada como para caber en el zapato sin oprimir el pie, pero lo suficientemente gruesa como para proporcionar amortiguación firme y resistente.

En la medida en que se alivia el dolor o la incomodidad del pie, la plantilla puede ayudar indirectamente a mejorar la incomodidad en otro lugar que ha sido resultado de una alteración dolorosa del pie.

Pronación sin aplanamiento del arco longitudinal

Este tipo de defecto es más frecuente entre las mujeres que usan tacones altos. Al sostener peso, pueden aparecer algunos síntomas de distensión del pie en el arco longitudinal, pero lo más frecuente es que la pronación cause distensión medial en la rodilla. En el propio pie, el arco anterior está sometido a más tensión que el arco longitudinal.

En ocasiones, el arco longitudinal está más elevado que el promedio. Esta situación puede requerir el uso de un apoyo para el arco más alto de lo habitual para que se adapte al pie y proporcione una base de apoyo uniforme.

Pronación con aplanamiento del arco longitudinal

Esta posición del pie es comparable a una posición de dorsiflexión y eversión. Al sostener peso, la posición de pronación con aplanamiento del arco longitudinal suele venir acompañada de la abducción del antepié. Se ejerce tensión excesiva en los músculos y los ligamentos de la cara interna del pie que sostienen el arco longitudinal. Se aplica compresión excesiva en la superficie externa del pie, en la región de la articulación astragalocalcaneonavicular.

El tibial posterior y el abductor del dedo gordo suelen ser débiles. Los músculos extensores de los dedos de los pies y el flexor corto de los dedos también pueden estar débiles. Los músculos del peroné tienden a estar tensos si la pronación es marcada.

Pie supinado

El pie supinado es un defecto postural muy poco frecuente. Es esencialmente lo inverso a un pie pronado: el arco está elevado y el peso se recarga en el lado exterior del pie. Del mismo modo, las correcciones del calzado son en esencia lo contrario a las que se aplican a un pie pronado. Por lo general se indica una cuña externa en el talón, un tacón de Thomas modificado inverso y una cuña externa en la suela.

Si las rodillas valgas están asociadas a la supinación del pie, las correcciones del calzado descritas anteriormente pueden aumentar la deformidad de las rodillas. Se debe prestar especial atención a los posibles defectos asociados.

Dedos en «martillo»

La posición de dedos en «martillo» (como se ilustra en la fig. 7-77) es aquella en la que los dedos están extendidos en las articulaciones metatarsofalángicas e interfalángicas distales y están flexionados en las articulaciones interfalángicas proximales. Por lo general, las callosidades se encuentran debajo de la región metatarsiana y los callos en los dedos como resultado de la presión del zapato. Los zapatos demasiado pequeños o estrechos pueden contribuir al problema.

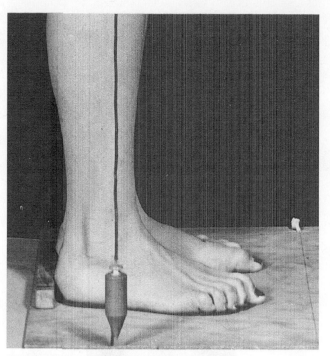

FIGURA 7-77. Dedos en «martillo».

Distensión del arco metatarsiano

Este tipo de distensión suele ser consecuencia del uso de tacones altos o de caminar sobre superficies duras con zapatos de suela blanda. También puede deberse a correr, saltar o rebotar de forma excesiva.

En casos de distensión del arco metatarsiano, los lumbricales, el aductor del dedo gordo (transverso y oblicuo) y el flexor del dedo pequeño son los más notablemente débiles. Si se le pide que flexione los dedos y que ahueque la parte anterior del pie, el paciente solo puede flexionar las articulaciones terminales de los dedos; la flexión de las articulaciones metatarsofalángicas es escasa o ausente.

Juanete (deformidad en valgo del dedo gordo)

El **juanete** es una posición de alineación defectuosa del dedo gordo en la que el extremo del dedo se desvía hacia la línea media del pie, a veces hasta el punto de superponerse a los demás dedos. El músculo abductor del dedo gordo está estirado y debilitado, y el músculo aductor del dedo gordo se encuentra tenso.

Estos casos pueden requerir cirugía si no es posible corregir el defecto o aliviar el dolor por medios conservadores. En las primeras fases, sin embargo, puede ser posible lograr una corrección considerable.

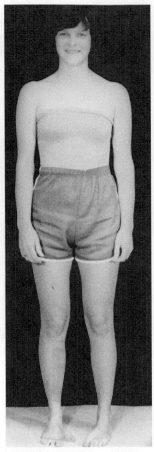

FIGURA 7-78. Pie izquierdo en varo anterior y con los dedos hacia adentro.

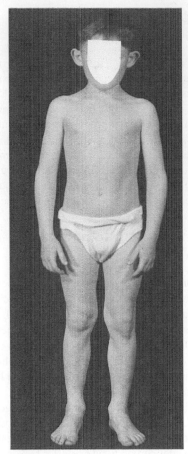

FIGURA 7-79. Rotación externa de las caderas y pies con los dedos hacia afuera.

Posición con los pies hacia adentro

La posición de los pies hacia adentro, al igual que hacia afuera, puede estar relacionada con defectos posturales en varios niveles. El término *metatarso varo* puede considerarse sinónimo de pies con las puntas hacia adentro.

Si las piernas están rotadas internamente a la altura de la cadera, las rótulas están hacia adentro, los pies apuntan hacia adentro y, por lo general, se produce pronación de los pies. En el caso de la posición con la punta de los pies hacia adentro relacionada con la torsión medial de la tibia, las rótulas se encuentran hacia adelante y los pies apuntan hacia adentro. Si el problema está en el propio pie, las caderas y las rodillas pueden estar bien alineadas, pero puede verse un varo anterior del pie (es decir, aducción del antepié) (fig. 7-78).

Posición con los pies hacia afuera

Los pies con las puntas hacia afuera pueden ser el resultado de *1)* la rotación externa de toda la extremidad desde la cadera; *2)* la torsión tibial, en la que el eje de la tibia ha desarrollado rotación lateral, *3)* o un defecto del propio pie

en el que el antepié se abduce en relación con la parte posterior del pie (fig. 7-79).

Zapatos

La protección y el apoyo que proporciona el calzado son consideraciones importantes con respecto a la alineación postural en bipedestación. Diversos factores predisponen a una alineación defectuosa y a la tensión del pie, y crean la necesidad de un apoyo adecuado del calzado. Los suelos y las aceras planos e inflexibles de nuestro entorno, el uso de tacones que disminuyen la estabilidad del pie y los períodos prolongados de bipedestación, como se requiere en algunas ocupaciones, son varias de las causas que contribuyen a los problemas de los pies.

Hay que tener en cuenta una serie de factores relacionados con el tamaño, la forma y la construcción de un zapato. Dicho esto, los médicos deben tener cuidado con el exceso de corrección, ya que también puede contribuir a generar factores estresantes erróneos en el pie, el tobillo y la postura. Queda fuera del alcance de este texto profundizar en las posibilidades de corrección del calzado.

PROBLEMAS DE LAS RODILLAS

La posición habitual de la rodilla en bipedestación indica qué zonas están sometidas a compresión y tensión excesivas. Los defectos posturales pueden aparecer por separado o en diversas combinaciones. Por ejemplo, las rodillas varas posturales son resultado de combinar la hiperextensión de las rodillas, la rotación medial de las caderas y la pronación de las articulaciones transversa del tarso y subastragalina. La rotación medial de las caderas y las rodillas valgas leves se observan frecuentemente en combinación. La rotación lateral de las caderas se detecta con frecuencia en caso de rodillas valgas graves.

Este texto no aborda el tratamiento de las deformidades congénitas o adquiridas de los pies y las rodillas. Una excelente referencia para dicho tratamiento se encuentra en el capítulo de Joseph H. Kite en *Basmajian's Therapeutic Exercise* (mejor en la 3.ª edición, 22).

Rodillas varas (piernas en «O»)

La posición de rodillas varas (piernas en «O») puede ser real o aparente (es decir, estructural o postural). El arqueamiento real es de la diáfisis (fémur, tibia o ambos) y puede ser causado por raquitismo u osteomalacia. El arqueamiento aparente se produce como resultado de una combinación de posiciones articulares que permiten una alineación defectuosa sin ningún defecto estructural en los huesos largos. Es resultado de una mezcla de rotación medial de la cadera, hiperextensión de la rodilla y pronación del pie. La hiperextensión por sí sola no da lugar a una posición de rodillas varas posturales; se requiere el componente de rotación medial. La rotación medial de la cadera más la pronación del pie no causan arqueamiento a menos que vayan acompañadas de hiperextensión. Así, en la prueba, el arqueamiento postural aparente desaparecerá al no sostener peso o en bipedestación si las rodillas se mantienen en extensión neutra.

Hiperextensión de la rodilla

La hiperextensión de la articulación de la rodilla produce compresión excesiva en la parte anterior y tensión excesiva en los músculos y los ligamentos en la parte posterior. El dolor puede aparecer en cualquiera de las dos zonas. El dolor en el hueco poplíteo no es infrecuente en los adultos que permanecen de pie con las rodillas en hiperextensión.

La hiperextensión puede causar más problemas si no se corrige. El poplíteo es un músculo corto (monoarticular) que actúa en cierto modo como un ligamento ancho posterior de la articulación de la rodilla. Su acción es flexionar la rodilla y rotar la pierna medialmente sobre el muslo. Si se estira por hiperextensión de la rodilla, permite que la parte inferior de la pierna gire lateralmente sobre el fémur en flexión o en hiperextensión.

Rodillas valgas (piernas en «X»)

En el caso de las **rodillas valgas**, hay tensión en los ligamentos mediales de la rodilla y compresión en las superficies laterales de la articulación de la rodilla. Ambas pueden causar molestias y dolor que tardan en desarrollarse antes de llegar a ser potencialmente debilitantes. La rigidez del tensor de la fascia lata y de la cintilla iliotibial se observa con frecuencia junto con las rodillas varas.

Flexión de la rodilla

La flexión de la rodilla es un hallazgo menos habitual que los tres problemas mencionados, pero es bastante frecuente entre las personas mayores. Estar habitualmente de pie con las rodillas flexionadas (fig. 7-80) puede causar problemas en las rodillas y a lo largo de los músculos cuádriceps. Es una posición que requiere esfuerzo muscular constante para evitar que las rodillas se flexionen más. El dolor se asocia con mayor frecuencia a distensión muscular del cuádriceps o al efecto de tracción del cuádriceps (a través de su inserción en el tendón rotuliano) sobre la tibia.

A veces se adopta una posición de flexión de la rodilla para aliviar el dolor lumbar, que de otro modo se vería arrastrado hacia una curva lordótica por la tensión de los flexores de la cadera. También puede haber acortamiento real del poplíteo y del isquiotibial monoarticular, es decir, de la cabeza corta del bíceps femoral. Si los flexores de la cadera y de la rodilla están tensos, está indicado instituir ejercicios de estiramiento adecuados.

Efecto sobre la postura: la flexión unilateral de la rodilla genera preocupaciones más allá de la zona de la rodilla. El efecto en la postura puede verse en la figura 7-80. Con la rodilla izquierda flexionada, el pie derecho está más pronado que el izquierdo, el muslo derecho está en rotación medial, la pelvis se inclina hacia abajo a la izquierda, la columna se curva convexamente hacia la izquierda, la parte derecha de la cadera está elevada y el hombro derecho está hacia abajo,

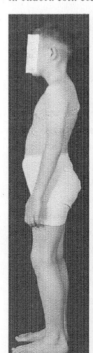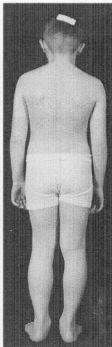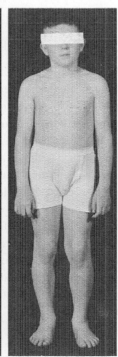

FIGURA 7-80. Flexión de la rodilla.

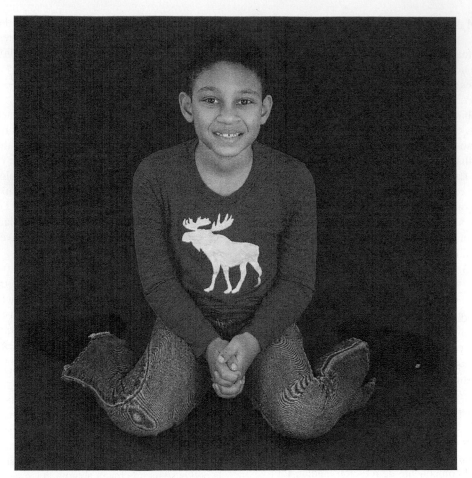

FIGURA 7-81. Posición en «W» o de sastre inversa.

Rotación medial de la cadera y pronación de los pies

La posición de las rodillas en la que las rótulas se encuentran ligeramente hacia adentro es resultado de la rotación medial en las articulaciones de la cadera. Como defecto de alineación funcional o aparente (es decir, no estructural), suele venir acompañada de la pronación de los pies. El problema inicial puede estar en la cadera o en el pie, y puede ser consecuencia de la debilidad de los rotadores externos de la cadera o de los músculos y los ligamentos que sostienen los arcos longitudinales de los pies. Sea cual sea la que predispone al fallo, el resultado final suele ser que se presentan ambas alteraciones si no se corrige el problema inicial. Un tensor de la fascia lata rígido puede ser una causa contribuyente, y sentarse en posición de sastre inversa o en «W» puede predisponer a una posición defectuosa de la cadera, la rodilla y el pie (fig. 7-81).

Puede haber un defecto de alineación estructural con la torsión tibial lateral que acompaña a la rotación medial de la cadera. En ambos casos, tiende a haber pronación de las articulaciones subastragalina y transversa del tarso, pero con la torsión tibial, el pie se desvía más hacia afuera. La desviación afecta negativamente la articulación de la rodilla, lo que causa distensión ligamentosa anteromedial y compresión articular lateral.

Posiciones habituales que predisponen al acortamiento adaptativo bilateral

Sentarse en posición en «W» o de sastre inversa favorece el acortamiento del tensor de la fascia lata; sentarse en posición de sastre o de yoga favorece el acortamiento del sartorio. El hábito de sentarse con una pierna, y siempre la misma, en una de estas posiciones favorece el acortamiento unilateral. Cambiar los hábitos posturales es una parte importante del tratamiento.

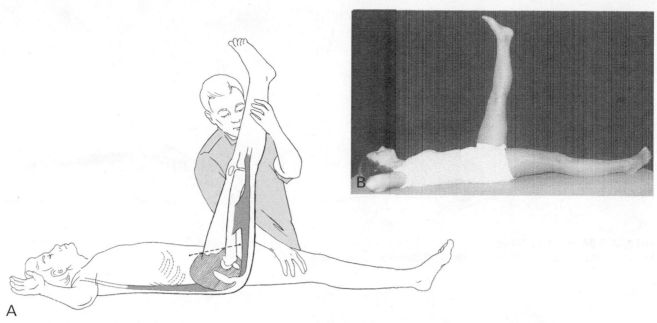

FIGURA 7-82. A y **B.** Longitud normal de los isquiotibiales.

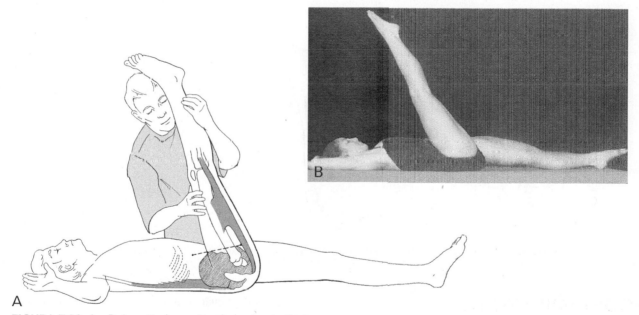

FIGURA 7-83. A y **B.** Longitud excesiva de los isquiotibiales.

Longitud normal de los isquiotibiales

Sin acortamiento de los flexores de la cadera: elevación de la pierna manteniéndola en posición estirada, con el paciente en decúbito supino, la región lumbar y el sacro planos se mantienen planos sobre la mesa, y la otra pierna es extendida por la persona o sujetada por el examinador. Un ángulo de aproximadamente 80° entre la mesa y la pierna levantada se considera una amplitud normal de longitud de los isquiotibiales (fig. 7-82).

Longitud excesiva de los isquiotibiales

La longitud excesiva de los isquiotibiales (un ángulo superior a 80° entre la mesa y la extremidad elevada) (fig. 7-83) solo puede concluirse de forma fiable si la zona lumbar y el sacro se mantienen planos contra la mesa y la pierna opuesta se extiende hasta la posición cero de la cadera.

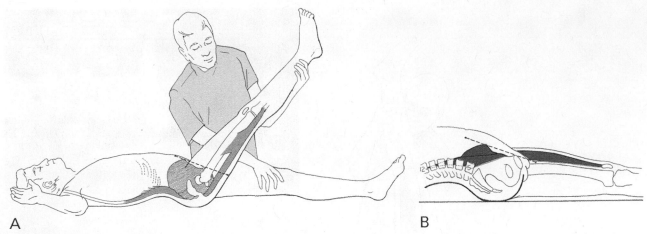

FIGURA 7-84. A. Longitud en apariencia corta, en realidad normal, de los isquiotibiales. **B.** Los flexores cortos de la cadera frenan la hiperextensión y la flexión de la articulación de la cadera.

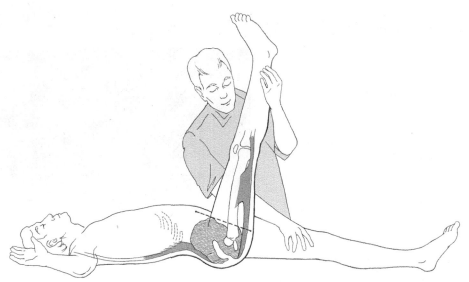

FIGURA 7-85. Longitud aparentemente normal, en realidad excesiva, de los isquiotibiales.

ACORTAMIENTO DE LOS ISQUIOTIBIALES

Longitud de los isquiotibiales: en apariencia corta, pero normal

En decúbito supino, con las piernas extendidas, la región lumbar hiperextendida y la pelvis inclinada anteriormente, la articulación de la cadera ya está en flexión. Si se realiza la prueba de elevación de la pierna estirada con la zona lumbar y la pelvis en esta posición, los isquiotibiales de longitud normal parecerán cortos (fig. 7-84A).

Con pocas excepciones, la posición de inclinación anterior es resultado del acortamiento de los flexores de la cadera monoarticulares, y la cantidad de flexión varía en función del acortamiento de los flexores de la cadera. Si fuera posi-

ble determinar cuántos grados de flexión de la cadera hay debido a la inclinación de la pelvis, este número podría sumarse al número de grados de elevación de la pierna estirada para determinar la longitud de los isquiotibiales. Sin embargo, no es posible medir esa cantidad de flexión. Por lo tanto, la región lumbar y la pelvis deben estar planas sobre la mesa. Para conseguir que la zona lumbar y el sacro queden planos en un paciente con acortamiento de los flexores de la cadera, las caderas deben flexionarse, pero solo lo necesario para obtener la posición deseada (fig. 7-84B).

Longitud de los isquiotibiales: en apariencia normal, pero excesiva

La longitud real de los isquiotibiales es la misma que la de la figura 7-83A (fig. 7-85).

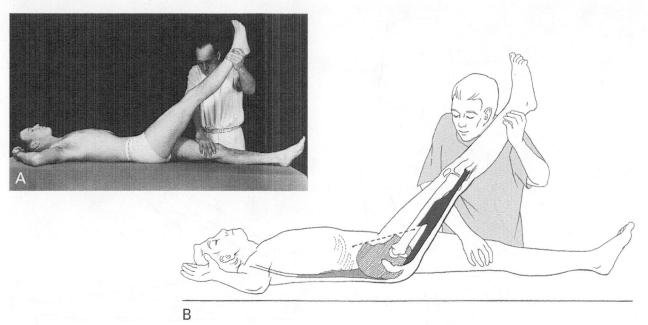

FIGURA 7-86. A y **B.** Isquiotibiales cortos.

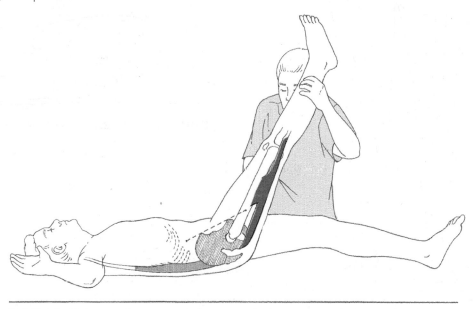

FIGURA 7-87. Longitud aparente de los isquiotibiales superior a la longitud real.

Isquiotibiales cortos

Cuando la flexión de la articulación de la cadera ha alcanzado el límite de longitud de los isquiotibiales durante la elevación de la pierna estirada, estos ejercen tracción hacia abajo en el isquion en la dirección de inclinar posteriormente la pelvis (fig. 7-86). Para evitar la inclinación posterior excesiva de la pelvis y la flexión excesiva de la espalda, estabilice la pelvis con la región lumbar en posición plana al sujetar la pierna contraria firmemente hacia abajo. Si hay acortamiento de los flexores de la cadera y es necesario poner una toalla enrollada o una almohada debajo de las rodillas para que la espalda quede plana, hay que mantener una pierna firmemente apoyada en la almohada para evitar la inclinación posterior excesiva.

Longitud de los isquiotibiales mayor que la longitud real

En la figura 7-87, la inclinación posterior excesiva de la pelvis permite que la pierna se eleve ligeramente más que en la figura 7-86A y B, aunque la longitud de los isquiotibiales sea la misma en ambos casos. Con la pierna contraria sujeta firmemente hacia abajo, no se producirá una inclinación posterior excesiva, excepto en las personas con longitud excesiva de los flexores de la cadera, lo que no es frecuente.

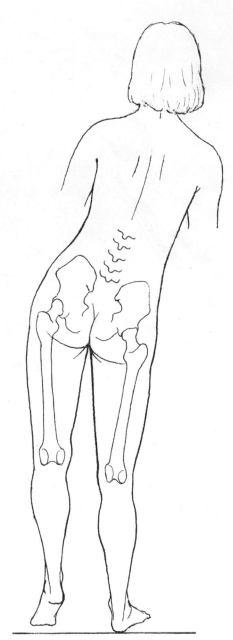

FIGURA 7-88. Debilidad del glúteo medio derecho.

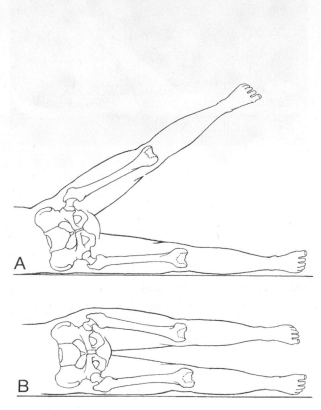

FIGURA 7-89. A y **B.** Abducción de la articulación de la cadera.

DEBILIDAD DEL GLÚTEO MEDIO

Parálisis o debilidad marcada del glúteo medio derecho: la parálisis o la debilidad marcada del glúteo medio pueden dar lugar a una desviación observable de la marcha (fig. 7-88). Consiste en el desplazamiento del tronco lateralmente, hacia el lado de la debilidad, moviendo el centro de masa de tal forma que el cuerpo pueda equilibrarse sobre la extremidad con un apoyo muscular mínimo en la articulación de la cadera.

Abducción de la articulación de la cadera: la abducción *real* de la articulación de la cadera es llevada a cabo por los abductores de la cadera, con fijación normal provista por los músculos laterales del tronco, como se muestra en la figura 7-89A. Cuando los abductores de la cadera son débiles, puede producirse una abducción *aparente* por acción sustitutiva a partir de los músculos laterales del tronco. En este caso, la pierna cae en aducción, la pelvis se eleva lateralmente y la pierna se levanta de la mesa, como se muestra en la figura 7-89B.

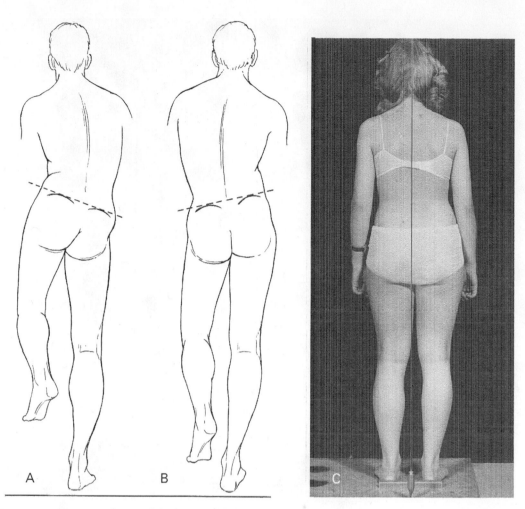

FIGURA 7-90. Signo de Trendelenburg y debilidad de los abductores de la cadera. **A.** Abducción de la articulación de la cadera. **B.** Aducción de la articulación de la cadera; prueba en busca del signo de Trendelenburg. **C.** Debilidad leve de los abductores de la cadera derechos.

SIGNO DE TRENDELENBURG Y DEBILIDAD DE LOS ABDUCTORES DE LA CADERA

Cuando el peso corporal se apoya alternadamente en una pierna, como al caminar, el cuerpo debe estabilizarse en la pierna que sostiene el peso a cada paso. Por acción inversa (es decir, tirando del origen hacia la inserción), unos abductores de la cadera fuertes pueden estabilizar la pelvis sobre el fémur en *abducción* de la articulación de la cadera, como se muestra en la figura 7-90A. Los flexores laterales del tronco a la izquierda también actúan tirando hacia arriba de la pelvis.

La figura 7-90B muestra una posición de *aducción* de la articulación de la cadera que se produce cuando los abductores de la cadera son demasiado débiles para estabilizar la pelvis sobre el fémur. La pelvis desciende hacia el lado opuesto. Los fuertes flexores laterales del tronco izquierdos no pueden elevar la pelvis de ese lado, en bipedestación, sin que los abductores opuestos proporcionen una fuerza en

sentido opuesto hacia la derecha. Esta es también la prueba utilizada para obtener el signo de Trendelenburg.

La **marcha de Trendelenburg** es cuando el lado afectado de la cadera entra en aducción de la articulación de la cadera en cada fase de apoyo de peso durante la marcha. El fémur se mueve hacia arriba, ya que el acetábulo es muy poco profundo para sostener la cabeza del fémur. Si el problema es bilateral, se observa una marcha de «pato».

La figura 7-90C ilustra una posición postural relajada en una persona con debilidad leve de los abductores del lado derecho de la cadera. El glúteo medio es el principal abductor, y una prueba que haga hincapié en el glúteo medio posterior suele constatar más debilidad que la prueba de los abductores de la cadera como grupo. A menudo, esta debilidad del glúteo medio se encuentra asociada a otras debilidades en los patrones de lateralidad.

Probar la fuerza del glúteo medio es importante en casos de dolor en la región de este músculo o de lumbalgia asociada a la inclinación lateral de la pelvis.

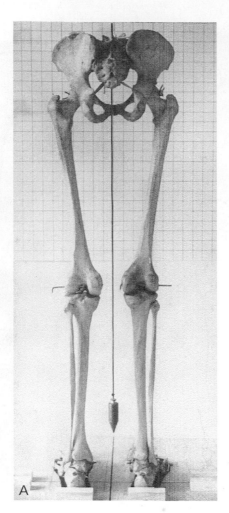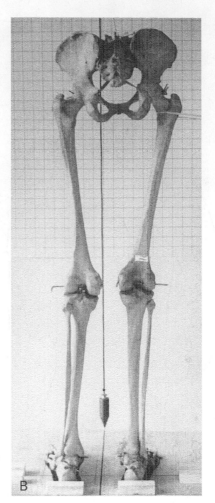

FIGURA 7-91. Discrepancia aparente en la longitud de las piernas causada por inclinación lateral de la pelvis (**A**) y desplazamiento lateral de la pelvis (**B**).

DISCREPANCIA APARENTE DE LA LONGITUD DE LAS PIERNAS CAUSADA POR DESEQUILIBRIO MUSCULAR

Sin alguna diferencia real en la longitud de la pierna, los pacientes parecen tener una pierna más larga en el lado elevado cuando la pelvis se inclina lateralmente (fig. 7-91A). En la figura 7-91B, esta apariencia se ha creado desplazando la pelvis lateralmente. Los pies estaban anclados al suelo.

Si se desarrolla rigidez en el tensor de la fascia lata y la cintilla iliotibial de un lado, la pelvis se inclinará hacia abajo en ese costado. Con la debilidad del glúteo medio en un lado, la pelvis se desplazará más arriba en el lado de la debilidad.

Las piernas tienen la misma longitud.

La pelvis está nivelada.

Ambas articulaciones de la cadera están neutras entre la aducción y la abducción.

La longitud de los abductores es igual.

Como la pelvis se desplaza lateralmente, la pelvis está más arriba a la derecha.

La articulación de la cadera derecha está en aducción.

La articulación de la cadera izquierda está en abducción.

Los abductores de la cadera derechos están alargados.

Los abductores de la cadera izquierdos y la fascia lata están en posición acortada.

DOLOR EN LAS PIERNAS

Las afecciones que se comentan a continuación incluyen el dolor asociado a la rigidez del tensor de la fascia lata y la cintilla iliotibial, la distensión del tensor de la fascia lata y la cintilla iliotibial, y la ciática asociada a la protuberancia de un disco intervertebral o al estiramiento del músculo piriforme.

Rigidez del tensor de la fascia lata y la cintilla iliotibial

Una afección que en ocasiones se diagnostica erróneamente como ciática es el dolor asociado a la rigidez del tensor de la fascia lata y la cintilla iliotibial. El área dermatómica de distribución cutánea se relaciona estrechamente con el área del dolor. El dolor puede limitarse a la zona cubierta por la fascia a lo largo de la superficie lateral del muslo o puede extenderse hacia arriba por las nalgas, afectando también a la fascia glútea.

La palpación a lo largo de toda la fascia lata, desde su origen en la cresta ilíaca hasta la inserción de la cintilla iliotibial en el cóndilo lateral de la tibia, puede llevar a que se produzca dolor o hipersensibilidad. Se percibe hipersensibilidad especialmente a lo largo del margen superior del trocánter y en el punto de inserción cerca de la cabeza de la tibia.

Los síntomas dolorosos pueden limitarse a la zona del muslo o aparecer en la zona irrigada por el nervio peroneo. Una revisión de la anatomía de la superficie lateral de la rodilla muestra la relación del nervio peroneo común con los músculos y la fascia de esta zona (fig. 7-92).

El ramo peroneo perteneciente al nervio ciático pasa de manera oblicua hacia el frente por encima del cuello del peroné y cruza directamente por debajo de las fibras de origen del músculo peroneo largo. Debe evitarse que se suministre cualquier presión prolongada sobre esta zona, aunque sea leve, debido al peligro de parálisis del nervio peroneo. Incluso durante la aplicación de tracción adhesiva en la parte inferior de la pierna, hay que evitar tanto la presión sobre el nervio como la tracción *excesiva* en el tejido blando en ese punto.

El mecanismo por el que se irrita el nervio peroneo en casos de tirantez de la cintilla iliotibial puede explicarse por el efecto de la presión de las bandas rígidas de fascia o por los efectos de la tracción ejercida en esta parte. Cuando la fascia se tensa, como sucede durante los movimientos de

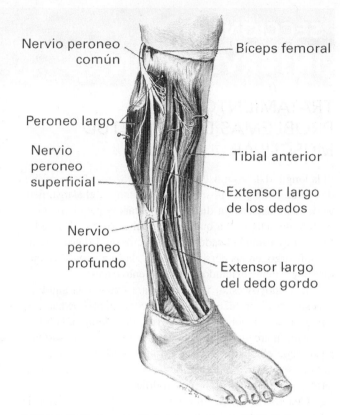

FIGURA 7-92. Anatomía de la superficie lateral de la pierna.

la marcha o en las pruebas de tensión, a menudo se observa que la fascia es extremadamente rígida.

El efecto de la tracción suele observarse en casos agudos. Con el paciente colocado en decúbito lateral y la pierna afectada más elevada, la sola caída del pie en inversión (es decir, hacia abajo, en dirección a la mesa) ejerce tensión sobre el músculo y la banda fascial. Este simple movimiento del pie puede producir síntomas de irritación nerviosa en la zona irrigada por el nervio peroneo. Cuando se adopta la posición en decúbito lateral para dormir o recibir tratamiento y se colocan almohadas entre las piernas para mantener la extremidad en abducción, también debe apoyarse el pie para evitar que caiga en inversión. La falta de reconocimiento de la causa periférica de esta irritación del nervio peroneo a menudo ha dado lugar a explicaciones bastante confusas de este problema.

TRATAMIENTO DE LOS PROBLEMAS DE LONGITUD MUSCULAR

Si la longitud de los músculos es excesiva, *evite* los ejercicios de estiramiento y las posturas que mantengan el alargamiento de los músculos ya distendidos. Trabaje para corregir la postura defectuosa. Ya que los músculos distendidos suelen ser débiles, están indicados los ejercicios de fortalecimiento. Sin embargo, en las personas activas, la fuerza puede mejorar simplemente evitando el estiramiento excesivo.

Los apoyos están indicados para evitar una amplitud excesiva si el problema no puede controlarse mediante la colocación y el ejercicio correctivos. Por ejemplo, la hiperextensión marcada de la rodilla, si es inevitable al sostener peso, debe eludirse mediante un apoyo adecuado que permita el acortamiento de los ligamentos y los músculos posteriores de la articulación de la rodilla.

Cuando hay rigidez muscular y se indican ejercicios de estiramiento, estos deben hacerse con precisión para garantizar que los músculos tensos son los que realmente se estiran y evitar efectos adversos en otras partes del cuerpo.

TRATAMIENTO DE LOS PROBLEMAS DE LOS PIES

El tratamiento puede considerarse correctivo o paliativo. Lo ideal es que el tratamiento sea correctivo, pero, teniendo en cuenta que las afecciones dolorosas del pie se producen en muchas personas mayores que tienen estructuras óseas, ligamentosas y musculares que no pueden ajustarse a las medidas correctivas, es necesario emplear estrategias diseñadas para obtener alivio con corrección mínima.

Juanete (deformidad en valgo del dedo gordo)

El paciente debe usar calzado con el borde interior recto y evitar zapatos abiertos donde los dedos no estén cubiertos. Se inserta un «separador de dedos», una pieza pequeña de goma, entre el dedo gordo y el segundo, que ayuda a mantener el dedo gordo en una alineación más normal. Como procedimiento meramente paliativo para aliviar el dolor causado por la presión, un protector de juanetes suele ser útil.

Dado que la causa del juanete suele ser una pronación excesiva, para prevenirlo o corregirlo es necesario apoyar el arco. «Excesiva» significa una relajación marcada de las estructuras del arco de apoyo que requieren sostén firme; en estos casos se necesitan ortesis rígidas.

Dedos en «martillo»

Los masajes y los estiramientos pueden ayudar a corregir la alineación defectuosa de los dedos de los pies en la fase inicial, y el uso de una barra metatarsiana puede ser beneficioso. Una barra metatarsiana interior puede ser más eficaz, pero una barra metatarsiana exterior puede ser más cómoda (fig. 7-93).

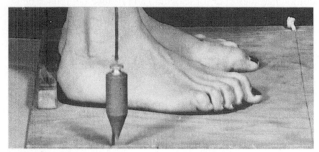

FIGURA 7-93. Dedos en «martillo».

Tratamiento de la pronación sin aplanamiento del arco longitudinal

El tratamiento de la pronación consiste en utilizar una cuña interna para el talón o una ortesis que proporcione el mismo tipo de corrección. Por lo general, se debe desaconsejar a los pacientes que usen tacones altos si presentan síntomas de dolor en el pie o la rodilla. Sin embargo, recomendar zapatos con poco o nada de tacón puede ser desaconsejable, ya que el pie tiende a pronarse más con los zapatos de tacón plano. Con un tacón mediano, el arco longitudinal aumenta, y una cuña para el talón o un apoyo para el arco ayudarán a corregir la pronación.

En cuanto a la corrección del calzado, en caso de un tacón de altura media se suele utilizar una cuña interna de 1.5 mm, mientras que una cuña de 3 mm es el ajuste habitual para un tacón bajo. Un tacón alto no puede modificarse mediante el uso de una cuña interna sin interferir con la estabilidad del paciente.

Tratamiento de la pronación con aplanamiento del arco longitudinal

El tratamiento de apoyo consiste en utilizar una cuña interna en el talón y un soporte longitudinal para el arco del pie. Cuando el talón tiene una base ancha, lo más frecuente es emplear una cuña de 3 mm de grosor. Cuando el defecto es grave, debe disuadirse al paciente de llevar calzado sin tacón. Este tipo de defecto es más frecuente entre los hombres y los niños que entre las mujeres.

Ejercicios correctivos para los pies pronados

En decúbito supino:

1. Doble los dedos de los pies hacia abajo y manténgalos así mientras tira del pie hacia arriba y hacia adentro.
2. Con las piernas estiradas y juntas, intente juntar las plantas de los pies.

En sedestación sobre una silla:

3. Con la rodilla izquierda cruzada sobre la derecha, mueva el pie izquierdo trazando un medio círculo hacia abajo, hacia adentro y hacia arriba, y luego relaje. No gire el pie hacia afuera. Repita con el pie derecho.
4. Con las rodillas separadas, junte las plantas de los pies y sujételas mientras junta las rodillas.
5. Coloque una toalla en el suelo. Con los pies paralelos y separados a unos 15 cm, tome la toalla con los dedos de los pies y tire hacia adentro (en aducción) con ambos pies, plegando la toalla entre los pies.
6. Con una pelota pequeña (de unos 3 a 4 cm de diámetro) cortada por la mitad y colocada bajo el arco anterior del pie, prense la pelota con los dedos hacia abajo.

En bipedestación:

7. Con los pies rectos hacia adelante o ligeramente hacia fuera, lleve el peso hacia los bordes exteriores de los pies tirando hacia arriba por debajo de los arcos.

Caminando:

8. Camine sobre una línea recta en el suelo, apuntando con los dedos del pie hacia delante y transfiriendo el peso desde el talón a lo largo del borde exterior del pie hasta los dedos.

TRATAMIENTO DEL PIE SUPINADO

Las correcciones al calzado son esencialmente las opuestas a las que se aplican a un pie pronado. Por lo general se indica una cuña externa en el talón, un tacón de Thomas modificado inverso y una cuña externa en la suela.

Distensión del arco metatarsiano

El estiramiento de los extensores de los dedos del pie está indicado si hay tirantez. El tratamiento de apoyo consiste en el uso de una almohadilla metatarsiana o una barra metatarsiana. Si hay callosidades bajo las cabezas del segundo, tercer y cuarto metatarsianos, suele indicarse una almohadilla; si hay callosidades bajo las cabezas de todos los metatarsianos, se aconseja una barra.

Posición con los pies hacia adentro

Por lo general, los niños no presentan tensión muscular. No es raro, sin embargo, encontrar que el tensor de la fascia lata, que es un rotador interno, está tenso en los niños que mues-

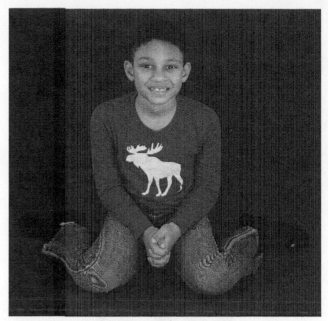

FIGURA 7-94. Niño en posición de sastre en «W», lo que provoca los pies hacia adentro.

tran rotación medial desde el nivel de la cadera. Puede estar indicado estirar el tensor, pero debe hacerse con cuidado.

Los niños que desarrollan esta rotación medial desde la altura de la cadera suelen sentarse en posición de sastre inversa o en «W» (fig. 7-94). Alentar al menor a sentarse con las piernas cruzadas tiende a compensar los efectos de la otra posición.

La corrección del calzado empleada en los casos donde la punta de los pies está hacia adentro, asociados a la rotación interna de la extremidad, es un pequeño parche semicircular ubicado en la cara externa de la suela, aproximadamente en la base del quinto metatarsiano. Para marcar la zona para el parche, se sujeta el zapato boca abajo y se dobla bruscamente en la suela de la misma manera que se dobla al caminar. El parche se extiende por igual hacia adelante y atrás desde el vértice de la curva.

El parche tiene un grosor determinado (3 o 4.5 mm, según el tamaño del zapato) a lo largo del borde exterior. Se reduce a cero hacia la parte delantera, central y trasera de la suela.

La rotación interna de la extremidad tiende a ser más marcada al caminar que al estar de pie, y la corrección del calzado ayuda a cambiar el patrón de la marcha más que el de la bipedestación. El efecto de cambiar el patrón de marcha, a su vez, ayuda a corregir la posición en bipedestación.

El parche, por su forma convexa, hace girar el pie hacia afuera cuando la suela del zapato entra en contacto con el suelo durante la transferencia habitual del peso hacia el frente. Antes de marcar el zapato para modificarlo, se puede pegar un parche de cuero en la suela del zapato y comprobar su posición observando la caminata del menor.

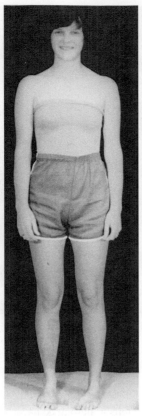

FIGURA 7-95. Pie izquierdo varo anterior y con la punta hacia adentro.

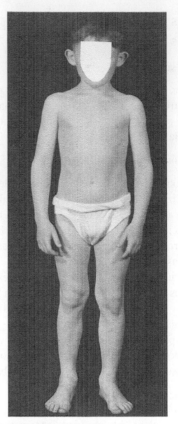

FIGURA 7-96. Rotación externa de las caderas y pies con la punta hacia afuera.

Una posición con la punta del pie hacia adentro causada por una alineación deficiente del antepié en relación con el resto del pie es similar a un pie zambo leve, sin ser equino ni con supinación del talón. De hecho, puede haber pronación del talón junto con la aducción (fig. 7-95).

Los zapatos con inclinación hacia adentro pueden ser cómodos, pero no resultarán correctivos. El paciente pediátrico debe calzarse con zapatos de horma recta. Debe añadirse al zapato un contrafuerte interior rígido, que se extienda desde la base del primer metatarsiano hasta el extremo del dedo gordo. El contrafuerte exterior debe ser firme desde el talón hasta el cuboides.

Posición con los pies hacia afuera

Para los pacientes pediátricos pequeños en los que el problema viene desde la cadera (fig. 7-96), se puede utilizar una ortesis rotadora o *twister*. Por lo general, los resultados se obtienen en un período relativamente corto (es decir, varios meses) (fig. 7-97).

La rotación externa de la extremidad (*véase* fig. 7-96) no causa automáticamente dificultad para ponerse de pie. Sin embargo, caminar con los dedos hacia fuera tiende a sobrecargar el arco longitudinal, ya que el peso se transfiere del talón a los dedos.

Si la torsión tibial es un defecto establecido en un adulto, no debe hacerse ningún esfuerzo para que la persona camine con los pies rectos hacia el frente. Esta «corrección» de la posición del pie causaría una alineación defectuosa de las rodillas y las caderas.

La abducción del antepié es el resultado de la rotura del arco longitudinal. En los niños, las medidas que reparan la posición del arco ayudarán a corregir los dedos hacia afuera. El uso de zapatos correctores puede ser aconsejable porque suelen tener una horma con inclinación hacia adentro. Sin embargo, en los adultos con un defecto establecido, los zapatos correctores no cambian la alineación del pie y causan presión excesiva en este. Por lo general, es necesario que el paciente lleve zapatos fabricados sobre una horma recta, o incluso inversa. La persona puede tolerar cierto apoyo del arco y alteraciones de la cuña interna si están indicadas, pero la alineación del zapato debe ajustarse necesariamente a la del pie para evitar las presiones.

Los pies hacia fuera al caminar pueden deberse a la tensión del tendón calcáneo, en cuyo caso está indicado estirar los músculos flexores plantares.

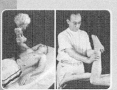

KENDALL CLÁSICO

Ortesis rotadora o *twister*

Este dispositivo elástico de control de la rotación de las piernas, la ortesis rotadora o *twister*, está diseñado para ejercer fuerza de contrarrotación en las piernas y los pies para corregir la rotación interna o externa excesiva. Se recomienda para niños con problemas de rotación de leves a moderados y suele combinarse con otras formas de tratamiento, como correcciones del calzado y tobilleras. El procedimiento sencillo de ajuste que consiste en atar los ganchos a los zapatos, fijar el cinturón pélvico con su cierre de velcro, extender las correas elásticas como se muestra en la figura 7-97 y ajustar la tensión de la correa para la posición deseada produce un control de rotación eficaz que por lo general solo requiere un breve período de ajuste por parte del paciente (cortesía de C.D. Denison Orthopaedic Appliance Corp, 23).

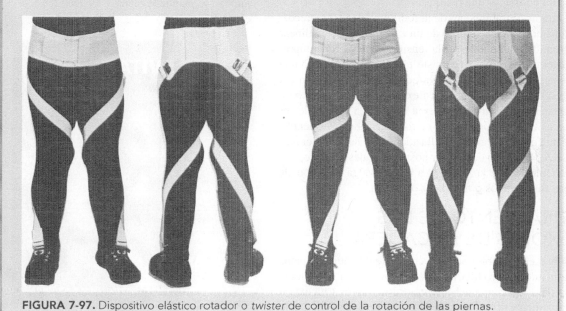

FIGURA 7-97. Dispositivo elástico rotador o *twister* de control de la rotación de las piernas.

ZAPATOS Y CORRECCIONES AL CALZADO

Calzado

La protección y el apoyo que proporciona el calzado son consideraciones importantes en cuanto a la alineación postural en bipedestación. Diversos factores predisponen a una alineación defectuosa y a la tensión del pie, y crean la necesidad de un apoyo adecuado del calzado. Los suelos y las aceras planos e inflexibles de nuestro entorno, el uso de tacones que reducen la estabilidad del pie y los períodos prolongados en bipedestación que se requieren en algunas ocupaciones son varias de las causas que contribuyen a los problemas de los pies.

Hay que tener en cuenta una serie de factores relacionados con el tamaño, la forma y la construcción de los zapatos. Dicho esto, los médicos deben tener cuidado con el exceso de corrección, ya que también puede contribuir a generar tensiones erróneas en el pie, el tobillo y la postura. *Queda fuera del alcance de este texto profundizar en las posibilidades de corrección del calzado.*

RODILLAS VARAS (PIERNAS EN «O»)

La reparación depende del uso de correcciones adecuadas del calzado, ejercicios para corregir la pronación, ejercicios para fortalecer los rotadores laterales de la cadera y la cooperación del paciente para evitar una posición de hiperextensión de la rodilla.

En algunos casos, el arqueamiento postural y la hiperextensión son compensatorios de las rodillas valgas, como se describe en el capítulo 1. Paradójicamente, la corrección de este tipo de arqueamiento postural debe basarse en la corrección de las rodillas valgas subyacentes.

La corrección del arqueamiento *estructural* depende principalmente de una intervención oportuna y de dispositivos ortopédicos eficaces. Una cuña externa en el talón o la suela no suele estar indicada porque hay una tendencia a la pronación del pie cuando las piernas se arquean hacia afuera.

HIPEREXTENSIÓN DE LA RODILLA

La prevención o la corrección de la hiperextensión se basa en la recomendación de una buena alineación postural y en la cooperación del paciente para evitar posiciones de hiperextensión de la rodilla en bipedestación. Pueden estar indicados ejercicios específicos para los flexores de la rodilla. En los casos que no responden de otro modo y los graves, puede ser necesario el uso de dispositivos ortopédicos.

RODILLAS VALGAS (PIERNAS EN «X»)

A menudo se necesita calor, masajes y estiramientos de los músculos y de la fascia lata, junto con correcciones al calzado para conseguir una realineación.

Durante el tratamiento de la rodilla valga *leve* y precoz, una cuña en el borde interno de un zapato tiende a realinear la extremidad, aliviando así la tensión medial y la compresión lateral. Sin embargo, existe el peligro de utilizar una cuña interna demasiado alta, ya que la sobrecorrección del pie puede verse compensada en exceso por un aumento de la rodilla valga. Una cuña interna de 3 a 4.5 mm suele ser adecuada. Un grado *moderado* de rodilla valga puede beneficiarse de un apoyo para la rodilla además de las correcciones al calzado. El apoyo debe tener postes laterales de acero, con una articulación en la rodilla. La rodilla valga *grave* puede requerir dispositivos ortopédicos o cirugía.

ESTIRAMIENTO DE LOS FLEXORES DE LA CADERA

Comience en decúbito supino, con la región lumbar plana manteniendo una rodilla hacia el pecho con la otra pierna extendida. El paciente debe contraer los glúteos para extender activamente la articulación de la cadera, bajando el muslo hacia la mesa *sin* arquear la espalda. *Nota:* si no se dispone de una mesa, este es el único ejercicio de estiramiento de los flexores de la cadera que puede realizarse en decúbito supino. El estiramiento afectará solo los flexores de cadera monoarticulares.

La posición de prueba puede utilizarse para estirar los flexores de la cadera mono- y biarticulares. Si hay mucha tensión, procure progresar *gradualmente* con los estiramientos. Un poco de estiramiento puede causar dolorimiento que puede ser más notorio al día siguiente. Además, recuerde que el músculo psoas está unido a los cuerpos, las apófisis transversas y los discos intervertebrales de la columna lumbar, y que un estiramiento enérgico puede crear o agravar un problema en la zona lumbar.

El decúbito prono sobre una camilla no es eficaz para estirar los flexores de la cadera porque la región lumbar, que ya se encuentra en hiperlordosis, no puede mantenerse plana ni controlada en ninguna posición fija. Si se dispone de una mesa, el paciente puede recostarse con el tronco en decúbito prono en el extremo de la mesa y las piernas colgando, con las rodillas flexionadas según la necesidad y los pies en el suelo. Haga que levante una pierna en extensión de la cadera, lo suficientemente alto como para estirar los flexores de la cadera, con la rodilla extendida para el estiramiento de

los músculos monoarticulares y la rodilla flexionada aproximadamente 80° para el estiramiento de los músculos monoarticulares y biarticulares.

Cuando los flexores de la cadera biarticulares son cortos, evite los desplantes. Los desplantes pueden utilizarse para estirar los músculos monoarticulares, siempre que los flexores de la cadera biarticulares no estén tensos. Tenga cuidado al emplear los desplantes debido a la tensión potencial en la articulación sacroilíaca, así como en la zona lumbar.

Cuando los flexores de la cadera monoarticulares están cortos, *evite* los desplantes (fig. 7-98). Como la región lumbar no está estabilizada, los flexores de la cadera tensos tiran de ella hacia la hiperlordosis. En decúbito supino, la zona lumbar se mantiene plana y aparece tensión en la articulación de la cadera.

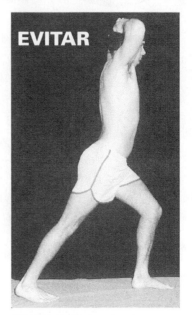

FIGURA 7-98. Los desplantes deben evitarse cuando los flexores de la cadera monoarticulares están tensos.

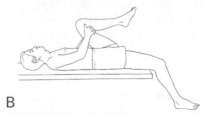

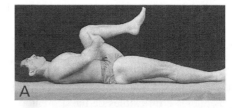

FIGURA 7-99. Ejercicio para estirar los flexores de la cadera monoarticulares (**A**) y los flexores de la cadera biarticulares (**B**).

Ejercicio para estirar los flexores de la cadera monoarticulares (fig. 7-99A). Se contrae el glúteo mayor para tirar del muslo hacia la mesa, manteniendo la rodilla en extensión y la *espalda plana.*

Para estirar los flexores de la cadera mono- y biarticulares a la derecha, el paciente debe colocarse en decúbito supino con la parte inferior de la pierna derecha colgando sobre el extremo de la mesa (fig. 7-99B). Debe tirar de la rodilla izquierda hacia el pecho lo suficiente para aplanar la región lumbar y el sacro sobre la mesa. Con tensión en los flexores de la cadera, el muslo se levantará de la mesa. *Manteniendo la espalda plana y la rodilla flexionada,* la persona presiona el muslo derecho hacia la mesa tirando con los glúteos. Si solo se estiran los flexores de la cadera monoarticulares, se permite la extensión pasiva de la rodilla. El procedimiento se invierte para estirar los flexores de la cadera izquierda.

El estiramiento eficaz de los flexores de la cadera monoarticulares puede realizarse de pie junto al marco de una puerta. Se coloca una pierna hacia adelante para ayudar a sujetar el cuerpo contra el marco de la puerta, y la otra pierna se ubica hacia atrás para extender la articulación de la cadera. En la posición inicial (fig. 7-100A), la zona lumbar estará arqueada debido a la tensión de los flexores de la cadera. Se mantiene la cadera extendida y se tira hacia arriba y hacia adentro con los músculos abdominales inferiores para inclinar la pelvis hacia atrás y estirar los flexores de la cadera (fig. 7-100B). Este ejercicio requiere tracción *fuerte* de los abdominales y es útil para fortalecer estos músculos, que son oponentes directos de los flexores de la cadera en bipedestación.

ESTIRAMIENTO DE LOS ISQUIOTIBIALES

Elevación de la pierna estirada

Como se ilustra en la figura 7-101, el estiramiento de los isquiotibiales puede realizarse como ejercicio pasivo o como ejercicio activo asistido. Puede llevarse a cabo como ejercicio activo si no está contraindicado debido a la tensión de los flexores de la cadera.

Para estirar el isquiotibial derecho, el paciente se recuesta sobre la mesa con las piernas extendidas. Haga que un ayudante sujete la pierna izquierda hacia abajo y levante gradualmente la pierna derecha con la rodilla estirada (o sujete la pierna izquierda hacia abajo y levante la pierna derecha activamente). Repita en el lado izquierdo.

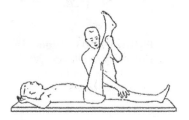

FIGURA 7-101. Elevación de la pierna recta para estirar los isquiotibiales.

El ejercicio también puede hacerse colocando la pierna en una posición que suponga estiramiento de los isquiotibiales, como en decúbito supino en el suelo, con una pierna extendida, la otra levantada y el talón apoyado en el respaldo de una silla, o el marco de una puerta, con una pierna extendida y la otra levantada y el talón apoyado en la pared (fig. 7-102). Para aumentar el estiramiento, se acerca el cuerpo a la silla o a la pared. Se *evita* colocar ambas piernas en la posición elevada al mismo tiempo, porque se estirará la región lumbar en lugar de los isquiotibiales. Mantener una pierna extendida evita la inclinación posterior excesiva de la pelvis y la flexión excesiva de la zona lumbar.

El paciente debe recostarse en el suelo detrás de una silla resistente.

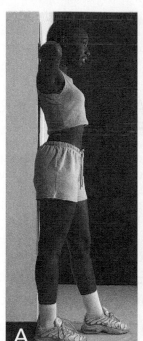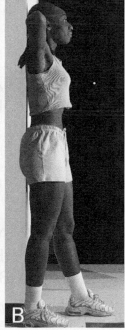

FIGURA 7-100. Ejercicio para estirar los flexores de la cadera monoarticulares en bipedestación. **A.** Posición inicial. **B.** Estiramiento de los flexores de la cadera inclinando la pelvis hacia atrás.

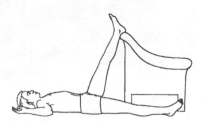

FIGURA 7-102. Estiramiento de los isquiotibiales en decúbito supino en el suelo detrás de una silla.

Extensión de la rodilla en posición sentada

En sedestación con la espalda apoyada contra una pared, como se ilustra en la figura 7-103. Con la espalda recta y las nalgas tocando la pared, se levanta una pierna extendiendo la rodilla todo lo posible.

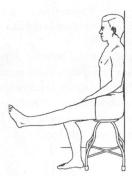

FIGURA 7-103. Extensión de la rodilla en sedestación para estirar los isquiotibiales.

Posiciones que se deben evitar

Se debe *evitar* la bipedestación, con un talón sobre un taburete o una mesa y con inclinación hacia el frente (fig. 7-104). Para aquellos con dolor o discapacidad, se trata de una posición arriesgada. También imposibilita el control de la posición pélvica para garantizar un estiramiento adecuado de los isquiotibiales. Además, el ejercicio tiene un efecto adverso en las personas con cifosis de la parte superior de la espalda. El ejercicio debe localizarse en el estiramiento de los isquiotibiales.

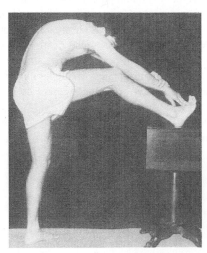

FIGURA 7-104. Se debe evitar apoyar el pie en bipedestación para estirar los isquiotibiales.

Se debe *evitar* la «posición de saltador de obstáculos» para estirar los isquiotibiales. Se ejerce tensión excesiva en la rodilla flexionada y la región lumbar se estira de forma excesiva (fig. 7-105).

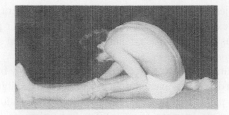

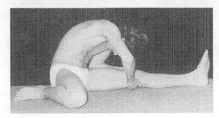

FIGURA 7-105. Se debe evitar la posición de «saltador de obstáculos» al estirar los isquiotibiales.

Se debe *evitar* la flexión hacia adelante para estirar los isquiotibiales en casos con flexión excesiva de la espalda, como se observa en la figura 7-106.

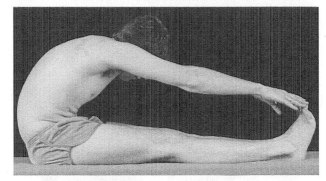

FIGURA 7-106. Se debe evitar la flexión hacia adelante para estirar los isquiotibiales en casos de flexión excesiva de la espalda.

ROTACIÓN MEDIAL DE LA CADERA Y PRONACIÓN DE LOS PIES

El tratamiento consiste en modificar el calzado o usar dispositivos ortopédicos que brinden apoyo al arco longitudinal, ejercicios para los inversores del pie, ejercicios de fortalecimiento para los rotadores laterales de la cadera y estiramiento del tensor de la fascia lata si está rígido.

DISCREPANCIA APARENTE DE LA LONGITUD DE LAS PIERNAS POR DESEQUILIBRIO MUSCULAR

El hábito de estar de pie con el peso principalmente sobre una pierna y la pelvis balanceada lateralmente debilita los abductores, especialmente el glúteo medio de ese lado. Si la rigidez del tensor de la fascia lata de un lado y la debilidad del glúteo medio del otro son leves, el tratamiento puede ser tan sencillo como romper el hábito y ponerse de pie de forma uniforme sobre ambos pies. Si el desequilibrio es más acusado, el tratamiento puede consistir en estirar el tensor de la fascia lata y la cintilla iliotibial y utilizar una talonera en el lado descendido. La elevación ayudará a estirar el tensor rígido y aliviará la tensión en el glúteo medio opuesto.

ESTIRAMIENTO DEL TENSOR DE LA FASCIA LATA

Con frecuencia se observa tensión o incluso contractura de la cintilla iliotibial. La relación con las afecciones dolorosas se analiza en la sección IV. A continuación se tratan los ejercicios para estirar el tensor de la fascia lata y la parte anterolateral de la cintilla iliotibial (24).

El tensor de la fascia lata abduce, flexiona y rota internamente la articulación de la cadera, y ayuda a extender la rodilla. Cuando un músculo tiene varias acciones, no es necesario alargarlo en todas las direcciones opuestas a sus acciones para estirarlo. Puede que un ejercicio solo necesite incluir dos o tres movimientos en el sentido del estiramiento. Y lo que es más importante, los estiramientos deben dirigirse específicamente a la zona que necesita estirarse. Algunos ejercicios prescritos habitualmente no cumplen este requisito.

Estar de pie con las piernas cruzadas coloca las articulaciones de la cadera en aducción (fig. 7-107A). Sin embargo, en esta posición, la cadera suele estar en rotación interna y en cierto grado de flexión en virtud de la inclinación anterior de la pelvis. Si, además de estar de pie en posición de aducción, la persona se balancea lateralmente hacia una pared o una mesa (fig. 7-107B), el estiramiento afectará a menudo al glúteo medio posterior más que al tensor de la fascia lata.

Se puede obtener un mejor control y mayor precisión en el estiramiento al mover la pelvis en relación con el fémur.

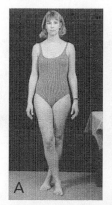
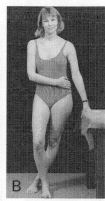

FIGURA 7-107. A y **B.** Discrepancia aparente en la longitud de las piernas como resultado del hábito de estar de pie con el peso principalmente sobre una pierna y la pelvis balanceada lateralmente.

Para comprender este mecanismo, es necesario describir el efecto de la inclinación de la pelvis sobre las articulaciones de la cadera.

Cuando las piernas tienen la misma longitud y la pelvis está nivelada en bipedestación, ambas articulaciones de la cadera son neutras en lo que respecta a la aducción y la abducción. Sin embargo, si la persona desplaza el peso hacia un lado, la posición de las articulaciones de la cadera cambia. Al mover el peso hacia la izquierda, se produce aducción de la articulación de la cadera izquierda. Del mismo modo, si se

coloca algo bajo el pie izquierdo que lo levante (fig. 7-108), el lado izquierdo de la pelvis estará elevado y la articulación izquierda de la cadera también estará en aducción.

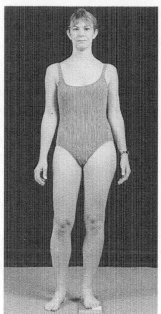

FIGURA 7-108. Una elevación bajo el pie izquierdo levanta ese lado de la pelvis, creando aducción del lado izquierdo de la cadera.

Para estirar un tensor izquierdo rígido y la cintilla iliotibial anterior, el paciente se coloca en bipedestación con una tabla, un libro o una revista bajo el pie izquierdo; el grosor de dicha elevación debe determinarse en función de la cantidad tolerada. Se mantiene el peso sobre ambos pies, y los pies y las rodillas (es decir, los fémures) se conservan bien alineados (es decir, con los dedos de los pies hacia afuera aproximadamente 8° a 10° a cada lado y las rótulas hacia el frente). A continuación, se intenta inclinar la pelvis hacia atrás. Esta inclinación posterior de la pelvis causa la extensión de la articulación de la cadera. La amplitud de movimiento será leve, pero el estiramiento debe notarse muy específicamente en la zona del tensor de la fascia lata izquierdo. El tensor se estirará mediante la aducción y la extensión de la articulación de la cadera sin permitir la rotación interna. Además, el estiramiento puede hacerse quitándose el zapato derecho (si el tacón no es demasiado alto) en lugar de poner algo bajo el pie izquierdo que lo eleve.

En caso de tensión bilateral, se coloca un aumento bajo el pie izquierdo o el derecho, o en su defecto se retira un zapato, y se mantiene la posición de estiramiento durante un tiempo cómodo (p. ej., 1-2 min).

Cuando la tensión muscular es unilateral, un aumento (talonera de 6 mm) en el zapato del lado tenso estirará pasivamente el tensor. Asegúrese de que este objeto se lleve en todos los zapatos y zapatillas de dormir y que la persona evite cualquier mal hábito de ponerse de pie sobre la pierna contraria. *El aumento no servirá de nada a menos que la persona esté de pie con el peso distribuido uniformemente sobre ambos pies* (para consultar el estiramiento asistido del tensor de la fascia lata tenso, *véase* la sección «Dolor en las piernas»).

Tensor de la fascia lata y cintilla iliotibial rígidos

Aunque el dolor asociado a un tensor de la fascia lata contracturado es más frecuente, hay casos de *distensión* en el lado elevado de la pelvis. Cuando el miembro inferior está en posición de aducción postural, se observa tensión continua sobre los abductores del muslo ipsilateral. Los síntomas de dolor pueden agudizarse. Si están presentes, se tratan aliviando la tensión, es decir, nivelando la pelvis y corrigiendo cualquier tensión muscular opuesta que pueda estar causando la tensión persistente. Dado que el oponente principal es el tensor opuesto, este problema puede resolverse a veces mediante el tratamiento de los músculos y la fascia contracturados del lado descendido, aunque los síntomas de distensión estén presentes en el lado que está más hacia arriba.

Hay casos en los que el tensor y la fascia lata se distienden por una caída lateral o un empuje lateral en el que la pelvis se desplaza lateralmente sobre el miembro fijo, empujando la articulación de la cadera en dirección hacia la aducción.

En varias ocasiones se ha utilizado cinta adhesiva con éxito de forma que limita la aducción. El procedimiento se explica a partir de las figuras 7-109 y 7-110 y la información que se encuentra a continuación.

La cinta adhesiva, que de preferencia debe ser de 4 cm de ancho, se corta en tramos con longitudes que se extenderán desde la zona de la espina anterosuperior de la pelvis hasta justo debajo de la parte lateral de la articulación de la rodilla.

El paciente se quita el zapato del lado afectado, o si se quita ambos zapatos, se pone un aumento de aproximadamente 1 cm bajo el lado no afectado. La persona se coloca de pie con los pies separados para ubicar la pierna afectada en cierta abducción. No se espera que la cinta mantenga el mismo grado de abducción, ya que la cinta siempre cede un poco.

Es muy importante que se compruebe si los pacientes presentan sensibilidad cutánea a la cinta adhesiva, sobre todo si hace calor. Se ha utilizado tintura de benjuí sobre la piel cada vez que se ha empleado el procedimiento de encintado.

La cinta se dirige desde la zona anterolateral de la pelvis hasta la zona posterolateral de la rodilla, de forma que no se restrinja la flexión de la cadera y la rodilla en sedestación (*véase* la sección «Caso clínico breve» más adelante en este capítulo).

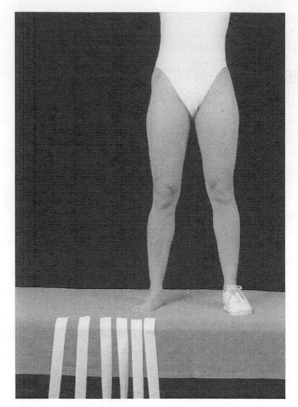

FIGURA 7-109. Estiramiento del tensor de la fascia lata mediante el uso de una banda iliotibial.

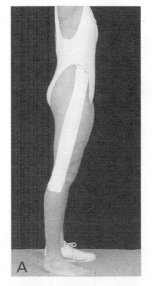 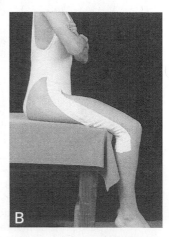

FIGURA 7-110. A y **B.** Cinta adhesiva para limitar la aducción mientras se estira el tensor de la fascia lata.

Ejercicios para los abductores

La amplitud de abducción normal de la articulación de la cadera es de aproximadamente 45° y la de aducción es de alrededor de 10°. Cuando los abductores son demasiado débiles para elevar la pierna en abducción contra la gravedad en decúbito lateral, se deben *evitar* los ejercicios en esa posición. Una persona puede aprender a realizar la sustitución levantando la pelvis lateralmente y llevando el miembro inferior a una abducción *aparente*, pero al hacerlo en realidad estira y tensa los abductores en lugar de acortarlos y fortalecerlos. La sustitución también puede producirse en decúbito supino, pero esto puede prevenirse y se puede realizar un ejercicio adecuado.

Sobre una mesa o una cama firme, la pierna *no afectada* se mueve en abducción hasta completar la amplitud de movimiento. Esta posición bloqueará cualquier esfuerzo por subir la pelvis del lado *afectado*, impidiendo así la sustitución. El movimiento del muslo en abducción requerirá un verdadero movimiento de la articulación de la cadera, no solo un desplazamiento lateral de la extremidad. Se puede utilizar cualquier tipo de ayuda que resulte adecuada: apoyo manualmente o con algún aparato o medida de adaptación, como una tabla lisa o rugosa o un patín.

Indicaciones de tratamiento en caso de síntomas de dolor agudo en las piernas

Puede aplicarse calor en la cara lateral del muslo mientras el paciente está en una posición que cede a la tirantez. Esto se realiza mediante la abducción del miembro inferior en decúbito supino o lateral. Para apoyar el miembro inferior en abducción en decúbito lateral, se colocan almohadas firmes entre los muslos y la parte inferior de las piernas, asegurándose de que también se apoya el pie. Una almohada en la espalda o el abdomen ayuda a equilibrar cómodamente al paciente en esta posición lateral. En cuanto la persona lo tolere, ya sea durante el primer tratamiento o 2 o 3 días después, se puede iniciar el masaje. El masaje debe ser *firme* pero no profundo. El masaje superficial puede ser más irritante que uno firme y suave. Masajear hacia abajo puede ser más eficaz que hacerlo hacia arriba. Los pacientes describen con frecuencia su reacción al masaje como «dolor agradable». Son conscientes de una sensación de tirantez y describen que «desearían poder hacer que el músculo se relajara» o que «se sentiría bien si alguien lo estirara». Las personas deben evitar la exposición al frío o a corrientes de aire, ya que incluso la más mínima exposición suele causar un aumento del dolor.

El alivio casi inmediato de los síntomas que se produce en algunos casos indica que la afección se debe básicamente a la tensión de los músculos y la fascia. Estas reacciones al tratamiento difieren de las de la ciática. Los mismos procedimientos aplicados a la zona dolorosa a lo largo de los músculos isquiotibiales en casos de irritación ciática darían lugar a un aumento del dolor.

En caso de estadios subagudos: a medida que el dolor agudo disminuye, los tratamientos sucesivos deben dirigirse a estirar la fascia tensa. La posición y el movimiento para el estiramiento asistido se ilustran en la figura 7-111.

El autoestiramiento en bipedestación, descrito por primera vez por Frank Ober (7), puede realizarse si la cadera no rota internamente ni se flexiona, pero esto es difícil de controlar. En su lugar, deben emplearse estiramientos más precisos, como se describe e ilustra a continuación.

Para estirar el tensor de la fascia lata izquierdo, solicite al paciente que se recueste sobre el lado derecho con la parte derecha de la cadera y la rodilla flexionadas. Relaje el

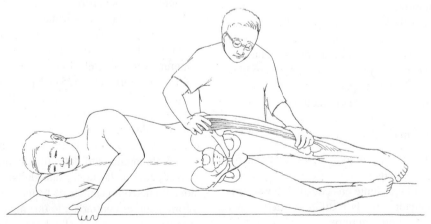

FIGURA 7-111. Posición y movimiento para el estiramiento asistido.

miembro inferior izquierdo sobre almohadas puestas entre los muslos y la parte inferior de las piernas. Aplique calor y masaje en el muslo lateral izquierdo. Quite las almohadas. Flexione la cadera y la rodilla del lado derecho lo suficiente para aplanar la zona lumbar. Estabilice la pelvis con una mano, lleve el muslo ligeramente hacia atrás y presione suavemente (sobre el muslo, no la pierna) hacia abajo, a la mesa, estirando los músculos y la fascia entre la cadera y la rodilla. No debe permitirse que la rodilla gire hacia adentro y hay que tener cuidado para evitar tensiones en la articulación de la rodilla. Para estirar el tensor derecho, haga que el paciente se recueste sobre el lado izquierdo e invierta el procedimiento.

En caso de tensión unilateral leve a moderada del tensor de la fascia lata, coloque un aumento del talón de 3 a 5 mm de grosor en el zapato del lado de la tensión para nivelar la pelvis y proporcionar un estiramiento gradual estando de pie.

La corrección del calzado indicada para el tratamiento de la inclinación pélvica lateral asociada a la tensión del tensor de la fascia lata también ayuda a estirar gradualmente la fascia tensa. Por este motivo, es posible que no se toleren estas alteraciones del calzado hasta que hayan remitido los síntomas agudos y hasta que se haya instaurado algún tratamiento activo, en forma de calor, masaje y estiramientos, para relajar y estirar la fascia rígida.

Caso clínico breve

La paciente se enganchó el talón derecho en el borde de un escalón y evitó una caída por un largo tramo de escaleras al bajar repentinamente tres escalones con la pierna izquierda.

Al principio, sintió dolor en la parte izquierda de la cadera. Dos días después, cedió la rodilla izquierda. La rodilla izquierda seguía dolorida.

Cuatro días después de la lesión, la mujer fue valorada por un traumatólogo que obtuvo una radiografía de la rodilla izquierda. Cinco días más tarde, acudió a consulta con otro traumatólogo que obtuvo radiografías de la cadera y la rodilla.

Dos semanas tras la lesión, la paciente fue vista por un neurocirujano que le recomendó una operación de disco.

Cuatro días después, la paciente fue remitida a un fisioterapeuta. Los hallazgos más importantes fueron:

1. En decúbito supino, la paciente no podía extender la rodilla sin sentir dolor intenso.
2. Cuando se colocó a la paciente en sedestación y se evaluó la fuerza del cuádriceps, la rodilla se extendió por completo, sin dolor de ningún tipo.
3. Cuando se volvió a colocar a la mujer en decúbito supino y se apoyó el muslo para mantener la cadera en flexión, la paciente extendió la rodilla sin dolor.
4. Cualquier intento de extender la rodilla en decúbito supino mientras se extendía la cadera causaba dolor intenso en la rodilla.
5. La prueba de fuerza del tensor de la fascia lata resultó dolorosa.
6. A la palpación, el músculo tensor de la fascia lata parecía estar en espasmo.

Impresión diagnóstica: el lugar de la lesión parecía estar en el músculo tensor de la fascia lata, con dolor referido en la parte lateral de la rodilla a través de la fascia lata (es decir, el músculo en espasmo que ejercía tensión sobre la cintilla iliotibial cuando se extendía la cadera).

Tras la exploración, se administró a la paciente calor húmedo y masaje (superficial hacia abajo) en el tensor de la fascia lata. La mujer sintió alivio considerable del dolor en decúbito, pero el dolor persistía en bipedestación.

La superficie anterolateral del muslo izquierdo se sujetó con cinta desde la cresta ilíaca hasta justo debajo de la rodilla (de forma que no interfiriera con la flexión de la cadera o la rodilla). La paciente sintió un gran alivio de los síntomas tras la colocación de la cinta (se utilizó adhesivo hipoalergénico).

Dos días más tarde (y de nuevo 6 días después), se revisó el vendaje para asegurarse de que no había irritación y reforzarlo con más cinta.

Tres días más adelante, no se observó irritación cutánea y se aplicó un nuevo vendaje.

Seis días después de esa visita, la mujer se quitó las cintas y ya caminaba sin bastón.

Alrededor de 5 semanas después de que se quitara el vendaje, una nota recibida de su médico decía: «La exploración de la pierna [de la paciente] me asegura que se encuentra bien y no ha quedado ninguna secuela. Considero que podemos darle el alta y que asuma sus funciones generales».

El procedimiento para el encintado fue el mismo que se ilustra en la figura 7-110A y B.

Protuberancia de disco intervertebral

Los conceptos básicos relativos a la flexión y la extensión de la columna vertebral en relación con la hernia discal desempeñan un papel importante al determinar el tratamiento. Las siguientes citas son pertinentes para este tema.

Nordin y Frankel afirman: «La inclinación hacia adelante de la columna vertebral hace que el disco se abombe hacia el lado cóncavo. Por lo tanto, cuando se flexiona la columna vertebral, el disco sobresale anteriormente y se retrae posteriormente» (25). Pope y cols. recogen las conclusiones de Brown y cols. y Roaf (26). Brown y cols. informaron abombamiento discal anterior durante la flexión, posterior durante la extensión y hacia la concavidad de la curva espinal durante la flexión lateral (27). Roaf afirmó que el abombamiento del anillo siempre se produce en el lado cóncavo de la curva y que, durante la flexión y la extensión, el núcleo no cambia de forma ni de posición (28). Esta información es contraria a lo que mucha gente cree o le han enseñado. Sin embargo, al analizar problemas lumbares y la ciática, este concepto es importante.

Los músculos de la espalda fuertes son esenciales tanto para la postura como para el funcionamiento. Aunque los músculos lumbares rara vez son débiles, se suelen prescribir ejercicios de extensión de la espalda. Un énfasis excesivo en la extensión de la espalda puede contribuir a aumentar la posición lordótica. Citando de nuevo a Nordin y Frankel: «Los músculos erectores espinales se activan intensamente al arquear la espalda en decúbito prono. Someter a carga la columna vertebral en posiciones extremas como esta produce bastantes tensiones en las estructuras de la columna, por lo que debe evitarse esta posición de hiperextensión» (25).

La fuerza favorable de los músculos abdominales también es importante para contrarrestar los músculos de la espalda y estabilizar el tronco en una buena alineación postural y durante actividades como levantar peso. Por desgracia, los músculos abdominales suelen ser débiles, sobre todo los inferiores, y no se presta suficiente atención a los ejercicios adecuados.

Si un disco se ha herniado y está presionando una raíz nerviosa con dolor resistente al tratamiento y no se ha obtenido alivio con las medidas conservadoras, puede que no haya alternativa a la cirugía. Sin embargo, hay muchos casos de ciática en los que los hallazgos clínicos sugieren una lesión discal, pero la fluctuación de los síntomas indica que la protuberancia no es constante. El tratamiento conservador de muchos de estos casos ha logrado un alivio eficaz de los síntomas sin cirugía. Cuando el paciente rechaza la cirugía o el médico no opta por realizarla, el tratamiento conservador se convierte en la alternativa necesaria.

La justificación del tratamiento conservador se basa en la premisa de que cualquier flexión, carga de torsión o fuerza de compresión, ya sea causada por espasmos musculares, tensión de los músculos de la espalda o tensión del peso superpuesto sobre la columna lumbar, pueden ser factores causantes de la protrusión discal.

Dos medidas proporcionan un tratamiento conservador eficaz: en primer lugar, la inmovilización de la espalda para aliviar el espasmo muscular agudo y para restringir el movimiento; en segundo lugar, el uso de un apoyo en «reloj de arena» que actúa para transmitir el peso del tórax a la pelvis y alivia la tensión sobre la columna lumbar (de forma muy parecida a como se utiliza un collarín cervical para mejorar la presión sobre la columna cervical).

Para el tratamiento por inmovilización y para el alivio del peso corporal superpuesto, se refuerza un apoyo ajustado con fuertes tirantes laterales y posteriores. Tras el alivio de los síntomas agudos, pueden instaurarse medidas terapéuticas para corregir cualquier desequilibrio muscular subyacente o fallos en la alineación.

Los síntomas ciáticos agudos asociados a la protrusión de un disco herniado suelen producirse como resultado de la torsión y la extensión bruscas de la columna vertebral desde una posición inclinada hacia adelante, como la torsión del tronco al levantar peso. El hecho de que este tipo de estrés se relacione con esta clase de lesión no es sorprendente si se tiene en cuenta que «la rotación de la columna lumbar tiene lugar en el disco intervertebral» (29).

Los síntomas ciáticos agudos o subagudos suelen causar una alineación defectuosa del cuerpo, de modo que al problema original se añaden síntomas secundarios de compresión y distensión muscular. En ocasiones, estos síntomas secundarios pueden persistir después de que hayan remitido los problemas subyacentes originales.

El músculo piriforme y su relación con el dolor ciático

Albert Freiberg describió el músculo piriforme y su relación con el dolor ciático y aportó una explicación interesante sobre una posible causa de los síntomas ciáticos (30). Aunque puede haber numerosos casos en los que el dolor ciático esté asociado a la *contractura* del piriforme, como el descrito por él, la opinión de autores anteriores era que la irritación del nervio ciático por el músculo piriforme suele asociarse a un piriforme *distendido*.

El piriforme tiene un origen amplio en la cara anterior del sacro y se inserta en el borde superior del trocánter mayor. Este músculo tiene tres funciones en bipedestación. Actúa como rotador externo del fémur, ayuda ligeramente a inclinar la pelvis lateralmente hacia abajo y ayuda a inclinar la pelvis posteriormente tirando del sacro hacia abajo, hacia el muslo.

En caso de posición defectuosa con una pierna en aducción postural y rotación interna en relación con la pelvis inclinada anteriormente, se produce un marcado estiramiento del piriforme junto con otros músculos que funcionan de forma similar. La mecánica de esta posición es tal que el músculo piriforme y el nervio ciático están en estrecho contacto. En la figura 7-112 se muestra la relación del nervio ciático con el músculo piriforme.

Evaluación: deben tenerse en cuenta los siguientes puntos durante el diagnóstico de la ciática asociada a la distensión del piriforme (*véase* fig. 7-112):

1. ¿Los síntomas ciáticos disminuyen o desaparecen al no sostener peso?
2. ¿La rotación interna y la aducción del muslo en posición flexionada, con el paciente en decúbito supino, aumentan los síntomas ciáticos?
3. ¿Disminuyen los síntomas en bipedestación si se coloca un aumento recto debajo del pie opuesto?
4. ¿Busca el paciente alivio de los síntomas colocando la pierna en rotación externa y abducción tanto en decúbito como en bipedestación?

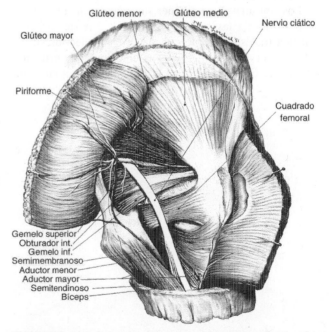

FIGURA 7-112. Relación del nervio ciático con el músculo piriforme.

El movimiento de prueba para colocar el piriforme en estiramiento máximo (*véase* el punto 2 más arriba) se realiza de la siguiente manera: el paciente está en decúbito supino sobre una mesa; la rodilla y la cadera de la pierna afectada se flexionan en ángulo recto; la flexión de la rodilla descarta cualquier confusión con el dolor debido a la irritación de los músculos isquiotibiales. A continuación, el examinador rota internamente y aduce pasivamente el muslo.

Con respecto al punto 3 anterior, ha sido un hallazgo clínico frecuente que, durante el curso de la exploración, la elevación aplicada bajo el pie del lado afectado aumenta los síntomas, mientras que la elevación colocada bajo el pie del lado no afectado proporciona cierto alivio inmediato en la pierna afectada.

Las correcciones al calzado para los casos de irritación causada por el piriforme estirado, y no contraído, consisten en la elevación recta (normalmente de 3 a 6 mm) en el talón del lado *no afectado* para aliviar la tensión en los abductores del hemisferio afectado, así como una cuña interna en el talón del lado afectado para corregir la rotación interna de la pierna. El calor, el masaje y el estiramiento de los músculos lumbares si están contracturados, el ejercicio de los músculos abdominales si hay debilidad abdominal, y la corrección de la posición defectuosa de la pelvis en bipedestación se emplean según esté indicado.

Ciática

La **ciática** se refiere a un dolor de tipo neurítico a lo largo del recorrido del nervio ciático. El dolor se extiende por la parte posterior del muslo y la pantorrilla hasta la planta del pie y por la superficie lateral de la pantorrilla hasta el dorso del pie.

La ciática puede producirse en relación con diversas infecciones o procesos inflamatorios, o por compresión o tensión mecánicas.

Los síntomas pueden tener su origen en una lesión de una o varias de las raíces nerviosas que posteriormente se unen a través de un plexo para formar el nervio ciático. El disco intervertebral herniado es un ejemplo de irritación mecánica en el nivel en el que las raíces nerviosas emergen

del conducto espinal. La distribución del dolor tiende a extenderse desde el origen radicular hasta las terminaciones nerviosas terminales, con el resultado de que el dolor es bastante generalizado. Una lesión en L5, por ejemplo, puede dar lugar no solo a síntomas a lo largo del nervio ciático, sino también a dolor en la región posterior y lateral del muslo, irrigada por los nervios glúteos inferior y superior.

Los síntomas de la ciática pueden deberse a irritación en cualquier punto del recorrido del plexo sacro, el tronco del nervio ciático o sus ramos nerviosos periféricos. La ciática puede surgir como dolor reflejo por irritación de las terminaciones nerviosas periféricas. Una lesión a lo largo del curso del nervio o de sus ramos puede distinguirse a menudo de una lesión radicular por la localización del dolor en la distribución por debajo de la altura de la lesión.

Además de la raíz, hay dos ubicaciones comúnmente reconocidas de lesiones que dan lugar al dolor ciático: la región sacroilíaca, donde los nervios espinales emergen a través del agujero sacro, y a nivel del músculo piriforme, donde el tronco del nervio ciático surge a través de la escotadura ciática y pasa a través o por debajo del músculo piriforme.

Este planteamiento sobre la ciática trata sobre la mecánica corporal defectuosa en relación con la protuberancia discal y los síntomas ciáticos asociados al síndrome piriforme. No se hablará de la ciática en relación con la distensión sacroilíaca, salvo para sugerir que la mecánica defectuosa que causa esta distensión puede ejercer tensión sobre el plexo sacro debido a su estrecha asociación con las estructuras implicadas en esta zona.

PROBLEMAS NEUROMUSCULARES

El uso de pruebas musculares manuales y el registro preciso de los resultados ayudan a establecer un diagnóstico, como se ilustra en los seis casos representados en las figuras 7-113 a 7-118. En las figuras de los casos 1 a 3, los resultados de las pruebas se registran en la columna de la izquierda y los puntos correspondientes de la derecha se rodean con un círculo para indicar los nervios implicados.

CASO 1: LESIÓN DEL NERVIO PERONEO

Tronco y miembros inferiores

Nombre

Fecha

NERVIOS PERIFÉRICOS — SEGMENTO ESPINAL — SENSITIVO

CLAVE
D: ramo primario dorsal
V: ramo primario ventral
A: división anterior
P: división posterior

		GRADO DE FUERZA MUSCULAR	PIERNA IZQUIERDA MÚSCULO	D T1-12, L1-5, S1-3	V T1, 2, 3, 4	V T5, 6	V T7, 8	V T9, 10, 11, 12	V Iliohipogástrico T12 L1	V Ilioinguinal T(12) L1	V Plexo lumbar T(12) L1, 2, 3, 4	P Femoral L(1) 2, 3, 4	A Obturador L(1) 2, 3, 4	P Glúteo sup. L4, 5, S1	P Glúteo inf. L5, S1, 2	V Plexo sacro L4, 5, S1, 2, 3	P Ciático L4, 5, S1, 2	A Ciático L4, 5, S1, 2, 3	P Peroneo com. L4, 5, S1, 2	A Tibial L4, 5, S1, 2, 3					
			ERECTOR ESPINAL	•																					
Nervios torácicos			SERRATO POST. SUP.		•																				
			TRANS. TORÁCICO		•	•	•																		
			INTERCOSTALES INT.		•	•	•	•																	
			INTERCOSTALES EXT.		•	•	•	•																	
			SUBCOSTALES		•	•	•	•																	
			ELEV. DE LAS COSTILLAS		•	•	•	•																	
			OBL. EXT. DEL ABDOMEN			(•)	•	•																	
			RECTO DEL ABDOMEN			•	•	•																	
			OBL. INT. DEL ABDOMEN				•	•	•	(•)															
			TRANSV. DEL ABDOMEN				•	•	•	(•)															
			SERRATO POST. INF.					•																	
Plexo lumbar			CUADRADO LUMBAR								•														
			PSOAS MENOR								•														
			PSOAS MAYOR								•														
Femoral			ILÍACO									•													
			PECTÍNEO									•	(•)												
			SARTORIO									•													
			CUÁDRICEPS									•													
Obturador	Ant.		ADUCTOR CORTO										•												
			ADUCTOR LARGO										•												
			RECTO INTERNO										•												
	Post.		OBTURADOR EXTERIOR										•												
			ADUCTOR MAYOR										•					•							
Glúteo	Sup.		GLÚTEO MEDIO											•											
			GLÚTEO MENOR											•											
			TENSOR DE FASCIA LATA											•											
	In.		GLÚTEO MAYOR												•										
Plexo sacro			PIRIFORME													•									
			GEMELO SUPERIOR													•						5	1	2	
			OBTURADOR INTERIOR													•						5	1	2	
			GEMELO INTERIOR													•					4	5	1	(2)	
			CUADRADO FEMORAL													•					4	5	1	(2)	
Ciático	P.		BÍCEPS (CAB. CORTA)														•					5	1	2	
	Tibial		BÍCEPS (CAB. LARGA)															•				5	1	2	3
			SEMITENDINOSO															•			4	5	1	2	
			SEMIMEMBRANOSO															•			4	5	1	2	
Peroneo común	Profundo	3	TIBIAL ANTERIOR																⊙		4	5	1		
		0	EXT. LAR. DEDO GORDO																⊙		4	5	1		
		0	EXT. LAR. DE DEDOS																⊙		4	5	1		
		0	TERCER PERONEO																⊙		4	5	1		
		0	EXT. CORT. DE DEDOS																⊙		4	5	1		
	Sup.	2	PERONEO LARGO																⊙		4	5	1		
		2	PERONEO CORTO																⊙		4	5	1		
Tibial	Tibial	—	PLANTAR																	•	4	5	1	(2)	
		10	GASTROCNEMIO																	•			1	2	
		—	POPLÍTEO																	•	4	5	1		
		10	SÓLEO																	•		5	1	2	
		7	TIBIAL POSTERIOR																	⊙	(4)	5	1		
		0	FLEX. LARG. DE DEDOS																	⊙		5	1	(2)	
		0	FLEX. LAR. DEDO GORDO																	⊙		5	1	2	
	Plantar medial	10	FLEX. CORT. DE DEDOS																	•	4	5	1		
		—	ABD. DE DEDO GORDO																	•	4	5	1		
		10	FLEX. CORT. DEDO GORDO																	•	4	5	1		
		8	LUMBRICAL I																	•	4	5	1		
	Plantar lateral	—	ABD. DE DEDO PEQUEÑO																	•			1	2	
		—	CUADRADO PLANTAR																	•			1	2	
		—	FLEX. DE DEDO PEQUEÑO																	•			1	2	
		—	OP. DE DEDO PEQUEÑO																	•			1	2	
		—	AD. DE DEDO GORDO																	•			1	2	
		—	INTERÓSEOS PLANTARES																	•			1	2	
		—	INTERÓSEOS DORSALES																	•			1	2	
		8	LUMBRICALES II, III, IV																	•	(4)	(5)	1	2	

El paciente, al que se realizaron pruebas musculares y sensitivas 6 semanas después del inicio, había caído a través de una puerta de cristal y había presentado lesiones por laceración en la pierna izquierda. Los resultados de las pruebas musculares indicaron lo siguiente:

- Afectación de los ramos nerviosos del flexor largo de los dedos y del flexor largo del dedo gordo, sin afectación del nervio tibial ni de sus ramos terminales.
- Afectación del nervio peroneo superficial y del nervio peroneo profundo, probablemente por debajo del nivel de un ramo proximal al tibial anterior.

La debilidad del músculo tibial posterior puede haber sido causada por traumatismos del músculo más que por una afectación nerviosa, ya que se recuperó completamente a los 3.5 meses de su aparición. Para entonces, el flexor largo de los dedos y el flexor largo del dedo gordo del pie se habían recuperado bien, y al cabo de 6 meses se habían recuperado por completo. La evolución fue lenta y la debilidad muscular se mantuvo en todos los músculos inervados por los nervios peroneos profundo y superficial.

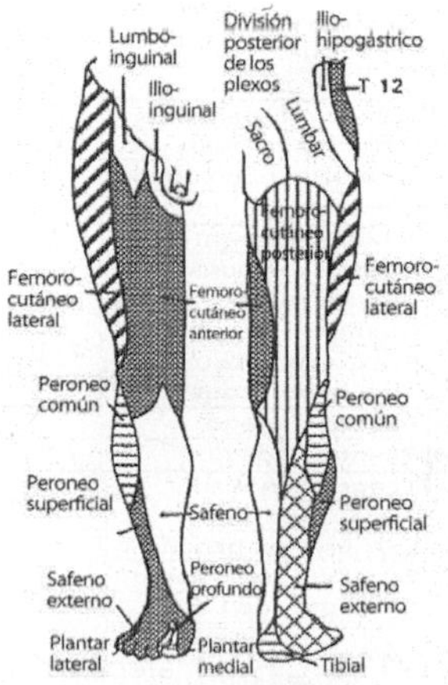

Dermatomas rediseñados de Keegan y Garrett. Anat. Rec. 102. 409. 437. 1948. Distribución cutánea de nervios periféricos rediseñada de *Gray's Anatomy of the Human Body*, 28.ª ed.

FIGURA 7-113. Caso 1: afectación nerviosa periférica del nervio peroneo común.

CASO 2: LESIÓN QUE AFECTA LOS NERVIOS LUMBOSACROS

Tabla para el diagnóstico de lesiones nerviosas: tronco y miembros inferiores

Nombre _____   Fecha _____

GRADO DE FUERZA MUSCULAR	Pierna izquierda MÚSCULO	T 1-12, L1-5, S1-5, Dorsal	DIVISIÓN VENTRAL T 2-6	T 5-6	T 7-11	T 9-11	Iliohipogástrico (L1)	Ilioinguinal (L1)	Plexo lumbar (T12, L1-4) V.	Obturador (L2,3,4,) Vent.	Femoral (L2,3,4,) Dorsal	Glúteo superior (L4,5, S1) D.	Glúteo inferior (L5, S1,2) D.	Plexo sacro (L4,5 S1,2,3)	Ciático (L4,5,S1,2,3) D.&V.	Tibial (poplíteo interno) V.	Peroneo (poplíteo externo) D.	SEGMENTO ESPINAL T 2,3,4	T 5,6	T 7,8	T 9,10,11	T 12	L1	L2	L3	L4	L5	S1	S2	S3
NERVIOS TORÁCICOS																														
100	ERECTOR ESPINAL	x																x	x	x	x	x	x	x	x	x	x	x	x	x
	INTERCOSTALES INT.		x															x	x											
	INTERCOSTALES EXT.		x															x	x											
	SUBCOSTALES		x															x	x											
	ELEV. DE LAS COSTILLAS		x															x	x											
	SERRATO POST. SUP.		x															x	x											
	TRANS. TORÁCICO		x															x	x											
	OBLICUO EXTERNO			x																										
	RECTO DEL ABDOMEN				x															x	x									
	DIAFRAGMA				x															x	x									
	OBLICUO INTERNO				x		x	(x)												x	x	x								
	TRANSV. DEL ABDOMEN				x		x	(x)												x	x	x								
	SERRATO POST. INF.					x															x									
PLEXO LUMBAR	PSOAS MENOR								x													x								
100	PSOAS MAYOR								x													(x)	X	X	(x)					
	ILÍACO								x													(x)	X	X	(x)					
	CUADRADO LUMBAR								x												x	x	x							
OBTURADOR	RECTO INTERNO									x													X	X	x					
	ADUCTOR CORTO									x													X	X	x					
100	ADUCTOR LARGO									x													X	X	x					
	ADUCTOR MAYOR									x													X	X	x					
	OBTURADOR EXTERNO									x													X	X	x					
	PECTÍNEO									x	x												x	x	x					
FEM. 100	SARTORIO										x												X	x	x					
100	CUÁDRICEPS										x												X	X	x					
GL. GLÚTEO SUPERIOR 70	GLÚTEO MEDIO											(x)														X	X	X	(x)		
70	GLÚTEO MENOR											(x)														X	X	X	(x)		
70	TENSOR DE FASCIA LATA											(x)														X	X	X	(x)		
GL. IN. SUP. 70	GLÚTEO MAYOR												(x)														X	X	x		
PLEXO SACRO	PIRIFORME													(x)														x	x		
60	CUADRADO FEMORAL													(x)													(x)	x	x		
	GEMELO SUPERIOR													(x)													(x)	x	x	x	
	GEMELO INFERIOR													(x)													(x)	x	x		
	OBTURADOR INTERNO													(x)													(x)	x	x	x	
CIÁTICO P. TIBIAL 70	SEMIMEMBRANOSO														(x)											x	X	X	(x)	(x)	
70	SEMITENDINOSO														(x)											(x)	X	X	x	(x)	
60	BÍCEPS (CAB. LARGA)														(x)											(x)	X	X	x	x	
60	BÍCEPS (CAB. CORTA)														(x)											(x)	X	X	x		
TIBIAL (POPLÍTEO INTERNO) ?	GASTROCNEMIO	El tendón se ha fortalecido														x												x	X		
−	PLANTAR															x										x	x	x			
−	POPLÍTEO															(x)										x	x	x			
?	SÓLEO	El tendón se ha fortalecido														(x)												x	x		
0	TIBIAL POSTERIOR															(x)										X	x	x			
0	FLEX. LAR. DE DEDOS															(x)										x	x	x			
0	FLEX. LAR. DE DEDO GORDO															(x)										(x)	x	x	(x)		
0	FLEX. CORT. DE DEDOS															(x)										x	x	x	x	(x)	
0	FLEX. CORT. DE DEDO GORDO															(x)										x	x	x	x	(x)	
0	ABDUCTOR DEDO GORDO															(x)										x	x	x	x	(x)	
−	LUMBRICALES (I Y II)															−										x	x	x	x	(x)	
−	LUMBRICALES (III Y IV)															−										x	x	x	x	(x)	
−	INTERÓSEOS DORSALES															−										x	x	x	x	(x)	
−	INTERÓSEOS PLANTARES															−										x	x	x	x	(x)	
−	CUADRADO PLANTAR															−										x	x	x	x	(x)	
−	FLEX. DEDO PEQUEÑO															−										x	x	x	x	(x)	
−	ABD. DEDO PEQUEÑO															−										x	x	x	x	(x)	
PERONEO (POP. EXT.) SUP. (60)	PERONEO LARGO																x									x	X	X	(x)		
(60)	PERONEO CORTO																x									x	X	X	(x)		
(60)	TERCER PERONEO																x									x	X	X	(x)		
PROFUNDO 10	TIBIAL ANTERIOR																x									X	X	x	(x)		
10	EXT. LAR. DE DEDOS																x									x	X	x	(x)		
0	EXT. LAR. DE DEDO GORDO																x									x	X	x	(x)		
0	EXT. CORT. DE DEDOS																x									x	x	x	(x)		

Nota: La lesión afecta nervios lumbosacros (L4 + 5, S1, 2, 3) solo en el lado izquierdo, con afectación ligeramente más grave de las divisiones ventrales que de las dorsales.

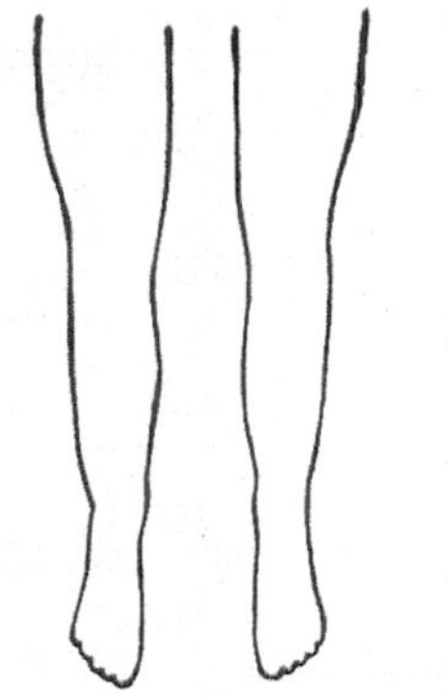

Posterior : izquierda o Anterior: derecha   Posterior : derecha o Anterior: izquierda

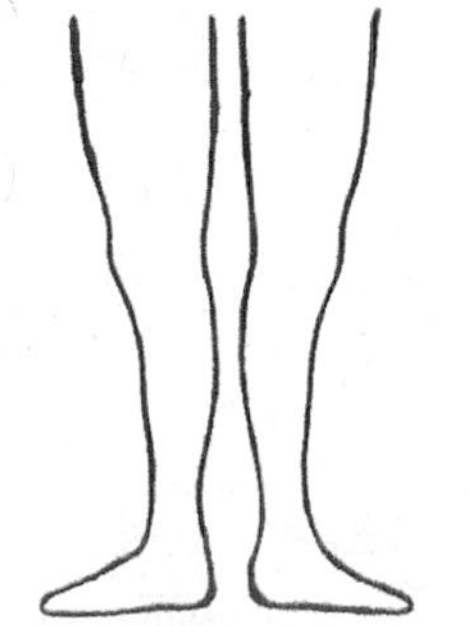

Lateral: izquierda o Medial: derecha   Lateral: derecha o Medial: izquierda

FIGURA 7-114. Caso 2: afectación de las divisiones dorsal y ventral de L4, 5 y S1, 2, 3 en un solo lado (el otro lado se encuentra esencialmente normal).

Nombre .... Fecha ....

Pierna derecha

Nervio	Grado de fuerza muscular	Músculo	MOTORES: T 1-12, L1-5, S1-5, Dorsal	DIVISIÓN VENTRAL: T 2-6	T 5-6	T 7-11	T 9-11	Iliohipogástrico (L1)	Ilioinguinal (L1)	Plexo lumbar (T12, L1-4) V.	Obturador (L2,3,4,) Vent.	Femoral (L2,3,4,) Dorsal	Glúteo superior (L4,5, S1) D.	Glúteo inferior (L5, S1,2) D.	Plexo sacro (L4,5 S1,2,3)	Ciático (L4,5,S1,2,3) D.&V.	Tibial (poplíteo interno) V.	Peroneo (poplíteo externo) D.	SEGMENTO ESPINAL: T 2,3,4	T 5,6	T 7,8	T 9,10,11	T 12	L 1	L 2	L 3	L 4	L 5	S 1	S 2	S 3
	100	Erector espinal	x																x	x	x	x	x	x	x	x	x	x	x	x	x
Nervios torácicos		Intercostales int.		x															x	x											
Nervios torácicos		Intercostales ext.		x															x	x											
Nervios torácicos		Subcostales		x															x	x											
Nervios torácicos		Elev. de las costillas		x															x	x											
Nervios torácicos		Serrato post. sup.		x															x	x											
Nervios torácicos		Trans. torácico		x															x	x											
Nervios torácicos		Oblicuo externo			x															x											
Nervios torácicos		Recto del abdomen				x															x	x									
Nervios torácicos		Diafragma				x															x	x									
Nervios torácicos		Oblicuo interno				x		x	(x)												x	x		x							
Nervios torácicos		Transv. del abdomen				x		x	(x)												x	x		x							
Nervios torácicos		Serrato post. inf.					x															x									
Plexo lumbar	100	Psoas menor								x														x							
Plexo lumbar	100	Psoas mayor								x														(x)	X	X	(x)				
Plexo lumbar	100	Ilíaco								x														(x)	X	X	(x)				
Plexo lumbar	—	Cuadrado lumbar								x													x	x	x						
Obturador	100	Recto interno									x														X	X	x				
Obturador	100	Aductor corto									x														X	X	x				
Obturador	100	Aductor largo									x														X	X	x				
Obturador	100	Aductor mayor									x														X	X	x				
Obturador	100	Obturador externo									x															x	x				
Obturador	100	Pectíneo									x	x													x	x	x				
Fem.	100	Sartorio										x													X	x	x				
Fem.	100	Cuádriceps										x													x	X	X				
Glúteo superior	60	Glúteo medio											x														X	X	X	(x)	
Glúteo superior	60	Glúteo menor											x														X	X	X	(x)	
Glúteo superior	80	Tensor de fascia lata											x														X	X	X	(x)	
Gl. in.	100	Glúteo mayor												x														X	X	x	
Plexo sacro	70	Piriforme													x														x	x	
Plexo sacro	70	Cuadrado femoral													x												(x)	x	x		
Plexo sacro	70	Gemelo superior													x													(x)	x	x	x
Plexo sacro	70	Gemelo inferior													x												(x)	x	x		
Plexo sacro	70	Obturador interno													x													(x)	x	x	x
Ciático, Tibial	100	Semimembranoso														x											x	X	X	(x)	(x)
Ciático, Tibial	100	Semitendinoso														x											(x)	X	X	x	(x)
Ciático, Tibial	100	Bíceps (cab. larga)														x											(x)	X	X	x	x
Ciático, P.	100	Bíceps (cab. corta)														x											(x)	X	X	x	x
Tibial (poplíteo interno), Tibial	100	Gastrocnemio															x												x	X	
Tibial (poplíteo interno), Tibial	—	Plantar															x										x	x	x		
Tibial (poplíteo interno), Tibial	—	Poplíteo															x										x	x	x		
Tibial (poplíteo interno), Tibial	100	Sóleo															x												x	x	
Tibial (poplíteo interno), Tibial	100	Tibial posterior															x										X	x	x		
Tibial (poplíteo interno), Tibial	100	Flex. lar. de dedos															x											x	x	x	
Tibial (poplíteo interno), Tibial	100	Flex. lar. de dedo gordo															x										(x)	x	x	(x)	
Tibial (poplíteo interno), Plant. med.	100	Flex. cort. de dedos															x										x	x	x	x	(x)
Tibial (poplíteo interno), Plant. med.	100	Flex. cort. de dedo gordo															x										x	x	x	x	(x)
Tibial (poplíteo interno), Plant. med.	—	Abductor dedo gordo															x										x	x	x	x	(x)
Tibial (poplíteo interno), Plant. med.	100	Lumbricales (I y II)															x										x	x	x	x	(x)
Tibial (poplíteo interno), Plantar lat.	100	Lumbricales (III y IV)															x										x	x	x	x	(x)
Tibial (poplíteo interno), Plantar lat.	—	Interóseos dorsales															–										x	x	x	x	(x)
Tibial (poplíteo interno), Plantar lat.	—	Interóseos plantares															–										x	x	x	x	(x)
Tibial (poplíteo interno), Plantar lat.	—	Cuadrado plantar															–										x	x	x	x	(x)
Tibial (poplíteo interno), Plantar lat.	—	Flex. dedo pequeño															–										x	x	x	x	(x)
Tibial (poplíteo interno), Plantar lat.	—	Abd. dedo pequeño															–										x	x	x	x	(x)
Peroneo (pop. ext.), Sup.	100	Peroneo largo																x									x	X	X	(x)	
Peroneo (pop. ext.), Sup.	100	Peroneo corto																x									x	X	X	(x)	
Peroneo (pop. ext.), Profundo	100	Tercer peroneo																x									x	x	x	(x)	
Peroneo (pop. ext.), Profundo	100	Tibial anterior																x									X	x	x	(x)	
Peroneo (pop. ext.), Profundo	100	Ext. lar. de dedos																x									x	X	x	(x)	
Peroneo (pop. ext.), Profundo	100	Ext. lar. de dedo gordo																x									x	X	x	(x)	
Peroneo (pop. ext.), Profundo	100	Ext. cort. de dedos																x									x	x	X	(x)	

Nota: La debilidad del abductor y el rotador externo en esta pierna derecha es sin lugar a dudas debilidad en cuanto a cargar peso secundaria a la afectación de la pierna izquierda.

SENSITIVOS

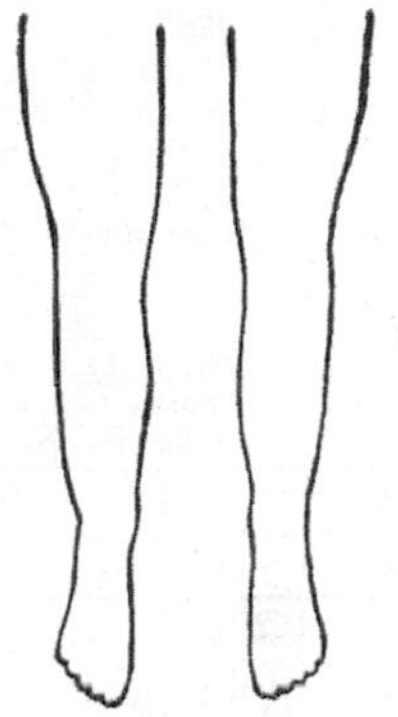

Posterior : izquierda o Anterior: derecha — Posterior : derecha o Anterior: izquierda

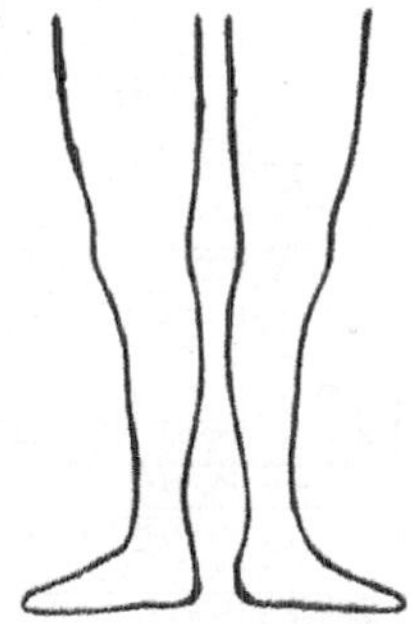

Lateral: izquierda o Medial: derecha — Lateral: derecha o Medial: izquierda

FIGURA 7-114. (continuación)

CASO 3: POSIBLE LESIÓN DE L5

Tronco y miembros inferiores

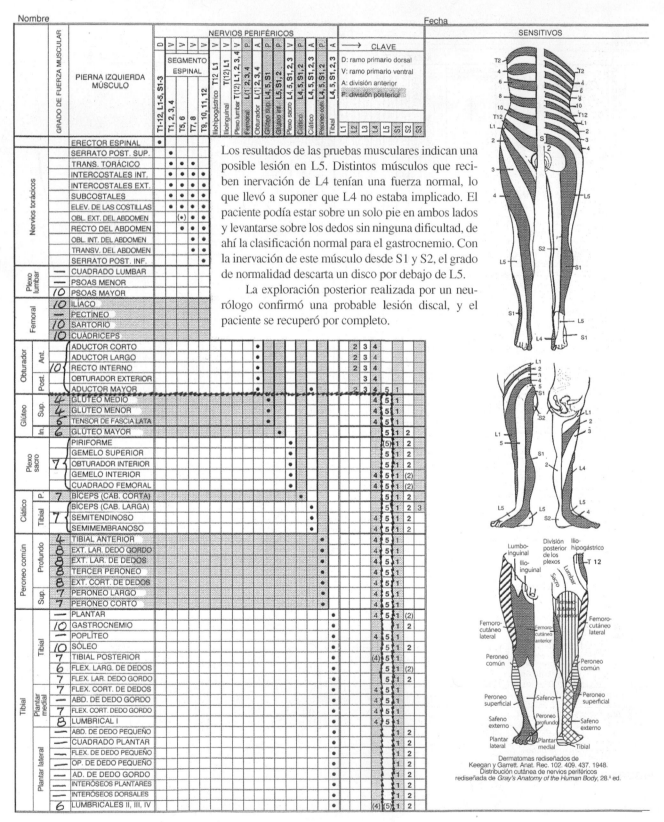

Los resultados de las pruebas musculares indican una posible lesión en L5. Distintos músculos que reciben inervación de L4 tenían una fuerza normal, lo que llevó a suponer que L4 no estaba implicado. El paciente podía estar sobre un solo pie en ambos lados y levantarse sobre los dedos sin ninguna dificultad, de ahí la clasificación normal para el gastrocnemio. Con la inervación de este músculo desde S1 y S2, el grado de normalidad descarta un disco por debajo de L5.

La exploración posterior realizada por un neurólogo confirmó una probable lesión discal, y el paciente se recuperó por completo.

FIGURA 7-115. Caso 3: disco intervertebral herniado en L5.

CASO 4: SÍNDROME DE GUILLAIN-BARRÉ 1

NOMBRE DEL PACIENTE   NÚMERO DE CLÍNICA 6694

IZQUIERDA						TABLA DE MÚSCULOS, No. 3		DERECHA					
					6-7-47 HOK		6-7-47 HOK						
					70	Parte anterior del cuello	70						
					100	Parte posterior del cuello	100						
					100	Espalda	100						
					—	Cuadrado lumbar	—						
						Recto del abdomen							
						Oblicuo externo							
						Oblicuo interno							
						Abdominales laterales							
					55	Glúteo mayor	55						
					60	Glúteo medio	60						
					70	Isquiotibiales internos	60						
					70	Isquiotibiales externos	70						
					65	Rotadores internos	70						
					60	Rotadores externos	60						
					70	Flexores de la cadera	80						
					60	Sartorio	80						
					60	Abductores de la cadera	60						
					70	Aductores de la cadera	60						
					60	Tensor de la fascia lata	80						
					70	Cuádriceps	70						
					100	Sóleo	100						
					Débil	Gastrocnemio	Débil						
					20	Largo Largo	55						
					20	Corto Peroneos Corto	55						
					10	Tercero Tercero	30						
					30	Tibial posterior	20						
					20	Tibial anterior	10						
					0	Extensor largo del dedo gordo	0						
					55	Flexor largo del dedo gordo	60						
					70	Flexor corto del dedo gordo	70						
					0	1 Extensor largo del dedo 1	0						
					0	2 Extensor largo del dedo 2	0						
					0	3 Extensor largo del dedo 3	0						
					0	4 Extensor largo del dedo 4	0						
					0	1 Extensor corto del dedo 1	0						
					0	2 Extensor corto del dedo 2	0						
					0	3 Extensor corto del dedo 3	0						
					0	4 Extensor corto del dedo 4	0						
					60	1 Flexor largo del dedo 1	70						
					55	2 Flexor largo del dedo 2	60						
					50	3 Flexor largo del dedo 3	60						
					20	4 Flexor largo del dedo 4	60						
					0	1 Flexor corto del dedo 1	55						
					0	2 Flexor corto del dedo 2	(60)						
					0	3 Flexor corto del dedo 3	60						
					0	4 Flexor corto del dedo 4	60						
					0	1 Lumbrical 1	0						
					0	2 Lumbrical 2	0						
					0	3 Lumbrical 3	0						
					0	4 Lumbrical 4	0						
						Longitud							
						Pantorrilla							
						Muslo							
						Contracciones y deformidades							
						Cuello							
						Espalda							
						Cadera							
						Rodilla							
						Tobillo							
						Pie							

FIGURA 7-116. Caso 4: síndrome de Guillain-Barré 1. Diagnóstico confirmado con base en la simetría de la fuerza y de la debilidad de las extremidades derecha e izquierda en la exploración.

CASO 5: SÍNDROME DE GUILLAIN-BARRÉ 2

NOMBRE DEL PACIENTE   NÚMERO DE CLÍNICA

IZQUIERDA						TABLA DE MÚSCULOS, No. 3		DERECHA					
12-1-47 HOK	8-11-47 HOK	7-15-47 HOK	5-22-47 HOK	5-3-47 HOK	4-30-47 HOK			4-30-47 HOK	5-3-47 HOK	5-22-47 HOK	7-15-47 HOK	8-11-47 HOK	12-1-47 HOK
100	80	85	60	40	30	Parte anterior del cuello		30	40	60	85	80	100
100	100	100	100	80	80	Parte posterior del cuello		80	80	100	100	100	100
100	90	100	100	70	70	Espalda		70	70	100	100	90	100
—	—	—	—	—	—	Cuadrado lumbar		—	—	—	—	—	—
						Recto del abdomen							
						Oblicuo externo							
						Oblicuo interno							
						Abdominales laterales							
100	100	100	70	50	50	Glúteo mayor		60	60	70	100	100	100
90	60	80	60	45	50	Glúteo medio		50	50	60	75	60	90
100	100	100	100	65	60	Isquiotibiales internos		60	65	100	100	100	100
100	100	100	90	65	60	Isquiotibiales externos		60	65	100	100	100	100
100	80	100	70	60	60	Rotadores internos		60	60	80	70	90	100
100	90	90	70	60	60	Rotadores externos		60	60	90	85	70	100
100	90	100	60	(50)	(50)	(1) Flexores de la cadera (1)		(50)	(50)	60	100	100	100
100	100	100	100	80	70	Sartorio		70	80	100	100	100	100
90	60	80	60	45	50	Abductores de la cadera		50	50	60	75	60	100
100	90	80	65	55	50	Aductores de la cadera		50	55	65	80	90	100
100	90	100	60	60	60	Tensor de la fascia lata		60	60	60	100	80	100
100	100	100	70	60	70	Cuádriceps		70	60	70	100	100	100
100	100	100	100	100	60	Sóleo		80	90	85	100	100	100
100	90	D) 100	D) 100	D) 90	D) 80	Gastrocnemio		D) 80	D) 90	D) 100	D) 100	100	100
100	100	100	100	80	70	Largo Largo		90	100	100	100	100	100
100	100	100	100	80	70	Corto Peroneos Corto		90	100	100	100	100	100
100	100	100	100	80	70	Tercero Tercero		100	100	100	100	100	100
100	100	100	100	100	80	Tibial posterior		90	100	90	100	100	100
100	100	100	100	100	80	Tibial anterior		100	100	100	100	100	100
100	90	100	70	60	80	Extensor largo del dedo gordo		70	60	70	100	90	100
100	100	100	80	70	70	Flexor largo del dedo gordo		90	100	100	100	100	100
100	100	100	100	100	100	Flexor corto del dedo gordo		100	100	100	90	100	100
100	100	100	100	70	90	1 Extensor largo del dedo 1		90	80	100	100	100	100
						2 Extensor largo del dedo 2							
						3 Extensor largo del dedo 3							
						4 Extensor largo del dedo 4							
100	100	100	100	70	90	1 Extensor corto del dedo 1		90	80	90	100	100	100
						2 Extensor corto del dedo 2							
						3 Extensor corto del dedo 3							
						4 Extensor corto del dedo 4							
100	100	100	100	80	80	1 Flexor largo del dedo 1		100	100	100	100	100	100
						2 Flexor largo del dedo 2							
						3 Flexor largo del dedo 3							
						4 Flexor largo del dedo 4							
100	100	90	80	70	60	1 Flexor corto del dedo 1		80	80	80	90	100	100
						2 Flexor corto del dedo 2							
						3 Flexor corto del dedo 3							
						4 Flexor corto del dedo 4							
100	100	100	100	80	90	1 Lumbrical 1		100	100	100	100	100	100
						2 Lumbrical 2							
						3 Lumbrical 3							
						4 Lumbrical 4							
						Longitud							
						Pantorrilla							
						Muslo							

(1) 4-30-47 } *Tensión oculta de*
    5-3-47   } *los isquiotibiales*

D) *En decúbito supino*

	Contracciones y deformidades	
	Cuello	
	Espalda	
	Cadera	
	Rodilla	
	Tobillo	
	Pie	

FIGURA 7-117. Caso 5: síndrome de Guillain-Barré 2. Simetría de los lados derecho e izquierdo con base en seis exploraciones a lo largo de un período de 7 meses.

CASO 6: POLIOMIELITIS

NOMBRE DEL PACIENTE   NÚMERO DE CLÍNICA

IZQUIERDA   TABLA DE MÚSCULOS, No. 3   DERECHA

4-18-45 HOK	3-8-45 HOK	1-22-45 HOK	12-18-49 HOK	10-18-44 HOK	9-21-44 HOK			9-21-44 HOK	10-18-44 HOK	12-18-44 HOK	1-22-45 HOK	3-8-45 HOK	4-18-45 HOK
	50	40	40	30	10		Parte anterior del cuello	10	30	40	40	40	
	60		60		20		Parte posterior del cuello	20		60	60	60	70
70			40		20		Espalda	20		40			70
							Cuadrado lumbar						
							Recto del abdomen						
							Oblicuo externo						
							Oblicuo interno						
							Abdominales laterales						
100	100	60	40	30	10		Glúteo mayor	50	100	100	100	100	100
60	80	40	30	20	10		Glúteo medio	30	40	60	70	70	60
60	60	30	30	20	10		Isquiotibiales internos	100	100	100	100	100	100
60	40	30	30	5	0		Isquiotibiales externos	100	100	100	100	100	100
70	70	60	60	60	20		Rotadores internos		80	80	90	90	
90	90	70	70	60	60		Rotadores externos		80	80	100	100	
90	90	60	60	40	10		Flexores de la cadera	30	40	70	90	90	
80	80	80	60	40	10		Sartorio	60	90	100	100	100	100
60	80	60	30	20	10		Abductores de la cadera	30	60	60	60	70	60
100	90	80	80	60	60		Aductores de la cadera	60	60	90	90	100	100
80	100	80	80	40	20		Tensor de la fascia lata	50	60	70	80	100	100
100	100	70	60	60	10		Cuádriceps	80	70	70	80	100	100
10	5	5	5	0	5		Sóleo	90	100	90	100	100	100
0	0	0	5	0	5		Gastrocnemio	100	100	100	100	100	100
5	5	5	5	5	0	Largo	Largo	100	100	100	100	100	
5	5	5	5	5	0	Corto Peroneos	Corto	100	100	100	100	100	
0	0	0	0	0	0	Tercero	Tercero	100	100	100	100	100	
100	5	5	5	0	0		Tibial posterior	100	100	90	100	90	100
20	20	20	20	5	0		Tibial anterior	60	100	100	100	100	
0	0	0	0	0	0		Extensor largo del dedo gordo	100	100	90	100	100	
20	20	0	0	0	0		Flexor largo del dedo gordo	60	80	100	100	100	
60	70	20	5	5	5		Flexor corto del dedo gordo	100	100	100	100	100	
0	0	5	0	0	5	1 Extensor largo del dedo 1		80	100	100	100	100	
0	0	5	0	0	5	2 Extensor largo del dedo 2		80	100	100	100	100	
0	0	5	0	0	5	3 Extensor largo del dedo 3		80	100	100	100	100	
0	0	5	0	0	5	4 Extensor largo del dedo 4		80	100	100	100	100	
0	0	0	0	0	0	1 Extensor corto del dedo 1		100	100	100	100	100	
0	0	0	0	0	0	2 Extensor corto del dedo 2		100	100	100	100	100	
0	0	0	0	0	0	3 Extensor corto del dedo 3		100	100	100	100	100	
0	0	0	0	0	0	4 Extensor corto del dedo 4		100	100	100	100	100	
40	0	0	0	0	0	1 Flexor largo del dedo 1		70	60	90	100	90	
40	0	0	0	0	0	2 Flexor largo del dedo 2		70	60	90	100	100	
60	60	0	0	0	0	3 Flexor largo del dedo 3		70	60	90	100	100	
60	60	0	0	0	0	4 Flexor largo del dedo 4		70	60	90	100	100	
70	60	60	60	60	50	1 Flexor corto del dedo 1		40	70	60	60	80	
60	70	60	60	60	50	2 Flexor corto del dedo 2		40	70	60	70	80	
70	70	60	60	60	40	3 Flexor corto del dedo 3		40	70	60	70	80	
70	70	60	60	60	40	4 Flexor corto del dedo 4		60	70	60	70	80	
70	70	60	40	40	10	1 Lumbrical 1		70	80	90	90	100	
70	70	60	40	40	10	2 Lumbrical 2		70	80	90	90	100	
60	60	60	40	40	10	3 Lumbrical 3		70	60	90	70	100	
60	60	60	40	40	10	4 Lumbrical 4		70	60	90	70	100	
							Longitud						
							Pantorrilla						
							Muslo						
							Contracciones y deformidades						
							Cuello						
							Espalda						
							Cadera						
							Rodilla						
							Tobillo						
							Pie						

FIGURA 7-118. Caso 6: poliomielitis. En este ejemplo, la pierna izquierda está bastante afectada y la derecha se encuentra esencialmente normal. En los casos de poliomielitis no se muestran patrones de debilidad.

EJERCICIOS CORRECTIVOS: MIEMBROS INFERIORES

Los ejercicios en decúbito deben llevarse a cabo sobre una superficie firme (p. ej., una tabla sobre una cama, una mesa de tratamiento o el suelo, con una almohadilla delgada o una manta doblada colocada sobre la superficie dura para mayor comodidad) (fig. 7-119).

Los ejercicios de *estiramiento* deben ir precedidos de calor leve y masajes para ayudar a relajar los músculos tensos. Se debe evitar utilizar calor en los músculos débiles y demasiado estirados. Los estiramientos deben hacerse gradualmente, con un esfuerzo consciente por relajarse. Se continúa hasta sentir un «tirón» firme pero tolerable, respirando cómodamente mientras se mantiene el estiramiento, y luego se regresa *lentamente* desde la posición estirada.

Los ejercicios de *fortalecimiento* también deben realizarse lentamente, procurando sentir un «tirón» fuerte de los músculos que se ejercitan. La persona mantiene la posición completa durante varios segundos, luego se relaja y repite el ejercicio el número de veces que lo indique su terapeuta.

Estiramiento activo de isquiotibiales
Para estirar los isquiotibiales derechos, recuéstese sobre la mesa con las piernas extendidas. Mantenga la pierna izquierda abajo y levante gradualmente la pierna derecha con la rodilla extendida (invierta el procedimiento para estirar los isquiotibiales izquierdos).

A

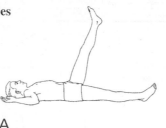

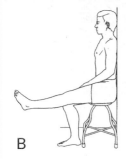

Sentado en un taburete con la espalda contra la pared. Mantenga la rodilla flexionada y estire la otra pierna. Debe notarse un estiramiento bajo la rodilla y a lo largo de los músculos isquiotibiales.

B

Estiramiento pasivo de los isquiotibiales y las pantorrillas estando sentado (con ayuda de una toalla)
Sentado en una silla, coloque una pierna en un taburete o en el asiento de otra silla de la misma altura, manteniendo la rodilla apoyada. Sentirá un «tirón» en la parte posterior del muslo. Para añadir estiramiento a los músculos de la pantorrilla, coloque una toalla o correa alrededor de la región metatarsiana (bola del pie) y tire lentamente del pie hacia usted. Continúe durante ___ segundos. Repita ___ veces.

C

Estiramiento pasivo de los isquiotibiales en el marco de la puerta
Recuéstese en el suelo junto al marco de una puerta. Coloque una pierna recta sobre el suelo por dentro del marco de la puerta con la otra en posición recta apoyando el talón contra el marco de la puerta. Conforme se relajan los músculos, acérquese al marco de la puerta, levantando más la pierna y estirando más los isquiotibiales.

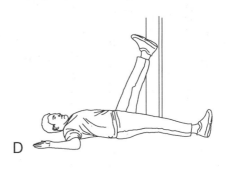

D

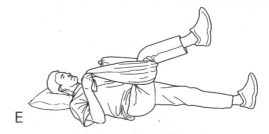

E

Estiramiento activo de los isquiotibiales (con ayuda de una toalla) Recostado boca arriba sobre una superficie firme pero acolchada, utilice la toalla para tirar del muslo hasta una posición ligeramente inferior a la vertical (80°), manteniendo la parte superior de los brazos apoyada a los lados. Estire la rodilla hasta que sienta un «tirón» en la parte posterior del muslo y la rodilla. Continúe durante ___ segundos. Repita ___ veces.

FIGURA 7-119. A-K. Ejercicios correctivos para los miembros inferiores. © 2005 Florence P. Kendall y Patricia G. Provance.

Estiramiento de los flexores de la cadera monoarticulares Estando recostado, tire de una rodilla hacia el pecho hasta que la parte inferior de la espalda esté plana sobre la mesa. *Manteniendo la espalda plana*, presione la otra pierna, con la rodilla estirada, hacia la mesa apretando los glúteos.

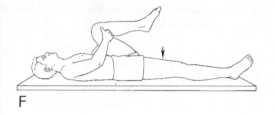

F

Estiramiento de los flexores de la cadera biarticulares y fortalecimiento de los extensores de la cadera

Para estirar los flexores derechos de la cadera, recuéstese boca arriba con la pierna derecha colgando de una mesa *resistente*. Tire de la rodilla izquierda hacia el pecho, lo suficiente para aplanar la parte inferior de la espalda sobre la mesa (si hay tensión en los flexores de la cadera, el muslo derecho subirá de la mesa). *Manteniendo la espalda plana*, estire los flexores de la cadera derechos tirando del muslo hacia abajo con el músculo glúteo derecho, intentando tocar la mesa con el muslo. Manteniendo el muslo hacia la mesa, intente doblar la rodilla hasta sentir un «tirón» firme delante del muslo derecho (no más de 80°). Para estirar los flexores de la cadera izquierdos, tire de la rodilla derecha hacia el pecho y aplique el estiramiento hacia el muslo izquierdo, como se describe más arriba. *Nota*: esto puede hacerse en el descanso de un tramo de escaleras si no se dispone de una mesa.

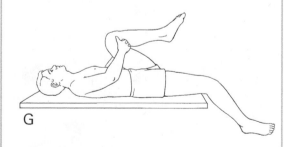

G

Fortalecimiento de la abducción de cadera, recostado sobre la espalda

Recostado boca arriba con las manos en las caderas, deslice la pierna (derecha) (izquierda) hacia un lado y manténgala en esa posición sin levantar la cadera en ese lado. Deslice lentamente la otra pierna hacia afuera tanto como sea posible. Vuelva a la línea media. Repita ___ veces.

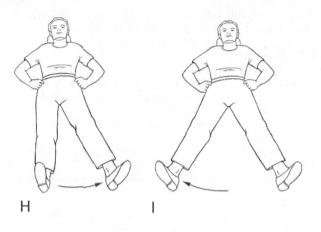

H   I

Apoyo dinámico en una sola pierna (para mejorar el equilibrio y fortalecer los glúteos y los cuádriceps)

Apóyese con las manos según la necesidad para mantener el equilibrio y la seguridad.

Manténgase balanceado sobre un pie con la postura erguida, manteniendo la pelvis nivelada y el abdomen y los glúteos contraídos, y la otra pierna levantada del suelo. Manteniendo el peso sobre la pierna de apoyo, flexione lentamente la rodilla, como si bajara de una acera con el otro pie. Conserve la espalda recta y evite inclinar la pelvis hacia adelante, hacia atrás o hacia los lados.

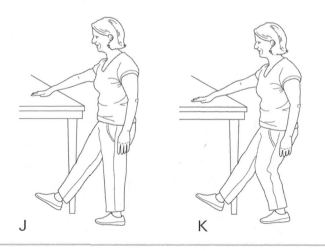

J   K

FIGURA 7-119. *(continuación)*

REFERENCIAS

1. Reddy RS, Alahmari KA. Effect of lower extremity stretching exercises on balance in geriatric population. Int J Health Sci (Qassim). 2016; 10(3): 389–395.

2. Reiman MP, Thorborg K. Clinical examination and physical assessment of hip joint-related pain in athletes. Int J Sports Phys Ther. 2014; 9(6): 737–755.

3. Agur AMR. Grants Atlas of Anatomy, 9th ed. Baltimore: Williams and Wilkins; 1991: 263.

4. Monteiro DP, Britto RR, Fregonezi GAF, Dias FAL, Silva MGD, Pereira DAG. Reference values for the bilateral heel-rise test. Braz J Phys Ther. 2017; 21(5): 344–349. doi:10.1016/j.bjpt.2017.06.002.

5. Hébert-Losier K, Wessman C, Alricsson M, Svantesson U. Updated reliability and normative values for the standing heel-rise test in healthy adults. Physiotherapy. 2017; 103(4): 446–452. doi:10.1016/j.physio.2017.03.002.

6. Kendall HO, et al. Posture and Pain. Baltimore: Williams & Wilkins; 1952.

7. Ober FR. Back strain and sciatica. JAMA. 1935; 104(18): 1580–1581.

8. Kendall HO, Kendall FP. Muscles, Testing and Function, 1st ed. Baltimore: The Williams and Wilkins Company; 1949.

9. Kendall HO, Kendall FP, Wadsworth GE. Muscles, Testing and Function, 2nd ed. The Williams and Wilkins Company; 1971.

10. Ober FR. Relation of the fascia lata to conditions of the lower part of the back. JAMA. 1937; 109(8): 554–555.

11. Hoppenfeld S. Physical examination of the spine and extremities. East Norwalk: Appelton-Century-Crofts; 1976: 167.

12. Rothstein J, Roy S, Wolf S. The rehabilitation specialist's handbook. Philadelphia: FA Davis; 1991: 64–65

13. Guides to the evaluation of permanent impairment. Chicago: American Medical Association; 1984.

14. Daniels L, Worthingham C. Muscle Testing-Techniques of Manual Examination, 5th ed. Philadelphia: WB Saunders; 1986: 54.

15. Palmer M, Epler M. Clinical assessment procedures in physical therapy. Philadelphia: JB Lippincott; 1990: 247–248.

16. Norkin CC, White DJ. Measurement of Joint Motion: A Guide to Goniometry. Philadelphia: FA Davis; 1985: 139.

17. Willett GM, Keim SA, Shostrom VK, Lomneth CS. An anatomic investigation of the Ober test. Am J Sports Med. 2016 Mar; 44(3): 696–701. doi: 10.1177/0363546515621762. Epub 2016 Jan 11. PMID: 26755689.

18. Neumann DA, Garceau LR. A proposed novel function of the psoas minor revealed through cadaver dissection. Clin Anat. 2015; 28(2): 243–252. doi:10.1002/ca.22467.

19. Reimann R, Sodia F, Klug F. Die umstrittene Rotationswirkung ausgewählter Muskeln im Hüftgelenk [Controversial rotation function of certain muscles in the hip joint]. Ann Anat. 1996; 178(4): 353–359.

20. Leighton RD. A functional model to describe the action of the adductor muscles at the hip in the transverse plane. Physiother Theory Pract. 2006; 22(5): 251–262. doi:10.1080/09593980600927385.

21. Yi TI, Lee GE, Seo IS, Huh WS, Yoon TH, Kim BR. Clinical characteristics of the causes of plantar heel pain. Ann Rehabil Med. 2011; 35(4): 507–513. doi:10.5535/arm.2011.35.4.507.

22. Kite JH. Exercise in foot disabilities. In: Basmajian JV, ed. Therapeutic Exercise, 3rd ed. Baltimore: Williams and Wilkins; 1978: 485–513.

23. Denison CD. Orthopaedic Appliance Corporation, 220 W. 28th St. Baltimore, MD.

24. Bae HI, Kim DY, Sung YH. Effects of a static stretch using a load on low back pain patients with shortened tensor fascia lata. J Exerc Rehabil. 2017; 13(2): 227–231. Published 2017 Apr 30. doi:10.12965/jer.1734910.455.

25. Nordin M, Frankel V. Basic Biomechanics of the Musculoskeletal System, 2nd ed. Philadelphia: Lea and Feibiger; 1989: 193, 201.

26. Pope M, Wilder D, Booth J. The biomechanics of low back pain. In: White AA, Gordon SL, eds. Symposium on Idiopathic Low Back Pain. St. Louis, MO: CV Mosby; 1982.

27. Brown T, Hanson R, Yorra A. Some mechanical tests on the lumbosacral spine with particular reference to the intervertebral disc. J Bone Joint Surg [AM]. 1957; 39-A: 1135.

28. Roaf R. A study of the mechanics of spinal injuries. J Bone Joint Surg [Br]. 1960; 42-B: 810.

29. Goss CM, ed. Gray's Anatomy of the Human Body, 28th ed. Philadelphia: Lea & Febiger; 1966: 311.

30. Freiberg AH Vinke TH. Sciatica and sacro-iliac joint. J Bone Joint Surg. 1934;16:126–136.

POSTURA EN LOS MENORES

PRESENTACIÓN

INTRODUCCIÓN

Este apéndice presenta una serie de conceptos relacionados con el desarrollo de hábitos posturales en las personas en crecimiento y una variedad de influencias que afectan dicho desarrollo. No se intenta dar a los distintos conceptos un tratamiento exhaustivo ni igual. Los Kendall esperaban que este material fuera útil desde el punto de vista de la prevención y que creara, mediante el reconocimiento de los factores que intervienen en el desarrollo postural, un abordaje más positivo para proporcionar, dentro de los límites disponibles, el mejor entorno posible para una buena postura.

Una postura favorable no es un fin en sí mismo, sino que forma parte del bienestar general. Lo ideal sería que la instrucción y el entrenamiento posturales formaran parte de la experiencia general y no de una disciplina separada. En la medida en la que los padres y los docentes sean capaces de reconocer las influencias y los hábitos que contribuyen a desarrollar una postura favorable o defectuosa, podrán contribuir a este aspecto del bienestar en la vida cotidiana de las personas en crecimiento. No obstante, la instrucción y el entrenamiento posturales no deben descuidarse en un buen programa de educación sanitaria; debe prestarse atención a los defectos observables. Cuando se proporciona instrucción, esta debe ser sencilla y precisa; aunque no debe descuidarse, tampoco debe hacerse demasiado hincapié en ella. Debe impartirse de forma que capte el interés y la cooperación del menor.

FACTORES QUE INFLUYEN EN LA POSTURA DE LOS MENORES

Factores nutricionales

Un buen desarrollo postural depende de un buen desarrollo estructural y funcional del cuerpo, que a su vez depende en gran medida de una nutrición adecuada. La influencia de la nutrición en el desarrollo estructural correcto de los tejidos óseos y musculares es especialmente significativa. El raquitismo, por ejemplo, responsable a menudo de deformidades óseas graves en los niños, es una enfermedad que se debe a la carencia de vitamina D.

Una vez completado el crecimiento, es menos probable que una nutrición deficiente cause fallos estructurales que afecten directamente la postura. En esta fase, es más probable que las insuficiencias interfieran con la función fisiológica y se manifiesten posturalmente en una posición de cansancio. El organismo utiliza los alimentos no solo para crecer, sino también como combustible, transformándolos en calor y energía. Si el combustible es insuficiente, la producción de energía disminuye y también lo hace la eficiencia fisiológica general. Las deficiencias nutricionales en los adultos son más probables cuando la persona se enfrenta a exigencias fisiológicas inusuales a lo largo del tiempo.

Defectos, enfermedades y discapacidades

Ciertos defectos físicos, enfermedades y discapacidades conllevan problemas posturales asociados. Estas afecciones pueden dividirse a grandes rasgos en tres grupos en cuanto a la importancia de la atención a la postura en su tratamiento.

El primer grupo se compone en gran medida de defectos físicos en los que los aspectos posturales son más potenciales que reales durante las fases iniciales, y luego se convierten en un problema solo si la anomalía no puede corregirse completamente por medios médicos o quirúrgicos. Estos defectos pueden ser visuales, auditivos, óseos (p. ej., pie zambo o luxación de la cadera), neuromusculares (p. ej., lesión del plexo braquial) o musculares (p. ej., tortícolis).

El segundo grupo incluye afecciones que en sí mismas son potencialmente discapacitantes, pero en las que una atención continua a la postura desde las primeras fases puede reducir al mínimo los efectos discapacitantes. En caso de una afección artrítica de la columna vertebral (p. ej., Marie-Strümpell), si se puede mantener el cuerpo en una buena alineación funcional durante el tiempo que dura la fusión de la columna vertebral, la persona puede tener poca deformidad evidente y solo una discapacidad moderada cuando la fusión esté completa. Sin embargo, si no se tiene en cuenta el aspecto postural, el tronco suele estar en flexión marcada cuando se completa la fusión de la columna vertebral. Se trata de una posición con deformidad grave y discapacidad grave asociada.

El tercer grupo incluye las afecciones en las que hay un grado de discapacidad permanente como consecuencia de una lesión o enfermedad, pero en las que la tensión postural añadida puede aumentar considerablemente la discapacidad. La amputación de un miembro inferior, por ejemplo, supone una carga adicional inevitable para el resto de las estructuras que sostienen el peso. Una alineación postural que reduzca al mínimo (en la medida de lo posible) las tensiones mecánicas de la posición y el movimiento contribuye en gran medida a evitar que estas estructuras colapsen.

Factores ambientales

Varios factores ambientales influyen en el desarrollo y el mantenimiento de una buena postura. Estas influencias ambientales deben ser tan favorables para una buena postura como sea práctico. Cuando no es posible un ajuste importante, las adaptaciones pequeñas suelen contribuir considerablemente. En el siguiente análisis se tienen en cuenta factores como las sillas, los escritorios y las camas, ya que ilustran las influencias del entorno sobre la postura en sedestación y en decúbito. Cuando los niños empiezan a ir al colegio, el tiempo que pasan sentados aumenta considerablemente. El asiento de la escuela es un factor importante que afecta la postura.

Tanto la silla como el pupitre deben ajustarse a la medida del menor. El niño debe ser capaz de sentarse con los dos pies apoyados en el suelo y las rodillas dobladas en ángulo recto.

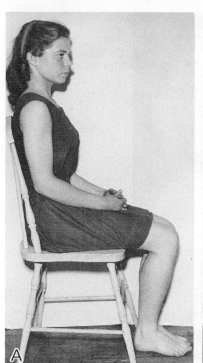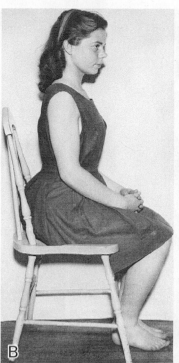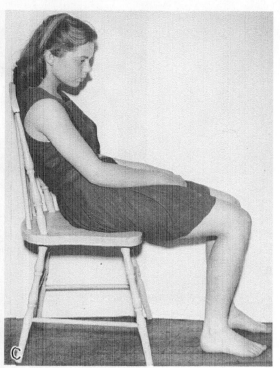

FIGURA A-1. Postura y alineación en sedestación. **A.** Alineación favorable. **B.** Región lumbar en lordosis. **C.** Postura desplomada.

Si la silla es demasiado alta, faltará apoyo para los pies. Si está demasiado baja, las caderas y las rodillas se doblarán en flexión excesiva. El asiento debe ser lo suficientemente profundo de adelante hacia atrás para apoyar adecuadamente los muslos, pero la profundidad no debe interferir con la flexión de las rodillas. El respaldo de la silla debe apoyar la espalda. También debe inclinarse unos grados hacia atrás para que el menor pueda relajarse contra ella (fig. A-1).

La parte superior del pupitre debe estar aproximadamente a la altura de los codos cuando el menor está sentado en una buena posición, y puede estar ligeramente inclinada. El escritorio debe estar lo suficientemente cerca como para que los brazos puedan apoyarse en él sin necesidad de inclinarse demasiado hacia adelante o de sentarse cerca del filo de la silla.

Factores del desarrollo

Es importante reconocer las desviaciones posturales marcadas o persistentes en las personas en crecimiento, pero es igualmente importante reconocer que no se espera que los niños se ajusten a una norma adulta de alineación. Esto es cierto por varias razones, pero principalmente porque los pacientes en desarrollo muestra una movilidad y una flexibilidad mucho mayores que los adultos.

La mayoría de las desviaciones posturales del menor en crecimiento entran en la categoría de desviaciones del desarrollo; cuando los patrones se hacen habituales, pueden dar lugar a defectos posturales. Las desviaciones del desarrollo son aquellas que aparecen en muchos niños aproximadamente a la misma edad y que mejoran o desaparecen sin ningún tratamiento corrector, a veces incluso a pesar de influencias ambientales desfavorables (1). Si una desviación en un niño se está convirtiendo en un defecto postural, debe

determinarse mediante observación repetida o continua, no mediante un único examen. Si la afección permanece estática o la desviación aumenta, se indican medidas correctoras. Los defectos graves necesitan tratamiento en cuanto se observan, independientemente de la edad del paciente.

Los niños pequeños no suelen tener defectos habituales y, de hecho, pueden verse perjudicados por medidas correctivas innecesarias. La corrección excesiva puede dar lugar a anomalías atípicas más perjudiciales y difíciles de tratar que las que causaron las preocupaciones originales.

Algunas de las diferencias entre los niños y los adultos se deben a que, en los años que transcurren entre el nacimiento y la madurez, las estructuras del cuerpo crecen a ritmos distintos. Por lo general, tales estructuras crecen rápidamente al principio y luego a un ritmo gradualmente menor. Un ejemplo de ello es el aumento del tamaño de los huesos. Asociado al incremento de la longitud total del esqueleto se produce un cambio en las longitudes proporcionales de sus distintos segmentos. Este cambio de proporciones se produce a medida que primero una parte del esqueleto y luego otra tienen el ritmo de crecimiento más rápido (2, 3). El estrechamiento gradual de los ligamentos y la fascia, así como el fortalecimiento de los músculos, son factores de desarrollo significativos. Su efecto es limitar gradualmente la amplitud de movimiento articular hacia la amplitud típica de la madurez. El aumento de la estabilidad resultante es ventajoso porque disminuye el peligro de tener tensiones al manipular objetos pesados o al realizar otras actividades extenuantes. La amplitud articular normal para los adultos debe proporcionar un equilibrio eficaz entre el movimiento y la estabilidad. Una articulación cuya amplitud está demasiado limitada o no lo suficiente es vulnerable a la distensión.

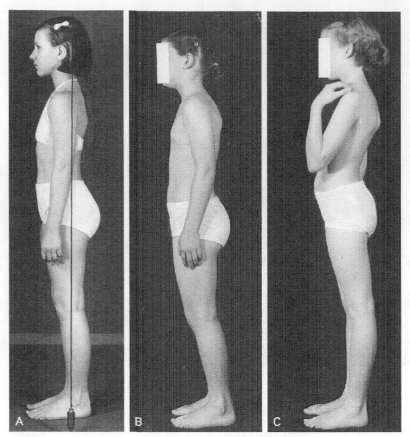

FIGURA A-2. Postura y alineación en bipedestación. **A.** Alineación favorable. **B.** Promedio para un niño de 9 años. **C.** Postura defectuosa.

En la figura A-2A se muestra a una niña de 10 años que tiene una postura muy buena para su edad. La postura se parece más a la de un adulto normal que a la de un niño pequeño. Las curvas de la columna vertebral son casi normales y las escápulas son menos prominentes. Es característico de los niños pequeños tener un abdomen prominente, pero se produce un cambio notable aproximadamente a los 10 a 12 años, cuando la cintura se hace relativamente más pequeña y el abdomen deja de sobresalir.

En la figura A-2B se observa a una niña de 9 años cuya postura es aproximadamente el promedio para esta edad.

En la figura A-2C se ve a una niña de 11 años con postura muy defectuosa, con la cabeza hacia adelante, cifosis, lordosis, inclinación anterior de la pelvis y rodillas hiperextendidas.

La mayor amplitud de movimiento articular de los menores posibilita desviaciones momentáneas y habituales de la alineación que se considerarían distorsiones en los adultos. Al mismo tiempo, la flexibilidad sirve como protección contra el desarrollo de defectos posturales *fijos*.

Ya a los 8 o 10 años pueden aparecer patrones de lateralidad relacionados con la postura. La desviación leve de la columna vertebral hacia el lado opuesto al lado de la cadera más elevado aparece precozmente. También tiende a haber un hombro bajo compensatorio en el lado de la cadera más elevado. En la mayoría de los casos, el hombro bajo es un factor menos importante. Por lo general, la corrección del hombro tiende a seguir a la corrección de la inclinación lateral de la pelvis, pero no sucede lo contrario. No se debe intentar elevar el hombro hasta su posición mediante esfuerzo muscular constante.

Las actividades que tienen un efecto más bien neutro sobre la postura son los juegos o deportes en los que predomina caminar o correr. Los deportes que ejercen una influencia hacia el desequilibrio muscular son predominantemente unilaterales, como los que implican el uso de raquetas o bates.

Las actividades lúdicas de los niños pequeños suelen ser lo suficientemente variadas como para que no se produzca ningún problema de desequilibrio muscular o defecto de alineación habitual. Sin embargo, cuando un niño alcanza la edad suficiente para participar en competencias deportivas, puede llegar un punto en el que el desarrollo adicional de la destreza mediante la práctica intensiva requiera el sacrificio de cierto grado de equilibrio muscular y alineación esquelética favorables. Aunque aparentemente sin importancia en ese momento, los defectos adquiridos pueden evolucionar hasta causar una afección dolorosa.

Pueden necesitarse ejercicios específicos para mantener la amplitud de movimiento de la articulación y reforzar ciertos músculos si la actividad desarrolla en exceso los músculos opuestos. Tales ejercicios deben ser específicos para la parte en cuestión y terapéuticos para el cuerpo en su conjunto.

POSTURAS FAVORABLES Y DEFECTUOSAS EN LOS MENORES

Las variaciones normales y anómalas de la postura de los menores pueden examinarse desde el punto de vista de la postura general y de las desviaciones de los distintos segmentos. Las variaciones en la postura general de niños de aproximadamente la misma edad se ilustran en la figura A-2 y en la figura A-3A.

Pies

Cuando un niño pequeño empieza a ponerse de pie y a caminar, el pie suele ser plano. Los huesos están en fase de formación y la estructura del arco está incompleta. El arco se desarrolla gradualmente junto con el crecimiento de los huesos y el fortalecimiento de los músculos y los ligamentos. A la edad de 6 o 7 años, se puede esperar una buena formación del arco. Las huellas tomadas a intervalos regulares ayudan a calibrar la cantidad de cambios que se han producido en el arco. Se pueden tomar con un podógrafo; si no se dispone de él, se puede pintar la planta del pie con vaselina y hacer una huella en papel. A medida que aumenta la altura del arco, en la huella se verá menos la planta en la zona del arco.

Los arcos longitudinales planos pueden persistir como un defecto fijo, o pueden reaparecer debido a la tensión del pie a cualquier edad. Un calzado inadecuado o el hábito de estar de pie y caminar con la punta de los pies hacia afuera pueden producir esta tensión. Si el pie de un niño es muy plano, está en pronación y tiene la punta hacia afuera de forma que el peso del cuerpo recae constantemente sobre la región interna del pie, puede ser necesario utilizar una corrección leve, como una cuña interior en el talón o una pequeña almohadilla longitudinal en el zapato, muy poco después de que el menor empiece a ponerse de pie y a caminar. En la mayoría de los casos, sin embargo, es aconsejable instituir medidas correctivas solo después de un período de observación. Algunas personas no desarrollan un arco longitudinal y tienen lo que se denomina **pie plano estático**. En estos casos, la alineación del pie no es defectuosa en lo que respecta a la pronación o la dirección hacia afuera de los dedos, y no se observan síntomas de tensión del pie. Las medidas correctoras indicadas habitualmente para los arcos planos no están indicadas en estos casos.

Rodillas

La **hiperextensión** es un defecto bastante común, el cual por lo general se asocia a la falta de un apoyo ligamentoso firme. Tiende a desaparecer a medida que los ligamentos se tensan, pero si persiste como un hábito postural, debe llevarse a cabo un esfuerzo corrector mediante el entrenamiento postural.

Cierto grado de **rodillas valgas** (piernas «en X») es frecuente en los niños y suele observarse por primera vez cuando el menor empieza a ponerse de pie. La estatura y la complexión del niño deben tenerse en cuenta al momento de juzgar si la desviación es un defecto, pero, por lo general, puede decirse que hay un defecto si los tobillos están separados más de 5 cm cuando las rodillas se tocan. Las rodillas valgas deberían presentar una mejoría definitiva y ser inexistentes a la edad de 6 o 7 años (*véase* fig. A-3A).

En algunos casos, los niños que presentan rodillas valgas pueden ponerse de pie con una rodilla ligeramente flexionada y la otra hiperextendida de manera leve, de modo que las rodillas se superponen con el fin de mantener los pies juntos. Las rodillas valgas pueden persistir y, en los adultos, se encuentran con mayor frecuencia en las mujeres que en los hombres.

Se puede registrar el cambio en el grado de rodillas valgas ilustrando el contorno de las piernas en un papel mientras el paciente pediátrico se encuentra en bipedestación con las rodillas tocándose. Las rodillas valgas de leves a moderadas suelen tratarse con correcciones al calzado pero, en los casos más graves, puede ser necesario el uso de dispositivos ortopédicos o incluso cirugía.

Las **rodillas varas** (piernas en «O») constituyen un defecto de alineación en el que las rodillas se encuentran separadas cuando los pies están juntos. Puede tratarse de una anomalía postural o estructural. El arqueamiento postural es una desviación asociada a la hiperextensión de la rodilla y a la rotación medial de la cadera. A medida que los ligamentos posteriores se tensan y disminuye la hiperextensión, este tipo de defecto tiende a ser menos pronunciado. Si persiste como hábito postural, el paciente pediátrico debe recibir instrucciones para corregir los defectos de alineación. Esta anomalía es menos fácil de corregir a medida que la persona se acerca a la madurez, aunque puede obtenerse cierto grado de corrección en los adultos jóvenes que son muy flexibles.

Las **rodillas varas posturales** pueden ser compensatorias en caso de tener rodillas valgas. Si un niño con rodillas valgas está en bipedestación con las rodillas empujadas hacia atrás en hiperextensión, las rodillas varas posturales resultantes permiten juntar los pies sin que las rodillas se superpongan. En esta posición, el defecto de rodillas valgas puede quedar oculto, pero se hará evidente si los miembros inferiores se llevan a una posición neutra de extensión de la rodilla.

Las rodillas varas posturales suelen desaparecer cuando la persona se encuentra en decúbito, mientras que las rodillas varas estructurales no desaparecen. Las rodillas varas estructurales requieren un tratamiento precoz; en fases avanzadas, pueden hacer necesaria la cirugía.

Las ilustraciones para registrar el cambio en las rodillas varas **estructurales** pueden realizarse mientras el paciente pediátrico está en decúbito supino con los pies juntos. Dado que las rodillas varas **posturales** solo se manifiestan en bipedestación, la ilustración debe realizarse con la persona en bipedestación. Esto puede hacerse colocando el papel en una pared detrás del menor estando de pie.

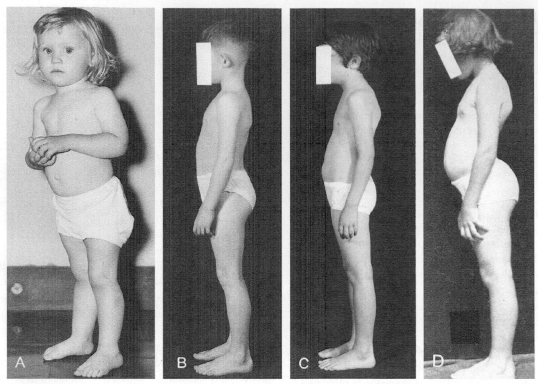

FIGURA A-3. Postura y alineación en bipedestación. **A.** Menor de 18 meses. **B.** Menor de 7 años con postura desfavorable. **C.** Menor de 6 años. **D.** Menor de 8 años con mala postura.

En la figura A-3A se muestra la postura de una menor de 18 meses. Las caderas flexionadas y la postura amplia sugieren el equilibrio incierto asociado a la edad. Aunque no es muy evidente en la imagen, la niña tenía un grado leve de rodillas valgas. Esta desviación disminuyó gradualmente sin ninguna medida correctiva y, a la edad de 6 años, sus miembros inferiores estaban bien alineados. El desarrollo del arco longitudinal es muy bueno para una persona de esta edad.

En la figura A-3B se observa a un niño de 7 años que tiene una postura muy buena para su edad.

En la figura A-3C se presenta una mala postura en un niño de 6 años. La cabeza está hacia adelante, hay cifosis, tórax deprimido y tendencia a la postura inclinada hacia atrás. La prominencia de las escápulas es evidente en la proyección lateral.

En la figura A-3D se observa un caso de hiperlordosis en una niña de 8 años. Cuando la alineación es tan defectuosa, se necesita un corsé para mantener la espalda bien alineada y brindar apoyo al abdomen, así como ejercicios terapéuticos.

Cuello y tronco

Desde la primera infancia, hay un desequilibrio persistente entre la fuerza de los músculos anteriores y posteriores del tronco y el cuello. La mayor fuerza de los músculos posteriores permite a los menores levantar la cabeza y el tronco hacia atrás mucho antes de ser capaz de levantar cualquiera de los dos hacia el frente sin ayuda. Aunque los músculos flexores abdominales y del cuello nunca igualan la fuerza de sus oponentes, su fuerza relativa es mucho mayor en los adultos que en los niños. Por lo tanto, en este sentido, no debe esperarse que los niños se ajusten a la norma de los adultos hasta que se acerquen a la madurez.

Es característico de los niños pequeños tener un abdomen protuberante. En su mayor parte, el contorno de la pared abdominal cambia gradualmente, pero se produce un cambio

notable aproximadamente a los 10 a 12 años, cuando la cintura se hace relativamente más pequeña y el abdomen deja de sobresalir.

La postura de la espalda varía algo con la edad del menor. Un niño pequeño puede colocarse con las caderas ligeramente hacia adelante y con los pies separados para mejorar el equilibrio (*véase* fig. A-3A). Los menores en edad escolar temprana parecen tener una desviación típica de la parte superior de la espalda en la que las escápulas son bastante prominentes. A partir de aproximadamente los 9 años, parece haber una tendencia al aumento de la curvatura hacia el frente o lordosis de la región lumbar. Las desviaciones deberían ser menos pronunciadas a medida que crece el menor (1, 4).

Se ha constatado que la amplitud de movimiento normal de la flexión y la extensión lumbar disminuye conforme aumenta la edad, tanto en los niños como en los adultos (5-7).

FLEXIBILIDAD NORMAL SEGÚN LA EDAD

La capacidad para tocarse los dedos de los pies con las yemas de los dedos puede considerarse normal en los niños pequeños y los adultos. Sin embargo, entre los 11 y los 14 años, muchas personas que no muestran signos de rigidez muscular o articular son incapaces de completar este movimiento. La longitud proporcional del tronco y los miembros inferiores es diferente en este grupo de edad en comparación con la de los grupos de menor y mayor edad.

Las cinco ilustraciones de la figura A-4 son representativas de la mayoría de las personas de cada uno de los siguientes grupos de edad: figura A-4A, 1 a 3 años; figura A-4B,

4 a 7 años; figura A-4C, 8 a 10 años; figura A-4D, 11 a 14 años, y figura A-4E, 15 años en adelante.

Estirarse para tocar los dedos de los pies con las puntas de los dedos mientras se está sentado con los miembros inferiores extendidos muestra variaciones interesantes y significativas según la edad. Las figuras A-5 a A-8 indican las variaciones en la realización normal de este movimiento en los diferentes grupos etarios (8).

El cambio de la flexibilidad aparentemente extrema del niño más pequeño a la flexibilidad en apariencia limitada del niño de la figura A-4D se produce gradualmente, a lo largo de un período de años, a medida que los miembros inferiores se alargan proporcionalmente en relación con el tronco. Las normas de rendimiento para los niños que implican flexión hacia el frente deben tener en cuenta las variaciones normales en la capacidad para completar la amplitud de este movimiento (9).

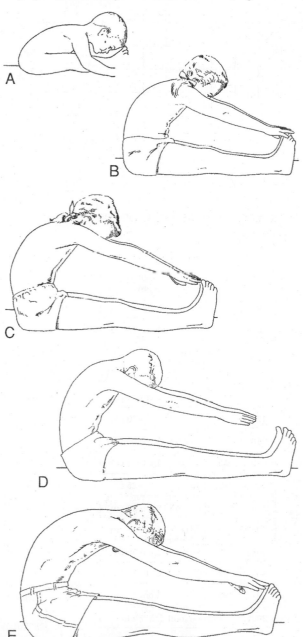

FIGURA A-4. Flexibilidad normal según el grupo de edad.

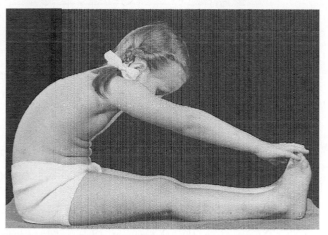

FIGURA A-5. Niña de 6 años sentada con las rodillas extendidas tocándose los dedos de los pies.

Esta menor de 6 años se toca los dedos de los pies con facilidad. El contorno de la espalda es favorable y la longitud de los isquiotibiales es normal.

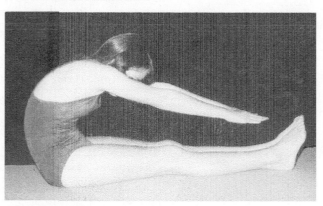

FIGURA A-6. Niña de 12 años incapaz de tocarse los dedos de los pies.

Se trata de una niña de 12 años. La incapacidad para tocarse los dedos de los pies es típica de esta edad. A veces, la longitud de las piernas es el factor determinante y, a veces, como en este caso, hay cortedad leve de los isquiotibiales a esta edad.

PRUEBAS DE FLEXIBILIDAD: GRÁFICOS

Prueba de flexibilidad 1: tocarse los dedos de los pies con las yemas

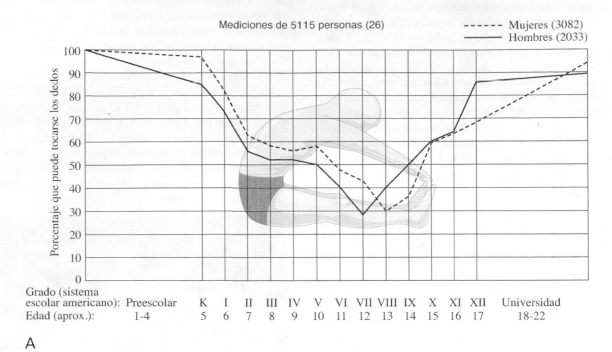

Mediciones de 5115 personas (26)

------ Mujeres (3082)
—— Hombres (2033)

Grado (sistema
escolar americano): Preescolar   K   I   II   III   IV   V   VI   VII   VIII   IX   X   XI   XII   Universidad
Edad (aprox.):   1-4   5   6   7   8   9   10   11   12   13   14   15   16   17   18-22

A

PRUEBA DE FLEXIBILIDAD #1 TOCARSE LOS DEDOS DE LOS PIES CON LAS YEMAS DE LOS DEDOS
Mediciones de 5115 personas

HOMBRES				Grado Edad	MUJERES			
Amplitud de la limitación	Media	% que puede	Total explorado		Total explorado	% que puede	Media	Amplitud de la limitación
1 cm-23 cm	7 cm	86	102	K / 5	102	98	9.5 cm	9 cm-10 cm
2 cm-25 cm	10 cm	74	125	I / 6	108	83	8 cm	1 cm-10 cm
1 cm-27 cm	8 cm	56	147	II / 7	152	63	9 cm	1 cm-27 cm
1 cm-24 cm	9 cm	52 .	150	III / 8	192	59	10 cm	5 cm-22 cm
1 cm-27 cm	11 cm	52	150	IV / 9	158	57	11 cm	3 cm-34 cm
2 cm-25 cm	11 cm	50	158	V / 10	174	59	10 cm	1 cm-20 cm
3 cm-25 cm	11 cm	41	140	VI / 11	156	49	11 cm	1 cm-25 cm
1 cm-23 cm	10 cm	28	100	VII / 12	100	43	15 cm	1 cm-29 cm
4 cm-33 cm	11 cm	40	151	VIII / 13	115	30	13 cm	1 cm-25 cm
1 cm-25 cm	11 cm	50	222	IX / 14	108	37	14 cm	5 cm-33 cm
1 cm-32 cm	9 cm	60	100	X / 15	498	59	13 cm	1 cm-30 cm
1 cm-32 cm	13 cm	64	100	XI / 16	507	64	13 cm	3 cm-30 cm
3 cm-30 cm	8 cm	87	113	XII / 17	405	69	13 cm	3 cm-36 cm
3 cm-28 cm	10 cm	90	275	18-22	307	95	8 cm	3 cm-17 cm
Número total estudiado: 2033					3082:	Número total estudiado		

B

FIGURA A-7. Prueba de flexibilidad: tocarse los dedos de los pies con las yemas.

Prueba de flexibilidad 2: tocarse las rodillas con la frente

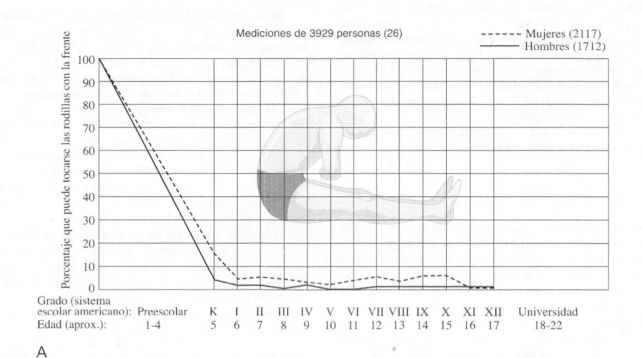

A

PRUEBA DE FLEXIBILIDAD 2: TOCARSE LAS RODILLAS CON LA FRENTE
Mediciones de 3929 personas

HOMBRES				Grado Edad	MUJERES			
Amplitud de la limitación	Media	% que puede	Total explorado		Total explorado	% que puede	Media	Amplitud de la limitación
1 cm-25 cm	13 cm	5	102	K 5	102	16	10 cm	1 cm-18 cm
5 cm-29 cm	18 cm	2	125	I 6	108	5	15 cm	1 cm-27 cm
8 cm-33 cm	19 cm	2	147	II 7	152	6	18 cm	3 cm-34 cm
1 cm-28 cm	17 cm	1	150	III 8	192	5	15 cm	3 cm-29 cm
10 cm-36 cm	23 cm	2	150	IV 9	158	3	19 cm	3 cm-32 cm
3 cm-32 cm	18 cm	0	158	V 10	174	2	15 cm	3 cm-27 cm
4 cm-38 cm	19 cm	0	140	VI 11	156	4	17 cm	5 cm-29 cm
9 cm-34 cm	23 cm	1	100	VII 12	100	5	15 cm	1 cm-29 cm
3 cm-46 cm	20 cm	1	112	VIII 13	116	4	18 cm	4 cm-51 cm
5 cm-48 cm	25 cm	1	215	IX 14	129	6	18 cm	1 cm-30 cm
4 cm-48 cm	23 cm	1	100	X 15	173	6	20 cm	3 cm-47 cm
6 cm-60 cm	28 cm	1	100	XI 16	277	0	20 cm	3 cm-47 cm
1 cm-46 cm	20 cm	1	113	XII 17	281	1	20 cm	4 cm-51 cm
Número total estudiado: 1712					2117: Número total estudiado			

B

FIGURA A-8. Prueba de flexibilidad: tocarse las rodillas con la frente.

PROBLEMAS CON LAS PRUEBAS PARA EVALUAR EL ESTADO FÍSICO

Se han diseñado muchas pruebas para evaluar la forma física de menores en edad escolar, personal de las fuerzas armadas, equipos de atletismo e innumerables personas que participan en programas de salud y forma física. Los mismos movimientos también se han utilizado como ejercicios para aumentar la fuerza, la resistencia y la flexibilidad. Se conceden o deniegan premios, ascensos y reconocimientos en función de los resultados de estas pruebas.

A pesar de su uso generalizado y prolongado, hay tres pruebas en particular que deben reevaluarse:

- Abdominales con las rodillas flexionadas
- Flexiones de brazos
- Sentarse y estirarse hacia el frente

La utilidad de estas pruebas depende de su precisión y de su capacidad para detectar deficiencias. Por desgracia, estas pruebas se han convertido en una evaluación del rendimiento más que en una medida de la aptitud física (9, 10). Se hace hincapié en los excesos (velocidad de ejecución, número de repeticiones y extensión del estiramiento) más que en la calidad y especificidad del movimiento.

Los Kendall decidieron hablar de estas pruebas en este libro por la necesidad de corregir la información engañosa y por los efectos adversos de estas pruebas y sus resultados tanto en los niños como en los adultos.

Abdominales con las rodillas flexionadas y los pies sostenidos

La prueba de abdominales con las rodillas flexionadas requiere que una persona realice el mayor número posible de abdominales en 60 s. El objetivo declarado de la prueba es medir la resistencia y la fuerza de los músculos abdominales.

Sin embargo, la prueba no cumple ese propósito. En cambio, mide la fuerza y la resistencia de los músculos flexores de la cadera, ayudados en su rendimiento por la estabilización de los pies.

El movimiento de las abdominales requiere la flexión de las articulaciones de la cadera, y este desplazamiento *solo* puede ser realizado por los flexores de la cadera. Los músculos abdominales no atraviesan la articulación de la cadera, por lo que no pueden ayudar al movimiento de flexión de la cadera. Los músculos abdominales flexionan la columna vertebral (es decir, curvan el tronco) y, para probar la fuerza de estos músculos, hay que curvar el tronco. Si estos músculos pueden *mantener el tronco flexionado* mientras se realiza el movimiento de flexión de la cadera, esto indica una buena fuerza de los músculos abdominales superiores.

El problema de utilizar el movimiento de la abdominal como prueba o ejercicio radica en que no se diferencia entre una «abdominal con el tronco curvado» y una «abdominal con la espalda arqueada». La primera implica una fuerte contracción de los músculos abdominales para mantener el tronco curvado; el segundo supone un estiramiento de los músculos abdominales y una tensión en la región lumbar. Esta tensión la pueden sentir tanto los niños como los adultos cuando se necesita que realicen el mayor número posible de abdominales en el tiempo asignado.

Muchos comenzarán la abdominal con el tronco curvado. Sin embargo, la resistencia de los músculos abdominales no será suficiente para mantener el encorvamiento y, a medida que avanza la prueba, la espalda se arqueará cada vez más. Algunos no tendrán fuerza ni para curvar el tronco inicialmente, y la prueba se realizará con la espalda arqueada durante los 60 s. El problema es que aquellos con músculos abdominales débiles pueden superar esta llamada «prueba de los músculos abdominales» con una puntuación alta.

La prueba, tal como se propone, exige rapidez de ejecución. Sin embargo, para una prueba precisa de la fuerza de los músculos abdominales, debe realizarse lentamente, ase-

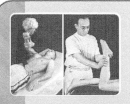

KENDALL CLÁSICO

Las personas que corren más peligro de verse perjudicadas por la repetición de abdominales con las rodillas flexionadas son los niños y los jóvenes, porque empiezan con más flexibilidad que los adultos. Los adultos que tienen lumbalgia asociada a una flexibilidad lumbar excesiva también pueden verse afectados negativamente por este ejercicio. Un fenómeno interesante observado por los Kendall: algunos pacientes que han realizado un gran número de abdominales con las rodillas flexionadas presentan flexión excesiva en sedestación o en flexión hacia el frente, pero lordosis en bipedestación.

Es lamentable que la capacidad para hacer un cierto número de abdominales, independientemente de cómo se realicen, se utilice como medida de la forma física. Junto con las flexiones, estos dos ejercicios probablemente sean los que más se destacan en los programas de forma física. Sin embargo, si se hacen en exceso, estos ejercicios tienden a aumentar, o incluso a producir, defectos posturales.

En el capítulo 5 se explica cuándo, cómo y hasta qué punto debe utilizarse la posición con las rodillas flexionadas.

gurándose de que el tronco se curva *antes* de que comience la flexión de la cadera y de que esta *curva se mantiene* tanto cuando comienza la flexión de la cadera como mientras se pasa a la posición sentada. Para que tenga validez, la prueba debe exigir que solo se acredite el número de abdominales que se pueden realizar con el tronco curvado. Actualmente, el análisis no tiene ese requisito. Además, la prueba no puede realizarse rápidamente si se desea observar de cerca la posición del tronco (*véase* cap. 5 para consultar una amplia cobertura del movimiento de las abdominales y las pruebas de fuerza de los músculos abdominales superiores e inferiores).

Flexiones de brazos

Cuando una flexión de brazos se realiza correctamente, las escápulas se abducen al empujar el tronco hacia arriba. Las escápulas se desplazan hacia adelante hasta una posición comparable a la de extender los brazos directamente hacia el frente. Cuando el músculo serrato anterior es débil, se puede realizar el movimiento de flexión de brazos, pero las escápulas no se mueven a la posición de abducción como en una flexión de brazos hecha correctamente.

Si el objetivo principal de las flexiones es probar la fuerza y la resistencia de los músculos del brazo, cumple ese objetivo, pero en presencia de debilidad del serrato, lo hace a expensas del músculo serrato. Prueba de ello es el aleteo de las escápulas y la incapacidad para completar la amplitud del movimiento escapular en la dirección de la abducción.

Cuando las flexiones se llevan a cabo en detrimento del músculo serrato, la actividad ya no puede considerarse un indicador de la forma física de la persona haciendo la prueba.

Sentarse y estirarse hacia el frente

En sedestación con las rodillas extendidas, esta prueba se realiza extendiendo las manos hacia adelante para tocar las puntas de los dedos de los pies. Para los niños *pequeños* y la *mayoría* de los adultos, tocarse los dedos de los pies en esta posición puede considerarse un logro normal. Llegar más allá de los dedos de los pies suele denotar flexibilidad excesiva de la espalda, longitud excesiva de los isquiotibiales, o ambas cosas. El objetivo declarado de la prueba de sentarse y estirarse es evaluar la flexibilidad de la zona lumbar y los isquiotibiales. La puntuación se basa en cuántos centímetros *más allá* de los dedos de los pies puede alcanzar el paciente. En apariencia, la distancia más allá equivale a una buena, mejor o máxima flexibilidad de la espalda y los isquiotibiales, con énfasis en «cuanto más, mejor».

Esta prueba no tiene en cuenta variables importantes que afectan los resultados. Las variaciones de lo «normal» se producen según el grupo de edad, y las limitaciones son resultado de desequilibrios entre la longitud de los músculos de la espalda y los isquiotibiales.

Esta incapacidad para tocarse los dedos de los pies, y mucho menos para llegar más allá de ellos, es normal en muchos jóvenes de entre 10 y 14 años. Estos menores se encuentran en una etapa de crecimiento en la que los miembros inferiores son largos en relación con el tronco, y no se les debe obligar a tocarse los dedos de los pies (9).

La flexibilidad limitada de la espalda puede pasar desapercibida si se estiran los isquiotibiales. Las personas con este desequilibrio pueden «pasar» la prueba, mientras que muchos menores con flexibilidad normal para su edad «no la aprobarán». *Sería más exacto decir que la prueba le ha fallado a estos niños que decir que estos niños han fallado la prueba.*

Además de decirles que han «fallado», a muchos menores se les dan ejercicios para aumentar la flexibilidad de la columna o estirar los isquiotibiales cuando esos ejercicios son innecesarios o incluso están contraindicados.

Los adultos mostrarán numerosas variaciones en la longitud de los músculos isquiotibiales y de la espalda. Al igual que los adolescentes, los adultos cuyos miembros inferiores son largos en relación con el tronco pueden tener una flexibilidad normal de la espalda y los isquiotibiales y, sin embargo, ser incapaces de tocarse los dedos de los pies.

El uso amplio de las pruebas de aptitud física y la importancia que se concede a sus resultados hacen que sea imperativo que estas pruebas se examinen y realicen cuidadosamente.

REFERENCIAS

1. Nissinen M. Spinal posture during pubertal growth. Acta Paediatr 1995; 84: 308–312.
2. Buschang P. Differential long bone growth of children between two months and eleven years of age. Am J Phys Anthropol 1982; 58: 291–295.
3. Nissinen M, Heliovaara M, Scitsamo J, Kononen M, Hurmerinta K, Poussa M. Development of trunk asymmetry in a cohort of children ages 11 to 22 years. Spine 2000; 25(5): 570–574.
4. Willner S, Johnson B. Thoracic kyphosis and lumbar lordosis during the growth period in children. Acta Paediatr Scand 1983; 72: 873–878.
5. Einkauf DK, Gohdes ML, Jensen GM, Jewell MJ. Changes in spinal mobility with increasing age in women. Phys Ther 1987; 67(3): 370–375.
6. Hein V. A method to evaluate spine and hip range of motion in trunk forward flexion and normal values for children at age 8–14 years. Med Sport 1996; 49: 379–385.
7. Widhe T. Spine: Posture, mobility, and pain. A longitudinal study from childhood to adolescence. Eur Spine J 2001; 10: 118–123.
8. Kendall HO, Kendall FP. Normal flexibility according to age groups. J Bone Joint Surg [AM] 1948; 30: 690–694.
9. Cornbleet SL, Woolsey NB. Assessment of hamstring muscle length in school-aged children using the sit-and-reach test and the inclinometer measure of hip joint angle. Phys Ther 1996; 76: 850–855.
10. Kendall F. A criticism of current tests and exercises for physical fitness. Phys Ther 1965; 45: 187–197.

CONSIDERACIONES PARA LOS DIAGNÓSTICOS Y LAS POBLACIONES ESPECIALES

PRESENTACIÓN

ESCOLIOSIS

La columna vertebral normal tiene curvas en dirección anterior y posterior, pero una curva en dirección lateral se considera anómala. La **escoliosis** es una curvatura lateral de la columna vertebral. Dado que la columna vertebral no puede flexionarse lateralmente sin rotar también, la escoliosis implica tanto flexión lateral como rotación.

Se conocen muchas causas de la escoliosis. Puede ser congénita o adquirida; puede deberse a una enfermedad o a una lesión. Algunas de las causas implican cambios en la estructura ósea, como el acuñamiento de un cuerpo vertebral, y otras están relacionadas con problemas neuromusculares que afectan directamente la musculatura del tronco. Otras se refieren a la discapacidad de una extremidad, como el acortamiento de una pierna, o al deterioro visual o auditivo (1).

Sin embargo, muchos casos de escoliosis no tienen causa conocida. Estos casos se denominan **idiopáticos**. A pesar del conjunto de pruebas disponibles para ayudar a establecer una causa, un alto porcentaje de los casos entran en esta categoría. Esta sección trata principalmente de la escoliosis idiopática. El desequilibrio muscular que existe como consecuencia de una enfermedad, como la poliomielitis, se reconoce fácilmente como causa de escoliosis cuando afecta la musculatura del tronco. Sin embargo, el desequilibrio muscular también está presente en las personas denominadas «normales», pero a menudo pasa desapercibido, salvo para quienes emplean pruebas musculares cuando examinan casos de postura defectuosa. Un problema básico para el tratamiento de la escoliosis idiopática es no aceptar el hecho de que el desequilibrio muscular, que puede existir sin una causa conocida, desempeña un papel importante en la causa.

El siguiente análisis se centra en un segmento de este tema que merece atención, es decir, el cuidado de los pacientes con escoliosis temprana para quienes los ejercicios y los apoyos adecuados pueden marcar la diferencia en el resultado.

Al examinar a pacientes con escoliosis, es especialmente importante observar la relación de la postura general con la línea de plomada. Suspender la línea alineada con la séptima vértebra cervical o el pliegue glúteo (como se hace con frecuencia) puede ser útil para determinar la curvatura de la propia columna vertebral. Sin embargo, no revela hasta qué punto la columna puede estar compensando un desplazamiento lateral de la pelvis u otros defectos posturales que contribuyen a la inclinación lateral de la pelvis y a las desviaciones de la columna vertebral asociadas. El análisis de la alineación postural aparece en el capítulo 2.

NOTA HISTÓRICA
Programas de ejercicio

A lo largo de los años, se han instituido elaborados programas de ejercicio en respuesta a las necesidades de tratamiento de los pacientes con escoliosis. Los ejercicios de arrastre propuestos por Klapp se descartaron cuando los problemas con las rodillas de niños obligaron a interrumpir dicho programa (2). Los ejercicios que hacían demasiado hincapié en la flexibilidad creaban problemas al hacer que la columna vertebral fuera más vulnerable al colapso. Cuando se trata a pacientes con curvas en «S», hay que evitar ejercicios que afecten negativamente una de las curvas mientras se intenta corregir la otra.

No es de extrañar, por lo tanto, que se haya cuestionado la utilidad de los ejercicios en casos de escoliosis. Durante muchos años se ha considerado que los ejercicios tienen poco o ningún valor. Esta idea no es nueva. La siguiente afirmación fue hecha hace años por Risser:

> Era costumbre en la clínica de escoliosis del Hospital Ortopédico de Nueva York, ya en 1920-1930, enviar a los nuevos pacientes con escoliosis al gimnasio para hacer ejercicios. Invariablemente aquellos que tenían entre 12 y 13 años mostraban un aumento de la escoliosis... por lo tanto se asumió que los ejercicios y el movimiento de la columna hacían que la curva aumentara (3) (reimpresa con autorización de Risser JC: Scoliosis Past and Present. En: Basmajian JV, ed. *Therapeutic Exercise*. 4th ed. Baltimore: Williams & Wilkins; 1984:469).

Salvo en algunos casos aislados, los programas de ejercicio para las personas con escoliosis seguían mirándose con escepticismo. La serie de conferencias de 1985 de la American Academy of Orthopedic Surgeons incluía esta declaración:

> La fisioterapia no puede evitar una deformidad progresiva, y hay quienes creen que los programas de ejercicios específicos para la columna vertebral actúan de forma contraproducente al hacer la columna más flexible de lo normal y hacerla más susceptible a la evolución (4).

Sin embargo, estrategias de intervención como los ejercicios de Schroth y el método de terapia individual funcional de la escoliosis han mostrado que un régimen de ejercicio supervisado y guiado puede ser beneficioso para esta población (5, 6).

El énfasis excesivo en la flexibilidad fue un error. Ha faltado una evaluación musculoesquelética adecuada. En consecuencia, ha habido poca base científica para justificar la selección de ejercicios terapéuticos. La escoliosis es un problema de asimetría, y para restablecer la simetría es necesario usar ejercicios asimétricos junto con apoyo adecuado. Es conveniente el estiramiento de los músculos tensos, pero no la flexibilidad general de la columna vertebral. Es mejor tener rigidez en la mejor posición posible que demasiada flexibilidad dorsal (7).

Escoliosis derivada de una enfermedad neuromuscular

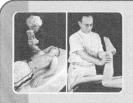

KENDALL CLÁSICO
Tratamiento de la poliomielitis

Las enseñanzas extraídas del tratamiento de los pacientes con poliomielitis eran fáciles de comprender debido a los efectos evidentes de la enfermedad en las funciones de los músculos. Las personas que trataban a estos pacientes apreciaban que podían desarrollarse deformidades cuando había desequilibrio muscular. Vieron los efectos devastadores de la debilidad muscular y la consiguiente tirantez o contractura en los músculos opuestos, y no menos importantes eran los efectos sobre la columna vertebral. Algunos de los problemas potencialmente graves se resolvieron con una intervención adecuada.

En la figura B-1 se muestra la debilidad marcada de la musculatura abdominal derecha y la curva lateral asociada. Esta paciente tuvo poliomielitis a la edad de 1 año y 4 meses, pero no fue ingresada en un hospital para recibir tratamiento hasta la edad de 8 años y 8 meses. Se le colocó en un marco flexionado para relajar los músculos abdominales con una correa tirando en la dirección del oblicuo externo derecho. Se realizaron ejercicios específicos para los músculos débiles del tronco, además del apoyo de la correa del jersey. Siete meses después del inicio del tratamiento, la fuerza de los músculos abdominales había mejorado, y el oblicuo externo derecho había pasado de una clase deficiente (−) a una favorable.

Al tratar a pacientes con poliomielitis, se hizo evidente en muchos casos que la debilidad causada por el estiramiento se había superpuesto a la debilidad inicial producida por la enfermedad. Como en el caso que se ilustra aquí, los músculos no se reinervaban al aliviar el estiramiento y la tensión sobre ellos, la inervación existía como factor latente. Los músculos estirados eran incapaces de responder hasta que el estiramiento y la tensión se aliviaban con apoyo adecuado, y hasta que los músculos débiles se estimularon con ejercicios adecuados.

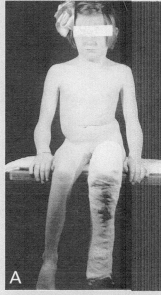
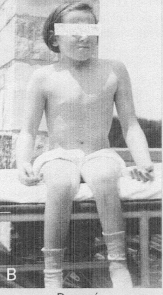

Antes   Después

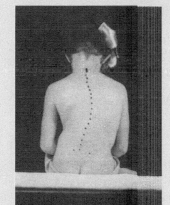
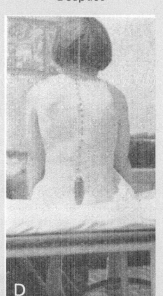

Antes   Después

FIGURA B-1. Fotos de una menor con polio. **A.** Antes del tratamiento. **B.** Después del tratamiento. **C.** Antes del tratamiento. **D.** Después del tratamiento.

Exploración de la postura

En lugar de abandonar el uso de ejercicios para el tratamiento de la escoliosis, la atención debe centrarse en un abordaje más científico hacia la evaluación y la selección de ejercicios adecuados. La evaluación musculoesquelética debe incluir pruebas de alineación y musculares.

Deben incluirse pruebas de *alineación* postural, tanto de la línea de la plomada como segmentarias, en las proyecciones dorsal, lateral y frontal.

Las pruebas de *longitud* muscular deben incluir, entre otros, los flexores de la cadera, los isquiotibiales, la flexión hacia adelante para evaluar el contorno de la espalda y la longitud de los músculos posteriores, el tensor de la fascia lata y la cintilla iliotibial, y el redondo y el dorsal ancho.

Las pruebas de *fuerza* muscular deben incluir los extensores de la espalda, los abdominales superiores e inferiores, el tronco lateral, los abdominales oblicuos, los flexores de la cadera, los extensores de la cadera, los abductores de la cadera y el glúteo medio, los aductores de la cadera y, en la parte superior de la espalda, el trapecio medio e inferior.

Una parte esencial de la exploración es la observación de la espalda *durante el movimiento*. El examinador se coloca detrás del paciente, que se inclina hacia adelante y luego vuelve *lentamente* a la posición erguida. Si hay una curva *estructural*, se observará cierta prominencia en el lado de la convexidad de la curva. La prominencia estará en un solo lado si hay una sola curva (es decir, curva en «C»). En caso de una curva doble (es decir, curva en «S»), como una torácica derecha, lumbar izquierda, habrá prominencia a la derecha en la parte superior de la espalda y a la izquierda en la zona lumbar. En una curva *funcional*, sin embargo, puede no haber evidencia de rotación en la flexión hacia adelante. Esto es especialmente cierto si la curva *funcional* es causada por la inclinación pélvica lateral que resulta del desequilibrio de los músculos abductores de la cadera o abdominales.

La rotación de la columna vertebral o del tórax, como se observa en los casos de escoliosis, se observa cuando el paciente se inclina hacia el frente (fig B-2).

Para la mayoría de las personas, las curvas de la columna vertebral son funcionales; no llegan a ser fijas ni estructurales. Cuando las curvas se vuelven fijas, también tienden a cambiar y a convertirse en compensatorias, es decir, pasan de ser una única curva en «C» a una curva en «S». Por lo general, una sola curva hacia la izquierda permanece como una curva izquierda en la región lumbar y cambia a una curva derecha en la parte superior de la espalda.

En una curva en «C» normal, el hombro está bajo en el lado de la cadera elevado. Si el hombro está arriba en el mismo lado que el lado de la cadera alto, probablemente exista una curva en «S». En algunos casos, la alineación defectuosa parece limitarse a la columna vertebral. En la figura B-3 se presenta una curva en «C» simple en la que la alineación general de la línea de la plomada del cuerpo es favorable. De forma segmentaria, el hombro derecho está hacia abajo junto con la curva en «C».

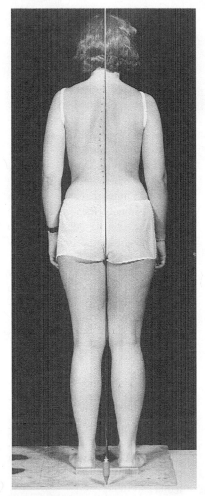

FIGURA B-3. Curva toracolumbar izquierda (curva en «C») leve.

En el caso de esta paciente, no está indicada un aumento en el calzado porque la pelvis está nivelada. El ejercicio está indicado para el oblicuo interno derecho y el oblicuo externo izquierdo desplazando la parte superior del tronco hacia la derecha sin ningún movimiento lateral de la pelvis.

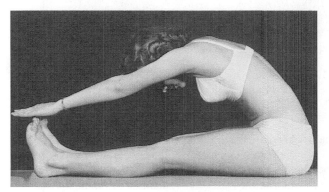

FIGURA B-2. Curva torácica derecha leve.

En las figuras B-4 y B-5 se muestra alineación defectuosa, debilidad de los músculos abdominales inferiores y error en la prueba de longitud de los isquiotibiales y longitud normal de los isquiotibiales.

Nombre.. Médico ....

Diagnóstico: Defectos de postura, escoliosis leve   Fecha de la 1.ª expl.................

Inicio: .... Fecha de la 2.ª expl.................

Ocupación: Estudiante...................................... Estatura ....Peso ....

Mano dominante: Derecha ...... Edad: 17 ...... Sexo:..... Longitud de pierna: Izquierda........ Derecha ....

ALINEACIÓN DE LA LÍNEA DE LA PLOMADA

Vista lateral   Izquierda... Derecha ....

Vista posterior   Desviación izq................................. Desviación der. ....

ALINEACIÓN SEGMENTARIA

Pies	X	Dedos en «martillo»		Juanete		Arco anterior descendido		Antepié varo	
	L	Pronado >		Supinado		Plano		Metatarso varo	
Rodillas	B	Rotación medial>		Rotación lateral	B	Rodillas valgas Leve			
		Hiperextensión >	B	Flexionadas I>D		Rodillas varas		Torsión tibial	
Pelvis	R	Pierna en aducción postural		Rotación	Ant.	Inclinación	Ant.	Desviación	
Espalda inf.	X	Lordosis Marcada		Plana		Cifosis		Operación	
Espalda sup.	X	Cifosis		Plana	B	Escápulas abducidas D>I		Escápulas elevadas	
Tórax		Tórax deprimido		Tórax elevado		Rotación	Post.	Desviación Leve	
Col. vertebral		Curva total	L	Lumbar Torácica		Torácica	R	Cervical Torácica	
Abdomen	X	Protrusión Ligera		Cicatrices					
Hombro		Descendido		Elevado	B	Hacia adelante		Rotación medial	
Cabeza	X	Adelantada		Tortícolis				Rotación	

PRUEBAS DE FLEXIBILIDAD Y LONGITUD MUSCULAR

Inclinación hacia adelante Limitada 18 cm Esp. ...(I)..... CyH N (2) CEsc Rigidez leve

Elevación de brazo sobre la cabeza: Izq. Limitación leve. Der. Longitud normal

Flexores de cadera: Izq. Rígido........................ Der. Rígido

Tensor de fascia lata: Izq. Rigidez leve.......... Der. Longitud normal

Extensión del tronco: Amplitud normal

Flexión lat. del tronco: Izq. Limitación leve .... a der. Amplitud normal

PRUEBAS DE FUERZA MUSCULAR

I			D	D		I
G−	Trapecio medio	G+				
F+	Trapecio inferior	F+				
N	Ext. de la columna	N		N−		
N	Glúteo medio	G−		Elevación del tronco		
N	Glúteo mayor	N				
N	Isquiotibiales	N		Debilidad leve		
N	Flex. de la cadera	N				
G	Tibial posterior	N		F		
Débil	Flex. del dedo gordo	Débil		Descenso de las piernas		

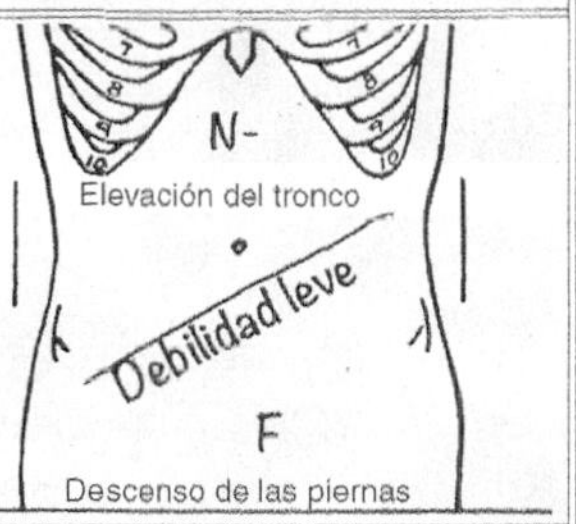

CORRECCIÓN AL CALZADO

Izquierda		Derecha
3 mm	(Tacón ancho) Cuña interna (Tacón estrecho)	
5 mm	Aumento al nivel del talón	
Barra media	Apoyo metatarsiano	Barra media
	Apoyo metatarsiano	

NOTAS: (I) La flexibilidad de la columna está limitada ligeramente en el área torácica inferior.

(2) Isquiotibiales normales en la flexión hacia adelante (es decir, ángulo del sacro con los muslos).

Los isquiotibiales parecen estar contracturados en la elevación de la pierna debido a que los flexores de la cadera rígidos mantienen la pelvis en inclinación anterior.

TRATAMIENTO

Las rodillas tienden a flexionarse ligeramente, izquierda > derecha (debido probablemente a acortamiento de los flexores de la cadera).

Ejercicios

Decúbito supino:
Inclinación pélvica y respiración. X
Incl. pélvica y elev. de la pierna. X
Elev. de cabeza y hombros   omitir
Est. de aductores de hombro   X
Elev. de las piernas extendidas   omitir
Estiramiento de flex. de cadera. X

Decúbito lateral: Estiramiento del tensor izq. X

Sedestación: Inclinación hacia adelante
Para estirar zona lumbar
Para estirar isquiotibiales
Sentado apoyado en la pared
Trapecio medio   X
Trapecio inferior   X

Bipedestación Extensión de rodilla y pie   X
Apoyo sobre la pared   X

Otros ejercicios:

Estirar los extensores de los dedos de los pies
En bipedestación, con la pelvis estabilizada, desplazar la parte superior del tronco ligeramente a la derecha (usando el oblicuo externo izquierdo y el oblicuo interno derecho y los músculos abdominales).

Apoyos:

FIGURA B-4. Formulario para la exploración de la postura.

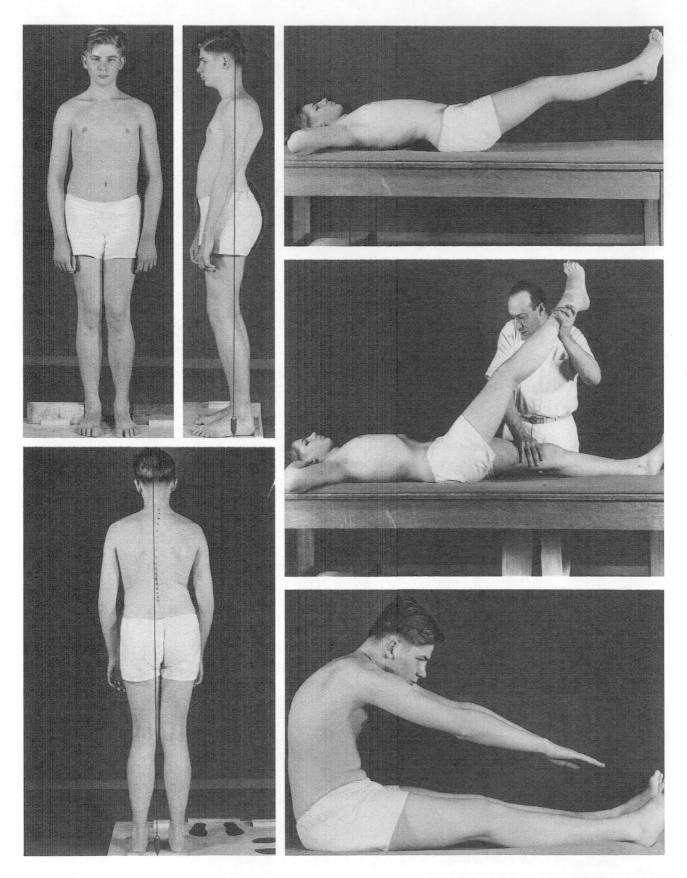

FIGURA B-5. Alineación defectuosa, debilidad de los músculos abdominales inferiores y error en la prueba de longitud de los isquiotibiales y longitud normal de los isquiotibiales.

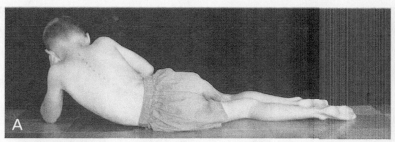
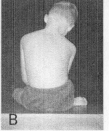

FIGURA B-6. Hábitos posturales defectuosos.

Escoliosis funcional

Escoliosis e inclinación lateral de la pelvis

Si la pelvis se inclina lateralmente, la columna lumbar se desplaza con la pelvis hacia una posición de curvatura lateral, convexa hacia el lado descendido. La diferencia real en la longitud de las piernas causa inclinación lateral en bipedestación, abajo en el lado de la pierna más corta. Se puede mostrar una posición temporal de inclinación lateral poniéndose de pie con un aumento bajo un pie.

Un ejemplo de un problema muscular reconocido como causa de escoliosis en los pacientes con poliomielitis es la *rigidez unilateral* del tensor de la fascia lata y la cintilla iliotibial. El efecto de dicha tensión es producir inclinación lateral de la pelvis, baja en el lado de la tensión. La presencia de rigidez unilateral de estas estructuras no se limita a las personas con alguna causa conocida; es frecuente entre las personas denominadas «normales».

Menos conocido, pero igualmente importante, es el hecho de que la *debilidad unilateral* puede producir inclinación lateral de la pelvis. La debilidad de los abductores del lado derecho de la cadera como grupo o, más concretamente, del glúteo medio posterior derecho permitirá que la pelvis se desplace hacia arriba en el lado derecho, inclinándose hacia abajo en el lado izquierdo. Del mismo modo, la debilidad de los músculos laterales izquierdos del tronco permitirá que el lado izquierdo de la pelvis se incline hacia abajo. Estas debilidades pueden estar presentes por separado o combinadas, pero más a menudo se producen de forma combinada.

En sedestación, la inclinación lateral de la pelvis acompañada de una curvatura lateral de la columna será consecuencia de la debilidad unilateral y la atrofia del músculo glúteo mayor.

Dominancia de la mano en relación con la escoliosis

Frecuente en diestros que también presentan una curva funcional izquierda: pronación del pie izquierdo, *tensión* de la cintilla iliotibial izquierda y *debilidad* del glúteo medio derecho, de los aductores de la cadera izquierdos y de los abdominales laterales izquierdos. La mayoría de las personas no desarrollan escoliosis, pero entre quienes lo hacen predominan las curvas torácicas derechas y lumbares izquierdas. En nuestra sociedad también predominan los diestros, y muchas actividades y posturas predisponen a estas personas a problemas de desequilibrio muscular que solo se descubren

mediante pruebas musculares manuales precisas y adecuadas. Entre los zurdos, los patrones tienden a ser los contrarios. Sin embargo, se producen con algo menos de frecuencia, probablemente porque estas personas deben ajustarse a muchas actividades o posturas que están diseñadas para diestros. El desequilibrio muscular en relación con la dominancia de la mano se ilustra en el capítulo 2.

Hábitos posturales defectuosos

Es importante conocer los hábitos posturales de los menores en las distintas posiciones del cuerpo en bipedestación, sedestación y decúbito. Para una persona diestra sentada en un escritorio para escribir, la posición es aquella en la que el cuerpo (o la parte superior del cuerpo) está rotado ligeramente en sentido antihorario, el papel está girado en diagonal sobre el escritorio y el hombro derecho está ligeramente hacia el frente.

A veces, los niños adoptan una posición en decúbito lateral en el suelo o en la cama para hacer los deberes. Una persona diestra se recostará sobre el lado izquierdo para que la mano derecha quede libre para escribir o pasar las páginas de un libro. Tal posición coloca la columna vertebral en una curva a la izquierda (fig. B-6A).

Sentarse sobre un pie, por ejemplo el izquierdo, hará que la pelvis se incline hacia abajo a la izquierda y hacia arriba a la derecha porque la nalga derecha se eleva al apoyarse sobre el pie izquierdo. A continuación, la columna se curva hacia la izquierda (fig. B-6B).

Si una mochila se lleva con una correa sobre el hombro izquierdo y el niño mantiene ese hombro levantado para evitar que la correa se deslice, habrá una tendencia a que la columna se curve hacia la izquierda.

Los niños que hacen actividades repetitivas y asimétricas, ya sean vocacionales o recreativas, son propensos a desarrollar problemas de desequilibrio muscular que pueden causar desviaciones laterales de la columna vertebral (8).

Cuando la columna vertebral se curva habitualmente hacia el mismo lado en las distintas posturas, se convierte en un motivo de preocupación con respecto a la corrección o prevención de la escoliosis precoz. No hay que pasar por alto los problemas asociados a la pronación del pie con la rodilla ligeramente flexionada, si siempre es la misma rodilla la que está flexionada. Lógicamente, el desequilibrio de la musculatura de la cadera y las posiciones incorrectas de los pies o las piernas que producen inclinaciones laterales de la pelvis están más relacionados con las curvas lumbares o toracolumbares primarias que con las curvas torácicas primarias.

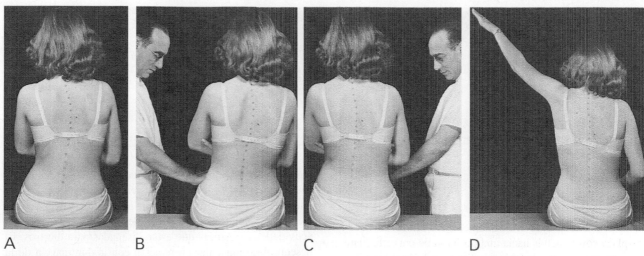

A   B   C   D

FIGURA B-7. A. En sedestación, una curva torácica derecha y una curva lumbar izquierda leve. **B.** Efectos adversos de ejercitar el iliopsoas izquierdo. **C.** Corrección que se produce con el ejercicio del iliopsoas derecho. **D.** Corrección general cuando se añade ejercicio adecuado para corregir la curva torácica.

Ejercicios y apoyos

Ejercicios

Los ejercicios deben seleccionarse cuidadosamente en función de los resultados de la exploración. Debe haber instrucciones adecuadas para garantizar que los ejercicios se realicen con precisión. Si es posible, uno de los padres u otra persona del hogar debe supervisar la ejecución hasta que el menor sea capaz de hacerlos sin supervisión. El objetivo es utilizar ejercicios asimétricos para conseguir una simetría óptima.

En la figura B-7 se ha determinado que el iliopsoas derecho está débil. La paciente es bailarina. Uno de los ejercicios de estiramiento que realiza es un *split* en el que una pierna está adelante y la otra atrás. De forma rutinaria, la pierna izquierda ha ido hacia delante y la derecha hacia atrás. Hay una curva lateral izquierda en la región lumbar y una curva derecha en la zona torácica.

Dado que el músculo psoas se une a las vértebras lumbares, las apófisis transversas y los discos intervertebrales, este músculo puede tirar directamente de la columna vertebral. Si la columna vertebral es flexible, se puede influir mediante ejercicios, realizados con cuidado, que ayuden a corregir la desviación lateral. El ejercicio se hace en sedestación en el borde de una mesa con las rodillas flexionadas y las piernas colgando. No se realiza en decúbito supino. Se hace un gran esfuerzo como para levantar el muslo derecho en flexión, pero se aplica suficiente resistencia (por parte de un ayudante o del paciente) para impedir el movimiento del muslo. Al hacerlo, la fuerza no se disipa por el movimiento del muslo, sino que se ejerce sobre la columna vertebral, tirando de ella hacia la derecha (*véase* fig. B-7C).

La persona que supervise este ejercicio debe situarse detrás del paciente mientras se hace el ejercicio para asegurarse de que ambas curvas se corrigen simultáneamente. Dado que las curvas varían mucho, es necesario un seguimiento estrecho para evitar que se haga hincapié en la corrección de una curva a expensas de la otra.

En caso de escoliosis torácica derecha, lumbar izquierda, suele haber debilidad de la parte posterolateral del músculo oblicuo externo derecho y acortamiento de la región anterosuperior del oblicuo externo izquierdo. En decúbito supino, el paciente coloca la mano derecha en la pared torácica lateral derecha y la mano izquierda en el lado izquierdo de la pelvis. Manteniendo las manos en posición, el objetivo del ejercicio es acercar las dos manos al contraer los músculos abdominales, pero sin flexionar el tronco. Es como si la parte superior del cuerpo se desplazara hacia la izquierda y la pelvis hacia la derecha. Al no permitir la flexión del tronco y contraer las fibras posterolaterales del oblicuo externo, habrá una tendencia hacia cierta rotación antihoraria del tórax en el sentido de corregir la rotación torácica que acompaña a una curva torácica derecha.

Es especialmente importante que las niñas de entre 10 y 14 años reciban exploraciones periódicas de la columna vertebral. Se producen más curvaturas de la columna vertebral en las niñas que en los niños, y suelen aparecer entre estas edades.

En cuanto a la corrección de la curva torácica: en sedestación en posición erguida con la columna vertebral en la mejor alineación anteroposterior posible, la persona estira los brazos en diagonal hacia arriba, ligeramente hacia adelante del plano coronal. El objetivo es practicar mantener la posición corregida para desarrollar un nuevo sentido cinestésico de lo que es recto. La posición incorrecta se ha vuelto tan habitual que la posición recta se siente anómala.

Con demasiada frecuencia, los primeros casos de curvatura lateral se «tratan» simplemente mediante observación, con radiografías obtenidas a intervalos específicos. Las tendencias tempranas hacia una curvatura lateral son potencialmente más graves que las desviaciones anteroposteriores que se observan en las posturas defectuosas habituales. La enseñanza de una buena mecánica corporal y los ejercicios posturales adecuados, además de la modificación necesaria del calzado para ayudar mecánicamente a corregir la alineación, constituyen un tratamiento más racional que la mera observación.

La corrección de la inclinación pélvica lateral asociada a una curvatura lateral puede verse favorecida por una elevación adecuada del talón (9). La cooperación del paciente es de suma importancia. Los aumentos deben usarse con todos los zapatos. Ningún aumento puede ayudar si la persona continúa de pie con el peso predominantemente en la pierna con el lado más alto de la cadera y con la rodilla flexionada en el lado de la elevación. Para consultar el uso de un aumento en relación con el tensor de la fascia lata y la cintilla iliotibial tensos, *véase* el capítulo 7. Para ver el uso de un aumento en el talón del zapato contrario para aliviar la tensión en un glúteo medio débil, *véase* el capítulo 7.

Junto con el uso de ejercicios adecuados, es importante evitar aquellos que puedan tener un efecto adverso. Aumentar la flexibilidad general de la columna vertebral conlleva un peligro inherente. El aumento de la flexibilidad en el sentido de la corrección de las curvas está indicado, siempre que también aumente la fuerza para mantener las correcciones. Si el paciente tiene potencial para ganar fuerza y se dedica a un programa estricto de ejercicios de fortalecimiento y a llevar un apoyo, los ejercicios que aumentan la flexibilidad pueden tener un resultado final deseable.

Una persona que esté desarrollando cifoescoliosis junto con lordosis no debe realizar ejercicios de extensión de la espalda desde decúbito prono, ya que en un esfuerzo por obtener una mejor extensión en la columna torácica, aumenta el problema lumbar. La extensión de la columna torácica puede realizarse en sedestación en un taburete con la espalda apoyada en la pared, pero la columna lumbar no debe arquearse para que parezca que la columna torácica está recta. En este mismo caso, deben evitarse los ejercicios abdominales superiores mediante flexiones del tronco o abdominales, incluso si los abdominales superiores están débiles. El ejercicio sería contraproducente, porque al curvar el tronco se está flexionando la columna torácica. Si hay cifoescoliosis en desarrollo, dicho ejercicio aumentaría la curva cifótica. Sin embargo, el ejercicio de los abdominales inferiores en forma de inclinación de la pelvis o de inclinación de la pelvis y deslizamiento de las piernas, haciendo hincapié en la acción del oblicuo externo, estaría muy indicado.

No debe pasarse por alto la importancia del desequilibrio muscular y de una postura general incorrecta como factores causales de la escoliosis idiopática. La escoliosis es un problema postural complejo. Como tal, requiere procedimientos de evaluación exhaustivos para determinar cualquier debilidad o tensión muscular que cause distorsión de la alineación. La verificación solo puede venir de pruebas repetidas, pero las pruebas deben hacerse con precisión. Deben respetarse los principios en los que se basan las pruebas musculares manuales. Usar una palanca larga siempre que sea adecuado es de vital importancia para distinguir las diferencias de fuerza de algunos de los músculos grandes (p. ej., los abductores de la cadera) al comparar un lado con el otro.

Apoyos

Además del ejercicio y las correcciones adecuadas del calzado, muchos pacientes con escoliosis incipiente necesitan algún tipo de apoyo. Puede que solo se necesite uno de tipo corsé o,

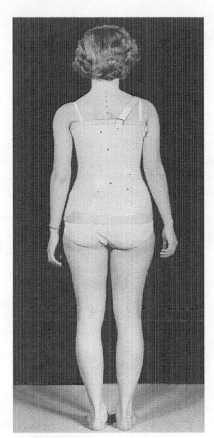

FIGURA B-8. La paciente lleva un corsé de celulosa desmontable, que se utilizaba a menudo en casos de escoliosis.

como en los casos más avanzados, un apoyo más rígido. Los Kendall fabricaron muchos de estos apoyos rígidos.

En la figura B-8 se muestra a la paciente con un corsé de celulosa desmontable, que se utilizaba a menudo cuando hay escoliosis. El procedimiento para confeccionar este corsé requiere colocar al paciente en bipedestación con tracción craneal mediante un arnés de cabeza de Sayre. Se utilizó un aumento en el talón para nivelar la pelvis y se colocaron tiras de cinta adhesiva o tela «piel de topo» en diagonal desde la caja torácica hasta la cresta ilíaca opuesta para obtener la mejor corrección posible de la posición del tronco antes de realizar el molde de escayola original. En el caso de las mujeres jóvenes, se colocaba un sujetador con un poco de relleno adicional bajo el arnés para dejar espacio para el desarrollo de las mamas.

Después de verter el molde positivo de escayola y dejarlo secar, se hicieron otros ajustes afeitando ligeramente hacia abajo en el lado de la convexidad y añadiendo una cantidad igual de escayola en los lugares de concavidad al mismo nivel para mantener las medidas de circunferencia necesarias. A continuación, se confeccionó el corsé sobre el molde de escayola.

Hoy en día, los materiales más nuevos proporcionan mayor versatilidad y facilidad de manejo, pero los principios básicos de uso de los apoyos han cambiado poco: obtener la mejor alineación posible, permitir la expansión en la zona de concavidad y aplicar presión en la región de convexidad en la medida tolerada sin efectos adversos ni molestias.

Intervención temprana

Intervenir durante las primeras fases de una curva lateral no significa implicarse en un programa de ejercicios vigoroso y activo. Más bien significa prescribir unos cuantos ejercicios cuidadosamente seleccionados que ayuden a establecer un sentido cinestésico de la alineación favorable. Significa proporcionar instrucción adecuada al paciente y a los padres o tutores acerca de cómo evitar las posturas habituales o las actividades que claramente favorecen el aumento de la curvatura.

Puede significar tomar una foto de la espalda del menor en la posición habitual sentado o de pie, y luego otra en una posición corregida, para que él pueda ver el efecto del ejercicio en la postura. También significa ofrecer incentivos que ayuden a mantener el interés y la cooperación de la persona, ya que lograr la corrección es un proyecto continuo.

Cuando la curva se ha hecho más avanzada, en muchos casos, es necesario y aconsejable proporcionar algún tipo de apoyo para ayudar a mantener la mejoría en la alineación que se ha ganado mediante un programa de ejercicios.

KENDALL CLÁSICO

El trabajo de Kendall en la escoliosis

Henry O. Kendall fue el primer fisioterapeuta del Hospital Infantil de Baltimore, donde empezó a trabajar en junio de 1920. Lo siguiente es una cita de unas notas hechas a mano tomadas por él a principios de la década de 1930 sobre la escoliosis:

No deben intentarse los ejercicios simétricos. Se debe realizar una exploración muscular minuciosa y clasificar los músculos en función de su fuerza. Si un grupo o un músculo es demasiado fuerte para su antagonista, ese músculo o grupo debe estirarse y el antagonista más débil debe alcanzar la fuerza suficiente para competir con él.

En la exploración de más de 100 casos de curvatura lateral, todavía no he encontrado un caso con músculos erectores de la columna débiles, todos y cada uno de los pacientes fueron capaces de hiperextender la columna contra la gravedad y en la mayoría de los casos también contra la resistencia.

La debilidad muscular se encontraba casi siempre en los abdominales laterales, los abdominales anteriores, la pelvis, la cadera y los músculos de las piernas. Esta debilidad hacía que el cuerpo se desviara del plano mediano lateral o del plano mediano anteroposterior, lo que hacía que el paciente compensara la desviación sustituyéndola por otros músculos para mantener el equilibrio. Al hacer la sustitución, el paciente invariablemente desarrolla músculos que causan movimientos rotatorios laterales y es fácil ver por qué tenemos curvatura lateral con rotación.

Al corregir el desequilibrio muscular, llegamos a la causa primaria de muchos casos de curvatura lateral.

Ejercicios correctivos: postura

Los siguientes ejercicios están diseñados para ayudar a corregir algunos defectos posturales frecuentes. En otras partes de este texto hay otros ejercicios correctivos. Se realizan ejercicios específicos para mejorar el equilibrio muscular y restablecer una buena postura (fig. B-9). Para que sean eficaces, deben hacerse todos los días durante varias semanas, además de practicar a diario cómo adoptar y mantener una buena postura hasta que se convierta en un hábito.

Cuando se trabaja para corregir desequilibrios musculares, suele ser aconsejable evitar los siguientes ejercicios:

- Recostarse sobre la espalda y elevar los dos miembros inferiores al mismo tiempo.
- Recostarse sobre la espalda y levantarse hacia la posición sentada con los pies firmemente sujetos.
- Recostarse sobre la espalda con la mayor parte del peso apoyado en la parte superior de la espalda y hacer ejercicio «de bicicleta».
- De pie o sentado con las rodillas rectas, estirar los brazos hacia adelante para tocarse los dedos de los pies.
- Ejercicio que consiste en elevar el tronco para arquear la espalda desde una posición recostada (para quienes tienen una curvatura hacia adelante aumentada en la región lumbar).

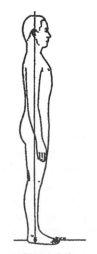

FIGURA B-9.
Posición postural ideal.

Estiramiento posterior del cuello

En decúbito dorsal, doble las rodillas y apoye los pies en el suelo (fig. B-10A). Con los codos doblados y las manos al lado de cabeza, incline la pelvis para aplanar la parte inferior de la espalda. Presione la cabeza hacia atrás, con la barbilla hacia abajo y hacia dentro, intentando aplanar el cuello.

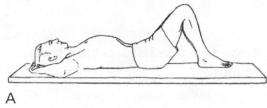

A

Estiramiento de los aductores del hombro

Con las rodillas flexionadas y los pies apoyados en el suelo, incline la pelvis para aplanar la parte inferior de la espalda. Mantenga la espalda plana, coloque ambos brazos.por encima de la cabeza e intente extender los brazos hacia el borde de la mesa con los codos rectos (fig. B-10B). Acerque la parte superior de los brazos a los lados de la cabeza como sea posible (NO permita que la espalda se arquee).

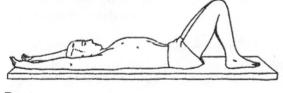

B

FIGURA B-10. A y **B.** Ejercicio correctivo para los aductores del hombro.

Ejercicios posturales de pie contra la pared

Colóquese de pie con la espalda contra una pared, con los talones a unos 5 cm de la pared. Coloque las manos junto a la cabeza con los codos tocando la pared. Si es necesario, corrija los pies y las rodillas como en la figura B-11, luego inclínese para aplanar la parte inferior de la espalda contra la pared tirando hacia arriba y hacia adentro con los músculos abdominales inferiores. Mantenga los brazos en contacto con la pared y muévalos lentamente hasta una posición diagonal por encima de la cabeza.

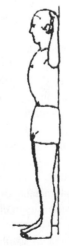

FIGURA B-11. Ejercicio correctivo de pie contra la pared.

Ejercicio postural sentado contra la pared

Siéntese en un taburete con la espalda contra una pared (fig. B-12). Lleve las manos junto a la cabeza. Enderece la parte superior de la espalda, presione la cabeza hacia atrás con la barbilla hacia abajo y hacia adentro y empuje los codos hacia atrás contra la pared. Apoye la parte inferior de la espalda contra la pared tirando hacia arriba y contrayendo los músculos abdominales inferiores. Mantenga los brazos en contacto con la pared y mueva lentamente los brazos hacia una posición diagonal sobre la cabeza.

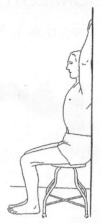

FIGURA B-12. Ejercicio correctivo sentado en un taburete contra la pared.

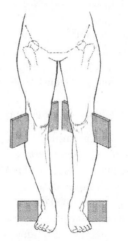
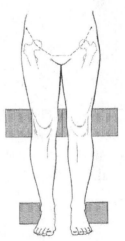

FIGURA B-13. Ejercicio correctivo en caso de pronación, hiperextensión y rotación interna.

Corrección de la pronación, hiperextensión y rotación interna

Colóquese de pie con los pies separados unos 10 cm y la punta de los pies ligeramente hacia afuera (fig. B-13). Relaje las rodillas en una posición «de descanso», es decir, ni rígida ni flexionada. Contraiga los músculos de los glúteos para girar las piernas ligeramente hacia afuera (hasta que las rótulas estén directamente hacia el frente). Contraiga los músculos que elevan los arcos de los pies, haciendo rodar el peso ligeramente hacia los bordes exteriores de los pies.

POLIOMIELITIS

Factores que influyen en el tratamiento

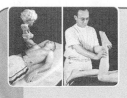

KENDALL CLÁSICO

Objetivos de la terapia ortopédica y la fisioterapia para el tratamiento de la poliomielitis

Cuando alguien pregunta «¿Cómo se trata la poliomielitis?», no hay una respuesta específica porque cada paciente requiere un abordaje diferente para el tratamiento. Al considerar el tratamiento del caso particular, hay que responder las siguientes preguntas:

¿Cuándo inició?

¿Qué edad tiene el paciente?

¿Cuál es el grado de afectación actual?

¿Cuál fue el grado de afectación original?

¿En qué medida han mejorado los músculos?

¿Qué tipo de tratamiento ha recibido el paciente hasta ahora?

El *tiempo transcurrido desde el inicio* de la enfermedad es importante porque el tratamiento varía en muchos aspectos según el estadio de la enfermedad. La relación entre la duración de la enfermedad y la mejoría ayuda a determinar el pronóstico.

La *edad del paciente* es muy significativa porque deben tenerse en cuenta las variaciones estructurales óseas y ligamentosas subyacentes en relación con el tratamiento.

La comparación entre la extensión de la *afectación original y la actual* es importante al considerar el curso final del tratamiento.

El *tipo de tratamiento a seguir* es importante por varias razones:

- El tratamiento que ha permitido el desarrollo de contracturas innecesarias distorsiona el cuadro de la poliomielitis. Tales contracturas crean debilidad por estiramiento superpuesta en los músculos opuestos. No se puede hacer un diagnóstico ni un pronóstico precisos hasta que se corrijan estos factores secundarios superpuestos.
- El tratamiento que produce el estiramiento y la relajación de las estructuras articulares se superpone a un problema aún más grave que la contractura muscular. Es más difícil restablecer la tensión normal de los ligamentos estirados que restablecer el movimiento articular en casos de cierta tensión muscular. No se puede determinar con precisión la potencia de un músculo si la articulación está tan relajada que el músculo no tiene una articulación estable sobre la cual pueda actuar.
- El tratamiento temprano con calor excesivo y prolongado tiende a distorsionar el grado de afectación. La razón básica del uso del calor, en sí misma, explica este fenómeno. El calor se emplea para relajar los músculos y actuar como sedante general. Cuando se aplica calor de forma continua y prolongada, los músculos carecen de su contractilidad normal. Observamos una situación inusual en muchos pacientes con poliomielitis de 1944 trasladados desde un hospital de aislamiento en el que se hacía uso de calor y movimientos de estiramiento en la fase inicial de la enfermedad. Tras el ingreso en el hospital ortopédico, se instauró más reposo y un tratamiento menos activo. Se produjo una repentina e inesperada mejoría que no era en absoluto típica del curso habitual de la evolución de los músculos de la poliomielitis. Nuestra explicación de esta rápida mejoría es que, además de la debilidad debida a la poliomielitis, que no era pronunciada, existía una debilidad superpuesta debida a un exceso de calor y manipulación, que desapareció cuando se interrumpió dicho tratamiento.
- La inmovilización prolongada, la cual permite el desarrollo de rigidez articular o atrofia por desuso innecesario, también distorsiona el cuadro de la poliomielitis y prolonga la recuperación.

Reimpreso de *Physiotherapy Review*, Vol. 27, No. 3, May–June, 1947; con autorización.

Pruebas musculares en caso de poliomielitis y pospoliomielitis

Las pruebas musculares manuales funcionales son partes necesarias de los procedimientos de diagnóstico en el campo de los trastornos neuromusculares. Eran herramientas esenciales para la evaluación precoz de los pacientes con poliomielitis. El patrón de debilidad muscular permitía al examinador determinar el tipo y la localización de una lesión neuromuscular. La debilidad de músculos específicos ayudó a indicar qué neuronas motoras espinales estaban implicadas.

Aunque la poliomielitis se ha erradicado en la mayor parte del mundo, sigue siendo endémica en algunos países y supone una amenaza grave para la salud. En el 2003, un brote de polio en Nigeria se extendió a los países vecinos y puso en peligro a 15 millones de niños (10). En los seis primeros meses del 2004, el número de menores paralizados por la poliomielitis en África central y occidental fue cinco veces mayor que en el mismo período del 2003 (11).

También es muy preocupante la aparición del virus del Nilo Occidental (VNO) en el hemisferio occidental. Según los Centers for Disease Control and Prevention de los Estados Unidos, en el 2003 se notificaron 9006 casos de infección por el VNO. Esta cifra es más del doble de los 4156 casos informados en el 2002 (12). El VNO puede causar un síndrome de debilidad muscular y parálisis similar al de la poliomielitis, porque ataca las mismas células motoras de la médula espinal afectadas por la poliomielitis (13). Richard Bruno afirma que «cerca del 1% de los afectados por el VNO sufren parálisis, casi el mismo porcentaje que en los afectados por los virus poliomielíticos» (14).

Complicaciones tardías de la poliomielitis: síndrome pospoliomielitis

Aunque en la actualidad la mayoría de los médicos de los Estados Unidos nunca han visto la debilidad neuromuscular y la parálisis de la poliomielitis aguda, muchos de ellos se enfrentan ahora a antiguos pacientes de polio que presentan nueva debilidad muscular, dolor, cansancio y disminución de la resistencia. Denominadas **síndrome pospoliomielitis** (SPP), estas secuelas de la poliomielitis pueden aparecer entre 10 y 40 años después de la crisis inicial (15). «La Organización Mundial de la Salud calcula que en todo el mundo viven entre 10 y 20 millones de sobrevivientes de la poliomielitis, y algunas estimaciones sugieren que entre 4 y 8 millones de ellos pueden tener SPP» (16).

Cerca de 2 millones de norteamericanos vivos en la actualidad tuvieron polio hace 50 años (14). Las estimaciones varían, pero hasta el 50% de estas personas pueden estar afectadas por el SPP (17). Muchos de estos pacientes previos habían recuperado fuerza y movilidad favorables y se consideraban curados. La reaparición de antiguas debilidades y el inicio de otras nuevas pueden ser extremadamente desafiantes y difíciles, tanto psicológica como físicamente, para el paciente. A muchas personas que creían haber vencido la enfermedad cuando pudieron deshacerse de sus ortesis, apoyos, bastones y sillas de ruedas, se les dice ahora que estas mismas ayudas pueden volver a ser necesarias para proteger y conservar la fuerza existente.

Sin embargo, a diferencia de los tratamientos anteriores, el objetivo ya no es recuperar la fuerza muscular. En cambio, la debilidad asociada al SPP suele ser resultado del uso excesivo y la sustitución de los músculos a largo plazo. Para restablecer el equilibrio muscular y conservar la fuerza, el tratamiento suele conllevar cierta limitación o restricción de la actividad y el uso de apoyos protectores.

Diagnóstico del síndrome pospoliomielitis

El diagnóstico del SPP se establece descartando otros trastornos neuromusculares. Las personas que tuvieron poliomielitis hace muchos años pueden presentar una gran variedad de síntomas. Esta constelación de síntomas puede imitar o solaparse con los de otros trastornos, como la esclerosis múltiple, la esclerosis lateral amiotrófica, el síndrome de Guillain-Barré, la fibromialgia y la artrosis. El Dr. Lauro Halstead cree que la debilidad nueva es el síntoma distintivo del SPP. Cuando aparece debilidad nueva en músculos previamente afectados por la poliomielitis o que originalmente se creía que no estaban afectados, puede venir acompañada o no de otros síntomas. Este es un punto crucial que hay que reconocer: un paciente puede tener SPP aunque el único síntoma sea una debilidad nueva (18).

Hay cierta controversia sobre el papel exacto y el valor de las pruebas musculares manuales para la evaluación de los pacientes con SPP. El debate se centra en el argumento de que una prueba de este tipo solo mide la fuerza en el momento de la prueba, mientras que el problema para estas personas puede no ser tanto una pérdida de fuerza como una pérdida de capacidad para mantener la fuerza tras el ejercicio o el esfuerzo. Hay aumento del cansancio muscular, lo que conduce a episodios más frecuentes de debilidad o a debilidad progresiva gradual.

Una sola prueba puede mostrar un músculo calificado como normal aunque haya perdido el 50% de las motoneuronas que lo abastecían originalmente (19, 20). En otras palabras, la mitad de la reserva de un músculo puede perderse antes de que se noten síntomas clínicos de debilidad (21, 22).

Además de la pérdida de reserva, puede haber disfunción de la unidad motora. Los pacientes presentan un regreso de las antiguas debilidades cuando las unidades motoras ya no pueden sostener la mayor carga de trabajo de sus fibras musculares adoptadas.

Para desarrollar el mejor plan de tratamiento, sería útil que el médico supiera si la debilidad experimentada está en los músculos que estaban afectados originalmente, o es una debilidad «nueva» que se produce en músculos que no estaban afectados anteriormente pero que ahora están debilitados debido a años de uso excesivo y sustitución, o es una combinación de ambos.

Las pruebas musculares manuales pueden ayudar a definir el problema, especialmente cuando se dispone de resultados de pruebas anteriores. La comparación de los datos puede mostrar el retorno de antiguos puntos débiles, así como la aparición de otros nuevos. En la mayoría de los casos, sin embargo, los resultados de las pruebas originales ya no están disponibles y, en muchos casos, se probaron originalmente muy pocos músculos para poder realizar un análisis comparativo válido.

La ausencia o la insuficiencia de registros que abarquen un período largo ha dificultado determinar con cierto grado de precisión la relación entre los síntomas actuales y los pasados. Al proporcionar los resultados de pruebas musculares manuales realizadas a lo largo de 50 años, este texto contiene un estudio de caso a largo plazo que debería ser de interés para todos los profesionales sanitarios y las personas afectadas por secuelas pospoliomielitis.

Es esencial definir tanto la naturaleza como el alcance de la debilidad. Lo que se necesita, además de las pruebas musculares manuales de referencia (o pruebas musculares realizadas cada pocos meses), son pruebas de músculos seleccionados tras períodos de ejercicio o esfuerzo. Los datos de protocolos específicos para pruebas musculares seriadas de personas sin anomalías y pacientes con SPP inmediatamente después del ejercicio permitirán al fisioterapeuta diseñar planes de tratamiento más adecuados y personalizados. Los resultados de estas pruebas en serie ayudarán a responder a la pregunta de si debe prescribirse ejercicio y, en caso afirmativo, cuánto y de qué tipo. El Dr. James Aston ha sugerido lo siguiente:

> «Cualquier músculo que se considere para el ejercicio debe ser lo suficientemente fuerte como para sostener más que la fuerza de la gravedad y debe volver a probarse dos o tres veces después de que el paciente realice una caminata de 1 a 2 minutos. Cualquier disminución de la fuerza después de la marcha indica que el músculo no tiene reserva y no debe ejercitarse (21)» (reimpresa de Paul Tornetta III, Mark W. Pagnano, *Instructional course lectures* vol. 61 2012 American Academy of Orthopaedic Surgeons. Price: AAOS member: $175, Resident: $130, 624 pages, Orthopaedics and Trauma, con autorización de Elsevier).

El tratamiento de los pacientes con SPP es clínicamente muy difícil. Patricia Andrés ha resumido el papel del fisioterapeuta de la siguiente manera:

> «El tratamiento fisioterapéutico del paciente con SPP debe centrarse en restablecer la alineación postural mediante *1*) el uso de dispositivos ortopédicos o de apoyo y *2*) ejercicios que estiren los músculos tensos y sobrecargados combinados con ejercicios no fatigantes de los músculos débiles y sobrecargados en el intervalo acortado (23)».

Los fisioterapeutas también deberían consultar el cuadro «Kendall clásico» previo. Aunque fue escrito específicamente para los pacientes con poliomielitis, es aplicable a las personas con SPP y a cualquiera (incluidos los infectados por el VNO) que presente debilidad o parálisis debido a la afectación de las células del asta anterior.

Explicación de las tablas de poliomielitis o pospoliomielitis

La recopilación de seis pruebas musculares de los miembros superiores, el tronco y los miembros inferiores en un paciente con poliomielitis durante un período de 50 años por parte de solo dos examinadores ofrece un panorama completo e infrecuente de la historia de esta enfermedad en una persona. En este texto se presentan seis de las nueve pruebas registradas. En el momento de la primera exploración, este hombre tenía 17 años. Tenía 67 años la última vez que se le hizo la prueba.

No se probaron todos los mismos músculos en cada exploración. La decisión de qué músculos probar se basaba en los síntomas o el dolor concretos del paciente en el momento de la prueba, los resultados de pruebas anteriores y el criterio del examinador. El cuello, el tronco y los miembros superiores e inferiores estaban afectados por la poliomielitis. El miembro inferior estaba más afectado que el superior.

Miembro superior
Examinadores y fechas de exploración:
HOK: (10-18-49, 2-21-50, 8-30-50)
FPK: (2-5-90, 2-21-92, 10-7-99)
Durante la exploración inicial, nueve músculos mostraron debilidad marcada. Menos de 1 año después, solo quedaban tres músculos en esa categoría.

Dos músculos nunca recuperaron la fuerza adecuada, y la poca fuerza que tenían disminuyó a cero o a niveles mínimos 50 años después.

Solo 22 de los 84 músculos probados tenían fuerza entre favorable y normal (es decir, puntuación de 8-10) en la primera prueba. Menos de 1 año después, 59 de los 67 músculos habían recuperado una fuerza entre favorable y normal.

Cuarenta y dos años después de la primera prueba, con 94 músculos probados, 4 músculos seguían siendo solo moderadamente fuertes y 2 músculos significativamente débiles. Solo un músculo, el oponente del pulgar derecho, resultó más débil que cuando se examinó por primera vez.

Cincuenta años después, el trapecio inferior izquierdo, el oponente del pulgar derecho y el abductor corto del pulgar derecho habían perdido fuerza. Los dos últimos resultaron más débiles que en la exploración inicial. Se observó una pérdida de fuerza recuperada en cinco músculos de la extremidad superior izquierda. Además de los dos con debilidad marcada, los músculos del miembro superior derecho no se probaron en este momento (fig. B-14).

Miembro inferior
Exploradores y fechas de exploración:
HOK: (10-18-49, 2-21-50, 4-31-51, 5-16-68)
FPK: (1-26-90, 10-7-99)
Durante la exploración inicial, se analizaron 87 músculos. Se encontró debilidad marcada (es decir, puntuación inferior a 5) en 17 músculos y cierta debilidad (es decir, puntuación de 5 a 7) en 70 músculos. Solo tres músculos presentaban una buena resistencia (puntuación de 8-10).

Seis meses después, solo quedaba debilidad marcada en 1 músculo, cierta debilidad en 16 músculos y fuerza favorable en 63 músculos.

Diecinueve años tras la primera prueba, persistía una debilidad marcada en el tibial anterior, con cierta debilidad en 24 músculos y fuerza favorable en 58 músculos.

Cincuenta años más tarde, se notó debilidad marcada en 4 músculos y fuerza favorable en 46 músculos (fig. B-15).

> **NOTA:** *La clasificación se hacía originalmente en una escala de 0-100 para indicar el porcentaje de fuerza de un músculo. Estas cifras se han convertido a una escala de 0 a 10, de acuerdo con el sistema de clasificación presentado en este texto. La conversión a una escala de 0-5 puede hacerse consultando la «Clave para la clasificación muscular» (cap. 1).*

NOMBRE DEL PACIENTE NÚMERO DE CLÍNICA

IZQUIERDA DERECHA

10-7-99 FPK	2-21-92 FPK	2-5-90 FPK	8-30-50 HOK	2-21-50 HOK	10-18-49 HOK		10-18-49 HOK	2-21-50 HOK	8-30-50 HOK	2-5-90 FPK	2-21-92 FPK	10-7-99 FPK
						Facial						
						Lengua						
						Deglución						
						Habla						
	10	10		6	3	Deltoides anterior	8	10		10	10	
	10	9		6	3	Deltoides medio	8	10		10	10	
	10	9		5	3	Deltoides posterior		10		10	10	
	10	10				Trapecio superior				10	10	
	6	6	5	4	DEF.	Trapecio inferior	DEF.	7	6	8	7	
4	5	6	5	3		Trapecio inferior		7	7	7	6	
	8	6				Serrato anterior		10		8	10	
	10	10	10	9		Romboides		8	10	10	10	
	8	8		10		Dorsal ancho		9		8	8	
	10	10	10	10	7	Pectoral mayor	7	9	10	10	10	
	10		8	6		Pectoral menor	9	10		10	10	
	10		10	6		Rotadores internos	7	10		10	10	
	10		10	7		Rotadores externos	7	10		10	10	
10	10	10	10		7	Biceps	7	10	10	10	10	
10	10	10	10		6	Tríceps	4	6		10	10	
10	10	10	10		7	Braquirradial	7	10	10	10	10	
7	10	10	10		7	Supinadores	8	10		9	9	
7	10	10	10		7	Pronadores	7	/		7		
10	10	10	10		7	Flexor radial del carpo	7	/	10	10	10	
10	10				7	Flexor cubital del carpo	6	/		10		
10	/	10	/		7	Extensor radial del carpo	8	/		10		
10	/	10	/		7	Extensor cubital del carpo	7	/		10	/	
10	10	10	10	10	10	1 Flexor profundo de los dedos 1	7	10	10	10	10	
/	/	/	/	/	/	2 Flexor profundo de los dedos 2	10	/				
/	/	/	/	/	/	3 Flexor profundo de los dedos 3	10					
/	/	/	/	/	/	4 Flexor profundo de los dedos 4	10	/				
10	10	10	10		10	1 Flexor superficial de los dedos 1	7	10	10	10	10	
/	/	/	/	/	/	2 Flexor superficial de los dedos 2	10	10				
/	/	/	/	/	/	3 Flexor superficial de los dedos 3	/	/				
/	/	/	/	/	/	4 Flexor superficial de los dedos 4	/	/				
10	10	10	10	10	7	1 Extensor de los dedos 1	7	9	10	10	10	
/	/	/	/	/	/	2 Extensor de los dedos 2	/	/				
/	/	/	/	/	/	3 Extensor de los dedos 3	/	/				
/	/	/	/	/	/	4 Extensor de los dedos 4	/	/				
10	10	10	10	10	7	1 Lumbrical 1	6	10	9	10	10	
/	/	/	/	/	/	2 Lumbrical 2	/	/				
/	/	/	/	/	/	3 Lumbrical 3	/	/				
/	/	/	/	/	/	4 Lumbrical 4	/	/				
10	10	10	10		6	Interóseos dorsales	7	9	10	10	10	
10	10	10	10	10	7	Interóseos palmares	7	10	10	10	10	
7	10	7	6	5	4	Oponente del pulgar	2	4	3	1	1	0
10	10	8	10	10	7	Aductor del pulgar	7	10	10	6	10	
10	10	10	10	9	8	Aductor largo del pulgar	6	10		10	10	
8	10	9	4	3	6	Aductor corto del pulgar	3	4	3	(5)	4	1
	10	10	10	10	10	Flexores del pulgar	7			10	10	
	10	7	8	10	7	Extensores del pulgar	8	10	10	10	10	
	10	10				Abductor del meñique	7			10	10	
	10	10				Oponente del meñique	5			10	10	
	10	10				Flexor del meñique	7			9	10	

Clave: ■ 4 e inferior   ■ 5-7   ■ 8-10

( ) Amplitud de movimiento limitada

Deficiente = 2

Contracturas y deformidades	
Hombro	
Codo	
Antebrazo	
Muñeca	
Dedos	
Pulgar	

FIGURA B-14. Tabla de los músculos del miembro superior para las pruebas musculares en caso de poliomielitis y pospolio-mielitis de 1949-1999. © 2003 Elizabeth E. McCreary y Florence P. Kendall.

B CONSIDERACIONES PARA LOS DIAGNÓSTICOS Y LAS POBLACIONES ESPECIALES

NOMBRE DEL PACIENTE　　　　　　　　　　　　　　　　NÚMERO DE CLÍNICA

IZQUIERDA　　　　　　　　　　　　　　　　　　　　　　　**DERECHA**

10-7-99 FPK	1-26-90 FPK	5-15-68 HOK	4-3-50 HOK	2-21-50 HOK	10-18-49 HOK	EXAMINADOR FECHA	10-18-49 HOK	2-21-50 HOK	4-31-51 HOK	5-15-68 HOK	1-26-90 FPK	10-7-99 FPK
				9	3	Flexores del cuello	3	10				
					Débil	Extensores del cuello	Débil					
		8	9	9		Extensores de la columna	3	9	9	8		
						Cuadrado lumbar						
Débil	5	5	6	6	4	Elevación del tronco / Descenso de la pierna — Recto del abd. Oblicuo interno / Oblicuo externo	3	4	5	6	7	Débil
10	7	9	10	10	5	Glúteo mayor	5	10	10	10	9	10
10	7	9	10	10	4	Glúteo medio	5	8	9	8	7	10
10	8	9			4	Abductores de la cadera	5			8	10	10
	7	7	10	4	2	Aductores de la cadera	4	10	10	10	9	
	9	9			6	Rotadores mediales de la cadera	6			10	9	
	7	9			8	Rotadores laterales de la cadera	7			10	10	
6	7	6	10	6	3	Flexores de la cadera	7	10	10	10	10	10
5	7	10	10	9	6	Tensor de la fascia lata	5	10	10	10	10	
8	8	10	10	10	6	Sartorio	7	10	10	10	10	
10	9	10	10	10	6	Isquiotibiales mediales	7	10	10	10	10	
7	7	10	10	10	6	Isquitobiales laterales	7	10	10	10	8	7
5	(6) A.	8	10	7	6	Cuádriceps	8	10	10	10	10	10
6 C.	B.	10		10		Gastrocnemio	7	10	10	10	B.	C.
		10		10	7	Sóleo	7					
10	10	10	10	9	6	Peroneo largo	7	10	10	10	10	6
10	10	10	10	9	6	Peroneo corto	7	/	/	/	/	6
10	10	10	10	9	4	Tercer peroneo	7	/	/	/	/	10
4	6	6	6	6	3	Tibial posterior	4	6	8	9	9	5
0	0	1	3	3	3	Tibial anterior	4	6	10	10	8	6
10	10	10	9	7	6	Extensor largo del dedo gordo	6	7	10	10		10
8	9	7	10	10	6	Flexor largo del dedo gordo	6	10	9	8	10	10
(5)	8	6	(9)	10	8	Flexor corto del dedo gordo	7	9	10	8	10	9
7	8	6	6	7	5	1 Extensor largo de los dedos 1	6	8	10	8	9	(7)
8	8	8	7	7	5	2 Extensor largo de los dedos 2	6	/		10	/	(7)
4	6	8	7	7	7	3 Extensor largo de los dedos 3	7	/		10	/	(6)
(5)	6	8	7	7	7	4 Extensor largo de los dedos 4	7	/		8	/	?
9	10	10	9	7	6	1 Extensor corto de los dedos 1	7	8	10	10	10	10
/	/		10	/	/	2 Extensor corto de los dedos 2	/					
/	/			/		3 Extensor corto de los dedos 3	/					
/	/			/		4 Extensor corto de los dedos 4	/					
2	8	7	10	7	?	1 Flexor largo de los dedos 1	6	6	9	10	9	10
6	/	6		7	?	2 Flexor largo de los dedos 2	/	6		7		
8		7		8	5	3 Flexor largo de los dedos 3	/	8				
8		7		8	5	4 Flexor largo de los dedos 4	/	8				
7	8	6	9	7	6	1 Flexor corto de los dedos 1	5	6	8	8	9	8
/		10	/	/		2 Flexor corto de los dedos 2	5	6	8	8		
/			/	/		3 Flexor corto de los dedos 3	6	8	9	8		
/			/	8		4 Flexor corto de los dedos 4	6	8	9	8		
5	5	5	6	7	7	1 Lumbricales 1	5	8	7	9	9	8
/			/	/		2 Lumbricales 2	5	/		9	9	8
/			/	/		3 Lumbricales 3	6	/		7	7	6
/			/	/		4 Lumbricales 4	6	/		7	7	6
						Longitud de la pierna						
						Circunferencia del muslo						
						Circunferencia de la pantorrilla						

NOTAS:　CLAVE: ■ 4 e inferior　■ 5-7　■ 8-10　　( ) = Amplitud de movimiento limitada　*Débil* = 5 o 6

A. 1-26-90 Cuádriceps: no puede extender los últimos 15° de la rodilla en sedestación.
B. 1-26-90 No puede levantarse sobre los dedos de un pie a la vez, pero puede hacerlo cuando se levanta sobre ambos al mismo tiempo, pero con cierto desplazamiento adelante del cuerpo.
C. 10-7-99 No puede ponerse de puntillas con un pie a la vez.

FIGURA B-15. Formulario de los músculos del cuello, el tronco y el miembro inferior. 2003 Elizabeth E. McCreary y Florence P. Kendall.

Complicaciones tardías de la poliomielitis

En la figura B-16 se ilustran las posibles causas de las complicaciones tardías de la poliomielitis.

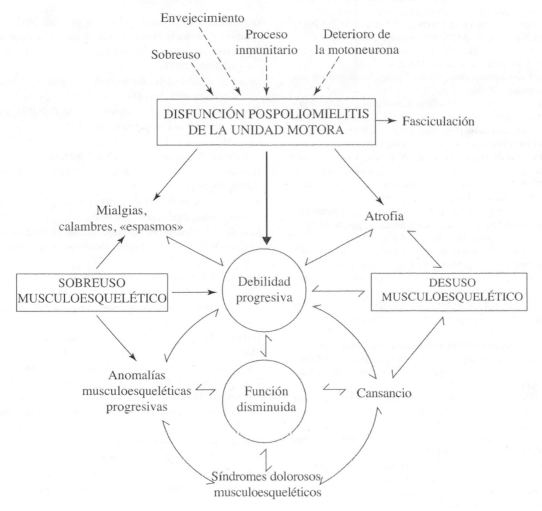

FIGURA B-16. Modelo esquemático que muestra tres posibles causas de las complicaciones neuromusculares y musculoesqueléticas tardías de la poliomielitis y sus interacciones (reimpresa de Halstead L. Late complications of poliomyelitis. En: Goodgold J, ed. *Rehabilitative Medicine*. St. Louis: CV Mosby; 1988: 328–342 con autorización de Elsevier) (24).

REFERENCIAS

1. Nissinen M, Heliovaara M, Seitsamo J, Poussa M. Trunk asymmetry, posture, growth, and risk of scoliosis. Spine 1993; 18(1): 8–13.
2. Licht S. History. In: Basmajian J, ed. Therapeutic Exercises. 4th ed. Baltimore: Williams & Wilkins; 1984: 30.
3. Risser JC. Scoliosis past and present. In: Basmajian JV, ed. Therapeutic Exercise. 4th ed. Baltimore: Williams & Wilkins; 1984: 469.
4. American Academy of Orthopedic Surgeons (AAOS). Instructional Course Lectures. St. Louis: CV Mosby; 1985.
5. Kuru T, Yeldan İ, Dereli EE, Özdinçler AR, Dikici F, Çolak İ. The efficacy of three-dimensional Schroth exercises in adolescent idiopathic scoliosis: A randomised controlled clinical trial. Clin Rehabil 2016 Feb; 30(2): 181–190. doi: 10.1177/0269215515575745. Epub 2015 Mar 16. PMID: 25780260.
6. Białek, Marianna PT. Mild angle early onset idiopathic scoliosis children avoid progression under FITS method (functional individual therapy of scoliosis). Medicine May 2015; 94(20): e863. doi: 10.1097/MD.0000000000000863
7. Kocaman H, Bek N, Kaya MH, Büyükturan B, Yetiş M, Büyükturan Ö. The effectiveness of two different exercise approaches in adolescent idiopathic scoliosis: A single-blind, randomized-controlled trial. PLoS One 2021; 16(4): e0249492. Published 2021 Apr 15. doi:10.1371/journal.pone.0249492

8. Perrone M, Orr R, Hing W, Milne N, Pope R. The impact of back-pack loads on school children: A critical narrative review. Int J Environ Res Public Health 2018; 15(11): 2529. Published 2018 Nov 12. doi:10.3390/ijerph15112529

9. Menez C, L'Hermette M, Coquart J. Orthotic insoles improve gait symmetry and reduce immediate pain in subjects with mild leg length discrepancy. Front Sports Act Living 2020; 2: 579152. Published 2020 Dec 16. doi:10.3389/fspor.2020.579152

10. 15 Million children threatened by polio outbreak. [http://www.unicef.org/UK/press]. Accessed 1/22/04.

11. http://www.newscientist.com. Polio. [http://www.newscientist.com]. Accessed 6/29/04.

12. West Nile Virus statistics, surveillance, and control. [http://www.cdc.gov/nci-dod/dvfbid/westnile/index.htm]. Accessed 1/21/04.

13. West Nile Virus can cause polio-like symptoms. [http://sciencedaily.com/releases/2003/04/030401074409.htm]. Accessed 1/21/04.

14. Bruno R. Polio by any other name. West Nile Virus, postpolio syndrome, chronic fatigue syndrome, and a double standard of disbelief. [http://www.ChronicFatigueSupport.com/library.print.cfm/ID=3938]. Accessed 7/28/03.

15. Postpolio syndrome fact sheet. National Institute of Neurological Disorders and Stroke. [http://www.ninds.nih.gov/health_and_medical/pubs/post-polio.htm]. Accessed 1/31/04.

16. Report on postpolio syndrome in Australia, Canada, France, Germany, Japan, UK, and USA: Disability World; 2001.

17. Mayo Clinic Staff. Postpolio syndrome. [http://www.mayoclinic.com/invole.cfm/id=Ds00494]. Accessed 1/31/04.

18. Polio experts grapple with the complexities of postpolio syndrome. [http://www.post-polio.org/task/expertsa.html]. Accessed 2/17/04.

19. Halstead L. Postpolio syndrome. Sci Am 1998; 278(4): 36–44.

20. Bollenbach E. Polio biology X. A Lincolnshire Post-Polio Library Publication. [http://www.ott.zynet.co.uk/polio/lincolnshire/library/bollenbach/biology10.html]. Accessed 5/14/03.

21. Aston J. Postpolio syndrome. An emerging threat to polio survivors. Postguard Med 1992; 92: 249–256.

22. Anderson W, Oregon tMABotPPPESo. An approach to the patient with suspected postpolio syndrome. [http://www.pke.com/pps/ppspamoh.htm]. Accessed 5/10/03.

23. Andres P. Rehabilitative principles and the role of the physical therapist. In: Munsat T, ed. Postpolio Syndrome. Stoneham, MA: Butterworth–Heinemann; 1991. [http://polio.dyndns.org/polio/documentslibrary]. Accessed 4/27/03.

24. Halstead L. Late complications of poliomyelitis. In: Goodgold J, ed. Rehabilitative Medicine. St. Louis: CV Mosby; 1988: 328–342.

LECTURAS RECOMENDADAS

Berry P. West Nile Virus, polio-like symptoms. *The Clarion-Ledger*. September 24, 2002. http://www.shadetreephysics.com/vel/wnv-pol.htm

Bruno RL. *The Polio Paradox*. Warner Books, Inc.; 2002.

Dalakas MC, Elder G, Hallet M, et al., A long-term follow-up study of patients with post-poliomyelitis neuromuscular symptoms. *New Engl J Med*. 1986;314(15):959–963.

Dean E. Clinical decision making in the management of the late sequelae of poliomyelitis. *Phys Ther*. 1991;71(10):752–761.

Gawns AC, Halstead LS. *Evaluation of the Post-Polio Patient*. The Lincolnshire Post-Polio Library. 2004; 1–4.

Gross MT, Schuch CP. Exercise programs for patients with post-polio syndrome: A case report. *Phys Ther*. 1989;69(1):172–175.

Halstead LS. The residual of polio in the aged. *Top Geriatr Rehabil*. 1988;3(4):9–26.'

Kendall HO, Kendall FP. Care during the recovery period in paralytic poliomyelitis. *JAMA*. 1938;111(5):472.

Kendall HO, Kendall FP. Orthopedic and physical therapy objectives in poliomyelitis treatment. *Physiotherap Rev*. 1947;27(3):159–165.

Krivickas LS. *Breathing Problems Caused by Post-Polio Syndrome*. Greater Boston Post-Polio Association; 2003.

Post-Polio Health International. *Management of PPS, About Polio and PPS-Monograph*; 2003.

Maynard FM. *The Post-Polio Syndrome and Re-Rehabilitation*. 2003.

Mense S, Simons DG. *Muscle Pain: Understanding Its Nature, Diagnosis, and Treatment*. Lippincott Williams & Wilkins; 2001.

Perry J, Fontaine JD, Mulroy S. Findings in post-poliomyelitis syndrome. Weakness of muscles of the calf as a source of late pain and fatigue of muscles of the thigh after poliomyelitis. *J Bone Jt Surg*. 1995;77-A(8):1148–1153.

Polio and the Era of Fear, *The Mission*. 1994.

Polio and Post-Polio Fact Sheet. Post-Polio Health International; 2004. http://www.post-polio.org/ipn/fact.html

Sharrad WJW. Muscle recovery in poliomyelitis. *J Bone Jt Surg* 1955;37B(1):63–79.

Swensrud G. Post polio syndrome, aging with a disability. Oakland Kaiser Conference, September 19, 2003.

PRUEBAS SELECTAS DE FUERZA, RENDIMIENTO Y LONGITUD MUSCULARES

En esta era de tratamientos limitados por el tiempo, avances tecnológicos y necesidad de justificar el inicio o la continuación de la asistencia por parte de los médicos, es esencial que estos elijan y realicen eficazmente pruebas que ayuden a resolver problemas, ya sea para proporcionar un diagnóstico diferencial, establecer o cambiar procedimientos de tratamiento, mejorar la función o aliviar el dolor. Sea cual sea el motivo para aplicar una determinada prueba, la objetividad es esencial para que el razonamiento clínico pueda ser preciso y de importancia. A continuación se ofrecen detalles relativos a ciertas pruebas de fuerza, rendimiento y longitud musculares a las que se hace referencia a lo largo de este texto.

Prueba	Dinamometría manual	Fuerza de prensión	Elevación del talón	De sedestación a bipedestación en 30 segundos*	Sentarse y estirarse al frente
Propósito	Determinar la fuerza muscular antes y después de la intervención	• Definir la fuerza de prensión • Posiblemente indicar el pronóstico de recuperación funcional	Determinar la fuerza del grupo muscular flexor plantar	Probar la fuerza y la resistencia de las piernas	Determinar la flexibilidad de los isquiotibiales
Población objetivo	Variedad de poblaciones de pacientes			Adultos o adultos mayores	Variedad de poblaciones de pacientes
Ventajas	Proporciona una medida objetiva del regreso a la actividad	Valores normativos en función de la edad y el sexo	Valores normativos en función de la edad y el sexo	Valor normativo para los adultos mayores	Valores normativos en función de la edad y el sexo
Desventajas	• Fiabilidad variable • Falta de posicionamiento normalizado del dispositivo y del paciente	Los ajustes preestablecidos del mango del dispositivo no son compatibles para el posicionamiento maximizado de todos los tamaños de mano	Dificultada por la carga de peso y las limitaciones de la AM	Requiere una AM adecuada y equilibrio en sedestación	Compensación a través de la columna lumbar y torácica
Equipo	Dinamómetro de mano; camilla o silla para pruebas de los miembros inferiores y superiores	Dinamómetro de mano	Camilla para mayor estabilidad (sin carga de peso significativa en la mano)	Silla sin reposabrazos y 43 cm de altura (superficie del asiento desde el suelo)	Aparato de medición, superficie firme, cinta adhesiva (sentarse y alcanzar una caja si está disponible)
Paciente	En decúbito prono, decúbito supino o sedestación (en función del músculo que se esté probando)	En sedestación	Sostenido en una sola pierna para el miembro inferior examinado	• Sentado en una silla • Miembros superiores cruzados con las puntas de los dedos en el hombro	En sedestación con las rodillas extendidas
Fijación	Proximal al músculo examinado, a menos que se especifique	Mantener la posición de 0° de flexión y abducción del hombro, codo en flexión de 90°, muñeca y antebrazo en posición neutra; se permite la extensión de la muñeca durante la activación de la prensión	Mantener la forma a través de toda la AM	Lograr la extensión completa de las rodillas y la cadera	• Controlar el intervalo de la pelvis o la columna lumbar si es posible • Las rodillas deben permanecer en extensión completa
Procedimientos de prueba (abreviados)	• Se realiza como una prueba de **logro** o **fracaso**. • Dinamómetro de mano colocado como se indica en los procedimientos de pruebas musculares descritos en los capítulos anteriores • Pueden hacerse hasta tres	• Ajustar el mango al segundo ancho • Resistencia del aparato calibrada a cero • El paciente debe apretar el dispositivo lo más fuertemente posible • Repetir tres veces • Comparar el rendimiento con el miembro superior opuesto	Elevación del talón mediante flexión plantar del tobillo, con la rodilla en extensión completa, para sostener el peso sobre las cabezas de los metatarsianos y las falanges de los dedos 1 a 5	• En sedestación en una silla con los brazos cruzados • Completar el mayor número posible de repeticiones de pasar de sedestación a bipedestación • Cronometrado durante 30 s	• Dispositivo de medición colocado entre los miembros inferiores • Marca de 40 cm colocada en el talón • Inhalar • Alcanzar flexionando las caderas, la columna lumbar y torácica mientras se exhala, manteniendo los miembros superiores paralelos al suelo y simétricos • Registrar, medir la distancia alcanzada • Repetir la operación dos veces
Puntuación	Registrar el valor más alto alcanzado en lb, kg o N	Registrar el valor más alto alcanzado en lb o kg	Registrar el número de elevaciones de talón completadas	Registrar el número de repeticiones de pasar de sedestación a bipedestación realizadas	Registrar la mejor de dos pruebas
Fuentes	1, 2	3-5	6	7, 8	9

*Componente de la prueba de la forma física de los adultos mayores (*Senior Fitness Test*) (4).
AM: amplitud de movimiento; kg: kilogramos; lb: libras; N: newtons.

REFERENCIAS

1. Chamorro C, Armijo-Olivo S, De la Fuente C, Fuentes J, Chirosa LJ. Absolute reliability and concurrent validity of hand held dynamometry and isokinetic dynamometry in the hip, knee and ankle joint: Systematic review and meta-analysis. Open Med 2017; 12(1): 359–375. https://doi.org/10.1515/med-2017-0052.

2. Arnold CM, Warkentin KD, Chilibeck PD, Magnus CRA. The reliability and validity of handheld dynamometry for the measurement of lower-extremity muscle strength in older adults. J Strength Cond Res 2010; 24(3): 815–824. https://doi.org/10.1519/JSC.0b013e3181aa36b8.

3. Savino E, Martini E, Lauretani F, Pioli G, Zagatti AM, Frondini C, et al. Handgrip strength predicts persistent walking recovery after hip fracture surgery. Am J Med 2013; 126(12): 1068–1075.

4. Lee SC, Wu LC, Chiang SL, Lu LH, Chen CY, Lin CH, Ni CH, Lin CH. Validating the capability for measuring age-related changes in grip-force strength using a digital hand-held dynamometer in healthy young and elderly adults. BioMed Res Int 2020 Apr 21; 2020.

5. Rodacki AL, Moreira NB, Pitta A, Wolf R, Melo Filho J, Rodacki CD, Pereira G. Is handgrip strength a useful measure to evaluate lower limb strength and functional performance in older women?. Clin Interv Aging 2020; 15: 1045.

6. Lunsford BR, Perry J. The standing heel-rise test for ankle plantar flexion: Criterion for normal. Phys Ther 1995; 75(8): 694–698. https://doi:10.1093/ptj/75.8.694.

7. Miotto JM, Chodzko-Zajko WJ, Reich JL, Supler MM. Reliability and validity of the Fullerton Functional Fitness Test: An independent replication study. J Aging Phys Act 1999; 7(4): 339–353, accessed Apr 27, 2022, https://doi.org/10.1123/japa.7.4.339.

8. Rikli RE, Jones CJ. Development and validation of criterion-referenced clinically relevant fitness standards for maintaining physical independence in later years. Gerontologist 2013; 53(2): 255–267. https://doi:10.1093/geront/gns071.

9. ACSM's Resource Manual for Guidelines for Exercise Testing and Prescription/American College of Sports Medicine; [senior editor, Deborah Riebe; associate editors, Jonathan K. Ehrman, Gary Liquori, Meir Magal]. 10 ed. Pages 104–105. Philadelphia: Wolters Kluwer Health/Lippincott Williams & Wilkins, c2018.

C

PRUEBAS SELECTAS DE FUERZA, RENDIMIENTO Y LONGITUD MUSCULARES

DISTRIBUCIÓN DEL SEGMENTO ESPINAL A LOS NERVIOS Y LOS MÚSCULOS

D

Para los anatomistas y los médicos, determinar la distribución del segmento espinal a los nervios periféricos y los músculos ha sido una tarea difícil. El recorrido de los nervios espinales queda oculto por el entrelazamiento de las fibras nerviosas a su paso por los plexos nerviosos. Dado que es casi imposible seguir el curso de una fibra nerviosa individual a través del laberinto de su plexo, la información relativa a la distribución de los segmentos espinales se ha derivado principalmente de la observación clínica. El uso de este método empírico ha dado lugar a diversos hallazgos en relación con los orígenes segmentarios de estos nervios y los músculos que inervan. El conocimiento de las posibles variaciones es importante para establecer el diagnóstico e identificar la ubicación de una lesión nerviosa. Para centrar la atención en el abanico de variaciones existentes, los Kendall tabularon información procedente de seis fuentes bien conocidas.

En la figura D-1 se muestra la distribución de los segmentos espinales a los nervios. La figura D-2 presenta la distribución a los músculos. Las compilaciones derivadas de estos cuadros pasaron a formar parte de las *Tablas de nervios y músculos espinales*.

Los símbolos utilizados para la tabulación del material de referencia son los siguientes:

- La X mayúscula indica una distribución importante.
- La x minúscula denota una distribución menor.
- La x entre paréntesis (x) sugiere una distribución posible o poco frecuente.

Para la figura D-1, todas las fuentes incluyeron a T2 en el plexo braquial. Sin embargo, no se han añadido columnas separadas para T2 en la parte de la figura correspondiente al miembro superior ya que este segmento espinal solo contiene fibras sensitivas cutáneas. La información de las columnas de compilación de la figura D-1 se ha convertido de símbolos X a números en la columna de la derecha. Esta información relativa a la distribución de los segmentos espinales a los nervios aparece en la parte superior de las figuras 1-10 y 1-11 (las *Tablas de nervios y músculos espinales* de los miembros superiores e inferiores bajo el título *Nervios periféricos*).

En la compilación de Kendall de la inervación de los segmentos espinales a los músculos, tal como aparece en la última columna de la derecha de la tabulación (*véase* fig. D-1), los símbolos x representan una síntesis aritmética. Por regla general, los símbolos se eligieron de la siguiente manera:

- Si cinco o seis autoridades coincidían en que un segmento espinal se distribuía a un músculo determinado, se indicaba con una X mayúscula la inervación.
- Si tres o cuatro autoridades estaban de acuerdo, se empleaba una x minúscula.
- Si solo dos autoridades estaban de acuerdo, se usaba una x minúscula entre paréntesis.
- Si únicamente una autoridad mencionaba la distribución dada, no se tenía en cuenta (*véase* la tabulación del tríceps como ejemplo).

TRÍCEPS

	C6	C7	C8	T1
Gray (1)		X	X	
de Jong (2)	X	X	X	(x)
Cunningham (3)	X	X	X	
Spalteholz (4)	x	X	X	(x)
Foerster y Bumke (5)	(x)	X	X	x
Haymaker y Woodhall (6)		X	X	x
Total	4	6	6	4
Recopilación de Kendall de la inervación del tríceps	x	X	X	x
	C6	C7	C8	T1

Cuando una de las seis fuentes no especificaba el segmento espinal, el acuerdo entre cuatro o cinco fuentes se indicaba con una X mayúscula. Esto ocurrió para el poplíteo y para algunos músculos intrínsecos del pie.

La tabulación de los datos centra la atención en el abanico de variaciones que hay entre estas fuentes, pero la síntesis aritmética indica el grado de concordancia entre ellas. Solo en el caso de tres músculos del pulgar (oponente, abductor corto y cabeza superficial del flexor corto) hubo división de opiniones entre las seis autoridades, lo que dio lugar a una aparente sobreestimación del número de raíces de origen. El método utilizado para recopilar la información condujo a que todos los segmentos se enumeraran con x minúsculas (es decir, C6, 7, 8 y T1), sin hacer mayor hincapié en ninguno de ellos.

En la mayoría de los casos, la síntesis aritmética conservó el mayor énfasis en los segmentos espinales que proporcionan inervación a los músculos. Cuando la síntesis no lo hacía, se hacían excepciones. Por ejemplo, todas las fuentes incluían inervaciones C3, C4 y C5 al diafragma. Sin embargo, todas hacían hincapié en C4, por lo que solo C4 recibió una X mayúscula. Todas las fuentes incluían también las siguientes inervaciones del segmento espinal:

- C5 hacia el supinador
- C8 hacia los extensores radial largo y corto del carpo
- L4 hacia el aductor largo
- L4 como componente del plexo sacro

Todas las fuentes representaron estas inervaciones con una x minúscula, que indica una distribución menor, por lo que la recopilación conservó el menor énfasis. Todas las fuentes incluyeron la inervación T(12) al plexo lumbar, pero indicaron que se trataba de un suministro mínimo, por lo que T(12) permaneció entre paréntesis en la compilación.

La inervación se omitió en la compilación en dos casos, ya que había una discrepancia entre la inervación del segmento espinal al *músculo* y la del *nervio periférico* que inervaba al músculo. Se ha omitido la inervación de C8, mencionada por dos de las fuentes como inervación del subescapular, debido a que no se ha observado ningún indicio de que el nervio subescapular superior o inferior recibiera inervación de C8. Del mismo modo, C(4), incluido por dos fuentes para el redondo menor, se omitió porque no se encontró ninguna indicación de que el nervio axilar recibiera inervación de C4. En otros dos casos, la inervación se añadió en la compilación. C6 y C7 se añadieron al nervio pectoral medial. Por encima del asa comunicante, el nervio pectoral medial está compuesto por fibras de C8 y T1. Por debajo del asa, las fibras C7 y posiblemente C6 (ramificadas del nervio pectoral lateral) se unen al nervio pectoral medial. El cordón medial del plexo deriva de C8 y T1, pero el nervio cubital, como ramo terminal de este cordón, se enumera como teniendo un componente C7 además de C8 y T1. Distintos anatomistas (2-4) recogen esta información, y algunos (7-9) indican que el componente C7 es variable.

La compilación se modificó con respecto a la distribución de los segmentos vertebrales a las porciones superior e inferior del pectoral mayor. En las secciones musculares de los libros utilizados como referencia para la compilación, solo un texto (3) dividía el músculo pectoral mayor en porciones superior e inferior y enumeraba la inervación del segmento espinal a cada una de ellas. Gray (1), sin embargo, en la descripción de los nervios pectorales lateral y medial, indicó que el pectoral lateral suministraba la parte más craneal del músculo, mientras que el pectoral medial, unido por dos o tres ramos del lateral, suministraba la parte más caudal. Además, otras referencias (3, 6, 10, 11) diferenciaban la inervación periférica de las partes superior e inferior. En ciertas lesiones de la médula espinal cervical, se ha observado clínicamente que la parte superior del pectoral mayor ha tenido una fuerza normal, mientras que la parte inferior se ha paralizado. Este hallazgo sugiere una diferencia en la inervación del segmento espinal a las partes del músculo. Con base en la información anterior, la compilación distingue entre las regiones superior e inferior del pectoral mayor en lo que respecta a la distribución de los segmentos vertebrales.

Los resultados de la recopilación se han utilizado en la columna de segmentos vertebrales de las tablas de nervios y músculos. Las X mayúsculas se han convertido en números que indican el segmento específico de la columna vertebral. En las tablas de nervios y músculos, el énfasis mayor, designado en la compilación mediante X mayúsculas, se ha obtenido empleando números en negritas, mientras que los usados para el énfasis menor no están en negritas. La inervación posible o infrecuente se ha obtenido con números entre paréntesis.

Distribución de los segmentos espinales a los nervios: cuello, diafragma y miembros superiores

A

NERVIO	CUNNINGHAM[3]									GRAY[1]								
	C1	2	3	4	5	6	7	8	T1	C1	2	3	4	5	6	7	8	T1
Plexo cervical	X	X	X	X						X	X	X	X					
Plexo braquial				(x)	X	X	X	X	X				(x)	X	X	X	X	X
Frénico			(x)	X	(x)							X	X	X				
Torácico largo					X	X	X							X	X	X		
Escapular dorsal					X									X				
Del subclavio				X	X	X								X	X			
Supraescapular				(x)	X	X								X	X			
Subescapular superior				(x)	X	X	(x)							X	X			
Toracodorsal						X	X	X						X	X	X		
Subescapular inferior					X	X								X	X			
Pectoral lateral					X	X	X							(No incluido)				
Pectoral medial								X	X								X	X
Axilar					X	X								X	X			
Musculocutáneo				(x)	X	X	X							X	X	X		
Radial					X	X	X	X	X					X	X	X	X	X
Mediano					(x)	X	X	X	X						X	X	X	X
Cubital							(x)	X	X								X	X

NERVIO	MORRIS[10]									SPALTEHOLZ[4]								
	C1	2	3	4	5	6	7	8	T1	C1	2	3	4	5	6	7	8	T1
Plexo cervical	X	X	X	X						X	X	X	X					
Plexo braquial				(x)	X	X	X	X	X				(x)	X	X	X	X	X
Frénico			(x)	X	(x)							x	X	x				
Torácico largo					X	X	X							x	X	X	(x)	
Escapular dorsal				(x)	X								(x)	x				
Del subclavio					X	(x)								X	(x)			
Supraescapular				(x)	X	X							(x)	X	X			
Subescapular superior				(x)	X	X								x	x	x		
Toracodorsal					x	X	X	X							(x)	X	(x)	
Subescapular inferior				(x)	X	X								x	x	x		
Pectoral lateral					X	X	X							(No incluido)				
Pectoral medial								X	X					(No incluido)				
Axilar					X	X								X	X	(x)		
Musculocutáneo				(x)	X	X	(x)							X	X	(x)		
Radial				(x)	(x)	X	X	X	(x)					X	X	X	X	X
Mediano					(x)	X	X	X	X					X	X	X	X	X
Cubital								X	X							X	X	X

NERVIO	deJONG[2]									HAYMAKER & WOODHALL[6]								
	C1	2	3	4	5	6	7	8	T1	C1	2	3	4	5	6	7	8	T1
Plexo cervical					(No incluido)					X	X	X	X					
Plexo braquial					(No incluido)								(x)	X	X	X	X	X
Frénico			X	X	X							X	X	X				
Torácico largo					X	X	X	x						X	X	X		
Escapular dorsal				X	X									X				
Del subclavio					X	X								X	X			
Supraescapular					X	X								X	X			
Subescapular superior					X	X								X	X			
Toracodorsal						X	X	X							x	X	X	
Subescapular inferior					X	X	(x)							X	X			
Pectoral lateral					(No incluido)									X	X	X		
Pectoral medial							X	X	X								X	X
Axilar					X	X								X	X			
Musculocutáneo					X	X	X							X	X	X		
Radial					X	X	X	X	(x)					X	X	X	X	(x)
Mediano					(x)	X	X	X	X					x	X	X	X	X
Cubital							(x)	X	X								X	X

NERVIO	COMPILACIÓN DE LOS KENDALL									SEGMENTOS ESPINALES USADOS PARA LA TABLA DE NERVIOS Y MÚSCULOS ESPINALES
	C1	2	3	4	5	6	7	8	T1	
Plexo cervical	X	X	X	X						Plexo cervical C1,2,3,4
Plexo braquial				(x)	X	X	X	X	X	Plexo braquial C(4),5,6,7,8,T1
Frénico			x	X	x					Frénico C3,4,5
Torácico largo					X	X	X	(x)		Torácico largo C5,6,7,(8)
Escapular dorsal				x	X					Escapular dorsal C4,5
Del subclavio					X	X				Del subclavio C5,6
Supraescapular				x	X	X				Supraescapular C4,5,6
Subescapular superior				(x)	X	X	(x)			Subescap superior C(4),5,6,(7)
Toracodorsal					(x)	X	X	X		Toracodorsal C(5),6,7,8
Subescapular inferior				(x)	X	X	(x)			Subescapular inferior C5,6,(7)
Pectoral lateral					X	X	X			Pectoral lat. C5,6,7
Pectoral medial								X	X	Pectoral med. C(6),7,8,T1
Axilar					X	X				Axilar C5,6
Musculocutáneo				(x)	X	X	X			Musculocutáneo C(4),5,6,7
Radial					X	X	X	X	x	Radial C5,6,7,8T1
Mediano					x	X	X	X	X	Mediano C5,6,7,8,T1
Cubital							x	X	X	Cubital C7,8,T1

* *Véase* la inervación de los músculos pectorales, p. 26.

Distribución de los segmentos espinales a los nervios: tronco y miembros inferiores

B

	CUNNINGHAM[3]									GRAY[1]								
	T	LUMBAR					S A C			T	LUMBAR					S A C		
	12	1	2	3	4	5	1	2	3	12	1	2	3	4	5	1	2	3
Iliohipogástrico	(x)	X								(x)	X							
Ilioinguinal	(x)	X									X							
Plexo lumbar	(x)	X	X	X	X					(x)	X	X	X	X				
Femoral			X	X	X							X	X	X				
Obturador			X	X	X							X	X	X				
Glúteo superior					X	X	X							X	X	X		
Glúteo inferior						X	X	X							X	X	X	
Plexo sacro					x	X	X	X	X					x	X	X	X	X
Ciático					X	X	X	X	X					X	X	X	X	X
Peroneo común					X	X	X	X						X	X	X	X	
Tibial					X	X	X	X	X					X	X	X	X	X

	MORRIS[10]									SPALTEHOLZ[4]								
	T	LUMBAR					S A C			T	LUMBAR					S A C		
	12	1	2	3	4	5	1	2	3	12	1	2	3	4	5	1	2	3
Iliohipogástrico	x	X								X	X							
Ilioinguinal	(x)	X									X							
Plexo lumbar	(x)	X	X	X	X					(x)	X	X	X	x				
Femoral		(x)	X	X	X						x	x	x	x				
Obturador		(x)	X	X	X						(x)	x	X	x				
Glúteo superior					X	X	X							x	X	x	(x)	
Glúteo inferior						X	X	X						(x)	x	X	x	
Plexo sacro					x	X	X	X	X					x	X	X	X	X
Ciático					X	X	X	X	X					X	X	X	X	X
Peroneo común					X	X	X	X						X	X	X	X	
Tibial					X	X	X	X	X					X	X	X	X	X

	deJONG[2]									HAYMAKER & WOODHALL[6]								
	T	LUMBAR					S A C			T	LUMBAR					S A C		
	12	1	2	3	4	5	1	2	3	12	1	2	3	4	5	1	2	3
Iliohipogástrico		(x)									X							
Ilioinguinal		(x)									X							
Plexo lumbar					(No incluido)					(x)	X	X	X	X				
Femoral			X	X	X							X	X	X				
Obturador			X	X	X							X	X	X				
Glúteo superior					X	X	X							X	X	X		
Glúteo inferior						X	X	X							X	X	X	
Plexo sacro					(No incluido)									x	X	X	X	X
Ciático					X	X	X	X	X					X	X	X	X	X
Peroneo común					X	X	X	X						X	X	X	X	
Tibial					X	X	X	X	x					X	X	X	X	X

	COMPILACIÓN DE LOS KENDALL									SEGMENTOS ESPINALES USADOS PARA LA TABLA DE NERVIOS Y MÚSCULOS ESPINALES
	T	LUMBAR					S A C			
	12	1	2	3	4	5	1	2	3	
Iliohipogástrico	x	X								Iliohipogástrico T12,L1
Ilioinguinal	(x)	X								Ilioinguinal T(12),L1
Plexo lumbar	(x)	X	X	X	X					Plexo lumbar T(12),L1,2,3,4
Femoral		(x)	X	X	X					Femoral L(1),2,3,4
Obturador		(x)	X	X	X					Obturador L(1),2,3,4
Glúteo superior					X	X	X			Glúteo superior L4,5,S1
Glúteo inferior						X	X	X		Glúteo inferior L5,S1,2
Plexo sacro					x	X	X	X	X	Plexo sacro L4,5,L1,2,3
Ciático					X	X	X	X	X	Ciático L4,5,S1,2,3
Peroneo común					X	X	X	X		Peroneo común L4,5,S1,2
Tibial					X	X	X	X	X	Tibial L4,5,S1,2,3

FIGURA D-1. Distribución del segmento espinal a los nervios. **A.** Cuello, diafragma y miembro superior. **B.** Tronco y miembro inferior.

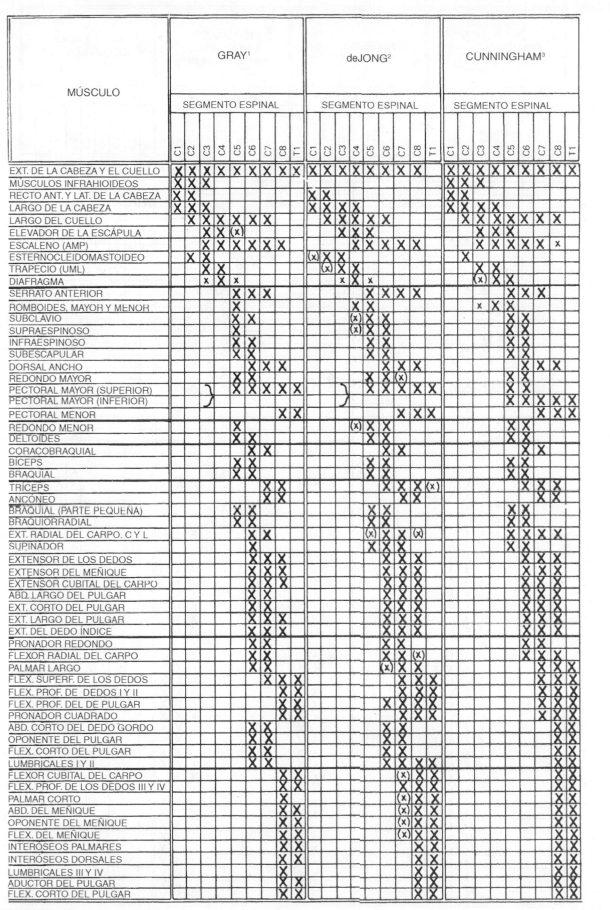

FIGURA D-2. Distribución del segmento espinal a los músculos.

SPALTEHOLZ[4]									FOERSTER & BUMKE[5]									HAYMAKER & WOODHALL[6] (modificado de Bing)									COMPILACIÓN DE LOS KENDALL								
SEGMENTO ESPINAL									SEGMENTO ESPINAL									SEGMENTO ESPINAL									SEGMENTO ESPINAL								
C1	C2	C3	C4	C5	C6	C7	C8	T1	C1	C2	C3	C4	C5	C6	C7	C8	T1	C1	C2	C3	C4	C5	C6	C7	C8	T1	C1	C2	C3	C4	C5	C6	C7	C8	T1
x	x	x	x	x	x	x	x	x	X	X	X	X	X	X	X	X	X		X	X	X	X	X	X	X	X	X	X	X	X	X	X	X	X	X
x	x	x							(x)	X	X	(x)						X	X	X							X	X	X						
x	x								X	x								X									X	X							
x	x	x							X	X	X							X	X	X							X	X	X	(x)					
	x	x	x	x	x						X	X	X	x					X	X	X	X	X					X	X	X	X	X	(x)		
	(x)	x	x	x							x	X	x							X	X	X							X	X	X				
			(x)	x	x	x	x					X	X	X	X	x				X	X	X	X	X	X				x	X	X	X	X	X	
	x								(x)	X	X								X								(x)	X	x						
	x	x	x						X	X	X	x							X	X	X							x	X	X					
		x	X	x						(x)	x	X	x							x	X	x							x	X	x				
				x	X	X	(x)						x	X	X	(x)						X	X	X							X	X	X	x	
				x								x	x									X	x							x	X				
				x	x								x	X	X							X	X								X	X			
			(x)	x	(x)							x	X									X	x							x	X	x			
			(x)	X	x							x	X	x								X	x							(x)	X	X			
				x	x	(x)							x	X	X	x						X	X	X	X						X	X	x		
					(x)	X	x							x	X	x							x	X	X							X	X	X	
					x	x								x	X							X	X								x	X	x		
		}		(x)	X	X	X	x			}		x	X	X	X	x			}		X	X	X	X	X					X	X	X		
																																X	X	X	X
						x	x							x	X	x							X	X	X							(x)	X	X	x
				x	X	(x)						(x)	X	x								X	x								X	X			
				X	x							(x)	X	X								X	x								X	X			
					x	X								X	x	(x)							x	X								X	X		
				x	x	(x)							X	X								X	X								X	X			
				x	x	(x)							x	X								X	X								X	X			
					x	X	X	(x)						(x)	X	X	x							X	X	x						x	X	X	x
					(x)	X	x	(x)					(No incluido)											X	X								X	X	
				x	x	(x)							x	X								X	X								X	X			
				x	x								x	X								x	X								X	X			
				(x)	x	x	x							x	X	(x)							x	X	x						x	X	X	x	
				(x)	x	x	x						x	X								x	X								x	X	(x)		
					(x)	x	X							x	X	(x)								X	x							X	X	X	
						x	x						(No incluido)											X	x							x	X	X	
					(x)	x	X								x	X								X	x							x	X	X	
					(x)	x	x								x	X								X	X							x	X	X	
					(x)	x	x									x	X							X	x							x	X	X	
					(x)	x	x								x	X								X	x							x	X	X	
					(x)	x	x									X	x							X	x							x	X	X	
					X	x								x	X								x	X								X	X		
					x	x	(x)							(x)	X	(x)							x	X	x							X	X	x	
						x	x	x								X	x							x	X	x						(x)	X	X	x
					(x)	(x)	X	x							x	X	X							x	X	X							X	X	X
					x	x	X	x								X	X							x	X	X							x	X	X
					x	x	x									X	X							x	X	X						(x)	x	X	X
					x	x	X	x								X	x							x	X	X							x	X	X
					x	X	(x)										X								X	x						x	x	x	x
					x	x	(x)	(x)								x	X								X	x						x	x	x	x
					x	X	x									x	X								X	X						x	x	x	x
						x	x	x								x	X							x	X	X						(x)	x	X	X
							x	x							X	x							x	X	x								x	X	x
					x	x	X	x								X	X							x	X	X							x	X	X
						(x)	x	(x)								x	X								x	X							(x)	X	X
						(x)	x	(x)								x	X								x	X							(x)	X	X
						(x)	x	(x)								x	X								x	X							(x)	X	X
						(x)	x	(x)								x	X								x	X							(x)	X	X
						(x)	x	x								x	X								x	X								X	X
						(x)	x	x								x	X								x	X								X	X
						x	x	x								x	X							x	X	X							(x)	X	X
						x	x	x								x	X								x	X								X	X
					x	X	x									x	X								X	X								X	X

FIGURA D-2. *(continuación)*

MÚSCULO	GRAY[1]													deJONG[2]													CUNNINGHAM[3]												
	T1,2,3,4	T5,6	T7,8	T9,10,11	T12	L1	L2	L3	L4	L5	S1	S2	S3	T1,2,3,4	T5,6	T7,8	T9,10,11	T12	L1	L2	L3	L4	L5	S1	S2	S3	T1,2,3,4	T5,6	T7,8	T9,10,11	T12	L1	L2	L3	L4	L5	S1	S2	S3
ERECTOR DE LA COLUMNA	X	X	X	X	X	X	X	X	X	X	X	X	X	X	X	X	X	X	X	X	X	X	X	X	X	X	X	X	X	X	X	X	X	X	X	X	X	X	X
SERRATO POST. SUP.	X	X												X													X	X											
TRANSVERSO DEL TORAX	X	X	X	X											X	X	X										X	X	X	X									
INTERCOSTALES INTERIORES	X	X	X	X	X										X	X	X	X									X	X	X	X									
INTERCOSTALES EXTERIORES	X	X	X	X	X										X	X	X	X									X	X	X	X									
SUBCOSTALES	X	X	X	X	X									(No incluido)													X	X	X	X									
ELEVADOR DE LAS COSTILLAS				X	X												X	X																					
OBLICUO EXT. DEL ABDOMEN			X	X	X	X										X	X	X	X																			
RECTO DEL ABDOMEN			X	X	X											X	X	X																					
OBLICUO INT. DEL ABD.				X	X	X											X	X	X											X	X							
TRANSVERSO DEL ABD.				X	X	X											X	X	X											X	X							
SERRATO POSTERIOR INF.				X	X												X	X																					
CUADRADO LUMBAR					X	X								(No incluido)																	X	X	X	(X)					
PSOAS MENOR						X													X													X	(X)						
PSOAS MAYOR						X	X												(X)	X	X	X										X	X	X	(X)				
ILÍACO							X	X	X											X	X	X											X	X	X				
PECTÍNEO							X	X	X											X	X	X											X	X					
SARTORIO							X	X	X											X	X	X											X	X	X				
CUADRICEPS							X	X	X											X	X	X	X										X	X	X	X			
ADUCTOR CORTO								X	X	X											X	X	X												X				
ADUCTOR LARGO								X	X	X											X	X	X												X				
RECTO INTERNO								X	X	X											X	X	X												X				
OBTURADOR EXTERIOR								X	X	X											X	X	X																
ADUCTOR MAYOR								X	X	X											X	X	X	X												X	X		
GLÚTEO MEDIO									X	X	X												X	X	X										X	X	X		
GLÚTEO MENOR									X	X	X												X	X	X										X	X	X		
TENSOR DE LA FASCIA LATA									X	X	X												X	X	X										X	X	X		
GLÚTEO MAYOR										X	X	X											X	X	X											X	X	X	
PIRIFORME										X	X	X											X	X	X											X	X	X	
GEMELO SUPERIOR										X	X	X											X	X	X											X	X	X	
OBTURADOR INTERNO										X	X	X											X	X	X											X	X	X	
GEMELO INFERIOR									X	X	X											X	X	X												X	X	X	
CUADRADO FEMORAL									X	X	X											X	X	X												X	X	X	
BICEPS (CABEZA LARGA)											X	X	X										X	X	X	X										X	X	X	X
SEMITENDINOSO									X	X	X	X											X	X	X											X	X	X	
SEMIMEMBRANOSO									X	X	X	X											X	X	X											X	X	X	
BICEPS (CABEZA CORTA)									X	X	X	X											X	X	X											X	X	X	
TIBIAL ANTERIOR									X	X	X												X	X											X	X	X		
EXT. LARGO DEL DEDO GORDO									X	X	X												X	X											X	X	X		
EXT. LARGO DE LOS DEDOS									X	X	X												X	X											X	X	X		
TERCER PERONEO									X	X	X												X	X											X	X	X		
EXT. CORTO DE LOS DEDOS									X	X	X												X	X											X	X	X		
PERONEO LARGO									X	X	X												X	X											X	X	X		
PERONEO CORTO									X	X	X												X	X											X	X	X		
PLANTAR										X	X	X											X	X	X											X	X	X	
GASTROCNEMIO											X	X												X	X												X	X	
POPLÍTEO									X	X	X												X	X	X											X	X	X		
SÓLEO										X	X												X	X												X	X		
TIBIAL POSTERIOR									X	X	X												X	X												X	X		
FLEX. LARGO DE LOS DEDOS									X	X	X												X	X												X	X		
FLEX. LARGO DEL DEDO GORDO									X	X	X	X											X	X												X	X		
FLEX. CORTO DE LOS DEDOS									X	X	X												X	X													X		
ABDUCTOR DEL DEDO GORDO									X	X	X												X	X													X		
FLEX. CORTO DEL PULGAR									X	X	X	X											X	X													X		
LUMBRICALES I									X	X	X												X	X													X	X	
ABDUCTOR DEL MEÑIQUE											X	X												X	X												X	X	
CUADRADO PLANTAR											X	X												X	X												X	X	
FLEXOR DEL MEÑIQUE											X	X												X	X												X	X	
OPONENTE DEL MEÑIQUE											X	X		(No incluido)																							X	X	
ADUCTOR DEL DEDO GORDO											X	X												X	X												X	X	
INTEROSEO PLANTAR											X	X												X	X												X	X	
INTEROSEO DORSAL											X	X												X	X												X	X	
LUMBRICALES II, III, IV											X	X										X	X	X													X	X	

FIGURA D-2. *(continuación)*

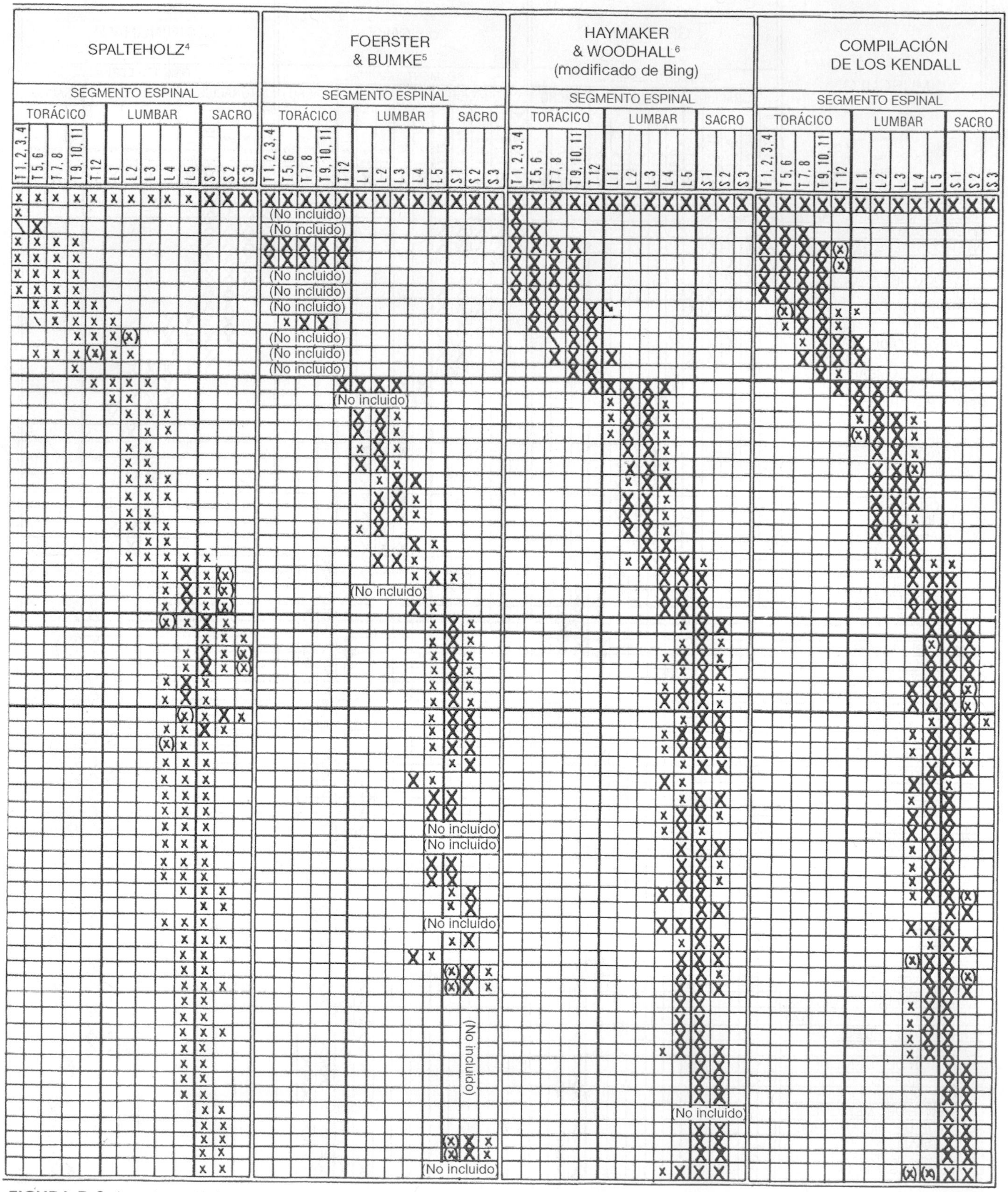

SPALTEHOLZ[4]	FOERSTER & BUMKE[5]	HAYMAKER & WOODHALL[6] (modificado de Bing)	COMPILACIÓN DE LOS KENDALL
SEGMENTO ESPINAL	SEGMENTO ESPINAL	SEGMENTO ESPINAL	SEGMENTO ESPINAL
TORÁCICO · LUMBAR · SACRO	TORÁCICO · LUMBAR · SACRO	TORÁCICO · LUMBAR · SACRO	TORÁCICO · LUMBAR · SACRO

FIGURA D-2. (continuación)

REFERENCIAS

1. Goss CM, ed. Gray's Anatomy of the Human Body. 28th ed. Philadelphia: Lea & Febiger, 1966.
2. deJong RN. The Neurologic Examination. 3rd ed. New York: Harper & Row, 1967.
3. Romanes GJ, ed. Cunningham's Textbook of Anatomy. 10th ed. London: Oxford University Press, 1964.
4. Spalteholz W. Hand Atlas of Human Anatomy, Vol II, III. 6th ed. In English. London: JB Lippincott.
5. Foerster O, Bumke O. Handbuch Der Neurologie. Volume 5. Berlin: J Springer, 1936.
6. Haymaker W, Woodhall B. Peripheral Nerve Injuries. 2nd ed. Philadelphia: WB Saunders, 1953.
7. Brash JC, ed. Cunningham's Manual of Practical Anatomy. Vol 1. 11th ed. New York: Oxford University Press, 1948.
8. Hollinshead WH. Functional Anatomy of the Limbs and Back. 3rd ed. Philadelphia: WB Saunders, 1969.
9. Tavores AS. L'Innervation des muscles pectoraux. Acta Anat 1954; 21: 132–141.
10. Anson BJ, ed. Morris Human Anatomy. 12th ed. New York: McGraw-Hill, 1966.
11. Schade JP. The Peripheral Nervous System. New York: American Elsevier, 1966.

Abdomen. Región del tronco que se extiende desde el tórax hasta la pelvis.

Abdominal (movimiento). Desplazamiento que consiste en pasar del decúbito supino a la posición sentada flexionando las articulaciones de la cadera (la «flexión del tronco», que es una flexión de la columna vertebral, no debe llamarse «abdominal parcial»).

Abducción. Movimiento alrededor de un eje sagital en el plano coronal, alejado del plano sagital medio del cuerpo. En el caso de los dedos de las manos y los pies, la *abducción* es el movimiento de alejamiento de la línea media de la mano o el pie. Para el pulgar, la *abducción* es un movimiento perpendicular que se aleja de la palma de la mano.

Abducción horizontal. Movimiento del hombro en torno a un eje longitudinal en el plano transversal alejado de la línea media. Desplazamiento de extensión del hombro en posición de abducción.

Acción inversa. Con la inserción fija, el músculo se contrae para desplazar el origen hacia la inserción.

Acortamiento. Tensión. Denota una disminución de leve a moderada de la longitud del músculo; el movimiento en el sentido de alargar el músculo es limitado.

Acortamiento adaptativo. Tensión que se produce cuando un músculo permanece en una posición acortada.

Aducción. Movimiento en torno a un eje sagital en el plano coronal, hacia el plano sagital medio del cuerpo. Para los dedos de manos y pies, la *aducción* es el desplazamiento hacia la línea media de la mano o del pie. En el caso del pulgar, la *aducción* es un movimiento perpendicular hacia la palma de la mano.

Aducción horizontal. Movimientos del brazo alrededor de un eje longitudinal en el plano transversal hacia la línea media. Movimiento de flexión en posición de aducción.

Agonista. Músculo que se contrae y a cuya acción se opone otro músculo (antagonista).

Alineación. Disposición de los segmentos corporales en distintas posturas. *Véanse* Alineación ideal y alineaciones defectuosas.

Alineación ideal. La alineación utilizada como norma al evaluar la postura.

Amplitud de movimiento. Intervalo, por lo general expresado en grados, a través del cual una articulación puede moverse o ser movida.

Amplitud de movimiento pasivo. Movimiento a través de la amplitud de movimiento disponible, sin dolor, llevado a cabo por otra persona sin la participación del paciente.

Antagonista. Músculo que funciona en oposición a otro músculo (agonista); oponente.

Anterior. Hacia la superficie frontal o ventral.

Aponeurosis. Lámina fibrosa plana de tejido conjuntivo que une el músculo al hueso o a otro tejido.

Arqueamiento estructural. Consiste en el *arqueamiento real* de los huesos de los miembros inferiores; rodilla vara (piernas en «O»).

Articulación. Lugar de aproximación cercana de dos o más huesos. Conexión esquelética, hueso con hueso, unida por tejido fibroso, cartilaginoso o sinovial. Las articulaciones se denominan según los huesos que mantienen unidos.

Asintomático. Falta de síntomas subjetivos; no presentar síntomas de enfermedad o disfunción.

Capsular. Relativo a la vaina o tejido alrededor de un órgano o estructura.

Caudal. Hacia abajo, lejos de la cabeza (hacia el apéndice caudal).

Centro de gravedad. Punto de un cuerpo sobre el que actúa libremente la gravedad terrestre y en torno al cual el cuerpo está en equilibrio; punto de intersección de los tres planos medios del cuerpo. En caso de una postura idealmente alineada, se considera ligeramente anterior al primero o al segundo segmento sacro.

Cifosis. 1. Curvatura posterior anómala, por lo general en la región torácica de la columna vertebral. Como tal, es una *exageración de la curva posterior normal*. Si se utiliza sin ninguna palabra modificadora, se refiere a cifosis torácica. En la región lumbar se produce, en ocasiones, cifosis lumbar que es una *inversión de la curva anterior normal*. **2.** Curvatura normal de las regiones torácica y sacra media de la columna vertebral.

Cifótico. Relativo a una posición de cifosis.

Circulación. Movimiento en un recorrido regular o circular, como la sangre a través de los vasos y las arterias.

Circunducción. Movimiento circular (cónico) que resulta de una combinación de flexión, extensión, abducción, aducción y rotación.

Compresión. Fuerza (o tensión) que tiende a acortar un cuerpo o a oprimirlo. *Véase* **Tensión, 2**, para consultar el significado opuesto.

Contracción. Aumento de la tensión muscular, con o sin modificación de la longitud total.

Contracción concéntrica. Contracción de acortamiento; una contracción isotónica.

Contracción excéntrica. Contracción de alargamiento.

Contracción isométrica. Aumento de la tensión sin cambio en la longitud del músculo.

Contracción isotónica. Aumento de la tensión con cambio de longitud del músculo (en la dirección del acortamiento); contracción concéntrica.

Contractilidad. Propiedad de un músculo que le permite generar una fuerza efectiva (producir tensión). *Véase* **Tensión, 1**.

Contractura. Disminución marcada de la longitud del músculo; la amplitud de movimiento en la dirección del alargamiento del músculo está notablemente limitada. Una contractura irreversible es resistente al tratamiento porque el tejido elástico ha sido sustituido por tejido inelástico.

Contraindicaciones. Signo o síntoma que indica que un determinado tratamiento o procedimiento no es adecuado.

Contralateral. En el lado opuesto.

Craneal. Hacia arriba, hacia la cabeza.

Criterios. Normas en las que puede fundamentarse una decisión; reglas o principios establecidos para una prueba determinada.

Debilidad por estiramiento. Debilidad que se origina mediante la permanencia de los músculos en un estado de elongación, por leve que sea, más allá de la posición fisiológica neutra de reposo, pero *no* más allá de la amplitud normal de longitud muscular. El concepto se refiere a la duración de la alineación defectuosa más que a su gravedad propiamente.

Debilidad por estiramiento excesivo. Debilidad en un músculo biarticular (o multiarticular) como resultado de movimientos repetitivos o posiciones habituales que *alargan el músculo más allá de la amplitud de longitud muscular normal*.

Decúbito prono. Recostado boca abajo; sobre la cara.

Decúbito supino. Recostado boca arriba; sobre la espalda.

Depresión (movimiento). Descenso de una parte o región del cuerpo.

Desequilibrio muscular. Desigualdad en la fuerza de los músculos opuestos; hay un estado de desequilibrio muscular cuando un músculo es débil y su antagonista es fuerte; causa defectos en la alineación y un movimiento ineficaz.

Diagnóstico. Identificación y clasificación de una enfermedad, lesión o disfunción a partir de los resultados de la exploración.

Diagnóstico (adj.). Aquello que es útil para determinar un diagnóstico; perteneciente al arte y la ciencia de distinguir una lesión, una enfermedad o una disfunción de otra.

Diagnóstico musculoesquelético. Identificación y clasificación de las disfunciones musculoesqueléticas.

Disfunción. Incapacidad para funcionar de manera correcta, deterioro funcional o discapacidad.

Distal. Más lejos de la línea central o media, o del tronco.

Distensión. El efecto de la tensión perjudicial.

Dolor derivado. Dolor que se siente a cierta distancia de su origen.

Dorsal. Perteneciente al dorso o la parte posterior de un cuerpo o un segmento.

Dorsiflexión. Extensión de la articulación del tobillo; opuesta a la flexión plantar (a menudo llamada erróneamente «flexión»).

Ejes. Líneas, reales o imaginarias, sobre las que se produce el movimiento. Hay tres tipos básicos de ejes perpendiculares entre sí: eje coronal (medial/lateral), eje longitudinal (superior/inferior) y sagital (anterior/posterior).

Elevación (movimiento). Levantamiento de una parte o región del cuerpo.

Equilibrio muscular. Estado de equilibrio que existe al haber un balance entre las fuerzas de los músculos opuestos que actúan sobre una articulación, proporcionando una alineación ideal para el movimiento y la estabilización óptima.

Escoliosis. Curvatura lateral de la columna vertebral. La columna vertebral puede curvarse hacia un solo lado o presentar curvas compensatorias. Una curva lateral convexa hacia la derecha es una curva hacia la derecha y viceversa.

Esguince. Lesión de una articulación con posible rotura de ligamentos o tendones, pero sin luxación.

Espasmo. Contracción muscular involuntaria.

Espasmo muscular protector. Espasmo muscular reflejo por el que la naturaleza «entablilla» o inmoviliza una parte para evitar un movimiento que produciría mayor irritación de la estructura lesionada.

Estabilidad. Capacidad para proporcionar apoyo; firmeza en la posición.

Estabilización. Fijación; implica mantenerse firme o sujeto.

Estiramiento. Alargarse; aumento de la longitud. El significado implícito es que no sobrepasa la longitud normal del músculo. *Véase* también **Estiramiento excesivo**.

Estiramiento excesivo. Elongación más allá de la longitud normal del músculo.

Estrés. Cualquier fuerza que tiende a deformar un cuerpo. Puede ser en el sentido de separar o juntar.

Evaluación. Interpretación de datos objetivos y subjetivos con el fin de determinar un diagnóstico musculoesquelético y el tratamiento adecuado.

Eversión. Combinación de pronación y abducción del antepié; pie zambo (equinovaro). La eversión es más libre en la dorsiflexión que en la flexión plantar.

Exploración. Procedimiento que incluye más de un tipo de prueba; por ejemplo, una exploración postural que incluye pruebas diversas.

Extensibilidad. Propiedad del músculo que le permite elongarse.

Extensión. Acto de enderezar o estar derecho en cuanto a una articulación que da lugar al aumento del ángulo entre los huesos de una extremidad o segmento corporal en el plano sagital. El regreso a la posición anatómica.

Extracapsular. Fuera de una cápsula.

Fascia. Membrana fibrosa que recubre, sostiene y separa el músculo (profundo) o conecta el músculo con la piel (superficial).

Fascículos. Forma plural de un pequeño haz de fibras nerviosas o musculares.

Fijación. Incluye estabilización, apoyo y contrapresión; implica mantenerse firme.

Flexibilidad. Capacidad para adaptarse fácilmente a los cambios de posición o alineación; puede expresarse como normal, limitada o excesiva.

Flexión. Acto de doblarse o ser doblado sobre una articulación que da lugar a la disminución del ángulo entre los huesos de una extremidad en el plano sagital. Alejarse de la posición anatómica.

Flexión lateral. Doblez lateral; movimiento en el que el cuerpo se dobla hacia el lado de la concavidad mientras la columna se curva convexamente hacia el lado opuesto. Las curvas de la columna vertebral se denominan según la convexidad; una curva hacia la derecha es una flexión lateral hacia la izquierda.

Flexión normal de la columna lumbar. Enderezamiento o aplanamiento de la columna lumbar.

Flexión plantar. Doblez de la articulación del tobillo; opuesta a la dorsiflexión (a menudo llamada erróneamente «extensión»).

Fusiforme. Se estrecha en ambos extremos. En forma de huso.

Goniómetro. Instrumento para medir ángulos y determinar la amplitud de movimiento articular.

Hipercifosis. Curvatura posterior anómala, por lo general en la región torácica de la columna vertebral. Como tal, es una *exageración de la curva posterior normal.*

Hiperextensión. 1. *Movimiento* más allá de la amplitud de movimiento articular normal en extensión. 2. *Posición* de extensión superior a la alineación postural normal, pero que no supera la amplitud de movimiento articular normal. Se observa como una posición lordótica de la columna cervical en una postura típica con la cabeza hacia adelante, como la lordosis de la columna lumbar junto con inclinación anterior de la pelvis, y como extensión de la articulación de la cadera en una postura con inclinación hacia atrás.

Hombros redondeados. Hombros hacia adelante.

Idiopático. Referente a una enfermedad de causa incierta o desconocida.

Inclinación. Rotación alrededor de un eje transversal. *Véase* **Inclinación de la pelvis.**

Inclinación anterior de la pelvis. Inclinación pélvica en la que el plano vertical a través de las espinas anterosuperiores es anterior al plano vertical a través de la sínfisis púbica.

Inclinación de la pelvis. Inclinación anterior (hacia adelante), posterior (hacia atrás) o lateral (hacia los lados) de la pelvis con respecto a la posición neutra (*véase* también **Posición neutra de la pelvis**).

Inclinación lateral de la pelvis. Inclinación de la pelvis en la que la cresta del ilion se encuentra más elevada en un lado que en el otro.

Inclinación posterior de la pelvis. Inclinación pélvica en la que el plano vertical a través de las espinas anterosuperiores es posterior al plano vertical a través de la sínfisis púbica.

Inclinación postural. *Inclinación aparente* que se produce por una combinación de pronación de los pies, hiperextensión de las rodillas y rotación medial de la cadera.

Indicación. Signo o síntoma que señala la conveniencia de un determinado tratamiento o procedimiento.

Insuficiencia activa. Incapacidad de un músculo biarticular (o multiarticular) de clase III o IV para generar una fuerza efectiva cuando se coloca en una posición totalmente acortada. El mismo significado implica la expresión «el músculo se ha vuelto laxo».

Insuficiencia pasiva. Acortamiento de un músculo biarticular (o multiarticular); la longitud del músculo no es suficiente para permitir *una elongación normal* sobre ambas articulaciones simultáneamente, por ejemplo, isquiotibiales cortos.

Intracapsular. Dentro de una cápsula.

Inversión. Combinación de supinación y aducción del antepié; pie varo. La inversión es más libre en la flexión plantar que en la dorsiflexión.

Ipsilateral. Del mismo lado.

Lateral. Término direccional que hace referencia al alejamiento de la línea media del cuerpo o del segmento corporal.

Ligamento. Banda de tejido conjuntivo fibroso que conecta huesos, cartílagos y otras estructuras y sirve para sostener o fijar la fascia o los músculos.

Línea axial. Una línea de referencia en la mano o el pie. *En la mano*, la línea axial se extiende alineada con el tercer metacarpiano y el tercer dedo. *En el pie*, la línea axial se extiende alineada con el segundo metatarsiano y el segundo dedo.

Línea de gravedad. Línea vertical que pasa por el centro de gravedad: línea análoga a la intersección de los planos medio sagital y medio coronal.

Línea de la plomada. Una línea (p. ej., una cuerda) a la que se sujeta una plomada (un pequeño peso de plomo). Cuando está suspendida, constituye una línea vertical. Cuando se utiliza para analizar la postura en bipedestación, debe suspenderse alineada con puntos fijos, a saber, a la mitad entre los talones en una proyección posterior, y justo anterior al maléolo lateral en una proyección lateral.

Longitud muscular. Grado de elongación de un músculo.

Lordosis. Curvatura anterior anómala que suele encontrarse en la región lumbar, y como tal es una *exageración de la curva anterior normal* (evite el uso del término «lordosis normal»); a menudo se denomina «espalda hueca». Se acompaña de inclinación pélvica anterior y flexión de la articulación de la cadera. Si se utiliza sin ninguna palabra modificadora, se refiere a lordosis lumbar. En la región torácica, ocasionalmente, hay lordosis leve que es una *inversión de la curva posterior* normal. En una posición típica de la cabeza hacia adelante, el cuello se encuentra en una posición de extensión mayor que la curva anterior normal y, como tal, se asemeja a la lordosis.

Lordótico. Relativo a una posición de lordosis.

Mecánica corporal. Ciencia que se ocupa de las fuerzas estáticas y dinámicas que actúan sobre el cuerpo; el uso eficaz o ineficaz de estas fuerzas en relación con las posiciones y los movimientos corporales.

Medial. Término direccional que hace referencia a la línea media del cuerpo o un segmento corporal.

Médula espinal. Forma parte del sistema nervioso central y es un conjunto de tejido nervioso que se extiende desde el bulbo raquídeo hasta aproximadamente la segunda vértebra lumbar.

Movilidad. Capacidad para moverse libremente.

Muscular. Tipo de tejido compuesto por células o fibras contráctiles que produce el movimiento de un órgano o una parte del cuerpo. Hay tres tipos: esquelético, liso y cardíaco.

Músculos que intervienen. Músculos que mantienen una parte adyacente (por lo general, un brazo o una pierna) firmemente sujeta al hueso de inserción, proporcionando así un efecto de palanca más larga con el fin de probar y graduar la fuerza muscular. Ejemplos: deltoides posterior en la prueba del trapecio y flexores del hombro en la prueba del serrato anterior.

Nervio. Conjunto de neuronas que transmiten impulsos electroquímicos entre el sistema nervioso central y los tejidos corporales.

Nervio espinal. Es un nervio mixto que contiene axones aferentes y eferentes y está formado por las raíces dorsal y ventral que emanan de la médula espinal.

Normal. Conforme a un modelo. *Véanse* Alineación normal; Flexibilidad normal según la edad; Amplitud de movimiento normal; y Fuerza normal.

Objetivo. Correspondiente a los hallazgos evidentes para el examinador. *Véase* **Signo.**

Oposición. Capacidad para poner en contacto el pulgar o el quinto dedo con otros dedos mediante rotación en sus articulaciones carpometacarpianas designadas.

Palmar. Perteneciente a la palma de la mano.

Parte superior de la espalda redondeada. Cifosis.

Pelvis (osteológica). Compartimento óseo formado por el hueso innominado, el sacro y el cóccix. Se unen en las articulaciones sacroilíacas, la articulación sacra media y la sínfisis púbica.

Peniforme (músculo). Músculo en el que las fibras se extienden inclinadas desde el punto de origen.

Pinzamiento. Invasión del espacio ocupado por un tejido blando, como un nervio o un músculo. En este texto, pinzamiento se refiere a la irritación nerviosa (es decir, por presión o fricción) asociada a los músculos.

Plano(s). Superficies planas bidimensionales, reales o imaginarias, perpendiculares entre sí.

Plano coronal (frontal o lateral). Plano vertical que se extiende de lado a lado dividiendo el cuerpo en una porción anterior y otra posterior.

Plano sagital (sagital medio, medio o anteroposterior). Plano vertical que se extiende de adelante hacia atrás y divide el cuerpo en mitades derecha e izquierda.

Plano transversal. Plano horizontal que divide el cuerpo en porciones superior (craneal) e inferior (caudal).

Plantar. Relativo a la planta del pie.

Plexo. Red de nervios o de vasos sanguíneos o linfáticos.

«Ponerse laxo». Colocar el músculo en una posición acortada en la que es incapaz de desarrollar tensión suficiente para ejercer una fuerza eficaz. Se aplica a los músculos biarticulares de las clases III y IV, pero no a los monoarticulares ni a los biarticulares de clase II. *Véase* **Insuficiencia activa.**

Posición. La manera en la que uno mismo, otra persona u otros medios externos disponen el cuerpo.

Posición anatómica. Posición que adopta una persona cuando está en bipedestación, erguida, con los brazos a los lados y las palmas de las manos hacia el frente. Se utiliza como referencia inicial para todos los términos de movimiento, posición y dirección.

Posición de prueba óptima. Amplitud de movimiento completa de los músculos monoarticulares; posición dentro de la amplitud media de la longitud total de los músculos *biarticulares*.

Posición neutra de la pelvis. Aquella en la que las espinas anterosuperiores se encuentran en el mismo plano transversal, y las espinas anterosuperiores y la sínfisis púbica se encuentran en el mismo plano vertical.

Posición óptima de la prueba de resistencia. Amplitud de movimiento completa para los músculos monoarticulares y los músculos biarticulares de clase II; posición dentro de la amplitud media de la longitud total de músculos biarticulares o los músculos multiarticulares de clase III y clase IV.

Posición para la prueba. Posición en la que el explorador coloca el segmento y el paciente la sujeta (si es posible).

Posterior. Hacia la espalda o la superficie dorsal.

Postura. Actitud o posición del cuerpo.

Postura inclinada hacia atrás. Alineación postural defectuosa en la que se produce un desplazamiento posterior (inclinación hacia atrás) de la parte superior del tronco y un movimiento anterior (inclinación hacia adelante) de la pelvis. Hay una cifosis larga que se extiende hasta la región lumbar superior, y un aplanamiento de la región lumbar inferior. La pelvis está en inclinación posterior y las articulaciones de la cadera están extendidas. La cabeza y el cuello están en una posición con la cabeza hacia el frente.

Presión. En las pruebas musculares, la fuerza aplicada por el examinador para obtener la fuerza de un músculo que se mantiene en la *posición de prueba* (se refiere a los músculos de grado aceptable [+] [6 o superior]).

Pronación. Movimiento de rotación. La *pronación del antebrazo* se produce cuando el extremo distal del radio pasa de la posición anatómica lateral (supinación) a una posición medial, haciendo que la mano se voltee hacia atrás. La *pronación del pie* sucede cuando el pie gira de modo que la planta del pie mira en una dirección algo lateral. En bipedestación, el peso recae sobre la cara interna del pie.

Protuberancia. Estado o situación de ser empujado hacia adelante.

Proximal. Más cerca del centro o línea media, o del tronco.

Prueba. Procedimiento para obtener mediciones que deben interpretarse según una norma; por ejemplo, una prueba de longitud muscular, fuerza muscular, amplitud de movimiento o alineación.

Prueba de fracaso. Prueba de fuerza muscular empleada para obtener el esfuerzo máximo ejercido por un paciente que realiza una contracción isométrica a medida que el examinador aplica un aumento gradual de la presión hasta el punto en el que se supera el esfuerzo de la persona, es decir, el «punto de fracaso». La prueba de fracaso es aplicable para la clasificación de la fuerza muscular de aceptable (+) (6) a favorable (+) (9), pero no para las categorías regular o inferior, ni para el grado normal.

Prueba de movimiento. Movimiento del segmento corporal en una dirección y a través de un arco de movimiento determinados.

Prueba de Ober. Prueba de rigidez del tensor de la fascia lata y de la cintilla iliotibial.

Prueba de Thomas. Definición de Jones y Lovett: «La prueba de flexión de Thomas se basa en nuestra incapacidad para extender una cadera enferma sin producir lordosis. Si hay deformidad en la flexión, el paciente es incapaz de extender el muslo del lado enfermo, y queda con inclinación» (61).

Prueba fiable. Prueba que produce los mismos resultados en ensayos sucesivos. Uno de los criterios para las pruebas de longitud y fuerza muscular.

Prueba medible. Prueba cuantificable con base en una norma. Uno de los criterios para las pruebas de longitud y fuerza muscular.

Prueba práctica. Prueba relativamente fácil de realizar y que requiere poco equipo. Uno de los criterios para las pruebas de longitud y fuerza muscular.

Prueba útil. Prueba que proporciona información valiosa para determinar el tratamiento adecuado. Uno de los criterios para las pruebas de longitud y fuerza muscular.

Prueba válida. Aquella que mide, cuantitativa y cualitativamente, lo que pretende medir. Uno de los criterios para las pruebas de longitud y fuerza muscular.

Radiografía. Imagen fotográfica producida como resultado de la realización de un estudio con rayos X.

Raíz ventral. Ramo nervioso formado por pequeñas raíces ventrales que se extienden desde la raíz ventral de la médula espinal.

Ramos dorsales primarios. Ramos del nervio espinal que contienen axones eferentes y aferentes que se comunican con los músculos de la espalda profunda y la piel que recubre la región profunda de la nuca y la parte posterior de la cabeza.

Ramos ventrales primarios. Ramos del nervio espinal que contienen axones eferentes y aferentes que se comunican con los músculos y la piel (excepto los músculos de la espalda profunda y la piel que recubre la región de la espalda profunda).

Resistencia. Fuerza que tiende a obstaculizar el movimiento; en las pruebas musculares, se refiere a la resistencia provista por el examinador o de la gravedad durante los *movimientos de la prueba*.

Retroposición. Estado o situación de ser empujado hacia atrás.

Rígido. Firme cuando está completamente alargado; no laxo. Los músculos se ponen rígidos al final de la amplitud de movimiento disponible que permite la longitud del músculo, es decir, cuando se estiran hasta su límite.

Rodillas valgas. Piernas en «X» (*genu valgum*). Las rodillas se tocan cuando los pies están separados.

Rodillas varas. Piernas en «O» (*genu varum*). Las piernas se curvan hacia afuera.

Rotación. Movimiento alrededor de un eje longitudinal en un plano transversal.

Rotación en sentido antihorario. Se utiliza para describir la rotación del tórax o la pelvis. Con el plano transversal como referencia y las 12 horas en el punto medio anterior, la rotación hacia adelante a la derecha es una rotación en sentido antihorario. También se describe como «mirando hacia la izquierda».

Rotación en sentido horario. Se utiliza para describir la rotación del tórax o la pelvis. Con el plano transversal como referencia y las 12 horas en el punto medio anterior, la rotación hacia el frente a la izquierda es una rotación en sentido horario. También se describe como «mirando hacia la derecha».

Rotación lateral (externa). Girar la superficie anterior de la extremidad alejándola de la línea media del cuerpo.

Rotación medial (interna). Girar la superficie anterior de la extremidad hacia la línea media del cuerpo.

Signo. Indicación de una anomalía, relacionada con una enfermedad o disfunción, que es evidente para el examinador, es decir, evidencia objetiva. Compárese con **Síntoma**.

Signo de Trendelenburg. Indicación de debilidad de los abductores de la cadera, constatada por la *aducción* de la cadera en bipedestación con todo el peso sobre la pierna afectada y el otro pie separado del suelo. Inicialmente, la prueba de Trendelenburg se utilizaba para diagnosticar la luxación de cadera. La marcha de Trendelenburg es aquella en la que el lado de la cadera afectado entra en *aducción* durante cada fase donde se sostiene peso durante la marcha. Esto contrasta con la posición en *abducción* de la articulación de la cadera en la marcha asociada a la parálisis de los abductores de la cadera.

Síndrome. Conjunto de signos y síntomas que se producen en conjunto como característicos de una enfermedad, una lesión o una disfunción.

Síntoma. Anomalía de la función o la sensación, percibida por el paciente, e indicativa de enfermedad o disfunción, es decir, evidencia subjetiva. Compárese con **Signo**.

Subjetivo. Percibido por el paciente; no evidente para el examinador. *Véase* **Síntoma**.

Supinación. Movimiento de rotación. La *supinación del antebrazo* se produce cuando el extremo distal del radio se desplaza desde una posición de rotación medial (pronación) a la posición anatómica lateral, haciendo que la palma de la mano esté hacia delante. La *supinación del pie* ocurre cuando el pie gira de forma que la planta del pie mira en una dirección algo medial. En bipedestación, el peso recae sobre la cara externa del pie.

Sustitución. Acción de los músculos al intentar funcionar en lugar de otros músculos que no pueden hacerlo debido a debilidad o dolor.

Tejido conjuntivo. Tejido que sostiene y conecta otros tejidos y partes del cuerpo. Los tipos incluyen areolar, adiposo, fibroso, elástico, reticular, cartilaginoso, óseo y sanguíneo.

Tendón. Tejido conjuntivo fibroso que sirve para fijar el músculo al hueso y a otras estructuras.

Tensión. 1. *Aplicado a los músculos*: fuerza efectiva generada por un músculo. **2.** *Aplicado a la mecánica corporal*: fuerza (o estrés) que tiende a alargar un cuerpo. Compresión y tensión tienen significados opuestos. **3.** *Aplicado a las cefaleas*: rigidez de los músculos posteriores del cuello.

Tensión muscular. Cortedad; denota una disminución leve a moderada de la longitud del músculo; el movimiento en el sentido de alargar el músculo es limitado.

Tenso. Corto, limitando la amplitud de movimiento, es decir, el músculo *está* tenso. Firme a la palpación cuando se estira, es decir, el músculo *se siente* tenso (puede ser el caso de un músculo corto o estirado).

Tórax. Región del cuerpo que se extiende desde la base del cuello hasta el diafragma. Un componente del tronco.

Tortícolis. Rigidez de la nuca asociada a un espasmo muscular que produce clásicamente flexión lateral y rotación de la columna cervical. Los tipos pueden ser congénita o adquirida.

Tronco. Región del cuerpo que excluye la cabeza y las extremidades.

Valgo. Rodillas: piernas en «X». Pie (pie plano valgo): pronación con abducción del antepié. Dedo gordo (deformidad en valgo): aducción del dedo gordo (hacia la línea media del pie), asociada a los juanetes.

Valoración. Análisis de los datos objetivos de las pruebas y las exploraciones.

Varo. Rodillas: piernas en «O». Pie (pie varo): supinación con aducción del antepié.

Ventilación. Movimiento del aire hacia adentro y hacia afuera de los pulmones.

Ventral. Frontal o anterior, como la superficie anterior del cuerpo.

Adams MA, Hutton WC. Prolapsed intervertebral disc a hyperflexion injury. Spine 1982; 7: 3.

Andersson GBJ, Ortengren R, Nachemson AL, et al. Lumbar disc pressure and myoelectric back muscle activity during sitting. Scand J Rehabil Med 1974; 6: 104.

Andersson GBJ, Ortengren R, Nachemson AL, et al. The sitting posture: An electromyographic and discometric study. Orthop Clin North Am 1975; 6: 105.

Andersson GBJ, Ortengren R, Herberts P. Quantitative electromyographic studies of back muscle activity related to posture and loading. Orthop Clin North Am 1977; 8: 85.

Ardran GM, Kemp FH. The mechanism of the larynx. II. The epiglottes and closure of the larynx. Br J Radiol 1967; 40: 372.

Arnold GE. Physiology and pathology of the cricothyroid muscle. Laryngoscope 1961; 71: 687.

Atkinson M, Dramer P, Wyman SM, et al. The dynamics of swallowing. I. Normal pharyngeal mechanisms. J Clin Invest 1957; 36: 581.

Barun N, Arora N, Rochester D. Force-length relationship of the normal human diaphragm. J Appl Physiol 1982; 53(2): 4405–412.

Basmajian JV. Electromyography of two-joint muscles. Anat Rec 1957; 129: 371.

Basmajian JV. Electromyography of iliopsoas. Anat Rec 1958; 132: 127.

Basmajian JV. Grant's Method of Anatomy. 9th ed. Baltimore: Williams & Wilkins, 1975.

Basmajian JV, Travill A. Electromyography of the pronator muscles in the forearm. Anat Rec 1961; 139: 45–49.

Basmajian JV, Wolf SL. Therapeutic Exercise. 5th ed. Baltimore: Williams & Wilkins, 1990.

Batti'e MC, Bigos SJ, Sheehy A, Wortley MD. Spinal flexibility and individual factors that influence it. Phys Ther 1987; 67: 5.

Beattie P, Rothstein JM, Lamb RL. Reliability of the attraction method for measuring lumbar spine backward bending. Phys Ther 1987; 67: 364–368.

Bender JA, Kaplan HM. The multiple angle testing method for the evaluation of muscle strength. J Bone Joint Surg [Am] 1963; 45-A: 135.

Black SA. Clinical applications in muscle testing. Rehab Man 1990; 3(1): 30, 32, 61.

Blackburn SE, Portney LG. Electromyographic activity of back musculature during Williams' flexion exercises. Phys Ther 1981; 61: 878.

Blakely WR, Garety EJ, Smith DE. Section of the cricopharyngeus muscle for dysphagia. Arch Surg 1968; 96: 745.

Blankenship KL. Industrial rehabilitation-seminar syllabus. Stress and lift-pull indexes (Ch. 9). Proper lifting techniques (Ch. 10). American Therapeutics, Inc., 1989.

Blanton PL, Biggs NL, Perkins RC. Electromyographic analysis of the buccinator muscle. J Dent Res 1970; 49: 389.

Bohannon RW. Cinematographic analysis of the passive straight-leg-raising test for hamstring muscle length. Phys Ther 1982; 62(9): 1269–1274.

Bohannon RW. Grip Strength: An Indispensable Biomarker For Older Adults. Clin Interv Aging. 2019;14: 1681–1691. Published 2019 Oct 1. doi:10.2147/CIA. S194543.

Bohannon RW, Gajdosik RL. Spinal nerve root compression-some clinical implications. Phys Ther 1987; 67: 3.

Bohannon RW, Gajdosik RL, LeVeau BF. Contribution of pelvic and lower limb motion to increases in the angle of passive straight leg raising. Phys Ther 1985; 65(4): 474–476.

Borello-France DF, Handa VL, Brown MB, et al. Pelvic-floor muscle function in women with pelvic organ prolapse. Phys Ther. 2007;87(4):399–407. doi:10.2522/ ptj.20060160.

Bosma JF. Deglutition: Pharyngeal stage. Physiol Rev 1957; 37: 275.

Bouman HD, ed. An exploratory and analytical survey of therapeutic exercise: Northwestern University Special Therapeutic Exercise Project. Am J Phys Med 1967; 46: 1.

Bourn J, Jenkins S. Postoperative respiratory physiotherapy: Indications for treatment. Physiotherapy 1992; 78(2): 80–85.

Bourne MN, Timmins RG, Opar DA, et al. An Evidence-Based Framework for Strengthening Exercises to Prevent Hamstring Injury. Sports Med. 2018;48(2): 251–267. doi:10.1007/s40279-017-0796-x.

Brand PW, Beach RB, Thompson DE. Relative tension and potential excursion of muscles in the forearm and hand. J Hand Surg [Am] 1981; 6: 209.

Breig A, Troup JDG. Biomechanical considerations in the straight-leg-raising test. Spine 1979; 4(3): 242–250.

Brunnstrom, S. Clinical Kinesiology. 3rd ed. Philadelphia: FA Davis, 1972.

Bullock-Saxton J. Normal and abnormal postures in the sagittal plane and their relationship to low back pain. Physiother Pract 1988; 4(2): 94–104.

Bunnell's Surgery of the Hand. 4th ed. Boyes JH, ed. Philadelphia: JB Lippincott, 1964.

Campbell EJM. The Respiratory Muscles and the Mechanics of Breathing. Chicago: Year Book, 1958.

Campbell EJM, Agostini E, Davis JN. The Respiratory Muscles: Mechanisms and Neural Control. 2nd ed. Philadelphia: WB Saunders, 1970.

Capuano-Pucci D, Rheault W, Aukai J, Bracke M, Day R, Pastrick M. Intratester and intertester reliability of the cervical range of motion device. Arch Phys Med Rehabil 1991; 72: 338–340.

Carmen DJ, Blanton PL, Biggs NL. Electromyographic study of the anterolateral abdominal musculature utilizing indwelling electrodes. Am J Phys Med 1972; 51: 113.

Cash JE, ed. Chest, Heart and Vascular Disorders for Physiotherapists. Philadelphia: JB Lippincott, 1975.

Cassella MC, Hall JE. Current treatment approaches in the nonoperative and operative management of adolescent idiopathic scoliosis. Phys Ther 1991; 71: 12.

Chusid JG. Correlative Neuroanatomy and Functional Neurology. 15th ed. Los Altos, CA: Lange Medical Publications, 1973.

Clapper MP, Wolf SL. Comparison of the reliability of the orthoranger and the standard goniometer for assessing active lower extremity range of motion. Phys Ther 1988; 68(2): 214–218.

Clayson SJ, Newman IM, Debevec DF, et al. Evaluation of mobility of hip and lumbar vertebrae of normal young women. Arch Phys Med Rehabil 1962; 43: 1.

Close JR. Motor Function in the Lower Extremity. Springfield, IL: Charles C Thomas, 1964.

Close JR, Kidd CC. The functions of the muscles of the thumb, the index and long fingers. J Bone Joint Surg [Am] 1969; 51-A: 1601.

Close RI. Dynamic properties of mammalian skeletal muscles. Physiol Rev 1972; 52: 129.

Cohen-Sobel E, Levitz SJ. Torsional development of the lower extremity. J Am Podiatr Med Assoc 1991; 81(7): 344–357.

Cole TM. Goniometry: The measurement of joint motion. In: Krusen FH, Kottke F, Elwood PM, eds. Handbook of Physical Medicine and Rehabilitation. 2nd ed. Philadelphia: WB Saunders, 1971.

Cooperman JM. Case studies: Isolated strain of the tensor fasciae latae. J Orthop Sports Phys Ther 1983; 5(4): 201–203.

Crommert ME, Bjerkefors A, Tarassova O, Ekblom MM. Abdominal Muscle Activation During Common Modifications of the Trunk Curl-up Exercise. J Strength Cond Res. 2021;35(2):428–435. doi:10.1519/JSC.0000000000002439.

Cunningham DP, Basmajian JB. Electromyography of genioglossus and geniohyoid muscles during deglutition. Anat Rec 1969; 165: 401.

Currier DP. Maximal isometric tension of the elbow extensors at varied positions. Phys Ther 1972; 52: 1265.

Currier DP. Positioning for knee strengthening exercises. Phys Ther 1977; 57: 148.

Cyriax J. Textbook of Orthopaedic Medicine. Vol 1: Diagnosis of Soft Tissue Lesions. 7th ed. London: Bailliere-Tindall, 1978.

Cyriax J, Cyriax P. Illustrated Manual of Orthopaedic Medicine. London: Butterworth, 1983.

DeJong RN. The Neurological Examination. 4th ed. New York: Harper & Row, 1979.

DeLuca CJ, Forrest WJ. Force analysis of individual muscles acting simultaneously on the shoulder joint during isometric abduction. J Biomech 1973; 6: 385.

DeRosa C, Porterfield JA. The sacroiliac joint. Postgraduate advances in the evaluation and treatment of low back dysfunction. Forum Medicum 1989.

Des Jardins TR. Cardiopulmonary Anatomy and Physiology. Albany, NY: Delmar, 1988.

DeSousa OM, Furlani J. Electromyographic study of the m. rectus abdominis. Acta Anat 1974; 88: 281.

DeSousa OM, Demoraes JL, Vieira FL. Electromyographic study of the brachioradialis muscle. Anat Rec 1961; 139: 125.

DeSousa OM, Berzin F, Berardi AC. Electromyographic study of the pectoralis major and latissimus dorsi during medial rotation of the arm. Electromyography 1969; 9: 407.

Dickson RA, Lawton JL, Archer IA, Butt WP. The pathogenesis of idiopathic scoliosis. J Bone Joint Surg [Br] 1984; 66-B(1): 8–15.

Donelson R, Silva G, Murphy K. Centralization phenomenon-its usefulness in evaluating and treating referred pain. Spine 1990; 15(3): 211–213.

DonTigny RL. Anterior dysfunction of the sacroiliac joint as a major factor in the etiology of idiopathic low back pain syndrome. Phys Ther 1990; 70(4): 250–265.

Dostal WF, Soderberg GL, Andrews JG. Actions of hip muscles. Phys Ther 1986; 66(3): 351–361.

Downer AH. Physical Therapy Procedures. 3rd ed. Springfield, IL: Charles C Thomas, 1978.

Duval-Beaupere G. Rib hump and supine angle as prognostic factors for mild scoliosis. Spine 1992; 17: 1.

Eaton RG, Littler JW. A study of the basal joint of the thumb. J Bone Joint Surg [Am] 1969; 51-A: 661.

Ekholm J, Arborelius U, Fahlcrantz A, et al. Activation of abdominal muscles during some physiotherapeutic exercises. Scand J Rehabil Med 1979; 11: 75.

Elftman H. Biomechanics of muscle. J Bone Joint Surg [Am] 1966; 48-A: 363.

Escamilla RF, Lewis C, Pecson A, Imamura R, Andrews JR. Muscle Activation Among Supine, Prone, and Side Position Exercises With and Without a Swiss Ball. Sports Health. 2016;8(4):372–379. doi:10.1177/1941738116653931Pelvic Floor.

Eyler DL, Markee JE. The anatomy and function of the intrinsic musculature of the fingers. J Bone Joint Surg [Am] 1954; 36-A: 1.

Farfan HF. Mechanical Disorders of the Low Back. Philadelphia: Lea & Febiger, 1973.

Farfan HF. Muscular mechanism of the lumbar spine and the position of power and efficiency. Orthop Clin North Am 1975; 6: 135.

Farrell C, Kiel J, Seemann L, Pujalte GGA. Popliteus Tendon Injuries [published online ahead of print, 2022 Jul 25]. *Orthopedics*. 2022;1–6. doi:10.3928/01477447-20220719-10.

Fast A. Low back disorders: Conservative management. Arch Phys Med Rehabil 1988; 69: 880–891.

Fenn WO, Rahn H. Handbook of Physiology. Section 3: Respiration. Vol 1. Washington, DC: American Physiological Society, 1964: 377–384.

Fischer FJ, Houtz SJ. Evaluation of the function of the gluteus maximus muscle. Am J Phys Med 1968; 47: 182.

Fishman AP, ed. Pulmonary Diseases and Disorders. 2nd ed. New York: McGraw-Hill, 1988.

Flint MM. Abdominal muscle involvement during performance of various forms of sit-up exercise. Am J Phys Med 1965; 44: 224.

Flint MM. An electromyographic comparison of the function of the iliacus and the rectus abdominis muscles. J Am Phys Ther Assoc 1965; 45: 248.

Francis RS. Scoliosis screening of 3,000 college-aged women: The Utah Study-Phase 2. Phys Ther 1988; 68(10): 1513–1516.

Franco AH. Pes cavus and pes planus. Phys Ther 1987; 67(5): 688–693.

Frank JS, Earl M. Coordination of posture and movement. Phys Ther 1990; 70(12): 855–863.

Frese E, Brown M, Norton BJ. Clinical reliability of manual muscle testing-middle trapezius and gluteus medius muscles. Phys Ther 1987; 67(7): 1072–1076.

Fujiwara M, Basmajian JV. Electromyographic study of two-joint muscles. Am J Phys Med 1975; 54: 234.

Gajdosik R, Lusin G. L Hamstring muscle tightness. Phys Ther 1983; 63(7): 1085–1090.

Girardin Y. EMG action potentials of rectus abdominis muscle during two types of abdominal exercises. In: Cerquigleni S, Venerando A, Wartenweiler J,

eds. Biomechanics III. Baltimore: University Park Press, 1973.

Gleeson PB, Pauls JA. Obstetrical physical therapy-review of the literature. Phys Ther 1988; 68(11): 1699–1702.

Glennon TP. Isolated injury of the infraspinatus branch of the suprascapular nerve. Arch Phys Med Rehabil 1992; 73: 201–202.

Godfrey KE, Kindig LE, Windell EJ. Electromyographic study of duration of muscle activity in sit-up variations. Arch Phys Med Rehabil 1977; 58: 132.

Goldberg CJ, Dowling FE. Idiopathic scoliosis and asymmetry of form and function. Spine 1991; 16(1): 84–87.

Gose JC, Schweizer P. Iliotibial band tightness. J Orthop Sports Phys Ther 1989; 9(4): 399–406.

Gowitzke BA, Milner MM. Understanding the Scientific Basis of Human Motion. 2nd ed. Baltimore: Williams & Wilkins, 1980.

Gracovetsky S, Farfan HF, Lamy C. The mechanism of the lumbar spine. Spine 1981; 6: 249.

Gray ER. The role of leg muscles in variations of the arches in normal and flat feet. J Am Phys Ther Assoc 1969; 49: 1084.

Grieve GP. The sacro-iliac joint. Physiother 1976; 62: 384.

Guffey JS. A critical look at muscle testing. Clin 1991; 11(2): 15–19.

Halpern A, Bleck E. Sit-up exercise: An electromyographic study. Clin Orthop Relat Res 1979; 145: 172.

Halski T, Ptaszkowski K, Słupska L, Dymarek R, Paprocka-Borowicz M. Relationship between lower limb position and pelvic floor muscle surface electromyography activity in menopausal women: a prospective observational study. *Clin Interv Aging*. 2017;12:75–83. Published 2017 Jan 4. doi:10.2147/CIA.S121467.

Hart DL, Stobbe TJ, Jaraiedi M. Effect of lumbar posture on lifting. Spine 1987; 12(2): 1023–1030.

Hasue M, Fujiwara M, Kikuchi S. A new method of quantitative measurement of abdominal and back muscle strength. Spine 1980; 51: 143.

Haymaker W. Bing's Local Diagnosis in Neurological Diseases. 15th ed. St. Louis: CV Mosby, 1969.

Hicks JH. The three weight-bearing mechanisms of the foot. In: Evans FG, ed. Biomechanical Studies of the Musculoskeletal System. Springfield, IL: Charles C Thomas, 1961.

Hirano M, Koike Y, von Leden H. The sterno-hyoid muscle during phonation. Acta Otolaryngol 1967; 64: 500.

Houtz SJ, Lebow MJ, Beyer FR. Effect of posture on strength of the knee flexor and extensor muscles. J Appl Physiol 1957; 11: 475.

Hsieh C, Walker JM, Gillis K. Straight-leg-raising test. Phys Ther 1983; 63(9): 1429–1433.

Ingher RS. Iliopsoas myofascial dysfunction: A treatable cause of "failed" low back syndrome. Arch Phys Med Rehabil 1989; 70: 382–385.

Itoi E. Roentgenographic analysis of posture in spinal osteoporotics. Spine 1991; 16(7): 750–756.

Johnson JTH, Kendall HO. Localized shoulder girdle paralysis of unknown etiology. Clin Orthop 1961; 20: 151–155.

Joint Motion, Method of Measuring and Recording. Chicago: American Academy of Orthopaedic Surgeons, 1965.

Jonsson B, Olofsson BM, Steffner LCH. Function of the teres major, latissimus dorsi and pectoralis major muscles. Acta Morph Neerl Scand 1972; 9: 275.

Kamonseki DH, Gonçalves GA, Yi LC, Júnior IL. Effect of stretching with and without muscle strengthening exercises for the foot and hip in patients with plantar fasciitis: A randomized controlled single-blind clinical trial. *Man Ther*. 2016;23:76–82. doi:10.1016/j.math.2015.10.006.

Kaplan EB. Functional and Surgical Anatomy of the Hand. 2nd ed. Philadelphia: JB Lippincott, 1965.

Karabay D, Emük Y, Özer Kaya D. Muscle Activity Ratios of Scapular Stabilizers During Closed Kinetic Chain Exercises in Healthy Shoulders: A Systematic Review. J Sport Rehabil. 2019;29(7):1001–1018. Published 2019 Dec 19. doi:10.1123/jsr.2018-0449.

Keagy RD, Brumlik J, Bergan JJ. Direct electromyography of the psoas major muscle in man. J Bone Joint Surg [Am] 1966; 48-A: 1377.

Keller RB. Nonoperative treatment of adolescent idiopathic scoliosis. In: Barr JS, ed. The Spine-Instructional Course Lectures. Vol 30. 1989: 129.

Kendall HO. Some interesting observations about the after care of infantile paralysis patients. J Excep Children 1937; 3: 107.

Kendall HO. Watch those T.V. exercises. TV Guide 1963; II-31: 5.

Kendall HO, Kendall FP. Study and Treatment of Muscle Imbalance in Cases of Low Back and Sciatic Pain. Pamphlet. Baltimore: privately printed, 1936.

Kendall HO, Kendall FP. Care during the Recovery Period of Paralytic Poliomyelitis. U.S. Public Health Bulletin No 242. Washington, DC: U.S. Government Printing Office, 1939.

Kendall HO, Kendall FP. Gluteus medius and its relation to body mechanics. Physiother Rev 1941; 21: 131.

Kendall HO, Kendall FP. The role of abdominal exercise in a program of physical fitness. J Health Phys Ed 1943; 480.

Kendall HO, Kendall FP. Unpublished report on the Posture Survey at U.S. Military Academy, West Point, 1945.

Kendall HO, Kendall FP. Physical Therapy for Lower Extremity Amputees. War Department Technical Manual TM-8-293:14/42 and 58/65, Washington, DC: U.S. Government Printing Office, 1946: 12–42.

Kendall HO, Kendall FP. Orthopedic and physical therapy objectives in poliomyelitis treatment. Physiother Rev 1947; 27: 159.

Kendall HO, Kendall FP. Functional muscle testing. In: Bierman W, Licht S, eds. Physical Medicine in General Practice. New York: Paul B Hoeber, 1952: 339–384.

Kendall HO, Kendall FP. Posture, Flexibility, and Abdominal Muscle Tests (Leaflet). Baltimore: Waverly Press, 1964.

Kendall HO, Kendall FP. Developing and maintaining good posture. J Am Phys Ther Assoc 1968; 48: 319.

Kendall HO, Kendall FP, Boynton DA. Posture and Pain. Baltimore: Williams & Wilkins, 1952. Reprinted Melbourne, Florida: Robert E Krieger, 1971.

Kendall FP. Range of Motion. The Correlation of Physiology with Therapeutic Exercise. New York: American Physical Therapy Association, 1956.

Kendall FP. A criticism of current tests and exercises for physical fitness. J Am Phys Ther Assoc 1965; 45: 187–197.

Kisner C, Colby LA. Therapeutic Exercise: Foundations and Techniques. 2nd ed. Philadelphia: FA Davis, 1990.

Kleinberg S. Scoliosis: Pathology, Etiology, and Treatment. Baltimore: Williams & Wilkins, 1951.

Klousen K, Rasmussen B. On the location of the line of gravity in relation to L5 in standing. Acta Physiol Scand 1968; 72: 45.

Koes BW, Bouter LM, vanMameren H, Essers AHM, Verstegen GMJR, Hofhuizen DM, Houben JP, Knipschild PG. The effectiveness of manual therapy, physiotherapy, and treatment by the general practitioner for nonspecific back and neck complaints. Spine 1992; 17(1): 28–35.

Kotby MN. Electromyography of the laryngeal muscles. Electroencephalog Clin Neurophysiol 1969; 26: 341.

Kraus H. Effects of lordosis on the stress in the lumbar spine. Clin Orthop 1976; 117: 56.

LaBan M, Raptou AD, Johnson EW. Electromyographic study of function of iliopsoas muscle. Arch Phys Med 1965; 46: 676–679.

Lieb FJ, Perry J. Quadriceps function. J Bone Joint Surg [Am] 1971; 53-A: 749.

Lilienfeld AM, Jacobs M, Willis M. A study of the reproducibility of muscle testing and certain other aspects of muscle scoring. Phys Ther Rev 1954; 34(6): 279–290.

Lindahl O. Determination of the sagittal mobility of the lumbar spine. Acta Orthop Scand 1966; 37: 241.

Lindahl O, Movin A. The mechanics of extension of the knee joint. Acta Orthop Scand 1967; 38: 226.

Lindstrom A, Zachrisson M. Physical therapy for low back pain and sciatica. Scand J Rehabil Med 1970; 2: 37.

Lipetz S, Gutin B. Electromyographic study of four abdominal exercises. Med Sci Sports 1970; 2: 35.

Loebl WY. Measurement of spinal posture and range of spinal movement. Ann Phys Med 1967; 9: 103.

Long C. Intrinsic-extrinsic muscle control of the fingers. J Bone Joint Surg [Am] 1968; 50-A: 973.

Loptata M, Evanich MJ, Lourenco RV. The electromyogram of the diaphragm in the investigation of human regulation of ventilation. Chest 1976; 70(Suppl): 162S.

Loring SH, Mead J. Action of the diaphragm on the rib cage inferred from a force-balance analysis. J Appl Physiol 1982; 53; 3: 756–760.

Low JL. The reliability of joint measurement. Physiother 1976; 62: 227.

Mann R, Inman VT. Phasic activity of intrinsic muscles of the foot. J Bone Joint Surg [Am] 1964; 46-A: 469.

McCreary EK. The control of breathing in singing. [Research paper for Physiology Department] John A. Burns School of Medicine, Honolulu, Hawaii, 1982.

Mayhew TP, Norton BJ, Sahrmann SA. Electromyographic study of the relationship between hamstring and abdominal muscles during a unilateral straight leg raise. Phys Ther 1983; 63(11): 1769–1775.

Mendez-Rebolledo G, Morales-Verdugo J, Orozco-Chavez I, Habechian FAP, Padilla EL, de la Rosa FJB. Optimal activation ratio of the scapular muscles in closed kinetic chain shoulder exercises: A systematic review. J Back Musculoskelet Rehabil. 2021;34(1): 3–16. doi:10.3233/BMR-191771.

Michelle AA. Iliopsoas. Springfield, IL: Charles C Thomas, 1962.

Mines, AH. Respiratory Physiology. New York: Raven Press, 1981.

Moller M, Ekstrand J, Oberg B, Gillquist J. Duration of stretching effect on range of motion in lower extremities. Arch Phys Med Rehabil 1985; 66: 171–173.

Moore KL. Clinically Oriented Anatomy. Baltimore: Williams & Wilkins, 1980.

Moore ML. Clinical assessment of joint motion. In: Licht S, ed. Therapeutic Exercise. 2nd ed. Baltimore: Waverly Press, 1965.

Mulligan E. Conservative management of shoulder impingement syndrome. Athl Train 1988; 23(4): 348–353.

Nachemson A. Electromyographic studies on the vertebral portion of the psoas muscle. Acta Orthop Scand 1966; 37: 177.

Nachemson A. Physiotherapy for low back pain patients. Scand J Rehabil Med 1969; 1: 85.

Nachemson A. Towards a better understanding of low back pain: A review of the mechanics of the lumbar disc. Rheumatol Rehabil 1975; 14: 129.

Nachemson A. A critical look at the treatment for low back pain. Scand J Rehabil Med 1979; 11: 143.

Nachemson A, Lindh M. Measurement of abdominal and back muscle strength with and without low back pain. Scand J Rehabil Med 1969; 1: 60.

Nagler W, Pugliese G. Facet syndrome (letter to the editor). Arch Phys Med Rehabil 1989; 70.

Okubo Y, Kaneoka K, Hasebe K, Matsunaga N, Imai A, Hodges PW. Differential activation of psoas major and rectus femoris during active straight leg raise to end range. J Electromyogr Kinesiol. 2021;60:102588. doi:10.1016/j.jelekin.2021.102588.

Oliva-Lozano JM, Muyor JM. Core Muscle Activity During Physical Fitness Exercises: A Systematic Review. Int J Environ Res Public Health. 2020;17(12):4306. Published 2020 Jun 16. doi:10.3390/ijerph17124306.

Ouaknine G, Nathan H. Anastomotic connections between the eleventh nerve and the posterior root of the first cervical nerve in humans. J Neurosurg 1973; 38: 189.

Padua L, Coraci D, Erra C, et al. Carpal tunnel syndrome: clinical features, diagnosis, and management. Lancet Neurol. 2016;15(12):1273-1284. doi:10.1016/S1474-4422(16)30231-9.

Paré EB, Schwartz JM, Stern JT. Electromyographic and anatomical study of the human tensor fasciae latae muscle. In: Proceedings of the 4th Congress of the International Society of Electrophysiological Kinesiology. Boston: Published by the organizing committee, 1979.

Partridge MJ, Walters CE. Participation of the abdominal muscles in various movements of the trunk in man. Phys Ther Rev 1959; 39: 791–800.

Patton NJ, Mortensen OA. A study of some mechanical factors affecting reciprocal activity in one-joint muscles. Anat Rec 1970; 166: 360.

Pearsall DJ, Reid JG, Hedden DM. Comparison of three non-invasive methods for measuring scoliosis. Phys Ther 1992; 72: 9.

Pearson AA, Sauter RW, Herrin GR. The accessory nerve and its relation to the upper spinal nerves. J Anat 1964; 114-A: 371.

Pennal GF, Conn GS, McDonald G, et al. Motion studies of the lumbar spine. J Bone Joint Surg [Br] 1972; 54-B: 442.

Physical Therapy, Journal of the American Physical Therapy Association. Special issues:

Pain. 1980; 60: 1. (Lister MJ, ed.)

Respiratory care. 1980; 60: 12. (Lister MJ, ed.)

Muscle biology. 1982; 62: 12. (Lister MJ, ed.)

Biomechanics. 1984; 64: 12. (Lister MJ, ed.)

Shoulder complex. 1986; 66: 12. (Lister MJ, ed.)

Clinical measurement. 1987; 67: 12. (Lister MJ, ed.)

Foot and ankle. 1988; 68: 12. (Rose SJ, ed.)

Clinical decision making. 1989; 69: 7. (Rose SJ, ed. em.)

Hand management in physical therapy. 1989; 69: 12. (Rothstein JM, ed.)

Physiotherapy. Journal of the Chartered Society of Physiotherapy. Special issues:

The hand. 1977, 63: 9. (Whitehouse J, ed.)

Update in respiratory care. 1992; 78: 2. (Whitehouse J, ed.)

Pruijs JEH, Keessen W, van der Meer R, van Wieringen JC, Hageman MAPE. School screening for scoliosis: Methodologic considerations – Part 1: External measurements. Spine 1992; 17(4): 431–435.

Ptaszkowski K, Zdrojowy R, Ptaszkowska L, Bartnicki J, Taradaj J, Paprocka-Borowicz M. Electromyographic evaluation of synergist muscles of the pelvic floor muscle depending on the pelvis setting in menopausal women: A prospective observational study. *Gait Posture.* 2019;71:170–176. doi:10.1016/j.gaitpost.2019.04.024.

Ralston HJ, Todd FN, Inman VT. Comparison of electrical activity and duration of tension in the human rectus femoris muscle. Electromyogr Clin Neurophysiol 1976; 16: 271.

Ramsey GH, Watson JS, Gramiak R, et al. Cinefluorographic analysis of the mechanism of swallowing. Radiology 1955; 64: 498.

Riddle DL, Finucane SD, Rothstein JM, Walker ML. Intrasession and intersession reliability of hand-held dynamometer measurements taken on brain-damaged patient. Phys Ther 1989; 69(3): 182–194.

Roberts RH, ed. Scoliosis. CIBA Found Symp 1972; 24: 1.

Rodgers MM, Cavanagh PR. Glossary of biomechanical terms, concepts, and units. Phys Ther 1984; 64(12): 1886–1902.

Root ML, Orien WP, Weed JH. Normal and Abnormal Function of the Foot. Los Angeles: Clinical Biomechanics Corp, 1977: 95–107.

Salminen JJ, Maki P, Oksanen A, Pentti J. Spinal mobility and trunk muscle strength in 15-year-old schoolchildren with and without low-back pain. Spine 1992; 17(4): 405–411.

Salter N, Darcus HD. The effect of the degree of elbow flexion on the maximum torques developed in pronation and supination of the right hand. J Anat 1952; 86-B: 197.

Saunders JB deCM, Davis C, Miller ER. The mechanism of deglutition. Ann Otol Rhinol Laryngol 1951; 60: 897.

Schuit D, Adrian M, Pidcoe P. Effect of heel lifts on ground reaction force patterns in subjects with structural leg-length discrepancies. Phys Ther 1989; 69(8): 663–670.

Schultz JS, Leonard JA Jr. Long thoracic neuropathy from athletic activity. Arch Phys Med Rehabil 1992; 73: 87–90.

Scoliosis: An anthology. (Articles reprinted from *Physical Therapy*). Alexandria, VA: American Physical Therapy Association, 1984.

Shaffer T, Wolfson M, Bhutani VK. Respiratory muscle function, assessment, and training. Phys Ther 1981; 61: 12.

Sharf M, Shvartzman P, Farkash E, Horvitz J. Thoracic lateral cutaneous nerve entrapment syndrome without previous lower abdominal surgery. J Fam Pract 1990; 30: 2.

Sharp JT, Draz W, Danon J, et al. Respiratory muscle function and the use of respiratory muscle electromyography in the evaluation of respiratory regulation. Chest 1976; 70(Suppl): 150S.

Sharrard WJW. The segmental innervation of the lower limb muscles in man. Ann R Coll Surg Engl 1964; 35: 106.

Shelton RL, Bosma JF, Sheets BV. Tongue, hyoid and larynx displacement in swallow and phonation. J Appl Physiol 1960; 15: 283.

Simonds AH, Abraham K, Spitznagle, T. Executive summary of the clinical practice guidelines for pelvic girdle pain in the postpartum population. Journal of Women's Health Physical Therapy: January/March 2022; 46 (1): 3-10 doi: 10.1097/JWH.0000000000000235.

Slonim NB, Hamilton LH. Respiratory Physiology. St. Louis: CV Mosby, 1981.

Smidt GL, Rogers MW. Factors contributing to the regulation and clinical assessment of muscular strength. Phys Ther 1982; 62(9): 1283–1289.

Smith JW. Muscular control of the arches of the foot in standing: An electromyographical assessment. J Anat 1954; 88-B: 152.

Smith RL, Brunolli J. Shoulder kinesthesia after anterior glenohumeral joint dislocation. Phys Ther 1989; 69(2): 106–112.

Soderberg GL, Dostal WF. Electromyographic study of three parts of the gluteus medius muscle during functional activities. Phys Ther 1978; 58(6): 691–696.

Southwick WO, Keggi K. The normal cervical spine. J Bone Joint Surg [Am] 1964; 46-A(8): 1767–1777.

Speakman HGB, Weisberg J. The vastus medialis controversy. Physiother 1977; 63: 8.

Spitzer WO et al. Scientific approach to the assessment and management of activity-related spinal disorders: A monograph for clinicians-report of the Quebec Task Force on Spinal Disorders. Spine [European Edition] 1987; 12: 7s.

Stoff MD, Greene AF. Common peroneal nerve palsy following inversion ankle injury. Phys Ther 1982; 62(10): 1463–1464.

Stokes IAF, Abery JM. Influence of the hamstring muscles on lumbar spine curvature in sitting. Spine 1980; 5(6): 525–528.

Stone B, Beekman C, Hall V, Guess V, Brooks HL. The effect of an exercise program on change in curve in adolescents with minimal idiopathic scoliosis. Phys Ther 1979; 59(6): 759–763.

Straus WL, Howell AB. The spinal accessory nerve and its musculature. Rev Biol 1936; 11: 387.

Sullivan MS. Back support mechanisms during manual lifting. Phys Ther 1989; 69(1): 38–45.

Suzuki N. An electromyographic study of the role of muscles in arch support of the normal and flat foot. Nagoya Med J 1972; 17: 57.

Thomas HO. Diseases of the Hip, Knee and Ankle Joints. (Reproduction of 2nd ed, 1876.) Boston: Little, Brown, 1962.

Travell JG, Simons DG. Myofascial Pain and Dysfunction. Baltimore: Williams & Wilkins, 1983.

Trief PM. Chronic back pain: A tripartite model of outcome. Arch Phys Med Rehabil 1983; 64: 53–56.

Truex RC, Carpenter MG, eds. Strong and Elwyn's Human Neuroanatomy. 6th ed. Baltimore: Williams & Wilkins, 1969.

Urban LM. The straight-leg-raising test: A review. J Orthop Sports Phys Ther 1981; 2(3): 117–133.

Urquhart DM, Hodges PW. Differential activity of regions of transversus abdominis during trunk rotation. *Eur Spine J*. 2005;14(4):393–400. doi:10.1007/s00586-004-0799-9.

Vander AJ, Sherman JH, Luciano DS. Human Physiology: The Mechanism of Body Function. 3rd ed. New York: McGraw-Hill, 1980.

Wadsworth CT, Krishnan R, Sear M, Harrold J, Nielsen DH. Intrarater reliability of manual muscle testing and handheld dynametric muscle testing. Phys Ther 1987; 67(9): 1342–1347.

Walters CE, Partridge MJ. Electromyographic study of the differential action of the abdominal muscles during exercise. Am J Phys Med 1957; 36: 259.

Warfel JH. The Head, Neck and Trunk. 5th ed. Philadelphia: Lea & Febiger, 1985.

Watkins MA, Riddle DL, Lamb RL, Personius WJ. Reliability of goniometric measurements and visual estimates of knee range of motion obtained in a clinical setting. Phys Ther 1991; 71(2): 90–97.

Weiss HR. The effect of an exercise program on vital capacity and rib mobility in patients with idiopathic scoliosis. Spine 1991; 16: 1.

Wells KF. Kinesiology. 4th ed. Philadelphia: WB Saunders, 1966.

White A, Panjabi M. Clinical Biomechanics of the Spine. Philadelphia: JB Lippincott, 1978.

Williams M, Lissner HR. Biomechanics of Human Motion. Philadelphia: WB Saunders, 1962.

Williams M, Stutzman L. Strength variation through the range of joint motion. Phys Ther Rev 1959; 39: 145.

Williams PC. The Lumbosacral Spine. New York: McGraw-Hill, 1965.

Wolf S. Normative data on low back mobility and activity levels. Am J Phys Med 1979; 58: 217.

Youdas JW, Carey JR, Garrett TR. Reliability of measurements of cervical spine range of motion-comparison of three methods. Phys Ther 1991; 71(2): 98–106.

Zimny N, Kirk C. A comparison of methods of manual muscle testing. Clin Man 1987; 7(2): 6–11.

ÍNDICE ALFABÉTICO DE MATERIAS

Nota: los folios seguidos por *t* indican tablas.